2024国家执业药师职业资格考试2000题

药事管理与法规

主 编　左根永

编 委　（按姓氏笔画排序）

毛文华　李　薇　杨钰婷

胡婉慈　程宇清

中国健康传媒集团

中国医药科技出版社

内 容 提 要

　　本书由具有丰富考前培训经验的专家老师根据新版执业药师职业资格考试大纲及考试指南的内容要求精心编写而成。书中习题按新版考试指南章节编排，题量丰富，出题角度多样，题目难度恰当，题型与真题要求完全一致，并逐题配有答案和详尽解析。随书附赠配套数字化资源，包括黄金 40 分课程、历年真题、考生手册、思维导图、考点速报、复习规划、高频考点、考前速记等；赠线上模拟试卷，方便考生系统复习后自查备考。考生可通过做题加深对所学知识点的理解、运用和记忆，提升应试能力。本书是参加 2024 年国家执业药师职业资格考试考生的辅导用书。

图书在版编目（CIP）数据

　　药事管理与法规/左根永主编． —北京：中国医药科技出版社，2024.4

　　（2024 国家执业药师职业资格考试 2000 题）

　　ISBN 978 - 7 - 5214 - 4219 - 9

　　Ⅰ．①药⋯　Ⅱ．①左⋯　Ⅲ．①药政管理 - 资格考试 - 习题集 ②药事法规 - 资格考试 - 习题集　Ⅳ．①R95 - 44

　　中国国家版本馆 CIP 数据核字（2023）第 208725 号

美术编辑　陈君杞
责任编辑　李红日
版式设计　友全图文

出版　**中国健康传媒集团** | 中国医药科技出版社
地址　北京市海淀区文慧园北路甲 22 号
邮编　100082
电话　发行：010 - 62227427　邮购：010 - 62236938
网址　www.cmstp.com
规格　889 × 1194mm $\frac{1}{16}$
印张　26 $\frac{1}{2}$
字数　901 千字
版次　2024 年 4 月第 1 版
印次　2024 年 4 月第 1 次印刷
印刷　北京侨友印刷有限公司
经销　全国各地新华书店
书号　ISBN 978 - 7 - 5214 - 4219 - 9
定价　**86.00 元**

获取新书信息、投稿、为图书纠错，请扫码联系我们。

出版说明

执业药师职业资格制度的核心是保障职业准入人员具备良好的职业素质和能力。国家执业药师职业资格考试以执业药师岗位职责和实践内容为出发点，以培养在药品质量管理和药学服务方面具有综合性职业能力、具备自主学习和终身学习的态度和意识、能较好地服务公众健康的人才为目标。

为了更好地服务于考生，帮助考生顺利通过考试，我们组织国内工作在教学一线、有着丰富考前培训经验的专家编写了这套丛书。本丛书紧紧围绕新版国家执业药师职业资格考试大纲的要求，密切配合新版考试指南，在对近几年考试真题的考点分布及题型比例、出题难度进行深入研究的基础上编写而成，力求语言规范化、试题原创性和考点全覆盖。本丛书具有以下特点：

1. 紧扣新版考纲。新版考试大纲从考试内容、重点要求、出题方向、考题类型等多方面，更加强调实践应用，要求药学服务从业人员系统地掌握"三基"，即基本理论、基本知识和基本技能，并要具备将这些知识在实践中领会、运用、综合、分析等方面的能力。本丛书题目的设计紧紧围绕"以用定考、以考促学、学以致用"这一中心原则。

2. 精选通关试题。本丛书所设题型与实际考试完全一致，包括最佳选择题（只有 1 个最符合题意）、配伍选择题（备选项可重复选用，也可不选用）、综合分析选择题（每组题基于同一个案例，只有 1 个最符合题意）和多项选择题（有 2 个或 2 个以上符合题意），并根据近年执业药师考试真题中各章节所占分值比重，对各章节习题总量和题型比例做了合理配置。对重要考点，多角度出题，可帮助考生举一反三，利用联想记忆、对比记忆和分类记忆等方法掌握相关考点内容。

3. 逐题精准解析。为了方便考生及时补充知识缺漏，书中对每道试题均设有解析。针对难点和重点题目做了详细解析，旨在开拓考生解题思路。

4. 合理安排题量。本丛书各分册均设计试题 2000 余道，题量丰富，旨在使考生通过反复做题，从不同角度熟悉考点，提高复习效率和应试能力。

5. 附赠配套资源。为令本丛书更加立体化，使考前复习更加高效、便捷，随书附赠配套数字化资源，包括黄金 40 分课程、历年真题、考生手册、思维导图、考点速报、复习规划、高频考点、考前速记等，并赠线上模拟试卷，便于考生熟悉题型，模拟考场，自查备考。获取步骤详见图书封底。

本丛书适合参加 2024 年国家执业药师职业资格考试的考生使用。在使用中，如果您有任何意见和建议，欢迎扫描版权页的二维码与我们联系，我们将在今后的工作中不断修订完善。

中国医药科技出版社

2024 年 4 月

前　言

如何在最短时间内通过执业药师考试药事管理与法规科目的经验之谈。"工欲善其事，必先利其器"，明确了学习方向，找到学习方法和好的练习题就会事半功倍。尤其是用优质的练习题来帮助理解考点。

什么是优质的练习题？最重要的是有创意，能够非常接近命题人的思路。每年我重新修订这本"2000题"都会有新的想法，今年也有很多有创意的题目。从近3年执业药师考试情况来看，药事管理与法规科目考试方向已经全面迈向"以用定考"。考试只靠死记硬背，将难以应对巨大阅读量、扑朔迷离的选项。需要训练推理分析能力，并在此基础上，适当记忆易错点。

何谓理解？就是将知识点梳理总结，能够解答考题。而不是普通认为的绝对准确，事实上记准确了，考试也不一定就好使，更重要的是"通过练习理解考点，学会分析题意，从已知推理未知"的能力。

与本书的前几版相比，本版变化比较大，主要原因是考试指南变化大。下面简要说明一下主要变化：

其一，本书严格根据2024年第八版考试大纲和考试指南编写，注重"基本理论、基本知识、基本技能"考查，训练"领会、运用、分析、综合、评价能力"。同时，为了便于各位考生循序渐进地学习，本次修订题目顺序和新版考试指南绝大部分内容顺序一致。

其二，进一步加强题目的针对性。对于之前的《通关必做2000题》，市场上的反映是和真题难度最接近。在这个基础上，我们按2024年考试大纲、考试指南对2015—2023年的考试题进行了测算分析，发现每年有89道至103道历年考试题仍然完全有效。本书不仅收录了这些题目，还将失效的题目进行了修改，并且将相应题目放入各章供大家练习应试能力。

其三，除了部分历年考题及改编题外，本书严格按新版考试指南和2023年考题，参考往年考题，原创了大量题目，设计的原则是帮助大家深入理解考点的易混点和难点。

为了使大家节省时间，下面强调一下药事管理与法规科目的学习方法和技巧，供大家参考。

其一，重点在哪里？基本原则就是本书题目越多、越灵活的考点，考试的可能性越大。另外，我们将第八版考试大纲和考试指南与2015—2023年考试题进行匹配，通过测算发现，各章分数趋向拉平、重点章开始动态化，考试分数最高的章将来有可能是第四章、第七章、第八章，第十章和第二章也有潜力成为考试分数最高的章，第九章分数一般最低，剩余各章分数处于中间状态。

其二，什么题型最重要？最佳选择题、配伍选择题是考试合格的关键，所以强烈建议基础不好的考生先把整本书的这两种题型练好，再去做综合分析选择题、多项选择题。基础好的考生，按顺序做题即可。

其三，怎样算学好了法规？对于近3年考试，考生反映考试时间不够用，除了解题技巧欠缺之外，更重要的原因是对考点不熟悉，考试中每句话都用一样的时间来阅读。培根曾说过"书有可浅尝者，有可吞食者，少数则须咀嚼消化"，执业药师法规考试指南也需要这样学习：①有的句子不看也能把考题做对；②有的句子略微看看就能把考题做对；③有的句子，不仅要认真思考，还要多做练习题才能把考题做对；④有的句子，感觉看明白了，但是一做题就错，要反复练习。⑤有的句子理解了，可以解决很多考题，要多用时间总结思考。

总之，复习要注重关键逻辑的理解，而不是死记硬背，要优先依靠题目的已知信息分析关键词的含义，逐渐接近未知的答案。同样，记忆知识点也要尽量联系自己已知或已经理解的信息，这样才能够融会贯通。

最后，非常感谢广大读者和网课、面授学员在线上线下交流中给予的启发，本书的创意很多来自于他们不断的提问，事实也证明提问是很好的学习方法，爱好提问的考生都基本拿到了《执业药师职业资格证书》。

如果做完本书习题后，想模拟测验自己的水平，可以参考我在中国医药科技出版社出版的《国家执业药师职业资格考试考前预测 6 套卷·药事管理与法规》，体验一下与考题难度和风格最接近的模拟题。各位考生在做题过程中遇到的任何问题，欢迎通过以下微信订阅号"行为健康经济学"向主编反馈，主编会抽时间亲自答疑。

左根永
2024 年 5 月

目 录

上篇 通关试题

下篇 试题答案与解析

上篇
通关试题

第一章　执业药师与健康中国战略

一、最佳选择题

1. 关于"十四五"国民健康规划重点任务的说法，错误的是
   - A. 完善国家药品标准体系，推进仿制药质量和疗效一致性评价
   - B. 建立符合中药特点的质量和疗效一致性评价体系
   - C. 构建药品和疫苗全生命周期质量管理机制，推动信息化追溯体系建设，实现重点类别来源可溯、去向可追
   - D. 加强中药质量保障，建设药材质量标准体系、监测体系、可追溯体系

2. 关于《关于进一步完善医疗卫生服务体系的意见》的说法，错误的是
   - A. 强化城乡基层医疗卫生服务和县级医院县域网底地位，推进医学医疗中心龙头地位，扩大康复和护理等接续性服务供给
   - B. 建设中国特色优质高效的医疗卫生服务体系，不断增强人民群众获得感、幸福感、安全感
   - C. 坚持以人民健康为中心，坚持预防为主，坚持医疗卫生事业公益性
   - D. 提高医疗卫生技术水平，促进服务连续性，提升服务便捷性，增强服务舒适性

3. 根据《国家医疗保障局办公室关于进一步做好定点零售药店纳入门诊统筹管理的通知》（医保办发〔2023〕4号），定点零售药店门诊统筹执行的起付标准、支付比例和最高支付限额等方面的政策是
   - A. 本统筹地区定点基层医疗机构相同的医保待遇政策
   - B. 本统筹地区定点二级医疗机构相同的医保待遇政策
   - C. 本统筹地区定点三级医疗机构相同的医保待遇政策
   - D. 本统筹地区定点零售药店独有的医保待遇政策

4. 关于医疗保险定点零售药店纳入门诊统筹管理的说法，错误的是
   - A. 参保人员凭定点医药机构处方在定点零售药店购买医保目录内药品发生的费用可由统筹基金按规定支付
   - B. 定点零售药店根据参保人员需要可提供配送服务，配送费用不纳入医保支付范围
   - C. 探索建立定点零售药店门诊统筹总额预算管理充分发挥医保基金的激励约束作用
   - D. 原则上医保经办机构对定点零售药店结算实施按病种付费，并及时拨付结算费用

5. 根据《国家医疗保障局办公室关于进一步做好定点零售药店纳入门诊统筹管理的通知》（医保办发〔2023〕4号），定点零售药店应当遵循公平合法、诚实信用和质价相符的原则，为参保人员提供价格适宜的药品，既要尊重市场机制又要坚持好承担好定点属性，加强自律。倡导定点零售药店的零售价格是
   - A. 省级医药采购平台价格
   - B. 国家集中采购平台价格
   - C. 国家医疗保险谈判价格
   - D. 省级医疗保险谈判价格

6. 依托全国统一的医保信息平台加快医保电子处方中心落地应用，实现定点医疗机构电子处方顺畅流转到定点零售药店。定点医药机构可为符合条件的患者开具长期处方，最长时限是
   - A. 1周
   - B. 3周
   - C. 6周
   - D. 12周

7. 关于医疗保险定点零售药店基金使用监督管理的说法，错误的是
   - A. 定点零售药店应当建立医疗保障基金使用内部管理制度，由专门机构或者人员负责医疗保障基金使用管理工作
   - B. 定点零售药店应当执行实名购药管理规定，核验参保人员医疗保障凭证，不得受他人委托代购药品
   - C. 定点零售药店不得串换药品、医用耗材，不得诱导、协助他人冒名或者虚假就医、购药
   - D. 定点零售药店不得为参保人员利用其享受医疗保障待遇的机会转卖药品，接受返还现金、实物或者获得其他非法利益提供便利

8. 关于药品追溯码编码和标识规范要求的说法，错误的是

　　A. 药品追溯码是指用于唯一标识药品最小销售包装单元的代码，由一列数字、字母和（或）符号组成

　　B. 药品追溯码代码长度应为20个字符、前7位为药品标识码或符合ISO相关国际标准（如，ISO/IEC15459系列标准）的编码规则

　　C. 药品追溯码标识是在药品包装上采用印刷、粘贴等方式对药品追溯码及其相关信息所做的标识，由数字、字母、文字、条码组成

　　D. 药品追溯码标识的内容应包括"药品追溯码"字样、药品追溯码人眼识读的字符和药品追溯码设备识读的符号（一般包括一维条码或二维码）

9. 药品追溯码标识的内容不包括

　　A. "药品追溯码"字样

　　B. 药品追溯码人眼识读的字符

　　C. 药品追溯码设备识读的符号（一般包括一维条码或二维码）

　　D. 药品本位码信息

10. 关于消费者查询药品追溯信息的说法，错误的是

　　A. 通过药品追溯码在药品追溯系统查询到的药品追溯信息结果应符合国家相关法律法规和标准的要求，并与药品实际情况一致

　　B. 通过药品追溯码在药品追溯系统进行查询，应直接显示药品追溯信息，不得通过设置无关操作（如点击广告）获取查询结果

　　C. 药品追溯消费者查询结果，应包含"药品追溯信息"字样，显示页面不得有影响正常阅读的干扰元素

　　D. 药品追溯消费者查询结果，应在显著位置告知本次查询结果的药品追溯信息提供方["本追溯信息由××××（药品生产企业）授权本追溯系统提供"字样)]

11. 2022年7月8日，国家药品监督管理局发布《关于印发＜疫苗生产流通管理规定＞的公告》（2022年第55号），明确规定持有人、疾病预防控制机构和接种单位、受托储存运输企业相关方应当按照国家疫苗全程电子追溯制度要求，如实记录疫苗销售、储存、运输、使用信息。疫苗追溯的目标是

　　A. 实现最小包装单位从生产到使用的全过程可追溯

　　B. 实现各级包装单位从生产到使用的全过程可追溯

　　C. 实现中包装单位从生产到使用的全过程可追溯

　　D. 实现大包装单位从生产到使用的全过程可追溯

12. 根据《关于单独划定部分专业技术人员职业资格考试合格标准有关事项的通知》（人社厅发〔2022〕25号），执业药师单独划线职业资格证书或成绩合格证明的有效范围是

　　A. 全国范围有效

　　B. 国家乡村振兴重点帮扶县等地区所在地省有效

　　C. 国家乡村振兴重点帮扶县等地区有效

　　D. 相应省（区、市）的单独划线地区有效

13. 根据《医疗机构医疗保障定点管理暂行办法》，申请医保定点的医疗机构应当具备的条件不包括

　　A. 正式运营至少3个月

　　B. 至少有1名取得医师执业证书、乡村医生执业证书或中医（专长）医师资格证书且第一注册地在该医疗机构的医师

　　C. 主要负责人负责医保工作，配备专（兼）职医保管理人员

　　D. 100张床位以上的医疗机构应设内部医保管理部门，安排专（兼）职工作人员

14. 根据《医疗机构医疗保障定点管理暂行办法》，关于医疗机构申请医保定点程序的说法，错误的是

　　A. 医疗机构提出定点申请后，统筹地区医疗保障经办机构受理后应组织评估小组或委托第三方机构，以书面、现场等形式开展评估

　　B. 统筹地区医疗保障经办机构应将评估结果报同级医疗保障行政部门备案

　　C. 统筹地区医疗保障经办机构与评估合格的医疗机构协商谈判，达成一致的，双方自愿签订医保协议

　　D. 原则上，须由省级统筹地区医疗保障经办机构与医疗机构签订医保协议并向同级医疗保障行政部门备案，协议期限为1年

15. 根据《医疗机构医疗保障定点管理暂行办法》，依法依规通过实地检查、抽查、智能监控、大数据分析等方式对定点医疗机构的协议履行情况、医疗保障基金使用情况、医疗服务行为、购买涉及医疗保障基金使用的第三方服务等进行监督管

理的部门是

A. 医疗保障行政部门

B. 医疗保障经办机构

C. 卫生健康行政部门

D. 卫生健康经办机构

16. 根据《零售药店医疗保障定点管理暂行办法》，实行零售药店医疗保障定点管理应坚持以人民健康为中心，遵循的原则不包括

A. 保障大病　　　　B. 公平公正

C. 权责明晰　　　　D. 动态平衡

17. 根据《零售药店医疗保障定点管理暂行办法》，申请医保定点的零售药店应当具备的条件不包括

A. 在注册地址正式经营至少 3 个月

B. 至少有 1 名取得执业药师资格证书或具有药学、临床药学、中药学专业技术资格证书的药师，且注册地在该零售药店所在地，药师须签订 1 年以上劳动合同且在合同期内

C. 至少有 2 名熟悉医疗保障法律法规和相关制度规定的专职医保管理人员负责管理医保费用，并签订 1 年以上劳动合同且在合同期内

D. 按药品经营质量管理规范要求，开展药品分类分区管理，并对所售药品设立明确的医保用药标识

18. 《零售药店医疗保障定点管理暂行办法》规定，统筹地区经办机构应组织评估小组或委托符合规定的第三方机构，以书面、现场等形式对提出定点申请的零售药店开展评估。评估的内容不包括

A. 核查与服务功能相适应的药品贮存及发放、检查、检验、放射治疗等基础设施和仪器设备

B. 核查药品经营许可证、营业执照和法定代表人、企业负责人或实际控制人身份证

C. 核查执业药师资格证书或药学技术人员资格证书及劳动合同

D. 核查医保专（兼）职管理人员的劳动合同

19. 根据《零售药店医疗保障定点管理暂行办法》，下列零售药店 2021 年 5 月 21 日具有定点医保药店申请资格的是

A. 2020 年 6 月 2 日，甲零售药店法定代表人张某因严重违法违规导致原定点医保零售药店被解除医保协议

B. 2021 年 3 月 1 日，乙零售药店实际控制人赵某被列入失信人名单

C. 2020 年 2 月 1 日，丙零售药店因销售假药被解除医保协议

D. 2019 年 7 月 2 日，丁零售药店因严重违反医保协议约定而被解除医保协议

20. 根据《中国医疗保障官方标识使用管理办法（暂行）》，中国医疗保障官方标志不能用于

A. 体现医保工作人员个人身份的场合

B. 各级医疗保障行政部门及其相关机构的办公场所

C. 基本医疗保险定点医疗机构

D. 基本医疗保险定点零售药店

21. 根据《基本医疗保险用药管理暂行办法》，纳入国家《基本医疗保险药品目录》的药品除了应该具备"临床必需、安全有效、价格合理等基本条件"之外，还应该符合的条件不包括

A. 国家药品监督管理局批准，取得药品注册证书的化学药

B. 国家药品监督管理局批准，取得药品注册证书的生物制品

C. 国家药品监督管理局批准，取得药品注册证书的中成药（民族药）

D. 国家药品监督管理局批准，按省（区、市）标准炮制的取得药品注册证书的中药饮片

22. 根据《基本医疗保险用药管理暂行办法》，下列药品可以纳入国家《基本医疗保险药品目录》的是

A. 治疗性疫苗

B. 保健药品

C. 含国家珍贵、濒危野生动植物药材的药品

D. 减肥的药品

23. "因被纳入诊疗项目等原因，无法单独收费的药品"在基本医疗保险药品管理中采用的管理方式是

A. 不得纳入基本医疗保险用药范围药品管理

B. 纳入基本医疗保险用药甲类药品管理

C. 纳入基本医疗保险用药乙类药品管理

D. 纳入基本医疗保险用药限定支付范围药品管理

24. 关于基本医疗保险药品目录的说法，错误的是

A. 国家《基本医疗保险药品目录》中的西药和中成药分为"甲类药品"和"乙类药品"

B. "甲类药品"是临床治疗必需、使用广泛、疗效确切、同类药品中价格或治疗费用较低的药品

C. "乙类药品"是可供临床治疗选择使用，疗效确切、同类药品中比"甲类药品"价格或治疗费用略高的药品

D. 中药饮片的"甲乙分类"由国家医疗保障主管部门确定

25. 根据基本医疗保险药品管理相关规定，仅纳入基本医疗保险"乙类药品"管理的药品不包括

A. 协议期内谈判药品

B. 各省级医疗保障主管部门按国家规定纳入《基本医疗保险药品目录》的民族药

C. 各省级医疗保障主管部门按国家规定纳入《基本医疗保险药品目录》的医疗机构制剂

D. 中药饮片

26. 关于《国家基本医疗保险、工伤保险和生育保险药品目录》的说法，错误的是

A. 目录共分为凡例、西药、中成药、协议期内谈判药品和中药饮片五部分

B. 目录中列出了基本医疗保险、工伤保险和生育保险基金准予支付的中药饮片，同时列出了不得纳入基金支付的饮片范围

C. 西药、中成药和协议期内谈判药品分甲乙类管理，协议期内谈判药品按照乙类支付

D. 工伤保险和生育保险支付药品费用时区分甲、乙类

27. 关于基本医疗保险药品目录制定与调整的说法，错误的是

A. 在满足有效性、安全性等前提下，价格（费用）与药品目录内现有品种相当或较低的，可以通过常规方式纳入目录

B. 价格较高或对医保基金影响较大的专利独家药品应当通过谈判方式准入

C. 基本医疗保险药品目录调入分为常规准入和谈判准入两种方式

D. 基本医疗保险药品目录由国家统一制定，"甲类药品"各地不得调整，"乙类药品"各地根据相关规定调整

28. 关于基本医疗保险药品使用的费用支付原则的说法，错误的是

A. 参保人使用"甲类药品"按基本医疗保险规定的支付标准及分担办法支付

B. 使用"乙类药品"按基本医疗保险规定的支付标准，先由参保人自付一定比例后，再按基本

医疗保险规定的分担办法支付

C. 参保人使用《基本医疗保险药品目录》内药品发生的费用，不需按规定程序经过药师或执业药师的审查，即可由基本医疗保险基金支付

D. 除中药饮片外，原则上新纳入《基本医疗保险药品目录》的药品同步确定支付标准

29. 关于定点医疗机构和零售药店使用医保药品目录的管理要求的说法，错误的是

A. 将医保药品备药率、非医保药品使用率等与定点零售药店的基金支付挂钩

B. 将《基本医疗保险药品目录》和相关政策落实责任纳入定点医药机构协议内容，强化用药合理性和费用审核，定期开展监督检查

C. 定点医药机构应健全组织机构，完善内部制度规范，建立健全药品"进、销、存"全流程记录和管理制度，提高医保用药管理能力，确保医保用药安全合理

D. 加强定点医疗机构落实医保用药管理政策

30. 根据《中华人民共和国药品管理法》对药品的界定，下列不属于药品的是

A. 中药　　　　　　　B. 化学药

C. 生物制品　　　　　D. 兽药

31. 根据《中华人民共和国药品管理法》，国家实行特殊管理的药品不包括

A. 疫苗、血液制品

B. 麻醉药品、精神药品、医疗用毒性药品、放射性药品

C. 药品类易制毒化学品

D. 含特殊药品复方制剂

32. 根据《中华人民共和国药品管理法》，国家实行特殊管理的药品不得

A. 临床用药

B. 零售药店线下销售

C. 做广告

D. 网络销售

33. 根据《"十四五"国家药品安全及促进高质量发展规划》，关于"十四五"国家药品安全"十四五"期末发展目标的说法，错误的是

A. 药品监管能力整体接近国际先进水平，药品安全保障水平持续提升，人民群众对药品质量和安全更加满意、更加放心

B. 疫苗监管达到国际先进水平，通过世界卫生组

织疫苗国家监管体系评估，积极推进疫苗生产企业所在省级药品检验机构具备辖区内生产疫苗主要品种批签发能力

C. 专业人才队伍建设取得较大进展，培养一批具备国际先进水平的高层次审评员、检查员和检验检测领域专业素质过硬的学科带头人

D. 药品创新研发能力达到国际先进水平，优秀龙头产业集群基本形成，中药传承创新发展进入新阶段，基本实现从制药大国向制药强国跨越

34. 根据药品质量特性，有可能作为药品进行注册申请的是

A. 某物质在规定的适应症、用法和用量的条件下，难以达到预防、治疗、诊断人的疾病，有目的地调节人的生理机能的目的

B. 某物质有效性小于毒副反应，并且不能解除、缓解毒副作用

C. 某物质具有预防、治疗、诊断疾病的有效性和安全性，但极易变质、不稳定、不便于运输、贮存

D. 某物质制剂的每一单位产品都符合有效性、安全性的规定要求

35. 杜冷丁即盐酸哌替啶，可以镇痛，使用不当会使病人成瘾，这表现了药品特殊性中的

A. 专属性　　　　　B. 两重性

C. 质量重要性　　　D. 时限性

36. 关于药品安全性、有效性和质量可控性要求的说法，错误的是

A. 基于药品质量特性和特殊性，药品管理需要对药品安全性、有效性和质量可控制进行全程管理

B. 国家对药品实施注册管理，核心目标就是为了保证药品安全性、有效性和质量可控制

C. 药品注册管理，就是药品监督管理部门依照法定程序对拟上市销售药品的安全性、有效性和质量可控性进行审查，符合要求的，给予上市许可的行政行为

D. 药品上市许可持有人仅需要负责药品上市后的安全性、有效性和质量可控性

37. 根据《"十四五"国家药品安全及促进高质量发展规划》，"十四五"国家药品安全"十四五"期间的主要任务不包括

A. DRG/DIP 支付方式覆盖所有符合条件的开展住院服务的医疗机构，基本实现病种、医保基金全覆盖

B. 持续推进标准体系建设，开展促进高质量发展监管政策试点，进一步加快重点产品审批上市

C. 严格落实药品上市许可持有人主体责任，强化市场监管和药品监管协同，强化多部门治理协同

D. 建立健全药品信息化追溯体系，推进药品全生命周期数字化管理，建立健全药品监管信息化标准体系，提升"互联网＋药品监管"应用服务水平

38. 执业药师刘某关于药品安全风险的理解，正确的是

A. 药品安全相对性体现在药品生产过程中

B. 药品安全相对性要求达到零风险程度

C. 药品安全相对性取决于上市前对药品安全评价认知的局限以及不容易量化评价风险和收益

D. 药品风险相对性要求对风险的绝对控制

39. 根据药品安全的重要性，药品最终上市的依据是

A. 成本与利益权衡的结果

B. 成本与治疗效果权衡的结果

C. 风险与利益权衡的结果

D. 成本与治疗收益权衡的结果

40. 根据药品安全管理相关知识，药品安全风险客观存在，主要源于药品特殊性中的

A. 专属性　　　　　B. 两重性

C. 质量的重要性　　D. 时限性

41. 药品安全风险的特点不包括

A. 复杂性　　　　　B. 不可预见性

C. 不可避免性　　　D. 不可控制性

42. 关于药品安全风险管理的说法，错误的是

A. 药品安全风险客观存在，这主要是由于药品具有两重性

B. 药品领域风险来源多样，没有绝对安全的药品

C. 坚持预防为先，发挥多元主体作用，落实好各方责任，形成全链条管理，切实把药品安全风险管控起来

D. 明确药品研发机构、生产企业、经营企业和使用单位等风险管理主体的责任，切实把药品安全风险降为零

43. 关于药品安全风险分类的理解，错误的是

A. 自然风险是药品内在的，主要发生在药品设计环节

B. 人为风险是药品外在的，存在于药品研制、生产、经营和使用各个环节

C. 人为风险是我国药品安全风险管理应该加以控制的关键因素

D. 自然风险是偶然发生的，人为风险是必然发生的

44. 关于药品安全风险和药品安全风险管理措施的说法，错误的是

A. 药品内在属性决定药品具有不可避免的药品安全风险

B. 不合理用药、用药差错是导致药品安全风险的主要因素

C. 药品上市许可持有人应承担起药品全生命周期质量与风险管理的主体责任

D. 实施药品安全风险管理的有效措施是，要从药品注册环节消除各种药品安全风险因素

45. 关于药品风险管理的说法，错误的是

A. 药品管理坚持风险管理原则

B. 药品安全风险管理的目的在于使药品风险最小化，从而保障公众用药安全

C. 药品安全管理就是药品安全的风险管理，最核心的要求就是要将事前预防、事中控制、事后处置有机结合起来

D. 药品安全风险管理明确了药品研发机构、生产企业、经营企业和使用单位等风险管理主体的责任后，就可以实现绝对意义上的安全

46. 下列不属于药品追溯体系建设目标的是

A. 及时准确记录、保存药品追溯数据，形成互联互通药品追溯数据链

B. 及时准确记录、保存药品追溯数据，实现药品生产、流通和使用全过程来源可查、去向可追

C. 及时准确记录、保存药品追溯数据，有效防范非法药品进入合法渠道

D. 及时准确记录、保存药品追溯数据，确保发生质量安全风险的药品可以报告药品不良反应

47. 关于药品追溯体系的说法，错误的是

A. 药品上市许可持有人和生产企业承担药品追溯系统建设的主要责任，药品经营企业和使用单位应当配合药品上市许可持有人和生产企业，建成完整药品追溯系统，履行各自追溯责任

B. 药品追溯系统、协同平台、药品追溯监管系统之间的数据交换应符合工业和信息化管理部门制定的数据交换相关技术标准

C. 追溯码应关联药品上市许可持有人名称、药品生产企业名称、药品通用名、药品批准文号、药品本位码、剂型、制剂规格、包装规格、生产日期、药品生产批号、有效期和单品序列号等信息

D. 药品上市许可持有人既可以自建也可以通过第三方技术机构按照"一物一码、物码同追"的原则建立疫苗信息化追溯系统

48. 药品上市后管理是不断提高药品质量、保障药品安全的重要环节。药品上市后管理的主要内容，就是风险管理。关于药品上市后风险管理的说法，错误的是

A. 药品上市许可持有人应当制定药品上市后风险管理计划，主动开展药品上市后研究，对药品的安全性、有效性和质量可控性进行进一步确证，加强对已上市药品的持续管理

B. 对附条件批准的药品，药品上市许可持有人应当采取相应风险管理措施，并在规定期限内按照要求完成相关研究；逾期未按照要求完成研究或者不能证明其获益大于风险的，国家药品监督管理部门应当依法处理，直至注销药品注册证书

C. 药品上市许可持有人应当按照国家药品监督管理部门的规定，全面评估、验证变更事项对药品安全性、有效性和质量可控性的影响

D. 药品上市许可持有人、药品生产企业、药品经营企业和医疗机构应当开展药品上市后不良反应监测，主动收集、跟踪分析疑似药品不良反应信息，对已识别风险的药品及时采取风险控制措施

49. 根据《药物警戒质量管理规范》（国家药品监督管理局2021年第65号公告），关于药物警戒质量管理的说法，错误的是

A. 药物警戒的目的是降低药品风险，实现药品风险-获益平衡，给患者带来最大化的益处

B. 药品上市许可持有人是药物警戒的责任主体，应当建立药物警戒体系

C. 药品上市许可持有人开展药物警戒活动应当建立药品安全委员会，指定药品质量管理部门负责人作为药物警戒负责人，配备足够数量且具

有适当资质的人员

D. 药品上市许可持有人委托其他公司或者机构开展药物警戒工作的，应当配备专职人员做好对受托方的监督和管理等工作，并承担相应的法律责任

50. 根据《中华人民共和国药品管理法》，药品上市许可持有人应当对已上市药品的安全性、有效性和质量可控性定期开展上市后评价。必要时，国家药品监督管理部门可以责令药品上市许可持有人开展上市后评价或者直接组织开展上市后评价。经评价某药品超过有效期，应该采取的措施是

A. 注销药品注册证书

B. 不得生产或者进口、销售和使用

C. 应当由药品监督管理部门监督销毁或者依法采取其他无害化处理等措施

D. 允许继续生产或者进口、销售和使用

51. 根据《中华人民共和国药品管理法》，对药品不良反应及其他与用药有关的有害反应进行监测、识别、评估和控制的管理制度是

A. 药物警戒制度

B. 药品不良反应监测和报告制度

C. 药品召回制度

D. 药品安全风险管理制度

52. 关于药品安全风险管理、药物警戒、药品不良反应及其之间关系的说法，错误的是

A. 药品安全的风险管理是对药品整个生命周期全面和持续降低风险的过程，旨在实现效益风险最小化

B. 药物警戒重点关注药物临床试验阶段的药品安全性问题，药品不良反应重点关注上市后阶段的药品安全性问题

C. 药物警戒关注的范围更广，不仅包括药品不良反应，而且还包括其他与用药有关的有害反应

D. 药物警戒的过程包括监测不良事件、识别风险信号、评估风险获益和控制不合理的风险

53. 下列不属于健全药品供应保障制度总体要求的是

A. 国家加强中药的保护与发展，充分体现中药特色和优势，发挥其在预防、保健、医疗、康复中的作用

B. 充分发挥药品集中带量采购在深化医药服务供给侧改革中的引领作用，推进医保、医疗、医药联动改革系统集成

C. 实施药品生产、流通、使用全流程改革，建立工作协调机制，建设符合国情的国家药物政策体系，促进医药产业结构调整和转型升级，保障药品的安全、有效、可及

D. 通过记录和标识，正向追踪和逆向溯源药品的生产、流通和使用情况，获取药品全生命周期追溯信息

54. 根据《中华人民共和国药品管理法》，我国药品研制环节实施默示许可制度的是

A. 药物临床试验机构管理

B. 药物临床试验

C. 生物等效性试验

D. 临床试验伦理审查

55. 根据《中华人民共和国药品管理法》，不属于我国药品上市所涉及事项的是

A. 部分药品优先审评

B. 部分药品附条件审批

C. 原料药、辅料、包装材料和容器以及制剂关联审评

D. 药品上市许可禁止转让

56. 根据《关于进一步改革完善药品生产流通使用政策的若干意见》，不属于药品生产政策与改革措施的是

A. 全面实行上市许可持有人制度，落实药品上市许可持有人是药品安全的第一责任人

B. 加快推进已上市仿制药质量和疗效一致性评价，对通过一致性评价的药品给予政策支持

C. 严格药品上市审评审批，优化审评审批程序，推进信息公开

D. 鼓励有条件的地区依托现有信息系统，开展药师网上处方审核、合理用药指导等药事服务

57. 根据《关于改革完善短缺药品供应保障机制的实施意见》，短缺药，又称小品种药，是指临床必需、用量小、市场供应不稳定、易出现临床短缺的药品。该短缺药品概念不包括

A. 低价药品   B. 儿童用药

C. 孤儿药   D. 中药保护品种

58. 根据《关于改革完善短缺药品供应保障机制的实施意见》，我国将按照"分级应对、分类管理、会商联动、保障供应"的原则，建立短缺药品信息收集和汇总分析机制。在这一过程中，需要建立的制度和机制不包括

A. 短缺药品监测预警和清单管理制度

B. 国家、省、地市、县四级监测预警机制

C. 国家、省两级应对机制

D. 短缺药品全额报销制度

59. 根据《关于进一步改革完善药品生产流通使用政策的若干意见》，国家将实行药品领域全链条、全流程的重大改革。下列关于推动药品流通体制改革措施的说法，错误的是

A. 推动药品流通企业转型升级，健全药品流通网络

B. 力争到 2020 年底，实现零售药店分级分类管理，全面实现零售连锁化

C. 整治药品流通领域的突出问题，严厉打击租借证照等违法违规行为

D. 规范零售药店互联网零售服务，推广"网订店取""网订店送"等新型配送方式

60. 根据《关于进一步改革完善药品生产流通使用政策的若干意见》，属于药品流通政策与改革措施的是

A. 规范零售药店互联网零售服务，推广"网订店取""网订店送"等新型配送方式

B. 门诊患者可以自主选择在医疗机构或零售药店购药，医疗机构不得限制门诊患者凭处方到零售药店购药

C. 积极发挥药师作用，落实药师权利和责任，充分发挥药师在合理用药方面的作用

D. 落实税收优惠和价格政策，鼓励地方结合实际出台支持仿制药转型升级的政策措施，加大扶持力度

61. 根据《关于进一步改革完善药品生产流通使用政策的若干意见》，以下属于药品生产政策与改革措施的是

A. 明确药品专利实施强制许可路径，依法分类实施药品专利强制许可

B. 公立医院要优先使用国家基本药物，强化药物使用监管

C. 坚持医疗、医保、医药联动，统筹推进取消药品加成、调整医疗服务价格

D. 落实政府投入责任，加快建立公立医院补偿新机制

62. 根据《关于改革完善仿制药供应保障及使用政策意见》，关于改革与完善仿制药供应保障配套支持政策的说法，错误的是

A. 药品集中采购机构按药品通用名编制采购目录，及时将符合条件的仿制药纳入采购范围

B. 将与原研药质量和疗效一致的仿制药纳入可相互替代的药品目录，并在药品说明书、标签中予以标注，便于医务人员和患者选择使用

C. 加快制定医保药品支付标准，与原研药质量和疗效一致的仿制药支付标准应当适当高于原研药

D. 落实税收优惠和价格政策，鼓励地方结合实际出台支持仿制药转型升级的政策措施

63. 根据《中华人民共和国药品管理法》，关于药品供应政策的说法，错误的是

A. 国家实行基本药物制度，遴选适当数量的基本药物品种，加强组织生产和储备，提高基本药物的供给能力，满足疾病防治基本用药需求

B. 国家建立药品供求监测体系，及时收集和汇总分析短缺药品供求信息，对短缺药品实行预警，采取应对措施

C. 国家鼓励短缺药品的研制和生产，对临床急需的短缺药品、防治重大传染病和罕见病等疾病的新药予以免予审评审批

D. 药品上市许可持有人、药品生产企业、药品经营企业应当按照规定保障药品的生产和供应

64. 根据《国务院办公厅关于进一步做好短缺药品保供稳价工作的意见》，"做好短缺药品保供稳价工作，更好保障群众基本用药需求"建立的短缺药品供应体系是

A. 短缺药品多层次供应体系

B. 短缺药品实时型供应体系

C. 短缺药品无限制供应体系

D. 短缺药品统一化供应体系

65. 根据《关于印发国家短缺药品清单管理办法（试行）的通知》，对于临床必需易短缺药品重点监测清单和短缺药品清单中的药品，省级药品集中采购平台上无企业挂网或没有列入本省份集中采购目录的，医疗机构可以采取的采购策略是

A. 医疗机构向省级药品集中采购平台上自主报价、直接挂网的药品生产企业自主采购

B. 医疗机构可提出采购需求，线下搜寻药品生产企业，并与药品供应企业直接议价，按照公平原则协商确定采购价格，在省级药品集中采购平台自主备案

C. 医疗机构与药品生产企业不通过省级集中采购平台直接议价采购，采购价格和采购量无须备案

D. 医疗机构向省级药品集中采购平台上谈判报价、直接挂网的药品生产企业备案采购

66. 《国务院办公厅关于完善国家基本药物制度的意见》提出了进一步完善国家基本药物制度的意见。下列不属于该意见措施的是

A. 动态调整优化目录　　B. 全面配备优先使用

C. 降低群众药费负担　　D. 全面制定支付标准

67. 根据《中华人民共和国药品管理法》，国家实行基本药物制度，遴选适当数量的基本药物品种，加强组织生产和储备，提高基本药物的供给能力，满足的需求是

A. 疾病防治基本用药需求

B. 疾病防治多样化用药需求

C. 疾病防治大病用药需求

D. 疾病防治重症用药需求

68. 根据《中华人民共和国基本医疗卫生与健康促进法》对基本药物的定义，基本药物的特点不包括

A. 满足疾病防治基本用药需求

B. 适应现阶段基本国情和保障能力

C. 剂型适宜，价格合理，能够保障供应，可公平获得

D. 免费提供，无需医疗保险报销

69. 根据《国务院办公厅关于完善国家基本药物制度的意见》，公立医疗机构基本药物的配备使用要求是

A. 根据功能定位和诊疗范围，合理配备基本药物，保障临床基本用药需求

B. 根据功能定位和诊疗范围，全部配备基本药物，保障临床用药多样需求

C. 根据财政投入和诊疗范围，合理配备基本药物，保障临床基本用药需求

D. 根据财政投入和诊疗范围，全部配备基本药物，保障临床用药多样需求

70. 国家基本药物工作委员会的职责不包括

A. 确定国家基本药物目录遴选和调整的工作方案

B. 确定国家基本药物制度框架

C. 审核国家基本药物目录

D. 制定国家基本药物目录

71. 根据《国家基本药物目录管理办法》，国家基本药物目录中的化学药品、生物制品、中成药，应当是

A. 既在《中华人民共和国药典》中收载，又列入基本医疗保障药品报销目录中的品种

B. 既在原卫生部颁布的药品标准中收载，又列入基本医疗保障药品报销目录中的品种

C. 国家药品监督管理部门颁布药品标准的品种和注册标准的品种

D. 《中华人民共和国药典》收载的，国家卫生健康部门、国家药品监督管理部门颁布药品标准的品种

72. 应经单独论证才能纳入《国家基本药物目录》遴选范围的是

A. 含有国家濒危野生动物植物药材的中成药

B. 非临床治疗首选的化学药品

C. 除急救、抢救用药外的独家生产品种

D. 易滥用的、主要用于滋补保健作用的中成药

73. 下列药品纳入国家基本药物遴选范围的是

A. 颁布国家药品标准的中药饮片

B. 含有国家濒危野生动植物药材的中成药

C. 非临床治疗首选的化学药品

D. 易滥用的麻醉药品

74. 根据《国家基本药物目录管理办法》，关于国家基本药物目录的调整，说法错误的是

A. 当我国基本医疗卫生需求发生变化时，可以调整国家基本药物目录

B. 当某药品存在严重不良反应被评价不适宜作为国家基本药物时，需要将其调出国家基本药物目录

C. 当某基本药物国家药品标准被取消时，需要将其调出国家基本药物目录

D. 当香港某企业生产的某药品出现不良反应时，需要将其调出国家基本药物目录

75. 下列药品应该从国家基本药物目录中调出的是

A. 发生不良反应的某中成药

B. 根据药物经济学评价，可被风险效益比或成本效益比更劣的品种所替代的某化学药品

C. 药品标准被取消的某中药饮片

D. 国家药品监督管理局变更其药品说明书的某疫苗

76. 关于国家基本药物目录的说法，错误的是

A. 目录中的中成药成分中的"麝香"为人工麝香

B. 目录中的"安宫牛黄丸"成分中的"牛黄"为人工牛黄

C. 含有国家濒危野生动植物药材的药品不纳入目录遴选范围

D. 未标注具体规格的，其剂型对应的规格暂以国家药品监督管理局批准的规格为准

77. 关于国家基本药物配备使用的说法，错误的是

A. 药品集中采购平台和医疗机构信息系统应对基本药物进行标注，提示医疗机构优先采购、医生优先使用

B. 将基本药物使用情况作为处方点评的重点内容，对无正当理由不首选基本药物的予以通报

C. 逐步实现政府办基层医疗卫生机构、二级公立医院、三级公立医院基本药物配备品种数量占比原则上分别不低于90%、80%、60%

D. 公立医疗机构和其他医疗机构根据功能定位和诊疗范围，合理配备基本药物，保障临床基本用药需求

78. 王某准备参加2022年执业药师职业资格考试，他对执业药师的认识正确的是

A. 执业药师资格制度是对药学专业技术人员的职业准入控制

B. 执业药师取得《执业药师职业资格证书》后即可执业

C. 执业药师的执业范围可以是研发机构

D. 执业药师考试合格注册登记后取得《执业药师职业资格证书》

79. 根据《关于深化医药卫生体制改革的意见》，我国执业药师社会角色定位是

A. 消除药品安全隐患与保证药品生产质量

B. 指导合理用药与药品质量管理

C. 提高药品经营效益与社会效益

D. 加强药品行政监管与技术监管

80. 根据《执业药师职业资格制度规定》，执业药师职业资格考试中提出考试合格标准建议的部门是

A. 国家药品监督管理局

B. 国家人力资源社会保障部

C. 国家卫生健康委员会

D. 国家医疗保障局

81. 根据《执业药师职业资格制度规定》，取得药学类相关专业大专学历，报考执业药师职业资格考

试，要求在药学或中药学岗位工作的年限为

A. 3年　　　　B. 4年

C. 5年　　　　D. 6年

82. 根据《"十四五"国家药品安全及促进高质量发展规划》（国药监综〔2021〕64号），专业素质提升工程专栏提出的加强执业药师队伍建设的内容不包括

A. 完善执业药师职业资格制度

B. 规范执业药师继续教育

C. 持续实施执业药师能力与学历提升工程

D. 开展执业药师药物治疗管理培训

83. 关于执业药师职业资格考试的说法，错误的是

A. 执业药师职业资格报考人员实行告知承诺制度，无需携带学历证明、从事相关专业工作年限证明等证明材料到现场进行资格审核

B. 有组织、大规模考试作弊情况发生时，各级人事考试机构须第一时间报告，查明情况，采取措施

C. 执业药师职业资格考试合格者，由各省（区、市）人力资源社会保障部门颁发《执业药师职业资格证书》

D. 《执业药师职业资格证书》纸质证书与电子证书具有同等法律效力，在全国范围内有效，已制发的纸质证书遗失可以办理补发

84. 关于执业药师注册管理的说法，错误的是

A. 国家药品监督管理局执业药师资格认证中心承担全国执业药师注册管理工作

B. 各省（区、市）药品监督管理部门负责本行政区域内的执业药师注册及其相关监督管理工作

C. 国家药品监督管理局负责执业药师注册的政策制定和组织实施，指导监督执业药师电子注册管理实现区块链管理

D. 国家药品监督管理局执业药师资格认证中心承担全国执业药师注册管理信息系统的建设、管理和维护工作，收集报告相关信息

85. 根据《执业药师注册管理办法》，申请注册的执业药师，必须具备的条件不包括

A. 取得《执业药师职业资格证书》

B. 按规定参加继续教育学习

C. 身体健康，能坚持在执业药师岗位工作

D. 受刑事处罚，自刑罚执行完毕之日到申请注册之日满三年

86. 关于执业药师职业资格考试和注册管理的说法，正确的是
    A. 香港、澳门、台湾居民，按照规定的程序和报名条件，可以报名参加国家执业药师职业资格考试
    B. 不在中国就业的外国人，只要具有国外药剂师资格，可以报名参加国家执业药师职业资格考试
    C. 执业药师执业单位包括医药院校、科研单位、药品检验机构
    D. 在香港、澳门注册的药剂师可以直接递交注册申请资料办理执业药师注册

87. 关于执业药师职业资格考试与注册管理的说法，错误的是
    A. 国家执业药师职业资格考试分为两类
    B. 执业药师注册执业类别分为三类
    C. 科研单位不属于执业药师注册的执业单位
    D. 某零售连锁药店有 11 家门店，执业单位也是 11 家

88. 张某考试合格取得《执业药师职业资格证书》后，张某可以
    A. 直接在所在省、自治区、直辖市的药品零售企业以执业药师身份执业
    B. 直接在所在省、自治区、直辖市的药品批发企业以执业药师身份执业
    C. 直接在跨省、自治区、直辖市的药品零售连锁企业以执业药师身份执业
    D. 经注册后，在注册所在省、自治区、直辖市以执业药师身份执业

89. 根据《执业药师职业资格制度规定》，执业药师注册有效期及期满前延续注册的时限分别为
    A. 3 年，3 个月　　B. 5 年，30 日
    C. 3 年，30 日　　D. 5 年，3 个月

90. 根据《执业药师职业资格制度规定》，执业药师欲变更执业范围，应当
    A. 办理变更注册手续
    B. 办理注销注册手续
    C. 办理延续注册手续
    D. 办理首次注册手续

91. 张某以执业药师身份在北京市某药店执业，对其条件表述错误的是
    A. 需要取得《执业药师职业资格证书》
    B. 在该药店工作
    C. 按规定完成继续教育
    D. 到北京市药品监督管理部门办理注册手续

92. 根据《执业药师职业资格制度规定》，关于执业药师注册条件和要求的说法，错误的是
    A. 依法取得《执业药师职业资格证书》并经注册方能执业
    B. 第一次注册应在取得职业资格证书后 5 年内申请注册
    C. 遵纪守法，无不良信息记录
    D. 身体健康，能坚持在执业药师岗位工作，并经执业单位考核同意

93. 药学技术人员在取得执业药师资格证书后，欲从事执业药师执业活动。关于其应履行的程序和要求的说法，正确的是
    A. 不需办理注册申请手续即可直接执业
    B. 经过一年的继续教育才能申请执业
    C. 通过六个月执业实习并考核合格后才能申请执业
    D. 申请注册并取得执业药师注册证之后方可执业

94. 关于执业药师首次注册的说法，错误的是
    A. 申请人申请首次注册需要提交执业药师首次注册申请表、执业药师职业资格证书、身份证明、执业单位开业证明、继续教育学分证明
    B. 执业药师首次注册只能在一个执业单位按照注册的执业类别、执业范围执业
    C. 药品监督管理部门根据首次注册申请人《执业药师职业资格证书》中注明的专业确定执业类别进行注册
    D. 获得药学和中药学两类专业《执业药师职业资格证书》且首次申请注册的人员，仅限注册为"药学与中药学类"

95. 关于执业药师注册有效期的说法，错误的是
    A. 执业药师首次注册有效期为 5 年
    B. 申请执业药师延续注册，在有效期满之日前 30 内申请变更注册，药品监督管理部门准予延续注册的，注册有效期从期满之日次日起重新计算 5 年
    C. 执业药师变更执业地区的，在首次注册第二年申请变更注册，药品监督管理部门准予变更注册的，注册有效期从期满之日次日起重新计算 5 年

D. 执业药师变更执业单位的，在有效期满之日前30内申请变更注册，符合要求的，注册有效期自旧证期满之日次日起重新计算5年

96. 关于执业药师继续教育学时管理的说法，错误的是
   A. 执业药师继续教育登记内容主要包括继续教育时间、内容、方式、学时数、机构等信息
   B. 执业药师应当自取得执业药师职业资格证书的次年起开始参加继续教育，每年参加的继续教育不少于90学时
   C. 执业药师参加继续教育取得的学时在当年度有效，原则上不得结转或者顺延至以后年度
   D. 执业药师应当自取得执业药师职业资格证书的次年起开始参加继续教育，每年参加的继续教育专业科目学时一般不少于90学时

97. 根据《中华人民共和国药品管理法》，药品经营企业执业药师在企业内负责的工作不包括
   A. 药品管理
   B. 处方审核和调配
   C. 合理用药指导
   D. 药品销售

98. 下面内容不属于执业药师职责范畴的是
   A. 指导公众合理使用处方药
   B. 指导公众合理使用非处方药
   C. 开展治疗药物监测
   D. 为无处方患者提供用药处方

99. 执业药师本人或者其执业单位，应当自知晓或者应当知晓之日起30个工作日内向药品监督管理部门申请办理注销注册，并填写执业药师注销注册申请表。药品监督管理部门经核实后依法注销注册的情形不包括
   A. 执业药师注册证被依法撤销的
   B. 执业药师无正当理由不在执业单位执业，超过1个月的
   C. 执业药师丧失完全民事行为能力的
   D. 执业药师受刑事处罚的

100. 根据《执业药师业务规范》，关于执业药师业务的说法错误的是
   A. 药品批发企业质量管理岗位需要按该业务规范执业

B. 执业药师处方调剂、用药指导、药物治疗管理、药物不良反应监测、健康宣教等业务需要符合该规范
   C. 执业药师在执行业务活动中，以遵纪守法、爱岗敬业、遵从伦理、服务健康、自觉学习、提升能力为基本要求
   D. 执业药师佩戴专用徽章以示身份

101. 根据《国务院办公厅关于加强个人诚信体系建设的指导意见》，相关部门或企业应该及时归集执业药师在相关活动中形成
   A. 采购信息　　　　B. 销售信息
   C. 管理信息　　　　D. 诚信信息

102. 执业药师在个人价值观与社会不良风气发生冲突时，要自觉抵制不道德行为，并提供专业服务。其在执业药师职业道德中体现为
   A. 诚信服务、一视同仁
   B. 尊重患者、平等相待
   C. 进德修业、珍视声誉
   D. 在岗执业、标识明确

103. 根据《中国执业药师职业道德准则》的要求，若在为患者提供用药咨询中知晓本单位甲药师的处方调配存在不当之处，执业药师应
   A. 向患者说明甲药师的专业能力不足，借机宣传自己的专业能力
   B. 为尊重同行，应告知患者等待甲药师上班时间再来咨询
   C. 药品已售出，应拒绝纠正，但可以为其再提供其他安全、有效的药品
   D. 应积极提供咨询，帮助合理用药

104. 根据《关于"三区三州"等深度贫困地区执业药师注册工作有关事项的通知》，"三区三州"等深度贫困地区相应市、区、州报名参加执业药师职业资格考试的人员，未达到全国合格标准，但在规定的考试成绩有效期内，全部科目达到本市、区、州合格标准的，申领的《执业药师职业资格证书》的适用范围是
   A. 全国范围有效
   B. 所在省范围有效
   C. 证书上标注的有效区域范围内有效
   D. "三区三州"范围内有效

105. 负责药品监督管理的部门按照有关规定对执业药师配备情况及其执业活动实施监督检查，监督检查的内容包括
    A. 查验《执业药师注册证》、处方审核记录、执业药师挂牌明示、执业药师在岗服务等事项
    B. 查验在执业活动中，职业道德高尚，事迹突出的典型事迹
    C. 查验向患者提供药学服务表现突出的典型事迹
    D. 查验长期在边远贫困地区基层单位工作且表现突出的典型事迹

106. 关于国家药品监督管理局对药品零售企业配备使用执业药师要求的说法，错误的是
    A. 省（区、市）药品监督管理部门在不降低现有执业药师整体配备比例前提下，可制定实施差异化配备使用执业药师的政策，并设置过渡期
    B. 过渡期内，对于执业药师存在明显缺口的地区，允许药品零售企业配备使用其他药学技术人员承担执业药师职责，过渡期不超过2025年
    C. 过渡期内，对于执业药师存在明显缺口的地区，可以在2025年之前暂时不配备执业药师
    D. 省（区、市）药品监督管理部门在不降低现有执业药师整体配备比例前提下，可制定实施全面配备使用执业药师的政策，并设置过渡期

107. 根据《执业药师注册管理办法》，应当作为个人不良信息由药品监督管理部门及时记入全国执业药师注册管理信息系统的情形不包括
    A. 以欺骗、贿赂等不正当手段取得《执业药师注册证》的
    B. 持证人注册单位与实际工作单位不一致或者无工作单位的，符合《执业药师注册证》挂靠情形的
    C. 执业药师受刑事处罚的
    D. 执业药师注册证被拒绝申请注册的

108. 个例药品不良反应的收集和报告是药品不良反应监测工作的基础，也是药品上市许可持有人应履行的基本法律责任。药品上市许可持有人应当建立并不断完善信息收集途径，主动、全面、有效

地收集药品使用过程中的疑似药品不良反应信息。主要信息渠道不包括
    A. 医师、药师、患者等的自发报告
    B. 上市前相关研究和其他组织的数据收集项目
    C. 学术文献涉及的不良反应信息
    D. 相关网站或论坛涉及的不良反应信息

109. 关于药品不良反应报告时限要求的说法，错误的是
    A. 境内发生的严重不良反应尽快报告，不迟于获知信息后的15日，非严重不良反应不迟于获知信息后的30日
    B. 境外发生的严重和非严重不良反应，药品上市许可持有人应当按照个例药品不良反应报告的要求提交
    C. 报告时限的起始日期为持有人首次获知该个例药品不良反应且符合最低报告要求的日期，记为第0天
    D. 文献报告的第0天为药品上市许可持有人检索到该文献的日期

110. 药品上市许可持有人报告境外发生的严重不良反应的时限是
    A. 自持有人发现或获知严重不良反应之日起15日内报告
    B. 纳入药品定期安全性更新报告
    C. 自持有人发现或获知严重不良反应之日起30日内报告
    D. 纳入药品重点监测报告

111. 患者使用药品发生与用药目的无关的有害反应，当无法排除反应与药品存在的相关性，药品上市许可持有人均应按照"可疑即报"的原则报告。报告范围不包括
    A. 药品在正常用法用量下出现的不良反应
    B. 患者使用药品出现的与用药目的无关且无法排除与药品存在相关性的所有有害反应
    C. 超适应症用药、超剂量用药、禁忌症用药以及怀疑因药品质量问题引起的有害反应
    D. 药品在正常用法用量下出现的预防、治疗、诊断作用

112. 仅限于向药品上市许可持有人报告药品不良反应的是
    A. 个人

B. 公立医院

C. 基层医疗卫生机构

D. 药品经营企业

113. 按照个例药品不良反应报告时限提交报告的情形不包括

A. 境内发生的药品不良反应跟踪报告

B. 境外发生的药品严重不良反应

C. 境内发生的药品新不良反应

D. 境外创新药和改良型新药的药品定期安全性更新报告

114. 关于药品上市许可持有人直接报告不良反应要求的说法，错误的是

A. 持有人应当报告获知的所有不良反应

B. 持有人应当及时对发现或者获知的定期安全性更新报告不良反应进行评价，定期对药品不良反应监测数据、临床研究、文献等资料进行评价

C. 持有人发现新的且严重不良反应、报告数量异常增长或者出现批号聚集性趋势等，应当予以重点关注

D. 定期全面评价药品的安全性，识别药品潜在风险，研究风险发生机制和原因，主动开展上市后研究，持续评估药品的风险与获益

115. 药品上市许可持有人应当汇总年度情况，包括企业年度药品不良反应监测体系运行情况、不良反应报告情况、风险识别与控制情况、上市后研究情况等信息，提交总结报告的方法是

A. 每年3月31日前向省级药品不良反应监测机构提交上一年度总结报告

B. 按规定要求做好药品定期安全性更新报告的撰写及上报工作

C. 每年3月31日前向国家药品不良反应监测机构提交本年度总结报告

D. 按规定要求做好药品重点监测报告的撰写及上报工作

116. 根据《药品不良反应报告和监测管理办法》，药品不良反应是指

A. 合格药品在超常规用法用量下出现的与用药目的无关的或意外的有害反应

B. 药品在正常用法用量下出现的与用药目的无关的中毒有害反应

C. 合格药品在正常用法用量下出现的与用药目的有关的或意外的有害反应

D. 合格药品在正常用法用量下出现的与用药目的无关的或意外的有害反应

117. 药品上市许可持有人、药品生产企业、药品经营企业和医疗机构发现疑似不良反应的，应当采取的措施是

A. 及时向药品监督管理部门和卫生健康主管部门报告

B. 及时向药品监督管理部门和卫生健康主管部门反映

C. 及时向药品监督管理部门报告

D. 及时向药品监督管理部门反映

118. 根据《药品管理法》，我国药品不良反应报告制度的法定报告主体不包括

A. 药品检验机构

B. 药品生产企业

C. 取得我国药品注册证书的境外制药厂商

D. 药品上市许可持有人

119. 药品不良反应报告法定主体应当建立药品不良反应报告和监测管理制度。不属于药品不良反应报告法定主体的是

A. 刚成立未申请到药品注册证书的药品研发机构

B. 取得我国《药品注册证》的进口药品境外制药厂商

C. 医科大学附属儿童医院

D. 经营中药饮片为主的药品经营企业

120. 关于药品不良反应报告主体、监督主体的说法，错误的是

A. 药品上市许可持有人是药品安全责任的主体

B. 药品上市许可持有人应当开展药品上市后不良反应监测，主动收集、跟踪分析疑似药品不良反应信息，对已识别风险的药品及时采取风险控制措施

C. 药品上市许可持有人、药品生产企业、药品经营企业和医疗机构应当经常考察本单位所生产、经营、使用的药品质量、疗效和不良反应

D. 各级卫生健康主管部门负责本行政区域内医疗机构和药品零售企业与实施药品不良反应

报告制度有关的管理工作

121. 药品上市许可持有人应当根据分析评价结果，判断风险程度，制定积极有效的风险控制措施。关于药品上市许可持有人风险控制措施的说法，错误的是

A. 需要紧急控制的，可采取暂停药品生产、销售及召回产品等措施

B. 对评估认为风险大于获益的品种，应当主动申请注销药品生产许可证

C. 对提示药品可能存在质量安全问题的，药品上市许可持有人必须立即采取暂停生产、销售、使用或者召回等措施，并积极开展风险排查

D. 对于药品上市许可持有人采取的修改说明书，以及暂停药品生产、销售、使用或者召回等风险控制措施，药品上市许可持有人应当主动向社会公布

122. 药品上市许可持有人、生产企业获知药品群体不良事件后应当采取的措施不包括

A. 立即开展调查，详细了解药品群体不良事件的发生、药品使用、患者诊治以及药品生产、储存、流通、既往类似不良事件等情况

B. 在 7 日内完成调查报告，报所在地省级药品监督管理部门和药品不良反应监测机构

C. 填写《药品群体不良事件基本信息表》，对每一病例还应当及时填写《药品不良反应/事件报告表》，通过国家药品不良反应监测信息网络报告

D. 应当积极救治患者，迅速开展临床调查，分析事件发生的原因，必要时可采取暂停药品的使用等紧急措施

123. 关于定期安全性更新报告的说法，错误的是

A. 药品上市许可持有人、药品生产企业应当对本企业生产药品的不良反应报告和监测资料进行定期汇总分析，汇总国内外安全性信息，进行风险和效益评估，撰写定期安全性更新报告

B. 国产药品和进口药品均为每 5 年提交一次定期安全性更新报告

C. 国产药品的定期安全性更新报告向药品上市许可持有人、药品生产企业所在地省级药品不良反应监测机构提交

D. 进口药品（包括进口分包装药品）的定期安全性更新报告向国家药品不良反应监测中心提交

124. 关于药品追溯制度的说法，错误的是

A. 药品追溯体系坚持政府建立的原则，逐步有序推进

B. 国家药品监督管理局应建设药品追溯协同平台

C. 国家级和省级药品监管部门应建设药品追溯监管系统

D. 药品追溯码是用于唯一标识药品各级销售包装单元的代码

125. 关于药品不良反应监测机构对药品不良反应的评价与控制的说法，错误的是

A. 省级药品不良反应监测机构应当每季度对收到的药品不良反应报告进行综合分析，提取需要关注的安全性信息，并进行评价，提出风险管理建议

B. 省（区、市）药品监督管理部门根据分析评价结果，可以采取暂停生产、销售、使用和召回药品等措施，并监督检查

C. 国家药品不良反应监测中心应当每季度对收到的严重药品不良反应报告进行综合分析，提取需要关注的安全性信息，并进行评价，提出风险管理建议

D. 国家药品监督管理局根据药品分析评价结果，可以要求企业开展药品安全性、有效性相关研究，但是不允许采取暂停生产、销售、使用和召回药品等措施

126. 根据《基本医疗卫生与健康促进法》，下列关于基本医疗卫生与健康促进的说法，错误的是

A. 基本医疗卫生服务包括基本公共卫生服务和基本医疗服务，基本医疗卫生服务由国家免费提供

B. 公民是自己健康的第一责任人，应树立和践行对自己健康负责的健康管理理念

C. 国家建立健康教育制度，保证公民健康教育的权利，提高公民的健康素养

D. 医疗卫生与健康事业应坚持以人民为中心，为人民健康服务，卫生健康工作理念从以治病为中心到以人民健康为中心转变

127. 关于推进健康中国建设需遵循原则的说法，错误的是

A. 健康优先原则包括"把健康摆在优先发展的战略地位，立足国情，将促进健康的理念融入公共政策制定实施的全过程"

B. 改革创新原则包括"坚持市场主导，发挥政府机制作用，加快关键环节改革步伐，形成具有中国特色、促进全民健康的制度体系"

C. 科学发展原则包括"把握健康领域发展规律，坚持预防为主、防治结合、中西医并重，转变服务模式，构建整合型医疗卫生服务体系"

D. 公平公正原则包括"以农村和基层为重点，推动健康领域基本公共服务均等化，维护基本医疗卫生服务的公益性，逐步缩小城乡、地区、人群间基本健康服务和健康水平的差异"

128. 根据《"健康中国2030"规划纲要》，到2050年健康中国的战略目标是

A. 主要健康指标居于低收入国家前列

B. 主要健康指标居于中高收入国家前列

C. 主要健康指标进入高收入国家行列

D. 建成与社会主义现代化国家相适应的健康国家

129. 根据《中华人民共和国国民经济和社会发展第十四个五年规划和2035年远景目标纲要》，关于"十四五"健康中国建设任务的说法，错误的是

A. 把保障人民健康放在优先发展的战略位置，坚持预防为主的方针

B. 坚持基本医疗卫生事业公益属性，以提高医疗质量和效率为导向，以公立医疗机构为主体、非公立医疗机构为补充，扩大医疗服务资源供给

C. 完善创新药物、疫苗、医疗器械等快速审评审批机制，加快临床急需和罕见病治疗药品、医疗器械审评审批，促进临床急需境外已上市新药和医疗器械尽快在境内上市

D. 完善医保缴费参保政策，实行医疗保障待遇清单制度，实现基本医疗保险省级统筹

130. 根据《中华人民共和国基本医疗卫生与健康促进法》，关于公民健康权的说法，错误的是

A. 政府有责任制定并不断完善医药卫生政策，

创造条件使人人能够尽可能健康

B. 国家实施健康中国战略，普及健康生活，优化健康服务，完善健康保障，建设健康环境，发展健康产业，提升公民全生命周期健康水平

C. 国家建立健康教育制度，保障公民获得健康教育的权利，提高公民的健康素养

D. 政府是公民健康的第一责任人，保障公民获得健康教育的权利，提高公民的健康素养

131. 根据《中华人民共和国基本医疗卫生与健康促进法》，关于获得基本医疗卫生服务的说法，错误的是

A. 基本医疗卫生服务包括基本公共卫生服务和基本医疗服务

B. 卫生健康工作理念从以治病为中心到以人民健康为中心的转变

C. 医疗卫生事业应当坚持公益性原则

D. 基本公共卫生服务由国家基本医疗保险100%报销

132. 关于建立健全覆盖城乡居民基本医疗卫生制度的基本内容的说法，错误的是

A. 加快建立健全公共卫生服务体系

B. 加快建设覆盖城乡居民的多层次医疗保障体系

C. 完善以公立医院和非公立医院并重的医疗服务体系

D. 建立健全以国家基本药物制度为基础的药品供应保障体系

133. 根据《中共中央　国务院关于深化医药卫生体制改革的意见》（中发〔2009〕6号），深化医药卫生体制改革的总体目标是

A. 建立健全覆盖城乡居民的基本医疗卫生制度，为群众提供安全、有效、方便、价廉的医疗卫生服务

B. 建立健全覆盖城市居民的基本医疗卫生制度，为群众提供安全、有效、方便、价廉的医疗卫生服务

C. 建立健全覆盖城乡居民的基本医疗卫生制度，为群众提供安全、有效、方便、多样的医疗卫生服务

D. 建立健全覆盖城市居民的基本医疗卫生制度，

　　为群众提供安全、有效、方便、多样的医疗
　　卫生服务

D. 为参保人员提供医疗服务

134. 根据《国家医保局财政部关于建立医疗保障待遇清单制度的意见》（医保发〔2021〕5号），关于国家医疗保障基本制度的说法，错误的是

A. 国家医疗保障基本制度包括基本医疗保险、补充医疗保险和医疗救助制度

B. 各地在基本制度框架之外不得新设制度，地方现有的其他形式制度安排要逐步清理过渡到基本制度框架中

C. 城镇职工和城乡居民基本医疗保险分类保障，待遇与缴费挂钩，基金分别建账、分账核算

D. 医疗救助制度的救助对象限于经城镇职工基本医疗保险支付后，个人及其家庭难以承受的符合规定的自付医疗费用

135. 2020年3月5日，《中共中央 国务院关于深化医疗保障制度改革的意见》提出了"1+4+2"的医疗保障制度总体改革框架。关于该框架到2030年需要全面建成的多层次医疗保障制度体系的说法，正确的是

A. 基本医疗保险为托底

B. 医疗救助为主体

C. 补充医疗保险、商业健康保险、慈善捐赠、医疗互助共同发展

D. 待遇保障、筹资运行、医保支付、基金监管全国统一

136. 根据《基本医疗卫生与健康促进法》，关于我国建立的多层次医疗保障体系的说法，正确的是

A. 国家建立以城镇职工医疗保险为主体的医疗保障体系

B. 国家鼓励发展商业健康保险，满足人民群众基本健康保障需求

C. 国家完善医疗救助制度，保障符合条件的困难群众获得基本医疗服务

D. 国家建立城乡居民医疗保险等为补充的、多层次的医疗保障体系

137. 根据《医疗机构医疗保障定点管理暂行办法》，属于医疗保障经办机构职责的是

A. 确定本统筹地区定点医疗服务的资源配置

B. 负责制定医疗机构定点管理政策

C. 签订医疗保障服务协议

二、配伍选择题

[1～2题共用备选答案]

A. 基本形成内涵丰富、结构合理的健康产业体系

B. 全面形成内涵丰富、结构合理的健康产业体系

C. 健康产业结构完善

D. 健康产业繁荣发展

　　根据《"健康中国2030"规划纲要》

1. 到2030年，健康中国的战略目标是

2. 到2020年，健康中国的战略目标是

[3～4题共用备选答案]

A. 免费

B. 基本医疗保险基金和个人支付

C. 基本医疗保险基金支付

D. 个人自付

　　根据《中华人民共和国基本医疗卫生与健康促进法》

3. 基本医疗服务费用的支付方式是

4. 基本公共卫生服务费用的支付方式是

[5～7题共用备选答案]

A. 城镇职工基本医疗保险

B. 城乡居民基本医疗保险

C. 补充医疗保险

D. 医疗救助

5. 帮助困难群众获得基本医疗保险服务并减轻其医疗费用负担的医疗保险制度安排是

6. 为未参加职工医保或其他医疗保障制度的全体城乡居民提供的医疗保险制度安排是

7. 公务员医疗补助归属的医疗保险制度安排是

[8～10题共用备选答案]

A. 医疗保障主管部门

B. 医疗保障经办机构

C. 定点零售药店

D. 定点医疗机构

　　根据《零售药店医疗保障定点管理暂行办法》

8. 负责制定零售药店定点管理政策的部门是

9. 负责确定定点零售药店，并与定点零售药店签订医疗保障服务协议的部门是

10. 根据公众健康需求、管理服务需要、医疗保障基金收支、参保人员用药需求等确定本统筹地区定点零售药店的资源配置的部门是

[11~13题共用备选答案]

    A. 应用安全、疗效确切、质量稳定、使用方便

    B. 安全、有效、方便、廉价

    C. 临床必需、安全有效、价格合理

    D. 防治必需、安全有效、价格合理、使用方便、中西药并重、基本保障、临床首选、基层能够配备

11. 非处方药遴选的主要原则是

12. 国家基本药物遴选的主要原则是

13. 基本医疗保险药品目录遴选药品的主要原则是

[14~15题共用备选答案]

    A. 中药饮片

    B. 避孕药品

    C. 中成药

    D. 口服泡腾剂

    根据医疗保险用药管理的相关规定,在国家基本医疗保险药品目录中

14. 采用准入法,列出的品种只包括基本医疗保险基金予以支付的是

15. 采用准入法,列出的品种包括基本医疗保险基金"予以支付"和"不得纳入基金支付范围"两部分的是

[16~17题共用备选答案]

    A. 甲类目录

    B. 乙类目录

    C. 工伤保险目录

    D. 生育保险目录

16. 临床治疗必需,使用广泛,疗效好,同类药品中价格低的药品纳入的保险目录是

17. 可供临床治疗选择使用,疗效好,同类药品中比"甲类目录"药品价格略高的药品纳入的保险目录是

[18~19题共用备选答案]

    A. 常规准入   B. 谈判准入

    C. 常规备案   D. 谈判备案

18. 在满足有效性、安全性等前提下,价格(费用)与药品目录内现有品种相当或较低的药品纳入医疗保险目录的方式是

19. 价格较高或对医保基金影响较大的专利独家药品纳入医疗保险目录的方式是

[20~21题共用备选答案]

    A. 按基本医疗保险规定的支付标准及分担办法支付

    B. 按基本医疗保险规定的支付标准,先由参保人自付一定比例后,再按基本医疗保险规定的分担办法支付

    C. 由个人支付

    D. 由国家财政免费支付

20. 参保人使用"甲类药品"所发生的费用的支付方式是

21. 参保人使用"乙类药品"所发生的费用的支付方式是

[22~23题共用备选答案]

    A. 中药饮片   B. 独家药品

    C. 麻醉药品   D. 第一类精神药品

22. 新纳入《基本医疗保险药品目录》但是不同步确定支付标准的药品是

23. 通过准入谈判的方式确定支付标准的药品是

[24~25题共用备选答案]

    A. 药品群体不良事件

    B. 新的药品不良反应

    C. 严重药品不良反应

    D. 按新的药品不良反应处理

24. 导致住院时间延长的药品不良反应,属于

25. 不良反应发生程度与说明书描述不一致的,属于

[26~27题共用备选答案]

    A. 不迟于获知信息后的15日

    B. 不迟于获知信息后的30日

    C. 不迟于获知信息后的60日

    D. 立即报告

26. 跟踪报告中的严重药品不良反应的报告时限为

27. 境内药品上市许可持有人发现的严重药品不良反应的报告时限为

[28~30题共用备选答案]

    A. 每满1年提交一次

    B. 每5年报告一次定期安全性更新报告

    C. 每年提交一次定期安全性更新报告

    D. 每3年报告一次定期安全性更新报告

28. 创新药自取得批准证明文件之日起,定期安全性

更新报告的报告时限为

29. 通过一致性评价的仿制药自取得批准证明文件之日起，定期安全性更新报告的报告时限为

30. 改良型新药再注册后，定期安全性更新报告的报告时限为

[31~33题共用备选答案]

　　A. 药品研制政策与改革措施

　　B. 药品生产政策与改革措施

　　C. 药品流通政策与改革措施

　　D. 药品使用政策与改革措施

　　根据《中华人民共和国药品管理法》

31. 药品上市许可转让制度属于

32. 持有人委托生产销售制度属于

33. 持有人委托销售制度属于

[34~36题共用备选答案]

　　A. 深化医药卫生体制改革，推进健康中国建设

　　B. 整顿流通秩序，推进药品流通体制改革

　　C. 提高药品质量疗效，促进医药产业结构调整

　　D. 调整利益驱动机制，规范医药和用药行为

　　根据《关于进一步改革完善药品生产流通使用政策的若干意见》

34. 药品生产环节重大改革政策的关键是

35. 药品使用环节重大改革政策强调的是

36. 药品流通环节重大改革政策的重点是

[37~39题共用备选答案]

　　A. 生产环节的重大改革政策

　　B. 流通环节的重大改革政策

　　C. 使用环节的重大改革政策

　　D. 监管环节的重大改革政策

　　根据《关于进一步改革完善药品生产流通使用政策的若干意见》

37. "健全短缺药品、低价药品监测预警和分级应对机制，保障药品有效供应"属于

38. "逐步将医保对医疗机构的监管延伸到对医务人员医疗服务行为的监管"属于

39. "强化价格信息监测，健全药品价格监测体系，促进药品市场价格信息透明"属于

[40~42题共用备选答案]

　　A. 制定国家基本药物药品标准

　　B. 审核国家基本药物目录

　　C. 颁布国家基本药物目录

　　D. 确定国家基本药物中标价

40. 国家基本药物工作委员会

41. 国家卫生健康委员会

42. 国家药典委员会

[43~45题共用备选答案]

　　A. 纳入与原研药可相互替代的药品目录

　　B. 予以优先审评审批

　　C. 紧急调用药品

　　D. 重点调出国家基本药物目录

　　根据《关于改革完善仿制药供应保障及使用政策的意见》及短缺药品管理相关法律法规规定

43. 对与原研药质量和疗效一致的新上市仿制药应该采取的措施是

44. 发生重大灾情、疫情或者其他突发事件时，依照《突发事件应对法》的规定，可以采取的措施是

45. 对临床急需的短缺药品、防治重大传染病和罕见病等疾病的新药在上市时采取的措施是

[46~48题共用备选答案]

　　A. 除急救、抢救用药外的独家生产药品品种

　　B. 主要用于滋补保健作用、易滥用的药品

　　C. 根据药物经济学评价，可被成本效益比更优的品种所替代的药品

　　D. 有效性和安全性证据明确、成本效益比现有基本药物更优的药品

　　根据《国家基本药物目录管理办法》

46. 不纳入国家基本药物目录遴选范围的是

47. 在国家基本药物目录遴选时应经过单独论证的是

48. 应当从国家基本药物目录中调出的是

[49~50题共用备选答案]

　　A. 疫苗

　　B. 中成药

　　C. 发生严重不良反应被评估为不适宜的药品

　　D. 非临床治疗首选的药品

49. 不能纳入国家基本药物目录遴选范围的药品是

50. 应当从国家基本药物目录中调出的药品是

[51~52题共用备选答案]

　　A. 国家卫生行政部门

　　B. 国家药品监督管理部门

　　C. 国家基本药物工作委员会

　　D. 国家工业和信息化产业部门

51. 可以规定药品不纳入国家基本药物目录遴选范围的其他情况的机构为

52. 可以规定应当从国家基本药物目录中调出的其他情形的机构为

[53～54题共用备选答案]

    A. 含有国家濒危野生动植物药材的药品

    B. 诊断药品

    C. 维生素类、矿物质类药品

    D. 根据药物经济学评价，可被成本效益比更优的品种所替代的药品

53. 不能纳入国家基本药物目录遴选范围的药品是

54. 应当从国家基本药物目录中调出的药品是

[55～56题共用备选答案]

    A. 疫苗

    B. 主要用于滋补保健作用，易滥用的中药饮片

    C. 独家生产的化学药品（急救、抢救除外）

    D. 中成药

55. 不能纳入国家基本药物目录和医疗保险用药范围的药品是

56. 纳入国家基本药物目录应当经过单独论证的药品是

[57～59题共用备选答案]

    A. 执业药师职业资格证书

    B. 执业药师注册证

    C. 执业药师诚信信息

    D. 执业药师继续教育学分证明

57. 关系执业药师执业合法性的证件是

58. 针对药学技术人员的唯一准入类国家职业资格证书是

59. 需要由执业单位所在地省级药品监督管理部门核发的证件是

[60～62题共用备选答案]

    A. 国家医疗保障部门

    B. 人力资源和社会保障部门

    C. 药品监督管理部门

    D. 工商行政管理部门

60. 拟定执业药师考试科目和考试大纲的部门是

61. 负责执业药师考试命题工作的部门是

62. 负责审定考试科目、考试大纲的部门是

[63～65题共用备选答案]

    A. 国家药品监督管理局执业药师资格认证中心

    B. 人力资源社会保障部人事考试中心

    C. 省级药品监督管理部门

    D. 中国药师协会

63. 负责执业药师职业资格考试日常管理工作的机构是

64. 负责执业药师变更执业范围申请程序的机构是

65. 负责执业药师职业资格考试考务工作的机构是

[66～67题共用备选答案]

    A. 全国范围内有效

    B. 只能在一个执业单位按照注册的执业类别、执业范围执业

    C. 省（区、市）范围内有效

    D. 在零售连锁企业按照注册的执业类别、执业范围执业

66. 《执业药师注册证书》的有效范围是

67. 《执业药师职业资格证书》的有效范围是

[68～70题共用备选答案]

    A. 国家药品监督管理部门

    B. 商务部门

    C. 国家药品监督管理部门与人力资源和社会保障部

    D. 省级药品监督管理部门

68. 负责全国执业药师资格注册管理的机构是

69. 负责本行政区域内的执业药师注册管理工作的机构是

70. 负责执业药师资格考试工作的机构是

[71～72题共用备选答案]

    A. 1年　　　　　　　　B. 3年

    C. 5年　　　　　　　　D. 10年

71. 申请注册的执业药师受刑事处罚，自刑罚执行完毕之日到申请注册之日不予注册的时限为

72. 申请注册的执业药师有新增不良信息记录的，不予注册的时限为

[73～75题共用备选答案]

    A. 不予注册　　　　　　B. 延续注册

    C. 变更注册　　　　　　D. 注销注册

73. 已经获得《执业药师职业资格证书》但不具备完全民事行为能力的执业药师申请执业药师注册时应该

74. 持证者须在《执业药师注册证》有效期满30日前向所在地注册管理机构提出申请的是

75. 《执业药师注册证》有效期届满未延续的应该进

行的行政许可程序是

[76～77 题共用备选答案]

  A. 20 个工作日内 B. 7 日内

  C. 30 个工作日前 D. 30 日前

76. 持有《执业药师注册证》者向所在地注册管理机构提出延续注册申请是在有效期满

77. 执业药师注册管理机构作出准予变更注册决定的时限是自受理变更注册申请之日起

[78～79 题共用备选答案]

  A. 注册有效期不变

  B. 注册有效期为 2 年

  C. 注册有效期为 3 年

  D. 注册有效期重新计算

78. 执业药师首次注册 3 年内变更执业范围、执业地区、执业单位的

79. 执业药师办理延续注册后

[80～81 题共用备选答案]

  A. 5 学时 B. 8 学时

  C. 10 学时 D. 15 学时

80. 参加省级以上药品监管部门、人力资源社会保障部门以及执业药师继续教育机构组织的脱产培训，每天计算学时最多为

81. 独立公开发表执业药师类学术论文，每篇最多折算学时为

[82～84 题共用备选答案]

  A. 救死扶伤，不辱使命

  B. 尊重患者，平等相待

  C. 依法执业，质量第一

  D. 尊重同仁，密切协作

82. "执业药师应当紧密配合医师对患者进行药物治疗"属于

83. "执业药师平等对待患者，不分其年龄、性别、信仰"属于

84. "执业药师应当客观地告知患者使用药品可能出现的不良反应"属于

[85～86 题共用备选答案]

  A. 参加省级以上药品监管部门、人力资源社会保障部门以及执业药师继续教育机构组织的网络培训

  B. 参加国家教育行政主管部门承认的药学类、中药学类以及相关专业大学专科以上学历（学位）教育，获得学历（学位）当年度

  C. 当年度每项独立承担相关科研基金项目或课题项目结项

  D. 参加药品监管部门组织的与执业药师工作相关的评比、竞赛类活动等，当年度每项获得三等奖或者相当等次以上的

85. 执业药师参加的继续教育可以认定为 90 学时的是

86. 执业药师参加的继续教育可以认定为 30 学时的是

三、综合分析选择题

[1～3 题共用题干]

  2020 年 12 月，国家医疗保障局审议通过《零售药店医疗保障定点管理暂行办法》（国家医疗保障局令第 3 号），明确定点零售药店的确定、运行管理、经办管理服务、动态管理和监督要求。2021 年 2 月 1 日起该办法正式实施。3 月 25 日，某零售连锁药店申请医疗保障定点药店。该零售连锁药店共有门店 23 家，计划全部申请医疗保障定点药店。

1. 上述信息中的医疗保障定点药店主要指的是

  A. 自愿与统筹地区医疗保障经办机构签订医保协议，为参保人员提供药品服务的实体零售药店

  B. 自愿与统筹地区医疗保障主管部门签订医保协议，为参保人员提供药品服务的实体零售药店

  C. 统筹地区医疗保障经办机构强制其签订医保协议，为参保人员提供药品服务的实体零售药店

  D. 统筹地区医疗保障主管部门强制其签订医保协议，为参保人员提供药品服务的实体零售药店

2. 上述信息中的药品零售连锁药店若想保证申办医疗保障定点药店成功，申请时应该具备的条件不包括

  A. 总部在注册地址正式经营至少 3 个月

  B. 每家门店至少有 1 名取得执业药师资格证书或具有药学、临床药学、中药学专业技术资格证书的药师，且注册地在该零售药店所在地，药师须签订 1 年以上劳动合同且在合同期内

  C. 每家门店至少有 2 名熟悉医疗保障法律法规和相关制度规定的专（兼）职医保管理人员负责管理医保费用，并签订 1 年以上劳动合同且在合同期内

  D. 各门店按药品经营质量管理规范要求，开展药品分类分区管理，并对所售药品设立明确的医保用药标识

3. 如果上述信息中的药品零售连锁药店 23 家门店均

申请成功医疗保障定点管理，那么需要签订的医疗保障协议有

A. 1 份　　　　　B. 2 份

C. 23 份　　　　D. 24 份

[4～7 题共用题干]

　　某公立医院配备有中成药安宫牛黄丸、活心丸、牛黄上清丸（片、胶囊）、牛黄解毒丸（片、胶囊、软胶囊）、麝香通心滴丸。这些中成药被遴选到了 2018 年版《国家基本药物目录》、2020 年版《国家医疗保险药品目录》中。这些药品在国家医疗保险药品目录中的情况如下面的表格。

药品分类代码	药品分类		编号	药品名称	备注
ZA04A	清热泻火剂	甲	76	牛黄解毒丸（片、胶囊、软胶囊）	
		甲	77	牛黄上清丸（片、胶囊）	
ZA07A	清热开窍剂	甲	297	安宫牛黄丸	限高热惊厥或中风所致的昏迷急救、抢救时使用
ZA12G	化瘀宽胸剂	甲	536	活心丸	
		乙	544	麝香通心滴丸	

4. 上述表格中的药品遴选的部门是

　　A. 国家医疗保障局

　　B. 国家药品监督管理局

　　C. 省级医疗保障局

　　D. 省级药品监督管理局

5. 上述表格中的"甲""乙"的涵义是

　　A. 医疗保险甲类药品目录、乙类药品目录

　　B. 甲类非处方药，乙类非处方药

　　C. 基本药物甲类药品目录、乙类药品目录

　　D. 短缺药品甲类药品目录、乙类药品目录

6. 如果上述表格中的"安宫牛黄丸""活心丸"属于国家基本药物，那么医疗保险报销的方式是

　　A. 按医疗保险的规定支付

　　B. 患者先自付，然后按医疗保险的规定支付

　　C. 医疗保险不予支付

　　D. 国家免费提供

7. 如果上述表格中的"麝香通心滴丸"属于国家基本药物，以下关于该药品及使用的说法，错误的是

　　A. "麝香通心滴丸"中的"麝香"是人工的

　　B. "麝香通心滴丸"先由患者自付，再按医疗保险规定支付

　　C. "麝香通心滴丸"由执业中医师开具处方按说明书限定适应症用药可以由医疗保险支付

　　D. "麝香通心滴丸"价格相比同类医疗保险甲类药品偏高

[8～9 题共用题干]

　　某中药店有牛黄、麝香、人工牛黄、人参片、丁香等中药饮片。查阅《国家医疗保险、工伤保险和生育保险目录》，人工牛黄、人参片、丁香属于"基金予以支付的中药饮片"，牛黄、麝香属于"不得纳入基金支付范围的中药饮片"。

8. 关于上述情景中的"人工牛黄、人参片、丁香"的说法，错误的是

　　A. 三种中药饮片的药品标准是国家药品标准

　　B. 三种中药饮片是国家基本药物

　　C. 三种中药饮片医疗保险可以予以支付

　　D. 三种中药饮片属于医疗保险乙类药品

9. 上述情景中的"牛黄、麝香"的遴选部门及省级相关部门的调整权限分别为

　　A. 国家医疗保障局，可以增加

　　B. 省级医疗保障部门，可以增加

　　C. 国家医疗保障局，不得增加

　　D. 省级医疗保障部门，不得增加

[10～13 题共用题干]

　　余某，现年 35 岁，2015 年药学专业大学本科毕业，到甲省丙市人民医院药剂科工作。2018 年经国家执业药师职业资格考试取得执业药师资格。2018 年，碍于情面利用自己的证件替亲戚李某办理《药品经营许可证》《执业药师注册证》，并担任药店负责人，但不参与实际经营。2019 年 1 月，因酒后驾车被罚款，并暂扣驾驶证 1 个月。2019 年 5 月 22 日，丙市药品监督管理部门在飞行检查中发现该药店执业药师"挂证"行为，并予以处罚。同时，还查获该药店故意销售的假药"筋骨丹" 300 瓶和"喘立消丸" 400 瓶，并移送公安机关处理。

10. 余某的行为符合《执业药师职业资格制度规定》的是

　　A. 担任药店负责人但不参与药品质量管理

　　B. 替亲戚办理《药品经营许可证》，并担任药店负责人

　　C. 余某在工作单位以外的药店进行执业药师注册

违反相关规定

    D. 在担任医疗机构药剂人员的同时，在药店挂证担任执业药师

11. 关于余某酒驾行为所受的法律责任以及对于执业药师执业影响的说法，正确的是

    A. 因酒驾受到的处罚属于行政处罚，但还不属于应当办理注销注册的情形

    B. 因酒驾受到的处罚属于行政处罚，应由执业药师注册机构收缴注册证书并注销注册

    C. 因酒驾受到的处罚属于刑事处罚，应由执业药师注册机构收缴注册证书并注销注册

    D. 因酒驾受到的处罚属于刑事处罚，但还不属于应当办理注销注册的情形

12. 关于药店销售假药，余某对此应当承担的法律责任是

    A. 余某未参与实际经营，不负法律责任

    B. 因销售药品未造成严重后果，余某不需要负刑事责任

    C. 余某作为直接负责人犯销售假药罪

    D. 因销售药品数量较少，数额较小，余某未构成销售假药罪

13. 根据上述信息及《执业药师职业资格制度规定》，余某受到的行政处罚不包括

    A. 甲省药品监督管理部门撤销《执业药师注册证》

    B. 个人不良信息由甲省人力资源社会保障部门记入全国执业药师注册管理信息系统

    C. 余某的"挂证"行为将被公示

    D. 余某在不良信息记录撤销前，不能再次注册执业

[14~15 题共用题干]

    患者，男，50 岁，静脉滴注上市 5 年内的某国产药品，7 分钟后全身瘙痒难以忍受，立即停药，患者症状无缓解。并出现呼吸困难，血压下降至 40/25mmHg，神志模糊，给予抗休克治疗，患者神志逐渐清醒，呼吸顺畅，痒感消失，血压回升至正常范围内。查询药品说明书，【不良反应】项下注明该药品可能发生过敏性休克。

14. 根据《药品不良反应报告和监测管理办法》，上述信息中患者出现的临床症状为

    A. 一般药品不良反应   B. 新的药品不良反应

    C. 药品不良事件   D. 严重药品不良反应

15. 根据《药品不良反应报告和监测管理办法》，关于上述信息中的医疗机构对发生的药品不良反应处置的说法，正确的是

    A. 该药品不良反应不属于报告范围，可以不报告

    B. 通过在医院内发布药讯代替不良反应报告

    C. 应当立即通过药品不良反应监测信息网络报告

    D. 应当在 15 个日历日内填写药品不良反应报告表并报告

四、多项选择题

1. 根据推进健康中国建设的原则，健康中国建设的目标包括

    A. 加快形成有利于健康的生活方式、生态环境和经济社会发展模式，实现健康与经济社会良性协调发展

    B. 形成具有中国特色、促进全民健康的制度体系

    C. 推动健康服务从规模扩张的绿色集约式发展转变到质量效益提升的粗放型发展

    D. 推动中医药和西医药相互补充、协调发展，提升健康服务水平

2. 根据《"健康中国 2030"规划纲要》，到 2020 年健康中国的目标是

    A. 建立覆盖城乡居民的中国特色基本医疗卫生制度，健康素养水平持续提高

    B. 健康服务体系完善高效，人人享有基本医疗卫生服务和基本体育健身服务

    C. 促进全民健康的制度体系更加完善，健康领域发展更加协调

    D. 健康生活方式得到普及，健康服务质量和健康保障水平不断提高

3. 根据《中共中央 国务院关于深化医药卫生体制改革的意见》（中发〔2009〕6 号），属于完善医药卫生的管理、运行、投入、价格、监管体制机制的有

    A. 协调统一的医药卫生管理体制、高效规范的医药卫生机构运行机制

    B. 政府主导的多元卫生投入机制、持续降价的医药价格形成机制

    C. 严格有效的医药卫生监管体制、可持续发展的医药卫生科技创新机制和人才保障机制

    D. 实用共享的医药卫生信息系统、医药卫生法律制度

4. 根据《"十四五"全民医疗保障规划》（国办发

〔2021〕36号），关于健全医疗保障制度体系要求的说法，正确的有

A. 依法依规统一参保，实施精准参保扩面，优化参保缴费服务

B. 促进基本医疗保险公平统一，合理确定待遇保障水平，规范补充医疗保险，统一规范医疗救助制度

C. 完善责任均衡的多元筹资机制，提高基金统筹层次，提升医疗保障基金预算管理水平

D. 更好发挥医疗互助低成本、低缴费、广覆盖、广受益的优势，加强制度建设，强化监督管理，规范医疗互助发展

5. 统筹地区医疗保障经办机构与评估合格的零售药店协商谈判，达成一致的，双方自愿签订医保协议。关于该协议的说法，正确的有

A. 原则上由地市级及以上的统筹地区经办机构与零售药店签订医保协议并向同级医疗保障行政部门备案

B. 统筹地区经办机构向社会公布签订医保协议的定点零售药店信息，包括名称、地址等，供参保人员选择

C. 医疗保障主管部门依法依规通过实地检查、抽查、智能监控、大数据分析等方式对定点零售药店的医保协议履行情况、医疗保障基金使用情况、药品服务等进行监督

D. 医保协议应明确零售药店的权利、义务和责任，经办机构的相关权利、义务和责任无须明确，医保协议期限一般为1年

6. 关于医保支付标准的说法，正确的是

A. 协议期内谈判药品和竞价药品执行全国统一的医保支付标准，新纳入目录的国家组织集中带量采购中选药品以其中选价格作为支付标准

B. 对于确定了支付标准的竞价药品和国家集采中选药品，实际市场价格超出支付标准的，超出部分由医保基金和参保人员分担

C. 对于确定了支付标准的竞价药品和国家集采中选药品，实际市场价格低于支付标准的，按照实际价格由医保基金和参保人员分担

D. 鼓励将同通用名下价格不高于支付标准的竞价药品和国家集采中选药品优先纳入定点医疗机构和"双通道"药店配备范围

7. 根据《城镇职工基本医疗保险用药范围管理暂行办法》，一定不能纳入基本医疗保险用药范围的药品包括

A. 某牌阿胶

B. 紫河车

C. 非儿童用药中的果味制剂

D. 口腔含服剂

8. 关于基本医疗保险用药目录分类、制定与调整的说法，正确的是

A. 符合条件的《基本医疗保险药品目录》外的西药和中成药，一律由上市许可持有人或其授权主体申报，经审核通过后纳入拟评审范围

B. 各省级医疗保障部门按国家规定纳入《药品目录》的民族药、医疗机构制剂纳入"乙类药品"管理，中药饮片的"甲乙分类"由省级医疗保障行政部门确定

C. 目录调整分为准备、申报、专家评审、谈判/竞价、公布结果5个阶段

D. 国务院医疗保障主管部门建立完善动态调整机制，原则上每年调整一次

9. 参保人使用《基本医疗保险药品目录》内药品发生的费用由基本医疗保险基金支付需满足的条件包括

A. 以疾病诊断或治疗为目的

B. 诊断、治疗与病情相符，符合药品法定适应症及医保限定支付范围

C. 由统筹基金支付的药品费用，应当凭医生处方或住院医嘱

D. 按规定程序经过药师或执业药师的审查

10. 关于医保支付标准的说法，正确的是

A. 协议期内，若谈判药品或竞价药品存在基本医保药品目录未载明的规格需纳入医保支付范围的，应重新进行国家医保谈判

B. 协议期内如有与谈判药品同通用名的药品上市，其挂网价格不得高于谈判确定的同规格医保支付标准

C. 省级医保部门可根据市场竞争情况、同通用名药品价格等，调整该药品的医保支付标准

D. 协议期内谈判药品或竞价药品被纳入国家组织药品集中带量采购或政府定价的，省级医保部门可按相关规定调整药品医保支付标准

11. 根据《药品不良反应报告和监测管理办法》，属于药品严重不良反应情形的有

A. 腭裂

B. 耳聋

C. 横纹肌溶解

D. 中毒性表皮坏死溶解症

12. 关于定点医疗机构和定点零售药店"双通道"管理的说法，正确的有

A. "双通道"是指通过定点医疗机构和定点零售药店两个渠道，满足谈判药品供应保障、临床使用等方面的合理需求，并同步纳入医保支付的机制

B. 对于定点医疗机构暂时无法配备的药品，要建立健全处方流转机制，通过"双通道"等渠道提升药品可及性

C. 各地医保部门要坚持"公开、公平、公正"的原则，确定遴选标准和程序，将资质合规、管理规范、信誉良好、布局合理，并且满足对所售药品已实现电子追溯等条件的定点零售药店纳入"双通道"管理

D. 纳入"双通道"管理和施行单独支付的药品范围，原则上由省级医保行政部门按程序确定。2021年11月底前，各省份要实现每个地级市（州、盟）至少有1家符合条件的"双通道"零售药店，并能够提供相应的药品供应保障服务

13. 关于医疗保险药品管理的说法，正确的有

A. 协议有效期内，若谈判药品存在国家医保药品目录未载明的规格需纳入医保支付范围，须由企业向国家医保局提出申请，国家医保局将根据协议条款确定支付标准后，在全国执行

B. 协议期内如有与谈判药品同通用名药品上市，同通用名药品的直接挂网价格不得高于谈判确定的同规格医保支付标准

C. 从2022到2024年，全面完成DRG/DIP付费方式改革任务，到2024年底全国所有统筹地区全部开展DRG/DIP付费方式改革工作，到2025年底DRG/DIP支付方式覆盖所有符合条件的开展住院服务的医疗机构，基本实现病种、医保基金全覆盖

D. 全国31个省（自治区、直辖市）和新疆生产建设兵团已实现所有统筹地区普通门诊费用跨省直接结算全覆盖；每个省份都至少有一个统筹地区启动门诊慢特病相关治疗费用跨省直接结算试点

14. 根据《中华人民共和国药品管理法》，下列属于

该法规定的药品管理制度的有

A. 药品分类管理制度　　B. 药品注册管理制度

C. 药品特殊管理制度　　D. 药品集中采购制度

15. 药品安全是重大的民生和公共安全问题，事关人民群众身体健康和社会和谐稳定。广义的药品安全问题包括

A. 药品质量问题　　　　B. 不合理用药

C. 药品不良反应　　　　D. 药品短缺

16. 关于《疫苗管理法》所涉及的"疫苗全程电子追溯制度"的说法，正确的是

A. 国家药品监督管理局会同国务院卫生健康主管部门制定统一的疫苗追溯标准和规范，建立全国疫苗电子追溯协同平台

B. 疫苗上市许可持有人应当建立疫苗电子追溯系统，与全国疫苗电子追溯协同平台相衔接

C. 疾病预防控制机构、接种单位应当依法如实记录疫苗流通、预防接种等情况，并按照规定向全国疫苗电子追溯协同平台提供追溯信息

D. 疫苗电子追溯协同平台整合疫苗生产、流通和预防接种全过程追溯信息，实现生产、流通和预防接种全过程大包装单位疫苗可追溯、可核查

17. 《中华人民共和国药品管理法》第12条第2款规定，国家建立药物警戒制度，对药品不良反应及其他与用药有关的有害反应进行监测、识别、评估和控制。药物警戒过程包括

A. 监测不良事件　　　　B. 识别风险信号

C. 评估风险获益　　　　D. 控制不合理的风险

18. 改革完善药品生产流通使用政策，推进实施药品生产流通使用全流程改革，健全药品供应保障制度，是习近平总书记提出的"健康中国"国家战略重点任务之一，是深化医药卫生体制改革、推进健康中国建设的重要内容。现阶段建立规范有序的药品供应保障制度的总体要求包括

A. 实施药品生产、流通、使用全流程改革，建立工作协调机制

B. 建设符合国情的国家药物政策体系，促进医药产业结构调整和转型升级，保障药品的安全、有效、可及

C. 国家加强中药的保护与发展，充分体现中药的特色和优势，发挥其在预防、保健、医疗、康复中的作用

D. 加强进口药品进口工作，以满足人民群众高端

药品使用

19. 我国现阶段药品供应保障制度中的药品研制政策主要包括
    A. 国家鼓励研究和创制新药，保护公民、法人和其他组织研究、开发新药的合法权益
    B. 加强药物研究质量管理，避免药品的研发缺陷，做好上市前药品风险管理
    C. 国家支持以临床价值为导向、对人的疾病具有明确或者特殊疗效的药物创新
    D. 鼓励运用现代科学技术和传统中药研究方法开展中药科学技术研究和药物开发，建立和完善符合中药特点的技术评价体系，促进中药传承创新

20. 根据《中华人民共和国药品管理法》，我国药品研制环节设计的创新制度主要包括
    A. 拓展性临床试验制度
    B. 优先审评制度
    C. 附条件审批制度
    D. 关联审评制度

21. 根据《药品监管网络安全与信息化建设"十四五"规划》（国药监综〔2022〕23号），下列药品实施追溯监管的有
    A. 疫苗
    B. 血液制品
    C. 国家组织集中采购中选品种
    D. 国家医疗保险谈判药品

22. 《中华人民共和国药品管理法》在药品生产环节创新多项制度，除了药品召回制度外，还包括
    A. 持有人委托生产销售制度
    B. 药品质量管理体系定期审核制度
    C. 出厂与上市双放行制度
    D. 药品生产许可变更分类管理制度

23. 《中华人民共和国药品管理法》在药品流通环节，创新多项制度，除了药品零售连锁经营制度外，还包括
    A. 持有人委托销售制度
    B. 药品供应商审核制度
    C. 网络第三方平台售药备案制度
    D. 药品进口口岸备案制度

24. 根据《中华人民共和国药品管理法》，采用备案管理的事项包括
    A. 药物临床试验机构认定
    B. 生物等效性试验

C. 网络第三方平台售药
D. 药品从口岸进口

25. 根据《中共中央 国务院关于深化医疗保障制度改革的意见》，充分发挥药品集中带量采购在深化医药服务供给侧改革中的引领作用，加强政策和管理协同，保障群众获得优质实惠的医药服务的政策措施主要有
    A. 推进医保、医疗、医药联动改革系统集成
    B. 完善医药服务价格形成机制
    C. 增强医药服务可及性
    D. 促进医疗服务能力提升

26. 根据《关于进一步改革完善药品生产流通使用政策的若干意见》，流通环节的重大改革政策包括
    A. 鼓励药品流通企业参与国际药品采购和营销网络建设
    B. 严厉打击虚假交易、商业贿赂、价格欺诈、价格垄断等违法违规行为
    C. 统筹推进取消药品加成、调整医疗服务价格、鼓励到零售药店购药等改革
    D. 充分发挥各类医疗保险对医疗服务行为、医药费用的控制和监督制约作用

27. 《中华人民共和国药品管理法》规定，在疫情期间，依照《中华人民共和国突发事件应对法》，可以紧急调用的药品有
    A. 中央级药品储备
    B. 地方级药品储备
    C. 国有企业药品库存
    D. 地方所有企业药品库存

28. 根据《中华人民共和国药品管理法》，关于短缺药品管理政策的说法，正确的有
    A. 药品上市许可持有人停止生产短缺药品的，应当按照规定经国务院药品监督管理部门批准
    B. 对短缺药品，国务院可以限制或者禁止进口
    C. 必要时，国务院有关部门可以采取组织生产、价格干预和扩大进口等措施，保障药品供应
    D. 国家实行短缺药品清单管理制度

29. 关于药品信息化追溯体系建设要求的说法，正确的是
    A. 药品信息化追溯体系应包含药品追溯系统、药品追溯协同服务平台和药品追溯监管系统，药品追溯数据记录和凭证保存期限应不少于五年
    B. 协同平台应包含追溯协同模块和监管协同模块，追溯协同模块服务企业和消费者，监管协

同模块服务监管工作

  C. 药品追溯监管系统包括国家和各省药品追溯监管系统，根据各自监管需求采集数据，监控药品流向

  D. 药品上市许可持有人和生产企业承担药品追溯系统建设的主要责任，可以自建药品追溯系统，也可以采用第三方技术机构提供的药品追溯系统

30. 国家基本药物制度所涉及的药品供应链环节不包括

  A. 注册   B. 监测评价

  C. 进口   D. 出口

31. 属于我国基本药物制度政策手段和目标的有

  A. 以提高基本药物可及性为手段，达到保证群众基本用药需求的目的

  B. 以维护群众的基本医疗卫生权益为手段，达到促进社会公平正义的目的

  C. 以改变医疗机构"以药养医"的运行机制为手段，体现基本医疗卫生的公益性

  D. 以规范药品生产流通使用行为为手段，促进药品降价，减轻群众负担

32. 根据《关于完善国家基本药物制度的意见》，基本药物制度的功能定位包括

  A. 突出基本、防治必需

  B. 保障供应、优先使用

  C. 保证质量、降低负担

  D. 集中采购、价格便宜

33. 根据《国家基本药物目录管理办法》，应当从国家基本药物目录中调出的品种有

  A. 发生药品不良反应的

  B. 根据药物经济学评价，可被风险效益比或成本效益比更优的品种所替代的

  C. 国家药品监督管理局撤销其药品批准证明文件的

  D. 相应的国家药品标准被修改的

34. 国家调整基本药物目录品种和数量的依据有

  A. 已上市药品循证医学、药物经济学评价

  B. 国家基本药物的应用情况监测和评估

  C. 我国基本医疗卫生需求和基本医疗保障水平变化

  D. 我国疾病谱的变化

35. 关于药物警戒质量管理的说法，正确的有

  A. 药品上市许可持有人委托其他公司或者机构开展药物警戒工作的，双方应当签订委托协议

  B. 药品上市许可持有人委托开展药物警戒工作的，应当配备专职人员做好对受托方的监督和管理等工作，并承担相应的法律责任

  C. 药品上市许可持有人建立的药物警戒体系包括与药物警戒活动相关的机构、人员、制度、资源等要素，并应与企业的类型、规模、持有品种的数量及安全性特征等相适应

  D. 药品上市许可持有人是药品安全责任的主体，应当建立药品安全委员会，设置专门的药物警戒部门，指定药物警戒负责人

36. 根据执业药师注册管理相关规定，关于执业药师注册许可的说法，正确的有

  A. 执业药师注册允许跨地域多点执业

  B. 《执业药师注册证》有效期为3年

  C. 执业药师注册后，执业时应悬挂《执业药师注册证》明示

  D. 执业药师申请延续注册，必须按规定完成继续教育

37. 执业药师王某具有执业中药师、执业西药师两个职业资格证书，他计划选择到北京、上海从事执业药师工作，他的以下选择合法的有

  A. 将两个职业资格证书分别注册到北京、上海两地

  B. 将两个职业资格证书注册到北京市某药店，注册执业类别为"药学与中药学类"

  C. 只将执业中药师职业资格证书注册到北京市某中药饮片生产企业，执业类别为"中药学类"

  D. 只将执业西药师职业资格证书注册到上海市某药品批发企业，执业类别为"药学类"

38. 药品上市许可持有人应当根据分析评价结果，判断风险程度，制定积极有效的风险控制措施。所采取的特殊风险控制措施主要包括

  A. 开展医务人员和患者的沟通和教育

  B. 药品使用环节的限制

  C. 患者登记

  D. 修订药品说明书、标签、包装

39. 根据《执业药师职业资格制度规定》，关于执业药师职业资格管理的说法，正确的有

  A. 参加全部科目和免试部分科目的考试人员，执业药师职业资格考试成绩均以4年为一个周期管理

  B. 以欺骗手段取得《执业药师注册证》的，由发证机关撤销其注册证，3年内不予执业药师

注册

C. 严禁《执业药师注册证》挂靠，持证人注册单位与实际工作单位不符的，由发证机关撤销其注册证，并作为个人不良信息记入全国执业药师注册管理信息系统

D. 药品经营企业配备的执业药师，其《执业药师注册证》应由省级药品监督管理部门批准，有效期为 3 年

40. 关于执业药师继续教育管理的说法，正确的有

A. 执业药师参加继续教育情况，作为执业药师注册执业的必要条件

B. 执业药师按要求选择指定的继续教育方式和机构

C. 执业药师继续教育实行执业药师注册执业单位和个人共同投入机制

D. 执业药师用人单位应当为执业药师参加继续教育活动提供保障

41. 执业药师继续教育内容包括公需科目和专业科目。专业科目包括

A. 从事药品质量管理和药学服务工作应当掌握的行业政策法规

B. 药品管理、处方审核调配、合理用药指导等专业知识和专业技能

C. 行业发展需要的新理论、新知识、新技术、新方法

D. 执业药师应普遍掌握的政治理论、法律法规、职业道德、技术信息等基本知识

42. 关于执业药师继续教育管理的说法，正确的有

A. 国家药监局会同人力资源社会保障部组织发布继续教育公需科目指南、专业科目指南，对继续教育内容进行指导

B. 执业药师继续教育机构包括依法成立的高等院校、科研院所、大型企业、社会组织的培训机构等各类教育培训机构，可以面向执业药师提供继续教育服务

C. 药品监管部门和人力资源社会保障部门直接举办执业药师继续教育活动的，应当突出公益性，不得收取费用

D. 执业药师以欺骗、贿赂等不正当手段取得继续教育学时的，由省级药品监督管理部门撤销执业药师注册证

43. 关于执业药师继续教育学时管理的说法，正确

的有

A. 执业药师在参与援藏、援疆、援青等援派工作期间，视同完成年度继续教育学时

B. 执业药师在参与重大突发公共卫生事件工作期间提供药品管理与药学服务的，视同完成年度继续教育学时

C. 执业药师参加继续教育取得的学时在当年度有效，原则上不得结转或者顺延至以后年度

D. 执业药师因伤、病、孕等特殊原因无法在当年度完成继续教育学时的，由执业药师用人单位出具证明，可于下一年度内补学完成上一年度规定的学时

44. 根据《执业药师继续教育暂行规定》（国药监人〔2024〕3 号），执业药师继续教育学时在全国范围内有效的是

A. 记入全国专业技术人员继续教育管理信息系统的执业药师继续教育学时

B. 记入全国执业药师注册管理信息系统的执业药师继续教育学时

C. 记入执业药师用人单位管理信息系统的执业药师继续教育学时

D. 记入执业药师个人档案的执业药师继续教育学时

45. 根据"十四五"国民健康规划，下列属于保障药品质量安全重点任务的是

A. 加快古代经典名方制剂研发，夯实中医药高质量发展基础

B. 建立符合中药特点的质量和疗效评价体系

C. 构建药品和疫苗全生命周期质量管理机制

D. 完善国家药品标准体系，推进仿制药质量和疗效一致性评价

46. 关于国家基本药物目录遴选管理的说法，错误的有

A. 国家基本药物遴选原则是临床急需、安全有效、价格合理、中西药并重、基本保障、指南推荐和基层能够配备

B. 独家生产品种纳入国家基本药物目录应当经过单独论证和价格谈判

C. 含有国家濒危野生动植物药材的，不纳入国家基本药物目录遴选范围

D. 药品有被召回记录的，不纳入国家基本药物目录遴选范围

第二章　药品管理立法与药品监督管理

一、最佳选择题

1. 关于法及其特征的说法，错误的是
   A. 法的制定是指国家立法机关按照法定程序创制规范性文件的活动
   B. 法是由国家制定或认可，体现统治阶段意志，并由国家强制力保证实施的具有普遍效力的行为规范的总称
   C. 法的普遍性指法在全国范围有效
   D. 法是一个程序制度化的体系或者制度化解决问题的程序

2. 关于法律渊源的说法，错误的是
   A. 国家机关、公民和社会组织为寻求行为的根据而获得具体法律的来源即法的渊源
   B. 正式的法的渊源主要为制定法，即不同国家机关根据具体职权和程序制定的各种规范性文件的明确条文
   C. 非正式的法的渊源主要是尚未在法律规范性文件中明文体现的判例、政策、习惯
   D. "法律"和"政策"分别属于我国法的正式渊源和非正式渊源，习惯不属于法的渊源

3. 根据法律层级，属于部门规章的是
   A. 《中华人民共和国药品管理法实施条例》（国务院第 709 号令）
   B. 《药品说明书和标签管理规定》（国家食品药品监督管理局令第 24 号）
   C. 《关于深化审评审批制度改革鼓励药品医疗器械创新的意见》（厅字〔2017〕42 号）
   D. 《执业药师业务规范》（食药监执〔2016〕31 号）

4. 药品管理法律体系按照法律效力等级由高到低排序，正确的是
   A. 法律、行政法规、部门规章、规范性文件
   B. 法律、部门规章、行政法规、规范性文件
   C. 部门规章、行政法规、规范性文件、法律
   D. 规范性文件、部门规章、行政法规、法律

5. 关于法律效力层级和法律冲突解决的说法，错误的是

A. 上位法效力高于下位法
B. 同一位阶的法之间，特别规定优于一般规定
C. 同一机关制定的新的一般规定与旧的特别规定不一致时，由制定机关裁决
D. 行政法规之间对于同一事项的新的一般规定与旧的特别规定不一致，不能确定如何适用时，由全国人大常委会裁决

6. 关于法的效力冲突及其解决原则的说法，错误的是
   A. 下位法违反上位法规定的，由有关机关依照该法规定的权限予以改变或者撤销
   B. 同一机关制定的法律、行政法规、地方性法规、自治条例和单行条例、规章，特别规定与一般规定不一致的，适用特别规定
   C. 同一机关制定的法律、行政法规、地方性法规、自治条例和单行条例、规章，新的规定与旧的规定不一致的，适用新的规定
   D. 自治条例和单行条例、经济特区法规不得出现法律、行政法规、地方性法规的变通规定

7. 下列不属于部门规章的是
   A.《药物非临床研究质量管理规范》
   B.《药品生产质量管理规范》
   C.《药品经营质量管理规范》
   D.《药物警戒质量管理规范》

8. 2019 年 6 月 29 日，第十三届全国人民代表大会常务委员会第十一次会议通过《中华人民共和国疫苗管理法》。该法第二十二条的相关条款规定"疫苗上市许可持有人应当具备疫苗生产能力；超出疫苗生产能力确需委托生产的，应当经国务院药品监督管理部门批准"。这一法律适用体现
   A. 不溯及既往原则
   B. 全面审查原则
   C. 法律条文到达时间的原则
   D. 行政许可法定原则

9. 根据党中央、国务院关于行政审批制度改革精神，要改革管理方式，向"负面清单"管理方向迈进。下列不属于"负面清单"之外事项管理方法的是
   A. 市场主体依法自主决定

B. 社会自律管理

C. 地方政府及其部门依法审批

D. 市场准入禁止

10. 现行药品管理法律和行政法规确定的行政许可项目不包括

A. 药品检验人员执业许可

B. 药品生产许可

C. 药品上市许可

D. 执业药师执业许可

11. 张某取得《执业药师职业资格证书》后，向工作所在地省级药品监督管理局提出注册申请。该省级药品监督管理局承担的行政许可义务不包括

A. 向张某提供格式文本

B. 公示执业药师注册需要满足的条件

C. 对张某解释说明公示的执业药师注册条件

D. 向张某提供执业药师注册所需真实信息

12. 2020 年取得《执业药师职业资格证书》的王某申请注册，药品监督管理部门受理该行政许可的行为，不符合规定的有

A. 省级药品监督管理部门受理时，告知其向国家药品监督管理部门申请注册

B. 作为注册管理机构的省级药品监督管理部门有公示行政许可事项和条件的义务

C. 申请材料存在可以当场更正错误的，注册管理机构应当允许申请人当场更正

D. 申请材料不全需要补全的，注册管理机构应在法定期限内一次性告知申请人

13. 关于撤销行政许可的情形，错误的是

A. 撤销行政许可的部门只能是做出行政许可决定的行政机关的上级机关

B. 对不具备申请资格的申请人准予行政许可的，可以撤销行政许可

C. 对不符合法定条件的申请人准予行政许可的，可以撤销行政许可

D. 撤销行政许可可能对公共利益造成重大损害的，不予撤销

14. 关于行政许可的说法，错误的是

A. 行政许可所依据的法律、法规、规章修改或者废止，为了公共利益需要，行政机关可以依法变更或撤回已经生效的行政许可

B. 以欺骗、贿赂等不正当手段取得的行政许可，

如果利害关系人未提出请求，不予撤销

C. 行政许可申请资料不全需要补全，行政机关应在法定期限内一次性告知申请人

D. 申请事项不需要取得行政许可的，行政机关负有告知的义务

15. 药品监督管理部门在药品监督管理过程中，为制止违法行为、防止证据损毁用的行政强制措施是

A. 查封、扣押财物　　　B. 冻结存款、汇款

C. 罚款　　　　　　　　D. 拘留

16. 对违反药品法律法规但尚未构成犯罪的，药品监督管理部门应依法给予行政处罚，根据《中华人民共和国行政处罚法》，下列属于行政处罚种类的是

A. 管制　　　　　　　　B. 罚金

C. 没收违法所得　　　　D. 撤职

17. 《中华人民共和国药品管理法》第一百一十八条规定"生产、销售假药，或者生产、销售劣药且情节严重的，对法定代表人、主要负责人、直接负责的主管人员和其他责任人员，没收违法行为发生期间自本单位所获收入，并处所获收入百分之三十以上三倍以下的罚款，终身禁止从事药品生产经营活动，并可以由公安机关处五日以上十五日以下的拘留"。上述行政处罚中不包括

A. 没收违法所得　　　　B. 罚款

C. 限制从业　　　　　　D. 吊销许可证

18. 《中华人民共和国药品管理法》第一百一十四条规定"本法第一百一十五条至第一百三十八条规定的行政处罚，由县级以上人民政府药品监督管理部门按照职责分工决定；撤销许可、吊销许可证件的，由原批准、发证的部门决定"。这体现了

A. 行政处罚除法律、行政法规另有规定外，由违法行为发生地的县级以上地方人民政府具有行政处罚权的行政机关管辖

B. 两个以上依法享有行政处罚权的行政机关如对同一行政违法案件都有管辖权，行政机关对该案件的管辖发生争议，双方协商不成的，应报请共同的上一级行政机关指定管辖

C. 违法行为构成犯罪的，有管辖权的行政机关必须将案件移送司法机关

D. 违法行为在两年内未被发现的，除法律另有规定外，不再给予行政处罚

19. 根据《行政处罚法》，下列情形可以当场作出行

政处罚决定的是

A. 甲药店被吊销《药品经营许可证》

B. 乙药品生产企业因生产假药被降低资质等级

C. 丙药品批发企业销售假药被处以罚款

D. 丁执业药师处方审核违反相关规定被警告

20. 行政机关做出"没收较大数额违法所得、没收较大价值非法财物"行政处罚决定程序前，应该进行的程序是

A. 简易程序　　　　B. 当场处罚程序

C. 普通程序　　　　D. 听证程序

21. 根据《中华人民共和国行政处罚法》，对当事人可不予行政处罚的情形是

A. 受他人胁迫有违法行为的

B. 主动消除或减轻违法行为危害后果的

C. 配合行政机关查处违法行为有立功表现的

D. 违法行为轻微并及时纠正，没有造成危害后果的

22. 不属于行政处罚的适用条件的是

A. 必须已经实施了违法行为，且该违法行为违反了行政法规范

B. 行政相对人具有责任能力

C. 行政相对人的行为依法应当受到处罚

D. 违法行为未超过 3 年

23. 根据《行政复议法》，下列事项不属于行政复议范围的是

A. 对行政机关作出的警告行政处罚决定不服

B. 对行政机关作出的查封行政强制措施决定不服

C. 对行政机关作出的不予受理工伤认定申请的决定或者工伤认定结论不服

D. 行政机关对民事纠纷作出调解

24. 某县药品经营企业对本县药品监督管理部门做出的行政处罚决定不服，欲申请行政复议。受理该行政复议申请的机关可以是

A. 所在地省级人民政府

B. 所在地市级药品监督管理部门

C. 所在地市级人民政府

D. 本县人民法院

25. 关于行政复议的说法，错误的是

A. 行政复议申请人是指认为行政行为侵犯其合法权益，依法申请复议的公民、法人或其他组织

B. 公民、法人或者其他组织对行政行为不服申请

行政复议的，作出行政行为的行政机关或者法律、法规、规章授权的组织是被申请人

C. 与被申请复议的行政行为或者行政复议案件处理结果有利害关系的第三人不参加行政复议，会影响行政复议案件的审理

D. 县级以上各级人民政府以及其他依法履行行政复议职责的行政机关是行政复议机关

26. 公民、法人或者其他组织认为行政机关的行政行为的依据不合法，在对行政行为申请复议时，可以一并向行政机关提出对该依据的附带审查申请。上述附带申请复议的行政行为不包括

A. 国务院部门的规范性文件

B. 国务院的规范性文件

C. 法律、法规、规章授权的组织的规范性文件

D. 乡、镇人民政府的规范性文件

27. 根据《中华人民共和国行政诉讼法》，公民、法人或其他组织认为行政机关或法律、法规授权的组织作出的行政行为侵犯其合法权益时，可依法定程序向人民法院提起诉讼，但有部分事项不属于法院行政诉受案范围。下列情形中，不属于行政诉讼受案范围的是

A. 乙对当地药品监督管理部门对其作出的不同意开办药品生产企业的决定不服提起诉讼

B. 甲认为《药品经营监督管理办法》中部分条款内容不合理，影响企业发展，对此不服提起诉讼

C. 丙对当地药品监督管理部门对其作出的没收违法所得的行政处罚决定不服提起诉讼

D. 丁对当地药品监督管理部门查封、扣押其药品的行为不服提起诉讼

28. 《中华人民共和国行政诉讼法》第六十条规定"人民法院审理行政案件，不适用调解。但是，行政赔偿、补偿以及行政机关行使法律、法规规定的自由裁量权的案件可以调解"。下列情形中，不属于行政诉讼受案范围但是可以调解的是

A. 行政法规、规章或者行政机关制定、发布的具有普遍约束力的决定、命令

B. 法律规定由行政机关最终裁决的行政行为

C. 行政调解行为以及法律规定的仲裁行为

D. 不具有强制力的行政指导行为

29. 关于行政诉讼起诉和受理的说法，错误的是

A. 公民、法人或者其他组织认为自己的合法权益受到行政机关行政行为的侵害，可以向人民法院提出诉讼请求

B. 经过行政复议的案件，公民、法人或者其他组织对行政复议决定不服的，可在收到复议决定书之日起 15 日内向人民法院起诉

C. 直接向人民法院提起诉讼的，应当自知道或者应当知道作出行政行为之日起 3 个月内提出

D. 人民法院对公民、法人或者其他组织的起诉进行审查，对符合起诉条件的案件进行登记立案

30. 下列属于国家药品监督管理局职责的是
    A. 制定国家基本药物目录
    B. 负责药品生产环节的许可、检查和处罚
    C. 制定药品零售和使用环节安全监管制度
    D. 制定药品研制质量管理规范

31. 关于国家药品监督管理局职责的说法，错误的是
    A. 负责药品安全监督管理和药品标准管理
    B. 负责药品、医疗器械和化妆品的注册管理
    C. 制定药品经营、使用质量管理规范并指导实施
    D. 组织制定国家药物政策和国家基本药物制度

32. 下列不属于国家药品监督管理局职责的是
    A. 负责药品、医疗器械和化妆品上市后风险管理
    B. 依法承担药品、医疗器械和化妆品安全应急管理工作
    C. 负责执业药师注册管理
    D. 制定检查制度，依法查处药品、医疗器械和化妆品注册环节的违法行为

33. 下列不属于省级药品监督管理部门职责的是
    A. 依法制定地方中药材标准、中药饮片炮制规范并监督实施
    B. 组织制定、公布国家药典
    C. 负责医疗机构制剂配制许可
    D. 依法负责医疗机构制剂备案

34. 负责药品和医疗器械互联网信息服务资格审批、互联网销售第三方平台备案的部门是
    A. 国家药品监督管理局
    B. 省级药品监督管理部门
    C. 市级药品监督管理部门
    D. 县级药品监督管理部门

35. 负责药品零售、医疗器械经营的许可、检查和处罚，以及化妆品经营和药品、医疗器械使用环节

质量的检查和处罚的部门是
    A. 市县两级市场监督管理部门
    B. 市县两级商务部门
    C. 市县两级工业和信息化部门
    D. 市县两级医疗保障部门

36. 负责仿制药质量和疗效一致性评价的技术审评的机构是
    A. 中国食品药品检定研究院
    B. 国家药品监督管理局药品审评中心
    C. 国家药品监督管理局药品评价中心
    D. 国家基本药物工作委员会

37. 承担特殊药品技术检查及麻醉药品仓储管理保障工作的机构是
    A. 国家知识产权局药品专利纠纷早期解决机制行政裁决委员会
    B. 国家药品监督管理局食品药品审核查验中心
    C. 国家疫苗检查中心
    D. 国家药品监督管理局特殊药品检查中心

38. 关于药品标准的说法，错误的是
    A. 药品标准用以评估药品质量在有效期内是否达到药用要求，并衡量其质量是否均一稳定的技术要求
    B. 《中国药典》是国家药品标准的核心，是具有法律地位的药品标准
    C. 局颁药品标准具有法律约束力，同样是检验药品质量的法定依据
    D. 药品注册标准属于国家药品标准，不得低于《中国药典》的规定

39. 收载了国内已有生产、疗效较好，需要统一标准，但尚未载入《中国药典》的品种质量标准是
    A. 国家中药饮片炮制规范
    B. 国家药品监督管理局颁布的药品标准
    C. 中药配方颗粒标准
    D. 中药材标准

40. 某中药饮片没有国家药品标准，在实践中可执行的炮制标准是
    A. 按照省级药品监督管理部门制定的炮制规范执行
    B. 参照《中国药典》功能主治相同的中药饮片的标准执行
    C. 参照国家药品监督管理部门颁布的炮制方法相

近的药品标准执行

D. 参照国家药品监督管理部门批准的炮制方法相近的药品注册标准执行

41. 根据《中华人民共和国药品管理法》，关于药品标准的说法，错误的是

A. 药品应当符合国家药品标准

B. 经国务院药品监督管理部门核准的药品质量标准高于国家药品标准的，按照国家药品标准执行

C. 没有国家药品标准的，应当符合经国务院药品监督管理部门核准的药品质量标准

D. 国务院药品监督管理部门颁布的《中华人民共和国药典》和药品标准为国家药品标准

42. 国家药品标准是国家对药品质量要求和检验方法所做的技术规定。国家药品标准在医药行业中的适用环节不包括

A. 创新药生产　　　　B. 创新药供应

C. 创新药使用　　　　D. 创新药注册

43. 省级药品监督管理局制定的中药标准不包括

A. 省级药品监督管理部门制定的国家药品标准没有规定的中药材标准

B. 省级药品监督管理部门制定的国家药品标准没有规定的中药饮片炮制规范

C. 省级药品监督管理部门制定的国家药品标准没有规定的中药配方颗粒标准

D. 省级药品监督管理部门制定的国家药品标准没有规定的古代经典名方标准

44. 关于国家中药饮片炮制规范的说法，错误的是

A.《国家中药饮片炮制规范》属于中药饮片的国家药品标准

B. 自《国家中药饮片炮制规范》颁布之日起，设置12个月的实施过渡期

C. 自实施之日起，生产《国家中药饮片炮制规范》收载的中药饮片品种应当符合《中国药典》和《国家中药饮片炮制规范》的要求

D. 省级药品监督管理部门可以保留《国家中药饮片炮制规范》中品名、来源、炮制方法、规格均相同品种的省级中药饮片炮制规范

45. 关于药品标准管理的说法，错误的是

A. 药品标准与药品生产技术和质量管理水平密切相关

B. 药品标准的高低反映了一个国家或企业的综合实力

C. 药品标准要与国际药品标准对接，促进创新药发展

D.《中华人民共和国药典》的现行版本为2020年版

46. 关于药品监督检查的说法，错误的是

A. 据检查性质和目的，药品检查分为许可检查、常规检查、有因检查、其他检查

B. 药品经营环节的有因检查可以采取飞行检查方式

C. 药品监督检查是药品监督管理部门对药品全生命周期的风险防控

D. 药品监督检查的综合评定结论包括基本符合要求和不符合要求两类

47.《中华人民共和国药品管理法》第一百零三条规定，药品监督管理部门应当对药品上市许可持有人、药品生产企业、药品经营企业和药物非临床安全性评价研究机构、药物临床试验机构等遵守药品生产质量管理规范、药品经营质量管理规范、药物非临床研究质量管理规范、药物临床试验质量管理规范等情况进行检查。应该达到的监督管理要求是

A. 监督质量管理规范持续符合法定要求

B. 通过质量管理规范认证达到法定要求

C. 通过药品研制、生产、经营许可达到法定要求

D. 通过质量管理规范检查达到法定要求

48. 根据《中华人民共和国药品管理法》第九十九条规定，药品监督管理部门应当依照法律、法规的规定对药品零售企业经营药品等活动进行监督检查，必要时可以对为该药店提供产品或者服务的单位和个人进行

A. 许可检查　　　　B. 日常检查

C. 飞行检查　　　　D. 延伸检查

49. 下列有因检查不适宜采用飞行检查方式的是

A. 企业频繁变更管理人员登记事项

B. 对申报资料真实性有疑问

C. 涉嫌严重违反相关质量管理规范要求

D. 企业有严重不守信记录

50. 关于职业化专业化药品检查员的说法，错误的是

A. 职业化专业化药品检查员是加强药品监管的重

要支撑力量

  B. 职业化专业化药品检查员是保障药品安全的重要支撑力量

  C. 职业化专业化药品检查员应经药品监管部门认定

  D. 职业化专业化药品检查员依法对管理相对人从事药品研制、生产、经营、使用等场所、活动进行合规确认和风险研判

51. 《国务院办公厅关于建立职业化专业化药品检查员队伍的意见》（国办发〔2019〕36号）提出坚持药品检查员职业化方向和专业性、技术性要求。到2020年底，国务院药品监管部门和省级药品监管部门基本完成职业化专业化药品检查员队伍制度体系建设。2021年开始再用三到五年时间达到的药品检查员队伍建设要求不包括

  A. 构建起基本满足药品监管要求的职业化专业化药品检查员队伍体系

  B. 实现专职的职业化专业化药品检查员队伍

  C. 建设政治过硬、素质优良、业务精湛、廉洁高效的职业化专业化药品检查员队伍

  D. 形成权责明确、协作顺畅、覆盖全面的药品监督检查工作体系

52. 关于职业化专业化药品检查员制度的说法，错误的是

  A. 构建国家、省两级职业化专业化药品检查员队伍

  B. 药品检查员队伍要落实相关检查要求，积极配合药品监管稽查办案

  C. 国务院建立检查员分级分类管理制度

  D. 完善信息公开制度，实行"阳光检查"，接受社会监督

53. 药品监督管理部门在监督检查中，应当视为被检查单位伪造、销毁、隐匿记录、数据、信息等相关资料情形的是

  A. 拒绝或者限制拍摄、复印、抽样等取证工作

  B. 以声称工作人员不在或者冒名顶替应付检查

  C. 拒绝、限制检查员进入被检查场所或者区域

  D. 检查结束时限制检查员离开

54. 药品监督管理部门针对药品和医疗器械研制、生产、经营、使用等环节开展的不预先告知的监督检查属于

  A. 许可检查   B. 日常检查

  C. 延伸检查   D. 飞行检查

55. 关于药品飞行检查的说法，错误的是

  A. 国家药品监督管理局负责组织实施全国范围内的药品医疗器械飞行检查，地方各级药品监督管理部门负责组织实施本行政区域的药品医疗器械飞行检查

  B. 药品监督管理部门派出的检查组应当由2名以上检查人员组成，检查组实行组长负责制

  C. 检查人员必须是药品行政执法人员、依法取得检查员资格的人员或者取得本次检查授权的其他人员

  D. 飞行检查过程中形成的记录及依法收集的相关资料、实物等，可以作为行政处罚中认定事实的依据

56. 根据《药品医疗器械飞行检查办法》，药品监督管理部门不需要开展药品医疗器械飞行检查的是

  A. 某药店没有配备执业药师指导合理用药

  B. 某药店租借执业药师注册后指导合理用药

  C. 某药店被举报销售未经批准的中药饮片

  D. 某药店申请开办，药品监督管理部门对申报资料中"执业药师"真实性有疑问的

57. 关于药品飞行检查中药品检验的说法，错误的是

  A. 需要抽取成品及其他物料进行检验的，检查组必须按照抽样检验相关规定直接抽样

  B. 抽取的样品应当由具备资质的技术机构进行检验或者鉴定

  C. 所抽取样品的检验费、鉴定费由组织实施飞行检查的药品监督管理部门承担

  D. 检验发现存在质量安全风险的可以开展药品医疗器械飞行检查

58. 关于药品飞行检查结果处理措施的说法，错误的是

  A. 国家药品监督管理局组织实施的飞行检查发现违法行为需要立案查处的，国家药品监督管理局可以直接组织查处，也可以指定被检查单位所在地药品监督管理部门查处

  B. 地方各级药品监督管理部门组织实施的飞行检查发现违法行为需要立案查处的，必须直接查处

  C. 由下级药品监督管理部门查处的，组织实施飞

行检查的药品监督管理部门应当跟踪督导查处
情况

D. 飞行检查发现的违法行为涉嫌犯罪的，由负责
立案查处的药品监督管理部门移送公安机关，
并抄送同级检察机关

59. 某药店因为被举报可能存在药品质量安全风险从
而被省级药品监督管理部门飞行检查。根据飞行
检查结果，药品监督管理部门可以采取的处理措
施不包括

A. 限期整改　　　　　B. 责令召回药品

C. 约谈被检查单位　　D. 暂停销售

60. 关于药品质量监督检验的说法，错误的是

A. 药品质量监督检验是指国家药品检验机构按照
国家药品标准对需要进行质量监督的药品进行
抽样、检查和验证，并发出相关质量结果报告
的药品技术监督过程

B. 药品监督检验具有第三方检验的公正性，因为
它不涉及买卖双方的经济利益，不以盈利为目
的，所以监督检验不会收费

C. 药品监督检验是代表国家对研制、生产、经
营、使用的药品质量进行的检验，具有比生产
或验收检验更高的权威性

D. 药品检验所是执行国家对药品监督检验的法定
技术监督机构，国家依法设置的药品检验所分
为四级

61. 关于药品质量抽查检验和质量公告的说法，错误
的是

A. 药品抽查检验按照检验成本收取费用，但是需
要购买药品样品

B. 国家药品质量公告应当根据药品质量状况及时
或定期发布

C. 抽样人员在药品抽样时应当认真检查药品贮存
条件是否符合要求

D. 当事人对药品检验机构的药品检验结果有异
议，可以向相关的药品检验机构提出复验

62. 关于药品质量公告的说法，错误的是

A. 药品质量公告主要是药品质量抽查检验结果的
通告

B. 药品质量公告可以指导药品监督管理部门查处
不合格药品，对不合格药品起到控制作用

C. 药品质量公告可以使社会公众了解药品质量状

况，引起公众对药品质量的关注和重视

D. 药品质量公告只能由国家药品监督管理部门统
一发布

63. 国家药品监督管理局药品审评中心基于风险启动
样品检验和标准复核。关于启动样品检验和标准
复核的说法，错误的是

A. 新药上市申请、首次申请上市仿制药、首次申
请上市境外生产药品，应当进行样品检验和标
准复核

B. 新药上市申请、首次申请上市仿制药、首次申
请上市境外生产药品以外的药品申请注册时，
不需要进行样品检验和标准复核

C. 与已有国家标准收载的同品种使用的检测项目
和检测方法一致的，可不再进行标准复核

D. 经审评可评估药品标准科学性、可行性和合理
性的，可不再进行标准复核

64. 某些药品虽然已经取得药品生产批准证明文件，
并经药品生产企业检验合格，但是，如果在销售
前没有经过药品检验机构对其药品实施检验，仍
然会认定该销售行为是违法行为。下列药品属于
此类药品的是

A. 首次在中国销售的药品

B. 《国家基本药物目录》药品

C. 《非处方药目录》药品

D. 《医疗保险药品目录》药品

65. 国家药品监管部门为确保疫苗等生物制品的安全、
有效，在每批产品上市前由指定的药品检验机构
对其进行审核、检验及签发的监督管理行为是

A. 监督检查　　　　　B. 飞行检查

C. 注册检验　　　　　D. 批签发

66. 药品检查是药品监督管理部门对药品生产、经营、
使用环节相关单位遵守法律法规、执行相关质量
管理规范和药品标准等情况进行检查的行为。药
品检查应当遵循的原则不包括

A. 可及　　　　　　　B. 公正

C. 科学　　　　　　　D. 依法

67. 下列行为由省级药品监督管理部门负责监督管理
的是

A. 药品上市许可持有人依法申请从事药品零售
活动

B. 疫苗配送企业接受县级疾病预防控制机构委

托，向接种单位配送疫苗

C. 药品零售连锁企业门店在网络药品交易第三方平台开展经营活动

D. 血液制品的进出口审批及监督管理

68. 药品上市许可持有人对药品监督管理部门抽查检验结果有异议的，可以自收到药品检验结果之日起向原药品检验机构申请复验的时限是

A. 3 日内

B. 5 日内

C. 10 日内

D. 7 日内

69. 国家建立医药价格和招采信用评价制度，根据法律依据纳入评价范围的具体事项中，禁止给予医药回扣等不正当利益的法律依据是

A.《基本医疗卫生与健康促进法》

B.《价格法》

C.《药品管理法》

D.《反垄断法》

二、配伍选择题

[1~3 题共用备选答案]

A. 地方性法规　　B. 法律

C. 行政法规　　D. 部门规章

1.《药品说明书和标签管理规定》（国家食品药品监督管理局令第 24 号）属于

2.《麻醉药品和精神药品管理条例》（国务院令第 442 号）属于

3.《药品不良反应报告和监测管理办法》（卫生部令第 81 号）属于

[4~6 题共用备选答案]

A. 制定部门规章

B. 联合制定部门规章

C. 制定地方政府规章

D. 联合制定地方政府规章

4. 国务院各部、委员会和具有行政管理职能的直属机构，可以根据法律和国务院的行政法规、决定、命令，在本部门的权限范围内进行的立法行为是

5. 涉及两个以上国务院部门职权范围的事项，应当提请国务院制定行政法规或者由国务院有关部门进行的立法行为是

6. 省、自治区、直辖市和设区的市、自治州的人民政府，可以根据法律、行政法规和本省、自治区、直

辖市的地方性法规进行的立法行为是

[7~8 题共用备选答案]

A. 公开、公平、公正原则

B. 便民和效率原则

C. 信赖保护原则

D. 法定原则

7. 维护行政相对人的合法权益体现了设定和实施行政许可的

8. 行政机关不擅自改变已经生效的行政许可体现了设定和实施行政许可的

[9~10 题共用备选答案]

A. 公开原则　　B. 便民和效率原则

C. 依赖保护原则　　D. 法定原则

9. 未经全国人民代表大会常务委员会公布的《药师法（征求意见稿）》中涉及的行政许可规定不得作为实施行政许可的依据，体现了行政许可的

10. 执业药师由执业单位所在地省级药品监督管理部门进行注册许可体现了设定和实施行政许可的

[11~13 题共用备选答案]

A. 药品注册证　　B. 进口药品注册证

C. 药品生产许可证　　D. 执业药师注册证

11. 国产药品上市许可颁发的证件是

12. 港澳台药品上市许可颁发的证件是

13. 进口药品上市许可颁发的证件是

[14~16 题共用备选答案]

A. 可以撤销

B. 应当予以撤销

C. 不予撤销

D. 重新进行行政许可

14. 甲省级药品监督管理部门滥用职权、玩忽职守，准予乙医疗机构从事制剂配制，根据利害关系人的请求或者依据职权，该行政许可属于

15. 丙药品生产企业以欺骗、贿赂等不正当手段取得药品批准文号的，该行政许可属于

16. 丁药品监督管理部门违反法定程序对生产新型冠状病毒感染肺炎治疗药品的生产企业作出准予生产行政许可决定，但是由于在疫情期间，撤销行政许可可能对人民群众健康（公共利益）造成重大损害，该行政许可属于

[17~18 题共用备选答案]

A. 行政机关

B. 行政机关或行政机关申请人民法院

C. 人民法院

D. 行政机关或其上级行政机关

17. 行政许可的执法主体是

18. 根据利害关系人的请求或者依据职权，可以撤销行政许可的执法主体是

[19~20题共用备选答案]

A. 责令停产停业

B. 查封场所、设施或者财物

C. 责令组织听证

D. 划拨存款、汇款

19. 行政机关对不履行行政决定的公民、法人或者其他组织，可采取的行政强制执行方式是

20. 行政机关为制止违法行为、防止证据损毁，可依法采取的行政强制措施是

[21~22题共用备选答案]

A. 行政强制措施　　B. 行政处罚

C. 行政强制执行　　D. 行政诉讼

21. 甲药品监督管理部门在监督检查中，对有证据证明可能危害人体健康的疫苗及其有关材料可以采取的措施是

22. 乙市场监督管理部门在新冠肺炎期间查封了某药店囤积的口罩，后向人民法院申请将查封、扣押的口罩用于疫情防控，这属于

[23~24题共用备选答案]

A. 行政机关

B. 行政机关或行政机关申请人民法院

C. 人民法院

D. 行政机关或其上级行政机关

23. 行政强制措施的执法主体是

24. 行政强制执行的执法主体是

[25~26题共用备选答案]

A. 罚款　　　　　　B. 罚金

C. 加处罚款　　　　D. 冻结存款、汇款

25. 属于行政强制措施的是

26. 属于行政强制执行的是

[27~29题共用备选答案]

A. 通报批评　　　　B. 扣押财物

C. 恢复原状　　　　D. 记大过

27. 属于行政强制措施的是

28. 属于行政强制执行的是

29. 属于行政处罚的是

[30~32题共用备选答案]

A. 行政许可　　　　B. 行政强制

C. 行政处罚　　　　D. 行政复议

30. "降低资质等级"属于

31. "限制开展生产经营活动"属于

32. "行政拘留"属于

[33~35题共用备选答案]

A. 行政强制措施　　B. 行政强制执行

C. 行政处罚　　　　D. 行政复议

33. "处违法生产、销售的药品货值金额十倍以上二十倍以下的罚款"属于

34. "责令停产停业整顿直至吊销药品批准证明文件、药品生产许可证、药品经营许可证或者医疗机构制剂许可证"属于

35. "十年直至终身禁止从事药品生产经营活动"属于

[36~37题共用备选答案]

A. 行政诉讼　　　　B. 行政强制

C. 行政处罚　　　　D. 行政复议

36. "没收较大数额违法所得"属于

37. "没收较大价值非法财物"属于

[38~40题共用备选答案]

A. 没收财物

B. 查封财物

C. 依法处理查封的财物

D. 收缴财物

38. 属于行政强制措施的是

39. 属于行政强制执行的是

40. 属于行政处罚的是

[41~43题共用备选答案]

A. 违法行为发生地省级药品监督管理部门

B. 违法行为发生地县级药品监督管理部门

C. 共同的上一级行政机关

D. 司法机关

41. 药品无证经营构成犯罪的，有管辖权的行政机关必须将案件移送

42. 省级药品监督管理部门和省级卫生行政管理部门对于违法药品不良反应的管辖权有争议的，双方协商未果，应报请

43. 某药店不凭处方销售处方药，给予罚款处罚的部门是

[44~45 题共用备选答案]

    A. 简易程序   B. 一般程序

    C. 听证程序   D. 复议程序

44. 行政机关做出较大数额罚款的行政处罚决定前，当事人有权要求进行的程序是

45. 行政机关对公民或法人当场做出的数额较小的罚款，适用的程序是

[46~48 题共用备选答案]

    A. 暂扣许可证   B. 警告

    C. 扣押违法药品   D. 较大数额罚款

46. 行政机关可以对法人或者其他组织当场做出行政处罚决定的是

47. 行政机关应当事先告知当事人有要求举行听证的权利才能做出行政处罚决定的是

48. 行政机关不需要听证程序，需要进行立案、调查、处理决定、说明理由并告知权利、当事人的陈述和申辩、制作处罚决定书、送达行政处罚决定书等行政处罚普通程序的是

[49~50 题共用备选答案]

    A. 200 元以下罚款   B. 3000 元以下罚款

    C. 200 元以上罚款   D. 3000 元以上罚款

49. 有关行政机关对公民可以当场做出行政处罚决定的是

50. 有关行政机关对法人可以当场做出行政处罚决定的是

[51~52 题共用备选答案]

    A. 警告   B. 拘留

    C. 没收非法所得   D. 吊销许可证

51. 在行政处罚时，可适用简易程序的是

52. 只能由公安机关实施，药品监督管理部门没有执行权的行政处罚是

[53~54 题共用备选答案]

    A. 行政复议   B. 行政诉讼

    C. 行政许可   D. 行政处罚

53. 企业对药品监督管理部门做出的罚款决定不服，可以向作出行政处罚的上一级药品监督管理部门提起

54. 企业对药品监督管理部门做出吊销药品经营许可证的决定不服，可以向人民法院提起

[55~56 题共用备选答案]

    A. 15 日内   B. 60 日内

    C. 3 个月内   D. 6 个月内

    根据《行政复议法》和《行政诉讼法》，某药店对某市药品监督管理部门做出的行政处罚行为不服的

55. 该药店提出行政复议的时效一般为自知道该具体行政行为之日起

56. 该药店直接向人民法院提出行政诉讼的时效为自知道或者应当知道作出行政行为之日起

[57~59 题共用备选答案]

    A. 5 日内   B. 7 日前

    C. 7 日内   D. 15 日内

57. 根据行政处罚法的规定，行政机关将举行听证的时间、地点和其他相关事项通知当事人的时限是在听证的

58. 根据行政处罚法的规定，当事人要求听证的，提出的时间是在行政机关告知后

59. 根据行政诉讼法的规定，经过行政复议的案件，公民、法人或者其他组织对行政复议决定不服的，向人民法院提起诉讼的时限为收到复议决定书之日起

[60~61 题共用备选答案]

    A. 行政机关

    B. 行政机关或行政机关申请人民法院

    C. 人民法院

    D. 行政机关或其上级行政机关

60. 行政处罚的执法主体是

61. 行政诉讼的执法主体是

[62~63 题共用备选答案]

    A. 制定食品安全监管制度

    B. 药品、医疗器械、化妆品研制环节的许可、检查和处罚

    C. 药品生产许可、药品批发许可、零售连锁总部许可、互联网销售第三方平台备案及检查和处罚

    D. 药品零售、医疗器械经营的许可、检查和处罚

62. 国家药品监督管理局负责的药品管理事项是

63. 省级药品监督管理部门负责的药品管理事项是

[64~66 题共用备选答案]

    A. 市场监管部门

    B. 医疗保障部门

    C. 发展和改革宏观调控部门

    D. 人力资源和社会保障部门

64. 负责药品零售、医疗器械经营的许可、检查和处

罚的部门是

65. 制定医疗保险相关部门规章并组织实施的部门是

66. 负责拟订专业技术人员管理、继续教育管理等政策的部门是

[67~69题共用备选答案]

    A. 国家卫生健康委员会

    B. 国家医疗保障局

    C. 国家中医药管理局

    D. 国家发展和改革委员会

67. 承担保护濒临消亡的中医诊疗技术和中药生产加工技术责任的机构是

68. 国家药品监督管理局会同组织制定国家药典的机构是

69. 组织制定药品价格，推动建立市场主导的社会医药服务价格形成机制的机构是

[70~72题共用备选答案]

    A. 市场监管部门   B. 医疗保障部门

    C. 卫生健康部门   D. 中医药管理部门

70. 负责指导民族医药的理论、医术、药物的发掘、整理、总结和提高工作的部门是

71. 开展公立医院药品使用监测、临床综合评价和短缺药品预警的部门是

72. 建立药品价格信息监测和信息发布制度的部门是

[73~75题共用备选答案]

    A. 卫生健康部门

    B. 商务管理部门

    C. 人力资源和社会保障部门

    D. 工业和信息化管理部门

73. 负责中药材生产扶持项目管理和国家药品储备管理工作的政府部门是

74. 负责拟订药品流通发展规划和政策的政府部门是

75. 负责建立国家基本药物制度、制定国家药物政策的政府部门是

[76~78题共用备选答案]

    A. 拟订养老、失业、工伤等社会保险及其补充保险政策和标准

    B. 拟订医疗保险、生育保险、医疗救助等医疗保障制度的法律法规草案、政策、规划和标准

    C. 承担医药工业行业管理工作

    D. 拟订药品流通发展规划和政策

76. 医疗保障部门负责

77. 工业和信息化管理部门负责

78. 人力资源和社会保障部门负责

[79~81题共用备选答案]

    A. 提出国家基本药物价格政策的建议

    B. 推动建立政府主导的社会医药服务价格形成机制

    C. 建立药品价格信息监测和信息发布制度

    D. 进行药品价格监督检查

79. 市场监管部门负责

80. 卫生健康部门负责

81. 医疗保障部门负责

[82~84题共用备选答案]

    A. 市场监管部门

    B. 工业和信息化管理部门

    C. 新闻宣传部门

    D. 互联网信息管理部门

82. 配合有关部门依法处置发布药品虚假违法广告、涉嫌仿冒他人网站发布互联网广告的违法违规网站、无线电台的部门是

83. 负责药品、保健食品、医疗器械、特殊医学用途配方食品广告审查和监督处罚的部门是

84. 依法查处发布虚假违法药品广告信息等违法行为的网站的部门是

[85~86题共用备选答案]

    A. 市场监管部门

    B. 工业和信息化管理部门

    C. 医疗保障部门

    D. 商务部门

85. 组织制定城乡统一的药品、医用耗材、医疗服务项目、医疗服务设施等医保目录和支付标准的部门是

86. 组织制定药品、医用耗材价格和医疗服务项目、医疗服务设施收费等政策的部门是

[87~89题共用备选答案]

    A. 市场监督管理部门

    B. 医疗保障部门

    C. 发展和改革宏观调控部门

    D. 工业和信息化管理部门

87. 负责拟定和实施生物医药产业的规划、政策和标准的部门是

88. 制定药品、医用耗材的招标采购政策的部门是

89. 负责药品生产、经营企业的登记注册和营业执照

核发管理的部门是

[90~91 题共用备选答案]

  A. 卫生健康部门

  B. 中医药管理部门

  C. 药品监督管理部门

  D. 工业和信息化管理部门

90. 负责指导民族药的发掘、整理、总结和提高的部门是

91. 负责促进中药资源的保护、开发和合理利用的部门是

[92~93 题共用备选答案]

  A. 国家药品监督管理局

  B. 国家中医药管理局

  C. 国家医疗保障局

  D. 商务部

92. 由国家卫生健康委员会管理的部门是

93. 由国家市场监督管理总局管理的部门是

[94~96 题共用备选答案]

  A. 制定医保目录药品准入谈判规则

  B. 实施药品价格监督检查

  C. 制定国家基本药物目录

  D. 承担药品研制、生产、流通和使用环节监督管理职责

94. 属于药品监督管理部门职责的是

95. 属于医疗保障部门职责的是

96. 属于市场监督管理部门职责的是

[97~99 题共用备选答案]

  A. 药品监督管理部门

  B. 工业和信息化管理部门

  C. 医疗保障部门

  D. 商务部门

97. 负责发放药品类易制毒化学品进口许可的部门是

98. 负责发放药品类易制毒化学品生产许可的部门是

99. 负责药品注册管理和上市后风险管理的部门是

[100~101 题共用备选答案]

  A. 市场监督管理部门

  B. 公安机关

  C. 商务部

  D. 工业和信息化管理部门

100. 负责组织指导药品、医疗器械和化妆品犯罪案件侦查工作的部门是

101. 药品监督管理部门发现违法行为涉嫌犯罪的,按照有关规定及时移送的部门是

[102~103 题共用备选答案]

  A. 海关

  B. 公安机关

  C. 商务部

  D. 工业和信息化管理部门

102. 负责药品进出口口岸的设置的部门是

103. 负责药品进口与出口的监管、统计与分析的部门是

[104~106 题共用备选答案]

  A. 公安机关

  B. 国家市场监督管理总局

  C. 国家卫生健康委员会

  D. 商务部

104. 国家药品监督管理局会同建立重大药品不良反应和医疗器械不良事件相互通报机制和联合处置机制的机构是

105. 药品监督管理部门在药品监督管理工作中,需要配合执行药品流通发展规划和政策的部门是

106. 在假劣药刑事案件中,向药品监督管理部门提请作出检验、鉴定、认定等协助帮助的部门是

[107~109 题共用备选答案]

  A. 国家药品监督管理局食品药品审核查验中心

  B. 国家药品监督管理局药品评价中心

  C. 中国食品药品检定研究院

  D. 国家药品监督管理局药品审评中心

107. 开展药品上市后安全性评价工作的药品监督管理技术支撑机构是

108. 在药品注册管理中,承担药品注册现场检查的药品监督管理技术支撑机构是

109. 在药品注册管理中,组织药学、医学和其他学科技术人员对申报资料进行技术审评的药品监督管理技术支撑机构是

[110~112 题共用备选答案]

  A. 国家药品监督管理局药品评价中心

  B. 国家药品监督管理局药品审评中心

  C. 国家药品监督管理局食品药品审核查验中心

  D. 中国食品药品检定研究院

110. 组织开展有关国家标准物质的规划、计划、研究、制备、标定、分发和管理工作的机构是

111. 承担再生医学与组织工程等新兴医疗产品涉及药品的技术审评的机构是

112. 组织制定修订药品、医疗器械、化妆品检查制度规范和技术文件的机构是

[113~115题共用备选答案]

    A. 中国食品药品检定研究院

    B. 国家药典委员会

    C. 国家药品监督管理局行政事项受理服务和投诉举报中心

    D. 国家药品监督管理局药品评价中心

113. 组织开展进口药品注册检验以及上市后有关数据收集分析等工作的机构是

114. 组织制定与修订国家药品标准的机构是

115. 负责药品通用名称命名的机构是

[116~118题共用备选答案]

    A. 中国食品药品检定研究院

    B. 国家药典委员会

    C. 国家药品监督管理局行政事项受理服务和投诉举报中心

    D. 国家药品监督管理局药品评价中心

116. 承担药品严重不良反应原因的实验研究工作的机构是

117. 国家药品不良反应监测中心所在的机构是

118. 承担发布药品不良反应监测工作的机构是

[119~121题共用备选答案]

    A. 国家药品监督管理局药品审评中心

    B. 国家药典委员会

    C. 国家中药品种保护审评委员会

    D. 国家药品监督管理局药品评价中心

119. 参与制定我国药品技术审评规范并组织实施的国家药品注册技术审评机构是

120. 负责组织国家中药保护品种的技术审评工作的机构是

121. 负责仿制药质量和疗效一致性评价的技术审评机构是

[122~123题共用备选答案]

    A. 国家药品监督管理局药品审评中心

    B. 国家药典委员会

    C. 国家中药品种保护审评委员会

    D. 国家药品监督管理局药品评价中心

122. 参与拟订、调整国家基本药物目录的是

123. 参与拟订、调整非处方药目录的是

[124~126题共用备选答案]

    A. 国家药品监督管理局食品药品审核查验中心

    B. 药品审评检查分中心

    C. 国家中药品种保护审评委员会

    D. 国家药品监督管理局药品评价中心

124. 承担国家级药品检查员考核、使用等管理工作的机构是

125. 协助国家药品监督管理局药品审评中心开展药品审评事前事中沟通指导和相关检查等工作的机构是

126. 与国家市场监督管理总局食品审评中心实行一套机构、两块牌子管理，为国家市场监督管理总局直属事业单位的是

[127~129题共用备选答案]

    A.《中国药典》

    B. 国家药品监督管理部门颁布的其他药品标准

    C. 药品注册标准

    D. 中药饮片炮制规范

127. 国家药品监督管理部门核准给申请人特定药品的质量标准是

128. 收载了国内已有生产、疗效较好，需要统一标准但尚未载入药典的品种，以及与药品质量指标、生产工艺和检验方法相关的技术指导原则和规范的《国家药品监督管理局国家药品标准》是

129. 由国家药典委员会编纂，国家药品监督管理部门批准并颁布的最高权威的药品标准是

[130~131题共用备选答案]

    A. 研制环节   B. 生产环节

    C. 批发环节   D. 零售环节

130. 对申请人开展的药物非临床研究、药物临床试验、申报生产研制现场和生产现场开展的检查，以及必要时对药品注册申请所涉及的原辅包材等生产企业、供应商或者其他委托机构开展的延伸检查发生在供应链的环节是

131.《药品生产许可证》换发的现场检查、药品生产质量管理规范实施情况的合规检查、日常检查、有因检查、专项检查、疫苗巡查，以及对中药提取物、中药材以及登记的辅料、直接接触药品的包装材料和容器等供应商或者生产商开展的延伸检查的环节是

[132~133题共用备选答案]

    A. 国家药品监督管理部门

    B. 省级药品监督管理部门

    C. 市级药品监督管理部门

    D. 县级药品监督管理部门

132. 针对药品研发过程和药物非临床研究质量管理规范、药物临床试验质量管理规范执行情况进行监督检查的部门是

133. 针对药品生产过程和生产质量管理规范执行情况进行监督检查的部门是

[134～135 题共用备选答案]

　　A. 国家药品监督管理部门

　　B. 省级药品监督管理部门

　　C. 国家药品监督管理部门和省级药品监督管理部门

　　D. 市县两级药品监督管理部门

　　根据《国务院办公厅关于建立职业化专业化药品检查员队伍的意见》（国办发〔2019〕36 号）

134. 到 2020 年底，基本完成职业化专业化药品检查员队伍制度体系建设的部门是

135. 建立职业化专业化药品检查员分级分类管理制度的部门是

[136～137 题共用备选答案]

　　A. 监督检验　　　　　B. 注册检验

　　C. 评价抽验　　　　　D. 指定检验

136. 药品监督管理部门在监督检查中，对可疑药品进行的针对性抽验是

137. 批签发管理的生物制品在出厂上市前，进行的强制性检验属于

[138～140 题共用备选答案]

　　A. 抽查检验　　　　　B. 指定检验

　　C. 注册检验　　　　　D. 复验

138. 药品上市销售前需经指定的药品检验机构进行的检验属于

139. 新药上市申请、首次申请上市仿制药、首次申请上市境外生产药品，进行的检验属于

140. 结果由药品监督管理部门以药品质量公告形式发布的检验属于

[141～143 题共用备选答案]

　　A. 抽查检验　　　　　B. 注册检验

　　C. 复验　　　　　　　D. 指定检验

141. 血液制品在每批上市销售前，应当由药品检验机构检验，该检验属于

142. 药品监督管理部门根据监督管理的需要，可以对药品质量进行

143. 当事人对药品检验结果有异议的，可以自收到药品检验结果之日起七日内向原药品检验机构、上

一级药品监督管理部门设置或者指定的药品检验机构或者中国食品药品检定研究院申请

[144～145 题共用备选答案]

　　A. 监督抽验　　　　　B. 注册检验

　　C. 评价抽验　　　　　D. 指定检验

144. 抽样工作可由药品检验机构直接承担的是

145. 抽样工作由药品监督管理部门承担，然后送达所属区划的药品检验机构检验的是

[146～147 题共用备选答案]

　　A. 注册检验　　　　　B. 抽查检验

　　C. 指定检验　　　　　D. 复核检验

146. 药品监督管理部门为掌握、了解辖区内药品质量状况而进行评价检验，该检验属于

147. 疫苗类制品在每批产品上市销售前或进口时，都应当通过批签发审核检验，该检验属于

[148～150 题共用备选答案]

　　A. 国家药品监督管理部门

　　B. 省级药品监督管理部门

　　C. 市县两级药品监督管理部门

　　D. 各级药品检验所

　　根据《药品质量抽查检验管理办法》（国药监药管〔2019〕34 号）

148. 负责组织实施国家药品质量抽查检验工作，在全国范围内对生产、经营、使用环节的药品质量开展抽查检验，并对地方药品质量抽查检验工作进行指导的是

149. 对本行政区域内生产环节以及批发、零售连锁总部和互联网销售第三方平台的药品质量开展抽查检验的是

150. 对行政区域内零售和使用环节的药品质量进行抽查检验的是

[151～152 题共用备选答案]

　　A. 标准复核　　　　　B. 样品检验

　　C. 监督抽检　　　　　D. 评价抽检

151. 对申请人申报药品标准中设定项目的科学性、检验方法的可行性、质控指标的合理性等进行的技术评估是

152. 按照申请人申报或者国家药品监督管理局药品审评中心核定的药品质量标准进行的实验室检验是

[153～154 题共用备选答案]

　　A. 进行样品检验和标准复核

　　B. 不再进行标准复核

C. 既不进行样品检验，也不进行标准复核

D. 只进行标准复核，不进行样品检验

153. 新药上市申请、首次申请上市仿制药、首次申请上市境外生产药品，应当

154. 与已有国家标准收载的同品种使用的检测项目和检测方法一致，或者经审评可评估药品标准科学性、可行性和合理性的，可以

[155～156题共用备选答案]

A. 首次申请上市仿制药

B. 首次在中国销售的药品

C. 首次申请生产仿制药

D. 首次在中国生产的药品

155. 应当进行药品注册检验中的样品检验和标准复核的药品是

156. 国家法律或国家药品监督管理部门规定某些药品在销售前或者进口时，必须经过指定药品检验机构检验的药品是

[157～158题共用备选答案]

A. 国家药品监督管理局食品药品审核查验中心

B. 国家疫苗检查中心

C. 省级药品监督管理部门

D. 市县级药品监督管理部门

157. 负责组织对本行政区域内药品上市许可持有人、药品生产企业、药品批发企业、药品零售连锁总部、药品网络交易第三方平台进行相关监督检查的是

158. 负责承担疫苗、血液制品巡查的是

[159～161题共用备选答案]

A. 许可检查　　　　B. 常规检查

C. 有因检查　　　　D. 延伸检查

159. 对药品上市许可持有人、药品生产企业、药品经营企业、药品使用单位可能存在的具体问题或者投诉举报等开展的针对性检查属于

160. 药品监督管理部门在开展药品生产经营许可申请审查过程中，对申请人是否具备从事药品生产经营活动条件开展的检查属于

161. 根据药品监督管理部门制定的年度检查计划，对相关机构遵守有关法律、法规、规章，执行相关质量管理规范以及有关标准情况开展的监督检查属于

[162～163题共用备选答案]

A. 综合评定结论为符合要求

B. 整改后综合评定结论为符合要求

C. 综合评定结论为不符合要求

D. 无法判断

162. 药品监督管理部门必要时依据风险采取告诫、约谈等风险控制措施，所针对的药品检查结果为

163. 药品监督管理部门应当第一时间采取暂停生产、销售、使用、进口等风险控制措施，所针对的药品检查结果为

三、综合分析选择题

[1～2题共用题干]

甲省乙药品生产企业在丙省丁报纸上发布药品广告，该广告与批准的内容不符，声称"服用当天血压降低，服用3天心慌心悸消失，服用15天药量减停，各项指标恢复正常，没有副作用，安全放心"。药品广告审查机关核定该广告是虚假药品广告，进行了行政处罚。已知甲省、丙省药品广告审查机关是药品监督管理部门。

1. 乙药品生产企业对案例情景中所涉及的行政处罚不服，可以提起行政复议的部门是

A. 丙省药品监督管理局

B. 丙省市场监督管理局

C. 甲省药品监督管理局

D. 甲省市场监督管理局

2. 乙药品生产企业对案例情景中所涉及的行政处罚不服，直接提出行政诉讼的部门及时限分别为

A. 药品监督管理部门，6个月内

B. 人民法院，6个月内

C. 药品监督管理部门，3个月内

D. 人民法院，3个月内

[3～6题共用题干]

甲省乙市丙县丁药店经营品种中有注射剂、肿瘤治疗药、维C银翘片（标签上是红色OTC）、维生素C（营养补充剂类药品），其营业执照为法人营业执照。在日常检查中，丙县市场监督管理部门发现该药店执业药师不在岗时，所有药品均有出售。该市场监督管理部门首先责令丁药店限期改正，给予警告；丁药店到期后没有改正，丙县市场监督管理部门给予罚款900元；丁药店对该行政决定不予履行，丙县市场监督管理部门对这种行为强制执行，并加处罚款。丁药店对处罚不服，提起行政复议。行政复议后，对行政复议仍然不服提起行政诉讼。

3. 案例情景中所指的"加处罚款"属于

A. 行政强制措施　　　　B. 行政强制执行

C. 行政处罚　　　　D. 行政许可

4. 案例情景中执业药师不在岗时，可以销售的药品是
    A. 注射剂　　　　B. 肿瘤治疗药
    C. 维C银翘片　　　D. 维生素C

5. 丙县药品监督管理部门所给予的900元罚款，适用的行政处罚决定程序包括
    A. 立案　　　　　B. 制作笔录
    C. 辩论　　　　　D. 备案

6. 案例情景中丁药店提起行政复议的机构应该是
    A. 丙县市场监督管理部门
    B. 甲省药品监督管理部门
    C. 国家药品监督管理部门
    D. 丙县人民政府

四、多项选择题

1. 下列有关法的效力冲突的说法，正确的有
    A. 在同一位阶的法之间，特别规定优于一般规定
    B. 下位法违反上位法规定的，由有关机关依法予以改变或者撤销
    C. 上位法的效力高于下位法
    D. 在同一位阶的法之间，旧的规定优于新的规定

2. 关于法的效力冲突及其解决原则的说法，正确的有
    A. 地方性法规与部门规章之间对同一事项的规定不一致时，由国务院提出意见，国务院认为应当适用地方性法规的，应当决定适用地方性法规
    B. 地方性法规与部门规章之间对同一事项的规定不一致时，由全国人民代表大会常务委员会提出意见，全国人民代表大会常务委员会认为应当适用部门规章的，应当适用部门规章
    C. 部门规章之间、部门规章与地方政府规章之间对同一事项的规定不一致时，由国务院裁决
    D. 根据授权制定的法规与法律规定不一致时，由全国人民代表大会常务委员会裁决

3. 下列有关立法、执法、司法、守法的说法，正确的有
    A. 从广义来看，立法是指从中央到地方一切国家机关制定和变动各种不同规范性文件的活动
    B. 执法指国家行政机关依照法定职权和法定程序，行使行政管理职权、履行职责、贯彻和实施法律的活动
    C. 司法，亦称法律执行，通常是指国家司法机关及其司法人员依照法定职权和法定程序，具体

运用法律处理案件的专门活动
    D. 守法是法的实现的最基本的形式。立法者制定法的目的，就是要使法在社会生活中得到实施

4. 2019年8月26日，第十三届全国人民代表大会常务委员会第十二次会议第二次修订通过了《药品管理法》。下列属于其主要内容的是
    A. 明确将"保护和促进公众健康"作为药品管理的立法宗旨
    B. 确定了药品管理的基本原则，即风险管理、全程管控、社会共治，并与之相适应，建立了一系列的监管制度、监管机制、监管方式等，着力推进药品监管的现代化
    C. 确立了药品上市许可持有人制度、药品全程追溯制度、药物警戒制度、附条件审批制度、优先审批制度等一系列制度
    D. 严格药品研制管理，强化上市后监管，加强药品供应保障

5. 依法实行许可证管理的药事活动包括
    A. 医疗机构制剂上市　B. 药品生产
    C. 药品批发　　　　D. 药品零售

6. 某药品零售企业销售假药，其涉及的法律关系主要包括
    A. 行政法律关系　　B. 刑事法律关系
    C. 民事法律关系　　D. 财权法律关系

7. 关于行政处罚的决定以及程序的说法，正确的是
    A. 行政处罚是指行政机关依法对违反行政管理秩序的公民、法人或者其他组织，以减损权益或者增加义务的方式予以惩戒的行为
    B. 行政机关必须自行政处罚案件立案之日起九十日内作出行政处罚决定
    C. 除涉及国家秘密、商业秘密或者个人隐私依法予以保密外，听证公开举行
    D. 行政机关作出没收违法所得行政处罚前，必须告知当事人有要求举行听证的权利

8. 关于行政强制的说法，正确的是
    A. 行政强制包括行政强制措施和行政强制执行
    B. 行政强制措施由行政机关采取措施
    C. 行政强制执行由行政机关或行政机关申请人民法院执行
    D. 行政强制措施的目的是强制履行义务

9. 关于生物制品批签发的说法，正确的有
    A. 批签发申请人应当是持有药品批准证明文件的

境内外药品上市许可持有人

  B. 境外药品上市许可持有人应当指定我国境内企业法人办理批签发

  C. 生物制品批签发审核、检验应当依据国家药品标准和药品注册标准

  D. 应对突发事件急需的疫苗需要经过批签发，否则不得上市销售或进口

10. 药品监督管理部门在监督管理过程中，为避免药害事件发生，对有证据证明危害人体健康的某药品零售连锁企业的药品及其有关材料，可以采取的措施有

  A. 查封营业场所

  B. 扣押可能危害人体健康的药品

  C. 查封储存药品的仓库

  D. 拍卖被查封的仓库

11. 某零售药店面临以下行政处罚之前，可以在药品监督管理部门告知后 5 日内提出听证申请的有

  A. 警告

  B. 3000 元以下罚款

  C. 责令停止营业

  D. 吊销《药品经营许可证》

12. 关于行政处罚的决定及程序的说法，正确的有

  A. 公民、法人或者其他组织违反行政管理秩序的行为，依法应当给予行政处罚

  B. 当事人要求听证的，行政机关应当组织听证后，才能作出责令停产停业、吊销许可证或者执照、较大数额罚款等行政处罚

  C. 当事人不承担行政机关组织听证的费用

  D. 简易程序先做处罚决定后备案，普通程序先立案后做处罚决定

13. 药品监督管理技术支撑机构是药品监督管理的重要组成部分，为药品行政监督提供技术支持与保障。在国家药品监督管理部门中，与执业药师执业工作相关的药品监督管理技术支撑机构主要包括

  A. 中国食品药品检定研究院

  B. 国家药典委员会

  C. 药品审评中心

  D. 药品评价中心

14. 关于中药饮片炮制规范和医疗机构制剂标准的说法，正确的有

  A. 对中药饮片，有国家药品标准的，必须按照国家药品标准炮制；国家药品标准没有规定的，

才可以按照省级药品标准炮制

  B. 省级药品监督管理部门制定的中药饮片炮制规范应当报国家药品监督管理部门备案

  C. 对医疗机构制剂，有国家药品标准的，必须按照国家药品标准配制；国家药品标准没有规定的，才可以按照省级药品标准配制

  D. 省级药品监督管理部门制定的医疗机构制剂配制标准应当报国家药品监督管理部门备案

15. 根据《中华人民共和国药品管理法》，对有证据证明某药店可能存在安全隐患的，药品监督管理部门根据监督检查情况，应当采取的处理措施包括

  A. 告诫   B. 约谈

  C. 限期整改   D. 暂停生产

16. 下列属于药品生产环节进行的监督检查的有

  A. 申报生产研制现场和生产现场开展的检查

  B. 必要时对药品注册申请所涉及的原辅包材等生产企业、供应商或者其他委托机构开展的延伸检查

  C. 药品生产质量管理规范实施情况的合规检查

  D. 对上市后中药提取物、中药材以及登记的辅料、直接接触药品的包装材料和容器等供应商或者生产商开展的延伸检查

17. 职业化专业化药品（含医疗器械、化妆品）检查员是指经药品监管部门认定，依法对管理相对人从事药品研制、生产等场所、活动进行合规确认和风险研判的人员，是加强药品监管、保障药品安全的重要支撑力量。为了达到这种制度设计，《国务院办公厅关于建立职业化专业化药品检查员队伍的意见》（国办发〔2019〕36 号）建立的制度包括

  A. 构建国家、省两级职业化专业化药品检查员队伍

  B. 到 2020 年底，国务院药品监管部门和省级药品监管部门基本完成职业化专业化药品检查员队伍制度体系建设

  C. 构建国家、省、市、县四级职业化专业化药品检查员队伍

  D. 到 2020 年底，国家、省、市、县四级基本完成职业化专业化药品检查员队伍制度体系建设

18. 下列属于完善职业化专业化药品检查员队伍建设措施的有

  A. 完善药品检查体制机制

B. 落实检查员配置

C. 加强检查员队伍管理

D. 不断提升检查员能力素质

19. 药品监督管理部门有权在任何时间进入被检查单位研制、生产、经营、使用等场所进行检查，被检查单位不得拒绝、逃避。药店下列行为属于拒绝、逃避检查的是

A. 甲药店以下班为理由限制检查人员进入营业场所，阻止不了的情况下限时半小时检查完毕

B. 乙药店无正当理由不提供与检查相关的文件、记录、票据、凭证、电子数据等材料

C. 丙药店声称执业药师到医院看病，暂停营业逃避检查

D. 丁药店拒绝检查人员抽样取证

20. 《中华人民共和国药品管理法》规定下列药品在销售前或者进口时，必须经过指定药品检验机构进行检验的药品包括

A. 国家药品监督管理部门规定的生物制品

B. 新药

C. 首次申请上市仿制药

D. 首次申请上市境外生产药品

21. 根据《生物制品批签发管理办法》，在每批产品上市销售前或进口时，都应当通过批签发审核检验。未通过批签发的产品，不得上市销售或进口的药品包括

A. 疫苗类制品

B. 血液制品

C. 用于血源筛查的体外诊断试剂

D. 用于放射性核素标记的体外诊断试剂

22. 国家药品质量公告应当根据药品质量状况及时或定期发布。关于药品质量公告发布的说法，正确的有

A. 对由于药品质量严重影响用药安全、有效的，应当及时发布

B. 对药品的评价抽验，应给出药品质量分析报告，定期在药品质量公告上予以发布

C. 省级药品监督管理部门发布的药品质量公告，应当及时通过国家药品监督管理部门网站向社会公布，并在发布后5个工作日内报国家药品监督管理部门备案

D. 药品质量公告发布前，涉及内容的核实由生产药品的省级药品监督管理部门负责

23. 根据《国家药品监督管理局贯彻落实国务院深化"证照分离"改革进一步激发市场主体发展活力的实施方案》，药品行政审批制度改革措施主要有

A. 直接取消审批　　　B. 审批改为备案

C. 实行告知承诺　　　D. 优化审批服务

24. 对当事人的违法行为不予行政处罚的情况有

A. 一般违法行为在二年内未被发现

B. 涉及公民生命健康安全、金融安全且有危害后果五年内未被发现

C. 当事人有证据足以证明没有主观过错

D. 主动消除违法行为危害后果

25. 根据国务院办公厅印发《关于全面加强药品监管能力建设的实施意见》（国办发〔2021〕16号），关于加强药品监督管理总体要求的说法，正确的有

A. 加快建立健全科学、高效、权威的药品监管体系，坚决守住药品安全底线

B. 进一步提升药品监管工作科学化、法治化、国际化、现代化水平

C. 推动我国从制药大国向制药强国跨越，更好满足人民群众对药品安全的需求

D. 对标国际通行规则，深化审评审批制度改革，持续推进监管创新，加强监管队伍建设

26. 关于药品监督检查的说法，正确的有

A. 检查组实行组长负责制，一般由2名以上检查员组成，检查员应当具备与被检查品种相应的专业知识、培训经历或者从业经验

B. 被检查单位对现场检查通报的情况有异议的，可以陈述申辩，检查组应当如实记录，并结合陈述申辩内容确定缺陷项目

C. 负责被检查单位监管工作的药品监督管理部门应当立即派出案件办理人员到达检查现场，交接与违法行为相关的实物、资料、票据、数据存储介质等证据材料，全面负责后续案件查办工作

D. 案件查办过程中发现被检查单位涉嫌犯罪的，药品监督管理部门应当按照相关规定，依法及时移送或通报公安机关

第三章　药品研制和生产管理

一、最佳选择题

1. 关于中药非临床研究和临床研究的说法，错误的是
   A. 中药创新药处方来源于古代经典名方，如处方组成、临床定位、用法用量等与既往临床应用基本一致，采用与临床使用药物基本一致的传统工艺，且可通过人用经验初步确定功能主治、适用人群、给药方案和临床获益等的，可不开展非临床有效性研究
   B. 中药创新药处方来源于中医临床经验方，如处方组成、临床定位、用法用量等与既往临床应用基本一致，采用与临床使用药物基本一致的传统工艺，且可通过人用经验初步确定功能主治、适用人群、给药方案和临床获益等的，可不开展非临床有效性研究
   C. 来源于临床实践的中药新药，人用经验能在临床定位、适用人群筛选、疗程探索、剂量探索等方面提供研究、支持证据的，可不开展Ⅱ期临床试验
   D. 来源于临床实践的中药新药，中医药理论能在临床定位、适用人群筛选、疗程探索、剂量探索等方面提供研究、支持证据的，可不开展Ⅱ期临床试验

2. 负责GLP认证相关资料审查、现场检查、综合评定以及实施对相关机构的监督检查等工作的机构是
   A. 国家药品监督管理局食品药品审核查验中心
   B. 省级药品监督管理局食品药品审核检验中心
   C. 国家药品监督管理局药品评价中心
   D. 省级药品监督管理局药品评价中心

3. 关于药物非临床研究质量管理规范认证管理的说法，错误的是
   A. 申请机构可先申请单个试验项目的GLP认证，然后再扩展GLP认证范围
   B. 申请GLP认证前，每个试验项目应当完成至少一项研究工作
   C. 国家药品监督管理局批准核发药物GLP认证证书，证书有效期为5年
   D. GLP机构应当在证书有效期届满前6个月，提出延续申请

4. GLP机构主动申请或经检查发现部分试验项目不具备研究条件、能力，需核减相应试验项目的，国家药品监督管理局应该采取的措施是
   A. 重新核发GLP证书，证书有效期不变
   B. 重新核发GLP证书，证书有效期按新核发日期重新计算
   C. 变更GLP证书，证书有效期不变
   D. 变更GLP证书，证书有效期按新核发日期重新计算

5. 根据《药品管理法》，化学原料药登记注册属于行政许可事项，实施的行政许可制度是
   A. 审批制
   B. 备案制
   C. 告知承诺制
   D. 自由市场制

6. 关于化学原料药注册管理的说法，错误的是
   A. 化学原料药实施再注册管理
   B. 境内生产化学原料药由属地省级药品监管部门开展再注册
   C. 境外生产化学原料药由药品审评中心开展再注册
   D. 化学原料药登记人应在药品批准文号有效期届满前3个月申请再注册

7. 基于新发放的化学原料药批准通知书进行再注册的情况是
   A. 已取得药品批准文号的化学原料药
   B. 未取得药品批准文号、已通过审评审批标识为"A"的化学原料药
   C. 未取得药品批准文号的化学原料药
   D. 取得药品批准文号、已通过审评审批标识为"A"的化学原料药

8. 关于临床试验用药品管理的说法，错误的是
   A. 临床试验用药品（包括试验药物、安慰剂）制备相关厂房、设施和设备应当符合《药品生产质量管理规范》及相关附录的基本要求
   B. 负责制备和质量管理的人员不得互相兼任
   C. 无论是否上市，临床试验用药品档案至少应当保存至临床试验终止后或注册申请终止后2年

D. 临床试验用药品制备应当能够确保同一批次产品质量均一

9. 关于临床试验用药品管理的说法，错误的是
   A. 临床试验用药品在不同的场地进行制备时，应当开展不同场地之间药物质量的可比性研究
   B. 因盲法试验需要，使用不同的包装材料重新包装对照药品时，重新包装后对照药品的使用期限按重新包装时间计算
   C. 临床试验用药品通常以独立包装的形式提供给临床试验中的受试者
   D. 每批次临床试验用药品均须检验，以确认符合质量标准

10. 每批临床试验用药品均应当留样，临床试验用药品的留样期限为
    A. "药品上市许可申请批准后两年或临床试验终止后两年"和"该临床试验用药品有效期满后两年"两者中较长的时间
    B. "药品上市许可申请批准后两年或临床试验终止后两年"和"该临床试验用药品有效期满后两年"两者中较短的时间
    C. "药品上市许可申请批准前两年或临床试验终止前两年"和"该临床试验用药品有效期满前两年"两者中较长的时间
    D. "药品上市许可申请批准前两年或临床试验终止前两年"和"该临床试验用药品有效期满前两年"两者中较短的时间

11. 关于中药注册审评的说法，错误的是
    A. 中药注册审评，采用中医药理论、人用经验和临床试验相结合的审评证据体系，综合评价中药的安全性、有效性和质量可控性
    B. 鼓励将真实世界研究、新型生物标志物、替代终点决策、以患者为中心的药物研发、适应性设计、富集设计等用于中药疗效评价
    C. 对临床定位清晰且具有明显临床价值的儿童用中药新药等的注册申请实行优先审评审批
    D. 国家药品监督管理局认定急需的中药，可应用人用经验证据直接按照特别审批程序申请开展临床试验或者上市许可或者增加功能主治

12. 对治疗严重危及生命且尚无有效治疗手段的疾病以及国务院卫生健康或者中医药主管部门认定急需的中药，药物临床试验已有数据或者高质量中药人用经验证据显示疗效并能预测其临床价值的，可以采取的加快上市程序是
    A. 突破性治疗药物程序
    B. 附条件批准程序
    C. 优先审评审批程序
    D. 特别审批程序

13. 关于药品专利纠纷早期解决机制的说法，错误的是
    A. 专利权人或者利害关系人如在规定期限内提起诉讼或者请求行政裁决，应当自人民法院立案或者国务院专利行政部门受理之日起15个工作日内将立案或受理通知书副本提交国家药品审评机构，并通知仿制药申请人
    B. 收到人民法院立案或者国务院专利行政部门受理通知书副本后，国务院药品监督管理部门对化学仿制药注册申请设置9个月的等待期
    C. 等待期自人民法院立案或者国务院专利行政部门受理之日起，只设置一次。等待期内国家药品审评机构停止技术审评
    D. 超过等待期，国务院药品监督管理部门未收到人民法院的生效判决或者调解书，或者国务院专利行政部门的行政裁决，国家药品审评机构按照程序将相关化学仿制药注册申请转入行政审批环节

14. 关于已上市中药变更具体要求的说法，错误的是
    A. 对于已有同品种上市的，所申请的规格一般应当与同品种上市规格一致
    B. 变更用法用量或者增加适用人群范围但不改变给药途径的，应当提供支持该项改变的非临床安全性研究资料，必要时应当进行临床试验
    C. 已上市儿童用药【用法用量】中剂量不明确的，可根据儿童用药特点和人用经验情况，开展必要的临床试验，明确不同年龄段儿童用药的剂量和疗程
    D. 对主治或者适用人群范围进行删除的，应当说明删除该主治或者适用人群范围的合理性，一般需开展临床试验

15. 已上市中药申请变更用法用量或者增加适用人群范围，功能主治不变且不改变给药途径，人用经验证据支持变更后的新用法用量或者新适用人群的用法用量的，需要进行的临床试验是
    A. 可不开展Ⅱ期临床试验，仅开展Ⅲ期临床试验
    B. 仅开展Ⅱ期临床试验，可不开展Ⅲ期临床试验
    C. Ⅱ期临床试验和Ⅲ期临床试验均不开展

D. Ⅱ期临床试验和Ⅲ期临床试验均开展

16. 关于替代或者减去国家药品标准处方中的毒性药味或者处于濒危状态的药味的说法，错误的是
   A. 基于处方中药味组成及其功效，按照相关技术要求开展与原药品进行药学、非临床有效性和/或非临床安全性的对比研究
   B. 替代或者减去处方中已明确毒性药味的，可与安慰剂对照开展Ⅲ期临床试验
   C. 替代或者减去处方中处于濒危状态药味的，至少开展Ⅲ期临床试验的比较研究。必要时，需同时变更药品通用名称
   D. 替代或者减去处方中处于濒危状态药味的，至少变更药品通用名称

17. 关于药品上市许可持有人义务的说法，错误的是
   A. 药品上市许可持有人应当建立覆盖药品生产全过程的质量管理体系，委托药品生产企业确保药品生产全过程持续符合药品生产质量管理规范要求
   B. 药品上市许可持有人应当定期审核受托药品生产企业、药品经营企业的质量管理体系，监督其持续具备质量保证和控制能力
   C. 药品上市许可持有人应当对原料、辅料、直接接触药品的包装材料和容器等供应商进行审核，保证购进和使用的原料、辅料、直接接触药品的包装材料和容器等符合法律法规和相关技术要求
   D. 药品上市许可持有人应当独立设置质量管理部门，履行全过程质量管理职责，参与所有与质量有关的活动，负责审核所有与质量管理有关的文件

18. 关于药品上市许可持有人义务的说法，错误的是
   A. 持有人应当建立年度报告制度，企业负责人应当指定专门机构或者人员负责年度报告工作
   B. 中药、天然药物注射剂上市后，持有人应当开展药品上市后临床研究，不断充实完善临床有效性、安全性证据，应当持续收集不良反应信息，及时修改完善说明书，对临床使用过程中发现的非预期不良反应及时开展非临床安全性研究
   C. 持有人应当建立培训管理制度，制定培训方案或者计划，对从事药品研发管理、生产管理、质量管理、销售管理、药物警戒、上市后研究的所有人员开展上岗前培训和继续培训

D. 持有人应当按照药品监管有关规定和药物警戒质量管理规范等要求建立药品上市后变更控制体系

19. 关于药品上市许可持有人权利的说法，错误的是
   A. 药品上市许可持有人应当具备法律要求的责任赔偿能力，建立责任赔偿的相关管理程序和制度，实行惩罚性赔偿制
   B. 药品上市许可持有人应当具有责任赔偿能力相关证明或者相应的商业保险购买合同等
   C. 药品上市许可持有人应当配合药品监督管理部门的监督检查和抽查检验，并配合对相关方的延伸检查
   D. 药品上市许可持有人不得拒绝、逃避监督检查，不得干扰、阻扰或拒绝抽查检验，不得伪造、销毁、隐匿有关证据材料，不得擅自用查封、扣押物品

20. 关于化学药品目录集的说法，错误的是
   A. 国家药品监督管理局建立化学药品目录集
   B. 化学药品目录集收录新批准上市通过仿制药质量和疗效一致性评价的化学药品
   C. 化学药品目录载明药品名称、活性成分、剂型、规格、是否为参比制剂、持有人等相关信息，并向社会公开
   D. 化学药品目录集收载程序和要求，由药品评价中心制定，并向社会公布

21. 关于直接提出非处方药上市许可申请程序的说法，错误的是
   A. 药品审评中心根据药品注册申报资料、核查结果、检验结果等，对药品的安全性、有效性和质量可控性等进行综合审评
   B. 药品评价中心进行非处方药适宜性审查
   C. 综合审评结论通过的，批准药品上市，发给药品注册证书
   D. 药品批准上市后，持有人应当按照国家药品监督管理局核准的生产工艺和质量标准生产药品，并按照《药物临床试验质量管理规范》要求进行细化和实施

22. 药物临床试验期间（不存在突发公共卫生事件的威胁），用于防治严重危及生命或者严重影响生存质量的疾病，且尚无有效防治手段或者与现有治疗手段相比有足够证据表明具有明显临床优势的创新药或者改良型新药等，不可以申请

A. 突破性治疗药物程序

B. 附条件批准程序

C. 优先审评审批程序

D. 特别审批程序

23. 应当提出新的药物临床试验申请的情况不包括

　　A. 获准开展药物临床试验的药物拟增加适应症（或者功能主治）的

　　B. 获准开展药物临床试验的药物拟增加与其他药物联合用药的

　　C. 获准上市的药品增加适应症（或者功能主治）需要开展药物临床试验的

　　D. 获准上市的药品增加与其他药物联合用药的

24. 关于新药临床试验审批管理的说法，错误的是

　　A. 研发期间安全性更新报告应当每年提交一次，于药物临床试验获准后每满一年提交

　　B. 对于药物临床试验期间出现的可疑且非预期严重的不良反应和其他潜在的严重安全性风险信息，申办者应当按照相关要求及时向药品审评中心报告

　　C. 药物临床试验期间，发现存在安全性问题或者其他风险的，申办者应当及时调整临床试验方案、暂停或者终止临床试验，并向药品审评中心报告

　　D. 药物临床试验中出现大范围、非预期的严重不良反应，或者有证据证明临床试验用药品存在严重质量问题时，申办者和药物临床试验机构应当立即停止药物临床试验

25. 根据是否已获得相应生产范围药品生产许可证且已有同剂型品种上市等情况，基于风险进行药品注册生产现场核查、上市前药品生产质量管理规范检查的药品是

　　A. 创新药　　　　B. 改良型新药

　　C. 生物制品　　　D. 仿制药

26. 关于药品注册检验的说法，错误的是

　　A. 与国家药品标准收载的同品种药品使用的检验项目和检验方法一致的，可以不进行标准复核，只进行样品检验

　　B. 境外生产药品的注册检验由中检院组织口岸药品检验机构实施

　　C. 放射性药品的注册检验由中检院或者经国家药品监督管理局指定的药品检验机构承担

　　D. 按照药品管理的体外诊断试剂的注册检验由申

请人或者生产企业所在地省（区、市）级药品检验机构承担

27. 关于仿制药注册要求的说法，错误的是

　　A. 仿制药是指仿制已上市原研药品的药品，分为两类

　　B. 仿制药要求与原研药品质量和疗效一致

　　C. 对已在中国境外上市但尚未在境内上市药品的仿制药注册申请，所使用的用来对比研究的原研药由企业自行采购，无须进口

　　D. 对已在中国境外上市但尚未在境内上市药品的仿制药注册申请，未能与原研药进行对比研究的，应按照创新药的技术要求开展研究

28. 根据《国务院关于改革药品医疗器械审评审批制度的意见》，关于仿制药与原研药关系的说法，错误的是

　　A. 应具有相同的处方工艺

　　B. 应具有相同的活性成分

　　C. 质量与疗效一致

　　D. 具有生物等效性

29. 关于药品专利纠纷早期解决机制的说法，错误的是

　　A. 化学仿制药申请人提交药品上市许可申请时，应当对照已在中国上市药品专利信息登记平台公开的专利信息，针对被仿制药每一件相关的药品专利作出声明

　　B. 专利权人或者利害关系人对相关专利声明有异议的，在规定的期限内，专利权人可以自行选择司法诉讼途径或行政裁决途径

　　C. 如果当事人选择向国务院专利行政部门请求行政裁决，对行政裁决不服又向人民法院提起行政诉讼的，药品专利纠纷等待期可以延长

　　D. 对首个挑战专利成功并首个获批上市的化学仿制药，给予市场独占期，市场独占期限不超过被挑战药品的原专利权期限

30. 根据《药品专利纠纷早期解决机制实施办法（试行）》，对首个挑战专利成功并首个获批上市的化学仿制药，给予市场独占期，即首仿药市场独占期制度。首仿药市场独占期的涵义是

　　A. 国家药品监督管理局在该药品获批之日起12个月内不再批准同品种仿制药上市，共同挑战专利成功的除外

　　B. 国家药品监督管理局在该药品获批之日起24

个月内不再批准同品种仿制药上市，共同挑战专利成功的除外

C. 国家知识产权局在该药品获批之日起 12 个月内不再批准同品种仿制药上市，共同挑战专利成功的除外

D. 国家知识产权局在该药品获批之日起 24 个月内不再批准同品种仿制药上市，共同挑战专利成功的除外

31. 关于药品批准文件的说法，错误的是

A. 药品监督管理部门制作的药品注册批准证明电子文件及原料药批准文件电子文件与纸质文件具有同等法律效力

B. 药品批准文号随着上市后的注册事项的变更而改变

C. 经核准的药品生产工艺、质量标准、说明书和标签作为附件一并发给申请人，必要时还应附药品上市后研究要求

D. 经核准的药品生产工艺、质量标准、说明书和标签信息纳入药品品种档案，并根据上市后变更情况及时更新

32. 关于药品上市后研究和变更的说法，错误的是

A. 药品上市许可持有人应当主动开展药品上市后研究，对药品的安全性、有效性和质量可控性进行进一步确证，加强对已上市药品的持续管理

B. 药品注册证书及附件要求持有人在药品上市后开展相关研究工作的，持有人必须在规定时限内完成并按照要求提出补充申请

C. 药品批准上市后，持有人应当持续开展药品安全性和有效性研究，根据有关数据及时备案或者提出修订说明书的补充申请，不断更新完善说明书和标签

D. 药品监督管理部门依职责可以根据药品不良反应监测和药品上市后评价结果等，要求持有人对说明书和标签进行修订

33. 药品上市后的变更，按照其对药品安全性、有效性和质量可控性的风险和产生影响的程度，实行分类管理。下列不属于药品上市后变更分类的是

A. 审批类变更　　　　B. 备案类变更

C. 报告类变更　　　　D. 认证类变更

34. 下列变更，药品上市许可持有人可以不用补充申请，经批准后实施的是

A. 药品说明书中涉及有效性内容以及增加安全性风险的其他内容的变更

B. 药品上市许可持有人转让药品上市许可

C. 药品生产过程中的重大变更

D. 药品分包装

35. 2021 年 1 月，国家药品监督管理局发布《关于注销酚酞片和酚酞含片药品注册证书的公告》（2021 年第 6 号），提出上市后评价认为酚酞片和酚酞含片存在严重不良反应，在我国使用风险大于获益，决定在我国采取的措施不包括

A. 停止酚酞片和酚酞含片在我国的生产、销售和使用

B. 已上市销售的酚酞片和酚酞含片由生产企业负责召回

C. 召回产品由企业所在地药品监督管理部门监督销毁

D. 吊销相关企业的药品生产许可证

36. 2019 年《药品管理法》修订，将药品上市许可持有人制度确定为药品管理的基本制度。申请人为境外企业等的，应当指定中国境内的企业法人办理相关药品注册事项。上述情景中的药品上市许可持有人是指

A. 取得药品注册证书的企业或者药品研制机构等

B. 取得进口药品注册证书的企业或者药品研制机构等

C. 取得医药产品注册证书的企业或者药品研制机构等

D. 取得药品生产许可证的企业或者药品研制机构等

37. 关于药品上市许可持有人的资质和能力要求的说法，错误的是

A. 药品上市许可持有人是药品安全的第一责任人

B. 药品上市许可持有人应当具备保障药品安全性、有效性和质量可控性的质量管理、风险防控和责任赔偿等能力，能够履行药品上市许可持有人义务

C. 药品上市许可持有人的身份是由药品注册申请人转变而来的

D. 药品注册申请人即药品上市许可持有人

38. 关于药品上市许可持有人权利和义务的说法，错误的是

A. 根据职责分工，药品上市许可持有人只需对药

品上市承担管理责任

B. 药品上市许可持有人对医药代表的备案和管理负责

C. 药品上市许可持有人应当与医药代表签订劳动合同或者授权书，并在国家药品监督管理局指定的备案平台备案医药代表信息

D. 对附条件批准的药品，药品上市许可持有人应当采取相应风险管理措施，并在规定期限内按照要求完成相关研究

39. 关于药品上市许可持有人的权利和义务的说法，错误的是

A. 药品上市许可持有人的法定代表人、主要负责人对药品质量全面负责

B. 药品上市许可持有人应当独立设置质量管理部门，履行全过程质量管理职责

C. 经省、自治区、直辖市药品监督管理部门备案，药品上市许可持有人可以转让药品上市许可

D. 药品上市许可持有人应当建立药品上市放行规程，对药品生产企业出厂放行的药品进行审核，经质量受权人签字后方可放行

40. 药品上市许可持有人自行生产药品的，应当依照《药品管理法》规定取得药品生产许可证；委托生产的，应当委托符合条件的药品生产企业。下列药品可以委托生产的是

A. 血液制品

B. 疫苗

C. 药品类易制毒化学品

D. 医疗用毒性药品

41. 根据《药品管理法》，药品上市许可持有人销售药品必须取得药品经营许可证的情况有

A. 药品上市许可持有人从事药品零售活动的

B. 药品上市许可持有人自行销售其取得药品注册证书的药品

C. 药品上市许可持有人委托药品批发企业销售其取得药品注册证书的药品

D. 药品上市许可持有人委托药品零售企业销售其取得药品注册证书的药品

42. 根据《药品管理法》，药品上市许可持有人应当建立年度报告制度，每年将药品生产销售、上市后研究、风险管理等情况按照规定报告。报告的情况及报告的部门分别是

A. 药品生产过程中的微小变更，省、自治区、直辖市人民政府药品监督管理部门

B. 药品生产过程中的中等变更，省、自治区、直辖市人民政府药品监督管理部门

C. 药品生产过程中的重大变更，国家药品监督管理局药品审评中心

D. 药品生产过程中的特别重大变更，国家药品监督管理局

43. 根据《药品管理法》，从事药品生产活动，应当具备的条件不包括

A. 有依法经过资格认定的药学技术人员、工程技术人员及相应的技术工人

B. 有与药品生产相适应的厂房、设施、设备和卫生环境

C. 有能对所生产药品进行质量管理和质量检验的机构、人员及必要的仪器设备

D. 有保证药品质量的规章制度，暂时不用符合GMP要求

44. 根据《药品管理法》，关于药品生产许可的申请和审批的说法，错误的是

A. 从事药品生产活动，应当经所在地省、自治区、直辖市人民政府药品监督管理部门批准，取得药品生产许可证

B. 无药品生产许可证的，不得生产药品

C. 从事药品生产活动，应当遵守药品生产质量管理规范，建立健全药品生产质量管理体系，仅需药品生产许可时符合GMP法定要求

D. 药品生产企业的法定代表人、主要负责人对本企业的药品生产活动全面负责

45. 委托他人生产制剂的药品上市许可持有人在生产许可环节的管理要求是

A. 按照《药品生产监督管理办法》，无须办理《药品生产许可证》

B. 按照《药品生产监督管理办法》，向药品上市许可持有人所在地省（区、市）药品监督管理部门申请办理《药品生产许可证》

C. 按照《药品生产监督管理办法》，向受托企业所在地省（区、市）药品监督管理部门申请办理《药品生产许可证》

D. 按照《药品生产监督管理办法》，药品上市许可持有人与受托生产企业共用《药品生产许可证》

46. 关于药品生产许可证管理的说法，错误的是
    A. 药品生产许可证正本和副本有效期均为 5 年，电子证书与纸质证书具有同等法律效力
    B. 药品生产许可证载明事项分为许可事项和登记事项，前者是生产地址和生产范围等
    C. 企业变更名称等许可证项目以及重新发证，原药品生产许可证编号不变
    D. 企业分立与合并，在保留原药品生产许可证编号的同时，增加新的编号

47. 关于药品生产许可证变更的说法，错误的是
    A. 变更生产地址或者生产范围，药品生产企业应当按照有关规定及相关变更技术要求，提交涉及变更内容的有关材料，并报经所在地省（区、市）药品监督管理部门审查决定
    B. 原址或者异地新建生产线的，应当符合相关规定和技术要求，提交涉及变更内容的有关材料，并报经所在地省（区、市）药品监督管理部门进行药品生产质量管理规范符合性检查
    C. 变更药品生产许可证登记事项的，应当在市场监督管理部门核准变更或者企业完成变更后三十日内，向原发证机关申请药品生产许可证变更登记
    D. 药品生产许可证变更情况，应当在其副本中载明，变更后的药品生产许可证重新计算有效期

48. 药品上市许可持有人委托生产药品的，应当符合药品注册管理的有关规定。下列药品可委托生产但不得再次委托第三方生产的是
    A. 麻醉药品
    B. 精神药品
    C. 受托方接受委托生产的药品
    D. 经批准或者通过关联审评审批的原料药

49. 根据《药品委托生产质量协议指南（2020 年版）》，关于药品委托生产质量协议的说法，错误的是
    A. 质量协议应当详细规定持有人和受托方的各项质量责任，并规定持有人依法对药品生产全过程中药品的安全性、有效性、质量可控性负责以及这些责任委托给受托方的条件
    B. 质量协议的起草应当由持有人和受托方的质量管理部门及相关部门共同参与，其技术性条款应当由具有制药技术、检验专业知识和熟悉《药品生产质量管理规范》的主管人员拟订
    C. 质量协议应当在双方协商一致的前提下，由双

方的法定代表人或者企业负责人（企业负责人可以委托质量负责人）签署后生效
    D. 受托方应当严格执行质量协议，确保委托生产药品遵守 GMP，按照国家药品标准和经药品监督管理部门核准的注册标准和生产工艺进行生产，负责委托生产药品的出厂放行

50. 关于药品生产质量管理规范的说法，错误的是
    A. 2010 年版药品 GMP 正文与附录具有同等效力
    B. 取消药品 GMP 认证并不等于取消药品 GMP 的执行，而是要求保证药品生产全过程持续符合和遵守药品生产质量管理规范
    C. 药品生产质量管理规范现场检查相关内容合并到生产许可证核发环节
    D. 通过相应上市前的药品生产质量管理规范符合性检查的商业规模批次药品，应该在当地药品监督管理部门监督下销毁，不得上市销售

51. 关于药品放行和药品追溯要求的说法，错误的是
    A. 药品生产企业应当建立药品出厂放行规程
    B. 药品上市许可持有人应当建立药品上市放行规程
    C. 药品上市许可持有人、药品生产企业应当建立并实施药品追溯制度
    D. 药品上市许可持有人委托生产企业生产药品的，只需进行上市放行

52. 关于短缺药品报告制度的说法，错误的是
    A. 列入国家实施停产报告的短缺药品清单的药品，药品上市许可持有人停止生产的，应当在计划停产实施 6 个月前向所在地省、自治区、直辖市药品监督管理部门报告
    B. 发生非预期停产的，在三日内报告所在地省、自治区、直辖市药品监督管理部门
    C. 省（区、市）药品监督管理部门接到报告后必须汇总上报国家药品监督管理局
    D. 药品监督管理部门接到报告后，应当及时通报同级短缺药品供应保障工作会商联动机制牵头单位

53. 根据《药品管理法》和《药品召回管理办法》相关规定，下列适用于药品召回程序的是
    A. 已经确认为假药劣药的
    B. 非临床研究阶段发生存在安全隐患的药物
    C. 药品审评阶段发现存在安全隐患的药物
    D. 存在质量问题或者其他安全隐患的已上市销售

药品

54. 根据《药品管理法》，药品召回的责任主体是
    A. 药品上市许可持有人
    B. 尚未获得过药品注册证书的药品研制机构
    C. 药品批发企业
    D. 药品零售企业

55. 根据甲医疗机构和乙药品零售企业上报的药品不良反应报告，经药品监督管理部门评估，确定丙药品上市许可持有人生产的某一药品存在安全隐患，承担该药品召回的责任主体是
    A. 丙药品上市许可持有人
    B. 甲医疗机构
    C. 乙药品零售企业
    D. 药品监督管理部门

56. 药品上市许可持有人在药品召回中的义务不包括
    A. 控制风险和消除隐患的责任主体
    B. 建立并完善药品召回制度，制定药品召回信息公开制度，收集药品质量和安全的相关信息，依法主动公布药品召回信息
    C. 对可能存在的质量问题或者其他安全隐患进行调查、评估，及时召回存在质量问题或者其他安全隐患的药品
    D. 对药品经营企业主动召回结果审查，认为其召回药品不彻底的，责令召回药品

57. 关于境外药品上市许可持有人在境内召回以及境内药品上市许可持有人在境外召回的说法，错误的是
    A. 境外生产药品涉及在境内实施召回的，应当由境外药品上市许可持有人指定的在中国境内履行药品上市许可持有人义务的企业法人组织实施
    B. 境外生产药品涉及在境内实施召回的，应当由国家药品监督管理局指定的在中国境内履行药品上市许可持有人义务的企业法人组织实施
    C. 境内药品上市许可持有人发现出口药品存在质量问题的，应当及时通报进口国（地区）药品监管机构和采购方
    D. 境内药品上市许可持有人发现出口药品存在安全隐患的，应当及时通报进口国（地区）药品监管机构和采购方

58. 药品生产企业、药品经营企业、药品使用单位发现其生产、销售或者使用的药品可能存在质量问题或者其他安全隐患的，应当采取的措施不包括
    A. 及时通知药品上市许可持有人，必要时应当暂停生产、放行、销售、使用，通知信息应该真实
    B. 向所在地省级药品监督管理部门报告，报告的信息应当真实
    C. 按规定建立并实施药品追溯制度，保存完整的购销记录，保证上市药品的可溯源
    D. 主动履行召回义务，按照召回计划及时传达、反馈药品召回信息，控制和收回存在质量问题或者其他安全隐患的药品

59. 根据《药品召回管理办法》，药品上市许可持有人对可能存在质量问题或者其他安全隐患的药品进行调查，根据实际情况确定调查内容。调查内容不包括
    A. 药品生产过程是否符合药品生产质量管理规范
    B. 生产过程中的变更是否符合药品生产质量管理规范
    C. 药品储存、运输等是否符合药品经营质量管理规范
    D. 药品使用是否符合药品临床应用指导原则、临床诊疗指南和药品说明书、标签规定等

60. 根据《药品召回管理办法》，药品上市许可持有人对存在质量问题或者其他安全隐患药品评估的主要内容不包括
    A. 该药品引发危害的可能性
    B. 是否已经对人体健康造成了危害
    C. 对主要使用人群的危害影响
    D. 对特殊人群，尤其是运动员的危害影响

61. 药品上市许可持有人经调查评估后，确定药品存在质量问题或者其他安全隐患的，应当立即决定并实施召回。持有人作出药品召回决定的，采取的措施不包括
    A. 一级召回在1日内，二级召回在3日内，三级召回在7日内，应当发出召回通知，通知到药品生产企业、药品经营企业、药品使用单位等
    B. 一级召回在1日内，二级召回在3日内，三级召回在7日内，向所在地省级药品监督管理部门备案调查评估报告、召回计划和召回通知
    C. 实施一级、二级召回的，持有人应当申请在所在地省级药品监督管理部门网站依法发布召回信息
    D. 变更一级、二级和三级召回计划的，应当及时

向所在地省级药品监督管理部门备案

62. 下列药品上市许可持有人对召回药品的处理措施，不符合规定的是
   A. 与正常药品明显区别，放在红色色标区域，防止差错、混淆
   B. 对需要特殊储存条件的召回药品，在其储存和转运过程中，保证储存条件符合规定
   C. 药品上市许可持有人对召回药品的处理有详细的记录，记录保存 5 年且不得少于药品有效期后 1 年
   D. 召回药品必须销毁，且在所在地县级以上药品监督管理部门或者公证机构监督下销毁

63. 甲药品上市许可持有人对召回药品通过更换标签消除隐患后再上市，相关处理操作符合相应药品质量管理规范等要求，但是延长了有效期。这种召回药品重新上市后，在监督检查中被发现，应该定性为
   A. 合格药品　　　　B. 假药
   C. 劣药　　　　　　D. 伪劣产品

64. 关于药品责令召回实施要求的说法，错误的是
   A. 省级药品监督管理部门作出责令召回决定，并送达药品上市许可持有人
   B. 药品上市许可持有人在收到责令召回通知书后，应当按照责令召回通知书要求实施召回
   C. 省级药品监督管理部门应当自收到总结报告之日起 10 个工作日内进行审查，并对召回效果进行评价，必要时组织专家进行审查和评价
   D. 药品上市许可持有人、药品生产企业、药品经营企业、药品使用单位不配合召回的，相应省级药品监督管理部门应当按照《药品管理法》相关规定进行查处

65. 关于药品研制过程的说法，错误的是
   A. 从事药品研制活动应该遵守 GLP 和 GCP，保证药品研制全过程持续符合法定要求
   B. 新药研制包括临床前研究、新药临床试验以及生产和上市后研究
   C. 申请人在申请药品上市注册前，应完成药学、药理毒理学和药物临床试验等相关研究工作
   D. 筛选新的化学或生物物质属于临床研究

66. 根据《药物非临床研究质量管理规范》，下列研究应当遵守 GLP 的是
   A. 为申请药品注册而进行的药物非临床安全性评价研究
   B. 以注册为目的的非临床安全性评价研究以外的药物临床前相关研究活动
   C. 以注册为目的的药物代谢等其他药物临床前相关研究活动
   D. 以注册为目的的生物样本分析等其他药物临床前相关研究活动

67. 关于药物非临床安全性评价研究的说法，错误的是
   A. 药物非临床安全性评价研究是药品注册上市前的研究工作，需要遵循 GLP
   B. 药物非临床安全性评价研究的目的是评价药物安全性
   C. 药物非临床安全性评价研究是在临床条件下用志愿者进行的试验
   D. 免疫原性试验属于药物非临床安全性评价研究

68. 关于临床试验的说法，错误的是
   A. 国际多中心药物临床试验数据可以按法律法规规章要求以及国际通行原则用于在我国申报药品注册
   B. 根据药物特点和研究目的，研究内容包括临床药理学研究、探索性临床试验、确证性临床试验和上市后研究
   C. 生物等效性试验是比较同一种药物的相同或者不同剂型的制剂，在相同的试验条件下，其活性成分吸收程度和速度有无统计学差异的人体试验
   D. 一般仿制药的研制需要进行生物等效性试验，进行生物等效性试验需要经批准

69. 药物临床试验分为 I 期临床试验、II 期临床试验、III 期临床试验、IV 期临床试验以及生物等效性试验。关于各期临床试验的目的和主要内容的说法，错误的是
   A. 新药在批准上市前，申请新药注册应当完成 I、II、III 期临床试验
   B. 在某些特殊情况下，经批准也可仅进行 II 期、III 期临床试验或仅进行 III 期临床试验
   C. III 期临床试验评价药物利益与风险关系，最终为药物注册申请的审查提供充分依据
   D. 所有药品均需进行 III 期临床试验才能获得批准上市销售

70. 生物等效性试验指用生物利用度研究的方法，以

药代动力学参数为指标，比较同一种药物的相同或者不同剂型的制剂，在相同的试验条件下，其活性成分吸收程度和速度有无统计学差异的人体试验。关于生物等效性试验的说法，错误的是

A. 开展生物等效性试验的，应当报国家药品监督管理局药品审评中心批准

B. 一般仿制药的研制需要进行生物等效性试验

C. 原则上，企业应采用体内生物等效性试验的方法进行仿制药质量和疗效一致性评价

D. 生物等效性试验用样品的处方、工艺、生产线应与商业化生产保持一致

71. 关于药物临床试验质量管理规范的说法，错误的是

A. 临床试验开始前，申办者应当向药品监督管理部门提交相关的临床试验资料，并获得临床试验的许可或者完成备案

B. 用于申请药品注册的临床试验，必备文件应当至少保存5年

C. 药物临床试验机构应当符合相应条件，实行备案管理

D. 仅开展与药物临床试验相关的生物样本等分析的机构，无需备案

72.《中华人民共和国药品管理法》第十九条规定"国务院药品监督管理部门应当自受理临床试验申请之日起六十个工作日内决定是否同意并通知临床试验申办者，逾期未通知的，视为同意"。这项临床试验的制度设计是

A. 临床试验机构资格认定备案管理制度

B. 临床试验一次性批准制度

C. 临床试验伦理审查制度

D. 临床试验申请默示许可制度

73. 药物临床试验机构应当具备的基本条件不包括

A. 具有医疗机构执业许可证，具有二级甲等以上资质，试验场地应当符合所在区域卫生健康主管部门对院区（场地）管理规定

B. 开展健康受试者的Ⅱ期药物临床试验、生物等效性试验应当为Ⅱ期临床试验研究室专业

C. 具有与药物临床试验相适应的独立的工作场所、独立的临床试验用药房、独立的资料室，以及必要的设备设施

D. 主要研究者应当具有高级职称并参加过3个以上药物临床试验

74. 关于药物临床试验机构管理的说法，错误的是

A. 药品监督管理部门、卫生健康主管部门根据各自职责负责药物临床试验机构的监督管理工作

B. 国家药品监督管理局负责建立"药物临床试验机构备案管理信息平台"，用于药物临床试验机构登记备案和运行管理

C. 新药Ⅰ期临床试验或者临床风险较高需要临床密切监测的药物临床试验，应当由二级医疗机构实施

D. 注册申请人委托备案的药物临床试验机构开展药物临床试验，可自行或者聘请第三方对委托的药物临床试验机构进行评估

75. 关于药品注册及药品注册管理的说法，错误的是

A. 药品注册指药品注册申请人依照法定程序和相关要求提出药物临床试验、药品上市许可、再注册等申请以及补充申请，药品监督管理部门基于法律法规和现有科学认知进行安全性、有效性和质量可控性等审查，决定是否同意其申请的活动

B. 药品注册管理，遵循公开、公平、公正原则，以临床价值为导向，优化审评审批流程，提高审评审批效率，鼓励研究和创制新药，积极发展仿制药

C. 药品注册管理是国家对于新药研制活动的一种监督

D. 药品注册管理是政府在研制成果合法上市方面的行政许可事项

76. 根据《药品注册管理办法》，药品注册事项不包括

A. 许可事项 　　　　　B. 备案事项

C. 报告事项 　　　　　D. 认证事项

77. 关于药品注册类别的说法，错误的是

A. 药品注册申请按照中药、化学药和生物制品等进行分类，境外生产药品不得在我国进行药品注册申请

B. 中药注册按照中药创新药、中药改良型新药、古代经典名方中药复方制剂、同名同方药等进行分类

C. 化学药注册按照化学药创新药、化学药改良型新药、仿制药等进行分类

D. 生物制品注册按照生物制品创新药、生物制品改良型新药、已上市生物制品（含生物类似药）等进行分类

78. 下列药品注册事项由国家药品监督管理局负责的是
    A. 境内生产药品再注册申请的受理、审查和审批
    B. 药品上市后变更的备案、报告事项管理
    C. 组织对药物非临床安全性评价研究机构、药物临床试验机构的日常监管及查处违法违规行为
    D. 建立药品注册管理工作体系和制度

79. 下列药品注册事项由国家药品监督管理局药品审评中心负责的是
    A. 负责境内生产药品再注册申请
    B. 制定药品注册管理规范
    C. 依法组织药品注册审评审批以及相关的监督管理工作
    D. 负责药物临床试验申请、药品上市许可申请、补充申请和境外生产药品再注册申请

80. 关于药品上市注册制度的说法，错误的是
    A. 申请人在申请药品上市注册前，应当完成药学、药理毒理学和药物临床试验等相关研究工作
    B. 申请药品注册，应当提供真实、充分、可靠的数据、资料和样品，证明药品的安全性、有效性和质量可控性
    C. 禁止使用境外研究资料和数据支持药品上市注册
    D. 申请人取得药品注册证书后，为药品上市许可持有人

81. 变更原药品注册批准证明文件及其附件所载明的事项或者内容的，申请人应当按照规定，参照相关技术指导原则，对药品变更进行充分研究和验证，充分评估变更可能对药品安全性、有效性和质量可控性的影响。提出的变更程序不包括
    A. 补充申请
    B. 补充备案
    C. 补充报告
    D. 补充临床试验申请

82. 国家药品监督管理局建立化学原料药、辅料及直接接触药品的包装材料和容器关联审评审批制度。这种制度是
    A. 在审批药品制剂时，对化学原料药一并审评审批，对相关辅料、直接接触药品的包装材料和容器一并审评
    B. 在审批药品制剂时，对化学原料药、相关辅料、直接接触药品的包装材料和容器一并审评审批

    C. 在审批药品制剂时，对化学原料药、相关辅料、直接接触药品的包装材料和容器一并审评
    D. 在审批药品制剂时，对相关辅料、直接接触药品的包装材料和容器一并审评审批，对化学原料药一并审评

83. 关于非处方药注册和转换制度的说法，错误的是
    A. 处方药和非处方药实行分类注册和转换管理
    B. 药品审评中心根据非处方药的特点，制定非处方药上市注册相关技术指导原则和程序，并向社会公布
    C. 药品评价中心制定处方药和非处方药上市后转换相关技术要求和程序，并向社会公布
    D. 药品注册过程中不得直接提出非处方药上市许可申请，上市一定时间后才可以申请处方药转换为非处方药的申请

二、配伍选择题

[1~2题共用备选答案]
    A. Ⅰ期临床试验   B. Ⅱ期临床试验
    C. Ⅲ期临床试验   D. Ⅳ期临床试验

1. 药物治疗作用初步评价阶段是
2. 药物治疗作用确证阶段是

[3~5题共用备选答案]
    A. 临床药理学研究
    B. 探索性临床试验
    C. 确证性临床试验
    D. 上市后研究

3. Ⅰ期临床试验观察人体对于新药的耐受程度和药代动力学，是初步的临床药理学及人体安全性评价试验。这属于
4. Ⅳ期临床试验考察在广泛使用条件下的药物的疗效和不良反应，评价在普通或者特殊人群中使用的利益与风险关系以及改进给药剂量等。这属于
5. Ⅱ期临床试验初步评价药物对目标适应症患者的治疗作用和安全性。这属于

[6~8题共用备选答案]
    A. 为制定给药方案提供依据
    B. 为给药剂量方案的确定提供依据
    C. 最终为药物注册申请的审查提供充分依据
    D. 为改进给药剂量提供依据

6. Ⅰ期临床试验的研究目的是
7. Ⅱ期临床试验的研究目的是

8. Ⅲ期临床试验的研究目的是

[9~10题共用备选答案]

    A. Ⅳ期临床试验   B. Ⅰ期临床试验

    C. 药理毒理研究   D. 药品再注册

9. 属于临床前研究工作，应遵循GLP规范的是

10. 属于上市后研究工作，应遵循GCP规范的是

[11~12题共用备选答案]

    A. 新的药物临床试验申请

    B. 新的非临床研究申请

    C. 药物临床试验变更申请

    D. 非临床研究变更申请

11. 获准开展药物临床试验的药物拟增加适应症（或者功能主治）以及增加与其他药物联合用药的，申请人应当提出

12. 获准上市的药品增加适应症（或者功能主治）需要开展药物临床试验的，应当提出

[13~14题共用备选答案]

    A. 立即停止药物临床试验

    B. 要求申请者调整药物临床试验方案、暂停或者终止药物临床试验

    C. 要求申请者提出新的药物临床试验申请

    D. 要求申请者按时提交研究年度报告

13. 申办者未及时处置并报告可疑且非预期严重不良反应的，国家药品监督管理局药品审评中心可以采取的措施是

14. 药物临床试验中出现大范围、非预期的严重不良反应，或者有证据证明临床试验用药品存在严重质量问题时，申办者和药物临床试验机构应当

[15~17题共用备选答案]

    A. 国家药品监督管理局药品审评中心

    B. 中国食品药品检定研究院

    C. 国家药典委员会

    D. 国家药品监督管理局药品评价中心

15. 负责药物临床试验申请、药品上市许可申请、补充申请的是

16. 承担依法实施药品注册管理所需的药品注册检验的是

17. 承担依法实施药品注册管理所需的通用名称核准的是

[18~19题共用备选答案]

    A. 3年   B. 5年

    C. 7年   D. 10年

18. 《药品注册证书》有效期为

19. 《药品注册证书》经过再注册后的有效期为

[20~21题共用备选答案]

    A. 药物临床试验   B. 药品上市许可

    C. 药品再注册   D. 加快上市注册

20. 药品注册证书有效期为5年，药品注册证书有效期内，持有人应当持续保证上市药品的安全性、有效性和质量可控性，并在有效期届满前6个月申请。这属于

21. 对符合条件的以临床价值为导向的创新药品注册申请，申请人可以申请适用突破性治疗药物、附条件批准、优先审评审批及特别审批程序。这属于

[22~24题共用备选答案]

    A. 十年   B. 十五年

    C. 二十年   D. 二十五年

根据《专利法》

22. 发明专利权的期限是

23. 实用新型专利权的期限是

24. 外观设计专利权的期限是

[25~26题共用备选答案]

    A. 五年   B. 不超过五年

    C. 十四年   D. 不超过十四年

《关于修改〈中华人民共和国专利法〉的决定》对我国《专利法》作出第四次修正，正式在我国法律中引入药品专利权期限补偿制度

25. 对在中国获得上市许可的新药相关发明专利，国务院专利行政部门应专利权人的请求给予专利权期限补偿。补偿期限是

26. 新药批准上市后总有效专利权期限是

[27~28题共用备选答案]

    A. 突破性治疗药物程序

    B. 附条件批准程序

    C. 优先审评审批程序

    D. 特别审批程序

27. 在药品注册证书中载明相关批准证书的有效期、上市后需要继续完成的研究工作及完成时限等相关事项的药品注册程序是

28. 在发生突发公共卫生事件的威胁时以及突发公共卫生事件发生后，国家药品监督管理局可以依法决定对突发公共卫生事件应急所需防治药品实行

[29~30题共用备选答案]

    A. 许可事项   B. 登记事项

    C. 认证事项   D. 备案事项

    根据《药品生产监督管理办法》

29. 《药品生产许可证》载明事项生产地址、生产范围属于

30. 《药品生产许可证》载明事项法定代表人、企业负责人、生产负责人、质量负责人、质量受权人属于

[31~32题共用备选答案]

    A. 自行生产的药品上市许可持有人

    B. 委托生产的药品上市许可持有人

    C. 接受委托的药品生产企业

    D. 原料药生产企业

    根据《药品生产监督管理办法》，药品生产许可证分类码是对许可证内生产范围进行统计归类的英文字母串。大写字母用于归类药品上市许可持有人和产品类型

31. 药品生产许可证分类码中的"A"表示

32. 药品生产许可证分类码中的"B"表示

[33~34题共用备选答案]

    A. 中药饮片

    B. 特殊药品

    C. 按药品管理的体外诊断试剂

    D. 生物制品

    根据《药品生产监督管理办法》，药品生产许可证分类码是对许可证内生产范围进行统计归类的英文字母串。小写字母用于区分制剂属性

33. 药品生产许可证分类码中的"d"表示

34. 药品生产许可证分类码中的"y"表示

[35~37题共用备选答案]

    A. 申请仿制

    B. 不再申请仿制

    C. 按照新药的要求开展相关研究

    D. 豁免仿制药申请

35. 仿制境内已上市原研药品，应该

36. 如果已上市药品的原研药品无法追溯或者原研药品已经撤市的，建议

37. 如果已上市药品的原研药品无法追溯或者原研药品已经撤市的，坚持提出仿制药申请，原则上不能以仿制药的技术要求予以批准，应

[38~39题共用备选答案]

    A. 开展临床试验

    B. 豁免药物临床试验，直接提出药品上市许可申请

    C. 禁止临床试验

    D. 暂缓临床试验

38. 对已在中国境外上市但尚未在境内上市药品的仿制药注册申请，应与原研药进行生物等效性研究并按国际通行技术要求

39. 仿制药、按照药品管理的体外诊断试剂，经申请人评估，认为无需或者不能开展药物临床试验的，申请人可以

[40~41题共用备选答案]

    A. 不予注册

    B. 不予再注册

    C. 按《药品注册管理办法》的相关规定提出补充申请，国家药品监管部门设立绿色通道，加快审评审批

    D. 按《药品注册管理办法》的相关规定提出再注册申请，国家药品监管部门设立绿色通道，加快审评审批

40. 在质量一致性评价工作中，需改变已批准工艺的，应

41. 逾期未完成质量和疗效一致性评价的，企业经评估认为属于临床必需、市场短缺品种的，可向所在地省级药品监管部门提出延期评价申请，经省级药品监管部门会同卫生行政部门组织研究认定后，可予适当延期。逾期再未完成的，应该

[42~43题共用备选答案]

    A. 一次性批准   B. 分期分批评价

    C. 分期批准   D. 分批评价

42. 药物临床试验的批准形式是

43. 仿制药与原研药质量一致性评价的形式是

[44~46题共用备选答案]

    A. 国药准字H（Z、S）+四位年号+四位顺序号

    B. 国药准字H（Z、S）C+四位年号+四位顺序号

    C. 国药准字H（Z、S）J+四位年号+四位顺序号

    D. H（Z、S）+四位年号+四位顺序号

44. 境内生产药品的药品批准文号是

45. 中国香港、澳门和台湾地区生产药品的药品批准文号是

46. 境外生产药品的药品批准文号是

[47～49题共用备选答案]

  A. 补充申请并报国家药品监督管理局药品审评中心批准后实施

  B. 报所在地省、自治区、直辖市药品监督管理部门备案后实施

  C. 在年度报告中报告

  D. 与国家药品监督管理局药品审评中心沟通交流

47. 药品生产过程中的微小变更，药品上市许可持有人应当

48. 药品生产过程中的中等变更，药品上市许可持有人应当

49. 药品生产过程中的重大变更，药品上市许可持有人应当

[50～51题共用备选答案]

  A. 补充申请并报国家药品监督管理局药品审评中心批准后实施

  B. 报所在地省、自治区、直辖市药品监督管理部门备案后实施

  C. 在年度报告中报告

  D. 与国家药品监督管理局药品审评中心沟通交流

50. 药品说明书中涉及有效性内容以及增加安全性风险的其他内容的变更，药品上市许可持有人应当

51. 药品包装标签的变更，药品上市许可持有人应当

[52～54题共用备选答案]

  A. 国家药品监督管理局药品审评中心

  B. 所在地省、自治区、直辖市药品监督管理部门

  C. 所在地设区的市级药品监督管理部门

  D. 所在地县级药品监督管理部门

52. 审批类变更的批准部门是

53. 境内生产药品备案类变更、再注册的管理部门是

54. 境外生产药品备案类变更、再注册的管理部门是

[55～57题共用备选答案]

  A. 3年   B. 5年

  C. 7年   D. 10年

55.《药品生产许可证》正本和副本有效期为

56. 药品生产许可证有效期届满，需要继续生产药品的，应当在有效期届满前6个月，向原发证机关申请换发药品生产许可证。换发后的《药品生产许可证》有效期为

57. 药品生产许可证遗失的，药品上市许可持有人、

药品生产企业应当向原发证机关申请补发，原发证机关按照原核准事项在10个工作日内补发药品生产许可证。补发后的《药品生产许可证》有效期为

[58～60题共用备选答案]

  A. 不予再注册

  B. 药品生产许可事项变更

  C. 药品上市后研究

  D. 注销药品生产许可证

58. 药品注册证书有效期内持有人不能履行持续考察药品质量、疗效和不良反应责任的，应该进行的行政许可程序是

59. 原址或者异地新建、改建、扩建车间或者生产线的，应当进行的行政许可程序是

60. 药品生产企业营业执照依法被吊销或者注销的，应当进行的行政许可程序是

[61～63题共用备选答案]

  A. 药品上市许可持有人（含药品生产企业）

  B. 药品批发企业

  C. 药品零售企业

  D. 药品监督管理部门

  根据《药品召回管理办法》

61. 可以做出责令召回决定的是

62. 可以做出主动召回决定的是

63. 协助履行召回义务、控制和收回存在安全隐患的麻醉药品的是

[64～65题共用备选答案]

  A. 四级召回 B. 三级召回

  C. 二级召回 D. 一级召回

64. 对可能引起暂时的或者可逆的健康危害的药品召回为

65. 对不会引起健康危害，但由于其他原因需要召回的为

[66～67题共用备选答案]

  A. 一级召回 B. 二级召回

  C. 三级召回 D. 四级召回

66. 药品上市许可持有人做出药品召回决定后，应在7日内通知有关药品经营企业、使用单位停止销售和使用的是

67. 药品上市许可持有人在实施召回过程中，应每3日向所在地省级药品监督管理部门报告药品召回进展情况的是

[68~69题共用备选答案]

    A. 1日内   B. 3日内

    C. 7日内   D. 10日内

68. 药品上市许可持有人启动三级召回后，应在规定时间内将调查评估报告和召回计划递交给所在地省级药品监督管理部门备案。其中的"规定时间"是

69. 药品上市许可持有人作出二级召回决定后，应当在规定时间内通知有关药品经营企业、使用单位停止销售和使用。其中的"规定时间"是

[70~72题共用备选答案]

    A. 每日报告   B. 每2日报告

    C. 每3日报告   D. 每7日报告

    根据《药品召回管理办法》，药品生产企业向所在地省级药品监督管理部门报告药品召回进展情况的要求

70. 一级召回应

71. 二级召回应

72. 三级召回应

[73~75题共用备选答案]

    A. 1日内   B. 2日内

    C. 3日内   D. 7日内

    根据《药品召回管理办法》，药品生产企业在启动药品召回后，将调查评估报告和召回计划提交给所在地省级药品监督管理部门备案

73. 一级召回应

74. 二级召回应

75. 三级召回应

[76~77题共用备选答案]

    A. 批准   B. 备案

    C. 报告   D. 认证

    根据《药品召回管理办法》

76. 药品生产企业在作出药品召回决定后，应当制定召回计划并组织实施，并且在规定期限内通知到有关药品经营企业、使用单位停止销售和使用，同时向所在地省级药品监督管理部门

77. 药品生产企业在启动药品召回后，在规定期限内应当将调查评估报告和召回计划提交给所在地省级药品监督管理部门

[78~80题共用备选答案]

    A. 主动召回

    B. 责令召回

    C. 重新召回或扩大召回范围

    D. 销毁

78. 药品监督管理部门经过审查和评价，认为召回不彻底或需要采取更为有效的措施的，应当要求药品上市许可持有人

79. 药品上市许可持有人对收集的信息进行分析，对可能存在安全隐患的药品进行调查评估，发现药品存在安全隐患的，由该药品上市许可持有人

80. 药品监督管理部门经过调查评估，认为存在安全隐患，可以针对药品上市许可持有人采取的措施是

[81~83题共用备选答案]

    A. 调查评估报告   B. 召回计划

    C. 召回通知   D. 召回效果评估报告

81. 包含有"召回药品的具体情况，包括名称、规格、批次等基本信息；召回的原因；召回等级；召回要求，如立即暂停生产、放行、销售、使用；转发召回通知等"等信息内容的是

82. 包含有"召回药品的具体情况，包括名称、规格、批次等基本信息；实施召回的原因；调查评估结果；召回等级"等信息内容的是

83. 包含有"药品生产销售情况及拟召回的数量；召回措施具体内容，包括实施的组织、范围和时限等；召回信息的公布途径和范围；召回的预期效果；药品召回后的处理措施；联系人的姓名及联系方式"等信息内容的是

[84~85题共用题干]

    A. 在所在地县级以上药品监督管理部门或者公证机构监督下销毁

    B. 由药品上市许可持有人适当处理后再上市

    C. 向所在地省级药品监督管理部门和卫生健康主管部门报告

    D. 由国家药品监督管理局撤市

84. 对通过更换标签、修改并完善说明书、重新外包装等方式能够消除隐患的，或者对不符合药品标准但尚不影响安全性、有效性的中药饮片，且能够通过返工等方式解决该问题的，可以采取的措施是

85. 持有人应当按照《药品管理法》第八十二条规定，在召回完成后10个工作日内，对药品召回和处理情况采取的措施是

三、综合分析选择题

[1~4题共用题干]

    2020年7月1日，新版《药品注册管理办法》实

施后，药品监督管理部门在监督检查中发现以下情况：①抽查检验证明甲药品可能危害人体健康；②在药品再评价中发现台湾某药品上市许可持有人生产的乙药品曾导致人死亡；③某药品上市许可持有人生产的丙药品存在安全隐患且易引起严重健康危害。以上药品均为新版《药品注册管理办法》实施后批准的。

1. 药品监督管理部门对甲药品可以采取的措施是
   A. 查封、扣押甲药品
   B. 加处罚款
   C. 划拨存款、汇款
   D. 恢复原状

2. 乙药品的不良反应可以定性为
   A. 一般药品不良反应
   B. 新的药品不良反应
   C. 严重药品不良反应
   D. 药品群体不良事件

3. 国家药品监督管理部门对乙药品的处罚措施是
   A. 撤销进口药品注册证
   B. 撤销医药产品注册证
   C. 撤销药品注册证书
   D. 撤销进口药品通关单

4. 对丙药品的处理和监督管理措施不包括
   A. 上市许可持有人应当申请在所在地省级药品监督管理部门网站依法发布召回信息，并将该信息与国家药品监督管理局网站链接
   B. 该国内药品上市许可持有人是召回主体
   C. 召回该药品的上市许可持有人所在地省级药品监督管理部门负责药品召回监督管理
   D. 该药品上市许可持有人启动该药品召回后，应当在1日内将调查评估报告和召回计划提交给所在地省级药品监督管理部门批准

[5~6题共用题干]

某外资企业生产的特定批次原料药存在安全风险，但基于数据以及全球临床安全数据库不良事件预告的回顾分析，该外资企业认为服用由所涉批次的原料药制成的制剂，从医学安全角度，对患者产生的风险极低。国家药品监督管理部门约谈该外资企业，核实有关情况后，要求务必与国外同步进行召回，同时认真履行企业主体责任，确保产品质量，国家药品监督管理部门收到该外资企业报告，该外资企业决定主动向全球各个市场对该批次该药物制剂进行三级

召回。

5. 关于上述信息中的三级召回适用于
   A. 已确定为假药或劣药的药品
   B. 使用该药品可能引起严重健康危害的药品
   C. 使用该药品可能引起暂时或可逆健康危害的药品
   D. 使用该药品一般不会引起健康危害，但由于其他原因需要收回的药品

6. 上述信息中的外资企业作出主动召回决定后，应当制定召回计划，并做到
   A. 每日向所在地省（区、市）药品监督管理部门报告召回进展情况
   B. 1日内将召回计划提交所在地省（区、市）药品监督管理部门审批
   C. 7日内通知有关药品经营企业和使用单位停止销售和使用
   D. 3日内将调查评估报告提交所在地省（区、市）药品监督管理部门备案

四、多项选择题

1. 药物临床试验分为Ⅰ期临床试验、Ⅱ期临床试验、Ⅲ期临床试验、Ⅳ期临床试验以及生物等效性试验。根据药物特点和研究目的，临床试验的研究内容包括
   A. 临床药理学研究
   B. 探索性临床试验
   C. 确证性临床试验
   D. 上市后研究

2. 根据《药品注册管理办法》，申办者应当定期在药品审评中心网站提交研发期间安全性更新报告。关于药物临床试验报告事项的说法，正确的是
   A. 研发期间安全性更新报告应当每年提交一次，于药物临床试验获准后每满一年后的两个月内提交
   B. 对于药物临床试验期间出现的可疑且非预期严重不良反应和其他潜在的严重安全性风险信息，申办者应当按照相关要求及时向国家药品监督管理局药品审评中心报告
   C. 药物临床试验期间，发现存在安全性问题或其他风险的，申办者应当及时调整临床试验方案、暂停或者终止临床试验，并向国家药品监督管理局药品审评中心报告
   D. 国家药品监督管理局药品审评中心根据安全性风险严重程度，可以直接暂停或者终止药物临

床试验

3. 由中检院或者经国家药品监督管理局指定的药品检验机构承担药品注册检验的药品包括
 A. 创新药
 B. 通过一致性评价的仿制药
 C. 生物制品
 D. 放射性药品

4. 关于药品专利期补偿制度的说法，正确的有
 A. 自发明专利申请日起满四年，且自实质审查请求之日起满三年后授予发明专利权的，国务院专利行政部门应专利权人的请求，就发明专利在授权过程中的不合理延迟给予专利权期限补偿，但由申请人引起的不合理延迟除外
 B. 为补偿新药上市审评审批占用的时间，对在中国获得上市许可的新药相关发明专利，国务院专利行政部门应专利权人的请求给予专利权期限补偿
 C. 药品发明专利补偿期限不超过五年，新药批准上市后总有效发明专利权期限不超过十四年
 D. 自新药批准上市后计算，药品发明专利权的期限为二十年

5. 2020 年，新型冠状病毒肺炎（新冠肺炎）爆发，感染人数和死亡人数超过了 2003 年爆发的非典型肺炎，疫苗和治疗药物暂不明确。国家高度重视这种疾病的防治，采取各种措施加快相关疫苗和治疗药物研发。在药品注册方面可以启用的快速通道
 A. 突破性治疗药物程序
 B. 附条件批准程序
 C. 优先审评审批程序
 D. 特别审批程序

6. 可以豁免药物临床试验直接提出药品上市许可申请的情况包括
 A. 来源于古代经典名方的中药复方制剂的研制
 B. 仿制药经申请人评估，认为无需或者不能开展药物临床试验的
 C. 按照药品管理的体外诊断试剂经申请人评估，认为无需或者不能开展药物临床试验的
 D. 仿制境外已上市境内未上市原研药品

7. 国家卫生健康委对《国家基本药物目录（2018 年版）》中价格低廉、临床必需的药品在配套政策中给予支持，保障临床用药需求。这些配套政策主要包括
 A. 通过一致性评价的品种优先纳入基本药物目录，

未通过一致性评价的品种将逐步被调出基本药物目录
 B. 对纳入国家基本药物目录的品种，统一设置评价时限要求
 C. 化学药品新注册分类实施前批准上市的含基本药物品种在内的仿制药，自首家品种通过一致性评价后，其他药品生产企业的相同品种原则上应在 3 年内完成一致性评价
 D. 逾期未完成的，企业经评估认为属于临床必需、市场短缺品种的，可向所在地省级药品监管部门提出延期评价申请

8. 药品生产许可证由原发证机关注销，并予以公告的情形包括
 A. 申请人主动申请注销药品生产许可证的
 B. 药品生产许可证有效期届满重新发证的
 C. 药品生产许可证依法被吊销或者撤销的
 D. 营业执照依法被吊销或注销的

9. 关于仿制药注册和一致性评价要求的说法，正确的是
 A. 如果已上市药品的原研药品无法追溯或者原研药品已经撤市的，禁止仿制
 B. 企业应原则上采用体内生物等效性试验的方法进行质量一致性评价，允许企业采取体外溶出度试验的方法进行评价
 C. 对于已上市的化学药品注射剂仿制药，未按照与原研药品质量和疗效一致原则审批的品种均需开展一致性评价
 D. 对纳入国家基本药物目录的品种，不再统一设置评价时限要求

10. 对于药品上市审评审批过程中，药品上市许可申请人与有关专利权人或者利害关系人，因申请注册的药品相关的专利权产生纠纷的。根据《专利法》，相关当事人可以采取的行政程序有
 A. 向人民法院起诉，请求就申请注册的药品相关技术方案是否落入他人药品专利权保护范围作出判决
 B. 向国务院专利行政部门请求行政裁决
 C. 向国家药品监督管理局请求行政复议
 D. 向国家药品监督管理局请求停止侵权药品上市

11. 关于药品上市许可持有人生产和销售行为的说法，正确的是
 A. 药品上市许可持有人自行生产或委托生产药品的，持有人均需取得《药品生产许可证》
 B. 药品上市许可持有人自行销售或委托销售药

的，持有人均需取得《药品经营许可证》

  C. 药品上市许可持有人自行生产血液制品的，持有人必须持有《药品生产许可证》

  D. 药品上市许可持有人委托生产麻醉药品的，持有人必须持有《药品生产许可证》

12. 药品上市许可持有人委托销售其持有《药品注册证书》药品的途径主要有

  A. 药品生产企业 B. 药品批发企业

  C. 药品零售企业 D. 医疗机构

13. 关于药品生产许可证管理的说法，正确的有

  A. 企业变更名称等许可证项目以及重新发证，原药品生产许可证编号不变

  B. 药品生产许可证换发，换发后的药品生产许可证终止期限不变

  C. 药品生产许可证遗失补发，许可证编号、有效期等信息与原许可证一致

  D. 药品生产许可证变更，变更后的药品生产许可证终止期限不变

14. 委托他人生产制剂的药品上市许可持有人办理《药品生产许可证》需要满足的条件包括

  A. 有依法经过资格认定的药学技术人员、工程技术人员及相应的技术工人，法定代表人、企业负责人、生产管理负责人、质量管理负责人、质量受权人及其他相关人员符合《药品管理法》

  B. 有与药品生产相适应的厂房、设施、设备和卫生环境

  C. 有能对所生产药品进行质量管理和质量检验的机构、人员

  D. 有保证药品质量的规章制度，并符合药品生产质量管理规范要求

15. 下列符合《药品生产质量管理规范》及检查要求的是

  A. 药品生产所用的原辅料、与药品直接接触的包装材料符合相应的质量标准

  B. 药品上直接印字所用油墨符合食用标准要求

  C. 企业指定人员进行独立、系统、全面的自检，有时也由外部人员或专家进行独立的质量审计

  D. 创新药基于风险进行药品注册生产现场核查、上市前药品生产质量管理规范检查

16. 关于短缺药品生产供应及停产报告信息采集模块使用的说法，正确的有

  A. 凡是列入《国家短缺药品清单》的品种，其药品上市许可持有人负责填报短缺药品生产供应及停产报告信息，并在线提交至持有人所在地省级药品监督管理部门

  B. 凡是列入《国家临床必需易短缺药品重点监测清单》的品种，其药品上市许可持有人负责填报易短缺药品生产供应信息，并在线提交至持有人所在地省级药品监督管理部门

  C. 持有人为境外企业的，由其依法指定的在中国境内的企业法人代为填报，并在线提交至该企业法人所在地省级药品监督管理部门

  D. 相关药品上市许可持有人可根据需要提前在该平台完成相关药品专利信息登记与主动公开

17. 对临床定位清晰且具有明显临床价值的中药新药等的注册申请实行优先审评审批的情况包括

  A. 用于重大疾病、新发突发传染病、罕见病防治

  B. 临床急需而市场短缺

  C. 新发现的药材及其制剂，或者药材新的药用部位及其制剂

  D. 药用物质基础清楚、作用机理基本明确

18. 中药复方制剂处方中所含按照新药批准的提取物由外购变更为自行提取的，申请人应当提供的研究资料包括

  A. 仅限自行研究获得的该提取物及该中药复方制剂的药学研究资料

  B. 提取物的非临床有效性和安全性对比研究资料

  C. 该中药复方制剂III期临床试验的对比研究资料

  D. 附设于制剂标准后的该提取物的质量标准

19. 关于放射性药品生产管理的说法，正确的有

  A. 放射性药品生产企业审批权限由国家药品监督管理局和国家国防科技工业局下放至省级药品监督管理部门和省级国防科技工业管理部门

  B. 申请开办放射性药品生产企业，申请人应当向所在地省级药品监督管理部门提出申请，并按照放射性药品生产许可证申报资料要求报送有关材料

  C. 对申请开办放射性药品生产企业的，由所在地省级药品监督管理部门对企业提交的申报资料进行审查，并会同省级国防科技工业管理部门按照药品生产质量管理规范等有关规定组织开展申报资料技术审查和现场检查

  D. 符合条件的，予以批准，由所在地省级药品监督管理部门颁发药品生产许可证；不符合条件的，作出不予批准的书面决定，并说明理由

20.《药品召回管理办法》的召回范围包括

A. 由于研制、生产、储运、标识等原因导致药品不符合法定要求

B. 药品研制、生产、储运、标识等，不符合《药品生产质量管理规范》《药品经营质量管理规范》等现行药品质量管理规范要求

C. 标签说明书不完善等导致的质量问题或者其他安全隐患

D. 有证据证明可能危害人体健康，被药品监督管理部门根据《药品管理法》的规定依法查封、扣押的药品

21. 根据《药品召回管理办法》，境外持有人在境外实施药品召回，经综合评估认为属于下列情形的，其境内代理人应当于境外召回启动后 10 个工作日内，向所在地省级药品监督管理部门报告召回药品的名称、规格、批次、召回原因等信息。这些情形包括

A. 与境内上市药品为同一品种，但不涉及境内药品规格、批次或者剂型的

B. 与境内上市药品共用生产线的

C. 其他需要向药品监督管理部门报告的

D. 怀疑为假劣药的

第四章 药品经营管理

一、最佳选择题

1. 关于药品经营方式、经营类别与经营范围的说法，错误的是
   A. 药品经营方式分为药品批发和药品零售，划分依据是药品销售对象，与药品具体销售数量多少无关
   B. 药品批发是指将药品销售给符合购进药品资质的药品上市许可持有人、药品生产企业、药品经营企业和药品使用单位的药品经营方式
   C. 药品零售是指将药品直接销售给个人消费者的药品经营方式
   D. 药品经营类别和经营范围是药品批发企业、药品零售企业《药品经营许可证》的载明事项

2. 某企业核发的《药品经营许可证》经营范围载明的事项有"处方药、非处方药（甲类、乙类）、中药饮片、中成药、化学药制剂、生物制品（除疫苗）"。该企业属于
   A. 药品生产企业
   B. 药品批发企业
   C. 药品零售企业
   D. 普通商业企业

3. 某企业经药品监督管理部门审查、批准后，核发了《药品经营许可证》，载明了药品经营范围。经营范围可以包括
   A. 中药材
   B. 生化药品
   C. 放射性药品
   D. 体外诊断试剂（药品）

4. 甲企业核发的《药品经营许可证》经营范围项下某类药品明确为"蛋白同化制剂"。这类药品制剂是甲企业从乙药品上市许可持有人开办的企业采购的。那么甲企业属于
   A. 药品生产企业
   B. 药品批发企业
   C. 药品零售企业
   D. 普通商业企业

5. 下列可以列入药品零售企业持有的药品经营许可证经营范围内的药品是
   A. 胰岛素外的肽类激素
   B. 化学原料药
   C. 药品类易制毒化学品
   D. 冷藏、冷冻药品

6. 关于药品批发企业管理的说法，错误的是
   A. 麻醉药品、第一类精神药品、第二类精神药品、药品类易制毒化学品、医疗用毒性药品、放射性药品、蛋白同化制剂、肽类激素等经营范围的核定，按照国家有关规定执行
   B. 经营冷藏、冷冻等有特殊管理要求的药品的，应当在《药品经营许可证》经营范围中予以分别标注，如"生物制品（含冷藏、冷冻药品）""化学药（含冷藏药品）"
   C. 药品批发企业应有依法经过资格认定的药师或者其他药学技术人员
   D. 药品批发企业有保证药品质量的质量管理制度以及覆盖药品经营、质量控制和追溯全过程的信息管理系统，并符合药品经营质量管理规范要求

7. 关于药品零售连锁企业管理的说法，错误的是
   A. 药品零售连锁门店的经营类别不得超过药品零售连锁总部的经营类别
   B. 药品零售连锁门店的经营范围不得超过药品零售连锁总部的经营范围
   C. 从事药品零售连锁经营活动的，应当设立药品零售连锁总部，对零售门店进行统一管理
   D. 药品零售连锁门店许可审批时，药品监督管理部门应当先核定的是经营范围

8. 下列在中华人民共和国境内经营药品进行药品经营许可的说法，错误的是
   A. 药品上市许可持有人自行批发药品的，需办理《药品经营许可证》
   B. 开办药品批发企业（含药品零售连锁企业总部）的，应当向省级药品监督管理部门申请，经审批同意，依法获取《药品经营许可证》后，方可开展相应药品经营活动
   C. 开办药品零售企业（含药品零售连锁企业门店）的，应当向市县级药品监督管理部门申请，经审批同意，依法获取《药品经营许可证》后，方可开展相应药品经营活动
   D. 药品上市许可持有人自行零售药品的，需办理《药品经营许可证》

9. "经营处方药、甲类非处方药的，应当按规定配备与经营范围和品种相适应的依法经过资格认定的药师或者其他药学技术人员"这个开办条件属于

    A. 药品批发企业

    B. 药品零售连锁企业总部

    C. 药品零售连锁门店

    D. 便利店

10. 关于药品零售企业开办条件的说法，错误的是

    A. 只经营乙类非处方药的，可以配备经设区的市级药品监督管理部门组织考核合格的药品销售业务人员

    B. 同时经营其他商品（非药品）的，陈列、仓储设施应当与药品分开设置

    C. 在超市等其他场所从事药品零售活动的，应当具有独立的经营区域

    D. 有与其经营范围相适应的质量管理机构和人员；企业法定代表人、主要负责人、质量负责人、质量管理部门负责人等符合规定的条件

11. 关于药品经营许可证管理规定的说法，错误的是

    A. 药品经营许可证分为正本和副本，有效期为5年

    B. 药品经营许可证电子证书与纸质证书具有同等法律效力

    C. 禁止伪造、变造、出租、出借、买卖药品经营许可证

    D. 药品经营许可证载明事项发生变更的，由省级药品监督管理部门在副本上记录变更的内容和时间，并按照变更后的内容重新核发药品经营许可证正本

12. 药品经营许可证编号格式为"省份简称+两位分类代码+四位地区代码+五位顺序号"。某企业药品经营许可证编号为"鲁BA5312036"，该企业为

    A. 药品零售连锁总部（非法人企业）

    B. 药品零售连锁总部（法人企业）

    C. 药品零售连锁门店（非法人企业）

    D. 药品零售连锁门店（法人企业）

13. 下列不属于药品经营许可证许可事项变更的是

    A. 经营地址的变更

    B. 异地设库的变更

    C. 委托储存的变更

    D. 质量负责人的变更

14. 关于药品经营许可证变更管理的说法，错误的是

    A. 药品经营企业变更药品经营许可证载明许可事项的，应当向发证机关提出药品经营许可证变更申请

    B. 药品经营许可证载明的登记事项发生变化的，应当在发生变化起30个工作日内，向发证机关申请办理药品经营许可证变更登记

    C. 发证机关应当自受理变更申请之日起15个工作日内（技术审查、现场检查、企业整改等所需时间不计入期限）组织开展技术审查和现场检查

    D. 发证机关应当对登记事项核对市场监督管理部门颁发的有效营业执照信息，在10个工作日内完成变更登记

15. 下列情形中，应按照《中华人民共和国药品管理法》第一百一十五条规定的无证经营行为进行处罚的是

    A. 经营范围为中药饮片、中成药制剂的丙药品批发企业，购进销售生物制品

    B. 甲药品生产企业销售本企业生产的化学药品

    C. 乙药品生产企业未经药品上市许可持有人的委托，擅自生产持有人的药品

    D. 丁诊所（持有《医疗机构执业许可证》）在诊疗范围内为患者开展诊疗服务并提供常用药品

16. 药品零售企业被其他药品零售连锁企业总部收购，如实际经营地址、经营范围未发生变化的，行政许可程序是

    A. 按照许可事项变更办理

    B. 按照登记事项变更办理

    C. 按照新开办药品经营企业申领药品经营许可证

    D. 按照告知承诺变更办理

17. 药品经营企业超出许可的经营方式、经营地址从事药品经营活动，或者超出经营范围（含经营类别）经营的药品不属于疫苗、麻醉药品、精神药品、药品类易制毒化学品、医疗用毒性药品、血液制品、细胞治疗类生物制品的，且药品经营企业能够及时改正，不影响药品质量安全的，药品监督管理部门可给予的行政处罚是

    A. 无证经营从重处罚

    B. 无证经营减轻处罚

    C. 从无证企业购入药品从重处罚

    D. 从无证企业购入药品减轻处罚

18. 药品经营许可证有效期届满需要继续经营药品的，向发证机关提出重新审查发证（延续）申请的时限为
    A. 药品经营许可证有效期届满前6个月至2个月期间
    B. 药品经营许可证有效期届满前6个月
    C. 药品经营许可证有效期届满后6个月
    D. 药品经营许可证有效期届满后2个月至6个月期间

19. 药品经营企业在药品经营许可证有效期届满前2个月内提出重新审查发证申请，导致在法定的工作时限内药品经营许可证有效期已届满，但发证机关还未作出决定，药品经营企业应当采取的措施是
    A. 自觉停止药品经营活动，待发证机关准予许可后，方可恢复药品经营
    B. 继续药品经营活动，药品经营许可证效力可以延续6个月
    C. 自觉停止药品经营活动，待发证机关现场检查结束后，方可恢复药品经营
    D. 继续药品经营活动，药品经营许可证效力可以延续3个月

20. 药品经营企业药品经营许可证超过有效期继续开展药品经营活动的，药品监督管理部门按照《药品管理法》第一百一十五条的规定给予的行政处罚是
    A. 无证生产
    B. 无证经营
    C. 生产假药
    D. 经营假药

21. 关于仅从事乙类非处方药零售活动的行政许可事项的说法，错误的是
    A. 仅从事乙类非处方药零售活动的药品零售企业实施告知承诺制审批
    B. 申请人向所在地市县级药品监督管理部门提交申请材料和承诺书后，形式审查符合条件的，药品监督管理部门应当准予许可，当日向其颁发药品经营许可证
    C. 药品监督管理部门应当自许可决定作出之日起3个月内对其组织开展技术审查和现场检查
    D. 发现实际经营条件与申请许可时提交承诺偏差巨大，足以严重影响药品经营质量安全的，按照无证经营予以行政处罚

22. 关于《药品经营质量管理规范》的说法，错误的是
    A. 医疗机构药房和计划生育技术服务机构按照《药品经营质量管理规范》对药品采购、储存、养护进行质量管理
    B. 《药品经营质量管理规范》是药品经营管理和质量控制的基本准则
    C. 药品流通过程中其他涉及储存与运输药品的，也应当符合《药品经营质量管理规范》的规定
    D. 《药品经营质量管理规范》附录作为正文的附加条款，与正文条款具有同等效力

23. 根据《药品经营质量管理规范》，关于药品批发企业药品收货与验收的说法，错误的是
    A. 实施批签发管理的生物制品，抽样验收时可不开箱检查
    B. 对包装异常、零货、拼箱的药品，抽样验收时应当开箱检查至最小包装
    C. 冷藏、冷冻药品如在阴凉库待验，应尽快进行收货验收，验收合格尽快送入冷库
    D. 冷藏、冷冻药品到货时，应当查验运输方式及运输过程的温度记录、运输时间等质量控制状况，不符合温度要求的应当拒收

24. 根据《药品经营质量管理规范》，关于药品储存与养护要求的说法，正确的是
    A. 不同批号的药品必须分库存放
    B. 药品与非药品必须分库存放
    C. 外用药与其他药品必须分库存放
    D. 中药材与中药饮片必须分库存放

25. 根据《药品经营质量管理规范》关于药品经营企业人工作业库房的药品储存和养护的说法，错误的是
    A. 待销售出库的药品，应按色标管理要求标示为绿色
    B. 储存药品按批号堆码，不同批号的药品不得混垛码放
    C. 对直接接触药品最小包装破损的药品应进行隔离并按色标管理要求标示为黄色
    D. 储存药品库房的相对湿度应控制在35%~75%

26. 根据《药品经营质量管理规范》，有关药品批发企业人员的资质，说法错误的是
    A. 质量负责人以中层领导身份参加企业各种活动
    B. 必须具有大学本科以上学历、执业药师资格才可以胜任质量负责人

C. 必须具有执业药师资格才可以胜任质量管理部门负责人

D. 药学中专学历可以从事质量管理工作

27. 根据《药品经营质量管理规范》，药品批发企业药品出库，必须

A. 按出库凭证进行数量核对

B. 按运输单进行数量核对

C. 按销售凭证进行金额核对

D. 按销售记录进行复核

28. 根据《药品经营质量管理规范》，不符合药品批发企业采购管理要求的是

A. 与供货单位签订质量保证协议

B. 采购药品时，企业应当向供货单位索取发票

C. 采购中药材、中药饮片的采购记录还应标明产地

D. 每两年应对采购整体情况进行综合质量评审

29. 根据《药品经营质量管理规范》，药品批发企业质量管理制度的内容不包括

A. 质量管理文件的管理

B. 计算机系统的管理

C. 处方药销售的管理

D. 质量事故、质量投诉的管理

30. 根据《药品经营质量管理规范》，不符合药品批发企业采购活动要求的是

A. 确定供货单位的合法资格

B. 采购中涉及的首营企业、首营品种，应当经过采购部门负责人的审核批准

C. 确定所购入药品的合法性

D. 核实供货单位销售人员的合法资格

31. 根据《药品经营质量管理规范》及新修订的《药品管理法》，药品批发企业首次从某国内药品生产企业采购某首次经营的药品，对其应该审核的内容不包括

A.《药品生产许可证》复印件

B. 营业执照、税务登记、组织机构代码的证件复印件以及上一年度企业年度报告公示情况

C.《药品生产质量管理规范》认证证书复印件

D. 药品批准证明文件复印件

32. 根据《药品经营质量管理规范》，药品验收记录、中药材验收记录和中药饮片验收记录均必须包括的是

A. 产地　　　　　B. 供货单位

C. 生产厂商　　　D. 有效期

33. 根据《药品经营质量管理规范》，下列不属于药品批发企业部门及岗位职责的是

A. 部门职责

B. 部门负责人职责

C. 岗位职责

D. 与药品经营相关的处方审核岗位职责

34. 根据《药品经营质量管理规范》，关于药品批发企业操作规程和相关记录建立的说法，错误的是

A. 应制定药品流通环节操作规程及计算系统操作规程

B. 企业建立的记录应真实、完整、准确、有效和可追溯

C. 应根据工作情况，随时填写书面记录及凭证，做到字迹清晰，不得随意涂改和撕毁

D. 更改记录的，应注明理由、日期并签名

35. 根据《药品经营质量管理规范》，下列药品批发企业计算机系统操作需要由质量管理部门审核并在其监督下进行的是

A. 计算机系统数据录入

B. 计算机系统数据复核

C. 计算机系统数据库建立

D. 计算机系统数据更改

36. 根据《药品经营质量管理规范》，关于药品批发企业仓库条件的说法，错误的是

A. 药品储存作业区应与办公区和生活区分开一定距离或有隔离措施

B. 药品辅助作业区应与办公区和生活区分开一定距离或有隔离措施

C. 库房有可靠的安全防护措施能够防止无关人员进入

D. 有防止室外装卸、搬运、接收、发运等作业受异常天气影响的措施

37. 根据《药品经营质量管理规范》，药品批发企业经营中药材、中药饮片的，应该有

A. 库房和养护工作场所

B. 专用的库房和养护工作场所

C. 中药样品室

D. 中药样品柜

38. 根据《药品经营质量管理规范》，药品批发企业

库房应该配备的设施设备不包括
- A. 药品与地面之间有效隔离的设备
- B. 有效监测、记录库房温湿度的设备
- C. 验收、发货、退货专用场所
- D. 不合格药品专用存放场所

39. 根据《药品经营质量管理规范》，储存、运输冷藏、冷冻药品的批发企业应该配备的设施设备不包括
- A. 用于冷库温度自动监测、显示、记录、调控、报警的设备
- B. 冷库制冷设备备用发电机组或双回路供电系统
- C. 需要具有冷藏车及车载冷藏箱或保温箱等设备
- D. 储存疫苗的应配备独立冷库

40. 根据《药品经营质量管理规范》，关于药品批发企业运输与冷链运输设施设备的说法，错误的是
- A. 运输冷藏、冷冻药品需要封闭式运输，一般药品不需要封闭式货物运输工具
- B. 冷藏车具有自动调控温度、显示温度、存储和读取温度监测数据的功能
- C. 冷藏箱及保温箱具有外部显示和采集箱体内温度数据的功能
- D. 由专人负责运输设施设备定期检查、清洁和维护，并建立记录和档案

41. 根据《药品经营质量管理规范》，药品批发企业计算机系统建立不需要遵守的原则是
- A. 符合经营全过程管理及质量管制要求
- B. 实现药品质量可追溯
- C. 满足药品实时监管的实施条件
- D. 满足药品追溯体系的实施条件

42. 根据《药品经营质量管理规范》，药品批发企业计算机系统运行中涉及企业经营和管理的数据应采用安全、可靠方式储存备份的频次及保护时限分别为
- A. 按日备份，不少于5年
- B. 按月备份，不少于5年
- C. 按日备份，不少于3年
- D. 按月备份，不少于3年

43. 根据《药品经营质量管理规范》，药品批发企业质量保证协议需要明确双方的
- A. 运输责任　　B. 经营责任
- C. 质量责任　　D. 销售责任

44. 根据《药品经营质量管理规范》，药品批发企业收货人员下列收货程序不合法的是
- A. 对到货药品逐批进行收货、验收
- B. 药品到货时，收货人员应核实运输方式是否符合要求
- C. 对照随货同行单（票）和采购记录核对药品，做到票、账、货相符
- D. 收货人员对符合收货要求的药品，应当按品种特性要求进行验收

45. 根据《药品经营质量管理规范》，药品批发企业针对冷藏、冷冻药品采取的收货程序不合法的是
- A. 需重点检查并记录运输方式及运输过程温度记录的质量控制状况
- B. 需重点检查并记录运输方式及运输过程运输时间的质量控制状况
- C. 不符合运输过程温度要求的不得入库
- D. 收货后，应在冷库内待验

46. 根据《药品经营质量管理规范》，药品批发企业验收人员验收药品时，下列行为不符合规定的是
- A. 供货单位为药品生产企业的，检验报告书加盖其药品检验专用章原印章
- B. 供货单位为药品批发企业的，检验报告书加盖其质量管理专用章原印章
- C. 只允许供货单位提供纸质版检验报告书
- D. 对抽样药品的外观、包装、标签、说明书以及相关证明文件逐一进行检查、核对

47. 根据《药品经营质量管理规范》，验收不合格的中药材验收记录必须注明
- A. 规格
- B. 批号
- C. 生产厂商
- D. 不合格事项及处置措施

48. 根据《药品经营质量管理规范》，药品批发企业对于验收后的药品的处理措施，不合法的是
- A. 应建立库存记录
- B. 验收合格的药品应及时入库登记
- C. 验收不合格的不得入库
- D. 验收不合格的药品由县级药品监督管理部门处理

49. 根据《药品经营质量管理规范》，药品批发企业进行药品直调时，采取的措施不合法的是
- A. 可委托购货单位进行药品验收

B. 直调企业负责药品追溯体系数据收集

C. 购货单位需建立专门的直调药品验收记录

D. 购货单位验收当日应将验收记录相关信息传递给直调企业

50. 根据《药品经营质量管理规范》，关于药品批发企业药品储存的说法，正确的是

A. 根据药品的安全性、有效性和经济性对药品进行合理储存

B. 如果包装上没有标示具体贮藏温度的，按国家药品标准规定的贮藏要求储存

C. 搬运和堆码药品应严格按内包装标示要求规范要求

D. 未经批准人员不得进入储存作业区，这个区域不得出现影响药品质量和安全的行为以及存放与储存管理无关的物品

51. 根据《药品经营质量管理规范》，药品批发企业在药品储存作业区内储存与储存管理无关的物品时采取的措施是

A. 拒收　　　　　　B. 不得入库

C. 不得出库　　　　D. 不得存放

52. 根据《药品经营质量管理规范》，药品批发企业在储存过程中搬运、堆码药品以及药品在运输过程中搬运药品的，进行操作的依据是

A. 内包装　　　　　B. 中包装

C. 外包装　　　　　D. 大包装

53. 根据《药品经营质量管理规范》，关于药品批发企业药品养护的说法，错误的是

A. 按养护计划对库存药品外观、包装等质量状况进行检查，并建立养护记录

B. 对库房温湿度进行实时监测、调控

C. 发现有问题的药品应及时在计算机系统中锁定和记录，并通知质量管理部门处理

D. 对中药材和中药饮片应按其特性采取有效方法进行养护并记录

54. 根据《药品经营质量管理规范》，关于药品批发企业确认购货单位合法资质的说法，错误的是

A. 确认购货单位合法资质的目的是保证药品销售流向真实、合法

B. 确认购货单位合法资质只需要核实购货单位的证明文件、采购人员身份证明

C. 如果购货单位是医疗机构，药品批发企业需要审核其诊疗范围，并根据自己的经营范围销售药品

D. 药品批发企业需要按其经营范围将药品销售给购货单位，并保证所售药品在其经营范围内

55. 根据《药品经营质量管理规范》，药品批发企业药品出库复核应当建立的记录内容不包括

A. 批准文号　　　　B. 购货单位

C. 生产厂商　　　　D. 质量状况

56. 根据《药品经营质量管理规范》，药品批发企业冷藏冷冻药品发运的要求包括

A. 车载冷藏箱或保温箱在使用时应达到相应温度要求

B. 应在冷藏环境下完成冷藏、冷冻药品装箱、封箱工作

C. 装车时应检查冷藏车辆的启动、运行状态，达到规定温度后方可装车

D. 启运后应做好运输记录，内容包括运输工具和启运时间

57. 根据《药品经营质量管理规范》，药品批发企业委托其他单位运输药品时，与承运方签订的运输协议应该明确的内容不包括

A. 发货地址　　　　B. 药品质量责任

C. 遵守运输操作规程　D. 在途时限

58. 根据《药品经营质量管理规范》，药品零售企业质量管理部门或人员的职责不包括

A. 负责对供货单位及其销售人员资格证明的审核

B. 负责药品质量投诉和质量事故的调查、处理及报告

C. 负责药品质量查询及质量信息管理

D. 检查购货企业的合法性及采购人员的合法资格

59. 根据《药品经营质量管理规范》，药品零售企业质量管理制度的内容不包括

A. 药品有效期管理

B. 药品退货管理

C. 计算机系统管理

D. 环境卫生、人员健康的规定

60. 根据《药品经营质量管理规范》，某药品零售连锁企业的门店，设置有库房，其设施与设备不符合要求的是

A. 储存中药饮片应设立专用库房

B. 验收要采用专用场所

C. 不合格药品要有专用存放场所

D. 营业场所经营疫苗，有专用冷藏设备

61. 根据《药品经营质量管理规范》，某药品零售企业陈列药品的做法不符合要求的是
    A. 处方药、非处方药分区陈列
    B. 外用药与其他药品分开摆放
    C. 拆零药品集中存放于拆零专柜或专区
    D. 第二类精神药品在专门的橱窗陈列

62. 根据《药品经营质量管理规范》，某药品零售企业的做法，不符合要求的是
    A. 处方经执业药师或者药学技术人员审核后方可调配
    B. 应配备执业药师指导合理用药
    C. 在岗执业的执业药师应当挂牌明示
    D. 不得采用开架自选的方式陈列和销售处方药

63. 根据《药品经营质量管理规范》，不符合药品零售企业质量管理要求的是
    A. 药品零售连锁企业甲的门店负责人应该具有执业药师资格
    B. 药品零售企业乙对陈列的药品按月进行检查
    C. 药品零售企业丙将中药饮片存放在专用库房
    D. 药品零售企业丁对中药饮片进行定期重点检查

64. 根据《药品经营质量管理规范》关于药品零售企业拆零销售管理的说法，错误的是
    A. 药品拆零销售应当使用洁净、卫生的包装
    B. 质量管理人员方可负责药品拆零销售
    C. 药品拆零销售应提供药品说明书原件或复印件
    D. 药品拆零销售期间，应保留原包装和说明书

65. 根据《药品经营质量管理规范》，药品零售企业中应当具备执业药师资格的人员是
    A. 企业法定代表人或企业负责人
    B. 质量管理部门负责人
    C. 质量管理人员
    D. 负责拆零销售人员

66. 根据《药品经营质量管理规范》，药品零售企业营业员需要进行专业培训才能销售的药品是
    A. 第一类精神药品　　B. 疫苗
    C. 胰岛素　　　　　　D. 阿司匹林

67. 根据《药品经营质量管理规范》，关于药店零售中药饮片的说法，错误的是
    A. 中药饮片调剂人员必须是执业药师
    B. 中药饮片的质量管理制度包括其处方审核、调配、核对管理
    C. 中药饮片需要建立处方审核、调配、核对操作规程
    D. 非本药店在职人员不得在营业场所销售中药饮片

68. 根据《药品经营质量管理规范》，某药店备份计算机系统电子记录数据的措施应该是
    A. 按日备份　　　　　B. 按月备份
    C. 按小时备份　　　　D. 定期备份

69. 根据《药品经营质量管理规范》，对某药店销售近效期药品采取的措施，错误的是
    A. 近效期药品应该定期进行重点检查
    B. 对有效期进行跟踪管理，是为了防止近效期药品售出后可能发生的过期使用
    C. 销售近效期药品应向顾客告知有效期
    D. 发现近效期药品，由质量管理部门以劣药来处理

70. 根据《药品经营质量管理规范》，关于药品零售企业拆零销售管理的说法，错误的是
    A. 负责药品拆零销售的人员应经过专门培训，方能从事拆零销售工作
    B. 药品拆零销售期间，应保留原包装和说明书
    C. 药品拆零销售应交代用法用量，但不需要向购买者提供药品说明书原件或复印件
    D. 药品拆零销售的包装上注明药品名称、规格、数量、用法用量、批号、有效期以及药店名称等信息

71. 某药品零售企业陈列商品的做法，错误的是
    A. 毒性中药品种在专门的橱窗陈列
    B. 药品按剂型、用途及储存要求分类陈列
    C. 外用药与其他药品分开摆放
    D. 拆零药品集中存放于拆零专柜或专区

72. 下列药品零售企业的行为，不属于违反《药品经营质量管理规范》规定的是
    A. 注册在某药品零售企业的执业药师，其实际工作单位为某药品批发企业
    B. 某药品零售企业通过程序插件，将其阴凉陈列区的温度监测设备显示数值锁定在9℃
    C. 某药品零售企业制作了提示牌"按照药品GSP的规定，非质量问题，药品一经售出，不得退换"，并将其摆放于店内醒目位置
    D. 某药品零售企业购进药品不索取发票，且未配

备执业药师，依然开展处方药销售活动

73. 根据 GSP 附录《冷藏、冷冻药品的储存与运输管理》，关于冷藏、冷冻药品的储存与运输管理的说法，错误的是
    A. 冷藏、冷冻拒收的药品应当隔离存放于符合该药品贮藏温度要求的环境中，报送质量管理部门处置
    B. 储存冷藏、冷冻药品的冷库制冷风机出风口距离 100 厘米内、高于出风口的位置不得摆放药品，药品码放高度不得超过制冷机组出风口下沿
    C. 从事冷藏、冷冻药品收货、验收、储存、养护、出库、运输等岗位工作的人员，应当接受相关法律法规、专业知识、相关制度和标准操作规程的培训，经考核合格后，方可上岗
    D. 企业需要自行运输冷藏、冷冻药品，不得委托其他单位运输冷藏、冷冻药品

74. 根据 GSP 附录《药品经营企业计算机系统》，关于药品经营企业计算机系统管理的说法，错误的是
    A. 企业应当按照药品 GSP 相关规定，在系统中设置各经营流程的质量控制功能，与采购、销售、收货、验收、储存、养护、出库复核、运输等系统功能形成内嵌式结构
    B. 药品采购订单中的基础数据应当依据数据库生成，采购订单确认后，系统自动生成采购记录
    C. 系统对各供货单位的合法资质，能够自动识别与审核，有效防止超方式、超范围采购
    D. 验收记录、销售记录、出库复核记录需要人工生成

75. 根据 GSP 附录《药品经营企业计算机系统》，药品批发企业系统处理销后退回药品时计算机系统的要求不包括
    A. 能够调出原对应的销售、出库复核记录
    B. 记录与实物一致的，可退货验收，生成销后退回验收记录
    C. 记录与实物不一致的，系统则自动拒绝销后退回
    D. 记录与实物不一致时，可以修改系统的原始销售数据来退货

76. 根据 GSP 附录《药品经营企业计算机系统》，药品零售企业计算机系统的要求不包括

    A. 建立包括供货单位、经营品种等相关内容的基础数据
    B. 自动识别处方药、特殊管理的药品以及其他国家有专门管理要求的药品，国家有专门管理要求的药品超数量销售时必须人工干预
    C. 系统与结算系统、开票系统对接，对每笔销售自动打印销售票据，并自动生成销售记录
    D. 系统能定期自动生成陈列药品检查计划，对药品有效期进行跟踪，实现近效期预警，超有效期自动锁定及停销功能

77. 根据 GSP 附录《温湿度自动监测》，关于温湿度自动监测的说法，错误的是
    A. 企业应当按照药品 GSP 要求，在储存药品的仓库中和运输冷藏、冷冻药品的设备中配备温湿度自动监测系统
    B. 当发生供电中断等突发情况时，系统应当采用短信通讯的方式，向至少 3 名指定人员发出报警信息
    C. 温湿度自动监测系统应当独立地不间断运行，可以与温湿度调控设施设备联动
    D. 药品仓库、运输设备中配备的测点终端数量仓库、冷藏车内不得少于 2 个，冷藏箱、保温箱内不得少于 1 个

78. 根据 GSP 附录《药品收货与验收》，关于药品收货与验收的说法，错误的是
    A. 药品收货与验收活动是药品经营企业确保所采购的药品已经实际到达，检查到达药品的数量和质量，确保与交接手续有关的文件都已经登记并交给有关人员的工作过程，是控制实物药品质量的第一关
    B. 对收货、验收过程中出现的不符合质量标准或疑似假劣药情形，由企业质量管理部门按照有关规定进行处理，无需上报药品监督管理部门
    C. 特殊管理的药品需设置专用待验区，并符合安全控制要求
    D. 企业应当采取抽样比例加倍、检查至最小包装单位等方式加强对退货药品的收货、验收管理，保证退货环节药品的质量和安全，防止混入假冒药品

79. 根据 GSP 附录《验证管理》，关于验证管理的说法，错误的是
    A. 药品 GSP 中涉及的验证范围与内容，包括对冷库、冷藏车、冷藏箱、保温箱以及温湿度自动

监测系统等进行的验证，未经验证不得用于冷藏、冷冻药品运输，可以用于药品储存

B. 相关设施设备及监测系统需定期验证（间隔不超过1年），以确认其符合要求

C. 相关设施设备和监测系统超过最大停用时限的，在重新启用前，要评估风险并重新进行验证

D. 验证使用的温度传感器应当适用被验证设备的测量范围，其最大允许误差为±0.5℃，并经法定计量机构校准，校准证书复印件为验证报告的必要附件

80. 根据《药品经营质量管理规范现场检查指导原则》，关于该现场检查指导原则适用范围的说法，错误的是

A. 药品零售连锁总部按照药品批发企业检查项目检查

B. 药品零售连锁配送中心按照药品批发企业检查项目检查

C. 药品零售连锁企业门店、单体药店按照药品零售企业检查项目检查

D. 药品上市许可持有人、药品生产企业销售药品，以及药品流通过程中其他涉及药品储存运输的，参照《指导原则》药品零售企业检查项目检查

81. 根据《药品经营质量管理规范现场检查指导原则》，关于GSP现场检查的说法，错误的是

A. 指导原则就许可检查、监督检查结果判定分别做了缺陷项目表格化细化情形说明

B. 指导原则明确许可检查结果分为通过检查、限期整改后复核检查、不通过检查等结果判定情形

C. 指导原则明确监督检查结果分为符合药品GSP、违反药品GSP限期整改、严重违反药品GSP等结果判定情形

D. 现场检查时，主要依据是GSP检查项目，GSP附录具有参考作用，没有决定作用

82. 根据《药品经营质量管理规范现场检查指导原则》，下列"严重缺陷"检查项目属于药品批发企业但不属于药品零售企业的是

A. 药品追溯管理与实施
B. 依法经营
C. 诚实守信
D. 储存疫苗配备2个以上独立冷库

83. 根据《药品管理法》，药品上市许可持有人可以自行销售其取得药品注册证书的药品，也可以委托药品经营企业销售。上述规定中的"自行销售"不包括

A. 申请到《药品经营许可证》后自行批发
B. 未申请《药品经营许可证》自行批发
C. 申请到《药品经营许可证》后自行零售
D. 未申请《药品经营许可证》自行零售

84. 根据《国家药监局关于当前药品经营监督管理有关事宜的通告》（2020年第23号）的规定，关于药品上市许可持有人与受托药品生产企业已签订委托销售合同管理的说法，错误的是

A. 2019年12月1日前，药品上市许可持有人与受托药品生产企业已签订委托销售合同，在合同期间内受托药品生产企业可继续销售药品，合同到期后不得继续委托药品生产企业销售药品

B. 2019年12月1日前，药品上市许可持有人委托药品生产企业销售药品的，2022年12月31日后如果合同还在执行期，委托销售行为仍然可以持续

C. 2019年12月1日后，药品上市许可持有人不得再与受托药品生产企业签订委托销售合同

D. 擅自签订合同委托受托药品生产企业销售的，责令限期整改；逾期不改的，依据《药品管理法》按无证经营处罚

85. 药品上市许可持有人委托销售药品时，需要满足的条件不包括

A. 药品上市许可持有人委托销售的，应当委托符合条件的药品经营企业

B. 药品上市许可持有人应当与受托方签订委托协议，约定药品质量责任等内容，并对受托方进行监督

C. 受托药品经营企业不得再次委托销售

D. 药品上市许可持有人开展委托销售活动前，应当向其所在地省级药品监督管理部门申请审批

86. 关于药品上市许可持有人药品销售行为的说法，错误的是

A. 接受药品上市许可持有人委托销售的药品经营企业，其经营范围应当涵盖所受托经营的药品品种

B. 药品上市许可持有人应当严格审核药品购进单位资质，按照其药品生产范围、经营范围或诊

疗范围向其销售药品

    C. 销售药品时，药品上市许可持有人向购进单位提供的销售凭证内容包括"供货单位名称、药品商品名称、上市许可持有人、生产企业、产品批号、产品规格、销售数量、销售价格、销售日期"

    D. 销售药品时，药品上市许可持有人向购进单位提供的资料均应当加盖本企业公章，通过网络核查、电子签章等方式确认的电子版具有同等效力

87. 下列药品上市许可持有人药品销售行为，合法的是

    A. 某取得药品注册证书的药品研制机构委托生鲜超市销售其药品

    B. 某取得药品注册证书的药品生产企业委托不符合 GSP 要求的快递公司储存运输药品

    C. 某第二类精神药品上市许可持有人向非连锁药品零售企业销售第二类精神药品

    D. 非免疫规划疫苗上市许可持有人向县级疾病预防控制机构销售该疫苗

88. 某药品上市许可持有人授权派出的医药代表的下列行为，不符合规定的是

    A. 采用日常拜访的形式定期向某医院医务人员收集临床发生的药品不良反应信息

    B. 通过参加全国学术会议推广药品上市许可持有人所生产新药的临床使用知识

    C. 通过某省药学会议与临床药师交流，解答药品上市许可持有人所生产新药的临床使用问题

    D. 持有"派出销售人员授权书"与某医院药剂科负责采购的人员交流药品上市许可持有人所生产新药的销售情况

89. 药品批发企业购进药品，应当建立并执行进货检查验收制度，索取、查验、留存供货企业及其授权委托销售人员有关证件资料、销售凭证。保存时间为

    A. 至少 5 年

    B. 至少 3 年

    C. 保存至超过药品有效期 1 年，且不得少于 5 年

    D. 保存至超过药品有效期 1 年，且不得少于 3 年

90. 某药品药盒上面标注的有效期为"有效期至 2023 年 12 月 07 日"。某药品批发企业 2020 年 5 月 3 日销售了该药品。销售凭证可以销毁的最早时间为

    A. 2025 年 5 月 2 日

    B. 2025 年 12 月 6 日

    C. 2024 年 5 月 2 日

    D. 2024 年 12 月 6 日

91. 下列药品批发企业的经营行为，合法的是

    A. 从未取得某药品《药品注册证书》的药品生产企业处购进该药品

    B. 以中药材及初加工产品冒充中药饮片销售

    C. 销售医疗机构制剂

    D. 将某批药品销售到某药品零售连锁企业总部

92. 某单位一定需要《药品经营许可证》，并且禁止采用聘用"挂证"执业药师骗取药品经营许可证。符合上述条件的单位不包括

    A. 药品上市许可持有人

    B. 药品批发企业

    C. 药品零售连锁总部

    D. 药品零售企业

93. 下列药品上市许可持有人、药品批发企业通过展销会、博览会、交易会、订货会、产品宣传会等方式销售药品的行为，合法的是

    A. 某药品上市许可持有人在某交易会上现货销售取得药品注册证书的创新药

    B. 某药品批发企业未携带现货药品在某订货会上与某零售药店签订供货协议

    C. 某药品上市许可持有人在某产品宣传会上向患者赠送药品

    D. 某药品批发企业在某展销会上现货销售某药品上市许可持有人委托销售的改良型新药

94. 关于药品零售连锁企业组织结构及职责的说法，错误的是

    A. 药品零售连锁企业一般由总部、配送中心和若干零售门店构成

    B. 总部是药品零售连锁企业开展药品经营活动的管理核心，对所属零售连锁门店的经营活动履行管理责任

    C. 配送中心是药品零售连锁企业的物流机构，承担将总部购进的药品配送至相关零售门店的职责

    D. 零售门店是药品零售连锁企业的基础，自行制定质量管理制度，承担日常药品零售业务，并向个人消费者直接提供药学服务

95. 关于药品零售连锁企业经营行为的说法，正确的是
    A. 药品零售连锁企业门店负责对门店计划购进的药品、供货单位及其销售人员的合法资质进行审核
    B. 药品零售连锁企业门店所销售的药品可以通过计算机系统向总部提出要货计划，总部不可以直接发出配货指令，但是总部需统一配送到门店
    C. 门店销售药品时，应当通过计算机系统自动生成注明各门店名称的门店独有式样的销售票据
    D. 药品零售连锁企业总部应当制定并督促执行统一的药学服务标准，并负责统一培训和药学服务管理，各门店应当按照标准开展药学服务

96. 药品上市许可持有人、药品批发企业不得不经药品零售连锁总部，直接向药品零售连锁企业门店销售药品。形成这种销售渠道的原因不包括
    A. 药品零售连锁企业采购与销售分离
    B. 药品零售连锁企业统一采购
    C. 药品零售连锁企业由总部统一配送
    D. 药品零售连锁企业统一药学服务

97. 下列药品零售连锁企业的经营行为，合法的是
    A. 计算机系统支持门店自行采购药品的操作
    B. 计算机系统支持门店自行解除由总部做出的质量控制和药品锁定指令
    C. 计算机系统支持门店间信息显示和业务往来
    D. 药品零售连锁企业总部确保门店各岗位人员有效执行总部下发的质量管理体系文件

98. 药品零售连锁企业总部的经营活动，应当执行药品批发企业管理的相关要求，还要坚持"六统一"。下列不属于"六统一"的是
    A. 总部和门店统一药品经营范围
    B. 总部和门店统一采购
    C. 总部和门店统一质量管理
    D. 总部和门店统一计算机系统

99. 销售药品时，应当开具标明药品通用名称、上市许可持有人、生产企业、产品批号、产品规格、销售数量、销售价格、销售日期等内容的凭证的企业或部门不包括
    A. 药品零售企业
    B. 药品零售连锁企业总部
    C. 药品批发企业

D. 药品上市许可持有人

100. 关于药品零售企业药学技术人员配备要求的说法，错误的是
    A. 经营处方药、甲类非处方药的药品零售企业应当按照规定配备执业药师或者其他依法经过资格认定的药学技术人员
    B. 药学技术人员负责药品管理、处方审核和调配、指导合理用药以及不良反应信息收集与报告等工作
    C. 药品零售企业营业时间内，执业药师或者其他依法经过资格认定的药学技术人员应当在职在岗
    D. 未经执业药师审核处方，不得销售处方药和甲类非处方药

101. 药品零售企业应当按照药品 GSP 的要求，以促进人体健康为中心，开展药学服务活动，实现服务的规范化、科学化、人性化，以满足个人消费者合理用药需求。关于药学服务要求的说法，错误的是
    A. 药学服务人员向个人消费者提供用药咨询、处方审核、调配、核对、用药指导、药品不良反应信息收集、跟踪随访等药学服务，向个人消费者提供安全、有效、经济、合理的药品
    B. 药品零售企业应当设置专门的药学服务区，并有明显标识
    C. 药品零售企业营业时间内，执业药师或者其他依法经过资格认定的药学技术人员应当在职在岗
    D. 可以配置必要的药学服务设施设备，为个人消费者提供健康便民服务，但是为个人消费者提供用药咨询、售后投诉等药学服务必须"面对面"

102. 药品零售企业下列药学服务行为，符合规定的是
    A. 某药店执业药师甲将保健食品以药品名义向个人消费者介绍和推荐
    B. 某药店执业药师乙诱导个人消费者购买与其表述病症无关的药品
    C. 某药店执业药师丙根据药品说明书，结合个人消费者表述的疾病症状、用药过敏史等情况，向个人消费者合理推荐某非处方药
    D. 某药店执业药师丁以"买一赠一"形式诱导个人消费者购买超出治疗需求数量的药品

103. 关于药品零售企业药学服务行为的说法，错误的是
    A. 对于病因不明或用药后可能掩盖病情、延误治疗或加重病情的，应当向个人消费者提出寻求医师诊断、治疗的建议
    B. 药学服务人员应当为个人消费者提供个性化用药指导服务，充分告知个人消费者药品的相关信息，替消费者选择使用安全、有效、经济、合理的药品
    C. 对近效期药品，应当提醒个人消费者使用期限
    D. 销售特殊管理的药品和国家有专门管理要求的药品时，药学服务人员应当严格执行国家有关规定，防止药品被套购、滥用和致使药害事件发生

104. 关于药品零售企业药学服务行为的说法，正确的是
    A. 用药对象为儿童、老人、孕妇、哺乳期妇女、过敏体质、肝肾功能不全和慢性疾病患者等人群的，药学服务人员应当进行重点关注、跟踪随访
    B. 药品零售企业应当在营业场所外开展合理用药、安全用药的科普宣传，防止影响营业场所内的经营活动
    C. 药品零售企业应当安排专职或兼职人员收集、传递药学服务信息
    D. 药品零售企业驻店药学服务人员应当开展"面对面"药学服务，暂不允许通过网络或计算机智能辅助系统向个人消费者提供药学服务

105. 药品零售企业药学服务禁止类行为不包括
    A. 不得违法回收或参与回收药品
    B. 不得以"远程审方"等方式替代国家对执业药师的配备要求
    C. 不得以买药品赠药品等方式向个人消费者销售处方药或甲类非处方药
    D. 企业开展过期失效药品回收服务的，应当做到、专册登记、专柜存放，防止丢失和误用

106. 下列属于药品零售企业可以零售的药品是
    A. 回收药品
    B. 医疗机构制剂
    C. 处方中未注明"生用"的毒性中药品种
    D. 含特殊药品复方制剂

107. 下列属于非药品零售连锁企业可以零售的药品的是
    A. 第二类精神药品
    B. 单味零售的罂粟壳
    C. 治疗子宫肌瘤的米非司酮制剂
    D. 含兴奋剂类药品

108. 药品零售企业中药饮片经营中可以从事
    A. 将中药材按中药饮片销售
    B. 将中药材初加工产品按中药饮片销售
    C. 以中药饮片半成品为原料加工中药饮片
    D. 指导个人消费者中药饮片的先煎、后下、烊化等煎服方法

109. 药品零售企业不得采取任何手段，诱导个人消费者超出治疗需求购买药品。实现上述目标的关键是药学服务。关于药品零售企业药学服务的行为，合乎规定的是
    A. 某药店老板让持有非本企业《执业药师注册证》的王某临时到药店审核药品处方
    B. 某药店驻店执业药师开展"面对面"药学服务
    C. 某药店通过网络或计算机智能辅助系统向个人消费者提供远程诊疗服务
    D. 某零售连锁药店将企业所有执业药师集中到总部进行远程审方，并以1个执业药师管理10家药店的形式注册到各门店

110. 药品零售企业开展过期失效药品回收服务的，应当采取的措施不包括
    A. 专册登记
    B. 专柜存放
    C. 按照不合格药品定期进行处理和记录，禁止转交个人处理
    D. 销售回收药品

111. 药品零售企业应当严格按照国家有关广告管理的规定，进行药品广告宣传。关于药品零售企业广告或宣传的说法，错误的是
    A. 不得在营业场所内发布广告
    B. 不得发布虚假广告，不得进行虚假宣传
    C. 在营业场所内可以开展合理用药、安全用药的科普宣传
    D. 在营业场所内可以向个人消费者提供疾病科普宣传、健康常识、用药常识、疾病预防和保健知识

112. 关于涉药储运行为的管理要求的说法，错误的是
A. 接受委托储存、运输药品的企业应当符合药品GSP中药品批发企业储存运输有关条款要求
B. 接受委托储存、运输药品的企业应当按照药品GSP的要求开展药品储存、运输活动，按照委托协议履行义务，并且承担相应的法律责任和合同责任
C. 受托方发现药品存在重大质量问题的，应当立即向委托方和所在地省级药品监督管理部门报告，并主动采取风险控制措施
D. 受托方发现委托方存在违法违规行为的，应当立即向委托方和所在地省、自治区、直辖市药品监督管理部门报告，并主动采取风险控制措施

113. 关于疫苗涉药储运行为的管理要求的说法，错误的是
A. 接受疫苗委托储存、运输的企业不得再次委托储存、运输疫苗
B. 不得将疫苗与非药品混库储存或混车、混箱运输
C. 与其他药品混库储存或混车、混箱运输时，应当采取有效措施，防止交叉污染与发生混淆
D. 疫苗上市许可持有人可以委托药品经营企业销售疫苗

114. 关于疫苗储存管理的说法，错误的是
A. 储存疫苗的，应当配备两个以上独立冷库
B. 不可合并储存的每个储存温区疫苗冷库至少一用一备，且所有备用冷库处于可随时启用状态
C. 确保某个冷库出现故障时可及时将库存疫苗转移至其他更低温区冷库
D. 鼓励疫苗储存企业同时配备自动切换双回路供电系统和自动启动（停机）备用发电机组

115. 依照《药品管理法》的规定，药品上市许可持有人、中药饮片生产企业、药品批发企业应当将药品销售给具有购药资质的药品上市许可持有人、药品生产企业、药品经营企业和药品使用单位。因科学研究、检验检测、慈善捐助、突发公共卫生事件等有特殊购药需求的单位的采购程序是
A. 向所在地设区的市级以上地方药品监督管理部门报告后，可以到指定的药品上市许可持有人或者药品经营企业购买药品
B. 由所在地设区的市级以上地方药品监督管理部门批准后，可以到指定的药品上市许可持有人或者药品经营企业购买药品
C. 向所在地省级以上地方药品监督管理部门报告后，可以到指定的药品上市许可持有人或者药品经营企业购买药品
D. 由所在地省级以上地方药品监督管理部门批准后，可以到指定的药品上市许可持有人或者药品经营企业购买药品

116. 根据《药品网络销售监督管理办法》，药品网络销售主体应当是具备交易全程信息真实、准确、完整、可追溯以及对消费者个人信息保护等保证网络销售药品安全能力的相关企业。这些企业不包括
A. 中成药上市许可持有人
B. 中药饮片生产企业
C. 药品零售连锁企业
D. 中药配方颗粒生产企业

117. 药品网络销售范围不得超出药品持有、药品经营许可范围。根据新修订的《药品管理法》，下列药品如果在药品经营许可范围的，允许网络销售的是
A. 疫苗
B. 血液制品
C. 药品类易制毒化学品
D. 处方药

118. 关于药品网络销售报告与平台备案管理的说法，错误的是
A. 通过网络销售的药品，应当依法取得药品注册证书（未实施审批管理的中药饮片除外）
B. 药品上市许可持有人、药品批发企业通过自建网站或第三方平台销售药品，信息发生变化的，需向所在地省级药品监督管理部门报告
C. 药品零售企业通过自建网站或第三方平台销售药品，信息发生变化的，向所在地市县级药品监督管理部门报告
D. 药品网络销售主体不得通过多个自建网站、多个网络客户端应用程序（含小程序）以及多个药品网络交易第三方平台销售药品

119. 关于药品网络交易第三方平台经营管理的说法，错误的是
   A. 第三方平台应当如实将企业名称、法定代表人、统一社会信用代码、网站名称以及域名等信息向平台所在地省级药品监督管理部门备案
   B. 平台备案信息由省级药品监督管理部门在备案 7 个工作日内向社会公示
   C. 公示备案信息发生变化的，应当在变化之日起 10 个工作日内向省级药品监督管理部门办理变更备案
   D. 药品网络销售主体通过多个药品网络交易第三方平台开展经营活动的，应当将第三方平台名称、店铺名称、店铺首页链接向省级药品监督管理部门备案

120. 根据《药品网络销售监督管理办法》，药品零售连锁企业通过药品网络交易第三方平台零售药品，持续公示其药品经营许可证信息的位置是
   A. 网站首页显著位置
   B. 经营活动的主页显著位置
   C. 网站首页或者经营活动的主页显著位置
   D. 网站首页和经营活动的主页显著位置

121. 关于网络销售资质信息展示的说法，错误的是
   A. 药品网络零售企业应当展示依法配备的药师或者其他药学技术人员的资格认定等信息
   B. 药品网络零售企业的零售类别涵盖处方药或非处方药时，需至少展示其配备的执业药师注册证书等信息
   C. 第三方平台应当在其网站首页或者从事药品经营活动的主页显著位置，持续公示营业执照、相关行政许可和备案、联系方式、投诉举报方式等信息或者上述信息的链接标识
   D. 药品网络销售企业对存在质量问题（如假药、劣药等）或者安全隐患的药品，应当依法采取相应的风险控制措施，并及时在网站首页或者经营活动主页面公开相应信息

122. 关于药品网络销售配送要求的说法，错误的是
   A. 药品网络销售企业应当对配送药品的质量与安全负责，保障药品储存运输过程持续符合药品 GSP 的相关要求
   B. 委托药品批发企业配送或者委托第三方物流企业递送的，应当对受托方药品质量保障和风险控制能力进行考核评估

   C. 药品网络零售企业配送药品违反药品 GSP 的有关规定，按《药品管理法》第一百二十六条"未遵守药品经营质量管理规范"进行处罚
   D. "网订店送"由药品零售企业的执业药师或其他药学技术人员按照药品调剂要求，将购买的药品送递至个人消费者，并当面向其提供相关药学服务

123. 关于药品经营"线上与线下一致"要求的说法，错误的是
   A. 药品经营企业通过网络销售药品，应当依据依法批准的经营方式和经营范围开展，与线下药品经营要求一致，不得擅自超经营方式、超经营范围销售药品
   B. 药品上市许可持有人通过网络自行批发和零售其取得药品注册证书的药品无需取得药品经营许可证
   C. 无论线上还是线下，未取得《放射性药品经营许可证》的药品经营企业不得经营放射性药品
   D. 药品零售企业不得经营麻醉药品、第一类精神药品、药品类易制毒化学品、体外诊断试剂（药品）、终止妊娠药品、蛋白同化制剂和肽类激素（胰岛素除外）

124. 关于药品进出口目录的说法，错误的是
   A. 我国进出口药品管理实行分类和目录管理，即将药品分为进出口麻醉药品、进出口精神药品以及进口一般药品
   B. 我国公布的药品进出口管理目录有：《进口药品目录》《精神药品管制品种目录》《麻醉药品管制品种目录》和《生物制品目录》
   C. 进口、出口麻醉药品和国家规定范围内的精神药品，应当持有国家药品监督管理局颁发的进口准许证、出口准许证
   D. 国家药品监督管理局会同海关依法调整进出口药品目录，以签发许可证件的形式对其进出口进行管制

125. 关于药品进出口许可证管理系统的说法，错误的是
   A. 国家药品监督管理局与海关总署国家口岸管理办公室共同在国际贸易"单一窗口"公共平台上建设了药品进出口准许证管理系统，用于在网上全程办理蛋白同化制剂和肽类激

素进出口的申请、受理、审批和联网核查等业务

B. 国家对麻醉药品和精神药品实行进出口准许证管理，进、出口麻醉药品和精神药品的，应当取得国家药监局颁发的进口准许证、出口准许证，进口麻醉药品和精神药品无需办理进口药品通关单

C. 麻醉药品和精神药品进口准许证有效期1年（有效期时限不跨自然年），出口准许证有效期不超过3个月（可以跨自然年使用）

D. 进出口准许证实行"一证一关"（仅能在证面载明的口岸办理通关验放手续），且只能在有效期内一次性使用

126. 关于药品进口管理的说法，错误的是

A. 普通药品进口备案时，需要向口岸药品监督管理局办理《进口药品通关单》

B. 对麻醉药品、精神药品，口岸药品监督管理局审查全部资料无误后，应当只向负责检验的口岸药品检验所发出《进口药品口岸检验通知书》，无需办理《进口药品通关单》

C. 蛋白同化制剂和肽类激素进口凭国家药品监督管理部门颁发的《进口准许证》，无需办理《进口药品通关单》

D. 进口麻醉药品和国家规定范围内的精神药品，应当持有国家药品监督管理部门颁发的《进口准许证》

127. 关于药品口岸检验的说法，错误的是

A. 口岸药品检验所由国家药品监督管理局根据进口药品口岸检验工作的需要确定

B. 中国食品药品检定研究院负责进口药品口岸检验工作的指导和协调以及口岸检验所需标准品、对照品的审核、标定

C. 进口药品应当向货物到岸地口岸药品监督管理局提出申请，并由负责本口岸药品检验的口岸药品检验所进行检验

D. 国家对进口首次在中国境内销售的药品应指定口岸药品检验机构进行检验

128. 根据《关于印发药品出口销售证明管理规定的通知》（国药监药管〔2018〕43号），关于药品出口管理的说法，错误的是

A. 出具药品出口销售证明是根据企业申请，为其药品出口提供便利的服务事项

B. 药品出口销售证明适用于我国境内的药品上

市许可持有人、药品生产企业已批准上市药品的出口，国务院有关部门限制或者禁止出口的药品除外

C. 各省级药品监督管理部门负责本行政区域内药品出口销售证明出具办理工作

D. 对于未在我国注册的药品，药品上市许可持有人、药品生产企业即便按照药品GMP要求生产的，也不允许出口

129. 按照国际惯例，在药品进出口贸易中，应进口国药品监督管理部门要求，出口国药品监督管理部门为本国药品出口型企业出具产品资信证明（即药品出口销售证明）。下列药品出口时，需要开具药品出口销售证明不需要开具其他证件的是

A. 麻醉药品　　　　　　B. 蛋白同化制剂

C. 肽类激素　　　　　　D. 一般药品

130. 关于药品出口销售证明的说法，错误的是

A. 药品出口销售证明编号的编排方式为：省份简称×××××××号（英文编号编排方式为：No. 省份英文×××××××）

B. 药品出口销售证明有效期不超过2年，有效期届满前可以办理延续申请一次

C. 知悉生产场地不符合药品GMP要求未立即报告的，注销其药品出口销售证明，且5年内不再为其出具药品出口销售证明

D. 药品出口销售证明有效期内，各级药品监督管理部门对于现场检查发现不符合药品GMP要求的，所在地省级药品监督管理部门对相应的药品出口销售证明予以注销

131. 关于药品上市许可持有人经营行为管理的说法，错误的是

A. 药品上市许可持有人应当按照《药品经营和使用质量监督管理办法》、药品GSP（首营、非首营情形按照经营实际和GSP要求）向购进单位提供资料

B. 资料应当加盖企业印章，符合法律规定的可靠电子签名、电子印章与手写签名或者盖章具有同等法律效力

C. 药品上市许可持有人销售药品活动中的有关资质材料和销售凭证、记录保存不得少于3年

D. 药品存在质量问题的，药品上市许可持有人应当立即停止销售，告知药品经营企业和医

疗机构停止销售和使用，及时依法采取召回等风险控制措施

132. 药品上市许可持有人销售自有药品时，应当按照《药品经营和使用质量监督管理办法》、药品GSP（首营、非首营情形按照经营实际，结合药品GSP的要求）向购进单位提供的资料不包括

A. 药品经营许可证复印件

B. 所销售药品批准证明文件和检验报告书复印件

C. 企业派出销售人员授权书原件和身份证复印件

D. 销售进口药品的，按照国家有关规定提供相关证明文件

133. 根据《药品管理法》及其他相关规定，医疗机构因临床急需进口少量药品的，行政许可程序不包括

A. 经国家药品监督管理局或国务院授权的省级人民政府批准，可以进口

B. 进口的药品应当在指定的医疗机构内用于特定医疗目的

C. 医疗机构需要申请办理的证件是《药品注册证》

D. 进口的药品不得擅自扩大使用单位或使用目的

134. 进出境人员随身携带的个人自用的少量药品，应当以自用、合理数量为限，并接受海关监管。关于个人自用少量药品的进出境管理的说法，正确的是

A. 进出境人员随身携带第一类中的药品类易制毒化学品药品制剂和高锰酸钾，应当以自用且数量合理为限，并接受海关监管

B. 除了第一类中的药品类易制毒化学品药品制剂和高锰酸钾之外的易制毒化学品随身携带没有限制

C. 在个人药品进出境过程中，应尽量携带好正规医疗机构出具的医疗诊断书，以证明其确因身体需要携带，方便海关凭医生有效处方复印件确定携带药品的合理数量

D. 超过自用合理数量范围的药品应该退运

135. 根据《药品管理法》，非法进口药品可以依法减轻或免予行政处罚的是

A. 未经批准进口少量境外已合法上市的药品，

且情节较轻的

B. 未经批准进口大量境外已合法上市的药品，且情节较轻的

C. 未经批准进口少量境外已合法上市的药品，且情节严重的

D. 未经批准进口大量境外已合法上市的药品，且情节严重的

136. 处方药与非处方药不是药品的本质属性，而是管理上的界定，是药品分类管理制度赋予的概念。其中，非处方药的使用方法不包括

A. 消费者自主选择，按非处方药标签和说明书所示内容或在药师指导下自我药疗合理使用

B. 非处方药主要在药品零售企业供消费者选购，医疗机构不得使用和推荐非处方药

C. 药学服务人员根据药品说明书，结合个人消费者表述的疾病症状、用药过敏史等情况，可向个人消费者合理推荐非处方药

D. 甲类非处方药需要药师指导自我选择使用，乙类非处方药可以不经药师指导自我选择使用

137. 根据《非处方药专用标识管理规定（暂行）》，关于非处方药标识管理规定的说明，错误的是

A. 乙类非处方药专有标识为绿色

B. 甲类非处方药专有标识为红色

C. 非处方药分为甲、乙两类，就用药安全性而言，乙类非处方药相对于甲类非处方药更安全，专有标识为绿色

D. 经营非处方药的批发企业指南性专有标识为红色

138. 根据《非处方药专有标识管理规定（暂行）》，关于非处方药专有标识的表述，正确的是

A. 只有非处方药有专有标识，所有处方药均无专有标识

B. 非处方药专有标识只能用于已列入《国家非处方药目录》，并通过药品监督管理部门审核登记的非处方药药品标签、使用说明书、内包装、外包装

C. 使用非处方药专有标识时，必须按照国家药品监督管理部门公布的坐标比例和色标要求使用

D. 非处方药专有标识应与药品标签、使用说明书、内包装、外包装一体化印刷，其大小可根据实际需要设定，但必须醒目、清晰，并

按照国家药品监督管理部门公布的坐标比例使用

139. 根据《非处方药专有标识管理规定（暂行）》，关于非处方药专有标识标注位置的说法，错误的是
   A. 单色印刷时，说明书中非处方药专有标识下方必须标示"甲类"或"乙类"字样
   B. 单色印刷时，药盒上非处方药专有标识下方必须标示"甲类"或"乙类"字样
   C. 非处方药药盒印有中文药品通用名称（商品名称）的一面（侧），其右上角是非处方药专有标识的固定位置
   D. 非处方药药品说明书印有中文药品通用名称（商品名称）的一面（侧），其右上角是非处方药专有标识的固定位置

140. 根据《药品注册管理办法》，可直接提出非处方药上市注册申请的情况不包括
   A. 使用国家药品监督管理局确定的非处方药的活性成分组成的新的复方制剂
   B. 国内已有相同活性成分、适应症或者功能主治、剂型、规格的非处方药上市的药品
   C. 国家药品监督管理局确定的非处方药改变剂型或者规格，但不改变适应症或者功能主治、给药剂量以及给药途径的药品
   D. 通过了仿制药一致性评价且已经纳入《国家基本药物目录》的药品

141. 非处方药的安全性评价不包括
   A. 作为处方药品时的安全性
   B. 当药品成为非处方药后广泛使用时出现滥用、误用情况下的安全性
   C. 消费者进行自我诊断、自我药疗情况下的药品安全性
   D. 绝大多数适用对象正确使用后能产生预期作用的安全性

142. 阿司匹林作为处方药时可用于治疗风湿、类风湿关节炎以及心血管疾病等，而作为非处方药时，出于安全性考虑，其适应症限定为解热、镇痛，并且阿司匹林分别作为处方药和非处方药管理时其使用的疗程、剂量也有所区别。可见，"双跨"药品判定的基本原则是
   A. 该药品既可以作为甲类非处方药，又可以作为乙类非处方药

   B. 该药品既可以作为医疗保险用药甲类目录药品，又可以作为医疗保险用药乙类目录药品
   C. 某药品的非处方药适应症（功能主治）是否缩小了原处方药的治疗范围，适应症减少的，应按"双跨"处理
   D. 某药品的非处方药适应症（功能主治）是否扩大了该药品的治疗范围，是否改变了该药品的用法，药品用量是否超出原剂量范围

143. 关于"双跨"药品管理的说法，错误的是
   A. "双跨"药品必须分别使用处方药和非处方药两种标签、说明书
   B. "双跨"药品处方药和非处方药的包装颜色应当有明显区别
   C. "双跨"药品处方药和非处方药部分的标签和说明书都印有"请仔细阅读说明书并按说明使用或在药师指导下购买和使用"的忠告语
   D. "双跨"药品在大众媒体发布广告，进行适应症、功能主治或疗效方面的宣传，其宣传内容不得超出其非处方药适应症（或功能主治）范围

144. 关于处方药与非处方药分类管理的说法，正确的是
   A. "双跨"药品的处方药部分和非处方药部分的标签、说明书、商品名应相同
   B. 非处方药可以在大众媒介上进行广告宣传，但广告内容必须经过审查、批准，禁止随意夸大或篡改
   C. 自动售药机可以销售所有非处方药品
   D. 处方药和非处方药应分别在包装上印制国家指定的专有标识 Rx 和 OTC

145. 根据处方药与非处方药分类管理的相关规定，关于非处方药遴选原则解释的说法，错误的是
   A. 应用安全，系指经过长期临床使用证实，药品无潜在毒性，不易引起蓄积中毒，基本无不良反应，不引起依赖性
   B. 疗效确切，系指药物针对性强，功能主治明确，不需要调整剂量，连续使用不易引起耐药性
   C. 质量稳定，系指药品质量可控、性质稳定
   D. 使用方便，系指不用经过特殊检查和试验即可使用，以口服和外用的常用剂型为主

146. 关于非处方药上市注册和适宜性审查要求的说法，错误的是
   A. 使用国家药品监督管理局确定的非处方药的活性成分组成的新的复方制剂可直接提出非处方药上市注册申请
   B. 药品审评中心应当组织药学、医学和其他技术人员，在规定时限内对已受理的直接提出非处方药上市注册的申请进行审评
   C. 国内已有相同活性成分、适应症或者功能主治、剂型、规格的非处方药上市的药品可直接提出非处方药上市注册申请
   D. 药品审评中心根据药品注册申报资料、核查结果、检验结果等，对药品的安全性、有效性和质量可控性、非处方药适宜性等进行审查

147. 2004 年 4 月，原国家食品药品监督管理局发布了《关于开展处方药与非处方药转换评价工作的通知》，标志着我国非处方药由原先的遴选阶段逐渐过渡到转换评价阶段。申请单位均可对其生产或代理的品种提出处方药转换评价为非处方药的申请。下列情况可以从处方药转换为非处方药的是
   A. 皮肤外用的抗菌药、避孕药类激素
   B. 疫苗、血液制品、药品类易制毒化学品、医疗用毒性药品、麻醉药品、精神药品和放射性药品等特殊管理药品
   C. 处于监测期内的药品
   D. 用于急救和其他患者不宜自我治疗疾病的药品

148. 关于处方药转换为非处方药的基本原则和基本要求的说法，错误的是
   A. 申请药品应符合"应用安全、疗效确切、质量稳定、使用方便"的基本原则
   B. 药品的各种属性均应体现"适于自我药疗"，给药途径、剂型、剂量、规格、用药时间、贮存、包装、标签及说明书等特性均适于自我药疗需求
   C. 药品适应症应符合非处方药适应症范围，适于自我药疗
   D. 口服抗菌药满足自我药疗的需求，可以作为非处方药使用

149. 处方药转换为非处方药时，需要进行安全性以及有效性评价。关于这一评价过程的说法，错误

的是
   A. 非处方药的安全性评价需要考虑作为处方药时、作为非处方药后以及消费者在自我药疗情况下的安全性
   B. 非处方药的有效性是指疗效确切，用药后的效果明显或明确，患者一般可以自我感知
   C. 非处方药不需要与其他药物联合使用（辅助治疗药品除外）
   D. 用于日常营养补充的维生素、矿物质不符合非处方药有效性特点，不得作为非处方药使用

150. 根据《乙类非处方药确定原则》，关于乙类非处方药管理的说法，错误的是
   A. 一般情况下，乙类非处方药是消费者不需要医生及药师的指导，可以自我购买和使用的药品
   B. 与甲类非处方药相比，其安全性更好，消费者自行使用的风险更低
   C. 乙类非处方药应是用于常见轻微疾病和症状，以及日常营养补充等的非处方药药品
   D. 中成药组方中包括无国家或省级药品标准药食同源药材的，不得作为乙类非处方药使用

151. 乙类非处方药应是用于常规轻微疾病和症状以及日常营养补充等的非处方药药品，下列药品中可以作为乙类非处方药的有
   A. 含抗菌药物、激素等成分的化学药品
   B. 中西药复方制剂
   C. 儿童用药（维生素、矿物质类）
   D. 含毒性药材的口服中成药

152. 《药品管理法》第 54 条规定，国家对药品实行处方药与非处方药分类管理制度。处方药与非处方药分类管理具体办法（部门规章）由国家药品监督管理局会同国务院卫生健康主管部门制定。那么我国非处方药的来源不包括
   A. 对非处方药进行遴选并公布的《国家非处方药目录》中的药品
   B. 直接提出非处方药上市注册的药品
   C. 处方药转换为非处方药的药品
   D. 《国家基本药物目录》中的药品

153. 关于药品上市许可持有人、批发企业销售处方药与非处方药的要求的说法，错误的是
   A. 药品上市许可持有人、药品批发企业销售药品时，应当严格审核购药药品零售企业或药

品零售连锁企业的经营类别，不得超经营类别向药品零售企业或药品零售连锁企业销售药品

B. 未依法获取药品经营许可证（经营方式为零售）的药品上市许可持有人、药品批发企业不得直接向病患者推荐、销售处方药、非处方药

C. 药品零售连锁企业总部计算机系统应当具备自动拦截所属门店超经营类别的要货及配送行为的功能

D. 依法获取药品经营许可证（经营方式为批发）的药品批发企业可以直接向病患者推荐、销售处方药、非处方药

154. 关于药品零售企业销售处方药的要求的说法，错误的是

A. 药品零售企业销售处方药应当按照国家处方药与非处方药分类管理有关规定，凭处方销售处方药，处方保留不少于 5 年

B. 处方应当经执业药师审核，调配处方应当经过核对，对处方所列药品不得擅自更改或代用

C. 对有配伍禁忌或超剂量的处方，应当拒绝调配；必要时，经执业药师更正或确认重新签字后，方可调配销售

D. 调配处方后，药学服务人员应当对照处方，核对药品名称、规格、剂型、数量、标签以及个人消费者姓名、性别、年龄等信息，正确无误后方可销售

155. 根据《关于做好处方药与非处方药分类管理实施工作的通知》（国食药监安〔2005〕409 号）的规定，对于部分滥用或超剂量使用会带来较大的安全性风险的药品，药品零售企业必须做到严格凭处方销售。这类药品不包括

A. 中药配方颗粒

B. 抗病毒药

C. 未列入非处方药目录的抗菌药和激素

D. 禁止零售的药品以外其他按兴奋剂管理的药品

156. 谭某，女，39 岁，从微信中得知使用生长因子素（属肽类激素）可以美容，就接连去了多家零售药店购买，但是一无所获。各家药店对此事有不同的解释，正确的是

A. 零售药店断货，要等几天进货后再告知

B. 零售药店不能销售该药品，即使有执业医师处方也不能调配

C. 销售时必须有执业药师指导使用，现执业药师正好不在岗，无法销售

D. 需要凭执业医师处方才能调配，由于没有医师处方，故不可以调配

157. 药品批发企业经营范围包含体外诊断试剂（药品）的，下列 GSP 检查项目定性为"严重缺陷项目"的是

A. 经营条件与经营范围规模相适应

B. 经营场所配备冷藏药品专用陈列设备

C. 仓库配备冷藏药品专用储存设备

D. 质量管理部门配备主管检验师

158. 根据《国家药监局综合司 国家国防科技工业局综合司关于做好放射性药品生产经营企业审批和监管工作的通知》（药监综药管〔2021〕73 号）的规定，关于放射性药品经营管理的说法，错误的是

A. 药品上市许可持有人自行销售其取得药品注册证书的放射性药品，应当符合《放射性药品管理办法》规定的放射性药品经营企业具备的条件

B. 药品上市许可持有人自行销售其取得药品注册证书的放射性药品，无需另行取得《放射性药品经营许可证》

C. 药品上市许可持有人委托销售放射性药品的，受托方应当取得《放射性药品经营许可证》

D. 药品上市许可持有人委托销售放射性药品的，受托方应当取得《药品经营许可证》

159. 关于药品零售企业经营管理的说法，错误的是

A. 出现突发公共卫生事件或者其他严重威胁公众健康的紧急事件时，药品零售企业应当严格遵守各级人民政府的应急处置规定，按要求采取下架商品、暂停销售等措施

B. 对需要长期使用固定药物控制和治疗的慢性疾病用药，以及急症、急救用药，各地药品监督管理部门可以采取一定措施，在保证群众用药安全的前提下，方便群众用药，促进药品分类管理工作的开展

C. 氢溴酸右美沙芬口服单方制剂由非处方药转换为处方药后，药品零售企业需要凭处方调剂该药品

D. 所有具有终止妊娠作用的激素类药品不得提

出处方药转换为非处方药申请，但是可以凭处方在药品零售企业调剂

160. 药品零售企业经营过程中，需要向所在地药品监督管理部门和公安机关报告的情形不包括
    A. 甲顾客超过正常医疗需求购买含麻黄碱类复方制剂非处方药
    B. 乙顾客一次大量购买含麻黄碱类复方制剂处方药
    C. 丙顾客反复多次短期内在多家药品零售企业购买含麻黄碱类复方制剂处方药
    D. 丁顾客一次购买1盒含麻黄碱类复方制剂非处方药

161. 关于疫苗储存、运输管理的说法，错误的是
    A. 疫苗上市许可持有人委托疫苗配送企业配送疫苗的，需严格控制受托方数量，在同一省级行政区域内选取受托方原则上不得超过2家
    B. 疫苗上市许可持有人自行配送疫苗的，需符合药品GSP要求
    C. 疾病预防控制机构自行配送疫苗的，需符合药品GSP要求
    D. 疫苗上市许可持有人委托疾病预防控制机构配送疫苗的，需严格控制受托方数量，在同一省级行政区域内选取受托方原则上不得超过2家

162. 关于邮政涉药物流的说法，错误的是
    A. 邮政管理部门对个人交寄的复方地芬诺酯片、复方曲马多片、氨酚曲马多片、右美沙芬口服单方制剂、依托咪酯注射剂等药品要认真查验药品处方
    B. 邮政管理部门对单位交寄的复方地芬诺酯片、复方曲马多片、氨酚曲马多片、右美沙芬口服单方制剂、依托咪酯注射剂等药品要查验药品生产许可证、药品经营许可证、医疗机构执业许可证等证明文件
    C. 严防非正当用途的复方地芬诺酯片、复方曲马多片、氨酚曲马多片、右美沙芬口服单方制剂、依托咪酯注射剂等药品通过寄递渠道寄递
    D. 复方地芬诺酯片、复方曲马多片、氨酚曲马多片、右美沙芬口服单方制剂、依托咪酯注射剂等药品需要凭邮寄证明寄递

163. 无论线上还是线下，药品零售企业均可以零售的是
    A. 含麻黄碱类复方制剂
    B. 体外诊断试剂（药品）
    C. 复方地芬诺酯片
    D. 蒲地蓝消炎片

164. 关于药品网络零售的说法，错误的是
    A. 药品售出时，药品零售企业需向消费者开具销售凭证，线上销售的销售凭证可采用电子形式出具
    B. 药品零售企业购销等相关记录保存时限原则上均为至少5年，且不少于药品有效期后1年
    C. 药品与非药品、处方药与非处方药需分区陈列（区分网络展示）
    D. 药品零售时，不得采取买药品赠药品、买商品赠药品等任何形式向消费者赠送或超出治疗需求诱导消费者购买药品

165. 下列药品销售线上与线下一致的是
    A. 血液制品
    B. 降糖类药物注射剂
    C. 华法林
    D. 法罗培南

166. 关于药品网络销售管理的做法，不符合规定的是
    A. 药品网络零售企业、第三方平台应当将处方药与非处方药区分网页展示，并在相关网页上显著标示处方药、非处方药区分标识
    B. 每个处方药展示页面下突出显示"处方药须凭处方在药师指导下购买和使用"等风险警示信息
    C. 药品网络零售企业首页面、商品信息搜索页和处方药销售主页上直接公开展示处方药包装、标签等信息
    D. 零售处方药时，在未通过处方审核前，不得展示处方药药品说明书等信息，也不得提供与处方药购买有关的服务

167. 根据《药品网络销售监督管理办法》，处方药网络零售的原则和方法是
    A. 遵循"先方后药"原则，首先确保处方来源真实、可靠，并采取有效措施做到处方药患者实名以及消费者实名销售
    B. 遵循"先药后方"原则，首先确保处方药来

源真实、可靠，并采取有效措施做到处方药患者实名以及消费者实名销售

C. 遵循"先方后药"原则，首先确保处方来源真实、可靠，并采取有效措施做到处方药患者实名销售

D. 遵循"先药后方"原则，首先确保处方药来源真实、可靠，并采取有效措施做到处方药患者实名销售

168. 根据《药品网络销售监督管理办法》，严格处方药网络零售的措施不包括

A. 严格处方药信息展示

B. 规范处方药销售流程

C. 处方药销售实名制

D. 凭处方原件购买处方药

169. 关于网络药品交易第三方平台义务的说法，错误的是

A. 第三方平台承接电子处方的，应当对电子处方提供单位的情况进行核实，并签订协议

B. 第三方平台应当建立药品质量安全管理机构，配备药学技术人员承担药品质量安全管理工作

C. 接受药品网络零售企业入驻的第三方平台，需配备执业药师承担监督第三方平台内药品网络零售企业处方审核等管理制度的实施工作

D. 第三方平台对审核通过同意入驻的药品网络销售企业建立登记档案，档案至少每年核验更新一次，确保入驻的药品网络销售企业持续符合法定要求

170. 关于网络药品交易第三方平台管理的说法，错误的是

A. 第三方平台应当保存本平台内的药品展示、交易记录与投诉举报等记录信息，相关记录信息保存期限至少 5 年，且不少于药品有效期满后 1 年

B. 第三方平台应当对本平台内发生的药品网络销售活动建立检查监控制度，对入驻药品网络销售企业有效实施实时监控

C. 第三方平台发现入驻药品网络销售企业有违法行为的，应当立即停止为其提供网络交易平台服务，停止展示药品相关信息

D. 第三方平台发现入驻药品网络销售企业有违法行为的，应当立即向所在地县级以上药品监督管理部门报告

171. 关于第三方平台配合监管、配合召回追回与应急管理的说法，错误的是

A. 第三方平台应当积极配合药品监督管理部门开展的监督检查、案件查办和事件处置等工作，及时提供药品监督管理部门依法要求提供的有关平台内药品网络销售企业、销售记录、药学服务以及追溯等信息

B. 药品监督管理部门发现入驻药品网络销售企业存在违法行为，依法要求第三方平台采取措施制止的，第三方平台应当及时履行相关义务，第三方平台应与药品监督管理部门建立开放数据接口等形式的自动化信息报送机制

C. 药品上市许可持有人发起药品召回、药品批发企业发起药品追回的，第三方平台应当积极予以配合，并督促入驻的药品网络销售企业予以配合

D. 出现突发公共卫生事件或者其他严重威胁公众健康的紧急事件时，第三方平台、药品网络销售企业应当遵守国家有关应急处置规定，依法采取相应的控制和处置措施

172. 关于强化药品网络销售监管的说法，错误的是

A. 药品监督管理部门通过药品网络销售监测平台的监测对药品网络销售行为实时监管，对实时监测发现的违法行为，应当依法按照职责进行调查处置

B. 网络销售违法行为的技术监测记录资料，可依法作为药品监督管理部门实施行政处罚或者采取行政措施的电子数据证据

C. 省级药品监督管理部门应当在第三方平台完成备案前 3 个月，组织对其开展现场检查，并确保之后每年不少于 1 次检查

D. 药品监督管理部门必要时还可以开展延伸检查，检查对象可延伸覆盖至为药品研制、生产、经营、使用提供产品或者服务的单位和个人

173. 关于药品网络销售第三方平台监管权限与分工的说法，错误的是

A. 省级药品监督管理部门负责监管第三方平台以及药品网络销售企业为药品上市许可持有人、药品批发企业的销售活动，对第三方平台、药品上市许可持有人、药品批发企业药

品网络销售违法行为进行查处

B. 设区的市级、县级药品监督管理部门负责本行政区域内药品网络销售的监督管理工作，负责监督管理药品网络零售企业的销售活动，对药品网络零售企业违法行为进行查处

C. 药品网络销售违法行为原则上由违法行为发生地的药品监督管理部门负责查处

D. 因药品网络批发活动引发药品安全事件或者有证据证明可能危害人体健康的，应由违法行为结果地的药品监督管理部门负责

174. 根据《药品管理法》，药品网络销售行为按未遵守 GSP 处罚的是

A. 第三方平台对入驻药品网络销售企业且进行资质审核且未按规定复核

B. 第三方平台发现平台内违法违规行为未及时向药品监督管理部门报告

C. 第三方平台发现平台内药品网络销售企业存在严重违法行为时，立即停止为其提供网络交易平台服务

D. 药品网络销售第三方平台未按规定保存供货单位资质文件、电子交易记录

175. 药品网络零售企业未严格按照有关规定，情节严重的，处 3 万元以上 5 万元以下罚款的违法情形是

A. 药品网络零售企业销售处方药时，未做到确保处方真实、可靠以及实名制销售的

B. 药品网络零售企业未与电子处方提供单位签订协议的

C. 药品网络零售企业未严格按照有关规定审核处方，或对已经使用的电子处方未进行标记造成处方重复使用的

D. 药品网络零售企业接收纸质处方影印版本的，未采取有效措施，造成处方重复使用的

176. 通过网络销售（零售）《药品网络销售禁止清单（第一批）》内所列药品，法律、行政法规未作规定，造成危害后果的，罚款金额为

A. 1 万元以上 3 万元以下

B. 3 万元以上 5 万元以下

C. 5 万元以上 10 万元以下

D. 10 万元以上 20 万元以下

177. 医务人员为医疗需要携带少量麻醉药品和精神药品出入境的，海关放行的证件是

A. 省级药品监管部门发放的携带麻醉药品和精神药品证明

B. 设区的市级药品监管部门发放的携带麻醉药品和精神药品证明

C. 省级药品监管部门发放的麻醉药品和精神药品运输证明

D. 设区的市级药品监管部门发放的麻醉药品和精神药品运输证明

178. 根据《临床急需药品临时进口工作方案》，临床急需少量药品批准进口适用的情况不包括

A. 国内无注册上市、无企业生产或短时期内无法恢复生产的境外已上市临床急需少量治疗罕见病的药品

B. 国内无注册上市、无企业生产或短时期内无法恢复生产的境外已上市临床急需少量防治严重危及生命疾病且尚无有效治疗或预防手段的药品

C. 国内无注册上市、无企业生产或短时期内无法恢复生产的境外已上市临床急需少量防治严重危及生命疾病且具有明显临床优势的药品

D. 国内无注册上市、无企业生产或短时期内无法恢复生产的境外已上市临床急需少量的双跨药品

179. 关于临床急需少量非麻醉药品和精神药品临时进口工作流程的说法，错误的是

A. 医疗机构应向国家药品监督管理局或国务院授权的省、自治区、直辖市人民政府提出临时进口申请，并按要求提供材料（资质证明材料、申请报告及承诺书、拟进口药品清单等）

B. 收到申请后，国家药品监督管理局与国家卫生健康委协商决定是否同意进口，同意进口的由国家药品监督管理局综合司函复申请单位

C. 收到复函后，医疗机构凭复函向口岸药品监督管理部门申请办理《进口药品通关单》，并进行口岸检验

D. 进口药品属于治疗罕见病的，原则上由全国罕见病诊疗协作网的一家医疗机构作为牵头进口机构来提出进口申请并做好管理

180. 关于临床急需少量氯巴占临时进口工作流程的说法，错误的是

A. 国家卫生健康委组织提出氯巴占临床需求量，

确定使用医疗机构名单，选定牵头进口的医疗机构，组织拟订药品使用规范和处方资质要求，明确患者知情同意和医生免责要求

B. 牵头进口的医疗机构应向国家药监局提出临时进口申请，并按要求提供材料（资质证明材料、申请报告及承诺书、拟进口药品清单等）

C. 国家药品监督管理局收到医疗机构相关申请后，对符合要求的，在 3 个工作日内以国家药品监督管理局综合司函形式作出同意进口的复函，同时出具进口准许证

D. 使用单位持进口准许证进行口岸检验后向海关办理通关手续

181. 关于药品出口管理的说法，错误的是

A. 为保证药品出口过程中可追溯，出口药品上市许可持有人、药品生产企业应当建立出口药品档案

B. 对于短缺药品，国务院可以限制或禁止出口

C. 对于未在我国注册的药品，省级药品监督管理部门不得为其出具药品出口销售证明

D. 对于已在我国注册的药品，省级药品监督管理部门可以依申请为本行政区域内药品出口型企业出具药品出口销售证明

182. 根据《疫苗生产流通管理规定》，从事疫苗出口的疫苗生产企业应当按照国际采购要求生产、出口疫苗。仅用于出口的疫苗的销售渠道是

A. 直接出口销售至境外

B. "出口转内销"将拟出口的疫苗在我国境内销售

C. 已出口至境外的疫苗二次回流再进口至国内市场

D. 同步开展国内销售和出口境外销售

183. 下列还没有从处方药转换为非处方药的是

A. 清喉咽颗粒

B. 固肾合剂

C. 清热解毒片

D. 血府逐瘀丸

184. 药品批发企业应当持续符合药品 GSP 要求的药品经营活动不包括

A. 购进　　　　B. 储存

C. 运输　　　　D. 陈列

185. 关于药品批发企业跨省设置仓库监督管理的说法，错误的是

A. 药品批发企业跨省设置仓库的，药品批发企业所在地省级药品监督管理部门商仓库所在地省级药品监督管理部门后，符合要求的，按照变更仓库地址办理

B. 药品批发企业跨省设置的仓库，应当符合药品 GSP 有关药品批发企业仓库的条件，并对异地仓库实施统一的质量管理

C. 仓库所在地省级药品监督管理部门负责对跨省设置仓库的监督管理，药品批发企业所在地省级市药品监督管理部门负责协助日常监管

D. 药品批发企业跨省设置仓库的，药品经营许可证需要进行许可事项变更

186. 药品监督管理部门依据《药品管理法》第一百二十六条规定（未按要求实施 GSP）的情节严重情形给予处罚的药品批发企业经营活动不包括

A. 将国家有专门管理要求的药品销售给个人或者不具备相应资质的单位，导致相关药品流入非法渠道或者去向不明的

B. 知道或者应当知道购进单位将国家有专门管理要求的药品流入非法渠道，仍向其销售药品的

C. 知道或者应当知道他人从事非法药品生产、经营和使用活动，依然为其提供药品的

D. 药品批发企业未按规定对受托方委托储存、运输行为进行管理的

187. 药品批发企业在药品经营活动中未按规定对供货方、购货方履行资质审核义务、保存材料记录，或者索取、开具销售凭证等违反药品 GSP 的，药品监督管理部门按照《药品管理法》第一白二十六条的规定给予的行政处罚是

A. 无证经营

B. 从无证企业购入药品

C. 未按要求实施 GSP

D. 提供虚假资料骗取药品经营许可证

188. 关于药品零售连锁企业总部的经营行为管理的说法，错误的是

A. 药品零售连锁企业总部应当对所属零售门店建立统一的质量管理体系，在计算机系统、采购配送、票据管理、药学服务等方面统一管理

B. 配送中心是药品零售连锁企业的物流机构，承担将总部购进的药品配送至相关零售门店的职责

C. 零售门店是药品零售连锁企业的基础，按照总部统一质量管理体系要求，承担日常药品零售业务，并向个人消费者直接提供药学服务

D. 药品零售连锁企业总部的经营活动，应当执行药品零售企业管理的相关要求

189. 药品零售连锁企业总部其他严重违反药品 GSP（药品 GSP 现场检查指导原则 ＊＊ 缺陷项目），造成严重后果的情形，应该给予的行政处罚是

A. 无证经营

B. 无证经营情节严重情形

C. 未按要求实施 GSP

D. 未按要求实施 GSP 情节严重情形

190. 关于药品零售的经营行为管理的说法，错误的是

A. 药品零售企业采购药品时，需要向供货方索取标明供货单位名称、药品通用名称、药品上市许可持有人（中药饮片标明生产企业、产地）、批准文号、产品批号、剂型、规格、有效期、销售数量、销售价格、销售日期等内容的凭证

B. 药品零售企业销售药品时，应当开具标明药品通用名称、药品上市许可持有人（中药饮片标明生产企业、产地）、批准文号、产品批号、剂型、规格、有效期、销售数量、销售价格、销售日期、销售企业名称等内容的凭证

C. 药品零售企业购进药品活动中的有关资质材料和购进凭证、记录保存不得少于 5 年，且不少于药品有效期满后 1 年

D. 经营血液制品、细胞治疗类生物制品的药品零售企业，应当具备与经营品种相适应的产品追溯能力和质量保障能力

191. 关于药品零售企业自动售药机管理的说法，错误的是

A. 药品零售企业可按照药品储存要求设置自助售药机销售乙类非处方药

B. 自助售药机提供 24 小时便民服务

C. 自助售药机可以销售甲类非处方药和处方药

D. 企业计算机管理系统应当对自助售药机药品

销售、更换、定期检查及药品有效期等进行管理

192. 由药品监督管理部门给予"责令限期改正；逾期不改正的，处 5000 元以上 5 万元以下罚款；造成危害后果的，处 5 万元以上 20 万元以下罚款"的药品零售企业药品经营活动不包括

A. 药品零售企业未按规定对受托方委托储存、运输行为进行管理的

B. 未按规定凭处方销售处方药的

C. 以买药品赠药品或者买商品赠药品等方式向公众直接或者变相赠送处方药、甲类非处方药的

D. 执业药师不在岗未挂牌告知或者处方未经执业药师审核即销售处方药的

193. 接受委托储存、运输药品的企业应该满足的条件不包括

A. 需符合药品 GSP 中药品批发和零售企业储存运输有关条款要求

B. 有符合资质的人员，相应的药品质量管理体系文件，包括收货、验收、入库、储存、养护、出库、运输等操作规程

C. 有与委托单位实现数据对接的计算机系统，对药品入库、出库、储存、运输和药品质量信息进行记录并可追溯，为委托方药品召回等提供支持

D. 有符合省级以上药品监督管理部门规定的现代物流要求的药品储存场所和设施设备

194. 接受委托储存、运输药品的单位应当按照药品GSP 的要求开展药品储存、运输活动，履行委托协议约定的义务，并承担相应的法律责任。下列行为可以进行再次委托的是

A. 普通药品委托储存

B. 普通药品委托运输

C. 特殊管理药品委托储存

D. 特殊管理药品委托运输

195. 关于委托储存、运输管理的说法，错误的是

A. 受托方发现药品存在重大质量问题的，应当立即向委托方所在地和受托方所在地药品监督管理部门报告，并主动采取风险控制措施

B. 受托方发现委托方存在违法违规行为的，应当立即向所在地省级药品监督管理部门报告，

并主动采取风险控制措施

C. 接受委托储存、运输药品的企业不得违反规定擅自开展受托储存、运输涉及药品的产品推广、销售活动（包括代收销售货款等行为）

D. 接受委托储存药品的受托方违反规定再次委托储存药品的，由药品监督管理部门没收全部储存、运输收入，并处违法收入1倍以上5倍以下的罚款

196. 由药品监督管理部门予以"责令限期改正；逾期不改正的，处5000元以上3万元以下罚款"的违法情形不包括

A. 接受委托储存、运输药品的企业知道或应当知道承运承储的产品系国家药品监督管理局禁止使用的药品，依然为委托方提供储存、运输服务等便利条件的

B. 接受委托运输药品的受托方违反规定，未征得委托方同意擅自再次委托运输药品

C. 接受委托运输药品的受托方违反规定，再次委托运输不得再次委托运输的药品的

D. 接受委托储存、运输的受托方未按规定向委托方所在地和受托方所在地药品监督管理部门报告药品重大质量问题的

197. 下列不属于《药品网络销售禁止清单（第一版）》中禁止通过网络零售品种的是

A. 雌二醇片/雌二醇地屈孕酮片复合包装

B. 尿通卡克乃其片

C. 复方甘草片

D. 胰岛素

198. 根据《药品经营质量管理规范现场检查指导原则》，下列药品零售企业经营行为违反《药品经营质量管理规范》，应当认定为严重缺陷项目的是

A. 销售胰岛素未配备冷藏设备

B. 拆零销售药品，但未设置拆零销售专区

C. 向个人消费者销售药品未开具发票

D. 处方药与非处方药未做到分区陈列

二、配伍选择题

[1~3题共用备选答案]

A. 人血白蛋白   B. 蛋白同化制剂

C. 医疗机构制剂   D. 胰岛素

1. 药品批发企业和药品零售企业均不得经营的是

2. 药品零售企业《药品经营许可证》经营范围项下需要明确冷藏、冷冻药品和某种肽类激素才能经营的药品是

3. 药品零售企业《药品经营许可证》经营范围项下有"生物制品"类别且明确可以经营冷藏、冷冻药品的才能经营的药品是

[4~6题共用备选答案]

A. 药品上市许可持有人

B. 药品批发企业

C. 药品零售连锁企业门店

D. 药品生产企业

4. 经营罂粟壳中药饮片、毒性中药饮片等，应当在"中药饮片"经营范围中予以单独标注的企业是

5. 经营类别或经营范围不得超过药品零售连锁总部的经营类别或经营范围的企业是

6. 在药品经营范围详细标注"血液制品、细胞治疗类生物制品及其他生物制品"而不是笼统标注"生物制品"的企业是

[7~9题共用备选答案]

A. 药品批发企业

B. 药品零售连锁总部

C. 药品零售连锁企业门店

D. 单体药品零售企业

7. 甲企业药品经营许可证编号为"苏BA518567"，甲企业是

8. 乙企业药品经营许可证编号为"浙AA5790041"，乙企业是

9. 丙企业药品经营许可证编号为"桂DB7750949"，丙企业是

[10~12题共用备选答案]

A. 许可事项变更   B. 登记事项变更

C. 延续   D. 补发

10. 某药品零售连锁经营企业门店经营范围发生变化的，向原发证机关申请

11. 某药品经营企业持有的药品经营许可证有效期届满、需要继续经营药品的，应当在有效期届满前6个月至2个月期间，向原发证机关申请

12. 某企业药品经营许可证遗失的，药品经营企业应当立即向原发证机关申请

[13~15题共用备选答案]

A. 具有大学本科以上学历、执业药师资格和三

年以上药品经营质量管理工作经历

　　B. 具有预防医学、药学、微生物学或者医学等专业大学本科以上学历

　　C. 具有药学或者医学、生物、化学相关专业中专以上学历

　　D. 具有药学中专或者医学、生物、化学等相关专业大学专科以上学历

根据《药品经营质量管理规范》，在药品批发企业中

13. 质量管理工作人员应当具备的最低学历或资质要求是

14. 验收、养护工作人员应当具备的最低学历或资质要求是

15. 采购工作人员应当具备的最低学历或资质要求是

[16~17题共用备选答案]

　　A. 法定代表人或企业负责人

　　B. 质量管理人员

　　C. 企业质量管理部门负责人

　　D. 企业质量负责人

16. 在药品批发企业中，人员资质要求为"应当具有大学本科以上学历、执业药师资格和3年以上药品经营质量管理工作经历"的是

17. 在药品零售企业中，人员资质要求为"应当具有执业药师资格"的是

[18~19题共用备选答案]

　　A. 高中文化程度

　　B. 药学或医学、生物、化学等相关专业中专学历

　　C. 药学或医学、生物、化学等相关专业大专学历

　　D. 药学或医学、生物、化学等相关专业本科学历

18. 药品批发企业的销售、储存岗位工作人员的最低学历要求是

19. 药品批发企业的采购人员的最低学历要求是

[20~22题共用备选答案]

　　A. 大学专科以上学历或中级以上专业技术职称

　　B. 中药学专业中专以上学历或具有中药学中级以上专业技术职称

　　C. 中药学专业中专以上学历或具有中药学初级以上专业技术职称

　　D. 只要求中药学中级以上专业技术职称

20. 药品批发企业经营中药材、中药饮片验收工作人员的资质要求是

21. 药品批发企业经营中药材、中药饮片养护工作人员的资质要求是

22. 药品批发企业直接收购地产中药材验收人员的资质要求是

[23~25题共用备选答案]

　　A. 执业药师

　　B. 药学或相关专业学历或药学专业技术职称

　　C. 药学中专或相关专业大专以上学历或药学初级以上专业技术职称

　　D. 大学本科以上学历、执业药师资格和3年以上药品经营质量管理工作经历

23. 药品批发企业高层管理人员中全面负责药品质量管理工作的人员应具有

24. 药品批发企业从事质量管理工作的人员应具有

25. 药品零售企业的质量管理人员应具有

[26~27题共用备选答案]

　　A. 法定代表人　　B. 企业负责人

　　C. 质量负责人　　D. 处方审核人员

26. 根据《药品经营质量管理规范》，药品零售企业中没有强制要求是执业药师的岗位是

27. 根据《药品经营质量管理规范》，药品零售企业中承担药品质量主要责任人的岗位是

[28~29题共用备选答案]

　　A. 执业药师资格人员

　　B. 药学专业大专学历人员

　　C. 中药学专业中专学历人员

　　D. 高中文化程度人员

根据《药品经营质量管理规范》

28. 药品单体药店营业员最低学历要求是

29. 药品单体药店中药饮片采购人员最低学历要求是

[30~32题共用备选答案]

　　A. 疫苗　　　　B. 特殊管理药品

　　C. 非处方药　　D. 国家基本药物

根据《药品经营质量管理规范》

30. 药品批发企业可以从事某药品配送但是不可以经营，并且需要配备至少2名专业技术人员专门负责该药品质量管理和验收工作的药品是

31. 药品批发企业专业技术人员应当具有预防医学、药学、微生物学或者医学等专业本科以上学历及中级以上专业技术职称，并有3年以上从事相关药品管理或者技术工作经历的药品是

32. 药品批发企业可以经营，但是应当接受相关法律法规和专业知识培训，且必须经考核合格的药品是

[33～34 题共用备选答案]

    A. 1 年   B. 3 年

    C. 5 年   D. 7 年

33. 根据《药品经营质量管理规范》，药品批发企业质量副总经理的工作经验要求最低是

34. 根据《药品经营质量管理规范》，药品批发企业经营疫苗质量管理岗位人员工作经验最低要求是

[35～37 题共用备选答案]

    A. 至少 5 年   B. 3 年

    C. 5 年   D. 至少 3 年

35. 药品零售企业所持《药品经营许可证》有效期是

36. 药品批发企业所持《药品经营许可证》有效期是

37. 《药品经营质量管理规范》要求药品验收记录保存

[38～39 题共用备选答案]

    A. 2 年   B. 3 年

    C. 4 年   D. 5 年

    根据《药品经营质量管理规范》

38. 药品批发企业建立的药品采购、验收、养护、销售、出库复核、销后退回和购进退出、运输、储运温湿度监测、不合格药品处理等相关记录应当至少保存

39. 药品零售企业建立的药品采购、验收、销售、陈列检查、温湿度监测、不合格药品处理等相关记录至少保存

[40～41 题共用备选答案]

    A. 应当至少检查一个最小包装

    B. 应当开箱检验至直接接触药品的包装

    C. 可不开箱检查

    D. 可不打开最小包装

    根据《药品经营质量管理规范》

40. 药品批发企业对实施批签发管理的生物制品的验收要求是

41. 药品批发企业对同一批号药品的验收要求是

[42～43 题共用备选答案]

    A. 应当至少检查一个最小包装

    B. 应当开箱检验至中包装

    C. 可不开箱检查

    D. 可不打开最小包装

根据《药品经营质量管理规范》，药品批发企业对每次到货的药品进行抽样验收的要求是

42. 外包装及封签完整的原料药

43. 生产企业有特殊质量控制要求的药品

[44～45 题共用备选答案]

    A. 35%   B. 45%

    C. 55%   D. 75%

44. 根据《药品经营质量管理规范》，储存药品库房相对湿度的控制上限是

45. 根据《药品经营质量管理规范》，储存药品库房相对湿度的控制下限是

[46～48 题共用备选答案]

    A. 红色   B. 橙色

    C. 黄色   D. 绿色

    根据《药品经营质量管理规范》

46. 合格药品为

47. 不合格药品为

48. 待确定药品为

[49～51 题共用备选答案]

    A. 绿色标牌   B. 蓝色标牌

    C. 红色标牌   D. 黄色标牌

    在人工作业的库房储存药品，按质量状态实行色标管理

49. 准备出库销售药品应挂

50. 由其他企业退回的药品应挂

51. 已经超过药品有效期的应挂

[52～54 题共用备选答案]

    A. 红色色标   B. 黄色色标

    C. 蓝色色标   D. 绿色色标

    根据《药品经营质量管理规范》，药品批发企业

52. 退货药品库（区）应标示

53. 售后待发药品库（区）应标示

54. 在冷库内待验的冷藏药品应标示

[55～56 题共用备选答案]

    A. 橙色标识   B. 红色标识

    C. 绿色标识   D. 黄色标识

    根据《药品经营质量管理规范》对人工作业库房储存药品的色标管理规定

55. 等待出库装运的药品应标示

56. 药品养护人员发现库存药品中有一箱药品疑似药品包装污染，该药品应标示

[57~59题共用备选答案]

A. 质量审核批准

B. 综合质量评审

C. 专库或专区内验收

D. 重点检查

根据《药品经营质量管理规范》

57. 全国性批发企业验收麻醉药品时，应进行

58. 药品批发企业对首营品种，应进行

59. 药店对存放的中药饮片，应该进行

[60~62题共用备选答案]

A. 自动跟踪和控制　　B. 预警

C. 自动锁定　　　　　D. 跟踪管理

根据《药品经营质量管理规范》

60. 药品批发企业采用计算机系统对库存药品的有效期进行

61. 药品批发企业采用计算机系统对近效期库存药品进行

62. 药品零售企业应对药品的有效期进行

[63~65题共用备选答案]

A. 验收记录　　　　　B. 储存记录

C. 销售记录　　　　　D. 出库复核记录

根据《药品经营质量管理规范》

63. 验收人员验收药品应做好的记录是

64. 药品销售出库时复核所对照的记录为

65. 药品出库复核应该建立的记录是

[66~68题共用备选答案]

A. 分区陈列销售方式

B. 有奖销售方式

C. 开架自选销售方式

D. 凭执业医师处方销售方式

66. 药品零售药店对处方药和非处方药应采用

67. 药品零售药店对甲类非处方药可采用

68. 药品零售药店对乙类非处方药可采用

[69~70题共用备选答案]

A. 不得陈列销售方式

B. 分开摆放销售方式

C. 开架自选销售方式

D. 专区销售方式

69. 某中药店销售罂粟壳时，应采用

70. 某药店销售皮炎平（标签上有外用药品标识）和阿司匹林片剂，应采用

[71~72题共用备选答案]

A. 执业药师　　　　　B. 处方医师

C. 质量管理人员　　　D. 负责拆零销售的人员

根据《药品经营质量管理规范》，药品零售企业中

71. 在岗执业时应当挂牌明示的是

72. 需要专门培训且需在工作台工作、做好记录和包装的岗位是

[73~74题共用备选答案]

A. 执业药师　　　　　B. 处方医师

C. 质量管理人员　　　D. 负责拆零销售的人员

根据《药品经营质量管理规范》，药品零售企业中

73. 处方需经其审核后方可调配且其职责不得由其他岗位人员代为履行的是

74. 职责不得由其他岗位人员代为履行且发现有质量疑问的药品应由其确认和处理的是

[75~76题共用备选答案]

A. 质量查询　　　　　B. 综合评审

C. 复核　　　　　　　D. 定期检查

根据《药品经营质量管理规范》

75. 药品零售企业应对陈列、存放的药品进行

76. 药品零售企业经营中药饮片，装斗前应当

[77~79题共用备选答案]

A. 药品批发企业质量管理部门

B. 药品零售企业质量管理岗位

C. 药品零售企业处方审核岗位

D. 药品监督管理部门

根据《药品经营质量管理规范》

77. 不得由其他部门履行职责的部门是

78. 对不得出库的药品进行处理的是

79. 企业发现已售出药品有严重质量问题的，报告给

[80~82题共用备选答案]

A. 专人负责　　　　　B. 专门培训

C. 专用场所　　　　　D. 专用设备

根据《药品经营质量管理规范》

80. 药品批发企业对冷藏、冷冻药品的装箱、装车等项作业，应当由

81. 药品批发企业对存在质量问题的药品，应存放于

82. 药品零售企业经营冷藏药品的，应有与其经营品种及经营规模相适应的

[83~84题共用备选答案]

A. 色标管理　　　　　B. 堆码

C. 扫码　　　　　　D. 隔离

根据《药品经营质量管理规范》

83. 药品批发企业在人工作业的库房储存药品，按质量状态实行

84. 药品批发企业对储存的药品按批号进行

[85～87题共用备选答案]

A. 验收检查　　　　B. 定期清斗

C. 清斗并记录　　　D. 复核

根据《药品经营质量管理规范》，经营中药饮片的零售药店

85. 为防止饮片生虫、发霉、变质，放置中药饮片的柜斗应当

86. 不同批号的中药饮片装斗前应当

87. 为防止错斗、串斗，中药饮片装斗前应当

[88～90题共用备选答案]

A. 同批准文号的　　B. 不同批准文号的

C. 同批号的　　　　D. 不同批号的

根据《药品经营质量管理规范》

88. 药品批发企业查验检验报告书，应该查验

89. 药品批发企业储存药品时，不得混垛的应该是

90. 药品零售企业装斗前应当清斗并记录的中药饮片，应该是

[91～92题共用备选答案]

A. 逐批　　　　　　B. 逐一

C. 逐日　　　　　　D. 逐月

91. 药品批发企业对到货药品收货和验收的方法是

92. 药品批发企业对抽样药品的外观、包装、标签、说明书及相关证明文件检查、核对的方法是

[93～95题共用备选答案]

A. 拒收　　　　　　B. 不得入库

C. 不得出库　　　　D. 不得存放

93. 药品批发企业冷藏、冷冻药品到货时，不符合温度要求的，应当

94. 药品批发企业验收不合格的药品，应当

95. 药品批发企业查验随货同行单（票）、药品采购记录及药品实物收货时，无随货同行单（票）或无采购记录的，应当

[96～97题共用备选答案]

A. 甲类非处方药　　B. 处方药

C. 乙类非处方药　　D. 第二类精神药品

96. 在店内可以陈列，但不得采用开架自选的是

97. 在店内不得陈列，并必须存放在专柜中的是

[98～100题共用备选答案]

A. 重点养护　　　　B. 定期盘点

C. 重点检查　　　　D. 定期评审

98. 药品批发企业对储存条件有特殊要求的品种应当进行

99. 药品批发企业对有效期短的品种应当进行

100. 药品零售企业对于接近有效期的药品应当进行

[101～103题共用备选答案]

A. 5厘米　　　　　B. 10厘米

C. 20厘米　　　　　D. 30厘米

101. 药品批发企业仓库药品与库房内墙、顶、温度调控设备及管道等设施间的距离不小于

102. 药品批发企业仓库药品与药品间的距离不小于

103. 药品批发企业仓库药品与地面间的距离不小于

[104～105题共用备选答案]

A. 专用冷藏设备

B. 监测、调控温度的设备

C. 有效监测和调控温湿度的设备

D. 货架和柜台

104. 药品零售企业营业场所和仓库均需配备的设施设备是

105. 药品零售企业仓库需要配备而营业场所不需要配备的设施设备是

[106～108题共用备选答案]

A. 严重缺陷项目　　B. 主要缺陷项目

C. 一般缺陷项目　　D. 轻微缺陷项目

根据《药品经营质量管理规范现场检查指导原则》

106. 无备注符号，此类缺陷企业可自行整改的是

107. 备注为＊，为相对重要的检查项目，此类缺陷企业必须整改到位，并向药品监督管理部门提交整改措施与结果报告，整改不到位将导致企业不通过GSP检查的是

108. 备注为＊＊，又称为"一票否决项"，即绝对禁止违反的项目，企业违反后没有整改的余地，一经发现将直接视为企业严重违反药品GSP，导致检查结果判定为不通过的是

[109～110题共用备选答案]

A.《药品管理法》中违反药品GSP情节严重情形

B.《药品管理法》中违反药品GSP情节一般情形

C.《药品管理法》中无证经营情形

D. 《药品管理法》中非法采购渠道情形

根据《药品经营质量管理规范现场检查指导原则》

109. GSP现场检查中发现"严重缺陷项目",其法律责任是

110. GSP现场检查首次发现的主要缺陷项目超过一定数量,其法律责任是

[111~113题共用备选答案]

A. 第二类精神药品

B. 含特殊药品复方制剂

C. 含兴奋剂类药品

D. 药品类易制毒化学品

根据药品零售的经营行为管理要求

111. 药学服务人员应当确认个人消费者为成年人,不确定时可查验个人消费者身份证信息,不得向未成年人销售的是

112. 药学服务人员应当按规定数量销售,登记个人消费者身份证信息。发现超过正常医疗需求,大量、多次购买的情况,应当立即向所在地药品监督管理部门报告的是

113. 药学服务人员应当核实药品说明书和标签中"运动员慎用"标注情况,并告知个人消费者"运动员慎用"的是

[114~116题共用备选答案]

A. 不得零售

B. 不得单味零售

C. 非定点企业不得零售

D. 计量准确,不得超出规定的剂量零售

根据药品零售的经营行为管理要求,药品零售企业零售时

114. 注明"生用"的毒性中药品种,属于

115. 未注明"生用"的毒性中药品种,属于

116. 罂粟壳,属于

[117~119题共用备选答案]

A. 国家药品监督管理部门

B. 省级药品监督管理部门

C. 设区的市级药品监督管理部门

D. 县级药品监督管理部门

117. 负责制定药品GSP及其现场检查指导原则,指导全国药品经营监督管理工作的是

118. 承担本行政区域内药品批发企业、药品零售连锁经营企业总部、药品网络交易第三方平台的监督管理工作的是

119. 承担本行政区域内药品上市许可持有人批发(包括委托销售)行为的监督管理工作的是

[120~122题共用备选答案]

A. 麻黄碱复方制剂　　B. 非处方药

C. 血液制品　　　　　D. 疫苗

120. 由省级药品监督管理部门负责网络批发监督管理工作的双跨药品是

121. 由市县级药品监督管理部门负责网络零售监督管理工作的药品是

122. 既不能网络上销售,也不能在网络外销售的药品是

[123~125题共用备选答案]

A. 企业对企业模式(B-to-B)

B. 企业对个人消费者模式(B-to-C)

C. 药品网络交易第三方平台模式

D. 线上与线下联动模式(O-to-O)

123. 药品上市许可持有人、药品批发企业通过自建网站(含移动应用程序)采购药品或将药品销售给其他药品上市许可持有人、药品生产企业、药品经营企业和药品使用单位,以及药品零售企业、医疗机构通过网络向药品上市许可持有人、药品批发企业采购药品的网络药品交易服务模式是

124. 药品零售企业通过自建网站,向个人消费者销售药品,并按照药品GSP要求配送至个人消费者的网络药品交易服务模式是

125. 药品网络交易平台提供者通过网络系统,为在药品网络交易活动中的购销双方提供网络药品交易服务的模式是

[126~128题共用备选答案]

A. 应用安全　　　　B. 疗效确切

C. 质量稳定　　　　D. 使用方便

126. "组方合理,无不良相互作用"体现的非处方药遴选原则是

127. "不需要经常调整剂量"体现的非处方药遴选原则是

128. "不用经过特殊检查和试验即可使用"体现的非处方药遴选原则是

[129~130题共用备选答案]

A. 企业对个人消费者模式

B. 个人对个人消费者模式

C. 网订店取模式

D. 网订店送模式

129. 个人消费者通过网络下单购买药品，就近到药品零售企业经营场所获取药品和相关药学服务的，这属于

130. 个人消费者通过网络下单购买药品，由药品零售企业的执业药师或其他药学技术人员按照药品 GSP 配送药品的要求，将购买的药品送递至个人消费者，并当面向其提供相关药学服务的，这属于

[131～133 题共用备选答案]

A. 进口备案核发《进口药品通关单》
B. 进口备案不核发《进口药品通关单》
C. 不予进口备案
D. 免予办理进口备案

131. 从境外进入保税仓库、保税区、出口加工区的药品，进口管理方式是

132. 国家药品监督管理局规定批签发的生物制品未提供有效的生产国或者地区药品管理机构出具的生物制品批签发证明文件的，进口管理方式是

133. 从境外进入非保税仓库、非保税区、非出口加工区口岸的麻醉药品、精神药品、蛋白同化制剂、肽类激素，进口管理方式是

[134～136 题共用备选答案]

A. 临床急需药品
B. 进口麻醉药品、精神药品
C. 进口一般药品
D. 进口蛋白同化制剂、肽类激素

134. 海关凭口岸药品监督管理部门出具的《进口药品通关单》办理通关手续的药品是

135. 海关凭国务院药品监督管理部门出具的《进口准许证》办理通关手续的药品是

136. 海关凭省级药品监督管理局核发的《进口准许证》办理通关手续的药品是

[137～138 题共用备选答案]

A. 第一类精神药品
B. 第二类精神药品
C. 冷藏冷冻药品
D. 放射性药品

药品监督管理部门按照药品经营质量管理规范现场检查指导原则，对不同风险等级的企业依职责实施药品 GSP 符合性检查。

137. 属于药品经营许可证经营范围，且检查频次为每半年不少于 1 次的药品是

138. 不属于药品经营许可证范围，且检查频次为每年不少于 1 次的药品是

[139～140 题共用备选答案]

A. 1 次用量　　　　B. 3 日用量
C. 7 日用量　　　　D. 15 日用量

在个人药品进出境过程中，应尽量携带好正规医疗机构出具的医疗诊断书，以证明其确因身体需要携带，方便海关凭医生有效处方原件确定携带药品的合理数量。除医生专门注明理由外

139. 麻醉药品与第一类精神药品注射剂处方为

140. 麻醉药品与第一类精神药品其他剂型处方为

[141～142 题共用备选答案]

A. 国家药品监督管理部门
B. 省（区、市）药品监督管理部门
C. 市县药品监督管理部门
D. 口岸药品监督管理部门

141.《进口药品通关单》的核发部门是

142.《药品出口销售证明》的开具部门是

[143～145 题共用备选答案]

A. 不超过 2 年，且不应超过申请资料中所有证明文件的有效期
B. 不超过 3 个月（有效期时限不跨年度）
C. 不超过 1 年
D. 不超过 5 年

143. 蛋白同化制剂、肽类激素《出口准许证》的有效期是

144.《药品出口销售证明》的有效期是

145.《一次性进口药材批件》的有效期是

[146～147 题共用备选答案]

A. 处方药
B. 非处方药
C. 国家基本药物
D. 基本医疗保险用药

146. 标签以及说明书或者包装上必须印有警示语或忠告语"请仔细阅读药品使用说明书并按说明使用或在药师指导下购买和使用!"的是

147. 标签以及说明书或者包装上必须印有警示语或忠告语"凭医师处方销售、购买和使用!"的是

[148～149 题共用备选答案]

A. 乙类非处方药　　　B. 甲类非处方药
C. 处方药　　　　　　D. "双跨"药品

148. 无需处方即可购买和使用，且药品标签印有绿色专有标识的药品是

149. 不得在大众媒介发布广告的是

[150~151 题共用备选答案]

    A. 乙类非处方药   B. 甲类非处方药

    C. 处方药   D. "双跨"药品

150. 根据其适应症、剂量和疗程的不同，既可以作为处方药，又可以作为非处方药，这种具有双重身份的药品称之为

151. 部分适应症适合自我判断和自我药疗，于是在"限适应症、限剂量、限疗程"的规定下，将此部分适应症作为非处方药管理，而患者难以判断的适应症部分仍作为处方药管理的是

[152~154 题共用备选答案]

    A. 胰岛素处方

    B. 含有"米非司酮"成分的所有药品制剂处方

    C. 疑似假冒或不合法处方

    D. 有配伍禁忌或超剂量的处方

152. 药店应当拒绝调配；必要时，经处方医师更正或确认重新签字后，方可调配销售的是

153. 药店除拒绝调配外，还应当向所在地药品监督管理部门报告的是

154. 药店必须做到严格凭处方销售的是

[155~157 题共用备选答案]

    A. 甲类非处方药

    B. 终止妊娠药品

    C. 乙类非处方药

    D. 未列入非处方药目录的抗菌药

155. 能在零售药店销售，但不得采用开架自选销售方式的是

156. 能在零售药店销售，但需凭医师处方才能销售的是

157. 不得在零售药店销售的是

[158~160 题共用备选答案]

    A. 甲类非处方药

    B. 医疗机构制剂

    C. 乙类非处方药

    D. 属于非处方药的含麻黄碱类复方制剂

158. 能在零售药店非人工自助售药设备销售的是

159. 零售药店一次销售不得超过 2 个最小包装，并且不得开架销售的是

160. 零售药店销售时，执业药师应当主动向个人消费者提供用药指导，并且不需要登记姓名、身份证号码的药品是

[161~162 题共用备选答案]

    A. 药品上市许可持有人

    B. 药品零售企业

    C. 医疗机构

    D. 药品批发企业

161. 可以实施药品委托销售的是

162. 不得在互联网上销售药品的是

[163~165 题共用备选答案]

    A. 每分钟至少记录一次

    B. 每 5 分钟至少记录一次

    C. 每 2 分钟至少记录一次

    D. 每 30 分钟至少记录一次

163. 批发企业将阴凉库和常温库药品同库储存，超温超湿时应

164. 药品在库房存放时应

165. 疫苗运输过程中应

[166~168 题共用备选答案]

    A. ±0.5℃   B. ±1.0℃

    C. ±0.1℃   D. ±5.0℃

166. 系统温度测量设备的最大允许误差应符合要求。测量范围在 0℃~40℃ 之间，温度的最大允许误差为

167. 系统温度测量设备的最大允许误差应符合要求。测量范围在 -25℃~0℃ 之间，温度的最大允许误差为

168. 验证使用的温度传感器应当适用被验证设备的测量范围，其最大允许误差为

[169~171 题共用备选答案]

    A. 1 个   B. 2 个

    C. 3 个   D. 5 个

    企业应当对储存、运输设施设备的测点终端布点方案进行测试和确认，保证药品仓库、运输设备中配备的测点终端数量。

169. 仓库内不得少于

170. 冷藏车内不得少于

171. 冷藏箱内不得少于

[172~174 题共用备选答案]

    A. 5 分钟   B. 48 分钟

    C. 5 小时   D. 48 小时

172. 验证数据采集的间隔时间不得大于

173. 冷库内温度分布特性，稳定性验证持续时长不得小于

174. 冷藏车车厢内温度分布特性，稳定性验证持续时长不得小于

[175～177题共用备选答案]

    A. 普通处方药

    B. 非处方药

    C. 复方曲马多片

    D. 碳酸锂

175. 网络零售需要实行实名制的是

176. 禁止网络批发和零售的是

177. 网络零售监督管理线上和线下一致的是

[178～180题共用备选答案]

    A. 药品网络销售企业未按规定履行向所在地药品监督管理部门报告义务

    B. 第三方平台未按规定履行向所在地省级药品监督管理部门备案义务

    C. 第三方平台未按规定建立药品质量安全管理机构，配备药学技术人员承担药品质量安全管理工作，或建立并实施药品质量安全等有关制度

    D. 药品网络销售企业、第三方平台的药品信息展示违反规定

178. 行政处罚为"责令限期改正；逾期不改正的，处5万元以上10万元以下罚款"的是

179. 行政处罚为"责令限期改正，处3万元以上10万元以下罚款；造成危害后果的，处10万元以上20万元以下罚款"的是

180. 行政处罚为"责令限期改正；逾期不改正的，处5万元以上10万元以下罚款；造成危害后果的，处10万元以上20万元以下罚款"的是

[181～182题共用备选答案]

    A. 毒性中药饮片

    B. 细胞治疗类生物制品

    C. 蛋白同化制剂

    D. 毒性生物制品

181. 药品零售企业药品经营许可证经营范围无须标注"医疗用毒性药品"，但是需要在"中药饮片"经营范围中单独标注的是

182. 药品零售企业药品经营许可证经营范围需要标注，药品批发企业药品经营许可证经营范围无须详细标注的是

[183～184题共用备选答案]

    A. 集中存放   B. 不得陈列

    C. 分开设置   D. 独立区域

183. 单体药品零售企业同时经营其他商品（非药品）的，陈列、仓储设施应当与药品采区的管理方法是

184. 药品零售连锁门店在超市等其他场所从事药品零售活动的，应当具有的是

[185～187题共用备选答案]

    A. 无证经营

    B. 责令限期改正；逾期不改正的，处5000元以上5万元以下罚款

    C. 责令限期改正；逾期不改正的，处5000元以上3万元以下罚款

    D. 责令限期改正，处5万元以上10万元以下罚款

185. 药品经营企业未经批准变更许可事项的，药品监督管理部门给予的行政处罚是

186. 药品经营企业未按规定办理药品经营许可证登记事项变更的，药品监督管理部门给予的行政处罚是

187. 药品零售企业违反规定经营禁止零售药品，法律、行政法规未作规定，未造成危害后果的，药品监督管理部门给予的行政处罚是

[188～190题共用备选答案]

    A. 不得少于5年

    B. 不得少于5年，且不少于药品有效期满后1年

    C. 不得少于3年，且不少于药品有效期满后1年

    D. 不得少于3年

188. 药品上市许可持有人销售药品活动中的有关资质材料和销售凭证、记录保存时间为

189. 药品批发企业购进销售药品活动中的有关资质材料和购进销售凭证、记录保存时间为

190. 药品零售企业购进药品活动中的有关资质材料和购进凭证、记录保存时间为

[191～193题共用备选答案]

    A. 药品零售企业在药品经营活动中未按规定对供货方履行资质审核义务、保存材料记录，或者索取销售凭证等违反药品GSP的

    B. 药品零售企业未按规定对受托方委托储存、运输行为进行管理的

    C. 网络药品销售第三方平台的资质信息展示违反规定的

    D. 以买药品赠药品或者买商品赠药品等方式向公众直接或者变相赠送处方药、甲类非处方

药的

191. 由药品监督管理部门处以"责令限期改正；逾期不改正的，处5000元以上5万元以下罚款；造成危害后果的，处5万元以上20万元以下罚款"行政处罚的是

192. 由药品监督管理部门处以"责令限期改正；逾期不改正的，处5000元以上3万元以下罚款"行政处罚的是

193. 由市场监督管理部门处以"责令限期改正，可处2万元以上10万元以下的罚款；情节严重的，处10万元以上50万元以下的罚款"行政处罚的是

[194~196题共用备选答案]
A. 符合要求　　　　B. 待整改后评定
C. 不符合要求　　　D. 无法判断

药品GSP监督检查的结论与《药品检查管理办法（试行）》的药品经营企业现场检查结论具有对应关系。

194. 药品GSP监督检查的结论"符合药品GSP"对应的药品经营企业现场调查的结论是

195. 药品GSP监督检查的结论"违反药品GSP限期整改"对应的药品经营企业现场调查的结论是

196. 药品GSP监督检查的结论"严重违反药品GSP"对应的药品经营企业现场调查的结论是

[197~199题共用备选答案]
A. 常规检查　　　　B. 有因检查
C. 飞行检查　　　　D. 许可检查

2024年1月5日国家药品监督管理局发布《药品网络交易第三方平台检查指南（试行）》，用于指导药品监督管理部门对提供第三方平台服务的企业开展监督检查工作。

197. 网络监测、群众信访、投诉举报、舆情信息、网络抽检等提示可能存在风险的，需要进行的检查是

198. 药品网络交易第三方平台管理体系与关键岗位负责人发生重大调整的，需要进行的检查是

199. 开展第三方平台业务无药品流通专业背景的，需要进行的检查是

三、综合分析选择题

[1~2题共用题干]
药品监督管理部门在对甲药品经营企业监督检查中发现，该企业《药品经营许可证》核定的经营方式为零售（连锁），经营范围为中药饮片、中成药、化学药。《药品经营许可证》发证时间为2024年10月8日。检查人员现场检查时还发现，在货架上摆放有生物制品人血白蛋白。

1. 对甲企业在《药品经营许可证》有效期届满后，需要继续经营的，企业申请《药品经营许可证》延续的期限是
   A. 2029年4月7日至2029年8月7日
   B. 2029年4月7日至2029年10月7日
   C. 2029年7月7日至2029年8月7日
   D. 2029年7月7日至2029年10月7日

2. 对货架上摆放人血白蛋白行为的说法，正确的是
   A. 人血白蛋白属于西药制剂，未超出该企业许可经营范围
   B. 人血白蛋白尚未售出，不应按超经营范围处罚
   C. 违规销售生物制品，属于超许可证经营范围的行为
   D. 不明原因的陈列生物制品，不属于违反药品经营质量管理规范的行为

[3~6题共用题干]
甲药品经营企业持有《药品经营许可证》，经营方式为药品批发，批准的经营范围为：麻醉药品、第一类精神药品、第二类精神药品、医疗用毒性药品、化学药、生物制品（除疫苗）。乙药品经营企业持有《药品经营许可证》，经营方式为药品零售（连锁），经营类别包括处方药、非处方药。经营范围为中药饮片、中成药、化学药、血液制品、细胞治疗类生物制品。

3. 下列药品中，乙药品经营企业不能从甲药品经营企业购进的药品是
   A. 化学药
   B. 中成药
   C. 细胞治疗类生物制品
   D. 人血白蛋白

4. 下列药品中，乙药品经营企业可以通过增加经营范围才能从甲药品经营企业购进的药品是
   A. 麻醉药品　　　　B. 第二类精神药品
   C. 第一类精神药品　D. 疫苗

5. 下列药品中，甲和乙药品经营企业都不能经营的药品是
   A. 治疗性生物制品
   B. 含麻黄碱类复方制剂

C. 医疗机构制剂

D. 中药饮片

6. 根据乙药品经营企业的经营范围，其可以开展经营的药品是

A. 药品类易制毒化学品

B. 含麻黄碱类复方制剂

C. 肽类激素（不包括胰岛素）

D. 蛋白同化制剂

[7~10题共用题干]

甲为药品批发企业，其所持有的《药品经营许可证》经营范围标注：体外诊断试剂（药品）、麻醉药品、第一类精神药品、第二类精神药品、医疗用毒性药品、化学药、蛋白同化制剂、肽类激素。乙为单体药品零售企业，其所持有的《药品经营许可证》经营范围标注：中成药、中药饮片、化学药。丙为药品零售连锁总部，其所持有的《药品经营许可证》经营范围标注：中成药、中药饮片（包括毒性中药饮片）、化学药。2024年5月2日，乙企业加盟丙企业，并修改经营范围"中药饮片"为"中药饮片（包括毒性中药饮片）"，企业名称、法定代表人进行了变更，其余事项暂未变化；甲企业异地设置仓库；丙企业变更质量负责人并扩大药品经营范围。

7. 甲、乙、丙企业都能够经营的药品是

A. 第一类精神药品

B. 含麻黄碱类复方制剂

C. 第二类精神药品

D. A型肉毒毒素

8. 2024年5月2日，乙企业加盟丙企业发生的事项变化在药品经营许可证行政程序中属于

A. 许可事项变更

B. 登记事项变更

C. 药品经营许可证重新办理

D. 药品经营许可证延续

9. 丙企业变更质量负责人和扩大经营范围的变更类型是

A. 变更质量负责人属于许可事项变更，扩大经营范围属于登记事项变更

B. 变更质量负责人属于登记事项变更，扩大经营范围属于许可事项变更

C. 变更质量负责人和扩大经营范围都属于登记事项变更

D. 变更质量负责人和扩大经营范围都属于许可事项变更

项变更

10. 甲、乙、丙企业通过扩大药品经营范围也都不能经营的药品是

A. 生马钱子　　　B. 疫苗

C. 苯巴比妥　　　D. A型肉毒毒素

[11~12题共用题干]

某药品批发企业经营范围中包括中药饮片和生物制品。企业具有较好的避光、避风、防虫、防鼠设备；有一个独立冷库，有用于冷库温度自动检测、记录、调控、报警的设备，冷库制冷设备有双回路供电系统，有封闭式的运输冷藏、冷冻药品的冷藏车；建有符合质量管理要求的计算机系统。其仓库（常温库）在3月2日、3月3日两天测得相对湿度范围分别为（78±1）%和（66±2）%。

11. 从该药品经营企业仓库3月2日、3月3日两天的相对湿度记录来看，对仓库的相对湿度的判断正确的是

A. 3月2日、3月3日都没有超过规定的要求

B. 3月2日超过规定的要求，3月3日没有超过规定的要求

C. 3月2日没有超过规定的要求，3月3日超过了规定的要求

D. 3月2日、3月3日都超过了规定的要求

12. 关于该药品经营企业的设施设备和管理的说法，错误的是

A. 该企业经营中药材和中药饮片，应当有专用库房和养护工作场所

B. 验收、发货、退货及不合格药品存放在专用场所

C. 该药品经营企业有一个独立冷库，才能满足经营疫苗的要求

D. 该企业还应有运输冷藏、冷冻药品的车载冷藏箱和保温箱

[13~15题共用题干]

2017年5月5日，甲药品零售企业从乙药品批发企业（首营企业）首次购进中成药A，索取合法票据和相关凭证，建立采购记录。药品A的说明书标注"有效期30个月"，在标签上标注"生产日期为2017年01月05日，有效期至2019年06月"。

13. 甲药品零售企业对采购药品A的相关凭证和记录的管理，正确的是

A. 保存期限应超过药品有效期 1 年；在 2020 年 7 月以后可以将供货单位的相关凭证和记录销毁

B. 保存期限不得少于 2 年，且应超过药品有效期 1 年；在 2020 年 7 月以后可以将供货单位的相关凭证和记录销毁

C. 保存期限不得少于 5 年；在 2023 年 5 月 5 日以后可以将供货单位的相关凭证和记录销毁

D. 保存期限不得少于 3 年；在 2020 年 5 月 5 日以后可以将供货单位的相关凭证和记录销毁

14. 甲药品零售企业首次购进药品 A 时，属于应当查验并索取的材料是

A. 乙企业《药品经营质量管理规范》认证证书原件

B. 乙企业销售人员签名的身份证复印件

C. 加盖乙企业公章原印章的《药品经营许可证》复印件

D. 乙企业的药品养护记录

15. 依据药品 A 标签的有效期标注信息，该药品的失效日期是

A. 2019 年 6 月 30 日　　B. 2019 年 7 月 1 日

C. 2019 年 7 月 4 日　　D. 2019 年 7 月 5 日

[16 ~ 17 题共用题干]

甲、乙两家药品批发企业与丙药品零售连锁企业有多年业务关系。

甲批发企业业务员林某个人相关信息资料（身份证复印件、授权委托书等）及所属企业相关资质材料（药品经营许可证、营业执照等）在丙药品零售企业均已建档保存。

近日，丙零售企业发现长期从乙批发企业购进的某中成药出现断货，而甲批发企业尚有库存。于是，丙零售企业欲向甲批发企业购买，甲批发企业派出另一业务员张某到丙零售企业洽谈，并根据丙零售企业的要求，签订交易合同，并向丙零售企业提供该药品。

16. 根据《药品经营质量管理规范》，关于丙零售企业从甲批发企业购进该中成药的说法，正确的是

A. 丙零售企业曾购进和经营该中成药，故该药不属于丙零售企业的首营品种。丙零售企业原先已有甲批发企业相关资料留存，不需要甲批发企业再另外提供其他资料就可直接购进

B. 丙零售企业曾购进和经营该中成药，故该药不属于首营品种，但需要甲批发企业提供加盖本企业原印章的授权书后方可购进

C. 丙零售企业新换供应商，该药品属于丙零售企业的首营品种，应得到原供应商乙批发企业同意方可购进

D. 丙零售企业应按首营企业购进要求，审核甲批发企业全部资料后方可从甲批发企业购进

17. 对甲批发企业派新业务员来与丙零售企业进行购销合同交易，丙零售企业应办理的程序和要求是

A. 已有甲批发企业原业务员信息和资料，无需核实、留存新业务员的资料

B. 因为有多年业务关系，只需要甲批发企业出具业务员变更信息的说明材料

C. 应按新换业务员的要求，留存加盖甲批发企业公章原印章和法定代表人签章或签字的授权书

D. 只需要留存新业务员的身份证复印件

[18 ~ 21 题共用题干]

一、相关药品生产、经营企业信息

（1）甲是 A 市的药品批发企业，质量管理部门负责人李某为注册在该企业的执业药师。

（2）乙是 A 市的一家药品零售连锁企业总部，具备处方药、非处方药经营资格，执业药师林某是该企业的质量负责人。

（3）丙是乙所辖直营门店，位于 B 市，具备处方药、非处方药经营资格，执业药师王某是注册在该门店的唯一执业药师。

（4）丁是 A 市的非连锁药品零售企业，只具备非处方药经营资格。

（5）戊是药品生产企业。

二、相关背景

执业药师"挂证"是一种严重违反执业药师职业道德操守的行为，给执业药师形象造成了恶劣的负面影响，必须予以坚决的打击和有效的遏制。国家药品监督管理局印发通知，2019 年 4 月起，在全国范围内开展为期 6 个月的执业药师"挂证"专项整治行动，5 月 1 日前全国药品零售企业必须完成自查自纠，限期整改，清退"挂证"执业药师，并做到执业药师在岗真实执业，逾期未整改到位的，不得开展药品经营活动，否则将予以严肃查处。

18. 药品监督管理部门按照日常监督检查计划，对甲批发企业实施监督检查，发现该企业存在下列经营行为，其中，符合药品经营质量管理规范的是

A. 甲批发企业从戊生产企业购进的一批药品到货，企业相关岗位人员正在进行收货入库，戊生产企业承运药品的运输车辆为敞车

B. 甲批发企业向丁零售企业销售 20 盒头孢克肟分散片，并如实开具了销售发票

C. 甲批发企业李某请假一周，请假前授权该企业同样具备执业药师资格的销售部门负责人代为履行其岗位职责，并出具了授权委托书，期间甲批发企业正常营业

D. 甲批发企业向某中西医结合医院销售了 10 袋毒性中药饮片，并将该批药品配送至该医院院内专用库房

19. 药品监督管理部门日常监督检查发现存在下列情形，其中，符合药品监管法律法规规定的是

A. 乙连锁企业总部的药学技术人员在经营场所外设置"便民健康服务站点"，向来往行人免费发放乙类非处方药使用常识宣传单，并销售乙类非处方药

B. 注册在丙零售企业的执业药师王某不在岗，在处方药陈列区摆放了"执业药师不在岗，暂停销售处方药"的告示牌

C. 乙连锁企业总部林某的实际工作单位和社保缴纳单位为当地一家综合性医院

D. 丙零售企业王某实际一直在乙连锁企业总部工作

20. 国家整治执业药师"挂证"行动自查自纠期结束后，负责药品监督管理的部门对丙零售企业突击检查，查实注册执业药师王某系"挂证"，药品监督管理部门对其作出的相关处置，其中，不符合药品监管法律法规规定的是

A. 认定执业药师王某的"挂证"行为是严重违反药品经营质量管理规范的情形，撤销丙零售企业的《药品经营质量管理规范认证证书》

B. 撤销执业药师王某的《执业药师注册证》

C. 在全国执业药师注册管理信息系统对王某的"挂证"行为进行记录，并予以公示

D. 吊销执业药师王某的《执业药师职业资格证书》

21. 监督检查发现存在下列情形，其中，符合药品监管法律法规规定的是

A. 甲批发企业向当地某中医专科诊所销售氨酚曲马多片 30 盒，并如实开具了销售发票

B. 戊生产企业向携带处方上门购药的个人消费者谷某销售了 2 盒处方药

C. 戊生产企业从甲批发企业处购买板蓝根颗粒 300 盒，用于发放员工福利，甲批发企业向戊生产企业如实开具了销售发票

D. 甲批发企业通过自建网站向乙连锁企业总部销售了 500 盒抗病毒处方药盐酸伐昔洛韦片

[22~23 题共用题干]

2017 年 1 月 21 日，国务院发布《第三批取消中央指定地方实施行政许可事项的决定》（国发〔2017〕7 号），其中取消了互联网药品交易服务企业审批（第三方平台除外）行政许可事项。2017 年 9 月 29 日，《国务院关于取消一批行政许可事项的决定》（国发〔2017〕46 号）发布，决定取消互联网药品交易服务企业（第三方平台）审批的行政许可事项。2017 年 11 月 1 日，国家食品药品监督管理总局发布《总局办公厅关于加强互联网药品医疗器械交易监管工作的通知》（食药监办法〔2017〕144 号），就加强互联网药品、医疗器械交易监管工作，做好相关事中事后监督管理措施的衔接工作，作出了明确规定。

22. 上述信息中提到的"第三方平台"从事的服务是指

A. 药品零售企业通过自建网站，向个人消费者销售药品，并按照药品 GSP 要求配送至个人消费者的网络药品交易服务模式

B. 通过网络系统，为在药品网络交易活动中的购销双方提供网络药品交易服务的模式

C. 通过网络（含移动互联网等网络）从事药品经营相关活动的行为

D. 药品上市许可持有人、药品批发企业通过自建网站采购药品或将药品销售给其他药品上市许可持有人、药品生产企业、药品经营企业和药品使用单位，以及药品零售企业、医疗机构从网上向药品上市许可持有人、药品批发企业采购药品的网络药品交易服务模式

23. 2020 年 12 月 16 日，国家发展改革委和商务部发布《市场准入负面清单（2020 年版）》，在"未获得许可或履行法定程序，不得从事药品、医疗器械等特定产品的批发、零售和进出口"栏目下规定"药品上市许可持有人、药品经营企业通过网络销售药品的，应当遵守药品经营有关规定"。关于药品上市许可持有人网络销售药品的说法，错误的是

A. 药品上市许可持有人通过自建网站向药品零售药店批发自行生产的药品

B. 药品上市许可持有人取得《药品经营许可证》（零售）后开办网上药店

C. 药品上市许可持有人凭《药品生产许可证》通过移动客户端向个人消费者零售非处方药

D. 药品上市许可持有人通过第三方平台向医疗机构批发自产药品

[24～27题共用题干]

2015年5月，原国家食品药品监督管理总局发布《关于穿心莲内酯软胶囊等13种药品转换为非处方药的通知》，将穿心莲内酯软胶囊等13种药品（化学药品2种、中成药11种）转换为非处方药。具体的转换为非处方药的13种药品名单见下表。

序号	药品	名称规格（成分）	类别	备注
1	穿心莲内酯软胶囊	每粒含穿心莲内酯50毫克	甲类	双跨
2	大黄通便	每片量0.5克（薄膜衣片）	甲类	
3	妇康宝颗粒	每袋15克	甲类	双跨
4	复方苦参肠炎康片	每片重0.42克	甲类	
5	咳克平胶囊	每粒装0.32克	甲类	
6	清眩软胶囊	每粒装0.45克	甲类	
7	痰咳净滴丸	每丸重33毫克（含咖啡因1.99毫克）	甲类	双跨
8	夏桑菊胶囊	每粒装0.42克	乙类	双跨
9	小儿解表口服液	（1）每支装10毫升（2）每瓶装100毫升	甲类	
10	一清片	每片重0.4克	甲类	双跨
11	众生片	每片重0.41克	甲类	双跨
12	布洛芬分散片	0.2克	甲类	双跨
13	左炔诺孕酮片	1.5毫克	甲类	

24. 在上述表格中，穿心莲内酯软胶囊、妇康宝颗粒、痰咳净滴丸等药品的类别为"甲类"，备注为"双跨"，其中的"双跨"是指
    A. 根据剂型、剂量、适应症等不同，既可作为处方药又可作为甲类非处方药
    B. 根据剂型、剂量、适应症等不同，既可作为甲类非处方药又可作为乙类非处方药
    C. 根据剂型、剂量、适应症等不同，既可作为中药又可作为中西药复方制剂
    D. 根据剂型、剂量、适应症等不同，既可作为口服剂型又可作为注射剂

25. 在上述表格中，穿心莲内酯软胶囊、妇康宝颗粒、痰咳净滴丸等药品的类别为"甲类"，备注为"双跨"，其中的"甲类"是指
    A. 从原来的甲类非处方药转换为现在的"双跨"品种

B. 从原来的"双跨"品种转换为现在的甲类非处方药
C. 从原来的处方药转换为现在的甲类非处方药
D. 从原来的乙类非处方药转换为现在的甲类非处方药

26. 根据上述信息，关于处方药与非处方药转换评价的说法，错误的是
    A. 由国家药品监督管理部门组织有关部门和专家进行评价并批准
    B. 处方药与非处方药转换评价属于药品上市后评价范畴
    C. 国家对处方药目录实行动态管理，转换评价是将处方药转换为非处方药
    D. 国家对非处方药目录实行动态管理，对存在安全隐患或不适宜按非处方药管理的品种要及时转换为处方药

27. 根据上述信息，关于转换为双跨品种后的布洛芬分散片，在其上市后可出现的具体品种管理要求的说法，正确的是
    A. 市场上可出现作为处方药和非处方药的两种布洛芬分散片
    B. 市场上可出现包装标签上加注专有"双跨"标识的布洛芬分散片
    C. 市场上出现的各种布洛芬分散片的说明书内容应一致
    D. 上市的处方药布洛芬分散片的说明书应印有"本药品为双跨品种，请仔细阅读说明书并按说明书使用或在药师指导下购买和使用"的忠告语

[28～31题共用题干]

甲因其子（8周岁）连续咳嗽1周，到某药品零售连锁企业门店购药。当时该零售企业执业药师不在岗，由工作人员乙详细询问甲，了解患者是否发烧是否咳痰，在得知未发烧、咳黄痰后，向甲推荐盐酸氨溴索口服液（按甲类非处方药管理）和维生素C泡腾片（按乙类非处方药管理）。

甲凭以往用药经验，向乙提出新购药需求，购买中成药抗病毒口服溶液（外包装上有绿色OTC标识）和小儿退烧药。

甲购买药品给其子使用1周后，症状未改善。甲再次前往该门店，向门店执业药师表示想购买磷酸可待因糖浆给其子使用。

28. 根据背景材料，关于该零售企业能否销售中成药抗病毒口服液的说法，正确的是
    A. 抗病毒口服液应按处方管理，不应销售
    B. 可查询药品说明书中【用法用量】【注意事项】等项目，在做好用药交代的基础上销售
    C. 不能根据患者的要求直接销售抗病毒口服液
    D. 在不能确定儿童能否使用抗病毒口服液的情况下，不能销售

29. 根据背景材料，关于乙销售盐酸氨溴索口服液的说法，正确的是
    A. 可以销售，但应提供必要的用药指导
    B. 没有见到患者本人，不应销售
    C. 经与执业药师电话确认后，可以销售
    D. 执业药师不在岗，不应销售

30. 乙在销售维生素 C 泡腾片时，如果出现下列行为，其中，不符合药品经营管理要求的是
    A. 向甲销售维生素 C 泡腾片 2 盒，并赠送 1 小包创可贴
    B. 向甲提供维生素 C 泡腾片的书面用药指导资料
    C. 向甲销售维生素 C 泡腾片 2 盒，并赠送 1 盒盐酸氨溴索口服液
    D. 向甲销售维生素 C 泡腾片 2 盒，赠送 1 盒

31. 甲提出购买磷酸可待因糖浆，门店执业药师的下列做法中，正确的是
    A. 填写空白处方后，向甲出售磷酸可待因糖浆 1 瓶
    B. 坚决不予销售，建议到医院就诊
    C. 向甲销售磷酸可待因糖浆 1 瓶，并出具书面用药指导
    D. 告知甲到周边诊所开具处方后，再至该门店凭处方购买磷酸可待因糖浆 1 瓶

[32～35 题共用题干]

2015 年 12 月 1 日，国家食品药品监督管理总局发布《关于百令胶囊等 16 种药品转换为非处方药的公告》，百令胶囊（每粒装 0.5 克）从处方药调整为乙类非处方药，按双跨品种管理。要求相关生产企业在 2016 年 1 月 30 日前进行补充申请，并通知相关医疗机构、药品批发企业、药品零售企业。给出的该非处方药说明书中列有以下内容：①补肾虚，益精气；②个别患者有咽部不适、恶心、呕吐、胃肠不适、皮疹、瘙痒等；③忌不易消化食物；④感冒发热病人不宜服用；⑤如正在使用其他药品，使用本品前请咨询

医师或药师。

32. 百令胶囊从处方药调整为乙类非处方药的原则是
    A. 限功能主治、限剂型、限疗程
    B. 限功能主治、限剂量、限疗程
    C. 安全、有效、经济
    D. 应用安全、疗效确切、质量稳定和使用方便

33. 关于百令胶囊按双跨品种管理的说法，错误的是
    A. 不能扩大该药品的治疗范围
    B. 不能改变该药品的用法
    C. 药品用量也不能超出该药品的剂量范围
    D. 作为乙类非处方药的功能主治来自于作为甲类处方药的功能主治

34. 对百令胶囊提出从处方药转换为非处方药的补充申请的核准部门是
    A. 国家药品监督管理部门
    B. 药品生产企业所在地省级药品监督管理部门
    C. 药品经营企业所在地省级药品监督管理部门
    D. 医疗机构所在地省级药品监督管理部门

35. 关于百令胶囊管理措施的说法，错误的是
    A. 该药品作为乙类非处方药时，可以由消费者自行购买、不需要医生及药师指导使用
    B. 该药品作为乙类非处方药时，包装必须印有国家指定的绿色 OTC 专有标识
    C. 百令胶囊的处方药和乙类非处方药包装颜色、商品名称应明显区别
    D. 作为处方药的百令胶囊必须凭医师处方经药师审核后才能购买，并且不能在大众媒介发布广告

[36～39 题共用题干]

"药品零售药店甲"的经营类别有处方药、甲类非处方药和乙类非处方药，该药店法人代表为执业药师。为了进一步提高药店药学服务水平，该药店 2019 年 6 月 5 日招聘了 1 名执业药师王某。2019 年 7 月 7 日，王某家中有急事请假。

36. 王某的执业岗位应该是
    A. 采购岗位   B. 验收岗位
    C. 质量管理岗位   D. 处方审核岗位

37. 王某对于乙类非处方药的认识，错误的是
    A. 乙类非处方药专有标识的颜色为绿色，表示相对安全
    B. 乙类非处方药的专有标识可以单色印刷

　　C. 乙类非处方药不可能是中西药复方制剂

　　D. 乙类非处方药可能是监测期内的药品

38. 下列药店对药品的摆放方式，错误的是

　　A. 处方药、非处方药分区陈列

　　B. 乙类非处方药开架自选

　　C. 在柜台摆放经营闹羊花

　　D. 拆零销售药品集中存放于拆零专柜或专区

39. 2019 年 7 月 7 日，该药店可以不采取的措施是

　　A. 挂牌告知执业药师王某不在岗

　　B. 向所在地县级药品监督管理部门报告

　　C. 停止销售处方药

　　D. 停止销售甲类非处方药

四、多项选择题

1. 某单体药店《药品经营许可证》核定的经营范围是"中成药、中药饮片、化学药"。供货商提供的《药品经营许可证》中核定的经营范围是"中成药、中药饮片、生物制品（不含预防性生物制品）、化学药、第二类精神药品"，经营方式是"批发"。该药店可以从该供货商采购的药品是

　　A. 中成药　　　　　　B. 中药饮片

　　C. 生物制品　　　　　D. 化学药制剂

2. 某企业拟在 H 省开办药品零售企业。具有药品零售企业开办审批职权的药品监督管理部门包括

　　A. H 省省管 P 县负责药品监督管理的部门

　　B. H 省 Z 设区的市负责药品监督管理的部门

　　C. H 省 S 设区的市 A 县负责药品监督管理的部门

　　D. H 省省会 L 市 B 区负责药品监督管理的部门

3. 根据《药品经营监督管理办法》，省级药品监督管理部门负责

　　A. 药品批发企业经营范围的变更

　　B. 拟开办药品批发企业的企业名称审核

　　C. 药品批发企业《药品经营许可证》的核发

　　D. 药品批发企业《药品经营许可证》的换发

4. 药品 GSP 是为保证药品在流通全过程中始终符合质量标准，依据《药品管理法》等法律法规制定的针对药品采购、购进验收、储存运输、销售及售后服务等环节的质量管理规范，其核心是要求企业通过严格的质量管理制度来约束自身经营相关行为，对药品流通全过程进行质量控制。在经营活动中要持续符合药品 GSP 的要求的企业或环节包括

　　A. 药品批发企业

　　B. 药品零售企业

　　C. 药品上市许可持有人开办的药店

　　D. 药品生产企业生产药品环节

5. 根据《药品经营质量管理规范》及相关附录，药品到货时，收货人员核对药品的依据包括

　　A. 随货同行单（票）　　B. 采购记录

　　C. 发票　　　　　　　　D. 验收记录

6. 根据《药品经营质量管理规范》，某药品批发企业采取的冷藏、冷冻药品质量管理措施符合要求的有

　　A. 从事疫苗配送的企业应配备 2 名以上专门负责疫苗质量管理和验收工作的专业技术人员

　　B. 经营疫苗的批发企业应配备两个以上冷库

　　C. 冷藏、冷冻药品应在专库或专区内待验

　　D. 冷藏、冷冻药品运输的装箱、装车等作业应由专人负责

7. 根据《药品经营质量管理规范》，某药品批发企业下述管理措施符合要求的有

　　A. 建立的质量管理体系文件主要有质量管理制度、部门及岗位职责、操作规程、档案、报告、记录和凭证

　　B. 所有记录及凭证按要求保存了 5 年

　　C. 建立的验证控制文件包括验证方案、报告、评价、偏差处理和预防措施等

　　D. 建立的中药材验收记录包括品名、规格、批号、产地、供货单位、生产厂商、到货数量、验收合格数量等内容

8. 某药品批发企业在药品储存和养护中采取的措施符合要求的有

　　A. 药品与非药品分开存放

　　B. 外用药与其他药品分开存放

　　C. 中药材和中药饮片分库存放

　　D. 拆除外包装的零货药品应集中存放

9. 根据《药品经营质量管理规范》，执业药师处理问题药品的应对措施适当的是

　　A. 药品批发企业对质量可疑药品采取必要措施后报质量管理部门确认

　　B. 药品批发企业怀疑为假药的药品及时报告药品监督管理部门

　　C. 药品经营企业已售出药品有严重质量问题时，采取必要措施后向药品监督管理部门报告

　　D. 药品批发企业计算系统数据的录入或复核应经质量管理部门审核

10. 按照《药品经营质量管理现范》，药品批发企业保存不少于 5 年的记录或凭证有

    A. 销后退回记录

    B. 购进退出记录

    C. 储运温湿度监测记录

    D. 出库复核记录

11. 根据《药品经营质量管理规范》，药品零售连锁门店的相关人员及营业员，进行健康检查的情况有

    A. 岗前健康检查　　　B. 年度健康检查

    C. 月度健康检查　　　D. 岗后健康检查

12. 某药品批发企业配送疫苗，根据《药品经营质量管理规范》该企业工作经验最低要求为 3 年的岗位有

    A. 质量负责人

    B. 质量部门负责人

    C. 疫苗质量管理工作人员

    D. 疫苗验收工作人员

13. 根据《药品经营质量管理规范》，关于质量管理工作岗位的说法错误的是

    A. 药品批发企业甲经营非疫苗类药品，其质量管理工作人员必须是具有 3 年工作经验的药学中专学历人员

    B. 药品批发企业乙经营疫苗类药品，其质量管理工作人员可以是具有 3 年工作经验的药学本科学历人员，同时要具备中级以上专业技术职称

    C. 药品零售企业丙经营中药饮片，其质量管理工作人员可以是中药学中专学历

    D. 药品零售企业丁经营疫苗类药品，其质量管理工作人员可以是具有 3 年工作经验的药学本科学历人员，同时要具备中级以上专业技术职称

14. 根据《药品经营质量管理规范》，对药品零售企业药品陈列的要求有

    A. 药品放置于货架（柜），非药品放置于专区

    B. 内服药与外用药应分开摆放

    C. 地西泮片与维生素 C 分区陈列

    D. 冷藏药品放置于货架（柜）

15. 根据《药品经营质量管理规范》，药品零售企业的营业店堂应做到

    A. 药品陈列的类别标签字迹清晰、放置准确

    B. 显著位置应悬挂《药品经营许可证》正本、营业执照、执业药师注册证

    C. 蛋白同化制剂放置于冷藏设备中

    D. 公布监督电话、设置顾客意见簿

16. 根据《药品经营质量管理规范》，药品批发企业应当根据相关验证管理制度，形成的验证控制文件包括

    A. 验证方案　　　　　B. 验证报告

    C. 验证评价　　　　　D. 偏差处理和预防措施

17. 某零售药店的下列行为，符合《药品经营质量管理规范》的有

    A. 购销记录的药品名称填写为药品商品名

    B. 药师拒绝调配含有配伍禁忌的民间处方

    C. 红霉素软膏与维生素 C 摆放在同一柜台

    D. 聘请药学专业本科毕业生为质量管理人员

18. 根据《药品经营质量管理规范》，药品批发企业和药品零售企业均需建立的记录包括

    A. 陈列检查记录

    B. 不合格药品处理记录

    C. 药品销售记录

    D. 销后退回记录

19. 根据《药品经营质量管理规范》，药品零售企业在经营过程中对相关文件既可以保存原件，也可以保存复印件的是

    A. 处方

    B. 药品拆零销售说明书

    C. 采购记录

    D. 销售凭证

20. 根据《药品经营质量管理规范》，关于药品零售企业各类人员配备和资格要求的说法，正确的有

    A. 中药饮片调剂人员应是中药学中专以上学历或者具备中药调剂员资格

    B. 质量管理部门负责人应具有大学本科以上学历和 3 年以上药品经营质量管理工作经历

    C. 中药采购人员应是中药学中专以上学历或者具有中药学专业初级以上专业技术职称

    D. 企业法定代表人或企业负责人应具备执业药师资格

21. 药品批发企业的下列岗位人员中，应当接受相关法律法规和专业知识培训并经考核合格后方可上岗的有

    A. 从事现有均需冷藏的药品类体外诊断试剂储存管理工作的人员

B. 从事需阴凉储存的生物制品运输管理工作的
人员

C. 从事中药材、中药饮片养护管理工作的人员

D. 从事第二类精神药品储存管理工作的人员

22. 根据 GSP 附录《温湿度自动监测》，药品都具有或多或少的温度敏感性，温度过高会导致加快变质、挥发减量、破坏剂型，温度过低会导致部分药品遇冷变质、冻破容器。下列药品需要温湿度自动监测的是

A. 生物制品类药品（如疫苗、细胞治疗类生物制品）

B. 化学药中的生化药品（如胃蛋白酶）

C. 多肽类药品

D. 中药材、中药饮片

23. 药品收货和验收工作中，应该拒收到货药品的情况包括

A. 某药品到货时，收货人员根据该到货药品特性对运输工具和运输状况进行检查，不符合药品 GSP 要求的

B. 查验某药品的随货同行单（票）、药品采购记录及药品实物时，发现无随货同行单（票）或无采购记录的

C. 收货时，发现随货同行单（票）记载的内容，与采购记录、药品实物以及本企业实际情况不符的

D. 收货人员拆除某药品的运输防护包装，发现药品外包装破损、污染、标识不清等情况的

24. 根据《药品经营质量管理规范现场检查指导原则》，对应法律责任属于《药品管理法》中违反药品 GSP 情节严重情形的是

A. 药品监督管理部门对某药店进行监督检查时，发现了 1 项严重缺陷项目

B. 药品监督管理部门对某药店进行监督检查时，发现了 1 项主要缺陷项目

C. 药品监督管理部门对某药店进行监督检查时，发现了多项一般缺陷项目

D. 药品监督管理部门对某药店进行首次监督检查时，发现了超过一定数量的主要缺陷项目

25. 根据《药品经营质量管理规范现场检查指导原则》，药品监督管理部门对某药品批发企业（申请配送疫苗）许可检查时，发现了以下问题。这些问题中对应法律责任属于《药品管理法》中违

反药品 GSP 情节严重情形的是

A. 该企业储存疫苗配备了 1 个独立冷库

B. 该企业购进了某药店的白蛋白

C. 该企业购进的麻黄碱类复方制剂未发现对应发票

D. 该企业销售的阿莫西林胶囊剂未发现给客户开具发票

26. 根据《药品经营质量管理规范现场检查指导原则》，药品监督管理部门对某单体药店（经营冷藏药品）监督检查时，发现了以下问题。这些问题中对应法律责任属于《药品管理法》中违反药品 GSP 情节严重情形的是

A. 该企业经营范围 1000 多种药品，但是营业场所仅 50 平方米

B. 该企业经营场所未发现冷藏药品专用陈列设备

C. 该企业仓库未发现冷藏药品专用储存设备

D. 该企业采购的某批药品未发现对应的发票

27. 新修订《药品管理法》第三十条规定"药品上市许可持有人应当依照本法规定，对药品的非临床研究、临床试验、生产经营、上市后研究、不良反应监测及报告与处理等承担责任。其他从事药品研制、生产、经营、储存、运输、使用等活动的单位和个人依法承担相应责任"。可见，药品上市许可持有人从研发到销售全过程承担责任，需要遵循的质量管理规范包括

A. GLP　　　　　　　B. GCP

C. GMP　　　　　　　D. GSP

28. 新修订《药品管理法》第三十条规定"药品上市许可持有人的法定代表人、主要负责人对药品质量全面负责"。下列在药品上市许可持有人质量管理活动中属于禁止行为的是

A. 知道某保健品商店从事无证药品经营仍为其提供药品

B. 某药品未入库，设立账外账，未纳入企业质量体系管理

C. 委托符合药品 GSP 条件的某企业储存药品

D. 违反规定对药品储存、运输及进行温湿度监测

29. 全国人民代表大会常务委员会授权国务院开展药品上市许可持有人试点。关于试点期间药品上市许可持有人管理的说法，正确的有

A. 药品上市许可持有人可以是药品生产企业，也可以是药品研发机构

B. 药品上市许可持有人可自行销售所持有的药品，也可以委托药品经营企业销售

C. 药品上市许可持有人应取得药品经营许可证，方可销售所持有的药品

D. 具备相应生产资质的药品上市许可持有人，应自行生产；不具备相应生产资质的，方可委托试点行政区域内具备资质的药品生产企业生产药品

30. 药品批发企业应当严格审核药品购货单位资质，按照其药品生产范围、经营范围或诊疗范围向其销售药品。销售药品时，药品批发企业向购进单位提供有关资料。下列资料属于上述需要提供的资料的是

A. 药品上市许可持有人证明文件（或药品生产许可证、药品经营许可证）和营业执照的复印件

B. 所销售药品批准证明文件和检验报告书的复印件

C. 企业派出销售人员授权书复印件

D. 销售进口药品的，按照国家有关规定提供相关证明文件

31. 下列某药品零售连锁企业的经营行为，违法的是

A. 甲门店从某药品批发企业采购两者经营范围内的药品

B. 乙门店因患者寻找双黄连口服溶液而本店没存货，直接向丙门店调剂了2盒双黄连口服溶液

C. 总部将阿莫西林胶囊销售给某基层医疗卫生机构

D. 配送中心将红霉素软膏销售给患者

32. 根据《药品管理法》，接受委托储存、运输药品的企业依然为委托方提供储存、运输服务等便利条件的，没收全部储存、运输收入，并处违法收入1倍以上5倍以下的罚款；情节严重的，并处违法收入5倍以上15倍以下的罚款；违法收入不足5万元的，按5万元计算。符合上述行政处罚的情形包括

A. 知道或应当知道承运承储的产品系假劣药品或"未取得药品批准证明文件生产、进口的药品"

B. 知道或应当知道承运承储的产品系"使用采取欺骗手段取得的药品批准证明文件生产、进口药品"

C. 知道或应当知道承运承储的产品系"使用未经审评审批的原料药生产药品"

D. 知道或应当知道承运承储的产品系"应当检验

而未经检验即销售药品"

33. 根据《总局办公厅关于加强互联网药品医疗器械交易监管工作的通知》，按照"线上线下一致"原则，建立完善互联网药品交易服务企业监管制度，规范交易行为。下列互联网药品交易行为中，符合法律法规要求的有

A. 戊药品生产企业通过自建网站，将非处方药销售给个人消费者

B. 丁药品零售连锁企业通过自建网站向患者销售了乙类非处方药培菲康（冷藏类生物制品），由企业执业药师持内装蓄冷剂的保温箱送至消费者

C. 乙药品生产企业自建网站将处方药销售给丙药品零售企业

D. 甲药品零售连锁企业制定了网络药品销售管理制度，规定只在网上销售非处方药，对其中的含麻黄碱类复方制剂要求个人消费者上传身份证信息，且每次购买不得超过2盒

34. 关于免予办理进口备案和口岸检验的情形的说法，正确的是

A. 从境外进入保税仓库、保税区、出口加工区的药品，免予办理进口备案和口岸检验等进口手续，海关按有关规定实施监管

B. 从保税仓库、出口监管仓库、保税区、出口加工区出库或出区进入国内的药品，按有关规定办理进口备案和口岸检验等手续

C. 经批准以加工贸易方式进口的原料药、中药材等，免予办理进口备案和口岸检验等进口手续，其原料药及制成品可以转为内销

D. 确因特殊情况无法出口的，移交地方药品监督管理部门按规定处理，海关予以核销

35. 2012年11月，原国家食品药品监督管理局发布《国家食品药品监督管理局办公室关于印发处方药转换为非处方药评价指导原则（试行）等6个技术文件的通知》（食药监办注〔2012〕137号）等技术标准具体指导处方药与非处方药的转换评价工作。处方药与非处方药的转换评价包括

A. 处方药转换为非处方药

B. 非处方药转换为处方药

C. 处方药转换为"双跨"药品

D. 非处方药转换为"双跨"药品

36. 下列药品零售企业销售行为，不合法的是

A. 甲药店内某甲类非处方药货架旁边挂有促销语"买 5 盒赠 1 盒"

B. 乙药店内某处方药货架旁边挂有促销语"买 5 盒可 5 元买 10 只口罩"

C. 丙网上药店自建网站显著位置提醒顾客"满 100 元减 20 元"

D. 丁药店某乙类非处方药货架旁边挂有促销语"买 3 盒可享受执业药师远程药学服务"

37. 下列非连锁药品零售企业销售药品行为中，符合药品管理法律法规的有

A. 在严格审核医师处方后，凭处方向购药患者销售了 1 瓶复方磷酸可待因糖浆

B. 在严格审核医师处方后，凭处方向购药患者销售了 2 盒布洛伪麻缓释胶囊

C. 在登记购药患者身份证信息后，向其销售了 2 盒复方盐酸伪麻黄碱缓释胶囊

D. 凭处方向购药患者销售了 1 盒米非司酮紧急避孕片

38. 药品上市许可持有人可授权派出医药代表从事的业务活动有

A. 学术推广　　　　　B. 技术咨询

C. 销售任务　　　　　D. 价格谈判

39. 关于药品经营质量管理的说法，正确的有

A. 系统温湿度测量设备的最大允许误差应符合要求，相对湿度的最大允许误差为 ±5%RH

B. 当发生供电中断等突发情况时，系统应当采用短信通讯的方式，向至少 3 名指定人员发出报警信息

C. 企业应当采取抽样比例加倍、检查至最小包装单位等方式加强对退货药品的收货、验收管理，保证退货环节药品的质量和安全，防止混入假冒药品

D. 企业质量负责人负责验证工作的监督、指导、协调与审批，质量管理部门负责组织企业有关部门共同实施验证工作

40. 关于药品零售配送质量管理的说法，正确的有

A. 每年至少开展一次零售配送的内审，委托配送的开展外审

B. 配备专职人员负责配送质量管理工作，不断完善提高配送质量管理水平

C. 药品零售配送发现无法在有效期内送达时，不得发货

D. 委托配送冷藏、冷冻药品的还需对相关设备开展验证

41. 关于药品零售配送包装质量管理的说法，正确的有

A. 包装物及填充材料应当选取无毒、无污染的材料

B. 有温湿度、避光等要求的药品其包装物还应当选取隔温、防潮、避光的包装材料

C. 寄递配送单和配送包装封签的材料，应当不易损坏，封签上应有与其他商品相区别的明显标示"药"的字样，使用的油墨不易被擦拭或造成字迹模糊不清

D. 包装封签应当做到一经拆启，无法恢复至原状

42. 关于药品零售配送包装流程要求的说法，正确的有

A. 药品需独立包装，不得与医疗器械、保健食品合并包装

B. 药品及销售单据装入包装物进行外形固定后，使用封签在封口处或者其他适当位置进行封口操作

C. 在包装件外部加贴寄递配送单，寄递配送单可做封签使用

D. 包装件存放于药品零售企业专门设置的待配送区（黄色色标），待配送区符合所配送药品的贮藏条件

43. 药品网络零售时，寄递配送单至少需载明的信息包括

A. 药品零售企业名称及联系方式

B. 配送企业名称及联系方式

C. 药品储存要求（如常温、阴凉、冷藏、冷冻等）

D. 药品通用名称（如苯妥英钠等）

44. 药品零售配送适用的情况包括

A. 自建网络药品网络零售

B. 第三方平台药品网络零售

C. 网订店送

D. 网订店取

45. 零售药品配送车辆的要求包括

A. 配送药品的车辆应当为封闭式运输工具，车厢内设置有带物理隔离的药品专门存放区域

B. 配送药品的配送箱箱体内有药品专门存放区，并有物理隔离与之混箱配送的除医疗器械、保

健食品外的其他产品

C. 冷冻产品、高温熟食快餐等与药品储存要求有明显温度差异的商品禁止同药品混箱、混车配送

D. 零售药品配送过程禁止中转暂存

46. 药品零售配送过程中禁止中转暂存的药品包括
    A. 常温药品
    B. 阴凉药品
    C. 冷藏药品
    D. 冷冻药品

47. 下列药品监督管理符合"线上线下一致"原则的是
    A. 非处方药
    B. 医疗机构制剂
    C. 麻醉药品
    D. 放射性药品

48. 下列属于禁止自建网站或第三方平台零售的药品是
    A. 含麻黄的中成药
    B. 胰岛素
    C. 胺碘酮
    D. 奈诺沙星

49. 药品网络销售中，相关记录信息保存期限至少5年，且不少于药品有效期满后1年的情形包括
    A. 第三方平台保存的本平台内的药品展示、交易记录与投诉举报等记录信息
    B. 药品批发企业自建网站的购销等相关记录
    C. 药品零售企业自建网站的购销等相关记录
    D. 医疗机构自建网站的购销等相关记录

50. 第三方平台发现有严重违法行为的，应当立即停止为其提供网络交易平台服务，停止展示药品相关信息。严重违法情形有
    A. 无资质销售药品
    B. 超出经营范围销售药品
    C. 销售假药劣药和未经批准的药品
    D. 药品经营许可证过期仍继续销售药品

51. 药品监督管理部门对第三方平台和药品网络销售企业进行实时检查时，可依法采取的措施有
    A. 进入药品网络销售和第三方平台有关场所实施现场检查
    B. 对网络销售的药品进行抽样检验
    C. 对有证据证明可能危害人体健康的药品及其有关材料，依法采取查封、扣押措施
    D. 依法查阅、复制交易数据、合同、票据、账簿以及其他相关资料

52. 企业接受下列委托事项后，不可以再次委托的是
    A. 药品委托生产
    B. 疫苗委托储存、配送
    C. 药品委托销售
    D. 中药饮片委托运输

53. 药品上市许可持有人开展跨省委托销售活动前，需要报告的政府部门有
    A. 药品上市许可持有人所在地省级药品监督管理部门
    B. 药品经营企业所在地省级药品监督管理部门
    C. 药品上市许可持有人所在地设区的市级药品监督管理部门
    D. 药品经营企业所在地设区的市级药品监督管理部门

54. 根据《关于规范处方药网络销售信息展示的通知》（药监综药管函〔2023〕333号），关于处方药网络销售信息展示的说法，正确的有
    A. 药品网络销售平台/网站（含应用程序）首页不得展示处方药包装、标签等信息
    B. 医药健康行业板块首页、平台商家店铺主页不得展示处方药包装、标签等信息
    C. 通过处方审核前，不得展示或提供药品说明书
    D. 通过处方审核前，页面中不得含有功能主治、适应症、用法用量等信息

55. 根据《药品经营质量管理规范现场检查指导原则》，缺陷项目包括
    A. 次要缺陷项目
    B. 严重缺陷项目
    C. 主要缺陷项目
    D. 一般缺陷项目

第五章 医疗机构药事管理

一、最佳选择题

1. 根据《关于加强药事管理转变药学服务模式的通知》，关于医院药事服务模式转变的说法，正确的是
   A. 推进药学服务从"以药品为中心"转变为"以服务为中心"，从"以保障药品供应为中心"转变为"以加强药学专业技术服务、参与临床用药为中心"
   B. 推进药学服务从"以药品为中心"转变为"以病人为中心"，从"以保障药品供应为中心"转变为"在保障药品供应的基础上，以重点加强药学专业技术服务、参与临床用药为中心"
   C. 推进药学服务从"以病人为中心"转变为"以药学服务为中心"，从"以调剂药品为中心"转变为"提供药学服务为中心"
   D. 推进药学服务从"以药品为中心"转变为"以人为本"，从"以保障药品供应为中心"转变为"以重点加强药学专业技术服务、参与临床用药为中心"

2. 根据《医疗机构药事管理规定》，关于医疗机构药事管理与药物治疗学委员会的说法，正确的是
   A. 药事管理与药物治疗委员会负责制定本机构处方集和基本用药供应目录
   B. 所有医院必须设立药事管理与药物治疗学委员会
   C. 药事管理与药物治疗学委员会是医疗机构常设行政管理部门
   D. 药事管理与药物治疗学委员会负责药品管理、药学专业技术服务和药事管理工作

3. 根据《医疗机构药事管理规定》及相关规定，关于药事管理与药物治疗学委员会（组）的设置与管理职责的说法，错误的是
   A. 药事管理与药物治疗学委员会（组）应当建立健全相应工作制度，日常工作由药学部门负责
   B. 药事管理与药物治疗学委员会（组）委员由具有高级技术职务任职资格的药学、临床医学、护理和医院感染管理、医疗行政管理等人员组成
   C. 药事管理与药物治疗学委员会（组）设副主任委员若干，由药学和医务部门负责人担任，医疗机构医务部门应当指定专人，负责与医疗机构药物治疗相关的管理工作
   D. 卫生健康行政部门成立国家级、省级、地市级药事管理与药物治疗学委员会，分别为全国和本地区药事管理和药学服务提供技术支持

4. 药事管理与药物治疗学委员会（组）设主任委员1名，由医疗机构负责人担任，设副主任委员若干，由药学和医务部门负责人担任。该部门在药品采购中的职责不包括
   A. 制定本医疗机构药品处方集和基本用药供应目录
   B. 建立药品遴选制度
   C. 审核本临床科室申请的新购入药品、调整药品品种或者供应企业和申报医院制剂等事宜
   D. 统一采购供应医疗机构临床使用的药品

5. 根据《医疗机构药事管理规定》，关于医疗机构药学部门的设置条件与职责的说法，错误的是
   A. 三级医院设置药学部，并可根据实际情况设置二级科室药剂科
   B. 药学部门关注的重点是药品质量、用药合理性和药品供应保障
   C. 专业技术性是药学部门最重要的性质，需要能够回答患者、医师、护士有关处方中药品的各方面问题
   D. 药学部门既要懂得药品生产环节配制医疗机构制剂的技术，又要懂得药物治疗监护工作，还有频繁的经济活动，具有一定程度的综合性

6. 根据《医疗机构药事管理规定》，关于医院药师工作职责的说法，错误的是
   A. 负责处方及用药医嘱审核
   B. 负责指导病房（区）护士请领、使用与管理药品
   C. 参与临床药物治疗，对临床药物治疗提出意见或调整建议
   D. 开展药品质量监测，对所在医院的药物治疗负

全责

7. 关于规范医疗机构用药目录的说法，错误的是

A. 医疗机构要依据安全、有效、经济的用药原则和本机构疾病治疗特点，制定并完善本机构用药目录

B. 医疗机构药事管理与药物治疗学委员会应当根据临床需要，优先选择国家基本药物、国家医疗保险用药目录中的药品，以及国家或省级药品集中采购中选药品作为本机构的用药

C. 鼓励城市医疗集团、县域医疗共同体等建立药品联动管理机制，规范各级医疗机构用药目录

D. 各级卫生健康主管部门要加强医疗机构药品使用监测，定期分析辖区内医疗机构药品配备使用情况，指导督促公立医疗机构不断优化用药目录，形成科学合理的用药结构

8. 关于医疗机构药品购进渠道和采购规定的说法，正确的是

A. 医疗机构临床使用的药品采购工作由药学部门承担，采购方式是药品集中带量采购

B. 医疗机构使用的药品都是从市场上购进的

C. 医疗机构药事管理与药物治疗学委员会要按照集体决策、程序公开、阳光采购的要求，直接确定药品生产企业或药品上市许可持有人、配送企业

D. 医疗机构在签订药品采购合同之前，要逐一查验供货商的许可文件和供应品种的许可文件，销售人员的证件在具体采购时核验

9. 关于医疗机构药品购进验收制度的说法，错误的是

A. 医疗机构首次购进药品的，应当妥善保存加盖供货单位印章的供货单位的药品生产许可证或者药品经营许可证、授权委托书以及药品批准证明文件、药品合格证明等有效证明文件复印件，保存期限不得少于5年

B. 医疗机构购进药品时应当索取、留存合法票据，包括税票及详细清单。票据保存不得少于3年，且不少于药品有效期满后1年

C. 药品购进验收记录保存不得少于3年，且不少于药品有效期满后1年

D. 医疗机构接受捐赠药品、从其他医疗机构调入急救药品采用直调程序，而不用采用常规的购进验收程序

10. 《关于在公立医疗机构药品采购中推行"两票制"

的实施意见（试行）》（国医改办发〔2016〕4号）规定"公立医疗机构在药品验收入库时，必须验明票、货、账三者一致方可入库、使用，不仅要向配送药品的流通企业索要、验证发票，还应当要求流通企业出具加盖印章的由生产企业提供的进货发票复印件，两张发票的药品流通企业名称、药品批号等相关内容互相印证，且作为公立医疗机构支付药品货款凭证，纳入财务档案管理"。下列药品供货商向公立医疗机构供货的做法，不符合上述规定的是

A. 药品生产企业到流通企业开一次发票，流通企业到医疗机构开一次发票

B. 药品生产企业向设立的仅销售本企业药品的3家全资药品批发公司各开一次发票，3家全资药品批发公司再向流通企业开一次发票，流通企业再向医疗机构开一次发票

C. 境外药品国内唯一总代理到流通企业开一次发票，流通企业到医疗机构开一次发票

D. 科工贸一体化的集团型企业向设立的仅销售本集团药品的唯一一家控股商业公司开一次发票，该公司再向流通企业开一次发票，流通企业再向医疗机构开一次发票

11. 根据相关规定，关于个人设置的门诊部、诊所等医疗机构配备药品的说法，错误的是

A. 不得配备常用药品和急救药品以外的其他药品

B. 配备常用药品和急救药品，不需要申请《药品经营许可证》

C. 配备使用常用药品和急救药品以外药品的，以无证经营论处

D. 个人设置的门诊部、诊所等医疗机构配备和储存药品应该遵循GSP

12. 根据相关规定，医疗机构临床使用的药品应当由药学部门统一采购供应。其他科室或者部门不得从事药品的采购、调剂活动，不得在临床使用非药学部门采购供应的药品。下列药品可以由非药学部门采购供应的是

A. 常用药品

B. 放射性药品

C. 临床急需进口的少量药品

D. 急救药品

13. 关于医疗机构采购品种"一品两规"的说法，正确的是

A. 除特殊情况外，同一通用名药品不能超过两种

规格

    B. 同一通用名药品品种，注射剂在任何情况下采购不得超过2种

    C. 同一通用名药品品种，口服剂型在任何情况下采购不得超过2种

    D. 同一通用名药品品种，处方类同的复方制剂在任何情况下采购不得超过1~2种

14. 关于医疗机构短缺药品分类分级与替代使用管理的说法，错误的是

    A. 根据工作需要，委托辖区内药学服务能力较强的医疗机构，开展短缺药品信息分析评估和替代使用工作

    B. 省级卫生健康行政部门要高度重视医疗机构短缺药品管理工作，充分发挥省级短缺药品供应保障工作会商联动机制作用

    C. 省级卫生健康行政部门应当加强对市县级卫生健康行政部门和医疗机构的短缺药品管理工作指导，组织《医疗机构短缺药品分类分级与替代使用技术指南》学习培训

    D. 医疗机构应当根据医院功能定位，合理设置临床必需急（抢）救药品库存警戒线，充分掌握市场供应及时采购补充，防止库存超过3个月的用量

15. 在公立医疗机构药品采购中，国家对临床必需、用量小、市场供应短缺的基本药物实施定点生产试点工作。关于定点生产品种管理的说法，错误的是

    A. 非政府办医疗卫生机构应按照统一价格采购使用定点生产品种

    B. 定点生产企业按所划分的区域，直接在省级集中采购平台上挂网销售相应品种

    C. 政府办基层医疗卫生机构应当委托省级药品采购机构按照统一价格，从定点生产企业集中采购、集中支付货款

    D. 公立医院应优先按照统一价格，从定点生产企业采购相应品种

16. 根据《药品经营和使用质量监督管理办法》，关于医疗机构药品使用质量管理的说法，错误的是

    A. 三级医疗机构应当设置专门部门负责药品质量管理；一级、二级医疗机构应当指定专人负责药品质量管理

    B. 医疗机构发现使用的药品存在质量问题或者其他安全隐患的，应当立即停止使用，向供货单

位反馈并及时向所在地市县级药品监督管理部门报告

    C. 医疗机构应当按照有关规定，根据药品属性和类别分库、分区、分垛储存药品，并实行色标管理

    D. 药品与非药品分开存放；中药饮片、中成药、化学药、生物制品分类存放；过期、变质、被污染等的药品应当放置在不合格库（区）

17. 根据《处方管理办法》，关于处方书写规则的说法，错误的是

    A. 书写药品名称、剂量、规格、用法、用量要准确规范

    B. 药品用法可用规范的中文、英文、拉丁文或者缩写体书写

    C. 医疗机构或医师、药师不得自行编制药品缩写名称或者使用代号

    D. 药品名称应当使用规范的中文、英文或拉丁文名称书写

18. 根据《处方管理办法》，关于处方书写要求的说法，正确的是

    A. 西药与中药饮片可以开具在同一张处方上

    B. 中成药与中药饮片可以开具在同一张处方上

    C. 药品用法可用规范的中文、英文、拉丁文或者缩写体书写

    D. 药品名称可用规范的中文、英文或者拉丁文书写

19. 执业药师赵某在审核处方时，发现的下列情况肯定不符合处方规则的是

    A. 处方上出现了某医疗机构统一编制的药品缩写名称

    B. 处方上出现英文名称

    C. 药品用法使用缩写体书写

    D. 药品用量和说明书一致

20. 根据《处方管理办法》，关于处方权获得的说法，错误的是

    A. 经注册的执业助理医师在乡、民族乡、镇、村的医疗机构独立从事一般的执业活动，可以在注册的执业地点取得相应的处方权

    B. 经注册的执业助理医师在医疗机构开具的处方，应当经所在执业地点执业医师签名或加盖专用签章后方有效

    C. 试用期人员开具处方，应当经所在医疗机构有

处方权的执业医师审核、并签名或加盖专用签章后方有效

D. 执业医师经县级卫生健康部门考核合格后取得麻醉药品和第一类精神药品的处方权，可在辖区内任一家医疗机构开具麻醉药品和第一类精神药品处方，但不得为自己开具该类药品处方

21. 根据《处方管理办法》，医师开具处方时不可以使用

A. 药品通用名称

B. 新活性化合物的专利药品名称

C. 药品商品名称

D. 复方制剂药品名称

22. 为治疗儿童多动症开具哌醋甲酯片，每张处方的限量是

A. 30 日常用量　　　B. 7 日常用量

C. 3 日常用量　　　D. 15 日常用量

23. 关于麻醉药品和精神药品处方限量的说法，正确的是

A. 为住院患者开具丁丙诺啡注射剂，每张处方为 1 日常用量

B. 为门（急）诊一般患者开具吗啡注射剂，每张处方不得超过 3 日常用量

C. 为门（急）诊一般患者开具氯胺酮注射剂，每张处方不得超过 7 日常用量

D. 为门（急）诊癌症疼痛患者开具芬太尼透皮贴剂，每张处方不得超过 7 日常用量

24. 根据《处方管理办法》，关于处方限量的说法，错误的是

A. 每张处方一般不得超过 7 日常用量

B. 急诊处方一般不得超过 3 日常用量

C. 为门诊癌症疼痛患者开具第一类精神药品缓、控释制剂，每张处方不得超过 7 日常用量

D. 为门诊一般患者开具第一类精神药品片剂，每张处方不得超过 3 日常用量

25. 《处方管理办法》第十九条规定"处方一般不得超过 7 日用量；急诊处方一般不得超过 3 日用量；对于某些慢性病、老年病或特殊情况，处方用量可适当延长，但医师应当注明理由"。2019 年 9 月 11 日，国务院决定出台城乡居民医保高血压糖尿病门诊用药报销政策，多措并举减轻患者负担。在这项措施中，国务院将《处方管理办法》慢性病落地的制度是

A. 长期药品处方制度　　B. 短期药品处方制度

C. 无处方制度　　　　D. 大处方制度

26. 关于慢性病长期药品处方管理的说法，错误的是

A. 根据患者诊疗需要，长期处方的处方量一般在 4 周内

B. 根据慢性病特点，病情稳定的患者适当延长，最长不超过 12 周

C. 超过 4 周的长期处方，医师应当严格评估，强化患者教育，并在病历中记录，通过双重签字等方式确认

D. 老年慢病患者可以由家庭签约医师开具慢性病长期药品处方

27. 医疗机构中可以调剂麻醉药品和第一类精神药品的人员必须是

A. 经本医疗机构培训，取得临床药师资格的人员

B. 经卫生行政部门考试合格并取得麻醉药品和第一类精神药品调剂资格的药师

C. 经省级药品监督管理部门考核合格后取得调剂资格的药师

D. 经本医疗机构培训，考核合格并取得麻醉药品和第一类精神药品调剂资格的药师

28. 根据《处方管理办法》，关于处方调剂人员资格要求的说法，错误的是

A. 医疗机构审核处方的药剂人员必须是依法经资格认定的药师或者其他药学技术人员

B. 非药学技术人员不得直接从事药剂技术工作

C. 医疗机构调剂处方的药剂人员必须是依法经资格认定的药师或者其他药学技术人员

D. 调剂麻醉药品和第一类精神药品的药剂人员仅需是依法经资格认定的药师

29. 医疗机构药品处方调剂活动涉及多个部门、科室，根据《处方管理办法》，由药剂人员完成的主要技术环节依次是

A. 收方、调配处方、核对检查、审核处方、包装与贴标签、发药与指导用药

B. 收方、划价收费、调配处方、核对检查、包装与贴标签、发药与指导用药

C. 收方、审查处方、调配处方、包装与贴标签、核对处方、发药与指导用药

D. 收方、划价收费、审查处方、核对处方、发药与指导用药、包装与贴标签

30. 根据《处方管理办法》，关于处方调剂要求的说

法，错误的是

- A. 药师应当凭医师处方调剂处方药品，非经医师处方不得调剂
- B. 药师在完成处方调剂后，应当在处方上签名或者加盖专用签章
- C. 除药品质量原因外，药品一经发出，不得退换
- D. 药师可以不凭处方调剂非处方药，但不允许患者开架自选

31. 依照《处方管理办法》的规定，调剂处方必须做到"四查十对"，其中"四查"是指
- A. 查剂量、查用法、查重复用药、查配伍禁忌
- B. 查姓名、查药品、查剂量用法、查给药途径
- C. 查给药途径、查重复给药、查用药失误、查药品价格
- D. 查处方、查药品、查配伍禁忌、查用药合理性

32. 肠外营养液、危害药品和其他静脉用药应当实行集中调配供应，医疗机构根据临床需要建立静脉用药调配中心（室），实行集中调配供应。关于医疗机构药品集中调配供应的说法，错误的是
- A. 静脉用药调配中心（室）应当符合《药品经营质量管理规范》
- B. 由所在地设区的市级以上卫生行政部门组织技术审核、验收，合格后方可集中调配静脉用药
- C. 在静脉用药调配中心（室）以外调配静脉用药，参照静脉用药集中调配质量管理规范执行
- D. 医疗机构建立的静脉用药调配中心（室）应当报省级卫生行政部门备案

33. 根据《处方管理办法》，门诊就诊人员可以持医疗机构处方到药品零售企业购药的处方是
- A. 第一类精神药品处方
- B. 麻醉药品处方
- C. 儿科处方
- D. 慢性病处方

34. 《药品管理法》规定，医疗机构应当坚持安全有效、经济合理的用药原则，遵循药品临床应用指导原则、临床诊疗指南和药品说明书等合理用药，对医师处方、用药医嘱的适宜性进行审核。关于处方审核要求的说法，错误的是
- A. 审核的处方包括纸质处方、电子处方和医疗机构病区用药医嘱单
- B. 处方审核进行合法性、规范性和适宜性审核
- C. 药师是处方审核工作的第一责任人

- D. 处方审核时要进行"四查十对"

35. 根据《关于印发医疗机构处方审核规范的通知》，处方审核流程不包括
- A. 药师接收待审核处方，对处方进行合法性、规范性、适宜性审核
- B. 若经审核判定为合理处方，药师在纸质处方上手写签名（或加盖专用印章）、在电子处方上进行电子签名，处方经药师签名后进入收费和调配环节
- C. 若经审核判定为不合理处方，由药师负责联系处方医师，请其确认或重新开具处方，并再次进入处方审核流程
- D. 若经审核判定为成本效果较差的处方，由药师负责联系医疗保障部门，请其处理处方医师

36. 根据《关于印发医疗机构处方审核规范的通知》，处方审核内容不包括
- A. 合法性审核
- B. 规范性审核
- C. 适宜性审核
- D. 性价比审核

37. 根据《关于印发医疗机构处方审核规范的通知》，西药及中成药处方适宜性审核项目不包括
- A. 处方剂量、用法是否正确，单次处方总量是否符合规定
- B. 溶媒的选择、用法用量是否适宜
- C. 静脉输注的药品给药速度是否适宜
- D. 开具西药、中成药处方，每一种药品应当另起一行，每张处方不得超过5种药品

38. 不合理处方可以分为不规范处方、用药不适宜处方和超常处方。下列属于用药不适宜处方的是
- A. 处方医师签名不能准确识别的处方
- B. 存在有潜在临床意义的配伍禁忌的处方
- C. 慢性病需延长处方用量未注明理由的处方
- D. 中成药与中药饮片未分别开具的处方

39. 《处方管理办法》第2条规定"本办法所称处方，是指由注册的执业医师和执业助理医师在诊疗活动中为患者开具的、由取得药学专业技术职任资格的药学专业技术人员审核、调配、核对，并作为患者用药凭证的医疗文书。处方包括医疗机构病区用药医嘱单。"下列涉及处方的各种工作依次是
- A. 开具处方、处方审核、处方调配、处方核对、处方点评
- B. 处方点评、开具处方、处方审核、处方调配、

处方核对

C. 开具处方、处方审核、处方点评、处方调配、处方核对

D. 处方点评、开具处方、处方核对、处方审核、处方调配

40. 根据《处方管理办法》，处方保存期满后，医疗机构的处方销毁程序不包括

A. 经医疗机构主要负责人批准、登记备案，方可销毁

B. 处方销毁申请由处方保管人向药剂科主任提出，药剂科主任填写医院《处方销毁申请表》

C. 报医务处、业务主管院长审批，由药剂科与医务处执行销毁

D. 处方在销毁时，必须由卫生健康部门监督销毁，并建立销毁记录，销毁后要及时做好销毁登记，监销人要进行双签字

41. 根据《处方管理办法》，下列药品处方销毁的做法，符合规定的是

A. 普通药品处方保存满1年后，由药剂科直接销毁

B. 儿科处方保存满1年后，申请、填表报医务处、业务主管院长审批，由药剂科与儿科执行销毁

C. 急诊处方保存满半年后，申请、填表报医务处、业务主管院长审批，由药剂科与医务处执行销毁

D. 医疗用毒性药品处方保存满2年后，申请、填表报医务处、业务主管院长审批，由药剂科与医务处执行销毁

42. 根据《药品管理法》，医疗机构配制制剂不需要具备的条件是

A. 保证制剂质量的设施

B. 保证制剂质量的管理制度

C. 保证制度可以追溯的销售记录

D. 保证制剂质量的检验仪器和卫生环境

43. 关于医疗机构制剂室的设立条件的说法，错误的是

A. 制剂室负责人、药检室负责人、制剂质量管理组织负责人应当为本单位在职药学专业人员

B. 制剂室负责人和药检室负责人不得互相兼任

C. 医疗机构不得与其他单位共用配制场所、配制设备及检验设施等

D. 委托配制中药制剂的，委托方如没有设置制剂室，受托方对所配制的中药制剂的质量承担责任

44. 根据《药品管理法》，医疗机构设立制剂室的行政许可程序是

A. 医疗机构设立制剂室，应当向所在地省级药品监督管理部门申请，取得医疗机构制剂许可证

B. 医疗机构设立制剂室向药品监督管理部门申请之前，应取得所在地省级卫生行政部门的审核同意意见，然后应当向所在地省级药品监督管理部门申请，取得医疗机构制剂许可证

C. 医疗机构设立制剂室，应当向所在地省级卫生行政部门申请，取得医疗机构制剂许可证

D. 医疗机构设立制剂室向药品监督管理部门申请之前，应取得所在地省级药品监督管理部门的审核同意意见，然后应当向所在地省级卫生行政部门申请，取得医疗机构制剂许可证

45. 《医疗机构制剂许可证》项目中，由药品监督管理部门核准的许可事项为

A. 医疗机构名称、医疗机构类别、法定代表人、制剂室负责人

B. 制剂室负责人、配制地址、配制范围、有效期限

C. 医疗机构名称、配制地址、注册地址

D. 法定代表人、制剂室负责人、药检室负责人

46. 属于《医疗机构制剂许可证》许可事项变更的项目是

A. 医疗机构名称变更

B. 法定代表人变更

C. 制剂室负责人变更

D. 注册地址变更

47. 国家卫生健康委员会制定了医疗机构药学门诊服务规范、医疗机构药物重整服务规范、医疗机构用药教育服务规范、医疗机构药学监护服务规范、居家药学服务规范。这些规范的目的是

A. 进一步规范发展药学服务，提升药学服务水平，促进合理用药

B. 进一步规范医疗机构用药目录

C. 进一步规范医疗机构药品集中采购管理

D. 进一步规范医疗机构制剂管理

48. 根据《药品管理法》，医疗机构自配制剂注册行政许可程序为

A. 医疗机构配制的制剂，应当是本单位临床需要而市场上没有供应的品种，并应当经所在地省级药品监督管理部门批准，发给制剂批准文号

B. 医疗机构配制的制剂，应当是本单位临床需要而市场上没有供应的品种，并应当经所在地省级药品监督管理部门批准（传统工艺配制中药制剂除外），发给制剂批准文号

C. 医疗机构配制的制剂，应当是本单位临床需要而市场上没有供应的品种，并应当经所在地省级药品监督管理部门批准（现代工艺配制中药制剂除外），发给制剂批准文号

D. 医疗机构配制的中药制剂，应当是本单位临床需要而市场上没有供应的品种，并应当经所在地省级药品监督管理部门批准，发给制剂批准文号

49. 关于医疗机构自配制剂注册制度的说法，错误的是

A. 获得《医疗机构制剂许可证》的医疗机构，如果要进行某种制剂的配制，还必须报送有关资料和样品，经所在地省级药品监督管理部门批准，发给制剂批准文号后，方可配制

B. 医疗机构制剂的申请人应当是持有《医疗机构执业许可证》并取得《药品生产许可证》的医疗机构

C. 医疗机构配制制剂，应当按照经核准的工艺进行，所需的原料、辅料和包装材料等应当符合药用要求，不得擅自变更工艺、处方、配制地点和委托配制单位

D. 医疗机构配制制剂需要变更的，申请人应当提出补充申请，报送相关资料，经批准后方可执行

50. 山东省某批次医疗机构制剂再注册批准文号没有变态反应原，下面的制剂批准文号属于这一批次的是

A. 国药制字 H20100010

B. 鲁药制字 H20111101

C. 鲁药制字 S20120302

D. 鲁药制字 Z20130503

51. 不可以由医疗机构自配制剂的品种是

A. 市场上不能满足的不同规格、容量的制剂

B. 临床常用而疗效确切的协定处方制剂

C. 含麻醉药品西药复方制剂

D. 中西药复方制剂

52. 可作为医疗机构制剂申报的品种是

A. 溴化钾苯甲酸钠咖啡因合剂

B. 鱼腥草注射液

C. 格列本脲黄芪胶囊

D. 鱼金注射液

53. 关于医疗机构制剂管理的说法，正确的是

A. 医疗机构制剂批准文号和《医疗机构制剂许可证》的有效期均为 5 年

B. 医疗机构制剂可以在本院自建网站上向在本院就诊的患者销售，但不得在其他网站上销售

C. 医疗机构制剂可以在本医院周边的药品零售企业凭本医院医师处方销售

D. 医疗机构不得配制中药、化学药组成的复方制剂

54. 有关医疗机构制剂使用的说法，错误的是

A. 发生灾情、疫情、突发事件或者临床急需而市场没有供应时，医疗机构制剂可以在规定期限、数量和范围内，在指定的医疗机构间调剂使用

B. 取得制剂批准文号的医疗机构应当对超范围使用或使用不当造成不良后果的制剂承担责任

C. 医疗机构制剂一般情况下只能在本医疗机构凭处方使用

D. 三级医院委托受托医疗机构配制的中药制剂，受托方不可以直接使用

55. 甲医院设立制剂室后，符合规定的行为是

A. 将经依法批准制备的制剂调配给本院门诊患者使用

B. 在本院病房走廊张贴客观宣传该制剂疗效的广告

C. 依法取得《医疗机构制剂许可证》，经所在地省级卫生行政部门同意后，即开始配制本院临床需用的制剂

D. 因突发疫情，应乙医院请求，将经依法批准制备的制剂调剂给乙医院使用，事后及时向省级药品监督管理部门报备

56. 某医院配制的医疗机构制剂临床效果良好，很受患者欢迎。该医院制剂管理的做法，正确的是

A. 在医院宣传栏中对该制剂进行广告宣传

B. 通过提供互联网药品信息服务的网站发布该制剂信息

C. 将该制剂销售给其他需要的医疗机构

D. 加强药品不良反应监测，并对该制剂质量负责

57. 根据《关于加强医疗机构药事管理 促进合理用药的意见》（国卫医发〔2020〕2号）的相关规定，医疗机构合理用药的策略是

A. 依据安全、有效、经济的用药原则和本机构疾病治疗特点，及时优化本机构用药目录

B. 依据安全、有效、经济的用药原则和本机构疾病治疗特点，及时优化本机构基本药物目录

C. 依据安全、有效、经济的用药原则和本机构疾病治疗特点，及时优化本机构医疗保险药品目录

D. 依据安全、有效、经济的用药原则和本机构疾病治疗特点，及时优化本机构非处方药目录

58. 根据《关于加强医疗机构药事管理 促进合理用药的意见》（国卫医发〔2020〕2号）的相关规定，关于合理用药的相关规定的说法，错误的是

A. 医师要遵循合理用药原则，能口服不肌注，能肌注不输液，依据相关疾病诊疗规范、用药指南和临床路径合理开具处方，优先选用国家基本药物、国家组织集中采购和使用药品及国家医保目录药品

B. 药师或其他药学技术人员负责处方的审核、调剂等药学服务，所有处方均应当经审核通过后方可进入划价收费和调配环节

C. 坚持公立医疗机构药房的公益性，公立医疗机构不得承包、出租药房，不得向营利性企业托管药房，不得以任何形式开设营利性药店

D. 公立医疗机构与企业合作开展物流延伸服务的，应当按企业所提供的服务向企业支付相关费用，企业来提供医疗机构外包的药事管理工作

59. 关于我国医疗机构药品采购管理的说法，错误的是

A. 医疗机构用药应适时购进质量合格、价格便宜的药品

B. 医疗机构遵循临床常用必需、剂型规格适宜、包装使用方便的原则来制定采购计划

C. 医疗机构药品采购方式是药品集中带量采购

D. 药品集中带量采购坚持"招采合一、量价挂钩"的原则

60. 医疗机构应当建立药品不良反应、用药错误和药品损害事件监测报告制度。医疗机构临床科室发现药品不良反应、用药错误和药品损害事件后，应当采取的措施不包括

A. 积极救治患者

B. 立即向药学部门报告

C. 做好观察与记录

D. 医疗机构应当按照国家有关规定向所在地县级卫生行政部门报告药品不良反应

61. 《国家卫生健康委关于开展药品使用监测和临床综合评价工作的通知》（国卫药政函〔2019〕80号），明确建立国家、省两级药品使用监测平台和国家、省、地市、县四级药品使用监测网络，实现药品使用信息采集、统计分析、信息共享等功能。该项政策合理用药方面的目的是

A. 为临床综合评价提供基础信息，并指导医疗机构药品采购和上下级医疗机构用药衔接

B. 为药品上市提供基础信息，并指导制药公司新药研发和注册申请衔接

C. 为上市后再评价提供基础信息，并指导国家淘汰不安全的药品

D. 为医疗保险用药提供基础信息，并指导医疗保险基金的优化使用

62. 根据《抗菌药物临床应用管理办法》，某抗菌药物在其疗效、安全性方面资料较少，该药品在临床应用时，应

A. 按非限制使用级管理

B. 按限制使用级管理

C. 按特殊使用级管理

D. 禁止列入医疗机构供应目录

63. 特殊使用级抗菌药物可以

A. 在村卫生室使用

B. 在局部感染时使用

C. 在免疫功能低下时使用

D. 在抢救生命垂危患者时使用

64. 关于医疗机构抗菌药物采购行为的理解，错误的是

A. 医疗机构应严格控制本机构抗菌药物供应目录品种数量，未经备案品种、品规不得采购

B. 应按国家药品监督管理部门批准并公布的通用名称购进抗菌药物

C. 优先选用《国家基本药物目录》《国家处方集》和《国家基本医疗保险、工伤保险和生育保险药品目录》收录的抗菌药物品种

D. 同一通用名称、具有相似或相同药理学特征的抗菌药物品种，注射剂和口服剂型各不得超过2种

65. 关于医疗机构抗菌药物临时采购程序，不符合规定的是
   A. 临时采购程序启动的前提是特殊治疗需用本机构抗菌药物供应目录以外的抗菌药物
   B. 临时采购应由药学部门提出申请
   C. 临时采购需说明申请购入抗菌药物名称、剂型、规格、数量、使用对象和使用理由
   D. 临时采购需经抗菌药物管理工作组审核同意，由药学部门临时一次性购入使用

66. 下列医疗机构抗菌药物遴选程序，不符合规定的是
   A. 遴选和新引进抗菌药物品种由临床科室提交申请报告
   B. 申请报告经药学部门提出意见后，由抗菌药物管理工作组三分之二以上成员审议
   C. 抗菌药物管理工作组审议同意，并经药事管理与药物治疗学委员会二分之一以上委员审核同意
   D. 列入抗菌药物供应目录的品种、品规向核发其《医疗机构执业许可证》的卫生行政部门备案

67. 关于医疗机构抗菌药物清退和更换的理解，正确的是
   A. 清退和更换的前提是相关品种或品规存在安全隐患、疗效不确定、耐药率高、性价比差或违规使用等情况
   B. 清退和更换意见只能由抗菌药物管理工作组提出
   C. 更换意见经抗菌药物管理工作组二分之一以上成员同意后执行，并报药事管理与药物治疗学委员会备案
   D. 清退意见经药事管理与药物治疗学委员会讨论通过后执行

68. 可授予非限制使用级抗菌药物处方权的医生不包括
   A. 具有初级专业技术职务任职资格的医师
   B. 零售药店坐堂的不具备行医资格的执业助理医师
   C. 乡村医生
   D. 具有中级以上专业技术职务任职资格的医师

69. 关于抗菌药物处方权和调剂资格授予的理解，错误的是
   A. 二级以上医院应定期对医师和药师进行抗菌药物临床应用知识和规范化管理培训
   B. 二级以上医院可以在培训合格后授予医师抗菌药物相应处方权和调剂资格
   C. 基层医疗卫生机构由县级以上地方卫生行政部门授予抗菌药物处方权和调剂资格
   D. 如果村卫生室只有乡村医生，可由乡镇卫生院授予乡村医生抗菌药物调剂资格

70. 头孢拉定属于非限制级抗菌药物，下列头孢拉定其临床应用的方法，错误的是
   A. 如果头孢拉定在基本药物目录内，可以在乡村医疗机构使用头孢拉定
   B. 预防感染、治疗轻度感染可以首选头孢拉定
   C. 头孢拉定临床应用情况，每半年报告一次
   D. 头孢拉定的处方医生可以是乡村医生

71. 有关抗菌药物会诊治疗的说法，错误的是
   A. 抗菌药物会诊适用于特殊使用级抗菌药物
   B. 应严格掌握用药指征，经抗菌药物管理工作组指定的专业技术人员会诊同意后，由高级职称医师开具处方
   C. 高级职称的医师、药师、临床药师均可以参与特殊使用级抗菌药物会诊
   D. 抗菌药物会诊肯定不会发生在医院门诊环节

72. 根据《关于进一步加强抗菌药物临床应用管理遏制细菌耐药的通知》的要求，要重点加强预防使用、联合使用和静脉输注抗菌药物管理，要强化碳青霉烯类抗菌药物以及替加环素等特殊使用级抗菌药物管理。关于上述特殊使用级抗菌药物管理的说法，错误的是
   A. 特殊使用级抗菌药物紧急情况下未经会诊同意或确需越处方权限使用的，处方量不得超过3日用量，并做好相关病历记录
   B. 接受特殊使用级抗菌药物治疗的住院患者抗菌药物使用前微生物送检率不低于80%
   C. 对碳青霉烯类抗菌药物及替加环素等特殊使用级抗菌药物先行实施专档管理
   D. 对基层医疗机构以及二级以上医疗机构中，抗菌药物临床使用量大、使用级别高、容易产生问题的重症监护病房（ICU）、新生儿室、血液科病房、呼吸科病房、神经科病房、烧伤病房等科室，要重点加强抗菌药物管理

73. 根据《抗菌药物临床应用管理办法》，医疗机构开展细菌耐药监测工作，建立细菌耐药预警机制对主要目标细菌耐药率超过30%未达到40%的抗菌药物，应采取的措施是
    A. 慎重经验用药
    B. 参照药敏试验结果选用
    C. 暂停临床应用，追踪细菌耐药监测结果
    D. 将预警信息通报本医疗机构医务人员

74. 根据《抗菌药物临床应用管理办法》，关于抗菌药物临床应用管理的说法，正确的是
    A. 具有高级专业技术职务资格的医师方可具有限制使用级抗菌药物处方权
    B. 基层医疗机构的药师必须由所在单位组织考核，合格者授予抗菌药物调剂资格
    C. 严格控制特殊使用级抗菌药物使用，特殊使用级抗菌药物不得在门诊使用
    D. 医疗机构应当根据临床微生物标本检测结果合理选用，不得经验用药

75. 根据国家卫生健康委员会发布的《关于做好辅助用药临床应用管理有关工作的通知》（国卫办医函〔2018〕1112号），各省份制订省级辅助用药目录的原则是
    A. 品种数量不得少于国家辅助用药目录
    B. 品种数量不得多于国家辅助用药目录
    C. 品种数量要和国家辅助用药目录保持一致
    D. 品种数量不需要考虑国家辅助用药目录

76. 根据国家卫生健康委员会发布的《关于做好辅助用药临床应用管理有关工作的通知》（国卫办医函〔2018〕1112号），二级以上医疗机构形成本机构辅助用药目录的原则是
    A. 在省级辅助用药目录基础上，增加本机构上报的辅助用药品种
    B. 在国家辅助用药目录基础上，增加本机构上报的辅助用药品种
    C. 在省级辅助用药目录基础上，减少本机构上报的辅助用药品种
    D. 在国家辅助用药目录基础上，减少本机构上报的辅助用药品种

77. 根据国家卫生健康委员会发布的《关于做好辅助用药临床应用管理有关工作的通知》（国卫办医函〔2018〕1112号），对辅助用药管理目录中的全部辅助用药进行

A. 重点监控并全部纳入审核和点评范畴
B. 分级管理并部分纳入审核和点评范畴
C. 重点监控并部分纳入审核和点评范畴
D. 分级管理并全部纳入审核和点评范畴

78. 集中采购时，可不受"一品两规"和药品总品种数限制的是
    A. 罕见病用药
    B. 儿童用药
    C. 慢性病用药
    D. 肿瘤用药

79. 关于网上处方管理的说法，错误的是
    A. 处方应由接诊医师本人开具或使用人工智能等自动生成处方
    B. 处方药应当凭医师处方销售、调剂和使用
    C. 严禁在处方开具前，向患者提供药品
    D. 严禁以商业目的进行统方

80. 纳入《第一批国家重点监控合理用药药品目录》但未纳入《第二批国家重点监控合理用药药品目录》的药品管理方法是
    A. 加强重点监控
    B. 持续监控至少满1年后可不再监控
    C. 不再监控
    D. 持续监控至少满3年后可不再监控

81. 关于医疗机构的药事管理与药物治疗学委员会机构设置与组织架构的说法，错误的是
    A. 该委员会属于医疗机构常设的行政管理部门
    B. 该委员会日常工作由药学部门负责
    C. 该委员会主任委员应当是医疗机构负责人
    D. 二级以上医院应当设立该委员会

82. 根据医疗机构药品集中采购管理的相关规定，医院应当严格按照药品购进合同约定的时间支付货款，从交货验收合格到付款不得超过
    A. 20天　　　　　B. 30天
    C. 60天　　　　　D. 90天

83. 关于医疗机构采购药品质量管理和进货检查验收制度的说法，错误的是
    A. 应当逐批验收购进药品，建立真实、完整的药品验收记录
    B. 经药事管理与药物治疗学委员会审核同意，核医学科可以购用、调剂本专业所需的放射性药品

C. 药品购进验收记录保存超过药品有效期1年，但不得少于2年

D. 个人设置的门诊部、诊所等医疗机构，不得配备常用药品和急救药品以外的其他药品

84. 开展新批次国家组织高值医用耗材集采的原则是

A. 一品一策　　　　B. 自由市场

C. 政府采购　　　　D. 质量第一

85. 医疗机构购进药品时应当索取、留存合法票据，包括税票及详细清单，清单上应当载明的内容不包括

A. 供货单位名称　　B. 销售数量

C. 销售价格　　　　D. 有效期

二、配伍选择题

[1~2题共用备选答案]

A. 医疗质量管理委员会的职责

B. 医疗机构制剂室的职责

C. 医疗机构药师的职责

D. 药事管理与药物治疗学委员会（组）的职责

根据《医疗机构药事管理规定》

1. 制定本机构药品处方集和基本用药供应目录的是

2. 负责药品处方或者用药医嘱审核的是

[3~4题共用备选答案]

A. 内部咨询机构　　B. 行政管理部门

C. 专业技术性部门　D. 技术辅助部门

3. 药事管理与药物治疗学委员会（组）是促进临床合理用药、科学管理医疗机构药事工作、具有学术研究性质的

4. 药学部门是负责药品质量、合理用药和药品供应保障的

[5~7题共用备选答案]

A. 购进记录　　　　B. 验收记录

C. 销售凭证　　　　D. 销售记录

根据医疗机构进货检查验收和采购相关规定

5. 医疗机构应当记录包括药品通用名称、生产厂商、规格、剂型、批号、生产日期、有效期、批准文号、供货单位、数量、价格、购进日期、验收日期、验收结论等内容的是

6. 医疗机构必须注明药品的通用名称、剂型、规格、批号、有效期、生产厂商、供货单位、购货数量、购进价格、购货日期以及国务院药品监督管理部门规定的其他内容的是

7. 医疗机构从药品生产企业、药品批发企业采购药品时，供货企业开具的票据应标明供货单位名称、药品名称、生产厂商、批号、数量、价格等内容的是

[8~10题共用备选答案]

A. 不得少于5年

B. 不得少于3年，且不少于药品有效期满后1年

C. 不得少于3年

D. 不得少于5年，且不少于药品有效期满后1年

8. 医疗机构购进药品时应当索取、留存合法票据，票据保存时间为

9. 药品购进验收记录保存时间为

10. 医疗机构接受捐赠药品验收记录保存时间为

[11~12题共用备选答案]

A. 1种　　　　　　B. 2种

C. 3种　　　　　　D. 4种

根据《关于落实完善公立医院药品集中采购工作指导意见的通知》

11. 公立医院每种药品采购的剂型原则上不超过

12. 公立医院每种剂型对应的规格原则上不超过

[13~15题共用备选答案]

A. 实行集中挂网，由医院直接采购

B. 实行最高出厂价格和最高零售价格管理

C. 建立公开透明、多方参与的价格谈判机制

D. 定点生产、议价采购

国家要求公立医院实行药品分类采购

13. 对用量小、临床必需、市场供应短缺的药品可通过

14. 对常用低价药可采取

15. 对独家生产的药品可以采取

[16~18题共用备选答案]

A. 招标采购　　　　B. 谈判采购

C. 直接挂网采购　　D. 议价采购

16. 根据上一年度药品采购总金额中各类药品的品规采购金额百分比排序，将占比排序累计不低于80%，且有3家及以上企业生产的基本药物和非专利药品进行

17. 采用双信封采购方法的是

18. 对于只有2家企业投标的基本药物和非专利药品的品规，可组织

[19~20题共用备选答案]

A. 招标定价

B. 最高出厂价格和最高零售价格

C. 谈判定价

D. 市场自主定价

19. 麻醉药品和第一类精神药品仍暂时实行

20. 对部分专利药品、独家生产药品实行

[21～22 题共用备选答案]

A. 招标采购　　　　B. 直接挂网采购

C. 谈判采购　　　　D. 自主采购

21. 各省（区、市）药品集中采购管理机构将本省（区、市）确定的急（抢）救药品，进行

22. 各地可参照国家卫生健康委员会委托行业协会、学术团体公布的妇儿专科非专利药品遴选原则和示范药品，合理确定本地区药品的范围和具体剂型、规格，进行

[23～24 题共用备选答案]

A. 通过直接挂网平台直接与企业议价采购

B. 委托省级药品采购机构集中议价采购

C. 通过直接挂网平台直接与企业谈判采购

D. 委托省级药品采购机构集中谈判采购

23. 基层医疗卫生机构需要的急（抢）救药品，进行

24. 公立医院需要的急（抢）救药品，进行

[25～27 题共用备选答案]

A. 用法用量　　　　B. 药品专用标识

C. 临床诊断　　　　D. 药师签名

25. 属于处方前记内容的是

26. 属于处方后记内容的是

27. 属于处方正文内容的是

[28～30 题共用备选答案]

A. 淡黄色　　　　　B. 淡红色

C. 淡绿色　　　　　D. 白色

28. 普通处方的印刷用纸颜色为

29. 儿科处方的印刷用纸颜色为

30. 急诊处方的印刷用纸颜色为

[31～33 题共用备选答案]

A. 淡黄色　　　　　B. 淡红色

C. 淡绿色　　　　　D. 白色

31. 麻醉药品处方的印刷用纸颜色为

32. 第一类精神药品处方的印刷用纸颜色为

33. 第二类精神药品处方的印刷用纸颜色为

[34～36 题共用备选答案]

A. 3 日用量

B. 15 日常用量

C. 一次常用量

D. 7 日常用量

34. 为急诊患者开具处方，一般每张处方限量为

35. 为门（急）诊癌症疼痛患者开具麻醉药品控缓释制剂，每张处方限量为

36. 为住院患者开具二氢埃托啡注射剂，每张处方限量为

[37～39 题共用备选答案]

A. 一般不得超过 3 日用量

B. 一般不得超过 5 日用量

C. 一般不得超过 7 日用量

D. 可适当延长处方用量

37. 某些慢性病处方

38. 普通门诊处方

39. 某些老年病处方

[40～42 题共用备选答案]

A. 一次常用量　　　　B. 1 日常用量

C. 3 日常用量　　　　D. 7 日常用量

40. 为门诊患者开具的麻醉药品注射剂，每张处方为

41. 为急诊患者开具的麻醉药品控缓释制剂，每张处方不得超过

42. 为住院患者开具的麻醉药品注射剂，每张处方为

[43～45 题共用备选答案]

A. 当日　　　　　　B. 3 日

C. 5 日　　　　　　D. 7 日

43. 处方的有效期限一般为

44. 处方最长有效期一般不得超过

45. 一般门诊处方的用量不得超过

[46～48 题共用备选答案]

A. 1 日　　　　　　B. 3 日

C. 5 日　　　　　　D. 7 日

46. 门诊一般患者使用第一类精神药品片剂的用量一般不得超过

47. 门诊癌症疼痛患者使用第一类精神药品片剂的用量一般不得超过

48. 第二类精神药品一般每张处方用量不得超过

[49～51 题共用备选答案]

A. 一次常用量　　　　B. 3 日常用量

C. 7 日常用量　　　　D. 15 日常用量

49. 盐酸二氢埃托啡片的处方最大用量为

50. 门诊一般患者使用磷酸可待因片的处方最大用量为

51. 门诊一般患者使用盐酸芬太尼贴剂的处方最大用量为

[52~53题共用备选答案]

    A. 一次常用量   B. 3日常用量

    C. 7日常用量   D. 15日常用量

52. 吗啡缓释片用于门诊癌症疼痛患者的处方最大用量为

53. 为门诊一般患者开具地西泮片一般不得超过

[54~56题共用备选答案]

    A. 1日常用量

    B. 不超过15日常用量

    C. 不超过3日常用量

    D. 不超过7日常用量

54. 医疗机构门诊开具第二类精神药品片剂，每张处方用量要求为

55. 医疗机构为住院患者开具第一类精神药品处方，每张处方用量要求为

56. 医疗机构门诊开具麻醉药品（非缓控释制剂），每张处方用量要求为

[57~58题共用备选答案]

    A. 查处方   B. 查药品

    C. 查配伍禁忌   D. 查用药合理性

57. 对科别、姓名、年龄，应该

58. 对药名、剂型、规格、数量，应该

[59~60题共用备选答案]

    A. 临床诊断

    B. 科别、姓名、年龄

    C. 药品性状、用法用量

    D. 药名、剂型、规格、数量

    根据《处方管理办法》的"四查十对"原则

59. 查配伍禁忌，对

60. 查用药合理性，对

[61~63题共用备选答案]

    A. 大窗口或者柜台式发药

    B. 按日剂量配发

    C. 单剂量调剂配发

    D. 集中调配供应

61. 医疗机构门急诊药品调剂室应当实行

62. 住院（病房）药品调剂室对注射剂实行

63. 肠外营养液、危害药品和其他静脉用药应当实行

[64~65题共用备选答案]

    A. 合法性审核   B. 规范性审核

    C. 适宜性审核   D. 性价比审核

    根据《关于印发医疗机构处方审核规范的通知》（国卫办医发〔2018〕14号）

64. 药师审方时核实"处方开具人是否根据《执业医师法》取得医师资格，并执业注册"，这属于

65. 药师审方时核实"处方是否符合规定的标准和格式，处方医师签名或加盖的专用签章有无备案，电子处方是否有处方医师的电子签名"，这属于

[66~67题共用备选答案]

    A. 合法性审核

    B. 规范性审核

    C. 适宜性审核

    D. 性价比审核

    根据《关于印发医疗机构处方审核规范的通知》（国卫办医发〔2018〕14号），针对西药及中成药处方

66. 药师审方时核实"规定必须做皮试的药品，是否注明过敏试验及结果的判定"，这属于

67. 药师审方时核实"每一种药品应当另起一行，每张处方不得超过5种药品"，这属于

[68~69题共用备选答案]

    A. 合法性审核   B. 规范性审核

    C. 适宜性审核   D. 性价比审核

    根据《关于印发医疗机构处方审核规范的通知》（国卫办医发〔2018〕14号），针对中药饮片处方

68. 药师审方时核实"中药饮片、中药注射剂要单独开具处方"，这属于

69. 药师审方时核实"毒麻贵细饮片是否按规定开方"，这属于

[70~71题共用备选答案]

    A. 化学药处方   B. 生物制品处方

    C. 中药饮片   D. 中成药

    根据《关于印发医疗机构处方审核规范的通知》（国卫办医发〔2018〕14号）

70. 需要单独开具处方的是

71. 每一种药品应当另起一行，每张处方不得超过5种药品，并且处方书写应当符合《中药处方格式及书写规范》的是

[72~73题共用备选答案]

    A. 1年   B. 2年

C. 4 年　　　　　　　D. 3 年

72. 医疗机构麻醉药品处方保存期限至少为

73. 医疗机构第二类精神药品处方保存期限至少为

[74～75 题共用备选答案]

A. 至少 2 年　　　　B. 至少 5 年

C. 至少 1 年　　　　D. 至少 3 年

74. 医疗机构销毁急诊处方，应该在处方保存期满后

75. 医疗机构销毁医疗用毒性药品处方，应该在处方保存期满后

[76～78 题共用备选答案]

A. 1 年　　　　　　B. 2 年

C. 5 年　　　　　　D. 3 年

76. 肿瘤内科医师开具的盐酸曲马多片处方，在医疗机构内调剂后的最低保存期限为

77. 内科门诊医师开具的蒙脱石散剂处方，在零售药店调剂后的最低保存期限为

78. 急诊科医师开具的盐酸肾上腺素注射液处方，在医疗机构内调剂后的最低保存期限为

[79～81 题共用备选答案]

A. 1 年　　　　　　B. 2 年

C. 5 年　　　　　　D. 3 年

79. 医疗机构获得《医疗机构制剂许可证》后，取得配制制剂的资格。《医疗机构制剂许可证》的有效期为

80. 医疗机构如果要进行某种制剂的配制，还必须取得相应制剂的批准文号（法律对配制中药制剂另有规定的除外）。医疗机构制剂批准文号的有效期为

81. 医疗机构制剂按照麻醉药品和精神药品品种、规格对其消耗量进行专册登记，登记内容包括发药日期、患者姓名、用药数量。专册保存期限为

[82～83 题共用备选答案]

A. 国家药品监督管理部门

B. 省级药品监督管理部门

C. 市级药品监督管理部门

D. 县级药品监督管理部门

82.《医疗机构制剂许可证》的批准部门是

83. 医疗机构制剂批准文号的批准部门是

[84～85 题共用备选答案]

A. 1 个月　　　　　B. 3 个月

C. 6 个月　　　　　D. 10 个月

84. 有效期届满，需要继续配制制剂的，医疗机构申

请换发《医疗机构制剂许可证》的时限为许可证有效期届满前

85. 有效期届满需要继续配制的，申请人应当按照原申请配制程序提出医疗机构制剂批准文号再注册申请的时限为有效期届满前

[86～87 题共用备选答案]

A. 配制地址　　　　B. 注册地址

C. 医务处处长　　　D. 药学部主任

86. 在发生变更前 30 日，向原批准机关申请许可事项变更的是

87. 在有关部门核准变更后 30 日内，向原发证机关申请《医疗机构制剂许可证》变更登记的事项是

[88～89 题共用备选答案]

A. 中西药复方制剂

B. 变态反应原制剂

C. 现代工艺配制的中药制剂

D. 传统工艺配制的中药制剂

88. 制剂批准文号格式为"×药制字 Z＋4 位年号＋4 位流水号"的医疗机构制剂是

89. 制剂批准文号格式为"×药制字 S＋4 位年号＋4 位流水号"的医疗机构制剂是

[90～91 题共用备选答案]

A. 麻醉药品　　　　B. 中药注射剂

C. 医疗用毒性药品　D. 放射性药品

90. 持有医疗机构制剂许可证和印鉴卡的医疗机构需要配制制剂的，应当经所在地省级药品监督管理部门批准的临床需要而市场无供应的药品是

91. 不得作为医疗机构制剂申报的非特殊管理药品是

[92～93 题共用备选答案]

A. 国家药品监督管理部门

B. 省级药品监督管理部门

C. 市级药品监督管理部门

D. 县级药品监督管理部门

医疗机构制剂一般只能是本医院自用，不得调剂使用。发生灾情、疫情、突发事件或者临床急需而市场没有供应时，经国务院或者省级药品监督管理部门批准，医疗机构配制的制剂可以在规定的期限内、在指定的医疗机构之间调剂使用。

92. 在省内调剂的非国务院药品监督管理部门规定的特殊制剂的批准部门是

93. 在各省之间进行调剂或者国务院药品监督管理部门规定的特殊制剂的调剂的批准部门是

[94~95题共用备选答案]

    A. 医疗机构配制的制剂

    B. 肿瘤治疗药

    C. 甲类非处方药

    D. 麻醉药品

94. 只能凭专用处方在本医疗机构使用的是

95. 凭医师处方只能在本医疗机构使用的是

[96~98题共用备选答案]

    A. 非限制使用级抗菌药物

    B. 重点监测级抗菌药物

    C. 特殊使用级抗菌药物

    D. 限制使用级抗菌药物

    根据《抗菌药物临床应用管理办法》对抗菌药物的分级管理

96. 临床应用证明安全有效,对细菌耐药性影响较大的头孢哌酮舒巴坦属于

97. 临床证明安全有效,对细菌耐药性影响较小,价格较低的克林霉素属于

98. 具有高级专业技术职务任职资格的医师方可授予处方权的司帕沙星属于

[99~100题共用备选答案]

    A. 非限制使用级   B. 禁止使用级

    C. 限制使用级   D. 特殊使用级

99. 按照《抗菌药物临床应用管理办法》,价格昂贵的抗菌药物属于

100. 按照《抗菌药物临床应用管理办法》,经长期临床应用证明安全、有效,对细菌耐药性影响较大的抗菌药物属于

[101~103题共用备选答案]

    A. 经长期临床应用证明安全、有效,对细菌耐药性影响较小,价格相对较低

    B. 价格相对较高

    C. 价格昂贵

    D. 具有药品不良反应

101. 属于特殊使用级抗菌药物特点的是

102. 属于限制使用级抗菌药物特点的是

103. 属于非限制使用级抗菌药物特点的是

[104~105题共用备选答案]

    A. 1个品规内   B. 2个品规内

    C. 3个品规内   D. 5个品规内

104. 根据《关于进一步加强抗菌药物临床应用管理遏制细菌耐药的通知》,碳青霉烯类抗菌药物注射剂型严格控制在

105. 根据《抗菌药物临床应用管理办法》,同一通用名称抗菌药物品种,注射剂型和口服剂型严格控制在

[106~108题共用备选答案]

    A. 6个月   B. 12个月

    C. 24个月   D. 36个月

106. 抗菌药物被清退或更换后不得重新进入本医疗机构抗菌药物供应目录的时限为

107. 医师处方权和药师药物调剂资格被取消后不得恢复的时限为

108. 限制使用级和特殊使用级抗菌药物临床应用情况报告一次的时限为

[109~111题共用备选答案]

    A. 30%~40%   B. 40%~50%

    C. 50%~75%   D. 75%以上

109. 应及时将预警信息通报本医疗机构医务人员的抗菌药物,其主要目标细菌耐药率为

110. 应慎重经验用药的抗菌药物,其主要目标细菌耐药率为

111. 应参照药敏试验结果选用的抗菌药物,其主要目标细菌耐药率为

[112~113题共用备选答案]

    A. 3次   B. 3例次

    C. 5次   D. 5例次

112. 医疗机构应当提出警告、限制其特殊使用级和限制使用级抗菌药物处方权的情况是处方医师无正当理由出现抗菌药物超常处方次数超过

113. 同一通用名抗菌药物品种启动临时采购程序原则上每年不得超过

[114~116题共用备选答案]

    A. 医疗机构

    B. 县级卫生行政部门

    C. 省级卫生行政部门

    D. 国家卫生行政部门

114. 三级医院医师出现抗菌药物超常处方3次以上且无正当理由,而限制医师特殊使用级处方权的部门是

115. 二级医院医师抗菌药物考核不合格取消其处方权的部门是

116. 乡镇卫生院药师发现抗菌药物处方不适宜但未进行干预且无正当理由,取消其药物调剂资格的部

门至少是

[117～119题共用备选答案]

  A. 异常情况调查

  B. 诫勉谈话

  C. 限制其特殊使用级和限制使用级抗菌药物处方权

  D. 取消抗菌药物处方权

117. 出现抗菌药物超常处方3次以上且无正当理由的医师，应该

118. 未按规定开具抗菌药物处方或未按规定使用抗菌药物，造成严重后果的，应该

119. 对在抗菌药物使用中存在严重医疗质量安全隐患的各级各类医疗机构负责人进行

[120～121题共用备选答案]

  A. 建立处方点评和医师约谈制度，重点跟踪监控

  B. 主动与患者沟通，规范用量，努力减轻急性、长期用药患者药品费用负担

  C. 推进药品剂型、规格、包装标准化

  D. 全面配备并优先使用

120. 辅助用药、医院超常使用的药品应该

121. 处方涉及贵重药品时应该

[122～123题共用备选答案]

  A. 国家卫生健康部门

  B. 省级卫生健康部门

  C. 国家药品监督管理部门

  D. 省级药品监督管理部门

122.《国家重点监控合理用药药品目录》的发布机构是

123.《抗菌药物分级管理目录》的发布机构是

[124～126题共用备选答案]

  A. 不短于3年　　　　B. 不长于3年

  C. 至少满1年　　　　D. 至多满1年

《关于印发国家重点监控合理用药药品目录调整工作规程的通知》（国卫办医函〔2021〕474号）明确，纳入目录管理的药品应当是临床使用不合理、问题较多、使用金额异常偏高、对用药合理性影响较大的化学药品和生物制品。

124.《国家重点监控合理用药药品目录》更新调整的时间原则上是

125. 对于调整出《国家重点监控合理用药药品目录》的药品，地方卫生健康行政部门应当继续监控的

时间是

126.《国家辅助用药目录》调整时间间隔原则上是

[127～128题共用备选答案]

  A. 4周内　　　　　　B. 8周内

  C. 12周内　　　　　D. 16周内

根据,《国家卫生健康委办公厅国家医保局办公室关于印发长期处方管理规范（试行）的通知》（国卫办医发〔2021〕17号）

127. 根据患者诊疗需要，长期处方的处方量一般是

128. 根据慢性病特点，病情稳定的患者适当延长，延长后的长期处方用量是

[129～131题共用备选答案]

  A. 直接挂网采购

  B. 按现行规定采购

  C. 谈判采购

  D. 国家定点生产

129. 5%的葡萄糖注射液采用的采购方式是

130. 中药饮片麦冬采用的采购方式是

131. 地高辛口服液采用的采购方式是

[132～133题共用备选答案]

  A. 为门诊儿童患者开具医疗机构制剂

  B. 为急诊成人患者开具非限制使用级抗菌药物

  C. 为门诊成人患者开具第一类精神药品控缓释制剂

  D. 为急诊成人患者开具麻醉药品注射剂

132. 必须使用淡黄色处方纸开具处方的是

133. 每张处方为一次常用量的是

三、综合分析选择题

[1～3题共用题干]

某医疗机构通过政府采购体系采购抗过敏急救药肾上腺素、心脏病人急救药阿托品、儿科用药酚麻美敏混悬液（非处方药）、复方福尔可定糖浆（成人用，儿童用量酌减或遵医嘱，假设是独家品种），并用于临床。但是儿科药品容易发生短缺，政府为解决这个问题出台了一系列政策。

1. 根据上述信息，该医疗机构采购的药品属于甲类非处方药的是

  A. 肾上腺素　　　　　B. 阿托品

  C. 酚麻美敏混悬液　　D. 复方福尔可定糖浆

2. 根据上述信息，关于该医疗机构采购药品的方式肯定正确的是

A. 肾上腺素通过招标采购

B. 阿托品通过国家定点生产

C. 酚麻美敏混悬液通过直接挂网采购

D. 复方福尔可定糖浆实行最高出厂价格和最高零售价格管理

3. 根据上述信息及相关政策，该医疗机构采购儿科药品需要

A. 严格按同一通用名称药品的品种注射剂型不得超过2种采购

B. 严格按同一通用名称药品的品种口服剂型不得超过2种采购

C. 严格按同一通用名称药品的品种处方组成类同的复方制剂1~2种采购

D. 放宽对儿童适宜品种、剂型、规格的配备限制

[4~6题共用题干]

甲某患有癌症，2020年5月1日至15日在医院住院，经过手术后出院。由于疼痛难忍，家属通过同一家医院门诊为其开具杜冷丁（即盐酸哌替啶）。

4. 2020年5月1日至15日，医院为缓解甲某疼痛而开具的麻醉药品和第一类精神药品处方用量应该为

A. 1日常用量　　　　B. 3日常用量

C. 7日常用量　　　　D. 15日常用量

5. 医师在门诊为甲某开具杜冷丁处方时，与普通药品处方相同之处在于

A. 前记中有家属姓名、身份证号码

B. 处方用淡红色处方

C. 正文中有药品名称、剂型、规格、数量、用法用量

D. 药品金额在前记

6. 医师在门诊为甲某开具杜冷丁处方用量应该为

A. 1次常用量　　　　B. 1日常用量

C. 7日常用量　　　　D. 15日常用量

[7~8题共用题干]

某顾客持医院处方到药品零售企业购买处方药。药品零售企业工作人员对处方进行审核发现，处方所开药品已经售完，处方未注明用法用量。药品零售企业有同类药品，药品适应症与治疗目标相符，价格相对便宜。

7. 根据《处方管理办法》，关于该药品零售企业能否直接替换同类药品的说法，正确的是

A. 为顾客着想，可以在得到顾客同意的前提下调整处方内容并调配药品

B. 如该工作人员系执业药师，则可根据自己专业能力判断，属于可直接调配的情形

C. 相应情形非经医师修改和签字不得调配

D. 在做好记录并开展处方点评的前提下可调配处方

8. 根据《处方管理办法》，对背景材料中处方未注明用法用量的情形，定性正确的是

A. 属于不规范处方　　B. 属于用药不适宜处方

C. 属于超常处方　　　D. 属于合格处方

[9~11题共用题干]

甲药品批发企业所经营的抗菌药物有红霉素软膏（国产，安全、有效、耐药性影响较小且价格相对较低）、头孢曲松（国产，安全、有效、耐药性影响较小且价格相对较低）、头孢曲松（进口，价格相对较高）、美罗培南（国产和进口，价格昂贵），这些均为首营品种。乙三级医院从该企业采购这三种药品用于临床治疗，临床部门在临床用药过程中发现三种药品存在药品不良反应。

9. 甲药品批发企业审核首营品种时，下列需要审核药品注册证的特殊使用级抗菌药物是

A. 国内药品生产企业生产的头孢曲松

B. 台湾药品生产企业生产的头孢曲松

C. 国内药品生产企业生产的红霉素软膏

D. 瑞士药品生产企业生产的美罗培南

10. 关于乙三级医院采购上述抗菌药物的说法，错误的是

A. 如果是一般治疗需要，这些抗菌药物一定在该医院抗菌药物供应目录中

B. 如果是特殊治疗需要，这些抗菌药物属于临时采购程序

C. 如果是某通用名抗菌药物国产药品更换进口药品，应经抗菌药物管理工作组二分之一以上成员审核同意后执行

D. 如果这些抗菌药物系调整品种，调整后的抗菌药物供应目录总品种数不得增加

11. 临床部门对于发生的药品不良反应采取的应对措施，不包括

A. 积极救治患者

B. 立即向药学部门报告

C. 做好观察与记录

D. 立即向所在地县级卫生行政部门报告

[12~15题共用题干]

某三级医院抗菌药物供应目录中有以下抗菌药物：非限制使用级（庆大霉素）、限制使用级（依替米星、阿奇霉素）、特殊使用级（万古霉素）。医疗机构在自查过程中发现有以下临床应用情况：①甲医师将万古霉素用于门诊5次且无正当理由；②依替米星频繁发生严重不良事件；③药品批发企业违规销售阿奇霉素；④万古霉素半年内使用量始终居于前列；⑤甲医师开具万古霉素处方牟取不正当利益。药师在审核处方时对上述情况均有所发现，但是没有进行干预且无正当理由。

12. 医疗机构针对"甲医师将万古霉素用于门诊5次且无正当理由"的情况，给予的处罚不包括
    A. 提出警告
    B. 限制其万古霉素处方权
    C. 限制其依替米星处方权
    D. 限制其庆大霉素处方权

13. 甲医师被限制处方权后，仍然在住院环节超适应症、超剂量使用庆大霉素且无正当理由，应该给予的处罚是
    A. 进一步限制其非限制使用级处方权
    B. 取消其抗菌药物处方权
    C. 暂停其抗菌药物处方权
    D. 吊销《执业医师资格证书》

14. 案例情景中的第②、③、④种情况，医疗机构应该采取的措施是
    A. 抗菌药物应用情况公示
    B. 抗菌药物应用情况报告
    C. 抗菌药物应用异常情况调查
    D. 取消其处方权

15. 该医院对相关药师可以采取的处罚措施是
    A. 取消其抗菌药物调剂资格
    B. 取消其抗菌药物处方资格
    C. 给予警告
    D. 限制其处方权

[16~17题共用题干]

2017年初，某医院召开药事管理与药物治疗学委员会会议和抗菌药物管理工作组审议会议，会议通报了医院合理用药情况，拟定了2017年全院抗菌药物专项整治工作方案，并对院内抗菌药物品种遴选、采购、清退、更换等事宜进行表决。

16. 根据《抗菌药物临床应用管理办法》，该医院遴选和新引进抗菌药物品种的程序要求是
    A. 临床科室提交申请报告，药学部门提出意见，经抗菌药物管理组全体成员审议同意
    B. 临床科室提交申请报告，经抗菌药物管理组三分之二以上成员审议同意
    C. 临床科室提交申请报告，药学部门提出意见，经抗菌药物管理组三分之二以上成员审议同意，并须经药事管理与药物治疗学委员会三分之二以上委员审核同意
    D. 临床科室提交申请报告，药学部门提出意见，经药事管理与药物治疗学委员会二分之一以上委员审核同意

17. 如果该医院采购的某抗菌药物品种存在性价比差，且经常出现超适应症、超剂量使用等违规使用情况，相关部门提出清退意见，对该抗菌药物清退的说法，正确的是
    A. 抗菌药物清退意见只能由抗菌药物管理工作组提出
    B. 清退品种或者品规原则上不得重新进入本机构抗菌药物供应目录
    C. 清退意见经抗菌药物管理工作组二分之一以上成员同意后执行，并报药事管理与药物治疗学委员会备案
    D. 清退意见经药事管理与药物治疗学委员会讨论通过后执行

四、多项选择题

1. 根据《医疗机构药事管理规定》，药事管理与药物治疗学委员会的职责包括
    A. 监督、指导麻醉药品、精神药品、医疗用毒性药品及放射性药品的临床使用与规范化管理
    B. 制定本医疗机构的药品成本核算和账务管理制度
    C. 制定本医疗机构的药品保管和检验制度
    D. 指导本医疗机构临床各科室临床合理用药

2. 根据《医疗机构药事管理规定》，关于医疗机构药事组织机构的说法，正确的有
    A. 二级以上医院药学部门负责人，应具备高等学校药学专业本科以上学历及本专业高级技术职务任职资格
    B. 各医疗机构应根据医院级别分别设置药学部、药剂科或药房

C. 医疗机构药学部门具体负责药品管理，药学技术服务和药事管理工作

D. 各级医疗机构应当设立药事管理与药物治疗学委员会

3. 关于药学部门人员要求的说法，正确的有
    A. 医疗机构药学专业技术人员不得少于本机构卫生专业技术人员的8%
    B. 三级综合医院中具有副高级以上药学职称的药学专业技术人员不应低于13%
    C. 二级以上医院药学部门负责人应具有高等学校药学专业或临床药学专业本科以上学历或本专业高级技术职称
    D. 诊所药学部门负责人应具有高等学校药学专业专科以上或中等学校药学专业学历或药师以上职称

4. 根据《医疗机构药事管理规定》，医院药师的主要职责包括
    A. 负责临床药物治疗
    B. 开展药学查房
    C. 开展查房、会诊
    D. 开展抗菌药物临床应用监测

5. 根据《医疗机构药事管理规定》，医疗机构药师的工作职责包括
    A. 对临床药物治疗提出意见或调整建议
    B. 实施处方点评与超常预警
    C. 参与住院患者疾病诊断、书写药历，行使处方权
    D. 开展药品严重不良反应和药品损害的收集、整理、报告等工作

6. 根据《医疗机构药事管理规定》，医疗机构药师工作职责包括
    A. 指导病房（区）护士请领、使用与管理药品
    B. 协同医师做好药物使用遴选
    C. 提供药学咨询服务
    D. 提供用药信息

7. 根据《关于在公立医疗机构药品采购中推行"两票制"的实施意见（试行）》（国医改办发〔2016〕4号），下列公立医疗机构在药品验收入库时的做法，符合规定的有
    A. 必须验明票、货、账三者一致方可入库、使用
    B. 只需向配送药品的流通企业索要、验证发票，收验的发票作为公立医疗机构支付药品货款凭

证，纳入财务档案管理

C. 每个药品品种的进货发票复印件至少提供一次

D. 鼓励有条件的地区使用电子发票，通过信息化手段验证"两票制"

8. 关于医疗机构药品采购管理的说法，正确的有
    A. 麻醉药品和第一类精神药品、防治传染病和寄生虫病的免费用药、国家免疫规划疫苗、计划生育药品及中药饮片暂时可以不通过省级药品集中采购平台采购
    B. 医院使用的所有药品（不含中药饮片）均应通过省级药品集中采购平台采购
    C. 麻醉药品和第一类精神药品仍暂时实行最高出厂价格和最高零售价格管理
    D. 对采购周期（原则上一年一次）内新批准上市的药品，各地可根据疾病防治需要，经过药物经济学和循证医学评价，另行组织以省（区、市）为单位的集中采购

9. 药师未按照规定审核抗菌药物处方与用药医嘱，造成严重后果的，或者发现处方不适宜、超常处方等情况未进行干预且无正当理由的，应该给予的处罚不包括
    A. 二级以上医院药师由医疗机构取消其药物调剂资格
    B. 基层医院药师由县级卫生部门取消其药物调剂资格
    C. 二级以上医院药师由医疗机构取消其处方审核资格
    D. 基层医院药师由县级卫生部门取消其处方审核资格

10. 医疗机构购进药品的要求包括
    A. 禁止医务人员自行采购药品
    B. 医疗机构采购同一通用名称药品的品种不得超过3种
    C. 执行药品进货检查验收制度
    D. 坚持质量优先、价格合理的采购原则

11. 根据《处方管理办法》，符合处方书写规则的有
    A. 患者一般情况、临床诊断填写清晰、完整，并与病历记载相一致
    B. 处方如需修改，应当在修改处由药师签名
    C. 患者为新生儿、婴幼儿时，年龄写日、月龄特殊情况需要超剂量使用药品时，应当注明原因，由药师签名
    D. 特殊情况需要超剂量使用药品时，应当注明原因，由药师签名

12. 经医生注明理由，非特殊管理药品处方用量可适

当延长的情形包括

A. 急性感染

B. 老年病

C. 行动不便患者的慢性病

D. 急性肠炎

13. 根据《处方管理办法》，执业医师赵某关于处方行为及用量的处理措施符合规定的有

A. 该医师注册后即直接获得麻醉药品和第一类精神药品处方资格

B. 开具一般门诊处方不超过 7 日用量

C. 患者王某，19 岁，女，患有术后镇痛，经该医师注明理由，处方用量可适当延长

D. 患者贾某，80 岁，男，患有帕金森病，经该医师注明理由，处方用量可适当延长

14. 根据《处方管理法》，关于处方限量的说法，正确的有

A. 盐酸二氢埃托啡处方为一次常用量，仅限于三级以上医院内使用

B. 盐酸哌替啶处方为一次常用量，仅限于医疗机构内使用

C. 急诊处方一般不超过 3 日用量

D. 门诊处方一般不得超过 7 日用量

15. 医疗机构不得限制门诊就诊人员持处方到药品零售药店购买的药品有

A. 麻醉药品　　　　B. 儿科处方药品

C. 妇科处方药品　　D. 老年科处方药品

16. 根据《关于加强医疗机构药事管理 促进合理用药的意见》，药学服务是医疗服务的组成部分。关于上述政策处方审核的说法，正确的是

A. 各地要完善药学服务标准，推进药学服务规范化建设，提升药学服务水平

B. 激励药学人员在促进合理用药、减少资源浪费等方面发挥积极作用

C. 医疗机构应当强化药师对处方的审核，规范和引导医师用药行为，并在药师薪酬中体现其技术劳务价值

D. 医保部门将药师审核处方情况纳入医保定点医疗机构绩效考核体系

17. 药师发现用药不适宜时，应当告知处方医师请其确认或者重新开具处方的情形有

A. 处方用药与诊断是否相符

B. 处方剂量、用法是否正确，单次处方总量是否符合规定

C. 选用剂型与给药途径是否适宜

D. 是否存在配伍禁忌

18. 根据《处方管理办法》，医疗机构处方保存期限至少为 1 年的有

A. 普通处方

B. 急诊处方

C. 第二类精神药品处方

D. 儿科处方

19. 医疗机构设置制剂室时，不得与其他单位共用的《医疗机构制剂许可证》许可事项包括

A. 制剂室负责人　　B. 配制地址

C. 配制范围　　　　D. 医疗机构类别

20. 关于医疗机构制剂管理的说法，错误的有

A. 医疗机构制剂仅限于临床需要而市场上没有供应的品种，方便临床使用

B. 医疗机构配制制剂须有能够保证制剂质量的管理制度

C. 医疗机构配制的制剂经批准方可在市场销售

D. 医疗机构配制的制剂须送所在地政府药品检验机构检验合格后方可使用

21. 医疗机构制剂需要提出补充申请的有

A. 变更工艺　　　　B. 变更处方

C. 变更配制人员　　D. 变更委托配制单位

22. 根据《医疗机构制剂注册管理办法（试行）》，可以作为医疗机构制剂申报的品种有

A. 市场上没有供应的仅用传统工艺配制的中药制剂

B. 国内尚未批准上市但某些性质不稳定的制剂

C. 国内虽批准上市但有效期短的制剂

D. 市场上没有供应的中药注射剂

23. 下列在任何情况下均不可以申报医疗机构制剂的有

A. 本院临床没有供应的含有麻醉药品的口服止咳糖浆

B. 本院临床需要但市场上没有供应的中药、化学药组成的复方止咳糖浆

C. 本院临床需要但市场没有供应的中药注射剂

D. 本院临床需要但市场没有供应的儿科用止咳糖浆

24. 关于医疗机构制剂的表述，正确的有

A. 不得在市场上销售

B. 不得发布广告

C. 不得在医疗机构之间调剂使用

D. 不得配制未取得制剂批准文号的制剂

25. 关于医疗机构制剂配制的说法，正确的有

　　A. 制剂可以经批准在医疗机构之间调剂

　　B. 制剂的疗效可以广告宣传

　　C. 配制场所变更时应办理许可事项变更

　　D. 同品种可以不经批准增加剂型

26. 医疗机构配制的制剂可以在指定的医疗机构之间调剂使用的前提条件包括

　　A. 发生灾情、疫情、突发事件

　　B. 临床急需而市场没有供应

　　C. 经国务院或省级药品监督管理部门批准

　　D. 医疗机构之间协议调剂使用

27. 医疗机构下列行为不符合规定的有

　　A. 药学部门要进行以病人为中心的临床药学工作

　　B. 药学部门应制定并执行药品保管制度

　　C. 经药事管理与药物治疗学委员会审核批准后，临床科室可配制本科室急需的制剂

　　D. 医疗机构临床使用的所有药品均需由药学部门采购

28. 根据《国家卫生健康委办公厅关于做好医疗机构合理用药考核工作的通知》（国卫办医函〔2019〕903号）的相关规定，取得《医疗机构执业许可证》且使用药物的医疗机构均应当接受考核，合理用药考核的重点内容包括

　　A. 麻醉药品和精神药品、放射性药品、医疗用毒性药品、药品类易制毒化学品、含兴奋剂药品等特殊管理药品的使用和管理情况

　　B. 抗菌药物、抗肿瘤药物、重点监控药物的使用和管理情况

　　C. 公立医疗机构国家基本药物配备使用情况

　　D. 公立医疗机构国家组织药品集中采购中选品种配备使用情况

29. 根据《关于进一步加强抗菌药物临床应用管理遏制细菌耐药的通知》（国卫办医发〔2017〕10号），要按照规定调整抗菌药物供应目录，下列说法正确的有

　　A. 抗菌药物供应目录调整周期原则上为2年

　　B. 抗菌药物供应目录调整周期最短不少于1年

　　C. 抗菌药物供应目录调整后15日内报核发其《医疗机构许可证》的卫生计生行政部门备案

　　D. 抗菌药物供应目录中的碳青霉烯类抗菌药物注射剂型严格控制在3个品规内

30. 越级使用特殊使用级抗菌药物需要满足的条件和符合的程序是

　　A. 抢救生命垂危的患者等紧急情况可以越级使用特殊使用级抗菌药物

　　B. 需经抗菌药物管理工作组指定专业技术人员会诊同意后，由高级职称医师开具处方

　　C. 应详细记录用药指征

　　D. 应于24小时内补办越级使用特殊使用级抗菌药物的必要手续

31. 根据《抗菌药物临床应用管理办法》，关于医疗机构抗菌药物临床应用管理的说法，正确的有

　　A. 村卫生室、诊所和社区卫生服务站使用抗菌药物开展静脉输注活动，应当经县级卫生行政部门核准

　　B. 严格控制特殊使用级抗菌药物使用，特殊使用级抗菌药物不得在门诊使用

　　C. 医疗机构应当严格控制本机构抗菌药物供应目录的品种数量，同一通用名称抗菌药物品种，注射剂型和口服剂型各不得超过两种

　　D. 医疗机构应当开展细菌耐药监测工作，建立细菌耐药预警机制

32. 根据《抗菌药物临床应用管理办法》，应当取消药师调剂资格的情形包括

　　A. 未按照规定对处方适宜性进行审核，造成严重后果的

　　B. 发现超常处方，无正当理由而不进行干预的

　　C. 发现处方不适宜，无正当理由而不进行干预的

　　D. 没有开展细菌耐药监测工作的

33. 根据《抗菌药物临床应用管理办法》，医疗机构对临床应用抗菌药物出现的异常情况，应开展调查并做出处理的情形包括

　　A. 使用量异常增长

　　B. 经常超适应症使用

　　C. 经常超剂量使用

　　D. 半年内使用量始终居于前列

34. 关于完善药品集中带量采购协议期满后接续工作的说法，正确的有

　　A. 药品集中带量采购协议期满后，着眼于稳定市场预期、稳定价格水平、稳定临床用药，平稳开展接续工作，引导社会形成长期稳定预期

　　B. 对于集中带量采购协议期满的药品，应坚持分类接续带量采购，由医疗机构结合上年度实际使用量、临床使用状况和医疗技术进步等因素

报送拟采购药品的需求量

C. 医保部门汇总医疗机构报送的需求总量，结合带量比例确定约定采购量，原则上不少于上一年度约定采购量

D. 对于报送需求量明显低于上年度采购量的医疗机构，应要求其作出说明，并加大对其采购行为的监管

35.《关于进一步加强抗微生物药物管理遏制耐药工作的通知》（国卫医函〔2021〕73号）要求"充分认识做好抗微生物药物管理的重要性"，具体要求还包括

A. 统筹部署推进，全面加强抗微生物药物管理

B. 完善管理措施，进一步提高合理用药水平

C. 立足多学科协作，提高感染性疾病诊疗能力

D. 加强宣传引导，提高全民合理用药意识

第六章　中药管理

一、最佳选择题

1. 关于中药与中药分类的说法，错误的是
   - A. 中药是指在我国中医药理论指导下使用的药用物质及其制剂
   - B. 中药的资源优势、疗效优势、预防保健优势及市场前景越来越被国际社会认可
   - C. 天然药物是指在现代医药理论指导下使用的天然药用物质及其制剂
   - D. 中成药的原料是中药饮片，中药饮片和中成药的药品标准是省级药品标准

2. 根据《中华人民共和国食品安全法》，生产经营的食品中不得添加药品，但是可以添加
   - A. 按照传统既是食品又是中药材的物质
   - B. 化学药品
   - C. 中药饮片
   - D. 中成药

3. 非医疗机构及其人员在经营活动中，不得给服务对象口服
   - A. 《既是食品又是药品的物品名单》规定的中药饮片
   - B. 《可用于保健食品的物品名单》规定的中药饮片
   - C. 《按照传统既是食品又是中药材物质目录》规定的中药饮片
   - D. 《保健食品禁用物品名单》规定禁用的中药饮片

4. 《药品管理法》规定，国家保护野生药材资源和中药品种，鼓励培育道地中药材。这里的"道地中药材"指
   - A. 来源于药用植物、药用动物等资源，经规范化的种植（含生态种植、野生抚育和仿野生栽培）、养殖、采收和产地加工后，用于生产中药饮片、中药制剂的药用原料
   - B. 传统作为食品，且列入《中国药典》的物质
   - C. 经过中医临床长期应用优选出来的，产在特定地域，与其他地区所产同种中药材相比，品质和疗效更好，且质量稳定，具有较高知名度的

中药材
   - D. 由单味中药饮片经水提、分离、浓缩、干燥、制粒而成的颗粒，在中医药理论指导下，按照中医临床处方调配后，供患者冲服使用

5. 根据《按照传统既是食品又是中药材的物质目录管理规定》（国卫食品发〔2021〕36号），纳入食药物质目录的物质应当符合的要求不包括
   - A. 有传统上作为食品食用的习惯
   - B. 已经列入《中国药典》
   - C. 符合中药材资源保护、野生动植物保护、生态保护等相关法律法规规定
   - D. 安全性评估未发现药品安全问题

6. 根据《关于加快中医药特色发展的若干政策措施》，关于中药审评审批和注册管理的说法，错误的是
   - A. 强化部门横向联动，建立科技、医疗、中医药等部门推荐符合条件的中药新药进入快速审评审批通道的有效机制
   - B. 对符合条件的中药创新药、中药改良型新药、古代经典名方、同名同方药等，研究依法依规实施豁免非临床安全性研究及部分临床试验的管理机制
   - C. 充分利用数据科学等现代技术手段，建立中医药理论、人用经验、临床试验"三结合"的中药注册审评证据体系，积极探索建立中药真实世界研究证据体系
   - D. 优化具有人用经验的中药新药审评审批，不再以临床试验作为中药注册的前置条件

7. 关于中药材种植、养殖管理的说法，错误的是
   - A. 以有机肥为主，化学肥料有限度使用，鼓励使用经国家批准的微生物肥料及中药材专用肥
   - B. 优先选用高效、低毒生物农药，尽量减少或避免使用除草剂、杀虫剂和杀菌剂等化学农药
   - C. 企业应当按国务院农业农村行政主管部门有关规定使用饲料和饲料添加剂，不得使用未经登记的进口饲料和饲料添加剂
   - D. 药用动物繁殖材料留样时间及检验记录保留至该批中药材保质期届满后三年

8. 根据国家食品药品监督管理总局发布《关于取消中药材生产质量管理规范认证有关事宜的公告》，关于中药材 GAP 管理的说法，正确的是
   A. 取消 GAP 认证，药品监督管理部门对中药材质量管理实施备案管理
   B. 取消 GAP 认证后，药品监督管理部门只管理通过认证的中药材生产企业
   C. 取消 GAP 认证后，中药材生产企业可以按自己的标准来生产中药材
   D. 取消 GAP 认证后，由国家中医药管理部门根据《中医药法》管理中药材

9. 自种自采自用中草药管理的人员需要具备的条件不包括
   A. 这些人员只限于乡村中医药技术人员
   B. 熟悉中草药知识和栽培技术、具有中草药辨识能力
   C. 熟练掌握中医基本理论、技能
   D. 熟练掌握自种自采中草药的性味功用、临床疗效、用法用量、配伍禁忌、毒副反应、注意事项

10. 根据《中华人民共和国中医药法》，具备中药材知识和识别能力的乡村医生自种、自采的地产中药材限于
    A. 其所在村医疗机构的执业活动中使用
    B. 民族地区使用
    C. 农村集贸市场购销
    D. 具有制剂室的医疗机构加工成中药制剂

11. 根据《关于中药饮片生产企业采购产地加工（趁鲜切制）中药材有关问题的复函》（药监综药管函〔2021〕367 号），关于产地趁鲜切制中药材管理的说法，错误的是
    A. 中药饮片生产企业可以采购具备健全质量管理体系的产地加工企业生产的产地趁鲜切制中药材用于中药饮片生产
    B. 中药饮片生产企业对质量合格的鲜切药材按照 GAP 要求和国家药品标准或者省（自治区、直辖市）中药饮片炮制规范进行净制、炮炙等生产加工
    C. 中药饮片生产企业不得从质量管理体系不健全或者不具备质量管理体系的产地加工企业、各类中药材市场或个人等处购进鲜切药材用于中药饮片生产
    D. 中药饮片生产企业不得将采购的鲜切药材直接

包装后作为中药饮片销售

12. 关于中药材专业市场管理的说法，错误的是
    A. 严禁销售假劣中药材
    B. 严禁销售中药饮片以外的其他药品
    C. 严禁销售国家规定的毒性药材
    D. 严禁非法销售国家规定的濒危药材

13. 下列中药材专业市场经营行为符合规定的是
    A. 个体户甲从事中药饮片改换标签活动
    B. 药品批发企业乙在中药材专业市场内自主策划以展销会形式经营中药饮片
    C. 个体户丙在中药材专业市场内将中药材由大包装改为小包装
    D. 药品批发企业丁从农户手中采购中药饮片

14. 根据《进口药材管理办法》，关于进口药材申请与审批的说法，错误的是
    A. 国家药品监督管理局委托省级药品监督管理部门实施首次进口药材审批
    B. 首次进口药材，应当按照规定取得进口药材批件后，向口岸药品监督管理部门办理备案
    C. 非首次进口药材，应当按照规定直接向口岸药品监督管理部门办理备案
    D. 国家药品监督管理部门核发一次性进口药材批件

15. 根据《进口药材管理办法》，山东省首次进口药材、非首次进口药材的进口药材批件分别为
    A. 国药材进字 +4 位年号 +4 位顺序号，国药材进字 +4 位年号 +4 位顺序号
    B. 鲁药材进字 +4 位年号 +4 位顺序号，鲁药材进字 +4 位年号 +4 位顺序号
    C. 国药材进字 +4 位年号 +4 位顺序号，不需要进口药材批件
    D. 鲁药材进字 +4 位年号 +4 位顺序号，不需要进口药材批件

16. 根据《野生药材资源保护管理条例》，国家一级保护野生药材物种是指
    A. 资源严重减少的主要常用野生药材物种
    B. 分布区域缩小的重要野生药材物种
    C. 资源处于衰竭状态的重要野生药材物种
    D. 濒临灭绝状态的稀有珍贵野生药材物种

17. 关于野生药材资源保护的说法，正确的是
    A. 国家对野生药材资源实行保护、采猎相结合的

原则，但不允许开展人工种养

B. 按县级以上药品监督管理部门批准的采猎、收购计划采猎、收购一级野生药材物种

C. 一级保护野生药材物种药用部分实行限量出口

D. 一级保护野生药材物种属于自然淘汰的，其药用部分由国内各级药材公司负责经营管理

18. 关于中药饮片生产、经营行为的说法，错误的是

A. 生产中药饮片必须持有《药品生产许可证》

B. 生产中药饮片必须使用符合药用标准的中药材，并尽量固定药材产地

C. 中药饮片的生产必须严格执行国家药品标准或省级中药饮片炮制规范

D. 经营中药饮片的企业应在符合要求的场所从事中药饮片分包装活动

19. 中药饮片包装必须印有或贴有

A. 标签　　　　　B. 中药饮片标识

C. 拉丁文名称　　D. 功能与主治内容

20. 根据《中华人民共和国药品管理法实施条例》的规定，包装不符合规定的中药饮片，生产企业

A. 必须没收　　　B. 必须销毁

C. 限制销售　　　D. 不得销售

21. 中药饮片的标签不须注明的内容是

A. 品名　　　　　B. 产地

C. 批号　　　　　D. 有效期

22. 关于毒性中药饮片定点生产和经营管理行为，违法的是

A. 雄黄根据市场需求，按省区确定 2～3 个定点企业生产

B. 附子采用全国集中统一定点生产，供全国使用

C. 毒性中药饮片必须由持有毒性中药饮片定点生产证的生产企业或具有经营毒性中药资格的批发企业销售

D. 毒性中药饮片实行专人、专库（柜）、专账、专用衡器，双人双锁保管

23. 关于毒性中药饮片定点生产管理的说法，错误的是

A. 对市场需求量大，毒性药材生产较多的地区定点要按省区确定 2～3 个定点企业

B. 毒性中药材的饮片包装要有突出、鲜明的毒药标志

C. 毒性中药饮片的生产管理制度只包括生产管理、质量管理、仓储管理

D. 建立毒性中药材的饮片生产、技术经济指标统计报告制度

24. 关于毒性中药饮片供应和采购渠道的说法，错误的是

A. 定点生产的毒性中药饮片，应销往具有经营毒性中药饮片资格的经营单位

B. 具有经营毒性中药资源的企业可以从持有毒性中药材饮片定点生产证的中药饮片生产企业采购

C. 具有经营毒性中药资格的企业可以从具有经营毒性中药资格的批发企业采购

D. 定点生产的毒性中药饮片必须通过具有经营毒性中药资格的批发企业销往医疗机构

25. 关于中药配方颗粒管理要求的说法，错误的是

A. 中药配方颗粒品种实施备案管理，不实施批准文号管理，在上市前由生产企业报所在地省级药品监督管理部门备案

B. 跨省销售使用中药配方颗粒的，生产企业应当报使用地省级药品监督管理部门备案

C. 医疗机构使用的中药配方颗粒应当通过省级药品集中采购平台阳光采购、网上交易

D. 各省级医保部门可综合考虑临床需要、基金支付能力和价格等因素，经专家评审后将与中药饮片对应的中药配方颗粒纳入支付范围，并参照甲类管理

26. 关于中药配方颗粒生产和销售管理的说法，错误的是

A. 生产中药配方颗粒的中药生产企业应当取得《药品生产许可证》，并同时具有中药饮片和颗粒剂生产范围

B. 生产企业应当自行炮制或委托他人炮制用于中药配方颗粒生产的中药饮片

C. 不具有国家药品标准或省级药品监督管理部门制定标准的中药配方颗粒不得上市销售

D. 中药配方颗粒只能在医疗机构销售，不得在医疗机构以外销售

27. 根据《中华人民共和国中医药法》，关于医疗机构中药饮片炮制管理的说法，错误的是

A. 对市场上没有供应的中药饮片，医疗机构可以根据本医疗机构医师处方的需要，在本医疗机

构内炮制、使用

  B. 医疗机构炮制中药饮片，应当向所在地设区的市级人民政府药品监督管理部门备案

  C. 医疗机构可以根据临床用药需要，凭本医疗机构医师的处方对中药饮片进行再加工

  D. 对市场上没有供应的中药配方颗粒，医疗机构可以按照本省中药饮片炮制规范进行制备

28. 关于中药饮片管理的说法，错误的是

  A. 生产中药饮片必须持有《药品生产许可证》

  B. 批发、零售中药饮片必须持有《药品经营许可证》

  C. 药品零售企业的中药饮片调剂人员应具有中药学中专以上学历或者具有中药调剂员的资格

  D. 医疗机构临方炮制中药饮片应持有《医疗机构制剂许可证》

29. 关于《中华人民共和国中医药法》对医疗机构自行炮制中药饮片管理的规定与《中华人民共和国药品管理法》对医疗机构制剂的规定之间关系的说法，错误的是

  A. 两者都必须是市场上没有供应的品种

  B. 两者都必须根据本医疗机构处方在本医疗机构内使用

  C. 医疗机构制剂可以在机构间调剂，医疗机构中药饮片没有此规定

  D. 两者的审批部门和监督管理方式相同

30. 下列工作年限要求与负责中药饮片临方炮制工作中药学专业技术人员要求相同的是

  A. 药品批发企业经营中药饮片的质量负责人

  B. 药品批发企业经营中药饮片的负责人

  C. 药品零售企业零售中药饮片的质量负责人

  D. 药品零售企业审核中药饮片处方的执业药师

31. 关于医疗机构中药饮片采购、验收、保管的说法，错误的是

  A. 采购过程中严禁擅自提高饮片等级、以次充好，为个人或单位谋取不正当利益

  B. 验收过程中发现假冒、劣质中药饮片，应当及时封存并报告当地药品监督管理部门

  C. 养护中发现质量问题，应及时上报当地药品监督管理部门处理并采取相关措施

  D. 中药饮片出入库应当有完整记录

32. 关于医疗机构中药饮片调配的说法，错误的是

  A. 中药饮片调配后，必须经复核后方可发出

  B. 二级以上医院应当由副主任中药师以上专业技术人员负责调剂复核工作

  C. 复核率应该达到100%

  D. 中药饮片调配每剂重量误差应在±5%以内

33. 药品调剂人员在调配存在"十八反""十九畏"的中药饮片处方时，应采取的措施是

  A. 作为不合法处方，拒绝调配，并按照规定报告

  B. 告知处方医师，请其确认和签字后，方可调配

  C. 经主管中药师以上专业技术人员复核签字后，方可调配

  D. 对患者进行用药指导，在患者充分知情，并请其签字确认后，方可调配

34. 医疗机构下列调剂罂粟壳的行为合法的是

  A. 调剂的罂粟壳处方签名医生为执业助理医师

  B. 调剂的罂粟壳处方采用麻醉药品处方开具

  C. 调剂的罂粟壳处方用量为7日用量

  D. 连续调剂该罂粟壳处方8天

35. 根据《中成药通用名称命名技术指导原则》，不属于中成药通用名称命名基本原则的是

  A. 科学简明，避免重名

  B. 规范命名，避免夸大疗效

  C. 古今互通，拒绝迷信

  D. 体现传统文化特色

36. 制定《中药品种保护条例》的意义不包括

  A. 促进了中药质量和信誉的提升，起到了保护先进、促进老药再提高的作用

  B. 使一批传统名贵中药材和创新中药免除了被低水平仿制

  C. 促进了中药产业的集约化、规模化和规范化生产

  D. 促进了中药名牌产品的形成和科技进步

37. 根据《中药品种保护条例》，不可以申请中药品种保护的是

  A. 天然药物提取物

  B. 天然药物提取物制剂

  C. 中药人工制成品

  D. 已申请专利的中药制剂

38. 符合申请中药二级保护品种的是

  A. 对特定疾病有特殊疗效的

  B. 对特定疾病有显著疗效的

  C. 用于预防特殊疾病的

  D. 已申请专利的中药品种

39. 关于中药保护品种等级划分的说法，错误的是
    A. "特定疾病"和"特殊疾病"不是一个概念
    B. 国家一级保护物种药物的人工制成品属于中药一级保护品种
    C. 国家二级保护物种其资源已处于濒危状态物种药材的人工制成品属于中药一级保护品种
    D. 国家三级保护物种的人工制成品属于中药二级保护品种

40. 下列不属于中药一级保护品种的是
    A. 梅花鹿鹿茸的人工制成品
    B. 濒危状态的甘草的人工制成品
    C. 濒危状态的人参的人工制成品
    D. 濒危状态的川贝母的人工制成品

41. 根据《中药品种保护条例》，关于中药品种保护的说法，错误的是
    A. 国家对质量稳定、疗效确切的中药品种实行分级保护制度
    B. 国家中医药管理局负责全国中药品种保护的监督管理工作
    C. 受保护的中药品种必须是列入国家药品标准的品种
    D. 中药一级保护品种保护的对象是处方组成、工艺制法

42. 关于中药保护品种保护措施的说法，错误的是
    A. 向国外转让中药一级保护品种的处方组成、工艺制法，应当按照国家有关保密规定办理
    B. 中药保护品种需要延长保护期的，由生产企业在该品种保护期满前6个月，依照程序申报
    C. 除临床用药紧张的中药保护品种另有规定外，被批准保护的中药品种在保护期内仅限于已获得《中药保护品种证书》的企业生产
    D. 中药品种在保护期内向外国申请注册时，必须经国家中医药管理部门批准

43. 2018年09月28日，《国务院关于修改部分行政法规的决定》（国务院令第703号）对《中药品种保护条例》部分条款进行修改。对临床用药紧缺的中药保护品种的仿制，须进行的行政许可程序是
    A. 经国家药品监督管理部门批准并发给药品批准文号
    B. 经省级药品监督管理部门批准并发给中药品种批准文号

    C. 经国家药品监督管理部门备案不需要核发药品批准文号
    D. 经省级药品监督管理部门备案不需要核发中药品种批准文号

44. 根据《国务院关于修改部分行政法规的决定》（国务院令第703号），仿制企业应当付给持有《中药保护品种证书》并转让该中药品种的处方组成、工艺制法的企业合理的
    A. 使用费　　　　　　　B. 专利许可费
    C. 知识产权费　　　　　D. 所有权费

45. 根据《进一步加强中药注射剂生产和临床使用管理的通知》（卫医政发〔2008〕71号），关于中药注射剂销售管理要求的说法，错误的是
    A. 加强中药注射剂销售管理，必要时应能及时全部召回售出药品
    B. 药品生产企业应指定专门机构或人员负责中药注射剂不良反应报告和监测工作
    C. 对中药注射剂质量投诉和药品不良反应应详细记录，并按照有关规定及时向当地药品监督管理部门报告
    D. 因质量原因退货和召回的中药注射剂，应直接销毁，并有记录

46. 根据《进一步加强中药注射剂生产和临床使用管理的通知》（卫医政发〔2008〕71号），关于中药注射剂临床使用管理要求的说法，错误的是
    A. 中药注射剂应当在医疗机构内凭医师处方使用，医疗机构应当制定对过敏性休克等紧急情况进行抢救的规程
    B. 加强用药监测，医护人员使用中药注射剂前，应严格执行用药查对制度，发现异常，立即停止使用，并按规定报告
    C. 妥善保留相关药品、患者使用后的残存药液及输液器等，以备检验
    D. 执业西医师禁止开具中药注射剂处方

47. 根据《中华人民共和国中医药法》及相关规定，关于古代经典名方的说法，正确的是
    A. 符合条件要求的经典名方制剂申请上市，可仅提供药学及非临床安全研究性资料，免报药效学研究及临床试验资料
    B. 我国古代中医典籍所记载的方剂都属于古代经典名方
    C. 实行目录管理，具体目录由国务院中医药主管

部门会同卫生健康管理部门制定

D. 涉及孕妇、婴幼儿等特殊用药人群的古代经典名方，应简化注册审批程序加快审批

48. 根据《关于发布古代经典名方中药复方制剂简化注册审批管理规定的公告》（2018 年第 27 号），来源于国家公布目录中的古代经典名方且无上市品种（已按规定简化注册审批上市的品种除外）的中药复方制剂申请上市。下列情况不满足简化注册审批条件的是

A. 处方中含有配伍禁忌或药品标准中标识有"剧毒""大毒"及经现代毒理学证明有毒性的药味

B. 处方中药味及所涉及的药材均有国家药品标准

C. 制备方法与古代医籍记载基本一致

D. 非汤剂剂型与古代医籍记载一致

49. 根据《关于发布古代经典名方中药复方制剂简化注册审批管理规定的公告》（2018 年第 27 号），古代经典名方中药复方制剂的适用的患者包括

A. 传染病人群　　　　B. 孕妇人群

C. 婴幼儿人群　　　　D. 老年人群

50. 根据《关于发布古代经典名方中药复方制剂简化注册审批管理规定的公告》（2018 年第 27 号），经典名方制剂的药品说明书中须说明的事项不包括

A. 处方及功能主治的具体来源

B. 注明处方药味日用剂量

C. 明确本品仅作为处方药供中医临床使用

D. 明确本品可以作为非处方药供西医临床使用

51. 根据《关于发布古代经典名方中药复方制剂简化注册审批管理规定的公告》（2018 年第 27 号），符合条件要求的经典名方制剂申请上市，下列说法错误的是

A. 提供药学研究资料

B. 提供非临床安全性研究资料

C. 免报药效学研究及临床试验资料

D. 由省级药品监督管理部门备案后上市

52. 根据《关于对医疗机构应用传统工艺配制中药制剂实施备案管理的公告》（2018 年第 19 号），下列需要备案管理的传统中药制剂是

A. 与市场上已有供应品种相同处方的不同剂型品种

B. 中药配方颗粒

C. 变态反应原以外的生物制品

D. 由中药饮片用传统方法提取制成的酒剂

53. 根据《中华人民共和国中医药法》，需要同时依法取得《医疗机构制剂许可证》和制剂批准文号的情形是

A. 医疗机构仅应用传统工艺配制中药制剂品种

B. 医疗机构委托取得《药品生产许可证》的药品生产企业配制中药制剂

C. 医疗机构委托取得《医疗机构制剂许可证》的其他医疗机构配制中药制剂

D. 医疗机构应用现代工艺配制来源于古代经典名方的中药复方制剂

54. 根据 GAP 规定，调节中药材收获器官生长的壮根灵、膨大素等生长调节剂的使用方法是

A. 优先选用　　　　B. 尽量减少使用

C. 尽量避免使用　　D. 禁止使用

55. 关于中药材采收与产地加工管理的说法，错误的是

A. 原则上不使用保鲜剂和防腐剂，如必须使用应当符合国家相关规定

B. 采收和清洁、干燥及特殊加工等设备不得对中药材质量产生不利影响

C. 原则上不使用有毒、有害物质用于防霉、防腐、防蛀

D. 产地加工过程中品质受到严重影响的，原则上不得作为中药材销售

56. 根据 GAP 规定，中药材生产、质量的管理负责人应当具备的资质条件不包括

A. 中药学、药学或者农学等相关专业大专及以上学历并有中药材生产、质量管理三年以上实践经验

B. 中药材生产、质量管理五年以上的实践经验

C. 经过《中药材生产质量管理规范》的培训

D. 具备执业药师职业资格且在中药材生产企业注册

57. 关于中药材质量管理的说法，错误的是

A. 鼓励使用绿色循环可追溯周转筐，禁止采用肥料、农药等包装袋包装药材，毒性、易制毒、按麻醉药品管理中药材应当使用有专门标记的特殊包装

B. 使用的熏蒸剂不能带来质量和安全风险，不得使用国家禁用的高毒性熏蒸剂，禁止贮存过程滥用硫黄熏蒸

C. 企业应当建立文件管理系统，全过程关键环节记录完整，记录保存至该批中药材销售后至少三年以上

D. 中药材生产基地一般应当选址于道地产区，在非道地产区选址，应当提供充分文献或者科学数据证明其适宜性

58. 关于中药注册管理的说法，错误的是

A. 中药创新药应当有充分的有效性、安全性证据，上市前原则上应当开展随机对照的临床试验

B. 新的提取物及其制剂的注册申请，如已有单味制剂或者单味提取物制剂上市且功能主治（适应症）基本一致，应当与该类制剂进行非临床及临床对比研究

C. 同名同方药的研制应当避免低水平重复

D. 申请注册的同名同方药的安全性、有效性及质量可控性应当等于对照同名同方药

59. 古代经典名方中药复方制剂的审评模式为

A. 专家意见为主的审评模式，审评资料不包括非临床有效性研究和临床试验

B. 专家意见为主的审评模式，审评资料包括非临床有效性研究和临床试验

C. 真实世界数据为主的审评模式，审评资料不包括非临床有效性研究和临床试验

D. 真实世界数据为主的审评模式，审评资料包括非临床有效性研究和临床试验

60. 中药材生产应符合《中药材生产质量管理规范》，下列关于中药材生产质量管理规范说法错误的是

A. 企业应当定期组织对中药材生产质量管理规范实施情况的内审，确认是否符合要求

B. 基地选址范围内，企业至少完成一个生产周期中药材种植或者养殖，并有两个收获期中药材质量检测数据且符合企业内控质量标准

C. 企业在其中药材生产基地应当只使用一种经鉴定符合要求的物种，防止与其他种质混杂，不允许擅自提纯复壮种质

D. 产地加工管理企业应当避免造成生态环境污染，应当及时进行中药材晾晒，应当阴干药材不得暴晒

61. 根据 GAP，中药材包装袋标示的内容不包括

A. 品名   B. 基原

C. 追溯标志   D. 有效期

62. 关于中药材放行和储运管理的说法，错误的是

A. 企业应当执行中药材放行制度，对每批药材进行质量评价，审核生产、检验等相关记录

B. 由质量管理负责人签名批准放行，确保每批中药材生产、检验符合标准和技术规程要求

C. 不合格药材应当单独处理，并有记录

D. 应当分区存放中药材，不同品种中药材不得同库存放

63. 关于中药材质量检验的说法，错误的是

A. 企业应当制定质量检验规程，对自己繁育并在生产基地使用的种子种苗或其他繁殖材料、生产的中药材实行按批检验

B. 购买的种子种苗、农药、商品肥料、兽药或生物制品、饲料和饲料添加剂等，企业需要检验或检测

C. 用于检验用的中药材、种子种苗或其他繁殖材料，应当按批取样和留样

D. 中药材留样包装和存放环境应当与中药材贮存条件一致，并保存至该批中药材保质期届满后三年

二、配伍选择题

[1~3 题共用备选答案]

　　A. 道地药材   B. 中药饮片

　　C. 中成药   D. 中药注射剂

1. 经过中医临床长期应用优选出来的，产在特定地域，与其他地区所产同种中药材相比，品质和疗效更好，且质量稳定，具有较高知名度的中药材是

2. 以中药饮片为原料，在中医药理论指导下，按规定的处方和方法，加工制成一定的剂型，标明药物作用、规格、功能主治、剂量、服法、注意事项等，以供医生、患者直接选用的是

3. 从药材中提取的有效物质制成的可供注入人体内，包括肌内、穴位、静脉注射和静脉滴注使用的灭菌溶液或乳状液、混悬液，以及供临用前配成溶液的无菌粉末或浓溶液等注入人体的制剂的是

[4~6 题共用备选答案]

　　A.《既是食品又是药品的物品名单》

　　B.《非首次进口药材目录》

　　C.《抗菌药物供应目录》

　　D.《古代经典名方目录》

4. 由国务院卫生健康主管部门制定并公布的是

5. 由国家药品监督管理局制定并调整的是

第六章 中药管理

6. 国家中医药管理局会同国家药品监督管理局制定并发布的是

[7～9题共用备选答案]

    A. 没有实施批准文号管理的中药材

    B. 自种自采自用中药材

    C. 中成药

    D. 中药饮片

7. 只限于所在村医疗机构内使用的是

8. 和医疗机构制剂一样不得上市流通的是

9. 不得加工成中药制剂的是

[10～11题共用备选答案]

    A. 首次进口药材   B. 非首次进口药材

    C. 一次性进口药材   D. 多次性进口药材

10. 非同一国家（地区）、非同一申请人、非同一药材基原的进口药材是

11. 尚未列入《非首次进口药材目录》，但申请人、药材基原以及国家（地区）均未发生变更的进口药材是

[12～13题共用备选答案]

    A. 审批、进口药材批件、备案管理

    B. 备案、目录管理

    C. 审批、目录管理

    D. 备案、进口药材批件管理

12. 首次进口药材的管理方式是

13. 非首次进口药材的管理方式是

[14～15题共用备选答案]

    A. 1年   B. 2年

    C. 3年   D. 4年

14. 一次性进口药材批件有效期为

15. 首次进口药材申请人应当在取得进口药材批件后，从进口药材批件注明的到货口岸组织药材进口的有效时限为

[16 18题共用备选答案]

    A. 国家药品监督管理部门

    B. 省级药品监督管理部门

    C. 市级药品监督管理部门

    D. 口岸药品监督管理部门

16. 一次性进口药材批件的核发部门是

17. 首次进口药材的申请和审批管理部门是

18. 进口药材进口通关时的备案管理部门是

[19～21题共用备选答案]

    A. 资源严重减少的主要常用野生药材物种

    B. 资源处于衰竭状态的名贵野生药材物种

    C. 濒临灭绝状态的稀有珍贵野生药材物种

    D. 分布区域缩小、资源处于衰竭状态的重要野生药材物种

19. 国家一级保护野生药材物种为

20. 国家二级保护野生药材物种为

21. 国家三级保护野生药材物种为

[22～24题共用备选答案]

    A. 羚羊角   B. 龙胆

    C. 穿山甲   D. 当归

22. 属于资源严重减少的野生药材是

23. 没有列入《国家重点保护野生药材物种名录》但列入《按照传统既是食品又是中药材物质目录》的药材是

24. 属于濒临灭绝状态的稀有珍贵野生药材是

[25～26题共用备选答案]

    A. 羚羊角   B. 甘草

    C. 人参   D. 防风

25. 属于国家一级保护野生药材物种的是

26. 属于国家三级保护野生药材物种的是

[27～29题共用备选答案]

    A. 黄芪   B. 黄柏

    C. 黄芩   D. 羚羊角

27. 属于资源处于衰竭状态的重要野生药材物种是

28. 属于资源严重减少的主要常用野生药材物种是

29. 属于《按照传统既是食品又是中药材物质目录》但不属于受保护的野生药材物种的是

[30～32题共用备选答案]

    A. 梅花鹿鹿茸   B. 马鹿鹿茸

    C. 刺五加   D. 肉苁蓉

30. 属于资源处于衰竭状态的重要野生药材物种是

31. 属于禁止采猎的野生药材物种是

32. 属于濒临灭绝状态的稀有珍贵野生药材物种是

[33～35题共用备选答案]

    A. 灵芝   B. 石斛

    C. 蛤蚧   D. 蟾酥

33. 属于资源严重减少的野生药材是

34. 属于分布区域缩小，资源处于衰竭状态但不属于毒性药材的是

35. 属于二级保护野生药材物种且是毒性药材的是

[36~38 题共用备选答案]

  A. 羚羊角　　　　　　　B. 细辛

  C. 厚朴　　　　　　　　D. 斑蝥

36. 属于资源严重减少的野生药材是

37. 属于濒临灭绝状态的稀有珍贵野生药材是

38. 不得出口的野生药材是

[39~40 题共用备选答案]

  A. 当归　　　　　　　　B. 防风

  C. 杜仲　　　　　　　　D. 羚羊角

39. 属于分布区域缩小，资源处于衰竭状态的二级保护野生药材是

40. 属于资源严重减少的三级保护野生药材是

[41~43 题共用备选答案]

  A. 赛加羚羊角　　　　　B. 甘草

  C. 龙胆　　　　　　　　D. 洋金花

41. 属于国家一级保护野生药材物种的是

42. 属于国家二级保护野生药材物种的是

43. 属于国家三级保护野生药材物种的是

[44~46 题共用备选答案]

  A. 羚羊角　　　　　　　B. 丹参

  C. 黄芩　　　　　　　　D. 甘草

44. 分布区域缩小，资源处于衰竭状态的重要野生物种药材是

45. 根据《野生药材资源保护管理条例》，禁止采猎的野生物种药材是

46. 野生药材物种属于自然淘汰的，其药用部分由各级药材公司负责经营管理，不得出口的是

[47~48 题共用备选答案]

  A. 包装　　　　　　　　B. 分包装

  C. 内包装　　　　　　　D. 中包装

47. 一些中药饮片生产企业不得销售，是因为这些中药饮片有不符合规定的

48. 药品经营企业不得对中药饮片进行

[49~51 题共用备选答案]

  A. 药品生产质量管理规范

  B. 药品经营质量管理规范

  C. 中药材生产质量管理规范

  D. 药物临床试验质量管理规范

49. 经营中药饮片的药品零售企业应当执行

50. 批发中药饮片的药品批发企业应当执行

51. 中药饮片生产企业应当执行

[52~53 题共用备选答案]

  A. 使用地省（区、市）药品监督管理局批准

  B. 使用地省（区、市）药品监督管理局备案

  C. 生产企业所在地省（区、市）药品监督管理部门批准

  D. 生产企业所在地省（区、市）药品监督管理部门备案

52. 中药配方颗粒在上市前需要由药品生产企业进行的行政许可程序是

53. 跨省销售使用中药配方颗粒的，生产企业应当进行的行政许可程序是

[54~55 题共用备选答案]

  A. 所在地市级药品监督管理部门

  B. 国家药品监督管理部门会同国家中医药管理部门

  C. 国家药品监督管理部门

  D. 县级药品监督管理部门

54. 实行批准文号管理的中药材、中药饮片品种目录的制定机构是

55. 医疗机构加工少量自用特殊规格饮片的备案机构是

[56~58 题共用备选答案]

  A. 一级医院　　　　　　B. 二级医院

  C. 三级医院　　　　　　D. 特级医院

56. 至少配备一名副主任中药师以上专业技术人员的是

57. 至少配备一名主管中药师以上专业技术人员的是

58. 至少配备一名中药师或相当于中药师以上专业技术人员的是

[59~61 题共用备选答案]

  A. 初级专业技术职称

  B. 中级专业技术职称

  C. 副高级专业技术职称

  D. 正高级专业技术职称

59. 一级医院应当配备的人员应该具有饮片鉴别经验，并且至少具有

60. 二级医院应当配备的人员应该具有饮片鉴别经验，并且至少具有

61. 药品零售企业从事中药饮片验收工作的人员应当具有中药学专业中专以上学历或者至少具有

[62~64 题共用备选答案]

  A. 必须更名　　　　　　B. 可不更名

C. 不予更名　　　　D. 可以更名

　根据《中成药通用名称命名技术指导原则》

62. 处方相同而药品名称不同，药品名称相同或相似而处方不同的，应该

63. 药品名称中有"宝""精""灵"等，但品种有一定的使用历史，已经形成品牌，公众普遍接受的，应该

64. 来源于古代经典名方的各种中成药制剂，应该

[65~66 题共用备选答案]

A. 中药保护品种　　B. 基本药物

C. 保健食品　　　　D. 短缺药品

65. 中国境内生产并具有药品注册标准的中成药可以申请

66. 只能由具备《中华人民共和国药典》或局颁药品标准的药品申请的是

[67~69 题共用备选答案]

A. 10 年、10 年　　B. 10 年、20 年

C. 10 年、14 年　　D. 7 年、7 年

67. 从天然药物中提取的有效物质，申请中药保护品种的保护期限和延长的保护期限分别为

68. 治疗特殊疾病的野生药材人工制成品，申请中药保护品种的保护期限和延长的保护期限分别为

69. 对特定疾病有特殊疗效的中药品种，申请中药保护品种的保护期限和延长的保护期限分别为

[70~71 题共用备选答案]

A. 7 年　　　　　　B. 10 年

C. 20 年　　　　　D. 30 年

70. 对主治的疾病疗效优于同类品种的中药保护品种的保护期限为

71. 从天然药物中提取的有效成分制成的具有临床应用优势的制剂的中药保护品种的保护期限为

[72~73 题共用备选答案]

A. 30 年　　　　　B. 7 年

C. 20 年　　　　　D. 10 年

72. 中药一级保护品种的最低保护年限是

73. 中药二级保护品种的最低保护年限是

[74~76 题共用备选答案]

A. 一级　　　　　　B. 二级

C. 三级　　　　　　D. 四级

74. 国家重点保护中药保护品种的等级划分是

75. 国家重点保护野生药材物种的等级划分是

76. 国家重点保护医疗器械召回的等级划分是

[77~79 题共用备选答案]

A. 2 个月　　　　　B. 4 个月

C. 6 个月　　　　　D. 8 个月

77. 中药一级保护品种因特殊情况需要延长保护期的，申请期限是该品种保护期满前

78. 中药二级保护品种需要延长保护期的，申请期限是该品种保护期满前

79. 对已批准保护的中药品种，批准前由多家企业生产的，未申请《中药保护品种证书》的企业向国家药品监督管理部门申报的期限为自中药保护品种公告发布之日起

[80~82 题共用备选答案]

A. 来源于古代经典名方的中药复方制剂

B. 古代经典名方

C. 应用传统工艺配制中药制剂

D. 医疗机构自配中药制剂

　根据《中华人民共和国中医药法》

80. 在申请药品批准文号时，可以仅提供非临床安全性研究资料的是

81. 变审批制为备案制的是

82. 至今仍广泛应用、疗效确切、具有明显特色与优势的古代中医典籍所记载的方剂是

[83~84 题共用备选答案]

A. 取得药品批准文号

B. 取得药品广告批准文号

C. 取得制剂批准文号

D. 不需取得制剂批准文号

　根据《中华人民共和国中医药法》

83. 医疗机构应用现代工艺配制中药制剂品种，应当

84. 生产符合国家规定条件的来源于古代经典名方的中药复方制剂，应当

[85~86 题共用备选答案]

A. 取得药品批准文号

B. 取得药品广告批准文号

C. 取得制剂批准文号

D. 不需取得制剂批准文号

　根据《中华人民共和国中医药法》

85. 仅应用传统工艺配制的中药制剂品种的配制，应当

86. 委托配制中药制剂，委托方应当

[87~89 题共用备选答案]

A. 国家药品监督管理部门

B. 省（区、市）药品监督管理部门

C. 设区的市级药品监督管理部门

D. 县级药品监督管理部门

根据《中华人民共和国中医药法》

87. 医疗机构炮制中药饮片需要备案的部门是

88. 委托配制中药制剂的备案部门是

89. 仅应用传统工艺配制的中药制剂品种的配制备案部门是

[90～92题共用备选答案]

A. 不纳入医疗机构中药制剂管理范围

B. 纳入备案管理的传统中药制剂管理范围

C. 纳入注册管理的中药制剂管理范围

D. 纳入注册管理的上市药品管理范围

根据卫生部、国家中医药管理局、国家药品监督管理局2010年8月24日发布的《关于加强医疗机构中药制剂管理的意见》规定

90. 中药加工成细粉，临用时加水、酒、醋、蜜、麻油等中药传统基质调配、外用，在医疗机构内由医务人员调配使用的物质的管理方式是

91. 鲜药榨汁的管理方式是

92. 受患者委托，按医师处方（一人一方）应用中药传统工艺加工而成的制品的管理方式是

[93～95题共用备选答案]

A. 中药保护品种

B. 中药注射剂

C. 由中药饮片经粉碎后制成的胶囊剂

D. 变态反应原

根据《医疗机构制剂注册管理办法（试行）》和《关于对医疗机构应用传统工艺配制中药制剂实施备案管理的公告》（2018年第19号）

93. 由药品监督管理部门进行注册管理的制剂是

94. 由药品监督管理部门进行备案管理的制剂是

95. 由药品监督管理部门既不能进行注册管理也不能进行备案管理的制剂是

[96～97题共用备选答案]

A. 由中药饮片经水提取制成的颗粒剂

B. 中药注射剂

C. 医疗机构临床需要而市场没有供应的化学药品制剂

D. 放射性药品

根据《医疗机构制剂注册管理办法（试行）》和《关于对医疗机构应用传统工艺配制中药制剂实施备案管理的公告》（2018年第19号）

96. 文号格式为"×药制备字Z＋4位年号＋4位顺序号＋3位变更顺序号"的是

97. 文号格式为"×药制字H＋4位年号＋4位顺序号"的是

[98～99题共用备选答案]

A. 首次备案的由中药饮片经粉碎或仅经水或油提取制成的丸剂

B. 非首次备案的由中药饮片用传统方法提取制成的酊剂

C. 首次备案的中药配方颗粒

D. 非首次备案的中药配方颗粒

根据《关于对医疗机构应用传统工艺配制中药制剂实施备案管理的公告》（2018年第19号）

98. 文号格式为"×药制备字Z＋4位年号＋4位顺序号＋3位变更顺序号"（顺序号不是"000"）的是

99. 文号格式为"×药制备字Z＋4位年号＋4位顺序号＋000"的是

[100～102题共用备选答案]

A. 毒性中药饮片

B. 中药一级保护品种

C. 经典名方物质基准

D. 由中药饮片用传统方法提取制成的酒剂、酊剂

100. 向国外转让具体处方组成、工艺制法时，应当按照国家有关保密的规定办理的是

101. 相当于国家一级保护野生药材物种的人工制成品可以申请

102. 限于取得该品种备案号的医疗机构使用的是

[103～105题共用备选答案]

A. 中药创新药

B. 中药改良型新药

C. 古代经典名方中药复方制剂

D. 同名同方药

103. 改变已上市中药的给药途径、剂型，且具有临床应用优势和特点，或增加功能主治等的制剂是

104. 处方未在国家药品标准、药品注册标准及国家中医药主管部门发布的《古代经典名方目录》中收载，具有临床价值，且未在境外上市的中药新处方制剂是

105. 通用名称、处方、剂型、功能主治、用法及日用饮片量与已上市中药相同，且在安全性、有效性、质量可控性方面不低于该已上市中药的制剂是

[106～107题共用备选答案]

    A. 当归   B. 丁香

    C. 山药   D. 西洋参

106. 纳入了按照传统既是食品又是中药材的物质目录管理，但只能作为香辛料和调味品使用的是

107. 既纳入了按照传统既是食品又是中药材的物质目录，又纳入了《非首次进口药材目录》的是

三、综合分析选择题

[1～4题共用题干]

    近年来，我国过度采集药用植物野生种群的现象愈演愈烈。川贝母、甘草等野生资源破坏严重，人参、杜仲的野生个体已经很难发现。未来很可能需要通过进口药材来解决用药需求。已列入《非首次进口药材品种目录》的中药材进口品种主要有：西洋参、乳香、没药及血竭、西红花、高丽红参、甘草、石斛、豆蔻、沉香、砂仁、胖大海等。

1. 案例情景中的野生药材属于三级保护药材的是

    A. 川贝母   B. 甘草

    C. 人参   D. 杜仲

2. 国家重点保护野生药材物种杜仲的特点是

    A. 濒临灭绝状态的稀有珍贵野生药材物种

    B. 分布区域缩小，资源处于衰竭状态的重要野生药材物种

    C. 资源严重减少的主要常用野生药材物种

    D. 濒临资源衰竭状态的稀有珍贵野生药材物种

3. 国家重点保护野生药材物种川贝母的管理措施是

    A. 川贝母与人参都禁止采猎

    B. 川贝母与杜仲都不得出口

    C. 川贝母的管理措施与甘草相同

    D. 川贝母的管理措施与梅花鹿鹿茸相同

4. 如果首次进口上述情景中濒危的药材物种，需要颁发的证件名称及有效期分别为

    A. 一次性进口药材批件，1年

    B. 两次性进口药材批件，2年

    C. 三次性进口药材批件，3年

    D. 多次性进口药材批件，2年

[5～7题共用题干]

    2011年3月3日，国内药品生产企业"甲"申请的"中成药乙"批准新药生产。几年后，另两家药品生产企业"丙"和"丁"申请注册了相同的品种。以后，市场上只有这三家企业可以生产"中成药乙"。

2016年3月5日，甲企业在临床应用过程中发现该药品"能突出中医辨证施治、对症下药的理法特色，具有显著临床应用优势"，所以申请了中药品种保护，取得了《中药保护品种证书》。丙企业和丁企业也随后取得了《中药保护品种证书》。

5. 负责"中成药乙"中药保护品种技术审查和审评的机构是

    A. 国家药品监督管理局药品评价中心

    B. 国家药品监督管理局药品审评中心

    C. 国家药品监督管理局食品药品审核查验中心

    D. 国家中药品种保护审评委员会

6. 甲企业所申请的"中成药乙"的中药品种保护的等级和保护期分别为

    A. 中药一级保护品种，20年

    B. 中药二级保护品种，7年

    C. 中药三级保护品种，10年

    D. 中药四级保护品种，30年

7. 2017年，"中成药乙"的生产企业不可以是

    A. 药品生产企业"甲"

    B. 药品生产企业"丙"

    C. 药品生产企业"丁"

    D. 其他药品生产企业

[8～9题共用题干]

    某省中医院（三级甲等）根据《中华人民共和国中医药法》，可以炮制中药饮片、配制医疗机构中药制剂。该中医院已经达到了《医院中药饮片管理规范》以及医疗机构制剂管理规范的要求，并且其提供的中医、中药方面的服务已经进入了基本医疗保险目录。

8. 根据上述信息，该医院炮制中药饮片需要遵循的规定不包括

    A. 应当向所在地设区的市级人民政府药品监督管理部门批准

    B. 根据临床用药需要，医疗机构可以凭本医疗机构医师的处方对中药饮片进行再加工

    C. 至少配备一名副主任中药师以上的专业技术人员

    D. 负责中药饮片临方炮制工作的，应当是具有三年以上炮制经验的中药学专业技术人员

9. 根据上述信息，该医院配制医疗机构中药制剂需要遵循的规定不包括

    A. 委托配制中药制剂，应当向委托方所在地省级

药品监督管理部门备案

B. 医疗机构应用现代工艺配制的中药制剂品种，应当经医疗机构所在地省级药品监督管理部门批准依法取得制剂批准文号

C. 仅应用传统工艺配制的中药制剂品种，向医疗机构所在地省级药品监督管理部门批准后即可配制

D. 药品监督管理部门应当加强对批准或备案的中药制剂品种配制、使用的监督检查

四、多项选择题

1. 下列属于按照传统既是食品又是中药材的物质作为食品生产经营时禁止的活动是
   A. 生产过程添加药品
   B. 标签、说明书、广告、宣传信息含有虚假宣传内容
   C. 广告涉及疾病预防、治疗功能
   D. 通过标签和说明书保证其使用的安全性，保护消费者健康

2. 关于中药复方制剂的说法，正确的有
   A. 中药复方制剂根据主治的不同，可以分为主治为证候的中药复方制剂、主治为病证结合的中药复方制剂、主治为病的中药复方制剂
   B. 主治为病的中药复方制剂，所涉及的"病"是现代医学疾病，属于专病专药，在中医药理论指导下组方
   C. 主治为病证结合的中药复方制剂，所涉及的"病"是指现代医学的疾病，"证"是指中医的证候
   D. 古代经典名方中药复方制剂处方药品标准经现代毒理学证明有毒性的药味，均应当采用现代工艺制备，采用现代给药途径

3. 根据《关于促进中医药传承创新发展的意见》，在大力推动中药质量提升和产业高质量发展方面的要求包括
   A. 加强中药材质量控制
   B. 促进中药饮片和中成药质量提升
   C. 改革完善中药注册管理
   D. 以中药饮片监管为抓手，加强中药质量安全监管

4. 根据《中华人民共和国中医药法》，符合中医药特点的管理制度和发展方针包括
   A. 遵循中医药发展规律

B. 坚持继承和创新相结合

C. 保持和发挥中医药特色和优势

D. 运用现代科学技术，促进中医药理论和实践的发展

5. 国家药监局发布《关于促进中药传承创新发展的实施意见》对于中药审评审批提出的要求主要包括
   A. 遵循中药研制规律，鼓励医疗机构制剂向中药新药创制转化
   B. 支持以病证结合、专病专药或证候类中药等多种方式研制中药复方制剂
   C. 支持以提升临床应用优势和特点为目的，运用符合产品特点的新技术、新工艺研制中药新剂型、改进已上市中药剂型
   D. 鼓励开展以患者为中心的疗效评价，探索引入真实世界证据用于支持中药新药注册上市

6. 下列中药材自种、自采、自用行为，违法的有
   A. 村卫生室中医师甲自种、自采和自用需特殊加工炮制的植物中草药
   B. 乡镇卫生院中医师乙以自种中草药为原料药加工成中药制剂
   C. 县医院中医师丙自种中草药配制中药制剂
   D. 村卫生室中医师丁自种、自采和自用洋金花

7. 根据《中华人民共和国中医药法》及国家有关规定，可以自种、自采地产中药材并在其执业活动中使用的人员包括
   A. 在村医疗机构执业的中医医师
   B. 在村医疗机构执业的具备中药材知识和识别能力的乡村医生
   C. 在乡镇医疗机构执业的中医医师
   D. 在乡镇医疗机构执业的具备中药材知识和识别能力的乡村医生

8. 根据《关于加强乡村中医药技术人员自种自采自用中草药管理的通知》，关于中药材自种、自采、自用管理的说法，正确的有
   A. 不得自种、自采、自用国家规定需特殊管理的医疗用毒性中药材
   B. 乡村中医药技术人员自种、自采中草药，不得上市流通
   C. 禁止自种、自采国家规定需特殊管理的濒稀野生植物药材
   D. 自种、自采中草药，可以加工成中药制剂，但

只限于乡村医疗机构使用

9. 关于中药材专业市场管理的说法，正确的有
   A. 中药材专业市场严禁从事中药饮片分包装活动
   B. 建立流通追溯系统的专门从事中药材批发业务的企业，可以允许进入中药材专业市场经营国家规定的毒性药材
   C. 未经批准不得在中药材专业市场以任何名义或方式经营中药饮片和中成药
   D. 中药材专业市场应逐步建立起公司化的中药材经营模式

10. 中药材专业市场严禁的行为包括
    A. 销售假劣中药材
    B. 未经批准以任何名义或方式经营中药饮片、中成药和其他药品
    C. 销售国家规定的毒性药材
    D. 销售国家规定的濒危药材

11. 根据《进口药材管理办法》，进口药材应当符合的药品标准包括
    A. 有国家药品标准的，符合国家药品标准
    B. 中国药典现行版未收载的品种，应当执行进口药材标准
    C. 《中国药典》现行版、进口药材标准均未收载的品种，应当执行其他的国家药品标准
    D. 少数民族地区进口当地习用的少数民族药药材，尚无国家药品标准的，应当符合相应的省、自治区药材标准

12. 关于进口药材管理的说法，正确的有
    A. 省级药品监督管理部门依法对进口药材进行监督管理，并在委托范围内以国家药品监督管理局的名义实施首次进口药材审批
    B. 允许药品进口的口岸或者允许药材进口的边境口岸所在地的口岸药品监督管理部门负责进口药材的备案，组织口岸检验并进行监督管理
    C. 中国境内不具有中药材或者中药饮片经营范围的药品经营企业可以作为药材进口单位
    D. 口岸药品检验机构收到进口药材口岸检验通知书后，按时到规定的存货地点进行现场抽样

13. 根据《野生药材资源保护管理条例》及相关规定，关于野生药材资源保护的说法，正确的有
    A. 虎骨禁止一切贸易活动并且不允许用于制药
    B. 中国药品标准已经不设置虎骨药用标准
    C. 对非内服中成药处方中含豹骨的品种，可根据具体品种，替代或减去豹骨
    D. 对内服中成药处方中含豹骨的品种，一律将豹骨去掉，不用代用品

14. 国家三级保护野生药材物种的中药材包括
    A. 熊胆　　　　　　　B. 龙胆
    C. 蛇胆　　　　　　　D. 羌活

15. 生产中药饮片的原料必须满足的条件包括
    A. 以中药材为起始原料
    B. 符合药用标准
    C. 尽量固定药材产地
    D. 必须有药品批准文号

16. 根据《关于加强中药饮片包装监督管理的通知》，关于药品经营企业中药饮片管理要求的说法，正确的是
    A. 中药饮片包装必须印有或贴有标签
    B. 中药饮片在发运过程中必须有包装
    C. 中药饮片分包装必须符合药品经营质量管理规范
    D. 中药饮片发运包装须附有质量合格标志

17. 必须由具有药品经营资格的企业才可以销售的是
    A. 没有实施批准文号管理的中药材
    B. 没有实施批准文号管理的中药饮片
    C. 实施批准文号管理的中成药片剂
    D. 实施批准文号管理的中药注射剂

18. 关于中药饮片的说法，正确的有
    A. 生产中药饮片必须持有《药品生产许可证》
    B. 生产的中药饮片应检验合格，并随货附纸质或电子版检验报告书
    C. 中药饮片生产企业可以外购中药饮片半成品进行分包装、改换标签
    D. 医疗机构可以从中药材专业市场采购中药饮片调剂使用

19. 关于中药配方颗粒管理要求的说法，正确的是
    A. 中药配方颗粒由生产企业直接配送，或者由生产企业委托具备储存、运输条件的药品经营企业配送，接受配送的企业没有配送能力时可以再次委托
    B. 直接接触中药配方颗粒包装的标签至少应当标注备案号、名称、中药饮片执行标准、中药配方颗粒执行标准、规格、生产日期、产品批号、保质期、贮藏、生产地址、联系方式

C. 生产企业应当自行炮制用于中药配方颗粒生产的中药饮片
D. 无国家药品标准的中药配方颗粒跨省使用的，应当符合使用地省级药品监督管理部门制定的标准

20. 根据《中成药通用名称命名技术指导原则》，中成药目前没有商品名，只有通用名。下列新申请的中成药通用名不符合命名技术指导原则要求的有
A. 速效消炎灵　　B. 御制神龙白药
C. 强力风油精　　D. 强力枇杷露

21. 制定《中药品种保护条例》的目的是
A. 提高中药品种的质量
B. 保护中药生产企业的合法权益
C. 促进中药事业的发展
D. 促进中药材资源的保护

22. 《中药品种保护条例》的适用范围包括
A. 中成药
B. 天然药物及其制剂的提取物
C. 中药人工制成品
D. 申请专利的中药品种

23. 根据《关于发布古代经典名方中药复方制剂简化注册审批管理规定的公告》（2018 年第 27 号），明确来源于国家公布目录中的古代经典名方且无上市品种（已按规定简化注册审批上市的品种除外）的中药复方制剂申请上市。实施简化注册审批需要满足的条件包括
A. 功能主治应当采用中医术语表述，与古代医籍记载基本一致
B. 制备方法与古代医籍记载基本一致
C. 除汤剂可制成颗粒剂外，剂型应当与古代医籍记载一致
D. 给药途径与古代医籍记载一致，日用饮片量与古代医籍记载相当

24. 2018 年 4 月 16 日，《古代经典名方目录（第一批)》发布。关于该目录的说法，正确的有
A. 国家中医药管理局会同国家药品监督管理局制定该目录
B. 该目录中包含了桃核承气汤等 100 个名方
C. 该目录涉及汤剂、散剂、煮散和膏剂四种剂型
D. 该目录药品只需备案即可上市

25. 根据《关于对医疗机构应用传统工艺配制中药制剂实施备案管理的公告》（2018 年第 19 号），由中药饮片经粉碎或仅经水或油提取制成的固体（丸剂、散剂、丹剂、锭剂等）、半固体（膏滋、膏药等）和液体（汤剂等）传统剂型可以采取的管理措施包括
A. 进行注册管理
B. 不得在市场上销售
C. 限于取得该制剂品种备案号的医疗机构使用，一般不得调剂使用
D. 不进行备案管理

26. 根据《中华人民共和国中医药法》，下列采用备案管理的事项有
A. 仅应用传统工艺配制的中药制剂品种的配制
B. 委托配制中药制剂
C. 来源于古代经典名方的中药复方制剂的申请
D. 医疗机构炮制中药饮片

27. 改变已上市中药剂型或者给药途径的改良型新药，应当具有临床应用优势和特点。这种临床优势包括
A. 提高有效性、改善安全性、提高依从性
B. 在有效性、安全性不降低的前提下，促进环境保护
C. 在有效性、安全性不降低的前提下，促进提升生产安全水平
D. 在有效性、安全性降低的前提下，提高质量可控性

28. 古代经典名方中药复方制剂专家审评委员会对古代经典名方中药复方制剂进行技术审评，并出具是否同意上市的技术审评意见。该评审委员会的人员主要是
A. 国医大师
B. 中国科学院院士
C. 中国工程学院院士
D. 全国名中医

29. 根据《"十四五"中医药发展规划》（国办发〔2022〕5 号），中药产业高质量发展的要求包括
A. 完成第四次全国中药资源普查，建立全国中药资源共享数据集和实物库，并利用实物样本建立中药材质量数据库，编纂中国中药资源大典
B. 加强道地药材良种繁育基地和生产基地建设，鼓励利用山地、林地推行中药材生态种植

C. 制定实施全国中药饮片炮制规范，继续推进中药炮制技术传承基地建设，探索将具有独特炮制方法的中药饮片纳入中药品种保护范围

D. 建立中成药监测、预警、应急、召回、撤市、淘汰的风险管理长效机制

30.《中药材生产质量管理规范》规定质量管理制定生产技术规程的环节主要有

A. 生产基地选址

B. 种子种苗或其他繁殖材料要求

C. 采收与产地加工

D. 包装、放行与储运

31. 根据《中药材生产质量管理规范》，关于种植管理和采收产地初加工技术规程制定原则的说法，正确的有

A. 企业应当按技术规程管理野生抚育和仿野生栽培中药材，坚持"保护优先、遵循自然"原则，有计划地做好投入品管控、过程管控和产地环境管控

B. 坚持"质量优先、兼顾产量"原则，参照传统采收经验和现代研究，明确采收年限范围，确定基于物候期的适宜采收时间

C. 企业应当按技术规程管理野生抚育和仿野生栽培中药材，坚持"开发优先、遵循自然"原则，有计划地做好投入品管控、过程管控和产地环境管控

D. 坚持"产量优先、兼顾质量"原则，参照传统采收经验和现代研究，明确采收年限范围，确定基于物候期的适宜采收时间

第七章　特殊管理规定的药品管理

一、最佳选择题

1. 根据《疫苗管理法》，非免疫规划疫苗是
   A. 国家免疫规划确定的疫苗
   B. 省、自治区、直辖市人民政府在执行国家免疫规划时增加的疫苗
   C. 县级以上人民政府或者其卫生健康主管部门组织的应急接种或者群体性预防接种所使用的疫苗
   D. 由居民自愿接种的其他疫苗

2. 下图的专用标识（印刷在最小外包装顶面的正中处，颜色为宝石蓝色）是

   A. 易制毒化学品专用标识
   B. 兴奋剂专用标识
   C. 免疫规划专用标识
   D. 疫苗专用标识

3. 根据《关于纳入国家免疫规划疫苗包装标注特殊标识的通知》（国食药监注〔2005〕257号），关于国家免疫规划疫苗包装标注的说法，错误的是
   A. "免费"字样应当标注在疫苗最小外包装的显著位置，字样颜色为红色，宋体字
   B. "免费"字样大小可与疫苗通用名称相同
   C. "免疫规划"专用标识应当印刷在疫苗最小外包装顶面的正中处
   D. "免费"字样、"免疫规划"专用标识两者标注其一即可

4. 2020年，新冠肺炎在全球暴发，中国政府高度关注新冠肺炎疫苗的研制。根据《疫苗管理法》，我国在疫苗研制规划的制定和上市许可方面的法律规定不包括
   A. 国家根据疾病流行情况、人群免疫状况等因素，制定相关研制规划，安排必要资金，支持多联多价等新型疫苗的研制

   B. 国家组织疫苗上市许可持有人、科研单位、医疗卫生机构联合攻关，研制疾病预防、控制急需的疫苗
   C. 国家药品监督管理部门在批准疫苗注册申请时，对疫苗的生产工艺、质量控制标准和说明书、标签予以核准
   D. 应对重大突发公共卫生事件急需的疫苗或者国务院卫生健康主管部门认定急需的其他疫苗，经评估获益大于风险的，国务院药品监督管理部门免临床试验批准疫苗注册申请

5. 根据《疫苗管理法》，关于疫苗临床试验和上市许可要求的说法，错误的是
   A. 疫苗临床试验应当由符合国家药品监督管理部门和国务院卫生健康主管部门规定条件的三级医疗机构或者省级以上疾病预防控制机构实施或者组织实施
   B. 开展疫苗临床试验，应当取得受试者的书面知情同意，受试者为限制民事行为能力人的，只需要取得监护人的书面知情同意
   C. 对疾病预防、控制急需的疫苗和创新疫苗，国家药品监督管理部门应当予以优先审评审批
   D. 国家药品监督管理部门批准中国境内上市的疫苗，核发药品注册证书

6. 2020年，新冠肺炎成为全球流行病。假如某药品上市许可持有人研制成功了某疫苗，但是还没有上市许可。根据《疫苗管理法》，可以采取的患者接种策略是
   A. 国务院卫生健康主管部门根据传染病预防、控制需要提出紧急使用疫苗的建议，经国务院药品监督管理部门组织论证同意后可以在一定范围和期限内紧急使用
   B. 国务院卫生健康主管部门根据传染病预防、控制需要提出紧急借用疫苗的建议，经国务院药品监督管理部门组织论证同意后可以在一定范围和期限内紧急借用
   C. 国务院药品监督管理部门根据传染病预防、控制需要提出紧急使用疫苗的建议，经国务院卫生健康主管部门组织论证同意后可以在一定范

围和期限内紧急使用

D. 国务院药品监督管理部门根据传染病预防、控制需要提出紧急借用疫苗的建议，经国务院卫生健康主管部门组织论证同意后可以在一定范围和期限内紧急借用

7. 负责疫苗产品放行，确保每批已放行产品的生产、检验均符合经核准的生产工艺和质量控制标准，对产品放行负责的人是

A. 质量受权人

B. 法定代表人

C. 生产管理负责人

D. 质量负责人

8. 根据《疫苗管理法》，关于疫苗批签发制度的说法，错误的是

A. 每批疫苗销售前或者进口时，应当经国务院药品监督管理部门指定的批签发机构按照相关技术要求进行审核、检验

B. 申请疫苗批签发应当按照规定向批签发机构提供批生产及检验记录摘要等资料和同批号产品等样品

C. 预防、控制传染病疫情或者应对突发事件急需的疫苗，经国务院药品监督管理部门批准，快速批签发

D. 批签发机构在批签发过程中发现疫苗存在重大质量风险的，应当及时向国务院药品监督管理部门和省、自治区、直辖市人民政府药品监督管理部门报告

9. 2020 年，新冠肺炎全球传染，传染性比较强。某药品上市许可持有人开发了一种预防疫苗可以控制疫情。根据《疫苗管理法》，该疫苗的批签发程序是

A. 经国务院药品监督管理部门批准，免予批签发

B. 经省、自治区、直辖市药品监督管理部门批准，免予批签发

C. 经国务院药品监督管理部门批准，给予批签发

D. 经省、自治区、直辖市药品监督管理部门批准，给予批签发

10. 根据《疫苗管理法》，关于药品上市许可持有人疫苗批签发的说法，错误的是

A. 不予批签发的疫苗不得销售，并应当由省、自治区、直辖市人民政府药品监督管理部门监督销毁

B. 不予批签发的进口疫苗应当由口岸所在地药品监督管理部门监督销毁或者依法进行其他处理

C. 对生产工艺偏差、质量差异、生产过程中的故障和事故以及采取的措施，疫苗上市许可持有人应当如实记录，并在相应批产品申请批签发的文件中载明

D. 对生产工艺偏差、质量差异、生产过程中的故障和事故以及采取的措施可能影响疫苗质量的，疫苗上市许可持有人应当立即整改，并及时将整改情况向责令其整改的部门报告

11. 根据《疫苗管理法》，关于疫苗采购和配送要求的说法，错误的是

A. 疫苗上市许可持有人应当按照采购合同约定，向疾病预防控制机构供应疫苗

B. 疾病预防控制机构应当按照规定向接种单位供应疫苗

C. 疾病预防控制机构以外的单位和个人不得向接种单位供应疫苗，接种单位不得接收该疫苗

D. 疫苗上市许可持有人禁止向接种单位直接配送疫苗

12. 根据《疫苗管理法》，关于非免疫规划疫苗采购、配送和接种管理要求的说法，错误的是

A. 疫苗上市许可持有人必须自行配送非免疫规划疫苗，禁止委托配送非免疫规划疫苗

B. 疾病预防控制机构可以自行配送疫苗，也可以委托符合条件的疫苗配送单位配送疫苗

C. 疾病预防控制机构配送非免疫规划疫苗可以收取储存、运输费用，具体办法由国务院财政部门会同国务院价格主管部门制定，收费标准由省、自治区、直辖市人民政府价格主管部门会同财政部门制定

D. 接种单位接种非免疫规划疫苗，除收取疫苗费用外，还可以收取接种服务费，接种服务费的收费标准由省、自治区、直辖市人民政府价格主管部门会同财政部门制定

13. 根据《疫苗管理法》，疾病预防控制机构、接种单位接收或者购进疫苗时，应当索取本次运输、储存全过程温度监测记录。对不能提供本次运输、储存全过程温度监测记录或者温度控制不符合要求的，应该采取的措施不包括

A. 不得接收或者购进

B. 立即向县级以上地方人民政府药品监督管理部门报告

C. 立即向县级以上地方人民政府卫生健康主管部门报告

D. 如实记录处置情况，处置记录应当保存至疫苗有效期满后不少于五年备查

14. 根据《疫苗管理法》，疾病预防控制机构、接种单位应当建立疫苗定期检查制度。对存在包装无法识别、储存温度不符合要求、超过有效期等问题的疫苗，应该采取的措施不包括

A. 隔离存放、设置警示标志等措施

B. 按照国务院药品监督管理部门、卫生健康主管部门、生态环境主管部门的规定处置

C. 疾病预防控制机构、接种单位应当如实记录处置情况，处置记录应当保存至疫苗有效期满后不少于五年备查

D. 省级疾病预防控制机构应当对疫苗生产企业提出加贴温度控制标签的要求并在招标文件中提出

15. 根据《疫苗管理法》，关于疫苗上市后风险管理要求的说法，错误的是

A. 疫苗上市许可持有人应当建立健全疫苗全生命周期质量管理体系，制定并实施疫苗上市后风险管理计划，开展疫苗上市后研究，对疫苗的安全性、有效性和质量可控性进行进一步确证

B. 疫苗上市许可持有人应当根据疫苗上市后研究、预防接种异常反应等情况持续更新说明书、标签，并按照规定申请核准或者备案

C. 对预防接种异常反应严重或者其他原因危害人体健康的疫苗，国家药品监督管理部门应当注销该疫苗的药品注册证书

D. 疫苗上市许可持有人应当建立疫苗质量回顾分析和风险报告制度，每年将疫苗生产流通、上市后研究、风险管理等情况按照规定如实向省、自治区、直辖市药品监督管理部门报告

16. 根据《疫苗管理法》，关于疫苗全程冷链储运管理制度的说法，错误的是

A. 疫苗上市许可持有人、疾病预防控制机构自行配送疫苗应当具备疫苗冷链储存、运输条件

B. 疫苗在储存、运输全过程中应当处于规定的温度环境，冷链储存、运输应当符合要求，并定时监测、记录温度

C. 疾病预防控制机构、接种单位、疫苗上市许可持有人应当遵守疫苗储存、运输管理规范，保证疫苗质量，疫苗配送单位只要封闭式车辆运输即可

D. 疫苗储存、运输管理规范由国家药品监督管理部门、国务院卫生健康主管部门共同制定

17. 关于血液制品生产管理要求的说法，错误的是

A. 新建血液制品生产单位，经国家药品监督管理部门根据总体规划进行立项审查同意后，由省、自治区、直辖市人民政府药品监督管理部门依照药品管理法的规定审核批准，改建或者扩建血液制品生产单位需要进行许可事项变更

B. 严禁血液制品生产单位出让、出租、出借以及与他人共用《药品生产许可证》和产品批准文号

C. 血液制品生产单位不得向无《单采血浆许可证》的单采血浆站或者未与其签订质量责任书的单采血浆站及其他任何单位收集原料血浆

D. 血液制品生产单位不得向其他任何单位供应原料血浆

18. 血液制品生产单位在原料血浆投料生产前的处理措施不包括

A. 必须使用有药品批准文号并经中国食品药品检定研究院逐批检定合格的体外诊断试剂，对每一人份血浆进行全面复检，并作检测记录

B. 原料血浆经复检不合格的，不得投料生产，并必须在省级药品监督下按照规定程序和方法予以销毁，并作记录

C. 原料血浆经复检发现有血液途径传播的疾病的，必须通知供应血浆的单采血浆站，并及时上报所在地省、自治区、直辖市人民政府卫生健康主管部门

D. 血液制品必须经过质量检验；经检验不符合国家标准的，严禁出厂

19. 关于血液制品经营管理要求的说法，错误的是

A. 开办血液制品经营单位，由省、自治区、直辖市人民政府药品监督管理部门审核批准

B. 血液制品经营单位应当具备与所经营的产品相适应的冷藏条件和熟悉所经营品种的业务人员

C. 血液制品生产经营单位生产、包装、储存、运输、经营血液制品，应当符合国家规定的卫生标准和要求

D. 委托生产的血液制品可以在网上药店销售

20. 关于进出口血液制品审批的说法，错误的是

A. 国务院药品监督管理部门负责全国进出口血液

制品的审批及监督管理

  B. 擅自进出口血液制品的，由省级以上人民政府药品监督管理部门没收所进出口的血液制品和违法所得，并处所进出口的血液制品总值 3 倍以上 5 倍以下的罚款

  C. 擅自出口原料血浆的，由省级以上人民政府药品监督管理部门没收所出口的原料血浆和违法所得，并处所出口的原料血浆总值 3 倍以上 5 倍以下的罚款

  D. 进口血液制品需要办理《进口准许证》，出口血液制品需要办理《出口准许证》

21. 根据《麻醉药品和精神药品管理条例》，对麻醉药品药用原植物实施监督管理的部门是

  A. 国家药品监督管理部门会同国务院农业主管部门

  B. 国家药品监督管理部门会同国家中医药管理部门

  C. 国家药品监督管理部门会同国务院卫生行政部门

  D. 国家药品监督管理部门会同国务院工业和信息化管理部门

22. 关于麻醉药品和精神药品的界定和专有标志的说法，错误的是

  A. 列入麻醉药品目录、精神药品目录的药品和其他物质分别为麻醉药品、精神药品，两者均分为第一类和第二类

  B. 未作为药品生产和使用，具有成瘾性或者成瘾潜力且易被滥用的物质为非药用类麻醉药品和精神药品

  C. 非药用类麻醉药品和精神药品发现医药用途，调整列入药品目录的，不再列入非药用类麻醉药品和精神药品管制品种目录

  D. 麻醉药品和精神药品的标签必须印有国务院药品监督管理部门规定的标志

23. 根据《麻醉药品和精神药品管理条例》及其他相关规定，罂粟壳不能用于

  A. 中药饮片的生产 B. 中成药的生产

  C. 医疗配方使用 D. 药店陈列单味销售

24. 根据《麻醉药品和精神药品管理条例》，关于麻醉药品和精神药品生产的说法，错误的是

  A. 国家根据麻醉药品和精神药品的医疗、国家储备和企业生产所需原料的需要确定需求总量，

对麻醉药品药用原植物的种植、麻醉药品和精神药品的生产实行总量控制

  B. 麻醉药品、精神药品原料药和制剂的定点生产，均由省级药品监督管理部门审批

  C. 经批准定点生产的麻醉药品、精神药品不得委托加工

  D. 定点生产企业只能将麻醉药品和第一类精神药品制剂销售给全国性批发企业、区域性批发企业、药品零售连锁企业以及经批准购用的其他单位

25. 根据《麻醉药品和精神药品管理条例》，关于麻醉药品和精神药品定点经营的说法，正确的是

  A. 全国性批发企业可以经营麻醉药品原料药

  B. 区域性批发企业可以经营第一类精神药品原料药

  C. 区域性批发企业可不经行政许可，直接从定点生产企业购进麻醉药品

  D. 全国性批发企业和区域性批发企业都可以从事第二类精神药品批发业务

26. 麻醉药品和第一类精神药品区域性批发企业应当

  A. 经国家药品监督管理部门批准

  B. 申请定点资格前，在 2 年内没有违反有关禁毒的法律、行政法规规定的行为

  C. 经所在地的卫生健康主管部门批准，向本省内销售麻醉药品

  D. 向教学科研单位提供科学研究使用的麻醉药品原料药

27. 根据《麻醉药品和精神药品管理条例》，关于定点经营企业经营行为的理解，错误的是

  A. 仅取得第二类精神药品经营资格的药品批发企业，只能从事该药品批发业务

  B. 从事麻醉药品和第一类精神药品批发业务的全国性批发企业，需要进行《药品经营许可证》许可事项变更才可以从事第二类精神药品批发业务

  C. 从事麻醉药品和第一类精神药品批发业务的区域性批发企业，需要变更《药品经营许可证》经营范围才能从事第二类精神药品批发业务

  D. 药品批发企业所在地省级药品监督管理部门只能在《药品经营许可证》经营范围中加注第二类精神药品制剂

28. 区域性批发企业需要就近向相邻的其他省内取得

麻醉药品使用资格的医疗机构销售麻醉药品，应当经

A. 国家药品监督管理部门批准

B. 批发企业所在地省级药品监督管理部门批准

C. 医疗机构所在地省级药品监督管理部门批准

D. 批发企业所在地设区的市级药品监督管理部门批准

29. 关于麻醉药品和精神药品销售渠道的说法，错误的是

A. 全国性批发企业在确保责任区内区域性批发企业供药基础上，可以在全国范围内向其他区域性批发企业销售麻醉药品和第一类精神药品

B. 区域性批发企业在确保责任区内医疗机构供药基础上，可以在全国范围内向其他医疗机构销售麻醉药品和第一类精神药品

C. 全国性批发企业跨省向取得麻醉药品和第一类精神药品使用资格的医疗机构供应麻醉药品和第一类精神药品的，要经医疗机构所在地省级药品监督管理部门批准

D. 区域性批发企业由于特殊地理位置原因跨省向取得麻醉药品和第一类精神药品使用资格的医疗机构供应麻醉药品和第一类精神药品的，要经区域性批发企业所在地省级药品监督管理部门批准

30. 关于第二类精神药品销售渠道的说法，错误的是

A. 区域性批发企业可以将第二类精神药品销售给定点生产企业

B. 全国性批发企业销售出库的第二类精神药品须由该企业将药品送达购货方库房或仓库地址

C. 药品零售连锁企业门店所零售的第二类精神药品，应由总部委托第三方配送

D. 第二类精神药品购销过程一律禁止现金交易

31. 根据《麻醉药品和精神药品管理条例》，医院从药品批发企业购进第一类精神药品时，应当

A. 由医院自行到药品批发企业提货

B. 由药品批发企业将药品送至医院

C. 由公安部门协助药品批发企业将药品送至医院

D. 由公安部门协助医院到药品批发企业提货

32. 关于专门从事第二类精神药品批发业务的企业销售第二类精神药品的行为，没有强制要求的是

A. 供货企业将药品送达购货单位库房或注册的仓库地址

B. 不允许购货单位自行提货

C. 应当建立购买方销售档案

D. 销售时应当核实企业或单位资质文件、采购人员身份证明，核实无误后方可销售

33. 关于第二类精神药品零售需要控制采购流向的说法，错误的是

A. 禁止超剂量或无处方销售

B. 不得向未成年人销售第二类精神药品

C. 对于未成年购药者可以查验其身份证明

D. 对于成年购药者一定要查验其身份证明

34. 根据《麻醉药品和精神药品管理条例》，具有销售第二类精神药品资格的零售企业应当

A. 凭执业助理医师出具的处方，按规定剂量销售第二类精神药品

B. 凭执业医师出具的处方，按规定剂量销售第二类精神药品

C. 凭执业药师出具的处方，按医嘱剂量销售第二类精神药品

D. 凭医师出具的处方，按医嘱剂量销售第二类精神药品

35. 某药品零售连锁企业经批准可以从事第二类精神药品零售活动，关于其从事购销、配送第二类精神药品活动的说法，错误的是

A. 该企业采购第二类精神药品需由供货单位将药品送达注册的仓库地址，不允许自提

B. 该企业对其所属的经营第二类精神药品的门店，应执行统一进货、统一配送和统一管理

C. 该企业从第二类精神药品批发企业购进第二类精神药品时，禁止使用现金进行交易

D. 该企业所属门店采购第二类精神药品，应委托具备精神药品配送资格的企业配送

36. 根据《麻醉药品和精神药品管理条例》，关于从事第二类精神药品零售业务的说法，错误的是

A. 从事这种业务的只能是实行统一进货、统一配送和统一管理的药品零售连锁企业

B. 这种业务需要设区的市级药品监督管理部门批准

C. 这种业务不得以未成年人为业务对象，必要时可以查验身份证确认购药者的身份

D. 处方必须经执业医师进行复核

37. 关于医疗机构使用麻醉药品和第一类精神药品的说法，错误的是

A. 凭《麻醉药品、第一类精神药品购用印鉴卡》购买

B. 向本省内全国性批发企业购买

C. 向本省内区域性批发企业购买

D. 不允许与外省其他定点批发企业建立购买关系

38. 关于《麻醉药品、第一类精神药品购用印鉴卡》的说法，错误的是

A. 印鉴卡有助于防止麻醉药品和第一类精神药品流入非法渠道、保证医疗需求

B. 医疗机构凭印鉴卡向本省行政区域内定点批发企业购买麻醉药品和第一类精神药品

C. 国家卫生主管部门应将取得印鉴卡的医疗机构名单向全国范围定点批发企业通报

D. 医疗机构配制临床需要而市场没有供应的麻醉药品和精神药品，应该持有医疗机构制剂许可证和印鉴卡

39. 医疗机构申请《印鉴卡》应当符合的条件是

A. 二级甲等以上的医疗机构

B. 具有使用麻醉药品、精神药品能力的主治医师以上的医师

C. 有与使用麻醉药品和第一类精神药品相关的诊疗科目

D. 具有兼职从事麻醉药品和第一类精神药品管理的药学专业技术人员

40. 依照《麻醉药品、第一类精神药品购用印鉴卡管理规定》，《印鉴卡》有效期满换领新卡的医疗机构，还应当提交原《印鉴卡》有效期间内麻醉药品、第一类精神药品的

A. 管理情况　　　　B. 储存情况

C. 使用情况　　　　D. 保管情况

41. 《麻醉药品、第一类精神药品购用印鉴卡》有效期和重新提出申请的时间分别为

A. 1 年，到期重新申请

B. 2 年，有效期满前 2 个月

C. 3 年，有效期满前 3 个月

D. 4 年，有效期满前 6 个月

42. 下列不需要办理《印鉴卡》变更手续的项目是

A. 医疗管理部门负责人的变更

B. 药剂科主任的变更

C. 具有麻醉药品处方调剂资格的药师的变更

D. 麻醉药品采购人员的变更

43. 关于麻醉药品和精神药品处方资格及处方管理的说法，错误的是

A. 执业医师取得经本医疗机构培训授予麻醉药品、第一类精神药品处方资格后，方可在本机构开具麻醉药品和第一类精神药品

B. 第二类精神药品没有要求授予处方资格，但是限定必须是执业医师才可以开具处方

C. 执业医师使用专用处方为自己开具最大用量限度内的麻醉药品和第一类精神药品处方

D. 对不符合麻醉药品和第一类精神药品处方管理规定的，处方调配人、核对人应拒绝发药

44. 根据《麻醉药品和精神药品管理条例》，抢救病人急需第一类精神药品而本医疗机构无法提供时，可以

A. 从其他医疗机构紧急借用

B. 从定点生产企业紧急借用

C. 请求药品监督管理部门紧急调用

D. 从定点药品批发企业紧急调用

45. 有关医疗机构麻醉药品和精神药品制剂使用范围的说法，错误的是

A. 配制的麻醉药品和精神药品制剂只能在本医疗机构使用

B. 取得麻醉药品和第一类精神药品处方资格的执业医师可在本医疗机构开具该类药品制剂处方

C. 第二类精神药品制剂可以在取得制剂批准文号后上市销售

D. 处方执业医师不得为自己开具麻醉药品和第一类精神药品制剂

46. 关于加强医疗机构麻醉药品和第一类精神药品管理的说法，错误的是

A. 鼓励有条件的地区实现区域内处方信息联网，重点关注麻精药品的处方用量和处方频次，避免同一患者在多个医疗机构、在同一医疗机构门诊和住院重复获取麻精药品

B. 门急诊药房、住院药房、病房、手术室、内镜室等配备麻精药品基数的重点部门，要采用双锁保险柜或麻精药品智能调配柜储存

C. 医疗机构应当制定双人双签人员轮换管理办法，明确轮换周期

D. 对于癌痛、急性疼痛和中、重度疼痛患者使用麻醉药品和第一类精神药品的需求加以禁止

47. 麻醉药品和第一类精神药品定点生产和定点批发

环节的储存管理与使用环节相比，下列说法错误的是

A. 使用环节可以用专库或专柜储存，但是定点生产或定点批发环节只能用专库储存

B. 使用环节的专库不像定点生产或定点批发环节要求安装专用防盗门

C. 使用环节的专库不像定点生产或定点批发环节要求具有监控设施

D. 使用环节的专柜和定点生产或定点批发环节一样要求具有相应的防火设施

48. 对因破损、变质、过期而不能销售的麻醉药品和精神药品品种，应该采取的措施不包括

A. 清点登记造册，单独妥善保管

B. 企业或使用单位将这些药品退给供货商

C. 药品销毁必须经所在地县级以上药品监督管理部门批准

D. 药品销毁应有记录并由监销人员签字，存档备查

49. 根据《麻醉药品和精神药品管理条例》，麻醉药品的承运人在运输过程中应当携带

A. 运输证明正本

B. 运输证明副本

C. 运输证明副本复印件

D. 运输证明正本复印件

50. 关于托运或自行运输麻醉药品和第一类精神药品单位所需运输证明的说法，错误的是

A. 运输证明正本1份，副本可根据实际需要申领若干份，必要时可增领副本

B. 运输证明在申请当年有效

C. 运输证明应由专人保管，不得涂改、转让、转借

D. 承运单位凭运输证明副本随货通行，货物到达后，副本递交收货单位，1个月内由其交付承运单位

51. 托运第二类精神药品的单位不需要采取的措施是

A. 申请领取运输证明

B. 确定托运经办人

C. 选择相对固定的承运单位，运单上应加盖托运单位公章或运输专用章

D. 收货人只能为单位，不得为个人

52. 关于麻醉药品和精神药品邮寄管理的说法，错误的是

A. 邮寄麻醉药品和精神药品，寄件人应当提交所在地设区的市级药品监督管理部门出具的准予邮寄证明

B. 邮寄证明一证一次有效

C. 邮寄麻醉药品和精神药品应在窗口投交，邮政营业机构应当依法对收寄的麻醉药品和精神药品进行查验、核对

D. 邮寄物品的收件人必须是单位，收件人保存邮寄证明1年备查

53. 关于麻醉药品和精神药品企业间药品运输信息管理要求的说法，错误的是

A. 定点生产企业、全国性批发企业和区域性批发企业之间运输麻醉药品、第一类精神药品时，发货单位在发货前应当向所在地省级药品监督管理部门报送本次运输货物的相关信息

B. 属于跨省、自治区、直辖市运输的，发货单位应事先向收货单位所在地省级药品监督管理部门报送发运货物信息（包括发货人、收货人、货物品名、数量）

C. 属于在本省、自治区、直辖市行政区域内运输的，发货单位应事先向收货单位所在地设区的市级药品监督管理部门报送发运货物信息

D. 发货单位所在地药品监督管理部门应按规定向收货单位所在地的同级药品监督管理部门通报

54. 关于医疗用毒性药品的界定和专有标志的说法，正确的是

A. 医疗用毒性药品连续使用后易产生身体依赖性，能成瘾癖

B. 医疗用毒性药品直接作用于中枢神经系统，使之兴奋或抑制，连续使用可产生依赖性

C. 医疗用毒性药品毒性剧烈，治疗剂量与中毒剂量相近，使用不当会致人中毒或死亡的药品

D. 医疗用毒性药品的包装和标签必须印有规定的红白相间的标志

55. 下列品种不属于医疗用毒性药品的是

A. 美沙酮　　　　B. 阿托品

C. 生甘遂　　　　D. A型肉毒毒素

56. 既属于医疗用毒性药品中药品种又属于国家野生药材保护物种的是

A. 升汞　　　　　B. 水银

C. 斑蝥　　　　　D. 蟾酥

57. 关于医疗用毒性药品与其他药品存放的说法，错

误的是

A. 药品生产企业需要严防毒性药品与其他药品混杂

B. 毒性药品生产所用工具、容器要处理干净，以防污染其他药品

C. 在生产毒性药品过程中产生的废弃物，必须妥善处理，不得污染环境

D. 毒性药品不允许与麻醉药品存放在同一专用库房或专柜

58. 下列 A 型肉毒毒素管理措施合法的是

A. 具有毒性药品经营资质的甲药品批发企业销售 A 型肉毒毒素

B. 具有毒性药品零售资质的乙药品零售企业销售 A 型肉毒毒素

C. 具有 A 型肉毒毒素经营资质的药品批发企业销售其给麻醉药品全国性批发企业

D. 每次 A 型肉毒毒素处方剂量不得超过 2 日用量

59. 关于注射用 A 型肉毒毒素管理的说法，正确的是

A. 经营注射用 A 型肉毒毒素的药品批发企业应具有医疗用毒性药品经营资质

B. 只有药品零售连锁企业才能经营注射用 A 型肉毒毒素，非连锁药品零售企业不得经营

C. 注射用 A 型肉毒毒素只能销售至已取得《医疗机构执业许可证》的医疗美容机构

D. 调配注射用 A 型肉毒毒素的处方应保存 3 年备查

60. 关于医疗用毒性药品使用和调配要求的说法，错误的是

A. 具有毒性药品经营资格的药品零售企业可以从事毒性药品调配工作

B. 对处方未注明"生用"的毒性中药，应当付炮制品

C. 调配毒性药品时，每次处方剂量不得超过 2 日常用量

D. 处方一次有效，取药后处方保存 2 年备查

61. 关于医疗机构使用医疗用毒性药品的说法，错误的是

A. 医疗机构供应和调配毒性药品，凭执业医师签名的正式处方

B. 每次处方剂量不得超过 2 日极量

C. 对处方未注明"生用"的毒性药品，应当付炮制品

D. 药师发现处方有疑问，应当拒绝调配，并报告公安部门

62. 根据《医疗用毒性药品管理办法》，执业医师开具处方中含有毒性中药川乌，执业药师调配处方时应该

A. 每次处方剂量不得超过 3 日极量

B. 应当给付川乌的炮制品

C. 应当拒绝调配

D. 取药后处方保存 1 年备查

63. 根据《医疗用毒性药品管理办法》及相关规定，关于医疗用毒性药品生产、销售管理的说法，正确的是

A. 生产企业生产毒性药品，每次配料必须经二人以上复查无误，并详细记录每次生产所用原料和成品数

B. 医疗机构供应和调配毒性药品，必须凭执业医师签名的正式处方，且每次处方剂量不得超过 3 日极量

C. 药师调配处方时，对处方未注明"生用"的毒性中药，可以付炮制品或生药材

D. 医疗用毒性药品专有标志的样式是黑白相间，白底黑字

64. 下列医疗用毒性药品管理的措施，正确的是

A. 采购的毒性中药材，包装材料上无须标上毒药标志

B. 生产含有毒性药材的中成药时，须在本单位药品检验员的监督下准确投料

C. 科研和教学单位所需的毒性药品，凭本单位介绍信，在指定的供应部门购买

D. 擅自收购毒性药品，可处没收非法所得，并处以警告

65. 关于医疗用毒性药品定点生产、经营和使用的说法，错误的是

A. 未取得药品监督管理部门毒性药品生产许可的企业，不得生产毒性药品

B. 毒性药品的收购和经营，由药品监督管理部门指定的药品经营企业承担

C. 零售药店需要销售毒性药品的，需要具有毒性药品经营资格

D. 医疗机构应当向经国家指定的 A 型肉毒毒素经销商采购 A 型肉毒毒素制剂

66. 易制毒化学品是国家规定管制的可用于制造麻醉

药品和精神药品的前体、原料和化学配剂等物质，流入非法渠道又可用于制造毒品。药品类易制毒化学品属于第一类易制毒化学品。主管全国药品类易制毒化学品生产、经营、购买等方面的监督管理工作的是

A. 国家药品监督管理局

B. 国家公安部

C. 国家卫生健康委员会

D. 国家工业和信息化部

67. 不属于药品类易制毒化学品单方制剂的是

A. 盐酸麻黄碱片　　　B. 盐酸麻黄碱注射液

C. 盐酸麻黄碱滴鼻液　D. 小包装麻黄素

68. 关于药品类易制毒化学品生产许可、购买许可审批的说法，错误的是

A. 药品类易制毒化学品的生产许可，由企业所在地省级药品监督管理部门审批

B. 含有药品类易制毒化学品的制剂不得委托生产

C. 申请《药品类易制毒化学品购用证明》的单位必须向所在地设区的市级药品监督管理部门申请

D. 省级药品监督管理部门核发《药品类易制毒化学品购用证明》

69. 根据《易制毒化学品管理条例》，准予经销第一类中的药品类易制毒化学品单方制剂的企业是

A. 取得第二类精神药品定点经营权的零售企业

B. 取得麻醉药品定点经营权的批发企业

C. 取得第一类精神药品定点经营权的药品零售连锁企业

D. 取得第一类精神药品定点经营权的批发企业

70. 下列药品类易制毒化学品的经营行为，违法的是

A. 麻醉药品全国性批发企业甲销售麻黄碱单方制剂

B. 麻醉药品区域性批发企业乙销售小包装麻黄素

C. 药品零售连锁企业丙零售小包装去甲麻黄素

D. 专门从事第二类精神药品批发企业丁批发麦角新碱原料药

71. 关于药品类易制毒化学品购销行为的说法，错误的是

A. 购买药品类易制毒化学品原料药必须取得《购用证明》

B. 麻醉药品区域性批发企业之间不得购销小包装麻黄素

C. 药品类易制毒化学品只能使用现金或实物进行交易

D. 销售药品类易制毒化学品应当逐一建立购买方档案

72. 根据《药品类易制毒化学品管理办法》，关于麦角新碱的说法，错误的是

A. 药品批发企业应建立专用账册，实行双人双锁管理

B. 麦角新碱属于第二类易制毒化学品

C. 购买麦角新碱原料药须取得《药品类易制毒化学品购用证明》

D. 药品类易制毒化学品生产企业、经营企业销售麦角新碱应建立购买方档案

73. 关于药品类易制毒化学品购销要求的说法，错误的是

A. 生产药品类易制毒化学品的企业，应取得药品类易制毒化学品生产许可

B. 经营药品类易制毒化学品的企业，应取得药品类易制毒化学品经营许可

C. 具有药品类易制毒化学品生产资质的单位，不用申请《购用证明》

D. 具有药品类易制毒化学品经营和使用资质的单位应该申请《购用证明》

74. 关于药品类易制毒化学品购买许可的说法，正确的是

A. 购买药品类易制毒化学品，不得用现金但可以用实物

B. 《药品类易制毒化学品购用证明》有效期满前3个月需换领新证明

C. 非医疗机构购买药品类易制毒化学品时，必须使用《药品类易制毒化学品购用证明》原件

D. 《药品类易制毒化学品购用证明》和《麻醉药品、第一类精神药品运输证明》一样可以多次使用，不得转借、转让

75. 关于药品类易制毒化学品原料药购销要求的说法，错误的是

A. 药品类易制毒化学品原料药的采购方，必须取得《药品类易制毒化学品购用证明》

B. 药品类易制毒化学品原料药的生产企业可以向外省取得《药品类易制毒化学品购用证明》的药品生产企业、药品经营企业、外贸出口企业销售这类药品

C. 药品类易制毒化学品原料药的经营企业可以向外省取得《药品类易制毒化学品购用证明》的单位销售这类药品

D. 药品类易制毒化学品原料药的经营企业之间不得购销这类药品

76. 关于药品类易制毒化学品单方制剂和小包装麻黄素购销要求的说法，错误的是

A. 药品类易制毒化学品生产企业应当将这类药品销售给麻醉药品全国性批发企业

B. 麻醉药品全国性批发企业可以将这类药品销售给麻醉药品区域性批发企业

C. 麻醉药品区域性批发企业之间绝对不允许发生购销行为

D. 这些药品禁止使用现金或实物进行交易

77. 关于麻醉药品全国性批发企业销售药品类易制毒化学品单方制剂和小包装麻黄素的说法，错误的是

A. 交易过程中不允许使用现金交易，实物交易在药品监督管理部门监督下可以进行

B. 小包装麻黄素仅限于教学、科研或医疗机构配制制剂使用

C. 将药品类易制毒化学品单方制剂销售给医疗机构时，需要经医疗机构所在地省级药品监督管理部门批准

D. 可以在全国范围内向麻醉药品区域性批发企业销售

78. 关于药品类易制毒化学品安全管理的说法，错误的是

A. 药品类易制毒化学品安全管理要求与麻醉药品和精神药品经营管理要求基本相同

B. 药品类易制毒化学品生产企业、经营企业和使用药品类易制毒化学品的药品生产企业，应建立药品类易制毒化学品专用账册

C. 药品类易制毒化学品专用账册保存期限应当自药品类易制毒化学品有效期期满之日起不少于2年

D. 存放药品类易制毒化学品的专库或专柜实行双人双锁管理，药品类易制毒化学品入库应当双人验收，出库应当双人复核，做到账物相符

79. 下列属于含第二类精神药品复方制剂的是

A. 复方福尔可定糖浆

B. 复方枇杷喷托维林颗粒

C. 氨酚曲马多胶囊

D. 尿通卡克乃其片

80. 可以销售或经营含特殊药品复方制剂的企业不包括

A. 具有《药品经营许可证》（经营范围包括化学药制剂、第二类精神药品）的药品批发企业

B. 具有《药品经营许可证》（经营范围包括化学药制剂、第二类精神药品）的药品零售连锁企业

C. 具有《药品生产许可证》（生产范围包括化学药制剂、第二类精神药品）的药品生产企业

D. 药品上市许可持有人开办的具有《药品经营许可证》（经营范围包括化学药制剂、第二类精神药品）的非药品零售连锁企业

81. 甲、乙、丙三家药品批发企业下列购销复方甘草片的行为，不符合规定的是

A. 乙从甲购进并销售给丙

B. 甲从药品生产企业购进并销售给乙

C. 甲从药品生产企业购进并销售给医疗机构

D. 乙从甲购进并销售给零售药店

82. 下列含特殊药品复方制剂的销售行为，违法的是

A. 山东省药品批发企业A从河北省药品批发企业B购进复方甘草片后，销售给山东省药品批发企业C

B. 山东省药品批发企业A从河北省药品生产企业D购进复方甘草片后，销售给山东省医疗机构E

C. 山东省药品批发企业A与河北省药品生产企业D间以转账汇款形式交易含苯乙哌啶复方制剂

D. 个人消费者小王以现金形式，按法律规定购买含麻黄碱类复方制剂

83. 根据《关于加强含可待因复方口服液体制剂管理的通知》，具有经营资质的药品零售企业销售含可待因复方口服液体制剂需要达到的管理要求不包括

A. 所需经营资质由药品零售连锁企业申请

B. 设区的市级药品监督管理部门批准所需经营资质

C. 必须凭医疗机构使用淡红色精神药品专用处方开具的处方销售

D. 单方处方量不得超过7日常用量

84. 药品批发企业销售含特殊药品复方制剂时，应当

严格执行出库复核制度，认真核对实物与销售出库单是否相符。下列所采取的送货方式，不符合规定的是

A. 药品批发企业将该药品送达购买方《药品经营许可证》所载明的仓库地址

B. 药品批发企业将该药品送达药品零售企业《药品经营许可证》所载明的注册地址

C. 药品批发企业将该药品送达医疗机构的药库

D. 药品上市许可持有人自行提货到《药品生产许可证》所载明的生产地址

85. 关于含特殊药品复方制剂购销渠道管理的说法，错误的是

A. 供货方和采购方必须具有《药品经营许可证》

B. 药品批发企业开展此业务时，对供货单位和购货单位资质都要严格审核

C. 药品批发企业经营含特殊药品复方制剂，需按GSP要求建立客户档案

D. 采购方应查验货物，查验无误后，收货人员应在销售方随货同行单回执联签字

86. 关于含特殊药品复方制剂零售管理的说法，正确的是

A. 含特殊药品复方制剂不是特殊管理药品，公众在零售药店是可以无限制购买的

B. 复方甘草片、复方地芬诺酯片列入必须凭处方销售的处方药管理，严格凭医师开具的处方销售

C. 含特殊药品复方制剂非处方药一次销售不得超过5个最小包装

D. 药品零售企业禁止使用现金进行含特殊药品复方制剂交易

87. 关于地芬诺酯单方制剂和含地芬诺酯复方制剂经营管理的说法，正确的是

A. 地芬诺酯单方制剂和含地芬诺酯复方制剂都按麻醉药品管理

B. 地芬诺酯单方制剂和含地芬诺酯复方制剂都不属于麻醉药品

C. 地芬诺酯单方制剂和含地芬诺酯复方制剂都可以在药品零售企业销售

D. 地芬诺酯单方制剂不能在药品零售企业销售，含地芬诺酯复方制剂在药品零售企业应严格凭医师开具的处方销售

88. 关于含麻黄碱类复方制剂和药品类易制毒化学品

委托生产的说法，错误的是

A. 含麻黄碱类复方制剂不得委托生产

B. 境内企业不得接受境外厂商委托生产含麻黄碱类复方制剂

C. 麻黄碱不得委托生产

D. 含麦角胺的复方制剂可以委托生产

89. 某零售药店销售复方甘草片、复方地芬诺酯片，其管理措施不符合规定的是

A. 复方甘草片、复方地芬诺酯片设置专柜由专人管理、专册登记

B. 发现某人超过正常医疗需求，大量、多次购买复方甘草片、复方地芬诺酯片，立即向当地药品监督管理部门报告

C. 发现患者身份可疑，怀疑为吸毒的，请公安机关协助核实，发现确实有吸毒经历，及时报告并终止交易

D. 根据患者的病情，分别销售给患者5盒复方甘草片、复方地芬诺酯片

90. 关于含特殊药品复方制剂购销管理的说法，错误的是

A. 具有蛋白同化制剂、肽类激素定点批发资质的药品经营企业，方可从事含麻黄碱类复方制剂的批发业务

B. 药品零售企业不得开架销售含麻黄碱类复方制剂

C. 具有蛋白同化制剂、肽类激素定点批发资质的药品经营企业，方可从事复方甘草片、复方地芬诺酯片的批发业务

D. 药品零售企业不得开架销售复方甘草片、复方地芬诺酯片

91. 关于含麻黄碱类复方制剂批发管理的说法，错误的是

A. 从事含麻黄碱类复方制剂批发业务的企业一定具有蛋白同化制剂、肽类激素定点批发资质

B. 含麻黄碱类复方制剂供应链中所涉及的机构均具有蛋白同化制剂、肽类激素经营资质

C. 药品批发企业销售含麻黄碱类复方制剂时，应核实购买方资质证明材料、采购人员身份证明等情况，核实无误后方可销售

D. 药品批发企业销售含麻黄碱类复方制剂时，应跟踪核实药品到货情况，核实记录保存至药品有效期后1年备查

92. 某药品零售企业销售含麻黄碱类复方制剂，其行为不符合规定的是
    A. 凭执业医师开具的处方销售含麻黄碱复方制剂处方药
    B. 查验购买者合法有效的身份证件，并对其姓名和身份证号码予以登记
    C. 开架销售含麻黄碱类复方制剂非处方药
    D. 零售环节设置专柜，并由专人管理、专册登记

93. 某药品零售连锁企业既有网上药店，又有实体门店。该企业销售含麻黄碱类复方制剂时，其行为不符合规定的是
    A. 患者使用现金购买含麻黄碱类复方制剂
    B. 发现超过正常医疗需求，大量、多次购买含麻黄碱类复方制剂的，立即向当地药品监管部门和公安机关报告
    C. 通过网上药店向患者销售麻黄碱复方制剂非处方药
    D. 经药品上市许可持有人同意通过网上药店发布经批准的麻黄碱复方制剂非处方药广告

94. 关于兴奋剂管理的说法，错误的是
    A. 普通患者按药品说明书和医嘱服用含兴奋剂药品是安全无危害的
    B. 运动员使用兴奋剂破坏公平竞赛精神，并且滥用对人体健康危害比较大，需要加强管理
    C. 由于这类药品只具有兴奋性，所以称之为兴奋剂
    D. 兴奋剂是兴奋剂目录所列运动员禁用物质，含兴奋剂的药品运动员慎用

95. 属于兴奋剂目录所列的品种，并且药品零售企业可以经营的是
    A. 阿片生物碱类止痛剂
    B. 利尿剂
    C. 抗肿瘤药物
    D. 蛋白同化制剂

96. 根据《2022年兴奋剂目录》，具有促进蛋白质合成和减少氨基酸分解特征的合成类固醇属于
    A. 蛋白同化制剂　　　B. 刺激剂
    C. 血液兴奋剂　　　　D. 肽类激素

97. 关于含兴奋剂药品管理的说法，正确的是
    A. 药品经营企业不得经营含兴奋剂药品
    B. 医疗机构调剂蛋白同化制剂和肽类激素，处方至少保存3年备查

    C. 药品中含有兴奋剂目录所列禁用物质的，生产企业应当在包装标识或者产品说明书上注明"运动员禁用"字样
    D. 严禁药品零售企业销售胰岛素以外的蛋白同化制剂或其他肽类激素

98. 关于蛋白同化制剂、肽类激素进口和出口管理的说法，错误的是
    A. 均需向所在地省级药品监督管理部门提出申请
    B. 进口核发《进口准许证》，出口核发《出口准许证》
    C. 《进口准许证》《出口准许证》实行"一证一关"，只能在有效期内一次性使用
    D. 因故延期进出口的，需要重新办理《进口准许证》《出口准许证》

99. 关于某蛋白同化制剂、肽类激素经营企业采购、销售和储存措施的说法，错误的是
    A. 采购，销售时，严格审核蛋白同化制剂、肽类激素供货单位的合法资质证明材料，只建立了供货单位的客户档案
    B. 对于进口的蛋白同化制剂、肽类激素，审核时查验了进口药品注册证书、进口准许证复印件
    C. 建立了验收、检查、保管、销售和出入库登记记录
    D. 在专库或专柜中，有专人负责管理

100. 某药店经营某种肽类激素，其经营行为不符合规定的是
    A. 在验收时，注意检查药品标签或说明书上是否按规定标注"运动员慎用"字样
    B. 该药店所经营的这种肽类激素一定是胰岛素
    C. 必须凭处方销售这种药品
    D. 除了这种药品外，该药店不可以销售其他含兴奋剂药品

101. 某医疗机构采购和使用蛋白同化制剂、肽类激素的行为，不合法的是
    A. 医疗机构可以从具有蛋白同化制剂、肽类激素生产资质的药品生产企业采购
    B. 医疗机构可以从具有蛋白同化制剂、肽类激素批发资质的药品批发企业采购
    C. 必须凭执业医师处方使用蛋白同化制剂、肽类激素
    D. 处方保存时间和第一类精神药品一样

102. 某药店在销售含兴奋剂类药品时，下列执业药师

的行为不合法的是

A. 执业药师应对购买含兴奋剂药品患者或消费者提供用药指导

B. 执业药师为运动员患者调剂蛋白同化制剂处方时，需要告诉他不要在比赛期间使用

C. 执业药师需要了解哪些降血压药含有利尿成分

D. 执业药师需要了解哪些感冒药含有麻黄素类成分

103. 关于兴奋剂的销售管理的说法，正确的是

A. 蛋白同化制剂、肽类激素生产企业的交易机构必须具有蛋白同化制剂、肽类激素生产或经营资质

B. 蛋白同化制剂、肽类激素批发企业之间可以发生交易

C. 发现处方中有含兴奋剂药品且患者为运动员时，拒绝调剂该类药品

D. 医疗机构内兴奋剂处方均保存 2 年

104. 关于疫苗上市许可持有人关键岗位人员任职条件的说法，错误的是

A. 生产管理负责人、质量管理负责人和质量受权人等关键岗位人员应当具有医学、药学、生物学等相关专业本科及以上学历或具备中级以上专业技术职称，具有 5 年以上从事疫苗领域生产质量管理经验，能够在生产、质量管理中履行职责，并承担相应责任

B. 负责疫苗流通质量管理的负责人应当具有医学、药学、生物学等相关专业本科及以上学历或具备中级以上专业技术职称，具有 3 年以上从事疫苗管理或技术工作经验，能够在疫苗流通质量管理中履行职责，并承担相应责任

C. 法定代表人、主要负责人、生产管理负责人、质量管理负责人和质量受权人，应当具有良好的信用记录，药品严重失信人员不得担任上述职务

D. 从事疫苗配送的专业技术人员应当具有预防医学、药学、微生物学或者医学等专业本科以上学历或中级以上专业技术职称，并有 3 年以上从事疫苗管理或者技术工作经历

105. 关于疫苗委托生产管理的说法，错误的是

A. 疫苗上市许可持有人应当具备疫苗生产能力，超出疫苗生产能力确需委托生产的，应当经

国务院药品监督管理部门批准

B. 受托方应当为取得疫苗生产范围的药品生产企业。疫苗的包装、贴标签、分包装应当在取得疫苗生产范围的药品生产企业开展

C. 委托生产多联多价疫苗的，应当是疫苗生产的全部工序，不允许有例外

D. 委托方和受托方在依法完成相应变更，通过药品生产质量管理规范符合性检查，所生产产品自检和批签发合格，符合法定放行条件后，方可上市销售

106. 关于疫苗委托生产流程的说法，错误的是

A. 申请疫苗委托生产的，委托方和受托方应当按照相关技术指导原则要求进行研究、评估和必要的验证，并在相应《药品生产许可证》生产范围变更前，由委托方向国家药品监督管理局行政事项受理服务和投诉举报中心提出申请

B. 经审查符合规定予以批准的，由国家药品监督管理局行政事项受理服务和投诉举报中心制作《疫苗委托生产批件》并在 10 个工作日内向委托方发放

C. 《疫苗委托生产批件》同时抄送委托方和受托方所在地省级药品监督管理部门

D. 委托方和受托方所在地省级药品监督管理部门应当按照《药品生产监督管理办法》的规定，对委托方和受托方开展药品生产质量管理规范符合性检查

107. 疫苗上市许可持有人的法定代表人、主要负责人应当具有良好的信用记录，生产管理负责人、质量管理负责人、质量受权人等关键岗位人员应当具有相关专业背景和从业经历。疫苗上市许可持有人应当加强对上述规定人员的培训和考核，及时将其任职和变更情况

A. 向省级药品监督管理部门报告

B. 向省级药品监督管理部门申请批准

C. 向省级药品监督管理部门申请备案

D. 向省级药品监督管理部门申请许可事项变更

108. 疫苗上市许可持有人因工艺升级、搬迁改造等原因（正常周期性生产除外），计划停产 3 个月以上的，应当在停产 3 个月前报告的部门是

A. 国家药品监督管理局

B. 省级药品监督管理部门

C. 设区的市级药品监督管理部门

D. 县级药品监督管理部门

109. 疫苗生产环节，需要向国家药品监督管理局报告的事项是
    A. 持有人每年4月底前通过"国家药品智慧监管平台的药品业务管理系统"上传的上年度质量年度报告
    B. 持有人常年生产品种因设备故障等突发情况导致无法正常生产，预计需停产1个月以上的，应当在停产3个工作日内的报告
    C. 持有人长期停产（正常周期性生产除外）计划恢复生产的，应当在恢复生产1个月前的报告
    D. 持有人在生产、流通管理过程中，发现可能会影响疫苗产品质量的重大偏差或重大质量问题的报告

110. 境外疫苗持有人在中国境内销售其疫苗的渠道是
    A. 原则上应当指定境内一家具备冷链药品质量保证能力的药品批发企业统一销售其同一品种疫苗，履行在销售环节的义务，并承担责任
    B. 原则上应当指定境内多家具备冷链药品质量保证能力的药品批发企业销售其同一品种疫苗，履行在销售环节的义务，并承担供应责任
    C. 原则上应当指定境内一家具备冷链药品质量保证能力的药品上市许可持有人统一销售其同一品种疫苗，履行在销售环节的义务，并承担责任
    D. 原则上应当指定境内多家具备冷链药品质量保证能力的药品上市许可持有人销售其同一品种疫苗，履行在销售环节的义务，并承担供应责任

111. 疫苗上市许可持有人应当按照规定，建立真实、准确、完整的销售记录。下列不属于其委托储存、运输的销售记录信息的是
    A. 有效期
    B. 购货单位
    C. 疫苗上市许可持有人信息
    D. 连续受托的多家储存、运输企业信息

112. 在同一省级行政区域内选取疫苗区域配送企业原则上是

A. 不得超过2家
B. 不得超过1家
C. 多于2家
D. 多于1家

113. 疫苗上市许可持有人委托配送疫苗的，及时将委托配送疫苗品种信息及受托储存、运输单位配送条件、配送能力及信息化追溯能力等评估情况报告的方式是
    A. 分别向持有人所在地和接收疫苗所在地省级药品监督管理部门报告，省级药品监督管理部门应当及时进行公告
    B. 向持有人所在地省级药品监督管理部门报告，省级药品监督管理部门应当及时进行公告
    C. 向接收疫苗所在地省级药品监督管理部门报告，省级药品监督管理部门应当及时进行公告
    D. 向国家药品监督管理局报告，所在地省级药品监督管理部门应当及时进行公告

114. 相关使用单位需要向所在地省级药品监督管理部门报告后，方可向疫苗上市许可持有人或者疾病预防控制机构采购疫苗的特殊情形不包括
    A. 疫苗非临床研究
    B. 疫苗临床研究
    C. 血液制品生产
    D. 疫苗分包装

115. 关于含特殊药品复方制剂生产管理的说法，错误的是
    A. 原则上相关企业本年度盐酸地芬诺酯原料药、盐酸曲马多原料药需用计划量不得高于上一年度
    B. 对在非法渠道查获数量较大的复方地芬诺酯片、复方曲马多片和氨酚曲马多片的生产企业，禁止其相应品种需用计划
    C. 要加强复方地芬诺酯片、复方曲马多片、氨酚曲马多片生产所需原料药使用和储存的管理，严防流入非法渠道
    D. 复方地芬诺酯片、复方曲马多片、氨酚曲马多片等含麻醉药品复方制剂和含精神药品复方制剂不得委托生产

二、配伍选择题

[1~3题共用备选答案]
    A. 第一类疫苗　　　B. 第二类疫苗

C. 免疫规划疫苗　　D. 非免疫规划疫苗

根据《疫苗管理法》

1. 居住在中国境内的居民，依法享有接种免疫规划疫苗的权利，履行接种免疫规划疫苗的义务，应当按照政府的规定接种的疫苗是

2. 政府免费向居民提供，接种单位接种不得收取任何费用的疫苗是

3. 接种单位接种，既可以收取疫苗费用，也可以收取接种服务费的疫苗是

[4～6题共用备选答案]

　　A. 国务院药品监督管理部门

　　B. 省、自治区、直辖市药品监督管理部门

　　C. 设区的市级药品监督管理部门

　　D. 县级药品监督管理部门

　　根据《疫苗管理法》

4. 开展疫苗临床试验以及在中国境内申请疫苗上市的，批准部门是

5. 从事疫苗生产活动的，批准部门是

6. 疫苗上市许可持有人超出疫苗生产能力确需委托生产的，批准部门是

[7～8题共用备选答案]

　　A. 国家免疫规划疫苗

　　B. 非免疫规划疫苗

　　C. 包装无法识别的疫苗

　　D. 超过有效期的疫苗

　　根据《疫苗管理法》

7. 由国务院卫生健康主管部门会同国务院财政部门等组织集中招标或者统一谈判，形成并公布中标价格或者成交价格，各省、自治区、直辖市实行统一采购的疫苗是

8. 由各省、自治区、直辖市通过省级公共资源交易平台组织采购的疫苗是

[9～11题共用备选答案]

　　A. 疫苗有效期满后不少于5年备查

　　B. 不少于5年备查

　　C. 超过疫苗有效期1年，不得少于5年备查

　　D. 超过疫苗有效期1年，不得少于3年备查

　　根据《疫苗管理法》

9. 疫苗上市许可持有人应当按照规定，建立真实、准确、完整的销售记录，并保存至

10. 疾病预防控制机构、接种单位、疫苗配送单位应当按照规定，建立真实、准确、完整的接收、购进、储存、配送、供应记录，并保存至

11. 疾病预防控制机构、接种单位接收或者购进疫苗时，应当索取本次运输、储存全过程温度监测记录，并保存至

[12～13题共用备选答案]

　　A. 麻醉药品和精神药品目录

　　B. 非药用类麻醉药品和精神药品管制品种增补目录

　　C. 兴奋剂目录

　　D. 国家免疫规划疫苗目录

12. 由国务院药品监督管理部门会同国务院公安部门、国务院卫生主管部门制定、调整并公布的是

13. 由国务院公安部门会同国务院药品监督管理部门和国务院卫生计生行政部门负责制定、调整并公布的是

[14～15题共用备选答案]

　　A. 三唑仑片　　　　B. 酒石酸麦角胺片

　　C. 氯硝西泮片　　　D. 盐酸布桂嗪注射液

14. 根据《麻醉药品品种目录（2013年版）》，属于麻醉药品的是

15. 根据《精神药品品种目录（2013年版）》，属于第一类精神药品的是

[16～18题共用备选答案]

　　A. 阿普唑仑　　　　B. 阿托品

　　C. 哌醋甲酯　　　　D. 双氢可待因

　　根据《麻醉药品品种目录（2013年版）》和《精神药品品种目录（2013年版）》

16. 属于第一类精神药品的是

17. 属于第二类精神药品的是

18. 属于麻醉药品的是

[19～21题共用备选答案]

　　A. 复方枇杷喷托维林颗粒

　　B. 氯胺酮注射液

　　C. 复方樟脑酊

　　D. 氨酚氢可酮片

19. 属于第一类精神药品的是

20. 属于含特殊药品复方制剂的是

21. 属于第二类精神药品的是

[22～24题共用备选答案]

　　A. 麻醉药品　　　　B. 第一类精神药品

　　C. 第二类精神药品　　D. 药品类易制毒化学品

　　根据国家药监局、公安部、国家卫生健康委联合发布的《关于将含羟考酮复方制剂等品种列入精神药

品管理的公告》（2019 年 第 63 号）

22. 口服固体制剂每剂量单位含羟考酮碱大于 5 毫克，且不含其他麻醉药品、精神药品或药品类易制毒化学品的复方制剂的管理类别是

23. 口服固体制剂每剂量单位含羟考酮碱不超过 5 毫克，且不含其他麻醉药品、精神药品或药品类易制毒化学品的复方制剂的管理类别是

24. 丁丙诺啡与纳洛酮的复方口服固体制剂的管理类别是

[25 ~ 27 题共用备选答案]

 A. 第一类精神药品　　B. 麻醉药品
 C. 第二类精神药品　　D. 医疗用毒性药品

25. 根据特殊管理药品有关品种目录管理的规定，罂粟壳属于

26. 根据特殊管理药品有关品种目录管理的规定，含可待因复方口服溶液的管理类别是

27. 根据特殊管理药品有关品种目录管理的规定，哌替啶属于

[28 ~ 29 题共用备选答案]

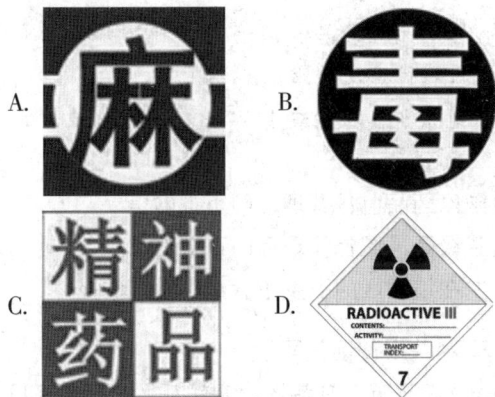

A. 麻　　　B. 毒
C. 精神药品　　D. RADIOACTIVE III

28. 根据特殊管理药品的相关管理规定，亚砷酸注射液的外包装上必须印有

29. 根据特殊管理药品的相关管理规定，芬太尼的外包装上必须印有

[30 ~ 32 题共用备选答案]

 A. 麦角新碱　　　　B. 甲丙氨酯
 C. 哌醋甲酯　　　　D. 地芬诺酯

30. 属于麻醉药品的是

31. 属于第一类精神药品的是

32. 属于第二类精神药品的是

[33 ~ 35 题共用备选答案]

 A. 第一类精神药品　　B. 麻醉药品
 C. 第二类精神药品　　D. 医疗用毒性药品

33. 根据特殊管理药品有关品种目录管理的规定，丁

丙诺啡（透皮贴剂之外的剂型）属于

34. 根据特殊管理药品有关品种目录管理的规定，丁丙诺啡透皮贴剂属于

35. 根据特殊管理药品有关品种目录管理的规定，丁丙诺啡与纳洛酮的复方口服固体制剂属于

[36 ~ 38 题共用备选答案]

 A. 第一类精神药品　　B. 麻醉药品
 C. 第二类精神药品　　D. 医疗用毒性药品

36. 根据特殊管理药品有关品种目录管理的规定，瑞马唑仑（包括其可能存在的盐、单方制剂和异构体）属于

37. 根据特殊管理药品有关品种目录管理的规定，三唑仑（包括其可能存在的盐、单方制剂、异构体、酯和醚）属于

38. 根据特殊管理药品有关品种目录管理的规定，艾司唑仑（包括其可能存在的盐、单方制剂、异构体、酯和醚）属于

[39 ~ 40 题共用备选答案]

 A. 麻黄碱复方制剂处方药
 B. 福尔可定
 C. 头孢哌酮
 D. 氧氟沙星

39. 国家实行特殊管理的药品是

40. 标签必须印有专有标识的药品是

[41 ~ 43 共用备选答案]

 A. 第一类精神药品　　B. 麻醉药品
 C. 第二类精神药品　　D. 医疗用毒性药品

41. 根据特殊管理药品有关品种目录管理的规定，可待因单方制剂属于

42. 根据特殊管理药品有关品种目录管理的规定，双氢可待因单方制剂属于

43. 根据特殊管理药品有关品种目录管理的规定，含可待因复方口服液体制剂（包括口服溶液剂、糖浆剂）属于

[44 ~ 46 共用备选答案]

 A. 第一类精神药品
 B. 麻醉药品
 C. 第二类精神药品
 D. 非特殊管理药品处方药

44. 根据特殊管理药品有关品种目录管理的规定，麦角胺咖啡因片属于

45. 根据特殊管理药品有关品种目录管理的规定，咖

啡因单方制剂属于

46. 根据特殊管理药品有关品种目录管理的规定，含可待因复方口服固体制剂属于

[47~48题共用备选答案]
　　A. 司可巴比妥　　　　B. 异戊巴比妥
　　C. 麦角胺　　　　　　D. 士的宁

47. 按第一类精神药品管理的是

48. 按第二类精神药品管理的是

[49~50题共用备选答案]
　　A. 麦角胺　　　　　　B. 麦角胺咖啡因片
　　C. 芬太尼　　　　　　D. 阿桔片

49. 按第二类精神药品管理的是

50. 按药品类易制毒化学品管理的是

[51~52题共用备选答案]
　　A. 曲马多　　　　　　B. 美沙酮
　　C. 氢吗啡酮　　　　　D. 氯胺酮

51. 属于第一类精神药品的是

52. 属于第二类精神药品的是

[53~55题共用备选答案]
　　A. 麻醉药品
　　B. 第一类精神药品
　　C. 第二类精神药品
　　D. 非特殊管理药品处方药

53. 曲马多单方制剂属于

54. 复方曲马多片属于

55. 氨酚曲马多胶囊属于

[56~58题共用备选答案]
　　A. 蒂巴因　　　　　　B. 马吲哚
　　C. 格鲁米特　　　　　D. 亚砷酸钾

56. 属于麻醉药品品种的是

57. 属于第一类精神药品品种的是

58. 属于第二类精神药品品种的是

[59~61题共用备选答案]
　　A. γ-羟丁酸　　　　　B. 亚砷酸注射液
　　C. 麦角酸　　　　　　D. 右丙氧芬

59. 属于麻醉药品品种的是

60. 属于第一类精神药品品种的是

61. 属于药品类易制毒化学品品种的是

[62~63题共用备选答案]
　　A. 麻醉药品
　　B. 第一类精神药品

　　C. 第二类精神药品
　　D. 医疗用毒性药品

62. 愈酚伪麻待因口服溶液属于

63. 复方磷酸可待因糖浆属于

[64~66题共用备选答案]
　　A. 国务院药品监督管理部门
　　B. 省、自治区、直辖市药品监督管理部门
　　C. 设区的市级药品监督管理部门
　　D. 县级药品监督管理部门

64. 麻醉药品定点生产企业的审批部门是

65. 第二类精神药品原料药定点生产企业的审批部门是

66. 第一类精神药品原料药定点生产企业的审批部门是

[67~69题共用备选答案]
　　A. 从事麻醉药品和第一类精神药品批发业务的全国性批发企业
　　B. 医疗机构需要取得麻醉药品和第一类精神药品购用印鉴卡
　　C. 从事麻醉药品和第一类精神药品批发业务的区域性批发企业
　　D. 药品零售连锁企业从事第二类精神药品零售业务

67. 由国家药品监督管理部门审批的是

68. 由省级药品监督管理部门审批的是

69. 由所在地设区的卫生主管部门批准的是

[70~72题共用备选答案]
　　A. 所在地省、自治区、直辖市卫生行政部门
　　B. 所在地省、自治区、直辖市药品监督管理部门
　　C. 所在地设区的市级卫生行政部门
　　D. 所在地设区的市级药品监督管理部门
　　根据《麻醉药品和精神药品管理条例》

70. 药品零售连锁企业门店从事第二类精神药品零售业务的审批部门是

71. 从事麻醉药品和第一类精神药品区域性批发业务的审批部门是

72.《麻醉药品、第一类精神药品购用印鉴卡》的审批部门是

[73~75题共用备选答案]
　　A. 国家药品监督管理部门
　　B. 省级药品监督管理部门

C. 设区的市级药品监督管理部门

D. 设区的市级卫生行政部门

73. 网上公布经批准的区域性批发企业名单的部门是

74. 网上公布经批准的专门从事第二类精神药品批发业务的企业名单的部门是

75. 网上公布经批准的从事第二类精神药品零售业务的企业名单的部门是

[76~78 题共用备选答案]

A. 国家药品监督管理部门

B. 国务院卫生行政部门

C. 省级药品监督管理部门

D. 设区的市级卫生行政部门

76. 明确全国性批发企业供药责任区域的部门是

77. 明确区域性批发企业供药责任区域的部门是

78. 全国性批发企业如需从事第二类精神药品批发业务，变更《药品经营许可证》的部门是

[79~81 题共用备选答案]

A. 全国性批发企业所在地省级药品监督管理部门

B. 区域性批发企业所在地省级药品监督管理部门

C. 医疗机构所在地省级药品监督管理部门

D. 药品生产企业所在地省级药品监督管理部门

79. 全国性批发企业向取得使用资格的医疗机构销售麻醉药品和第一类精神药品，须经批准的部门是

80. 区域性批发企业由于特殊地理位置的原因，需要就近向其他省级行政区域内取得使用资格的医疗机构销售麻醉药品和第一类精神药品的，须经批准的部门是

81. 区域性批发企业从定点生产企业购进麻醉药品和第一类精神药品，须经批准的部门是

[82~83 题共用备选答案]

A. 本省内定点批发企业

B. 定点批发企业或其他医疗机构

C. 就近其他省医疗机构

D. 本省内其他医疗机构

82. 一般情况下，区域性批发企业在确保责任区内医疗机构供药基础上，还可以销售的渠道是

83. 区域性批发企业由于特殊地理位置原因经所在地省级药品监督管理部门批准的销售渠道是

[84~86 题共用备选答案]

A. 艾司唑仑片　　　B. 阿昔洛韦胶囊

C. 三唑仑片　　　　D. 红霉素软膏

84. 患者持处方可在经批准的能从事第二类精神药品零售业务的药品零售连锁企业门店购买到的是

85. 药品零售连锁企业门店和非连锁药品零售企业都不得经营的药品是

86. 非连锁药品零售企业可以经营，但应当凭处方销售的药品是

[87~89 题共用备选答案]

A. 第一类精神药品　　B. 第二类精神药品

C. 免疫规划疫苗　　　D. 非免疫规划疫苗

87. 经批准具备一定条件的药品零售连锁企业可以经营的药品是

88. 不得自行到供货商处提货，也不得零售的药品是

89. 生产企业销售前应按规定在指定药品检验机构检验的免费药品是

[90~92 题共用备选答案]

A. 国务院卫生健康管理部门

B. 省级卫生健康管理部门

C. 设区的市级卫生健康管理部门

D. 设区的市级药品监督管理部门

90. 核发《麻醉药品、第一类精神药品购用印鉴卡》的部门是

91. 取得印鉴卡的医疗机构情况抄送的部门是

92. 取得印鉴卡的医疗机构情况备案的部门是

[93~94 题共用备选答案]

A. 1 日内　　　　B. 3 日内

C. 5 日内　　　　D. 7 日内

93. 医疗机构到设区的市级卫生健康管理部门办理印鉴卡变更手续的时限为在变更发生之日起

94. 设区的市级卫生健康管理部门完成印鉴卡变更手续的时限为自收到医疗机构变更申请之日起

[95~97 题共用备选答案]

A. 医疗机构

B. 设区的市级卫生健康管理部门

C. 设区的市级药品监督管理部门

D. 省级卫生健康管理部门

95.《麻醉药品、第一类精神药品购用印鉴卡》办理变更手续的部门是

96. 麻醉药品和第一类精神药品处方权的授予机构是

97.《麻醉药品、第一类精神药品购用印鉴卡》办理换领新卡申请的部门是

[98~99题共用备选答案]

    A. 医疗机构

    B. 设区的市级卫生健康管理部门

    C. 设区的市级药品监督管理部门

    D. 省级卫生健康管理部门

98. 将取得印鉴卡的医疗机构名单向本行政区域内的定点批发企业通报的部门是所在地的

99. 医疗机构应当将具有麻醉药品和第一类精神药品处方资格的执业医师名单及其变更情况，定期报送的部门是所在地的

[100~102题共用备选答案]

    A. 采购情况　　　　B. 使用情况

    C. 借用情况　　　　D. 变更情况

100. 医疗机构抢救病人紧急借用麻醉药品和第一类精神药品，抢救工作结束后，及时报有关部门备案的是

101. 印鉴卡有效期满需换领新卡应提交原印鉴卡有效期内麻醉药品和第一类精神药品的

102. 医疗机构应当定期向有关部门报送具有麻醉药品和第一类精神药品处方资格的执业医师名单以及其

[103~104题共用备选答案]

    A. 本省内定点批发企业

    B. 定点批发企业或其他医疗机构

    C. 就近其他省医疗机构

    D. 本省内其他医疗机构

103. 医疗机构凭印鉴卡购买麻醉药品和第一类精神药品的渠道是

104. 医疗机构抢救病人急需麻醉药品和第一类精神药品而本医疗机构无法提供时，紧急借用的渠道是

[105~107题共用备选答案]

    A. 设立专库

    B. 设立专库或专柜

    C. 在药品库房中设立独立专库或专柜

    D. 一并设置专柜

105. 定点生产企业、全国性批发企业和区域性批发企业储存麻醉药品和第一类精神药品应该

106. 使用单位储存麻醉药品和第一类精神药品应该

107. 药品经营企业储存第二类精神药品应当

[108~110题共用备选答案]

    A. 国家药品监督管理部门

    B. 省级药品监督管理部门

    C. 设区的市级药品监督管理部门

    D. 县级药品监督管理部门

108. 对临床需要而市场无供应的麻醉药品和精神药品，需要配制制剂的，批准部门是

109. 申请领取《麻醉药品、第一类精神药品运输证明》的部门是

110. 申请办理《麻醉药品、精神药品邮寄证明》的部门是

[111~113题共用备选答案]

    A. 道路运输　　　　B. 水路运输

    C. 铁路运输　　　　D. 航空运输

111. 麻醉药品和第一类精神药品要求只是专人押运的运输形式为

112. 麻醉药品和第一类精神药品采用封闭式车辆，有专人押运，中途不应停车过夜的运输形式是

113. 麻醉药品和第一类精神药品应采用集装箱或行李车运输的是

[114~116题共用备选答案]

    A. 2年　　　　　　B. 3年

    C. 4年　　　　　　D. 5年

114. 第二类精神药品处方至少保存

115. 第二类精神药品专用账册的保存期限应当自药品有效期满之日起不少于

116. 医疗机构根据第二类精神药品处方开具情况，按品种、规格对其消耗量进行专册登记，专册保存的期限为

[117~119题共用备选答案]

    A. 1年　　　　　　B. 2年

    C. 3年　　　　　　D. 4年

根据《麻醉药品和精神药品管理条例》

117. 药品零售连锁企业凭处方销售的第二类精神药品，其处方保存备查的年限至少为

118. 医疗机构凭处方销售的罂粟壳，其处方保存备查的年限至少为

119. 医疗机构对麻醉药品处方专册登记，保存备查的年限至少为

[120~122题共用备选答案]

    A. 1年　　　　　　B. 1年（不跨年度）

    C. 3年　　　　　　D. 5年

120.《麻醉药品、第一类精神药品运输证明》有效期为

121. 《麻醉药品、精神药品邮寄证明》用完后保存期为

122. 储存麻醉药品和第一类精神药品的专用账册的保存期限为自药品有效期满之日起不少于

[123～124 题共用备选答案]

    A. 麻醉药品   B. 医疗用毒性药品

    C. 精神药品   D. 药品类易制毒化学品

123. 伪麻黄素属于

124. A 型肉毒毒素及其制剂属于

[125～127 题共用备选答案]

    A. 天蓝色与白色相间

    B. 绿色与白色相间

    C. 黑白相间，黑底白字

    D. 宝石蓝色

125. 医疗用毒性药品的专有标志样式是

126. 精神药品的专有标志样式是

127. 麻醉药品的专有标志样式是

[128～130 题共用备选答案]

    A. 雄黄   B. A 型肉毒毒素

    C. 阿托品   D. 亚砷酸钾

128. 需要全国集中统一定点生产的毒性中药品种为

129. 不可以零售的医疗用毒性药品品种为

130. 盐类化合物属于毒药品种的是

[131～133 题共用备选答案]

    A. 水银   B. 升汞

    C. 阿普唑仑   D. 羟考酮

131. 属于毒性药品西药品种的是

132. 属于毒性药品中药品种的是

133. 零售药店不得陈列且不为第二类精神药品的药品是

[134～136 题共用备选答案]

    A. 毒药标志   B. 拼箱标志

    C. 企业指南性标志   D. 质量合格的标志

134. 拼箱发货要求代用包装箱应当有醒目的

135. 毒性药品的包装容器上必须印有

136. 经营非处方药的零售企业应该具有

[137～138 题共用备选答案]

    A. 一类   B. 二类

    C. 三类   D. 四类

137. 药品类易制毒化学品分为

138. 易制毒化学品分为

[139～141 题共用备选答案]

    A. 第一类易制毒化学品

    B. 第二类易制毒化学品

    C. 第三类易制毒化学品

    D. 均不是

139. 小包装麻黄素属于

140. 麦角胺单方制剂属于

141. 含麻黄碱类复方制剂属于

[142～143 题共用备选答案]

    A. 国务院

    B. 国家药品监督管理部门

    C. 国务院卫生主管部门

    D. 国务院工商行政管理部门

142. 负责调整并公布药品类易制毒化学品的部门是

143. 易制毒化学品分类和品种的批准调整部门是

[144～146 题共用备选答案]

    A. 国家药品监督管理部门

    B. 省、自治区、直辖市药品监督管理部门

    C. 设区的市级药品监督管理部门

    D. 县级药品监督管理部门

144. 药品类易制毒化学品的生产许可审批部门是

145. 《药品类易制毒化学品购用证明》的核发部门是

146. 《药品类易制毒化学品购用证明》的申请部门是省、自治区药品监督管理部门确定并公布的设区的市级药品监督管理部门或

[147～149 题共用备选答案]

    A. 麦角胺   B. 苯乙酸

    C. 高锰酸钾   D. 乙醚

147. 单方制剂纳入麻醉药品渠道经营的是

148. 属于第一类易制毒化学品的是

149. 国家实行购买许可制度的是

[150～151 题共用备选答案]

    A. 3 个月   B. 9 个月

    C. 12 个月   D. 36 个月

150. 《药品类易制毒化学品购用证明》有效期为

151. 《麻醉药品、第一类精神药品购用印鉴卡》有效期为

[152～153 题共用备选答案]

    A. 2 年   B. 3 年

    C. 4 年   D. 5 年

152. 地芬诺酯的专用账册保存期限应当自药品有效期满之日起不少于

153. 麦角胺的专用账册保存期限应当自药品有效期满之日起不少于

[154~156题共用备选答案]

    A. 复方甘草片

    B. 含可待因复方口服液体制剂

    C. 含麻黄碱类复方制剂

    D. 药品类易制毒化学品单方制剂

154. 列入第二类精神药品管理的是

155. 零售药店销售时，应当查验、登记购买人身份证明，一次销售不得超过两个最小包装的是

156. 纳入麻醉药品销售渠道经营，零售药店不得销售的是

[157~159题共用备选答案]

    A. 本省范围内供药责任区域及其他医疗机构

    B. 本省范围取得《购用证明》的单位

    C. 本省范围药品零售企业、医疗机构

    D. 全国范围其他药品批发企业、零售企业和医疗机构

157. 药品批发企业从药品上市许可持有人、药品生产企业直接购进复方甘草片、复方地芬诺酯片等含特殊药品复方制剂，可以将此类药品销往

158. 药品批发企业从药品批发企业购进复方甘草片、复方地芬诺酯片等含特殊药品复方制剂，可以将此类药品销往

159. 药品类易制毒化学品经营企业应当将药品类易制毒化学品原料药销往

[160~162题共用备选答案]

    A. 地芬诺酯

    B. 含地芬诺酯复方制剂

    C. 含麻黄碱类复方制剂

    D. 麻黄碱

160. 既不可以用现金交易，也不可以用实物交易的药品是

161. 个人合法购买，可以用现金交易，成分不含麻醉药品的药品是

162. 只在药品生产企业和药品批发企业间禁止使用现金进行交易的含麻醉药品复方制剂是

[163~164题共用备选答案]

    A. 2个最小包装　　　B. 3个最小包装

    C. 4个最小包装　　　D. 5个最小包装

163. 非含麻黄碱类复方制剂的含特殊药品复方制剂非处方药一次销售不得超过

164. 含麻黄碱类复方制剂非处方药一次销售不得超过

[165~166题共用备选答案]

    A. 含麻黄碱类复方制剂

    B. 含可待因复方口服液体制剂

    C. 药品类易制毒化学品

    D. 第三类易制毒化学品

165. 必须由具有蛋白同化制剂、肽类激素定点批发资质的药品批发企业从事批发业务的产品是

166. 药品零售企业在销售时，应查验登记购买者身份证信息，且单次不得超过2个最小包装的是

[167~168题共用备选答案]

    A. 含麻黄碱类复方制剂（其中麻黄碱类药物含量40mg）

    B. 艾司唑仑片

    C. 含麻黄碱类复方制剂（其中麻黄碱类药物含量30mg）

    D. 曲马多片

167. 可以在大众传播媒介发布广告的药品是

168. 应该在国家指定的医学药学专业刊物上发布广告的药品是

[169~170题共用备选答案]

    A. 一律不得通过互联网向药品批发企业销售

    B. 一律不得通过互联网向医疗机构销售

    C. 一律不得通过互联网向药品零售企业销售

    D. 一律不得通过互联网向个人消费者销售

    根据《关于加强互联网药品销售管理的通知》（食药监药化监〔2013〕223号）

169. 网上药店对于含麻黄碱类复方制剂（其中麻黄碱类药物含量40mg）的管理措施是

170. 网上药店对于含麻黄碱类复方制剂（其中麻黄碱类药物含量30mg）的管理措施是

[171~173题共用备选答案]

    A. 刺激剂

    B. 蛋白同化制剂

    C. 肽类激素

    D. 利尿剂

171. 最早使用，最早禁用，也是最原始意义上的兴奋剂是

172. 使用范围最广，使用频度最高，药检中重点检查的兴奋剂是

173. 多数为雄性激素的衍生物且不可以零售的兴奋剂是

[174～175 题共用备选答案]

    A. 非免疫规划疫苗

    B. 国家免疫规划疫苗

    C. 头孢菌素类抗菌药物

    D. 蛋白同化制剂

174. 在包装标识或者药品说明书中注明"运动员慎用"的是

175. 标注有"免疫规划"专有标识的是

[176～177 题共用备选答案]

    A. 胰岛素注射剂

    B. 列入兴奋剂目录的利尿剂

    C. A 型肉毒毒素制剂

    D. 复方盐酸伪麻黄碱缓释胶囊

176. 药品零售企业不得销售的是

177. 药品零售企业可以经营的肽类激素是

[178～180 题共用备选答案]

    A. 胰岛素　　　　　B. 蛋白同化制剂

    C. 利尿剂　　　　　D. 麻醉止痛剂

178. 属于肽类激素，但在药品零售企业可以经营的兴奋剂是

179. 属于参照特殊管理药品实施严格管理的兴奋剂是

180. 在药品管理中明确实施特殊管理的兴奋剂是

[181～183 题共用备选答案]

    A. 士的宁　　　　　B. 合成类固醇

    C. 胰岛素　　　　　D. 尼可刹米

181. 属于实施特殊管理的兴奋剂是

182. 属于实施严格管理且可以在药店凭处方零售的兴奋剂是

183. 属于实施处方药管理且可以在药店凭处方零售的兴奋剂是

[184～186 题共用备选答案]

    A. 士的宁

    B. 美雄诺龙（蛋白同化制剂）

    C. 胰岛素

    D. 哌替啶

184. 在医疗机构内使用处方保存时间最低年限不是 2 年的是

185. 在医疗机构内使用处方保存最低年限是 2 年且可以在药店零售的非特殊管理药品是

186. 不可以在药店零售的麻醉止痛剂是

[187～188 题共用备选答案]

    A. 进口准许证　　　　B. 印鉴卡

    C. 进口药品通关单　　D. 医疗机构处方

根据 2017 年 11 月 7 日总局局务会议《关于修改部分规章的决定》（修正）及相关规定

187. 个人因医疗需要携带或者邮寄进出境自用合理数量范围内的蛋白同化制剂、肽类激素的，海关通关时查验的证件是

188. 进口蛋白同化制剂、肽类激素时，海关通关时查验的证件是

[189～190 题共用备选答案]

    A. 国家药品监督管理部门

    B. 省级药品监督管理部门

    C. 国家市场监督管理部门

    D. 省级市场监督管理部门

根据 2017 年 11 月 7 日总局局务会议《关于修改部分规章的决定》（修正）及相关规定

189. 蛋白同化制剂、肽类激素《进口准许证》的核发机构是

190. 蛋白同化制剂、肽类激素《出口准许证》的核发机构是

[191～192 题共用备选答案]

    A. 3 个月　　　　　B. 3 个月（不跨年度）

    C. 1 年　　　　　　D. 1 年（不跨年度）

根据 2017 年 11 月 7 日总局局务会议《关于修改部分规章的决定》（修正）及相关规定

191. 蛋白同化制剂《进口准许证》有效期为

192. 蛋白同化制剂《出口准许证》有效期为

[193～195 题共用备选答案]

    A. 一次有效　　　　B. 两次有效

    C. 三次有效　　　　D. 多次有效

193. 蛋白同化制剂、肽类激素《进口准许证》《出口准许证》应该是

194. 在邮寄时，《麻醉药品、精神药品邮寄证明》应该是

195. 执业医师开具的医疗用毒性药品处方应该是

[196～198 题共用备选答案]

    A. 1 年　　　　　　B. 2 年

    C. 3 年　　　　　　D. 4 年

196. 药品批发企业的合成类固醇验收记录应当保存至超过其有效期的时限为

197. 药品批发企业的促红细胞生成素销售记录应当保存至超过其有效期的时限为

198. 药品批发企业蛋白同化制剂处方的保存时间为

[199~201 题共用备选答案]

A. 药品类易制毒化学品

B. 含曲马多复方制剂

C. 含麻黄碱类复方制剂

D. 蛋白同化制剂

199. 生产企业、经营企业在销售药品时，对检查、发货、送货过程中发现的可疑情况应立即停止销售，并向所在地药品监督管理部门和公安部门报告，应该是

200. 具有蛋白同化制剂、肽类激素定点批发资质的药品经营企业发现购买方存在异常情况时，应立即停止销售并向有关部门报告，应该是

201. 药品零售企业销售该药品时发现超过正常医疗需求，大量、多次购买，应立即向当地药品监督管理部门报告，应该是

[202~204 题共用备选答案]

A. 麻醉药品　　　　B. 第一类精神药品

C. 第二类精神药品　　D. 医疗用毒性药品

202. 曲马多复方制剂属于

203. 奥赛利定属于

204. 曲马多单方制剂属于

[205~206 题共用备选答案]

A. 第一类精神药品

B. 第二类精神药品

C. 药品类易制毒化学品

D. 麻醉药品

205. 每剂量单位含氢可酮碱大于 5 毫克，且不含其他麻醉药品、精神药品或药品类易制毒化学品的复方口服固体制剂

206. 每剂量单位含氢可酮碱不超过 5 毫克，且不含其他麻醉药品、精神药品或药品类易制毒化学品的复方口服固体制剂

三、综合分析选择题

[1~3 题共用题干]

2020 年 3 月 6 日，国家卫生健康委员会表示，目前新冠肺炎疫苗主要有五条技术路线：灭活疫苗、基因工程重组亚单位疫苗、腺病毒载体疫苗、减毒流感病毒载体疫苗、核酸疫苗。预计 4 月份，按国家有关法律法规规定，部分疫苗有希望进入临床或应急使用。新冠肺炎属于新型传染疾病，传染性强，死亡率高于流感，大部分省份采取了公共卫生一级应急措施，并且在全球传染。

1. 上述情景中的"部分疫苗有希望进入临床"。根据《疫苗管理法》，其意思是

A. 经国家药品监督管理部门依法批准，开展疫苗临床试验

B. 经国家药品监督管理部门依法批准上市后，集中采购到医疗机构

C. 经国家药品监督管理部门依法批准上市后，药品上市许可持有人直供医疗机构

D. 经国家药品监督管理部门依法批准上市后，国家储备供给医疗机构

2. 上述情景中的"部分疫苗有希望进入临床"。根据《疫苗管理法》，新冠肺炎疫苗开展临床的机构主要是

A. 符合国家药品监督管理部门和国务院卫生健康主管部门规定条件的三级医疗机构或者省级以上疾病预防控制机构

B. 符合国家药品监督管理部门和国务院卫生健康主管部门规定条件的二级及以上医疗机构或者设区的市级以上疾病预防控制机构

C. 符合省、自治区和直辖市药品监督管理部门和卫生健康主管部门规定条件的三级医疗机构或者省级以上疾病预防控制机构

D. 符合省、自治区和直辖市药品监督管理部门和卫生健康主管部门规定条件的二级及以上医疗机构或者设区的市级以上疾病预防控制机构

3. 上述情景中的"部分疫苗有希望应急使用"。根据《疫苗管理法》，关于新冠肺炎疫苗应急使用方法的说法，错误的是

A. 国务院卫生健康主管部门根据传染病预防、控制需要提出紧急使用疫苗的建议

B. 经国家药品监督管理部门组织论证同意后可以在一定范围和期限内紧急使用

C. 经国家药品监督管理部门批准，免予批签发

D. 经国家药品监督管理部门批准，上市后在全国范围内批签发后紧急使用

[4~7 题共用题干]

2019 年 6 月 12 日，药品批发企业 A（总部在山东省济南市）经审查批准取得了批发阿司匹林（OTC）、阿奇霉素、福尔可定、艾司唑仑等药品的资质。为了便于开展业务，该企业在开业当天取得了麻醉药品和精神药品《运输证明》和《邮寄证明》。2019 年 9 月 5 日，湖南省药品批发企业 B 向企业 A 订购福尔可定，企业 B 委托江苏省运输公司 D 运输；10

月5日，该企业又向企业A订购艾司唑仑，企业B同样委托运输公司D运输。10月12日，河北省石家庄市药品经营企业C向其订购阿司匹林（OTC）、阿奇霉素以及艾司唑仑用于零售，要求邮寄艾司唑仑。上述药品经营行为经药品监督管理部门监督检查，均合法。

4. 关于三家药品经营企业药品经营范围的说法，正确的是
   A. 药品批发企业A不可以经营麻醉药品
   B. 药品批发企业B不可以经营麻醉药品
   C. 药品经营企业C是零售连锁企业
   D. 药品经营企业C不可以经营处方药

5. 药品批发企业A的麻醉药品和精神药品经营资质的审批机构是
   A. 国家药品监督管理局
   B. 山东省药品监督管理局
   C. 湖南省药品监督管理局
   D. 石家庄市药品监督管理局

6. 药品经营企业C经营艾司唑仑经审查和批准的机构是
   A. 山东省药品监督管理局
   B. 济南市药品监督管理局
   C. 河北省药品监督管理局
   D. 石家庄市药品监督管理局

7. 案例中，药品批发企业A采取的配送形式的后续措施正确的是
   A. 运输福尔可定时，需要将《运输证明》正本交给江苏省运输公司D
   B. 运输艾司唑仑时，需要将《运输证明》副本交给江苏省运输公司D
   C. 2020年1月，《运输证明》失效，不能使用
   D. 邮寄艾司唑仑后，《邮寄证明》仍然可以使用

[8~9题共用题干]

　　A省药品批发企业甲经营的品种有布桂嗪、三唑仑、氟西泮、劳拉西泮、唑吡坦、布托啡诺及其注射剂、咖啡因以及安钠咖。甲企业和A省可乐生产企业乙、B省普通药品生产企业丙、C省药品零售连锁企业丁有交易关系。假设所有交易关系是合法的。

8. 甲企业的性质应该是
   A. 全国性药品批发企业
   B. 区域性药品批发企业

   C. 专门从事第二类精神药品批发业务的药品经营企业
   D. 医疗用毒性药品经营企业

9. 关于甲企业、乙企业、丙企业和丁企业销售配送这些药品的说法，正确的是
   A. 由甲企业将药品送达乙企业、丙企业和丁企业注册的仓库地址
   B. 由乙企业、丙企业和丁企业自行提货
   C. 在药品监督管理部门监督下，由甲企业将药品送达采购方注册的仓库地址
   D. 丁企业委托第三方将药品配送到所属门店

[10~13题共用题干]

　　2022年3月2日，甲药品批发企业取得《药品经营许可证》，经营范围为麻醉药品、第一类精神药品、化学原药料及制剂，其经营地域为本省范围。4月3日，甲企业增加经营匹莫林（《2022年兴奋剂目录》药品），随后该企业向乙企业销售匹莫林。乙企业的主要业务是为患者提供药品和药学服务。上述行为均合法。

10. 甲药品批发企业的类型及审批机构分别是
    A. 麻醉药品和第一类精神药品全国性批发企业，国家药品监督管理部门
    B. 麻醉药品和第一类精神药品区域性批发企业，省级药品监督管理部门
    C. 专门经营第二类精神药品业务的批发企业，国家药品监督管理部门
    D. 专门经营第二类精神药品业务的批发企业，省级药品监督管理部门

11. 2022年4月3日，甲药品批发企业经过的行政许可程序及审批机构分别是
    A. 许可事项（经营范围）变更，国家药品监督管理部门
    B. 许可事项（经营范围）变更，省级药品监督管理部门
    C. 登记事项（经营范围）变更，国家药品监督管理部门
    D. 登记事项（经营范围）变更，省级药品监督管理部门

12. 关于甲药品批发企业对匹莫林销售管理的说法，错误的是
    A. 所销售的乙企业为药品零售连锁企业
    B. 所销售的匹莫林不允许乙企业自提

C. 所销售的匹莫林由甲企业送达乙企业《药品经营许可证》上面的仓库地址

D. 甲企业所经营的匹莫林不可以再销往具有第二类精神药品经营资格的药品批发企业

13. 关于乙企业销售匹莫林的说法，错误的是

A. 匹莫林应由乙企业直接配送，不得委托配送

B. 不能确认销售对象是否是未成年人时，可以查验购药者身份证明，并进行登记

C. 如果患者是运动员，应该提醒其注意药品标签或说明书上的"运动员慎用"字样

D. 凭执业医师处方销售匹莫林，每张处方不得超过 7 日常用量

[14~17 题共用题干]

2020 年 5 月 7 日，某患者（男性，43 岁）在某医院心血管内科住院治疗心血管疾病。5 月 10 日，该病人突然休克，需要抢救。主治医生赵医师开了舒芬太尼处方作为心血管手术的麻醉剂。但是这家医院此时无法提供，医院采取了应急措施。

14. 关于舒芬太尼处方行为和保存的说法，错误的是

A. 赵医师是执业医师

B. 处方颜色是淡红色

C. 处方右上角标注"精一"

D. 处方保存 3 年备查

15. 该医院王药师在审核舒芬太尼处方内容时，发现该处方书写不规范的情形是

A. 患者姓名、男性、43 岁在处方前记

B. 心血管疾病临床诊断在处方正文

C. 舒芬太尼通用名称在处方正文

D. 赵医师签字在处方后记

16. 赵医师为该患者开具舒芬太尼的频次和限量分别为

A. 逐次开具，7 日常用量

B. 逐次开具，1 日常用量

C. 逐日开具，7 日常用量

D. 逐日开具，1 日常用量

17. 舒芬太尼无法提供，医院采取的应急措施是

A. 从其他医疗机构紧急借用

B. 从定点生产企业紧急借用

C. 要求患者到药店购买

D. 要求患者到其他医院购买使用

[18~20 题共用题干]

A 综合医院已取得《麻醉药品、第一类精神药品购用印鉴卡》。注册在 A 综合医院的执业医师甲，患有癌症，在本院欲为自己开具吗啡针剂。

18. 关于 A 综合医院《麻醉药品、第一类精神药品购用印鉴卡》的说法，正确的是

A. 《麻醉药品、第一类精神药品购用印鉴卡》有效期为 5 年

B. A 综合医院向市级药品监督管理部门提出办理《麻醉药品、第一类精神药品购用印鉴卡》

C. A 综合医院须凭《麻醉药品、第一类精神药品购用印鉴卡》向本省（区、市）范围内的定点批发企业购买麻醉药品

D. A 综合医院具有麻醉药品、第一类精神药品处方资格的执业医师变更应当到市级卫生行政部门办理变更手续

19. 关于执业医师甲的麻醉药品和第一类精神药品处方资格的说法，正确的是

A. 甲具有执业医师资格，在医院内有处方权，也自动有开具麻醉药品和第一类精神药品处方的资格

B. 如果甲经多年工作经验积累后获得副高级职称，即可获得麻醉药品和第一类精神药品的处方资格

C. 甲应通过省级卫生行政部门考核合格后方可授予麻醉药品和第一类精神药品的处方资格

D. 不管甲是否具有麻醉药品和第一类精神药品处方资格，都不能为自己开具麻醉药品

20. 关于执业医师甲为自己开具吗啡的说法，正确的是

A. 甲具有医师处方权，可以为自己开具麻醉药品

B. 不管甲是否具有麻醉药品和第一类精神药品处方资格，都不能为自己开具麻醉药品

C. 甲具有麻醉药品和第一类精神药品的处方资格之后，才可以为自己开具麻醉药品

D. 因疾病治疗需要，凭医疗诊断书，甲可以为自己开具麻醉药品

[21~23 题共用题干]

假设某药品批发企业经营品种只有氢溴酸后马托品、水杨酸毒扁豆碱、氢溴酸东莨菪碱、罂粟浓缩物、丁丙诺啡及其透皮贴剂。

21. 该药品批发企业销售水杨酸毒扁豆碱需要遵循的毒性药品年度收购、供应计划的制定和下达部

门是

A. 国家药品监督管理部门

B. 省级药品监督管理部门

C. 设区的市级药品监督管理部门

D. 县级药品监督管理部门

22. 该药品批发企业经营的氢溴酸东莨菪碱存放的方法是

A. 与罂粟浓缩物存放在同一专用库房或专柜

B. 与盐酸丁丙诺啡片存放在同一专用库房或专柜

C. 与盐酸丁丙诺啡注射剂存放在同一专用库房或专柜

D. 与丁丙诺啡透皮贴剂存放在同一专用库房或专柜

23. 该药品批发企业的经营范围不包括

A. 麻醉药品

B. 精神药品

C. 医疗用毒性药品

D. 抗生素原料药及其制剂

[24～27 题共用题干]

　　某药店经营品种包括罂粟壳（被切制成一定形状）、曲马多片、生千金子（被切制成一定形状）、小儿化痰止咳冲剂（主要成分是桔梗流浸膏、桑白皮流浸膏、吐根酊、盐酸麻黄碱，该药标签上有红色 OTC 标识）。

24. 该药店销售上述情景中药品的下列行为，不合法的是

A. 罂粟壳必须凭盖有乡镇卫生院以上医疗机构公章的执业医师处方配方使用

B. 曲马多片必须凭执业医师处方配方使用

C. 生千金子必须凭盖有执业医师所在医疗机构公章的执业医师处方配方使用

D. 小儿化痰止咳冲剂必须凭执业医师或执业助理医师处方使用

25. 关于该药店经营许可的说法，错误的是

A. 该药店一定是药品零售连锁企业门店

B. 假设该药店是新开办的，那么发放《药品经营许可证》的一定是设区的市级药品监督管理部门

C. 该药店的经营范围一定包括中药饮片、中成药、精神药品

D. 该药店具有毒性药品经营资质

26. 该药店采取以下方式陈列销售所经营药品，行为不合法的是

A. 该药店对罂粟壳采取了不陈列销售方式

B. 该药店对曲马多片采取了不陈列销售方式

C. 该药店对生千金子采取了不陈列销售方式

D. 该药店对小儿化痰止咳冲剂采取了开架自选销售方式

27. 该药店经营的小儿化痰止咳冲剂中单位剂量麻黄碱类药物含量估计为

A. 大于 30mg　　　　B. 等于 30mg

C. 小于 30mg　　　　D. 等于或小于 30mg

[28～30 题共用题干]

　　某药店经营品种有复方地芬诺酯片、含咖啡因的感冒药（非处方药）、含麻黄碱类复方制剂（两种，一种是处方药，一种是非处方药）以及胰岛素。该药店主要向某药品批发企业采购药品。

28. 该药店采购药品时，不一定从具有蛋白同化制剂、肽类激素定点批发资质企业购进的是

A. 复方地芬诺酯片

B. 含麻黄碱类复方制剂处方药

C. 含麻黄碱类复方制剂非处方药

D. 胰岛素

29. 该药店下列存放和销售上述情景中药品的行为，合法的是

A. 复方地芬诺酯片设置专柜并开架自选

B. 复方地芬诺酯片与含麻黄碱类复方制剂处方药应该凭处方销售

C. 含咖啡因的感冒药（非处方药）一次销售不得超过 2 个最小包装

D. 含麻黄碱类复方制剂非处方药一次销售不得超过 5 个最小包装

30. 如果该药店向药品批发企业采购含麻黄碱类复方制剂处方药、非处方药，批发企业审核该药店资质、采购人员身份证明等建立的核实记录，保存时间为

A. 1 年备查

B. 至少 1 年

C. 至药品有效期后 1 年备查

D. 至药品有效期后 2 年备查

[31～33 题共用题干]

　　2015 年 4 月，原国家食品药品监督管理总局、国家公安部、原国家卫生计生委员会联合发布《关于将

含可待因复方口服液体制剂列入第二类精神药品管理的公告》，将含可待因复方口服液体制剂（包括口服溶液剂、糖浆剂）列入第二类精神药品管理，5月1日实行。后续，原国家食品药品监督管理总局、原国家卫生计生委员会发布通知，要求生产、经营、进口、使用环节要将该类药品按第二类精神药品管理，原库存药品可按规定继续销售。

31. 下列需要遵循上述信息中规定的药品不包括
    A. 复方磷酸可待因溶液（Ⅱ）
    B. 愈酚待因口服溶液
    C. 复方枇杷喷托维林颗粒
    D. 复方磷酸可待因口服溶液（Ⅲ）

32. 上述信息中的药品在 2015 年 5 月 1 日后，药店采购和销售时需要符合的要求不包括
    A. 该药店一定是药品零售连锁企业门店
    B. 必须从具备第二类精神药品经营资质的企业采购这类药品
    C. 原有库存产品登记造册报所在地设区的市级药品监管部门批准后，按规定售完为止
    D. 如果该药店经营 2016 年 1 月 1 日前生产和进口的未标注第二类精神药品专有标识的这类药品，在其有效期内可零售

33. 上述信息中的药店在零售含可待因复方口服液体制剂时，需要符合的要求不包括
    A. 必须凭医疗机构使用精神药品专用处方开具的处方销售
    B. 审核时要注意这类药品的处方医师应该为执业医师
    C. 单方处方量不得超过 7 日常用量
    D. 处方颜色为淡红色

[34~35 题共用题干]
　　根据《关于将含可待因复方口服液体制剂列入第二类精神药品管理的公告》（2015 年第 10 号）和《关于加强含可待因复方口服液体制剂管理的通知》（食药监药化监〔2015〕46 号），自 2015 年 5 月 1 日起，不具备第二类精神药品经营资质的企业不得再购进含可待因复方口服液体制剂。原有库存产品登记造册报所在地设区的市级药品监督管理部门备案后，按规定售完为止。自 2016 年 1 月 1 日起，生产和进口的含可待因复方口服液体制剂必须在其包装和说明书上印有规定的标识。之前生产和进口的，在有效期内可继续流通使用。药品标签、说明书的修改按照《药品

注册管理办法》有关规定办理。

34. 根据上述信息，某药品连锁经营企业库存少量的含可待因复方口服液体制剂，自 2015 年 5 月 1 日起，该企业的下列经营行为，错误的是
    A. 申请第二类精神药品经营资质后再继续销售
    B. 按含特殊药品复方制剂的管理要求，在销售时查验、登记购买者身份证号，并限定每次购买数量不能超过两盒
    C. 将库存产品登记造册备案后，经协商退回原供货的药品经营企业
    D. 将库存产品登记造册报所在地设区市级药品监督管理部门备案后，在取得第二类精神药品经营资质前，按规定销售售完为止

35. 根据上述信息，关于含可待因复方口服液体制剂管理的说法，正确的是
    A. 2015 年 5 月 1 日以后上市的含可待因复方口服液体制剂在其包装和说明书上必须印有麻醉药品标识，否则不得上市
    B. 自公告发布之日起，含可待因复方口服液体制剂在其包装和说明书上必须印有精神药品标识，否则不得上市
    C. 某厂 2015 年 1 月生产的某含可待因复方口服液体制剂，其有效期至 2016 年 12 月 31 日，该药品在 2016 年 1 月 1 日至有效期满前可以继续流通使用
    D. 《通知》没有对含可待因复方口服片剂进行规定，所以含可待因复方口服片剂的管理应参照《通知》要求执行

[36~39 题共用题干]
　　甲药品零售企业的经营类别有：药品、医疗器械、保健食品，其《药品经营许可证》的经营范围有：中药饮片、中成药、化学药制剂、抗生素制剂。2016 年初，甲企业的采购人员发现原来本企业一直可以购进的 A 药不能再购进了，经查实，A 药属于 2015 年新列入《兴奋剂目录》的肽类激素，同时发现库存还有 A 药 20 盒（都在有效期内）。另外，本企业仓库保管人员发现新购进的 B 药的包装标签与现库存该药品的包装标签不同，新购进的 B 药包装新增了"运动员慎用"的字样。甲企业现有库存老包装的 B 药 40 盒（在有效期内）。

36. 根据《国家食品药品监督管理总局关于兴奋剂目录调整后有关药品管理的通告》及上述信息，关

于购销新列入《兴奋剂目录》的 A 药的说法，正确的是

A. A 药属于甲企业药品经营许可证核定的经营范围（化学药制剂），按照处方药管理

B. 甲企业应对 A 药参照特殊管理药品的管理措施实施严格管理

C. A 药是药品零售企业禁止购销的品种，甲企业不能再从具备经营资格的药品批发企业购进 A 药

D. 甲企业可以市场短缺、没有可供货源为由，向省级药品监督管理部门申请临时购进 A 药

37. 根据《国家食品药品监督管理总局关于兴奋剂目录调整后有关药品管理的通告》及上述信息，关于甲企业库存 20 盒 A 药的处理方式的说法，正确的是

A. 在有效期内可以继续销售和使用，严格按处方药管理

B. 在 2015 年版《兴奋剂目录》发布后不得继续销售

C. 将 20 盒 A 药按规定销售至医疗机构

D. 20 盒 A 药应在药品监督管理部门监督下销毁

38. 根据《国家食品药品监督管理总局关于兴奋剂目录调整后有关药品管理的通告》及上述信息，关于 B 药及包装标签变化后管理的说法，错误的是

A. 老包装的 B 药必须在变更包装、标注"运动员慎用"后，才能继续流通使用

B. B 药应按含兴奋剂药品管理

C. 新老包装的 B 药均应按处方药严格管理

D. 老包装的 B 药在有效期内可继续流通使用

39. 甲企业加强了对新列入兴奋剂目录的药品管理，在购销、调剂含兴奋剂药品时，采取的管理措施，正确的是

A. 加强处方审核，如果患者为运动员时，应该拒绝调剂

B. 对包装标签标示"运动员慎用"的药品一律不得上架陈列

C. 对含兴奋剂的药品必须采用专柜双人双锁，专用账册

D. 对调剂的处方保存 2 年

四、多项选择题

1. 根据《疫苗管理法》，特别重大突发公共卫生事件急需的预防、控制疫情的疫苗，可以采用的临床试验、注册和批签发措施包括

A. 国务院药品监督管理部门予以优先审评审批

B. 国务院药品监督管理部门可以附条件批准疫苗注册申请

C. 国务院卫生健康主管部门根据传染病预防、控制需要提出紧急使用疫苗的建议，经国务院药品监督管理部门组织论证同意后可以在一定范围和期限内紧急使用

D. 经国务院药品监督管理部门批准，免予批签发

2. 根据《疫苗管理法》，关于疫苗上市许可持有人销售疫苗的说法，正确的是

A. 疫苗上市许可持有人在销售国产疫苗时，应当提供加盖其印章的批签发证明复印件或者电子文件

B. 疫苗上市许可持有人在销售进口疫苗时，应当提供加盖其印章的批签发证明复印件或者电子文件、进口药品通关单复印件或者电子文件

C. 疾病预防控制机构在接收国产免疫规划疫苗时，应当索取加盖疫苗上市许可持有人印章的批签发证明复印件或者电子文件的证明文件，并保存至疫苗有效期满后不少于 5 年备查

D. 疾病预防控制机构在购进国产非免疫规划疫苗时，应当索取加盖疫苗上市许可持有人印章的批签发证明复印件或者电子文件的证明文件，并保存至疫苗有效期满后不少于 5 年备查

3. 根据《麻醉药品和精神药品管理条例》，关于麻醉药品监管的说法，正确的有

A. 国家药品监督管理局负责全国麻醉药品的监督管理工作

B. 麻醉药品药用原植物种植由国家药品监督管理局独自监督管理

C. 麻醉药品流入非法渠道的行为由国家药品监督管理局进行查处

D. 麻醉药品目录由国家药品监督管理局会同公安部、国家卫生健康委员会制定、调整和公布

4. 国家对麻醉药品和精神药品实行

A. 备案管理制度　　　B. 定点生产制度

C. 定点经营制度　　　D. 生产总量控制

5. 根据《麻醉药品和精神药品管理条例》，麻醉药品和精神药品生产总量控制中，国家确定麻醉药品和精神药品全国年度需求总量应考虑的因素包括

A. 医疗的需要

B. 科学研究的需要

C. 药品生产企业生产用原料的需要

D. 国家储备的需要

6. 根据《麻醉药品和精神药品管理条例》，从事第二类精神药品批发业务的企业主要包括

A. 麻醉药品和第一类精神药品全国性批发企业

B. 麻醉药品和第一类精神药品区域性批发企业

C. 专门从事第二类精神药品批发业务的药品经营企业

D. 药品零售连锁企业

7. 关于麻醉药品和精神药品销售渠道的说法，正确的有

A. 全国性批发企业可以向区域性批发企业、具有使用资格的医疗机构销售麻醉药品和第一类精神药品制剂

B. 全国性批发企业不可以向全国性批发企业、定点生产企业销售麻醉药品和第一类精神药品制剂

C. 区域性批发企业可以向任一具有使用资格的医疗机构供应麻醉药品和第一类精神药品

D. 区域性批发企业之间在任何情况下不允许发生麻醉药品和第一类精神药品的交易

8. 关于加强医疗机构麻醉药品和第一类精神药品管理的说法，正确的是

A. 加强手术室药品安全防范，安装视频监控装置，以监控取药及回收药品等行为，相关监控视频保存期限原则上不少于180天

B. 对癌痛等需长期门诊使用麻精药品的慢性病患者，应当通过信息化或建立门诊病历等方式，详细记录每次取药的病情评估及处方情况

C. 对于未使用完的注射液和镇痛泵中的剩余药液，由医师、药师或护士在视频监控下双人进行倾泻入下水道等处置，并逐条记录

D. 药学部门要对本机构麻精药品使用情况进行监测，对于使用量异常增高的，要立即报告本机构的麻精药品管理机构，分析原因并提出管理建议

9. 医疗机构取得《麻醉药品、第一类精神药品购用印鉴卡》应当具备的条件包括

A. 有专职的麻醉药品和第一类精神药品药学技术人员

B. 有获得麻醉药品和第一类精神药品处方资格的执业医师

C. 有可靠的麻醉药品和第一类精神药品提货条件

D. 有为抢救危重病人向其他医疗机构紧急借用麻醉药品的历史

10. 医疗机构凭印鉴卡购买麻醉药品和第一类精神药品的渠道主要包括

A. 全国性批发企业

B. 定点生产企业

C. 本省全国性批发企业

D. 本省区域性批发企业

11. 医疗机构需要凭印鉴卡采购和使用的药品包括

A. 氢可酮　　　　　　B. 甲丙氨酯

C. 扎来普隆　　　　　D. 瑞芬太尼

12. 医疗机构需要授予执业医师专门处方资格才可以开具的药品包括

A. 右丙氧芬单方制剂

B. 蒂巴因盐类

C. 乙基吗啡化学异构体

D. 舒芬太尼复方制剂

13. 根据《麻醉药品和精神药品管理条例》，医疗机构需要从其他医疗机构或定点批发企业紧急借用麻醉药品和第一类精神药品的前提是

A. 抢救病人急需

B. 临床需要

C. 本医疗机构无法提供

D. 市场无供应

14. 医疗机构应当根据《麻醉药品和精神药品管理条例》的规定使用麻醉药品和精神药品，下列医疗机构具体做法中，符合法律法规规定的有

A. 丁医疗机构持有医疗机构制剂许可证和印鉴卡，对临床需要而市场无供应的某麻醉药品，向所在地省级药品监督管理部门提出配制制剂

B. 丙医疗机构在抢救急需而本医疗机构无法提供的情况下，取得院领导同意，从附近其他医疗机构紧急借用某第一类精神药品，抢救结束后再归还相同数量的药品

C. 乙医疗机构对麻醉药品和精神药品的处方进行专册登记管理，对麻醉药品处方至少保存3年备查

D. 甲医疗机构对本单位执业医师进行有关麻醉药品和精神药品使用知识的培训与考核，经考核合格后，授予其麻醉药品和第一类精神药品处

方资格

15. 定点批发企业设置储存麻醉药品和第一类精神药品的专库，应该满足的要求包括
    A. 安装专用防盗门，实行双人双锁管理
    B. 具有相应的防火设施
    C. 具有监控设施和报警装置
    D. 报警装置应与公安机关报警系统联网

16. 使用单位应设置储存麻醉药品和第一类精神药品的专库或专柜，满足的要求包括
    A. 专库应当设有防盗设施并安装报警装置
    B. 专柜应当使用保险柜
    C. 专库和专柜应当实行双人双锁管理
    D. 专人负责专库或专柜管理

17. 根据《麻醉药品和精神药品管理条例》，经营第二类精神药品的零售连锁企业对第二类精神药品必须采取的措施包括
    A. 实行专人管理
    B. 建立专用账册
    C. 库房内设立独立的专库或专柜存储
    D. 实行双人验收

18. 托运单位办理麻醉药品和第一类精神药品运输手续时，承运单位不得承运的情况包括
    A. 没有《麻醉药品、第一类精神药品运输证明》
    B. 货物包装不符合规定
    C. 运输证明超过有效期
    D. 运输证明跨年度

19. 根据《麻醉药品和精神药品管理条例》，下列叙述正确的有
    A. 邮寄麻醉药品，寄件人应当提交本企业上级管理部门出具的邮寄证明
    B. 承运人在运输第一类精神药品过程中应携带设区的市级药品监督管理部门核发的运输证明副本
    C. 第二类精神药品经营企业应当在药品库房中设置专区储存第二类精神药品
    D. 医疗机构抢救病人急需麻醉药品而本医疗机构无法提供时可以从定点批发企业借用

20. 下列药品邮寄时需要办理邮寄证明且为第二类精神药品的有
    A. 巴比妥　　　　　　B. 苯巴比妥
    C. 硝西泮　　　　　　D. 奥沙西泮

21. 关于麻醉药品和精神药品邮寄管理的说法，正确的有
    A. 邮寄证明一证一次有效
    B. 寄件详情单加盖寄件单位运输专用章，收件人必须是单位
    C. 应在窗口投交
    D. 邮寄证明由省级邮政主管部门指定的符合安全保障条件的邮政营业机构收寄后保存1年备查

22. 根据《医疗用毒性药品管理办法》，收购、经营、加工、使用毒性药品的单位必须做到
    A. 建立健全保管、验收、领发、核对制度
    B. 专账记录
    C. 专库或专柜加锁
    D. 专人保管

23. 供应单位销售科研和教学单位所需医疗用毒性药品的前提包括
    A. 必须持本单位证明信
    B. 必须持县级以上药品监督管理部门证明信
    C. 经单位质量管理部门批准
    D. 经单位所在地县级以上药品监督管理部门批准

24. 根据《易制毒化学品管理条例》，下列叙述正确的有
    A. 第一类易制毒化学品是可以用于制毒的辅助原料
    B. 第一类易制毒化学品是可以用于制毒的主要原料
    C. 第二类易制毒化学品是可以用于制毒的化学配剂
    D. 第三类易制毒化学品是可以用于制毒的化学配剂

25. 下列药品属于药品类易制毒化学品的有
    A. 麦角新碱　　　　　B. 罂粟浓缩物
    C. 麻黄浸膏　　　　　D. 麦角酸

26. 国家对药品类易制毒化学品实行
    A. 备案管理制度　　　B. 定点生产制度
    C. 定点经营制度　　　D. 购买许可制度

27. 易制毒化学品第一类中的药品类易制毒化学品单方制剂经营应该
    A. 由毒性药品定点经营企业经销
    B. 由麻醉药品定点经营企业经销
    C. 由精神药品定点经营企业经销

D. 不得零售

28. 下列含特殊药品复方制剂药品零售企业必须凭处方销售的有

　　A. 含可待因复方口服溶液

　　B. 复方甘草片

　　C. 复方地芬诺酯片

　　D. 单位剂量麻黄碱类药物含量为 30mg 的含麻黄碱类复方制剂

29. 关于含麻黄碱类复方制剂管理的说法，正确的有

　　A. 药品零售企业销售含麻黄碱类复方制剂，除处方药按处方制剂销售外，一次销售不得超过 5 个最小包装

　　B. 药品零售企业不得开架销售含麻黄碱类复方制剂，应设专柜由专人管理

　　C. 从事含麻黄碱类复方制剂批发业务的药品经营企业，应具有蛋白同化制剂、肽类激素的经营资质

　　D. 药品零售企业销售含麻黄碱类复方制剂，应查验购买者的身份证件并进行登记

30. 根据《关于加强含麻黄碱类复方制剂管理有关事宜的通知》（国食药监办〔2012〕260 号），药品零售企业销售含麻黄碱类复方制剂时应

　　A. 设置专柜　　　　　B. 开架销售

　　C. 专册登记　　　　　D. 专人管理

31. 目前兴奋剂种类已经达到七大类，主要包括

　　A. 刺激剂、麻醉止痛剂

　　B. 蛋白同化制剂、肽类激素

　　C. 利尿剂、β 受体阻滞剂

　　D. 血液兴奋剂

32. 属于兴奋剂中的麻醉止痛剂的有

　　A. 杜冷丁及其盐类和衍生物

　　B. 美沙酮及其盐类和衍生物

　　C. 海洛因及其盐类和衍生物

　　D. 喷他佐辛及其盐类和衍生物

33. 属于兴奋剂中的肽类激素的有

　　A. 人生长激素（HGH）类似物

　　B. 促红细胞生成素（EPO）类似物

　　C. 促性腺激素

　　D. 促皮质素类

34. 关于蛋白同化制剂、肽类激素的销售与使用的说法，正确的有

　　A. 医疗机构蛋白同化制剂、肽类激素处方至少保存 2 年备查

　　B. 蛋白同化制剂应储存在专库或专柜中，应有专人负责管理

　　C. 经营蛋白同化制剂、肽类激素时，应严格审核供货单位和购货单位的合法资质证明材料，建立客户档案

　　D. 药品零售企业已购入的新列入兴奋剂目录的蛋白同化制剂和肽类激素可以继续销售，但应当严格按照处方药管理

35. 持有人可提出疫苗委托生产申请，且委托生产的必须是疫苗生产的全部工序的情况包括

　　A. 国务院工业和信息化管理部门提出储备需要，且认为持有人现有生产能力无法满足需求的

　　B. 国务院卫生健康管理部门提出疾病预防、控制急需，且认为持有人现有生产能力无法满足需求的

　　C. 生产多联多价疫苗的

　　D. 疫苗上市许可持有人认为市场需要，且认为持有人现有生产能力无法满足需求的

36. 关于疫苗生产、采购和配送中向药品监督管理部门报告的说法，正确的有

　　A. 疾病预防控制机构委托配送企业配送疫苗，应当向同级药品监督管理部门和卫生健康主管部门报告

　　B. 进口疫苗在流通管理过程中，发现可能影响疫苗产品质量的重大偏差或重大质量问题，由境外疫苗持有人指定的境内代理人向境内代理人所在地省级药品监督管理部门报告

　　C. 持有人应当在每年 4 月底前通过"国家药品智慧监管平台的药品业务管理系统"上传上年度的质量年度报告

　　D. 持有人在生产、流通管理过程中，发现可能会影响疫苗产品质量的重大偏差或重大质量问题，应当立即向所在地省级药品监督管理部门报告

37. 下列药品属于第二类精神药品的有

　　A. 泰吉利定

　　B. 地达西尼

　　C. 依托咪酯（在中国境内批准上市的含依托咪酯的药品制剂除外）

　　D. 莫达非尼

第八章　药品信息、广告、价格管理及消费者权益保护

一、最佳选择题

1. 为保障公众的知情权、参与权、表达权和监督权，国家药品监督管理部门开通药品信息查询平台。下列不属于药品信息查询平台公开范围的是
   A. 行政审批信息
   B. 统计信息
   C. 监督抽检信息
   D. 立案信息

2. 关于药品包装、标签、说明书的说法，正确的是
   A. 药品标签中的有效期应当标注到日，按照年、月、日的顺序标注
   B. 药品内标签是指药品外包装以内的包装标签，至少应当标注药品通用名称、规格、产品批号、有效期等内容
   C. 仅处方药说明书中要求有【孕妇及哺乳期妇女用药】【儿童用药】【老年用药】【临床试验】【药理毒理】项目
   D. 药品的最小销售单元包装属于内包装，必须按照规定印有或者贴有标签并附有说明书

3. 关于药品广告管理的说法，错误的是
   A. 药品广告是药品生产经营者通过一定媒介和形式直接或者间接推销药品信息
   B. 药品广告是药品的信息载体，它的内容对指导合理用药起着至关重要的作用
   C. 药品广告应当经广告主所在地省级药品监督管理部门批准
   D. 药品广告的内容应当真实、合法，以国务院药品监督管理部门核准的药品说明书为准

4. 药品广告内容可以出现
   A. 含有表示功效、安全性的断言或者保证
   B. 国家机关、科研单位、学术机构、行业协会等的名义或者形象作推荐、证明
   C. 专家、学者、医师、药师、患者等的名义或者形象作推荐、证明
   D. 药品通用名、商品名以及适应症

5. 关于非药品与药品管理的说法，错误的是
   A. 药品零售药店非药品要专区销售
   B. 药品零售配送中，药品需独立包装，不得与除医疗器械、保健食品外的其他产品合并包装
   C. 冷冻产品、高温熟食快餐等与药品储存要求有明显温度差异的商品同药品混箱、混车零售配送的，应当采取隔温封装等有效措施，且必须按照药品 GSP 有关要求予以验证
   D. 非药品广告涉及药品的宣传需要经过批准

6. 关于互联网药品广告管理的说法，错误的是
   A. 互联网药品广告活动的主要媒介是网站、网页、互联网应用程序等，发布形式包括文字、图片、音频、视频或者其他形式
   B. 互联网药品广告应当在发布前由广告审查机关对广告内容进行审查；未经审查，不得发布
   C. 已经审查通过的互联网药品广告内容需要改动的，应当进行互联网药品广告变更申请
   D. 禁止利用互联网发布处方药广告，法律、行政法规另有规定的，依照其规定

7. 互联网广告应当具有可识别性，能够使消费者辨明其为广告。互联网药品广告发布者应当显著标明"广告"的情形不包括
   A. 通过各种搜索引擎竞价排名的药品推销信息
   B. 通过抖音平台进行消费测评等形式直播带货推销药品，并附加购物链接等购买方式的
   C. 在针对未成年人的网站、网页、互联网应用程序、公众号等互联网媒介上发布药品广告
   D. 通过电视台进行知识介绍、体验分享等形式录播推销药品，并附加购物链接等购买方式

8. 违反特定商业领域普遍遵循和认可的行为规范，在《反不正当竞争法》中属于
   A. 商业贿赂行为
   B. 违反商业道德行为
   C. 侵犯商业秘密行为
   D. 诋毁商誉行为

9. 认定具有一定的市场知名度并具有区别商品来源的显著特征的标识是否属于"有一定影响的"标识，应当综合考虑中国境内相关公众的知悉程度，商品销售的时间、区域、数额和对象，宣传的持续时间、程度和地域范围，标识受保护的情况等因素。下列关于混淆行为认定的说法，错误的是

A. 市场主体登记管理部门依法登记的企业名称，以及在中国境内进行商业使用的境外企业名称，可以认定为"企业名称"，包括有一定影响的个体工商户、农民专业合作社（联合社）以及法律、行政法规规定的其他市场主体的名称（包括简称、字号等）

B. 由经营者营业场所的装饰、营业用具的式样、营业人员的服饰等构成的具有独特风格的整体营业形象，也可以认定为"装潢"

C. 在中国境内将有一定影响的标识用于商品、商品包装或者容器以及商品交易文书上，或者广告宣传、展览以及其他商业活动中，用于识别商品来源的行为，可以认定为"使用"

D. 在相同商品上使用相同或者视觉上基本无差别的商品名称、包装、装潢等标识，不应视为足以造成与他人有一定影响的标识相混淆

10. 经营者传播他人编造的虚假信息或者误导性信息，损害竞争对手的商业信誉、商品声誉的，属于

A. 商业贿赂行为

B. 违反商业道德行为

C. 侵犯商业秘密行为

D. 诋毁商誉行为

11. 根据《药品管理法》，药品安全信用档案有不良信用记录的，可以采取的监督管理措施是

A. 增加监督检查频次，并可以按照国家规定实施联合惩戒

B. 减少监督检查频次，并可以按照国家规定实施联合惩戒

C. 增加监督检查频次，并可以按照国家规定实施单一部门惩戒

D. 减少监督检查频次，并可以按照国家规定实施单一部门惩戒

12. 负责建立药品品种档案的机构是

A. 国家药品监督管理局信息中心

B. 国家药品监督管理局药品审评中心

C. 国家药品监督管理局药品评价中心

D. 国家药品监督管理局食品药品审核查验中心

13. 《药品管理法》规定，国家实行药品安全信息统一公布制度。下列只能由国务院药品监督管理部门统一公布的药品安全信息是

A. 国家药品安全总体情况

B. 药品安全风险警示信息

C. 重大药品安全事件信息

D. 重大药品安全事件调查处理信息

14. 根据《药品管理法》，关于国家实行药品安全信息统一公布制度的说法，错误的是

A. 各级药品监督管理部门均可公布药品安全信息，但是各辖区信息要统一公布

B. 公布药品安全信息，应当及时、准确、全面，并进行必要的说明，避免误导

C. 任何单位和个人不得编造、散布虚假药品安全信息

D. 违反规定，编造、散布虚假药品安全信息，构成违反治安管理行为的，由公安机关依法给予治安管理处罚

15. 关于药品投诉举报的说法，错误的是

A. 消费者为健康生活需要购买、使用药品或者接受药学服务，与零售药店发生消费者权益争议，可以向市场监督管理部门投诉解决该争议

B. 自然人、法人或者其他组织可以向市场监督管理部门举报药品批发企业涉嫌违反市场监督管理法律、法规、规章的行为线索

C. 鼓励消费者通过在线消费纠纷解决机制、消费维权服务站、消费维权绿色通道、第三方争议解决机制等方式与药品经营者协商解决消费者权益争议

D. 投诉举报者可以通过电话（12331）、网络、信件和走访等四种途径进行药品投诉举报

16. 下列药品投诉举报，应该予以受理的是

A. 投诉事项属于市场监督管理部门职责或者药品监督管理部门具有处理权限的

B. 法院、仲裁机构、市场监督管理部门或者其他行政机关、消费者协会或者依法成立的其他调解组织已经受理或者处理过同一消费者权益争议的

C. 除法律另有规定外，投诉人知道或者应当知道自己的权益受到被投诉人侵害之日起超过三年的

D. 投诉人未提供投诉人的姓名、电话号码、通讯地址，被投诉人的名称（姓名）、地址，以及

具体的投诉请求以及消费者权益争议事实的

17. 根据《关于深化审评审批制度改革鼓励药品医疗器械创新的意见》（厅字〔2017〕42号），我国要建立药品品种档案的机构不包括
    A. 药品监督管理部门
    B. 药品上市许可持有人
    C. 药品生产企业
    D. 药品经营企业

18. 药品品种档案是关于每个药品审评、审批、上市后监管等全生命周期的完整信息档案，主要内容不包括
    A. 受理、审评记录、变更申请和审批
    B. 药品处方、生产工艺、质量标准、标签和说明书
    C. 药品不良反应、召回记录
    D. GMP认证记录

19. 关于药品包装的说法，错误的是
    A. 安瓿、注射剂瓶、铝箔等直接与药品接触的包装是内包装，也称之为药包材
    B. 内包装以外的包装，按由里向外分为中包装和大包装的是外包装
    C. 最小销售包装（盒、瓶等）属于内包装，必须按照规定印有或贴有标签并附有说明书
    D. 外包装应根据药品的特性选用不易破损的包装，以保证药品在运输、贮藏、使用过程中的质量

20. 根据《药品管理法》，关于药品包装管理要求的说法，错误的是
    A. 药品包装应当适合药品质量的要求，方便储存、运输和医疗使用
    B. 药品内包装（直接接触药品的包装材料）应当符合药用要求，符合保障人体健康、安全的标准
    C. 对不合格的直接接触药品的包装材料，由药品监督管理部门责令停止使用
    D. 制定注册药包材产品目录，并对目录中的产品实行独立程序的注册管理

21. 根据《药品管理法》，关于药品说明书和标签管理要求的说法，错误的是
    A. 药品包装应当按照规定印有或者贴有标签并附有说明书
    B. 麻醉药品、精神药品、医疗用毒性药品、放射

性药品、外用药品和非处方药的标签、说明书，应当印有规定的标志
    C. 标签、说明书中的文字应当清晰，生产日期、有效期等事项应当显著标注，容易辨识
    D. 禁忌、不良反应和注意事项药品说明书必须注明，药品标签不必注明

22. 根据《药品说明书和标签管理规定》，在药品说明书中应列出全部辅料名称的是
    A. 处方药
    B. 注射剂
    C. 获得中药一级保护的中药品种
    D. 麻醉药品和第一类精神药品

23. 根据《药品说明书和标签管理规定》，关于药品说明书内容的说法，错误的是
    A. 药品处方中含有可能引起严重不良反应的成分或者辅料的，应当予以说明
    B. 注射剂的说明书应当列出所用的全部辅料名称
    C. 口服缓释制剂的说明书应当列出所用的全部辅料名称
    D. 非处方药的说明书应当列出所用的全部辅料名称

24. 关于药品说明书修改规定的说法，错误的是
    A. 药品生产企业应当主动跟踪药品上市后在安全性和有效性方面出现的问题，需要对药品说明书进行修改的，应当及时提出修改申请
    B. 根据药品不良反应监测、药品再评价结果等信息，国家药品监督管理部门也可以要求药品生产企业修改药品说明书
    C. 药品说明书获准修改后，药品生产企业应当将修改的内容立即通知相关药品经营企业、使用单位及其他部门，并按要求及时使用修改后的说明书和标签
    D. 药品生产企业未将药品不良反应在说明书中充分说明的，由此引起的不良后果由销售或使用药品的药品经营企业或医疗机构承担

25. 执业药师贾某负责指导患者合理用药，他关于药品说明书的理解错误的是
    A. 如果是处方药，患者不可凭处方药说明书擅自乱用药，必须在医务人员指导下使用
    B.【适应症或功能主治】是药品生产企业在充分的GLP、GCP实验基础上确定的，并经国家药品监督管理部门审核后才允许刊印

C.【用法用量】中标明的剂量一般为成年人常用剂量，小儿或老年人使用须按规定折算

D.【注意事项或禁忌】安全剂量范围大的药品必须标注

26. 根据《药品经营质量管理规范》，药品批发企业在储存环节应该将外用药品与其他药品分开存放，识别的关键就是外用药品标识，需要标注这个标识的情况不包括
    A. 凡国家药品标准中【用法】项下规定只可外用，不可口服、注射、滴入或吸入，仅用于体表或某些特定黏膜部位的半固体中药、天然药物
    B. 凡国家药品标准中【用法】项下规定只可外用，不可口服、注射、滴入或吸入，仅用于体表或某些特定黏膜部位的液体中药、天然药物
    C. 凡国家药品标准中【用法】项下规定只可外用，不可口服、注射、滴入或吸入，仅用于体表或某些特定黏膜部位的固体中药、天然药物
    D. 对于既可内服，又可外用的中药、天然药物

27. 化学药品处方药说明书【药品名称】项中内容及排列顺序的要求是
    A. 只需注明通用名称、汉语拼音
    B. 必须注明商品名称、但无需加注汉语拼音
    C. 应按通用名称、拉丁名称、商品名称、汉语拼音顺序列明
    D. 应按通用名称、商品名称、英文名称、汉语拼音顺序列明

28. 中药处方药说明书中所列的【成分】系指处方中所含的
    A. 主要药味、有效部位或有效成分
    B. 所有药味、有效部位或有效成分
    C. 主要药味、全部辅料名称
    D. 所有药味、可能引起严重不良反应的辅料名称

29. "解热镇痛类"属于化学药品非处方药说明书的
    A.【适应症】　　　　B.【作用类别】
    C.【用法用量】　　　D.【药理毒理】

30. 化学药品处方药说明书【用法用量】项中的内容不包括
    A. 用药剂量　　　　B. 中毒剂量
    C. 计量方法　　　　D. 疗程期限

31. 需要在药品说明书【不良反应】项标注"不良反应"定义的是

A. 化学药品处方药说明书
B. 治疗用生物制品处方药说明书
C. 中成药非处方药说明书
D. 预防用生物制品处方药说明书

32. 化学药品、生物制品、中药处方药说明书中的【禁忌】标注的内容主要是
    A. 该药品不能应用的各种情况（禁止应用该药品的人群、疾病等情况）
    B. 使用时必须注意的问题
    C. 接种后可能出现的偶然或者一过性反应的描述
    D. 对药品严重不良反应及其潜在的安全性问题的警告

33. 一般不在化学药品处方药说明书【注意事项】项中说明的是
    A. 需要慎重的情况
    B. 影响药物疗效的因素
    C. 禁止应用该药品的疾病情况
    D. 用药过程中需观察的情况

34. 根据《药品说明书和标签管理规定》，关于药品标签管理的说法，错误的是
    A. 药品内标签是直接接触药品包装的标签
    B. 原料药标签应当注明药品名称、贮藏、生产日期、产品批号、有效期、执行标准、批准文号、生产企业，同时还需注明包装数量以及运输注意事项等必要内容
    C. 对贮藏有特殊要求的药品，应当在标签的醒目位置注明
    D. 用于运输、储存包装的标签可只注明药品通用名称、批准文号、生产企业

35. 根据《药品说明书和标签管理规定》，药品内标签至少应当标注药品通用名称、规格、产品批号、有效期等内容的情形是
    A. 包装尺寸过小，无法全部标明标签要求的内容的
    B. 技术设备等原因无法全部注明标签要求的内容的
    C. 药品生产企业认为没有必要全部标明标签要求的内容的
    D. 国家药品监督管理部门核准无需标明全部标签要求的内容的

36. 根据《药品说明书和标签管理规定》，关于同品种药品标签规定的说法，错误的是

A. 同一药品生产企业生产的同一药品，药品规格和包装规格均相同的，其标签的内容、格式及颜色必须一致

B. 同一药品生产企业生产的同一药品，药品规格或者包装规格不同的，其标签应当明显区别或者规格项明显标注

C. 同一药品生产企业生产的同一药品，分别按处方药与非处方药管理的，两者的包装颜色应当明显区别

D. 同一药品生产企业生产的同一药品，商品名或商标不同的，两者的包装颜色应当明显区别

37. 根据《药品说明书和标签管理规定》，关于药品标签上药品有效期的规定的说法，错误的是

A. 预防用生物制品有效期的标注按照国家药品监督管理部门批准的注册标准执行

B. 治疗用生物制品有效期的标注应自分装日期计算

C. 除生物制品以外的其他药品有效期的标注以生产日期计算

D. 最小销售单元包装标签需要按"年、月、日的顺序标注，年份用四位数字表示，月、日各用两位数表示"的要求标注有效期，其他包装标签标注为"有效期××个月"

38. 关于药品说明书和标签印制、文字表述的说法，错误的是

A. 药品标签应以国家药品标准为准，内容不得超出国家药品标准范围

B. 药品生产企业应当按照国家药品监督管理部门规定的格式和要求，根据核准的内容印制说明书和标签，不得擅自增加或删改原批准内容

C. 药品标签不得印有暗示疗效、误导使用和不适当宣传药品的文字和标识

D. 药品说明书和标签文字表述要以汉字为准

39. 下列文字图案在药品标签中可以出现的是

A. 企业形象标识、企业防伪标识

B. 进口原料、专利药品

C. ××省专销、××总代理

D. 印刷企业、印刷批次

40. 关于药品说明书和标签科学表述的说法，错误的是

A. 药品说明书和标签的文字表述应当科学、规范、准确

B. 药品说明书应跟踪药品上市前的安全性和有效性情况

C. 药品说明书根据跟踪情况，应及时提出修改药品说明书的申请

D. 非处方药说明书应使用容易理解的文字表述，以便患者自行判断、选择和使用药品

41. 药品说明书和标签中的文字应当清晰易辨，专有标识应当清楚醒目。下列药品说明书和标签专有标识存在的现象，符合规定的是

A. 某麻醉药品包装上的标签的专有标识印字脱落

B. 某非处方药药盒上的OTC专有标识是粘贴的

C. 某外用药品专有标识有涂改痕迹

D. 某第二类精神药品说明书首页的右上方印有精神药品的专有标识

42. 执业药师王某为患者提供用药咨询时，发现药品说明书的警示语，对于避免出现药品安全性问题很有用，王某关于警示语的理解错误的是

A. 药品禁忌、注意事项及剂量过量等需提示用药人群特别注意事项可列到警示语中

B. 如果是非处方药，则必须标注：请仔细阅读说明书并按说明使用或在药师指导下购买和使用

C. 如果是处方药，则必须标注：请仔细阅读说明书并在医师指导下使用

D. 药品说明书中含有兴奋剂目录所列禁用物质的，其说明书或标签应注明"运动员禁用"字样

43. 关于药品说明书和标签中药品通用名称使用的说法，错误的是

A. 所标注的药品名称必须符合国家药品监督管理部门公布的药品通用名称命名原则

B. 药品通用名称不得选用草书、篆书等不易识别的字体

C. 药品通用名称不得使用斜体、中空、阴影等形式对字体进行修饰

D. 药品通用名称字体颜色应该使用红色和绿色

44. 关于药品商品名管理规定的表述，正确的是

A. 未经国家药品监督管理局批准作为商品名使用的注册商标，不准印刷在包装标签上

B. 药品通用名称与商品名称用字的比例不得小于1∶3

C. 药品商品名称须经省级以上药品监督管理部门同意方可在药品包装、标签及说明书上标注

D. 药品商品名不得与通用名连写，应分行

45. 根据《药品管理法》和《药品说明书和标签管理规定》，药品说明书和标签的通用名称不得
    A. 作为药品商标使用
    B. 与药品商品名称分行书写
    C. 由企业使用
    D. 列入国家药品标准

46. 根据《药品管理法》和《药品说明书和标签管理规定》，关于药品注册商标的说法，正确的是
    A. 药品说明书和标签中可以印制注册商标，但禁止使用未经注册的商标
    B. 药品不能申请注册商标
    C. 药品说明书中的药品注册商标必须印制在通用名称同行的边角上
    D. 注册商标的单字面积不得大于通用名称所用字体的二分之一

47. 下列药品说明书和标签中，药品名称和标识符合规定的是
    A. 某药品的商品名字体以单字面积计等于通用名所用字体的二分之一
    B. 某外用乳膏标签上采用蓝底白色字体的"外"字标识
    C. 某药品的通用名字体采用深绿色，与背景形成强烈反差
    D. 某药品的注册商标字体以单字面积计等于通用名所用的字体的三分之一

48. 下列药品中，在药品标签和说明书中不需要印有特殊标识的是
    A. 麻醉药品和精神药品
    B. 外用药品和非处方药
    C. 含特殊药品复方制剂和兴奋剂
    D. 医疗用毒性药品和放射性药品

49. 关于外用药品专有标识的说法，错误的是
    A. 标签中的外用药品专有标识应彩色印制
    B. 说明书中的外用药品标识必须彩色印制
    C. 对于既可内服，又可外用的中成药，可不标注外用药品标识
    D. 对于既可内服，又可外用的天然药物，可不标注外用药品标识

50. 需要印有红色方框底色内标注白色"外"字的情况是

51. 红霉素软膏需要印有红色方框底色内标注白色"外"字的情况是
    A. 药盒右上方
    B. 医院处方右上方
    C. 说明书首页右上方
    D. 药品批准文件首页右上方

    A. 阿奇霉素注射剂的药盒右上方
    B. 红霉素软膏的药盒右上方
    C. 红霉素软膏的说明书首页右上方
    D. 阿奇霉素注射剂的说明书首页右上方

52. 药品广告是药品生产经营者通过一定媒介和形式直接或者间接推销药品的信息。药品属于事关人体健康和生命安全的特殊商品，广告应该遵循一定的内容准则。关于药品广告内容准则的说法，错误的是
    A. 药品广告应当真实、合法，不得含有虚假或者引人误解的内容
    B. 广告主应当对药品广告内容的真实性和合法性负责
    C. 药品广告的内容应当以国务院药品监督管理部门核准的国家药品标准为准
    D. 药品广告涉及药品名称、药品适应症或者功能主治、药理作用等内容的，不得超出说明书范围

53. 根据《药品、医疗器械、保健、特殊医学用途配方食品广告审查管理暂行办法》，处方药广告应当显著标明的内容不包括
    A. 禁忌
    B. 不良反应
    C. 本广告仅供医学药学专业人士阅读
    D. 请按药品说明书或者在药师指导下购买和使用

54. 根据《药品、医疗器械、保健、特殊医学用途配方食品广告审查管理暂行办法》，药品广告中应当显著标明的内容，其字体和颜色必须清晰可见、易于辨认，在视频广告中应当持续显示。这些内容是
    A. 药品广告批准文号
    B. 药品通用名
    C. 药品商品名
    D. 药品适应症或者功能主治

55. 根据《药品、医疗器械、保健、特殊医学用途配方食品广告审查管理暂行办法》，下列不可以作

为药品广告申请人的是

　　A. 药品上市许可持有人

　　B. 药品上市许可持有人授权同意的药品生产企业

　　C. 药品上市许可持有人授权同意的药品经营企业

　　D. 药品上市许可持有人授权同意的医疗机构

56. 根据《药品、医疗器械、保健、特殊医学用途配方食品广告审查管理暂行办法》，关于药品广告的申请和审批的说法，错误的是

　　A. 药品广告申请人可以委托代理人办理药品广告审查申请

　　B. 药品广告审查申请必须依法向生产企业或者进口代理人等广告主所在地省级药品监督管理部门提出

　　C. 申请药品广告审查，应当依法提交《广告审查表》、与发布内容一致的广告样件，以及合法有效的材料

　　D. 申请人可以到广告审查机关受理窗口提出申请，也可以通过信函、传真、电子邮件或者电子政务平台提交药品广告申请

57. 关于药品广告审查的说法，错误的是

　　A. 国产药品广告审查申请应当依法向作为广告主的生产企业所在地广告审查机关提出

　　B. 非处方药仅宣传药品名称（含药品通用名称和药品商品名称）的无需审查

　　C. 处方药在指定的医学药学专业刊物上仅宣传药品名称（含药品通用名称和药品商品名称）的，需经发布地药品广告审查机关进行审查

　　D. 申请进口药品广告批准文号应由作为广告主的进口代理人所在地的药品广告审查机关进行审查

58. 下列药品广告发布行为，符合规定的是

　　A. 某药厂生产的"气血双补丸"，通过广播健康咨询方式宣传"服用三个疗程，可以解决心脏病的一切问题"

　　B. 某药厂生产的非处方药"西瓜霜润喉片"经广告审查机关审查通过并向社会公开后，在全国范围内发布

　　C. 某药厂生产的"冠脉通片"，发布报纸媒介广告宣传"安全无毒副作用"

　　D. 某药厂生产的"小儿感冒颗粒"，在某电视台儿童频道发布药品广告，声称"家庭必备"

59. 药品广告必须符合真实性和合法性要求，不得在

药品广告中出现

　　A. 忠告语

　　B. 药品批准文号

　　C. 医疗机构名称、地址

　　D. 药品经营企业名称

60. 关于药品广告发布媒体限制的说法，错误的是

　　A. 处方药广告只能在国家卫生健康委员会和国家药品监督管理局共同指定的医学、药学专业刊物上发布

　　B. 不得利用处方药为各种活动冠名进行广告宣传

　　C. 不得使用与处方药名称相同的商标、企业字号在医学、药学专业刊物以外的媒介变相发布广告

　　D. 不得使用与处方药名称相同的商标为各种活动冠名进行广告宣传，但是使用与处方药名称相同的企业字号可以为各种活动冠名

61. 根据《药品、医疗器械、保健、特殊医学用途配方食品广告审查管理暂行办法》，下列药品可以做广告的是

　　A. 含麻黄碱类复方制剂

　　B. 医疗用毒性药品

　　C. 药品类易制毒化学品

　　D. 戒毒治疗的药品

62. 某甲类非处方药被批准的药品广告文号是"赣药广审（文）第251115－01082号"。那么，下列药品广告的发布行为合法的是

　　A. 2022年10月6日，将该药品广告发布在某电视台

　　B. 2027年12月3日，将该药品广告发布在国家指定的某药学杂志

　　C. 2021年12月3日，将该药品广告发布在江西省某报纸

　　D. 2023年5月6日，将该药品广告以视频形式发布在互联网上

63. 根据《药品、医疗器械、保健、特殊医学用途配方食品广告审查管理暂行办法》，关于药品广告批准文号管理要求的说法，错误的是

　　A. 广告审查机关应当通过本部门网站以及其他方便公众查询的方式向社会公开药品广告批准文号及其有效期

　　B. 广告主、广告经营者、广告发布者应当严格按照审查通过的内容发布药品广告，不得进行剪

辑、拼接、修改

C. 已经审查通过的广告内容需要改动的，应当进行广告变更申请

D. 经广告审查机关审查通过并向社会公开的药品广告，取得某省药品广告批准文号，可以依法在全国范围内发布

64. 关于药品广告批准文号有效期的说法，正确的是

A. 药品广告批准文号的有效期为 1~5 年

B. 药品广告批准文号的有效期为 1 年

C. 药品广告批准文号的有效期为 3 年

D. 药品广告批准文号的有效期为 5 年

65. 下列情形药品广告不应该注销的是

A. 药品注册证书被撤销的

B. 药品上市许可持有人营业执照被吊销

C. 药品生产企业《药品生产许可证》被吊销

D. 药品零售企业违规销售该药品的

66. 药品外标签应当注明药品通用名称、成分、性状、适应症或者功能主治、规格、用法用量、不良反应、禁忌、注意事项、贮藏、生产日期、产品批号、有效期、批准文号、生产企业等内容。适应症或者功能主治、用法用量、不良反应、禁忌、注意事项不能全部注明的，采取的管理方法是

A. 标出主要内容并注明"详见说明书"字样

B. 直接注明"详见说明书"字样

C. 标出主要内容并注明"详细信息请打咨询电话"字样

D. 直接注明"详细信息请打咨询电话"字样

67. 关于医药价格和招采信用评价制度的说法，错误的是

A. 信用评价制度的目的是促进医药企业按照"公平、合理和诚实信用、质价相符"的原则制定价格，促进医药产品价格合理回归，维护人民群众的切身利益

B. 医药企业参加或委托参加药品和医用耗材集中采购、平台挂网等，向省级集中采购机构提交书面承诺，承诺事项包括杜绝失信行为、承担失信责任、接受处置措施等

C. 根据失信行为的性质、情节、时效、影响等因素，省级集中采购机构将医药企业在本地招标采购市场的失信情况评定为一般、中等、严重、特别严重四个等级，每季度动态更新

D. 一旦失信，医药企业没有申诉机会，将强制企

业采取剔除价格中的虚高空间、退回或公益性捐赠不合理收益等切实措施来实现合理价格

68. 根据《互联网药品信息服务管理办法》及相关修正规定，关于互联网药品信息服务审批与监督管理职责的说法，错误的是

A. 国家对经营性互联网信息服务实行许可制度，对非经营性互联网信息服务实行备案制度

B. 国家药品监督管理局对全国提供互联网药品信息服务活动的网站实施监督管理

C. 省、自治区、直辖市药品监督管理部门对本行政区域内提供互联网药品信息服务活动的网站实施监督管理

D. 互联网药品信息服务由网站主办单位所在地省级药品监督管理部门进行备案管理

69. 提供互联网药品信息服务的申请应当以一个网站为基本单元。该网站《互联网药品信息服务资格证书》的申请条件不包括

A. 互联网药品信息服务的提供者应当为依法设立的企事业单位或者其他组织

B. 具有与开展互联网药品信息服务活动相适应的专业人员、设施及相关制度

C. 有 2 名以上熟悉药品、医疗器械管理法律、法规和药品、医疗器械专业知识，或者依法经资格认定的药学、医疗器械技术人员

D. 信息使用对象为个人消费者的，还应当建立在线药学服务制度，配备执业药师，指导合理用药

70. 关于《互联网药品信息服务资格证书》的申请与审批的说法，错误的是

A. 网站主办单位所在地省级药品监督管理部门核发《互联网药品信息服务资格证书》，同时报国家药品监督管理部门备案并发布公告

B. 《互联网药品信息服务资格证书》有效期为 5 年

C. 有效期届满，需要继续提供互联网药品信息服务的，持证单位应当在有效期届满前 6 个月内，向原发证机关申请变更《互联网药品信息服务资格证书》

D. 《互联网药品信息服务资格证书》可以根据互联网药品信息服务提供者的书面申请，由原发证机关收回，原发证机关应当报国家药品监督管理局备案并发布公告

71. 提供互联网药品信息服务的网站可以出现的信息是
    A. 《互联网药品信息服务资格证书》的证书编号
    B. 戒毒药品信息
    C. 医疗机构制剂信息
    D. 医疗用毒性药品信息

72. 关于互联网药品信息服务内容要求的说法，错误的是
    A. 提供互联网药品信息服务的网站可以出现经药品广告审查机关批准的药品广告信息
    B. 提供互联网药品信息服务的网站，应当在其网站主页显著位置标注《互联网药品信息服务资格证书》的证书编号
    C. 提供互联网药品信息服务网站所登载的药品信息必须科学、准确，必须符合国家的法律、法规和国家有关药品、医疗器械管理的相关规定
    D. 提供互联网药品信息服务的网站显著标明麻醉药品、精神药品、医疗用毒性药品、放射性药品、戒毒药品和医疗机构制剂的产品信息

73. 根据《关于印发推进药品价格改革意见的通知》（发改价格〔2015〕904 号）和《关于做好当前药品价格管理工作的意见》（医保发〔2019〕67号），目前我国药品价格管理模式是
    A. 国家计划统一定价
    B. 市场调节经营者自主定价
    C. 政府定价和市场调节价相结合
    D. 以市场为主导的药品价格形成机制

74. 根据《关于做好当前药品价格管理工作的意见》（医保发〔2019〕67 号），要求以现行药品价格政策为基础，坚持市场在资源配置中起决定性作用，更好发挥政府作用，围绕新时代医疗保障制度总体发展方向，持续健全以市场为主导的药品价格形成机制。关于实行药品市场调节价应当遵循的原则的说法，错误的是
    A. 药品经营者（含上市许可持有人、生产企业、经营企业等）制定价格应遵循公平、合法和诚实信用、质价相符的原则，使药品价格反映成本变化和市场供求，维护价格合理稳定
    B. 同种药品在剂型、规格和包装等方面存在差异的，按照治疗费用相当的原则，综合考虑临床效果、成本价值、技术水平等因素，保持合理的差价比价关系
    C. 按照"保障药品供应优先、满足临床需要优先"的原则，采取鼓励短缺药品供应、防范短缺药品恶意涨价和非短缺药品"搭车涨价"的价格招采政策，依职责参与做好短缺药品保供稳价工作
    D. 对国家发展改革委已按麻醉药品和第一类精神药品制定公布政府指导价的，国家发展改革委将该价格作为现在的最高出厂（口岸）价格和最高零售价格

75. 2019 年新修订的《药品管理法》针对药品经营者遵守药品价格管理的规定不包括
    A. 合理定价明码标价
    B. 如实报告销售和价格情况
    C. 购销中禁止不正当获益
    D. 保供稳价的主体责任

76. 根据《药品管理法》，关于药品经营者遵守药品价格管理的规定的说法，错误的是
    A. 药品经营者应当遵守国务院药品价格主管部门关于药品价格管理的规定，制定和标明药品零售价格，禁止暴利、价格垄断和价格欺诈等行为
    B. 药品上市许可持有人、药品生产企业、药品经营企业和医疗机构应当依法向药品价格主管部门提供其药品的实际购销价格和购销数量等资料
    C. 医疗机构应当向患者提供所用药品的价格清单，按照规定如实公布其所有药品的价格，加强合理用药管理
    D. 医疗机构及时地发布药物相关信息，将不同类型的药品价格进行归类公示

77. 根据《反不正当竞争法》，关于经营者不正当竞争行为的说法，错误的是
    A. 从事商品生产、经营或者提供服务的自然人、法人和非法人组织都有可能是不正当竞争行为的经营者
    B. 经营者在生产经营活动中，应当遵循自愿、平等、公平、诚信的原则，遵守法律和商业道德
    C. 经营者在生产经营活动中，违反反不正当竞争法规定，扰乱市场竞争秩序，损害其他经营者或者消费者的合法权益的行为是不正当竞争行为
    D. 在处理消费者与经营者的关系上，经营者应当遵守反不正当竞争法的规定

78. 根据《反不正当竞争法》关于不正当竞争行为的界定，不属于混淆行为的是
    A. 擅自使用他人有一定影响的企业名称简称的
    B. 擅自使用与他人有一定影响的商品名称的
    C. 擅自使用他人有一定影响的网站名称的
    D. 经营者对其商品曾获荣誉等作虚假或者引人误解的商业宣传的

79. 根据《反不正当竞争法》，不属于不正当竞争行为的是
    A. 擅自使用他人有一定影响的域名主体部分、网站名称、网页
    B. 抽奖式的有奖销售，最高奖的金额超过五万的
    C. 经营者在交易活动中，给对方明示支付折扣并如实入账
    D. 利用职权或者影响力影响交易的单位或个人

80. 下列经营者行为属于商业贿赂行为的是
    A. 经营者在交易活动中，以明示方式向交易相对方支付折扣，双方均如实入账
    B. 经营者在交易活动中，以明示方式向中间人支付佣金，双方均如实入账
    C. 经营者的工作人员进行贿赂，但是，经营者有证据证明该工作人员的行为与为经营者谋取交易机会或者竞争优势无关
    D. 经营者采用财物或者其他手段贿赂受交易相对方委托办理相关事务的单位或者个人

81. 所谓商业秘密，是指不为公众所知悉、具有商业价值并经权利人采取相应保密措施的技术信息、经营信息等商业信息。下列不属于侵犯商业秘密行为的是
    A. 某经营者以盗窃、贿赂、欺诈、胁迫、电子侵入或者其他不正当手段获取权利人的商业秘密
    B. 某自然人违反保密义务或者违反权利人有关保守商业秘密的要求，披露、使用或者允许他人使用其所掌握的商业秘密
    C. 某事业单位教唆、引诱、帮助员工违反保密义务或者违反权利人有关保守商业秘密的要求，获取、披露、使用或者允许他人使用权利人的商业秘密
    D. 第三人在不知情的情况下，披露了权利人的员工告诉他的商业秘密

82. 根据《反不正当竞争法》，互联网不正当竞争行为是经营者利用技术手段，通过影响用户选择或

者其他方式，实施妨碍、破坏其他经营者合法提供的网络产品或者服务正常运行的行为。下列不属于互联网不正当竞争行为的是
    A. 擅自使用他人有一定影响的域名主体部分、网站名称、网页
    B. 未经其他经营者同意，在其合法提供的网络产品或者服务中，插入链接、强制进行目标跳转
    C. 误导、欺骗、强迫用户修改、关闭、卸载其他经营者合法提供的网络产品或者服务
    D. 恶意对其他经营者合法提供的网络产品或者服务实施不兼容

83. 根据《消费者权益保护法》，消费者有权要求经营者提供检验合格证明，这在消费者权利中属于
    A. 公平交易权　　　　B. 监督批评权
    C. 真情知悉权　　　　D. 受尊重权

84. 根据《消费者权益保护法》，关于消费者权益的说法，错误的是
    A. 消费者有权自主选择提供商品或者服务的经营者，自主选择商品品种或者服务方式，自主决定购买或不购买任何一种商品、接受或者不接受任何一项服务
    B. 经营者与消费者进行交易，应当遵循自愿、平等、公平、诚实信用的原则
    C. 消费者协会通过12315电话受理消费者的投诉，并对投诉事项进行调查、调解
    D. 消费者有权检举、控告侵害消费者权益的行为和国家机关及其工作人员在保护消费者权益工作中的违法失职行为，有权对保护消费者权益工作提出批评、建议

85. 关于经营者履行"三包"或其他责任义务的说法，错误的是
    A. 经营者提供的商品不符合质量要求的，消费者可以依照国家规定退货
    B. 经营者提供的商品不符合质量要求的，经营者应当承担退货运输等必要费用
    C. 消费者采用邮购方式购买的商品，若不满意退货，商品的运费由消费者承担
    D. 经营者采用邮购方式销售商品，消费者有权自收到商品十日内无理由退货

86. 药品生产企业应提供包含药品不良反应、用法用量等信息的药品说明书，这一要求体现了药品生产企业应当承担的保护消费者权益的义务（经营

者义务）是

A. 接受监督的义务

B. 依法收集消费者个人信息的义务

C. 履行"三包"的义务

D. 保证安全的义务

87. 根据《消费者权益保护法》，关于经营者应履行的义务的说法，错误的是

A. 经营者不得设定不公平、不合理的交易条件，不得强制交易

B. 采取召回措施的，经营者应当承担消费者因商品被召回支出的必要费用

C. 经营者采取网络购物形式，消费者依照规定退货的，经营者应承担运输等必要费用

D. 经营者不得利用格式条款并借助技术手段强制交易

88. 某药品说明书有下列信息：处方来源于汉·张仲景《金匮要略》，已列入《古代经典名方目录（第×批）》。汉·张仲景《金匮要略》原文："①心下有痰饮，胸胁支满，目眩，苓桂术甘汤主之。②夫短气有微饮，当从小便去之，苓桂术甘汤主之。"该药品属于

A. 按独家品种管理的中成药

B. 按古代经典名方目录管理的中药复方制剂

C. 未按古代经典名方目录管理的古代经典名方中药复方制剂

D. 未按独家品种管理的中成药

89. 关于古代经典名方中药复方制剂说明书的说法，错误的是

A. 古代经典名方中药复方制剂的说明书标题下方应当注明"本品仅作为处方药供中医临床使用"

B. 基于古代经典名方加减化裁的中药复方制剂，应当列出古代经典名方出处（包括古籍名称、朝代、作者）和处方来源的原文信息

C. 按古代经典名方目录管理的中药复方制剂应当以国家发布的《古代经典名方关键信息考证原则》和《古代经典名方关键信息表》中的用法用量为依据

D. 基于古代经典名方加减化裁的中药复方制剂，应当列明在古代经典名方基础上增加和减去的药味等相关变化情况，并说明化裁依据

90. 关于已上市中药说明书警示语的说法，错误的是

A. 当发现已上市中药存在严重不良反应或潜在的重要安全性问题而需要警示用药时，应当在说明书标题下以加粗的黑体字注明相关警示语

B. 警示语用于强调的是特别重要的警告信息，除按照药品监督管理部门相关规定修订外，应综合分析药品风险后确定是否需要增加警示语

C. "运动员慎用"可以作为含兴奋剂药品的警示语

D. 中药不良反应应当在警示语中列出

91. 药品上市许可持有人应当对药品不良反应/事件报告、相关研究及文献资料进行分析评价，根据分析评价结果，及时采取有效风险控制措施，如修改标签、说明书等，减少和防止药品不良反应的发生。药品上市许可持有人修订中药说明书【不良反应】项的依据不包括

A. 药品不良反应监测数据

B. 文献资料或其他途径获知的不良反应信息

C. Ⅳ期临床试验收集的不良反应信息

D. 上市前临床研究收集的不良反应信息

92. 关于已上市中药说明书【禁忌】项的说法，错误的是

A. 该项的内容指慎重使用该药品的各种情形

B. 禁忌情形包括年龄、性别、生理状态、疾病状态、伴随治疗、中医证候或体质等

C. 该项的修订主要基于传统中医药理论对禁忌的认识、现有安全性数据、资料的分析结果

D. 在【禁忌】项中对可能产生严重伤害的情形进行限定

93. 关于已上市中药说明书【注意事项】项的说法，错误的是

A. 该项主要提示使用药品时需注意的问题

B. 该项内容主要包括因中医证候、患者体质或肝、肾功能异常等需慎用的情形，饮食的影响，需观察或监测的症状或实验室检查指标，以及出现不良反应等异常时的处理措施等

C. 该项的修订主要基于中医药理论认识、现有安全性数据、资料的分析结果

D. "服药期间不得驾驶机、车、船，从事高空作业、机械作业及操作精密仪器"不适宜出现在【注意事项】中

94. 根据抗病毒相关剂型的药品说明书修订要求，下列抗病毒相关剂型的非处方药说明书的内容书写

方法，错误的是

A. "监测数据显示，本品可见以下不良反应：恶心、呕吐、腹泻、腹痛、腹胀、腹部不适、皮疹、瘙痒、过敏反应等"列在【不良反应】项下

B. "对本品及所含成分过敏者禁用"列在【禁忌】项下

C. "久病体虚者如出现腹泻时慎用"列在【注意事项】项下

D. "高血压、心脏病、肝病、糖尿病、肾病等慢性病严重者应在医师指导下服用"列在【注意事项】项下

95. 关于医疗机构工作人员廉洁从业九项准则的说法，错误的是

A. 严禁安排患者到指定药店购买医药耗材等产品

B. 依法依规合理使用医疗保障基金，遵守医保协议管理，向医保患者告知提供的医药服务是否在医保规定的支付范围内

C. 除因需要在医联体内正常转诊外，严禁以谋取个人利益为目的，经由网上或线下途径介绍、引导患者到指定医疗机构就诊

D. 严禁接受药品、医疗设备、医疗器械、医用卫生材料等医疗产品生产、经营企业或者经销人员以任何名义、形式给予的回扣

96. 药品监督管理活动中形成的以一定形式制作保存的信息应主动公开。上市药品信息公开的内容不包括

A. 药品的产品注册

B. 药品生产经营许可

C. 药品信息抽检

D. 行政诉讼

97. 关于上市药品信息公开范围的说法，错误的是

A. 以公告发布药品日常监督检查和飞行检查等监督检查结果信息

B. 以药品质量公告形式发布药品监督抽样检验结果信息

C. 药品监督管理部门责令药品生产经营者召回相关药品的信息

D. 涉及公民依法受到保护的隐私信息在限定范围内公开

98. 药品行政处罚决定信息公开的范围不包括

A. 行政处罚案件名称、处罚决定书文号

B. 违反法律、法规和规章的主要事实

C. 行政处罚的种类和依据

D. 作出行政处罚决定的公安机关名称和日期

99. 公众可以登录国家药品监督管理局网站查询相关数据。在数据查询中，不能查询到的信息是

A. 执业药师注册信息

B. 中药保护品种

C. 中国上市药品目录集

D. 药品注册申请受理信息

100. 执业药师赵某想通过国家药品监督管理局网站查询所在药店 2021 年 5 月 3 日新购入的阿莫西林的最新信息。下列信息无法查到的是

A. 药盒上的上市许可持有人信息

B. 药盒上的药品生产企业信息

C. 阿莫西林药品的详细信息

D. 2021 年新批准的药品广告信息

101. 国家药品监督管理局网站面向社会公众提供的查询服务不包括

A. 开展互联网药品信息服务和互联网药品交易服务企业的信息

B. 开展向个人消费者提供药品业务的网上药店信息

C. 药品追溯数据信息

D. 执业药师注册人员信息

102. 根据党中央、国务院关于加快社会信用体系建设的要求，充分运用监管手段，发挥各级药品监督管理部门在药品市场信用体系建设中的推动、规范、监督、服务作用，引导并推动药品市场信用体系建设健康发展，国家对药品、医疗器械实行药品安全信用档案管理的机构不包括

A. 药品生产企业　　　B. 药品经营企业

C. 药品研制单位　　　D. 医疗机构

103. 某药品上市许可持有人是药品研发企业，在临床试验中弄虚作假，国家药品监督管理局将该违法事件记录到了该企业药品安全信用信息，并以行政处罚决定书形式，按照药品安全信用等级评定工作的工作分工，及时告知的部门是

A. 药品生产企业所在地省级药品监督管理部门

B. 药品研发企业所在地设区的市级药品监督管理部门

C. 药品研发企业所在地省级药品监督管理部门

D. 药品生产企业所在地设区的市级药品监督管

理部门

104. 根据《药品管理法》，药品监督管理部门建立药品安全信用档案的监督管理对象不包括
    A. 药物非临床安全性评价研究机构
    B. 药物临床试验机构
    C. 医疗机构
    D. 药品检验机构

105. 根据《药品管理法》，药品安全信用档案记录并向社会公布、及时更新的信息不包括
    A. 许可颁发
    B. 日常监督检查结果
    C. 违法行为查处
    D. 具体交易情况

106. 关于药品说明书（简化版）及药品说明书（大字版）编写要求的说法，错误的是
    A. 药品说明书（简化版）仅在药品监管部门核准的说明书完整版基础上进行删减，撰写内容及要求应与说明书完整版一致
    B. 药品说明书（简化版）鼓励选用四号及更大字体，标题、提示内容、警示语、项目名称等要醒目，可适当加大加粗
    C. 药品说明书（大字版）应与药品说明书（完整版）内容一致，结合具体内容及纸张大小，按照药品说明书（大字版）相应内容进行适当加大加粗
    D. 鼓励电子药品说明书（完整版）字体中文使用黑体或者宋体，英文及数字使用"Times New Roman"

107. 关于中药饮片包装和标签管理的说法，错误的是
    A. 中药饮片的包装应当按照规定印有或者贴有标签，并附有质量合格标志
    B. 中药饮片标签应当标注"中药饮片"字样，明示产品属性
    C. 使用符合《中药材生产质量管理规范》（GMP）要求的中药材生产的中药饮片，可以按有关规定在标签适当位置标示"药材符合GMP要求"
    D. 用于运输的中药饮片包装，至少应标注产品属性、品名、药材产地、调出单位、生产日期，也可以根据需要注明包装数量、运输注意事项或者其他标记等内容

二、配伍选择题

[1~3 题共用备选答案]
    A. 审评审批　　　　B. 审评
    C. 核准　　　　　　D. 备案
《药品管理法》第二十五条第二款规定，国务院药品监督管理部门在审批药品时
1. 对化学原料药一并
2. 对相关辅料、直接接触药品的包装材料和容器一并
3. 对药品的质量标准、生产工艺、标签和说明书一并

[4~6 题共用备选答案]
    A.【适应症】　　　　B.【药物相互作用】
    C.【禁忌】　　　　　D.【注意事项】
4. 某药品与其他药品合并用药的注意事项应列在
5. 需要慎用某药品（如肝、肾功能问题）的内容应列在
6. 某化学药品可以辅助治疗某种疾病的内容应列在

[7~8 题共用备选答案]
    A. 药品可以预防的疾病
    B. 服用药品对于临床检验的影响
    C. 服用药品后出现皮疹，停药后可恢复
    D. 禁止应用该药品的疾病情况
7. 应列在【不良反应】项下的内容是
8. 应列在【注意事项】项下的内容是

[9~10 题共用备选答案]
    A.【适应症】　　　　B.【注意事项】
    C.【不良反应】　　　D.【药理毒理】
9. "有皮疹、恶心、腹泻、头晕等文献报道及病例报告"应当列入说明书中的
10. "服用本品可能影响某些临床检验结果"应列入说明书中的

[11~12 题共用备选答案]
    A.【适应症】　　　　B.【注意事项】
    C.【不良反应】　　　D.【药理毒理】
11. 影响药物疗效的因素应当列入说明书中的
12. 用药过程中应定期检查血象的内容应列入说明书中的

[13~14 题共用备选答案]
    A.【药物过量】　　　B.【注意事项】
    C.【不良反应】　　　D.【用法用量】
13. 了解超剂量应用化学药品和治疗用生物制品可能

发生的毒性反应及处理方法，可查阅

14. 了解中成药用药疗程或者规定用药期限，可查阅

[15~16 题共用备选答案]

    A.【成分】   B.【用法用量】

    C.【不良反应】   D.【注意事项】

    根据《中药、天然药物处方药说明书内容书写要求》

15. 了解药品有效部位的内容，可查询

16. 了解注射剂是否需要进行过敏试验，可查询

[17~19 题共用备选答案]

    A.【注意事项】   B.【成分】

    C.【禁忌】   D.【不良反应】

17. 欲查询是否有药物滥用或者药物依赖性内容，可查询的说明书项目是

18. 欲查询注射剂的辅料组成，可查询的说明书项目是

19. 列出药品不能应用的人群的说明书项目是

[20~22 题共用备选答案]

    A.【用法用量】   B.【不良反应】

    C.【注意事项】   D.【警示语】

20. 欲查询接种预防性生物制品出现紧急情况的应急处理方法，在药品说明书中可查询

21. 欲查询某药品是否需要进行皮内敏感试验内容，在药品说明书中可查询

22. 在药品说明书中，有关内容应当在说明书标题下以醒目的黑体字注明的是

[23~25 题共用备选答案]

    A. 黑体字警示语

    B. "不推荐在该疾病流行季节使用"

    C. "在药师指导下购买和使用"

    D. "免费"

23. 注射用头孢曲松钠与含钙类溶液合并用药有可能导致致死性结局不良反应。注射用头孢曲松钠说明书中应注明

24. 减毒活疫苗说明书中应标注的字样是

25. 国家免疫规划疫苗最小外包装上需标注的字样是

[26~28 题共用备选答案]

    A.【适应症】   B.【药物相互作用】

    C.【注意事项】   D.【禁忌】

    根据非处方药说明书书写内容相关要求

26. 禁止应用于儿童的内容应列在

27. "请将本品放在儿童不能接触的地方"必须注明到

28. 保障用药人自我药疗安全用药的内容应列在

[29~30 题共用备选答案]

    A.【用法用量】   B.【药物相互作用】

    C.【禁忌】   D.【注意事项】

29. 应列出禁止应用该药品的人群或疾病情况的项目是

30. 应列出使用该药过程中必须注意的问题（比如运动员需要慎用的情况）需要查阅的项目是

[31~32 题共用备选答案]

    A.【用法用量】   B.【成分】

    C.【禁忌】   D.【注意事项】

31. 列出处方中含有可能严重不良反应的成分的是

32. 列出非处方药中所用的全部辅料名称的是

[33~35 题共用备选答案]

    A.【成分】   B.【规格】

    C.【用法用量】   D.【包装】

33. 某执业药师验收某化学药品时，查证该药品主药的化学名称，可查阅

34. 某执业药师指导合理使用某化学药品时，查证可能引起严重不良反应的辅料，可查阅

35. 某执业药师指导合理使用某化学药品时，查证每一单位制剂中含有主药（或效价）的重量或含量或装量，可查阅

[36~37 题共用备选答案]

    A.【药物相互作用】   B.【临床试验】

    C.【药理毒理】   D.【药代动力学】

36. 某执业药师在指导合理使用化学药品过程中，需要查询临床药理中药物对人体作用的信息，可查询

37. 某执业药师在指导合理使用化学药品过程中，需要查询药物是否通过乳汁分泌，可查询

[38~40 题共用备选答案]

    A. 有两种以上规格的应当分别列出

    B. 如规格或包装规格不同，应使用不同的说明书

    C. 每一说明书只能写一种规格

    D. 有两种以上包装规格的应当分别列出

38. 化学药品和治疗用生物制品处方药对【规格】项书写的要求是

39. 中药、天然药物处方药对【规格】项书写的要求是

40. 化学药品非处方药对【规格】项书写的要求是

[41～42题共用备选答案]
    A. 有效期   B. 规格
    C. 批号   D. 执行标准

41. 药品内标签的内容不包括
42. 原料药标签的内容不包括

[43～44题共用备选答案]
    A. 药品说明书   B. 药品内标签
    C. 药品外标签   D. 原料药包装标签
根据《药品说明书和标签管理规定》（局令第24号）

43. 应当列出全部活性成分或者组方中的全部中药药味的是
44. 应当注明药品名称、贮藏、生产日期、批号、有效期、执行标准、批准文号、生产企业等内容的是

[45～46题共用备选答案]
    A. 有效期至 2016/31/08
    B. 有效期至 2016 年 08 月
    C. 有效期至 2016 年 09 月
    D. 有效期至 2016.09.01

45. 某药品的生产批号为 140031，生产日期为 2014 年 9 月 1 日，有效期为 2 年，其有效期可以标注为
46. 某药品的生产批号为 140051，生产日期为 2014 年 9 月 20 日，有效期为 2 年，其有效期可以标注为

[47～49题共用备选答案]
    A. 有效期至 2013 年 10 月 30 日
    B. 有效期至 2013 年 11 月
    C. 有效期至 2013 年 10 月 31 日
    D. 有效期 24 个月
某片剂的有效期为 2 年，请根据以下情景选择合适的有效期标注形式。

47. 其生产日期为 2011 年 10 月 31 日的产品，有效期可标注为
48. 其生产日期为 2011 年 11 月 1 日的产品，有效期可标注为
49. 其生产日期为 2011 年 12 月，但包装很小无法正常标注有效期的，可标注为

[50～52题共用备选答案]
    A. 不得印制
    B. 可以印制
    C. 不得以突出显示某一名称来弱化药品通用名称
    D. 不得标注

50. "印刷企业""印刷批次"等与药品使用无关的，应该
51. "企业防伪标识""企业识别码"和"企业形象标志"等文字图案，应该
52. "原装正品""驰名商标""专利药品"以及"进口原药"等字样，应该

[53～55题共用备选答案]
    A. 二分之一   B. 三分之一
    C. 四分之一   D. 五分之一

53. 含文字的注册商标，其字体以单字面积计不得大于通用名称所用字体的
54. 药品商品名的字体以单字面积计不得大于通用名称所用字体的
55. 对于横版标签，药品通用名称必须显著标出的位置是上

[56～58题共用备选答案]
    A. 不得分行书写
    B. 不得同行书写
    C. 印刷在边角
    D. 印制在首页左上角

56. 药品标签使用注册商标的，应当
57. 药品通用名称除因包装尺寸的限制而无法同行书写的，应当
58. 药品说明书核准和修改日期应当

[59～61题共用备选答案]
    A. 黑色或白色   B. 红色
    C. 红色和白色   D. 宝石蓝色

59. 药品标签中外用药品专用标识的颜色是
60. 药品说明书和标签中的药品通用名称的颜色是
61. 国家免疫规划疫苗"免费"字样颜色为

[62～64题共用备选答案]
    A. 基本药物
    B. 非处方药
    C. 医疗机构配制的制剂
    D. 处方药

62. 在发布广告时应显示忠告语"请按药品说明书或在药师指导下购买和使用"的是
63. 在发布广告时应显示忠告语"本广告仅供医学药学专业人士阅读"的是
64. 不得发布广告的是

[65~67 题共用备选答案]

　　A. 显著标明

　　B. 不得出现

　　C. 不得超出说明书范围

　　D. 不得超出标签范围

65. 药品广告中的禁忌、不良反应、忠告语、药品广告批准文号，应该

66. 药品广告涉及药品名称、药品适应症或者功能主治、药理作用等内容的，应该

67. 含有"热销、抢购、试用""家庭必备、免费治疗、免费赠送"等诱导性内容，"评比、排序、推荐、指定、选用、获奖"等综合性评价内容，"无效退款、保险公司保险"等保证性内容，怂恿消费者任意、过量使用药品的内容，应该

[68~70 题共用备选答案]

　　A. 3 个工作日内

　　B. 5 个工作日内

　　C. 10 个工作日内

　　D. 15 个工作日内

68. 广告审查机关收到药品广告申请人提交的申请后，应当作出受理或者不予受理决定的时限为

69. 广告审查机关应当对药品广告申请人提交的材料进行审查，自受理之日起完成审查工作的时限为

70. 经审查批准的药品广告，广告审查机关应当通过本部门网站以及其他方便公众查询的方式，向社会公开的时限为

[71~73 题共用备选答案]

　　A. 作为广告主的生产企业所在地广告审查机关审查批准

　　B. 作为广告主的进口代理人所在地广告审查机关审查批准

　　C. 发布地广告审查机关备案

　　D. 国家市场监督管理总局批准

71. 国产处方药广告批准文号的核发程序是

72. 国产非处方药广告批准文号的核发程序是

73. 进口药品广告批准文号的核发程序是

[74~75 题共用备选答案]

　　A. 医疗机构制剂　　　　B. 非处方药

　　C. 处方药　　　　　　　D. 第二类精神药品

74. 可以取得广告批准文号，但只能在专业期刊进行广告宣传的药品是

75. 取得广告批准文号后可以在大众媒介进行广告宣传的药品是

[76~78 题共用备选答案]

　　A. 组织指导药品广告审查工作

　　B. 药品广告审查

　　C. 除以不当方式获得批准文件以外的违法药品广告处罚

　　D. 药品广告内容制作

76. 国家市场监督管理总局负责

77. 药品广告审查机关负责

78. 市场监督管理部门负责

[79~80 题共用备选答案]

　　A. 临床药理信息　　　　B. 戒毒药品信息

　　C. 基本药物目录　　　　D. 药品广告

　　根据《互联网药品信息服务管理办法》

79. 可以在提供互联网药品信息服务的网站上发布，但其内容应经药品监督管理部门审查批准的是

80. 不得在提供互联网药品信息服务的网站上发布的是

[81~83 题共用备选答案]

　　A. 政府定价　　　　　　B. 政府指导价

　　C. 市场调节价　　　　　D. 患者定价

　　根据《关于做好当前药品价格管理工作的意见》（医保发〔2019〕67 号）

81. 麻醉药品和第一类精神药品实行

82. 中成药、中药饮片实行

83. 医疗机构制剂实行

[84~86 题共用备选答案]

　　A. 混淆行为

　　B. 互联网不正当竞争行为

　　C. 虚假宣传和虚假交易行为

　　D. 商业贿赂行为

　　根据《中华人民共和国反不正当竞争法》

84. 第三方互联网药品交易平台上的丁药品电商，未经戊药品电商的同意，采用技术手段在戊的药品销售页面插入链接，强制跳转至丁的产品展示页面。丁的行为属于

85. 甲药品经营企业在自建网站时，未经同意使用全国知名的乙药品经营企业的网站域名主体部分和网页。甲的行为属于

86. 丙药品零售连锁企业在自建药品销售网站中，通过技术手段产生不真实的用户好评进行"炒信"。丙的行为属于

[87~88 题共用备选答案]

　　A. 混淆行为

　　B. 互联网不正当竞争行为

　　C. 虚假宣传和虚假交易行为

　　D. 商业贿赂行为

　　根据《中华人民共和国反不正当竞争法》

87. 经营者在生产经营活动中采取不实手段对自己的商品、服务做虚假表示、说明或者承诺，或者不当利用不同类别的商业标识制造市场混淆，使误认为是他人商品或者与他人存在特定联系。该经营者的行为属于

88. 经营者对其商品的性能、功能、质量、销售状况、用户评价、曾获荣誉等作虚假或者引人误解的商业宣传，欺骗、误导消费者。该经营者的行为属于

[89~90 题共用备选答案]

　　A. 混淆行为

　　B. 侵犯商业秘密行为

　　C. 虚假宣传和虚假交易行为

　　D. 商业贿赂行为

　　根据《中华人民共和国反不正当竞争法》

89. 某经营者以贿赂手段获取权利人的采取相应保密措施的技术信息、经营信息等商业信息。该经营者的行为属于

90. 经营者采用财物或者其他手段贿赂交易相对方的工作人员，以谋取交易机会或者竞争优势。该经营者的行为属于

[91~92 题共用备选答案]

　　A. 混淆行为

　　B. 侵犯商业秘密行为

　　C. 虚假宣传和虚假交易行为

　　D. 诋毁商誉行为

　　根据《中华人民共和国反不正当竞争法》

91. 某经营者擅自使用与他人有一定影响的药品商品名称。该经营者的行为属于

92. 经营者编造、传播虚假信息或者误导性信息，损害竞争对手的商业信誉、商品声誉。该经营者的行为属于

[93~95 题共用备选答案]

　　A. 自主选择权　　　B. 公平交易权

　　C. 真情知悉权　　　D. 安全保障权

93. 消费者有权要求经营者提供所销售商品的产地信息、检验合格证明等，这种消费者权利属于

94. 消费者有权要求经营者提供质量保障、价格合理、计量正确的商品，这种消费者权利属于

95. 消费者在自主选择商品或者服务时，有权进行比较、鉴别和挑选，这种消费者权利属于

[96~98 题共用备选答案]

　　A. 自主选择权　　　B. 受尊重权

　　C. 获得赔偿权　　　D. 安全保障权

96. 消费者有权要求经营者提供的商品和服务，符合保障人身、财产安全的要求，这种消费者权利属于

97. 消费者因购买、使用商品或者接受服务受到人身、财产损害的，享有依法获得赔偿的权利，这种消费者权利属于

98. 消费者在购买、使用商品和接受服务时，享有个人信息依法得到保护的权利，这种消费者权利属于

[99~101 题共用备选答案]

　　A. 自主选择权　　　B. 真情知悉权

　　C. 知识获取权　　　D. 监督批评权

99. 患者在医疗机构门诊就诊医师开具处方后，可以拿着处方自主决定在医疗机构药房或零售药店取药，这种消费者权利属于

100. 消费者到零售药店购买某拆零药品，零售药店未提供药品说明书，消费者要求提供药品说明书，这种消费者权利属于

101. 患者到零售药店购买某甲类处方药，患者要求执业药师解释该药品的使用方法以及出现问题后如何维护自己的权益，这种消费者权利属于

[102~104 题共用备选答案]

　　A. 保证安全的义务

　　B. 真实标记的义务

　　C. 提供信息的义务

　　D. 保证质量的义务

102. 经营者应当保证其提供的商品或者服务符合保障人身、财产安全的要求，这种经营者义务属于

103. 经营者提供商品或者服务应当明码标价，这种经营者义务属于

104. 租赁他人柜台或者场地的经营者，应当标明其真实名称和标记，这种经营者义务属于

[105~107 题共用备选答案]

　　A. 履行义务的义务

　　B. 为消费者提供相关服务信息的义务

C. 提供信息的义务

D. 保证质量的义务

105. 经营者向消费者提供有关商品或者服务的质量、性能、用途、有效期限等信息，应当真实、全面，不得作虚假或者引人误解的宣传，这种经营者义务属于

106. 经营者应当保证在正常使用商品或者接受服务的情况下其提供的商品或者服务应当具有的质量、性能、用途和有效期限，这种经营者义务属于

107. 采用网络、电视、电话、邮购等方式提供商品或者服务的经营者，应当向消费者提供经营地址、联系方式、商品或者服务的数量和质量、价款或者费用、履行期限和方式、安全注意事项和风险警示、售后服务、民事责任等信息，这种经营者义务属于

[108～110题共用备选答案]

　　A. 安全保障权　　　　B. 真情知悉权

　　C. 受尊重权　　　　　D. 公平交易权

根据《消费者权益保护法》，经营者的义务是消费者权利的重要保障

108. 经营者提供信息的义务、为消费者提供相关服务信息的义务、真实标记的义务、出具凭证的义务，保护的消费者权益是

109. 经营者不得侵犯消费者人身自由的权利的义务和依法收集、使用消费者个人信息的义务，保护的消费者权益是

110. 经营者保证质量的义务、不得单方作出对消费者不利规定的义务，保护的消费者权益是

[111～112题共用备选答案]

　　A. 可能危及人身、财产安全的商品和服务

　　B. 发现其提供的商品或者服务存在缺陷，有危及人身、财产安全危险的

　　C. 经营者向消费者提供有关商品或者服务的虚假信息

　　D. 消费者在购买该商品或者接受该服务前已经知道其存在不违反法律强制性规定的瑕疵

111. 应当向消费者作出真实的说明和明确的警示，并说明和标明正确使用商品或者接受服务的方法以及防止危害发生的方法的是

112. 应当立即向有关行政部门报告和告知消费者，并采取停止销售、警示、召回、无害化处理、销毁、停止生产或者服务等措施的是

[113～115题共用备选答案]

　　A. 显著方式提请消费者注意

　　B. 不得以格式条款、通知、声明、店堂告示等方式作出规定

　　C. 以格式条款、通知、声明、店堂告示等方式作出规定

　　D. 不得利用格式条款并借助技术手段

113. 商品或者服务的数量和质量、价款或者费用、履行期限和方式、安全注意事项和风险警示、售后服务、民事责任等与消费者有重大利害关系的内容应该

114. 排除或者限制消费者权利、减轻或者免除经营者责任、加重消费者责任等内容应该

115. 强制交易应该

[116～117题共用备选答案]

　　A. 依法主动公开的信息

　　B. 行政审批信息

　　C. 药品的备案信息

　　D. 药品监督管理部门的各类统计信息

116. 药品管理的法律法规、各项规章和规范性文件、政策解读、各类公告通告、中药保护品种目录、麻醉药品和精神药品品种目录、国家基本药物目录、非处方药目录等属于

117. 药品监督管理统计年度报告、药品不良反应报告和药物警戒数据属于

[118～120题共用备选答案]

　　A. 按古代经典名方目录管理的中药复方制剂

　　B. 未按古代经典名方目录管理的古代经典名方中药复方制剂

　　C. 基于古代经典名方加减化裁的中药复方制剂

　　D. 按中国上市药品目录管理的中西药复方制剂

根据古代经典名方中药复方制剂说明书撰写指导原则【处方来源】的撰写要求

118. 药品说明书只需列出古代经典名方出处（包括古籍名称、朝代、作者）的药品是

119. 药品说明书应当根据国家发布的古代经典名方目录中的"出处"撰写，包括古籍名称、朝代、作者和原文信息的药品是

120. 药品说明书不需根据国家发布的古代经典名方目录中的"出处"撰写，但需要列出古代经典名方出处（包括古籍名称、朝代、作者）和处方来源的原文信息的药品是

[121～122题共用备选答案]

　　A. 按古代经典名方目录管理的中药复方制剂

B. 未按古代经典名方目录管理的古代经典名方中药复方制剂

C. 基于古代经典名方加减化裁的中药复方制剂

D. 按中国上市药品目录管理的中西药复方制剂

根据古代经典名方中药复方制剂说明书撰写指导原则，【功能主治的理论依据】的撰写要求

121. 无需撰写"化裁依据"项内容的药品是

122. 无需撰写"历代医评"项内容的药品是

[123~124 题共用备选答案]

A. 按古代经典名方目录管理的中药复方制剂说明书的【中医临床实践】项

B. 未按古代经典名方目录管理的古代经典名方中药复方制剂说明书的【中医临床实践】项

C. 按古代经典名方目录管理的中药复方制剂说明书的【临床研究】项

D. 未按古代经典名方目录管理的古代经典名方中药复方制剂说明书的【临床研究】项

根据古代经典名方中药复方制剂说明书撰写指导原则

123. 可表述为：本品符合《中华人民共和国中医药法》对古代经典名方"至今仍广泛应用、疗效确切、具有明显特色与优势的古代中医典籍所记载的方剂"的是

124. 应当撰写支持拟定功能主治、高质量（设计良好，结果可靠、可溯源）的关键性中医临床实践情况，包括研究病例发生时间、单位/地点、病例数、研究设计或收集方法、获益人群特点等的是

[125~127 题共用备选答案]

A. 与成分、剂量、疗程有关的警示语

B. 与特殊用药人群有关的警示语

C. 与不良反应有关的警示语

D. 与注意事项有关的警示语

根据已上市中药说明书安全信息项内容修订技术指导原则，中药说明书标题下列出的加粗黑体字

125. "本品为中西药复方制剂，含化学药品成分×××，对该成分过敏者禁用"属于

126. "避免本品与含×××的药品同时使用"属于

127. "婴幼儿禁用"属于

[128~130 题共用备选答案]

A. 疾病/证候禁忌

B. 特殊人群禁忌

C. 联合用药禁忌

D. 其他禁忌

根据已上市中药说明书安全信息项内容修订技术指导原则，中药说明书【禁忌】项

128. "服药期间禁与含有×××的中药/×××类药品合用"属于

129. "本品适用于痰热闭证的高热神昏，虚寒证禁用"属于

130. "对本品或含××成分过敏者，以及有严重过敏反应病史者禁用"属于

[131~133 题共用备选答案]

A. 潜在用药风险的提示

B. 用法用量方面的提示

C. 给药途径方面的提示

D. 中医药理论方面的特别提示

根据已上市中药说明书安全信息项内容修订技术指导原则，中药说明书【注意事项】项

131. "因病机、体质等因素需要慎用药者，以及将息法（涉及饮食宜忌、服用方法、护理等）、配伍等方面的使用注意"属于

132. "用药期间应定期监测肝生化指标，如出现异常，或出现全身乏力、食欲不振、厌油、恶心、上腹胀痛、尿黄、目黄、皮肤黄染等可能与肝损伤有关的临床表现时，应当立即停药并到医院就诊"属于

133. "本品为外用药，不宜长期大面积使用，使用中如有皮肤发痒、变红或其他不适等过敏现象时，应当立即取下，症状严重者应当去医院就诊"属于

[134~136 题共用备选答案]

A. 【禁忌】   B. 【注意事项】

C. 【不良反应】   D. 【特殊人群用药】

根据已上市中药说明书安全信息项内容修订技术指导原则

134. 如果执业药师需要查阅"本品为外用药，切忌内服"，应该阅读中药说明书的项目是

135. 如果执业药师需要查阅"不宜在服用本品期间同时服用滋补性中药"，应该阅读中药说明书的项目是

136. 如果执业药师需要查阅"上市后临床使用过程中观察到肝功能不全者使用本品后出现肝损害加重的个案，肝功能不全者慎用"，应该阅读中药说明书的项目是

[137~139 题共用备选答案]

A. 【禁忌】   B. 【注意事项】

C.【不良反应】　　　D.【特殊人群用药】

根据抗病毒相关剂型的处方药说明书修订要求

137. 如果执业药师需要查阅"监测数据显示，本品可见以下不良反应：恶心、呕吐、腹泻、腹痛、腹胀、腹部不适、皮疹、瘙痒、过敏反应等"，应该阅读说明书的项目是

138. 如果执业药师需要查阅"本品含有郁金，不宜与丁香、母丁香同用"，应该阅读说明书的项目是

139. 如果执业药师需要查阅"对本品及所含成分过敏者禁用"，应该阅读说明书的项目是

三、综合分析选择题

[1～4题共用题干]

2020年2月5日，王某开办单体药店，将甲医院工作的张某作为企业负责人申办《药品经营许可证》。3月21日，所在地设区的市级市场监督管理部门核发了《药品经营许可证》，同时张某完成了执业药师首次注册。该药店正准备开业时，被竞争对手举报，所在地市场监督管理部门通过举报检查查处了门店乙。给予该药店的行政处罚是撤销相关许可，十年内不受理其相应申请，并处五十万元罚款。同时将该药店、张某记入信用记录。

1. 上述情景中，所在地市场监督管理部门对王某开办的单体药店的定性为
   A. 提供虚假的证明、资料或者采取其他手段骗取药品经营许可
   B. 未遵守药品经营质量管理规范
   C. 药品经营企业未按照规定调配处方
   D. 严重违反药品经营质量管理规范

2. 上述情景中，所在地市场监督管理部门将王某开办的单体药店记入的信用记录名称是
   A. 药品安全信用信息
   B. 个人诚信信息
   C. 企业信用信息
   D. 医药价格和招标信用信息

3. 上述情景中，所在地市场监督管理部门对张某行为的定性及信息记录记入的系统分别是
   A. 执业药师挂证、作为个人诚信信息记入全国执业药师注册管理信息系统
   B. 未配备执业药师、作为个人诚信信息记入全国执业药师注册管理信息系统
   C. 执业药师挂证、作为个人诚信信息记入中国人

民银行征信信息系统
   D. 未配备执业药师、作为个人诚信信息记入中国人民银行征信信息系统

4. 上述情景中，所在地市场监督管理部门对该药店行政处罚的信息公布的形式为
   A. 作为违法记录进行公布
   B. 上报省级药品监督管理部门作为药品安全信息统一公布
   C. 上报国家药品监督管理部门作为药品安全信息统一公布
   D. 无须公布

[5～8题共用题干]

河南省某药品生产企业生产注射用乳糖酸阿奇霉素。其药品说明书和标签标明的适应症为"治疗耳部疾病、鼻窦炎、肺炎、咽喉感染、病毒性感染等"。国家药品监督管理部门在审核该药品注册时，核准的药品标准中的适应症是"治疗耳部疾病、鼻窦炎、肺炎、咽喉感染"。

5. "注射用乳糖酸阿奇霉素说明书"中的"注射用阿奇霉素"是
   A. 通用名称　　　B. 商品名称
   C. 英文名称　　　D. 汉语拼音

6. "注射用乳糖酸阿奇霉素说明书"标题下方需要印制的警示语是
   A. 请仔细阅读说明书并在医师指导下使用
   B. 请仔细阅读说明书或在医师指导下使用
   C. 请仔细阅读说明书并按说明使用或在药师指导下购买和使用
   D. 请仔细阅读说明书或按说明使用或在药师指导下购买和使用

7. "注射用乳糖酸阿奇霉素说明书"【成分】应该列出
   A. 活性成分（化学名称、化学结构式、分子式、分子量）、严重不良反应辅料名称
   B. 所有的药味、严重不良反应辅料名称
   C. 活性成分（化学名称、化学结构式、分子式、分子量）、全部辅料名称
   D. 所有的药味、全部辅料名称

8. 关于"注射用乳糖酸阿奇霉素说明书"【适应症】的书写内容的判断，正确的是
   A. 超出了国家批准的该品种药品标准中的适应症，

书写不合法且为假药

B. 与国家批准的该品种药品标准中的适应症一致，书写合法

C. 删减了国家批准的该品种药品标准中的适应症，书写不合法且为假药

D. 无法判断书写合法性

[9~12题共用题干]

"×××皮炎平"为某公司注册商标，具有以下特点：①该药品是国家药品监督管理部门颁布的第五批甲类OTC药品；②该药品是复方制剂，含有利尿剂醋酸地塞米松；③该药品批准文号是国药准字H20080010；④包装规格有5g/支、10g/支；⑤该药品用法用量是皮肤外用。

9. 该药品说明书专用标识的印制方法，错误的是

A. 甲类非处方药专用标识可以单色印刷

B. 甲类非处方药下方标示"甲类"字样

C. 外用药品专用标识必须彩色印刷

D. 甲类非处方药、外用药品专用标识印制在说明书首页右上方

10. 该药品标签注册商标"×××皮炎平"应该印刷在药品标签的

A. 左上角　　　　　B. 右上角

C. 边角　　　　　　D. 中间

11. 该药品说明书【成分】应该书写为

A. 本品每×含×××××。辅料为：×××××（全部辅料）

B. 本品为复方制剂，每×含×××××。辅料为：×××××（全部辅料）

C. 本品每×含×××××。辅料为：×××××（部分辅料）

D. 本品为复方制剂，每×含×××××。辅料为：×××××（部分辅料）

12. 该药品说明书或标签对包装规格5g/支、10g/支的处理方法，不合法的是

A. 每一个说明书要么写规格5g/支，要么写规格10g/支

B. 标签明显区别

C. 标签规格项5g/支或10g/支明显标注

D. 标签的内容、格式及颜色必须一致

[13~15题共用题干]

某药店经营的"×××皮炎平"为非处方药、外

用药品、复方制剂（含有利尿剂醋酸地塞米松）。其说明书内容摘录如下：①患处已破溃、化脓或有明显渗出者禁用；②小儿避免使用；③本品性状发生改变时禁止使用；④儿童必须在成人监护下使用；⑤长期大量使用可继发细菌、真菌感染。

13. 如果运动员购买这种药品，执业药师应该告知其慎用这种药品，最好在医师指导下使用。相关提示内容可以查阅药品说明书的

A. 【用法用量】　　B. 【禁忌】

C. 【不良反应】　　D. 【注意事项】

14. 所摘录内容"患处已破溃、化脓或有明显渗出者禁用"属于

A. 【药理毒理】　　B. 【禁忌】

C. 【适应症】　　　D. 【注意事项】

15. 执业药师在指导非运动员患者合理用药时，在【注意事项】中不可能看到的内容是

A. 小儿避免使用

B. 本品性状发生改变时禁止使用

C. 儿童必须在成人监护下使用

D. 长期大量使用可继发细菌、真菌感染

[16~19题共用题干]

甲药品生产企业为了生产洋地黄毒苷注射液，向乙药品生产企业采购原料药洋地黄毒苷。随后，将洋地黄毒苷注射液销售给丙医疗机构。丙医疗机构医师根据说明书开具处方，药师根据说明书指导患者合理用药。

16. 洋地黄毒苷注射液这种药品属于

A. 麻醉药品

B. 第一类精神药品

C. 医疗用毒性药品

D. 化学药品

17. 关于洋地黄毒苷的生产需要满足的要求，不合法的是

A. 乙药品生产企业需要由药品监督管理部门指定，取得毒性药品生产许可

B. 洋地黄毒苷原料药年度生产、供应计划，由省级药品监督管理部门根据医疗需要制定

C. 洋地黄毒苷原料药的生产记录保存3年备查

D. 洋地黄毒苷原料药包装容器要有毒药标志

18. 丙医疗机构医师需要了解"强心苷制剂中毒是不是可以用洋地黄毒苷注射液解毒"，可以查阅

A. 【用法用量】　　　B. 【适应症】

C. 【药物相互作用】　　D. 【注意事项】

19. 丙医疗机构药师需要向患者指导洋地黄毒苷注射液慎用的情况，可以查阅

A. 【用法用量】　　　B. 【适应症】

C. 【禁忌】　　　　　D. 【注意事项】

[20~23题共用题干]

某药品生产企业生产的药品"活络止痛丸"，其功能主治为"活血舒筋，祛风除湿，用于风湿痹痛、手足麻木酸软"。在获得药品广告审查部门批准之后，广告在发布过程中出现了"服用3天颈椎就不疼了；3周后10年的老风湿完全好了；服药90天变硬变形的关节恢复正常；治疗所有骨病，康复后行动自如"等广告内容。

20. 对上述信息中的药品广告内容的定性，错误的是

A. 属于广告中不得出现的情形

B. 未按照审查通过的内容发布药品广告

C. 进行虚假宣传

D. 属于不得发布广告的药品

21. 对上述信息中的违法药品广告行为，市场监督管理部门应采取的措施，不包括

A. 对所有药品进行停产整顿

B. 责令广告主在相应范围内消除影响

C. 处广告费用一倍以上三倍以下的罚款，广告费用无法计算或者明显偏低的，处十万元以上二十万元以下的罚款

D. 情节严重的，处广告费用三倍以上五倍以下的罚款，广告费用无法计算或者明显偏低的，处二十万元以上一百万元以下的罚款

22. 因上述信息中的违法广告情节严重，在规定的时间内，广告审查部门不再受理该企业该品种的广告审查申请。这个规定的时间指的是

A. 6个月　　　　B. 12个月

C. 18个月　　　　D. 24个月

23. 假如上述信息中的药品广告批准文号是合法的。该企业的主要证明文件是药品注册证、药品生产许可证。关于该企业药品广告的说法，正确的是

A. 药品广告批准文号有效期为2年

B. 该企业后来修改药品广告的行为，要想合法化，应该重新申请药品广告

C. 该广告不得进行修改，但是可以进行剪辑、

拼接

D. 如果发布内容合法的话，只能在本省范围内发布

[24~26题共用题干]

甲为A省药品生产企业，持有小柴胡冲剂等药品批准文号。

乙为B省药品批发企业，负责甲生产的所有药品在B省的经营业务。

丙为C省广告公司，业务范围包括广告设计与平面媒体、视频媒体的广告投放。

为增加B省市场销量，甲拟在B省电视、报刊上发布广告。丙为甲设计小柴胡冲剂广告时，邀请D省某中医院内科主任医师丁在视频中介绍说明书中标识的功能主治、禁忌症和不良反应等内容。

24. 丙将小柴胡冲剂广告设计完成后，甲拟提出药品广告发布申请，负责受理该申请并发给药品广告批准文号的是

A. B省药品广告审查机关

B. A省药品广告审查机关

C. C省药品广告审查机关

D. D省药品广告审查机关

25. 上述信息中的小柴胡广告内容，不符合药品广告管理要求的是

A. 利用丁医师名义和形象作证明

B. 宣传功能主治

C. 说明禁忌症

D. 含有药品不良反应信息

26. 假设甲在B省电视、报刊上发布广告是合法的。那么关于甲发布药品广告行为的有关推断，错误的是

A. 小柴胡冲剂是非处方药

B. 甲在B省发布广告无须重新申请药品广告批准文号

C. 甲可以亲自提出药品广告申请，也可以授权乙来申请药品广告

D. 丙为甲设计广告的行为应该是知法犯法

[27~29题共用题干]

药品零售连锁企业神龙平民大药房开办了网上药店，取名为"中华医药网"，其域名主体部分和另一家全国最大零售连锁药店几乎一模一样。该药店为了增加销售量，雇用了一家信息技术公司对该网上药店刷单，给予五星好评。该网上药店还设置10万元大

奖来进行抽奖销售。并且，该网上药店还经常进行虚假广告，2019 年该企业 3 部不同的虚假广告被连续查处 3 次。

27. 上述信息中的网上药店的名称"中华医药网"存在的问题是

　　A. 从事互联网药品信息服务网站的中文名称，除与主办单位名称相同的以外，不得以"中国""中华""全国"等冠名

　　B. 从事互联网药品信息服务网站的中文名称，任何情况下，不得以"中国""中华""全国"等冠名

　　C. 从事互联网药品交易服务网站的中文名称，除与主办单位名称相同的以外，不得以"中国""中华""全国"等冠名

　　D. 从事互联网药品交易服务网站的中文名称，任何情况下，不得以"中国""中华""全国"等冠名

28. 上述信息中的网上药店的经营行为，按《反不正当竞争法》的规定，没有构成的不正当竞争行为是

　　A. 混淆行为

　　B. 虚假宣传和虚假交易行为

　　C. 不正当有奖销售行为

　　D. 互联网不正当竞争行为

29. 上述信息中的网上药店虚假广告行为不应该给予的处罚是

　　A. 处广告费用五倍以上十倍以下的罚款，广告费用无法计算或者明显偏低的，处一百万元以上二百万元以下的罚款

　　B. 吊销营业执照

　　C. 由广告审查机关撤销广告审查批准文件

　　D. 3 年内不受理其广告审查申请

四、多项选择题

1. 非药品广告不得有涉及药品的宣传。《互联网广告管理办法》（局令第 72 号）对非药品广告与药品宣传之间的关系进行了界定。下列说法正确的有

　　A. 禁止以介绍健康知识形式，变相发布药品广告

　　B. 介绍健康知识的，不得在同一页面或者同时出现相关药品经营者或者服务提供者地址、联系方式、购物链接等内容

　　C. 禁止以介绍养生知识形式，变相发布药品广告

　　D. 介绍养生知识的，不得在同一页面或者同时出现相关药品经营者或者服务提供者地址、联系方式、购物链接等内容

2. 以弹出等形式发布互联网广告，广告主、广告发布者应当显著标明关闭标志，确保一键关闭，不得出现的情形包括

　　A. 没有关闭标志或者计时结束才能关闭广告

　　B. 关闭标志虚假、不可清晰辨识或者难以定位等，为关闭广告设置障碍

　　C. 关闭广告须经两次以上点击

　　D. 在浏览同一页面、同一文档过程中，关闭后继续弹出广告，影响用户正常使用网络

3. 经营者在商业宣传过程中，提供不真实的商品相关信息，欺骗、误导相关公众的虚假商业宣传的行为包括

　　A. 经营者对商品作片面的宣传或者对比

　　B. 经营者将科学上未定论的观点、现象等当作定论的事实用于商品宣传

　　C. 经营者使用歧义性语言进行商业宣传

　　D. 互联网购物进行的刷单炒信行为

4. 目前，医药价格和招采信用评价制度纳入评价范围的具体事项包括

　　A. 医药商业贿赂　　　　B. 实施垄断行为

　　C. 不正当价格行为　　　D. 扰乱集中采购秩序

5. 《药品管理法》规定，国家实行药品安全信息统一公布制度。由国务院药品监督管理部门统一公布的药品安全信息有

　　A. 国家药品安全总体情况

　　B. 不限于特定区域的药品安全风险警示信息

　　C. 不限于特定区域的重大药品安全事件及其调查处理信息

　　D. 影响限于特定区域的药品安全风险警示信息和重大药品安全事件及其调查处理信息

6. 下列药品投诉举报，不予受理的情形包括

　　A. 通过诉讼等法定途径已经解决或者已经进入诉讼程序的

　　B. 通过仲裁等法定途径已经解决或者已经进入仲裁程序的

　　C. 通过行政复议等法定途径已经解决或者已经进入行政复议程序的

　　D. 通过消费者协会等途径已经解决或者已经进入程序的

7. 关于药品投诉举报途径和举报人信息保密的说法，正确的是
   A. 投诉由被投诉人实际经营地或者住所地县级市场监督管理部门处理
   B. 上级市场监督管理部门认为有必要的，可以处理下级市场监督管理部门收到的投诉，下级市场监督管理部门无须主动上报上级市场监督管理部门有关投诉
   C. 对投诉举报处理工作中获悉的商业秘密、个人隐私、国家秘密以及公开后可能危及国家安全、公共安全、经济安全、社会稳定的信息，市场监督管理部门应当严格保密
   D. 法律、法规、规章规定市场监督管理部门应当将举报处理结果告知举报人或者对举报人实行奖励的，市场监督管理部门应当予以告知或者奖励

8. 药品上市许可持有人和药品生产企业建立的药品品种档案，其内容包含
   A. 新药证书及批件（包括：证书、批件和批准的质量标准、使用说明书等）
   B. 原料、辅料、包装材料等供应商情况、质量规格、检验方法、检验结果
   C. 销售记录
   D. 印刷性包装材料样稿

9. 药品品种档案管理主要包括文件类别的设定、格式和装订要求、申报流程、审批授权流程、文件的保管和变更，以及终止。关于药品品种档案管理的说法，正确的有
   A. 药品品种档案可以是纸质的，也可以是电子文本
   B. 建立药品品种档案涉及多个部门和多个系统，需要建立统一的药品品种档案信息管理系统，实现对药品全生命周期结果数据的汇聚、关联和共享
   C. 药品监督管理部门、药品上市许可持有人和药品生产企业应当及时将新增和变更的内容及时添加进药品品种档案，新增的文件应当编入附件目录
   D. 建立药品品种档案可以作为药品监督管理部门品种审计的依据和现场核查的参考，逐品种逐环节落实保障药品质量

10. 根据《药品管理法》及相关规定，关于药品包装管理要求的说法，正确的有

A. 药品包装应当按照规定印有或者贴有标签并附有说明书
B. 发运中药材应当有包装。在每件包装上，应当注明品名、产地、日期、供货单位，并附有质量合格的标志
C. 药品包装（包括内外包装）必须加封口、封签、封条或使用防盗盖、瓶盖套等
D. 标签必须贴牢、贴正，不得与药品一起放入容器内

11. 根据《药品说明书和标签管理规定》，关于药品包装标签的说法，正确的是
    A. 药品包装标签的尺寸大小，影响各种包装标签标示的内容
    B. 药品内标签因为包装尺寸过小无法全部标明的，至少应当标注药品通用名称、规格、产品批号、有效期等内容
    C. 如果由于包装尺寸或者技术设备等原因，药品标签有效期确难以标注为"有效期至某年某月"的，可以标注有效期实际期限，如"有效期24个月"
    D. 同一药品生产企业生产的同一药品，分别按处方药与非处方药管理的，所有标签应该一致

12. 药品说明书和标签不得印制的内容有
    A. "专利药品"字样
    B. "原装进口"字样
    C. "企业形象标识"图案
    D. "××省专销"字样

13. 药品说明书和标签中可以使用的药品名称包括
    A. 国家药品监督管理部门公布的药品通用名称
    B. 国家药品监督管理部门公布的商品名称（未经注册商标）
    C. 国家药品监督管理部门公布的商品名称（已经注册商标）
    D. 国家卫生健康部门公布的药品习惯名称

14. 药品说明书和标签中可以申请使用商品名称的药品包括
    A. 2006年6月1日起，新化学结构、新活性成分且在保护期、过渡期或者监测期内的药品
    B. 2006年6月1日起，在我国具有化合物专利，且该专利在有效期内的药品
    C. 2006年6月1日前，批准使用商品名称的药品
    D. 2006年6月1日起，批准的仿制药

15. 关于药品说明书和标签有效期标注的说法，正确的是
    A. 药品说明书有效期应以月为单位描述，可以表述为：××个月（×用阿拉伯数字表示）
    B. 药品标签中的有效期应当按照年、月、日的顺序标注，年份用四位数字表示，月、日各用两位数表示
    C. 如果药品标签由于包装尺寸或者技术设备等原因有效期确难以标注为"有效期至某年某月"的，可以按药品说明书有效期标注格式标注
    D. 除中药饮片外，所有药品标签必须标注有效期

16. 根据《药品、医疗器械、保健、特殊医学用途配方食品广告审查管理暂行办法》，非处方药广告应当显著标明的内容包括
    A. 禁忌
    B. 不良反应
    C. 本广告仅供医学药学专业人士阅读
    D. 请按药品说明书或者在药师指导下购买和使用

17. 根据《药品、医疗器械、保健、特殊医学用途配方食品广告审查管理暂行办法》（局令第21号），药品广告的注销情形包括
    A. 主体资格证照被吊销、撤销、注销
    B. 药品注册证书被撤销、注销
    C. 《药品生产许可证》被撤销、注销
    D. 已经审查通过的广告内容修改后发布

18. 自2020年3月1日起，药品广告批准文号的文书格式为"＿ ＿药广审（视/声/文）第000000 – 00000号"。假如四家企业申请了下列药品广告批准文号。其中符合规定的是
    A. 某来源于古代经典名方的中药复方制剂申请的药品广告批准文号为"鲁药广审（视）第250505 – 00003号"
    B. 含麻黄碱类复方制剂申请的药品广告批准文号为"鄂药广审（文）第250606 – 00012"
    C. 复方甘草片申请的药品广告批准文号为"湘药广审（文）第250708 – 00013"
    D. 红霉素软膏申请的药品广告批准文号为"京药广审（声）第250509 – 00012"

19. 关于在电视台、广播电台上发布药品广告的说法，正确的有
    A. 显著标明禁忌、药品不良反应
    B. 显著标明药品广告批准文号

C. 只能发布非处方药药品广告，不得发布处方药药品广告
D. 显著标明非处方药标识（OTC）和"请按药品说明书或者在药师指导下购买和使用"

20. 甲、乙、丙、丁发布药品广告的行为，错误的有
    A. 乙发布广告，宣传其生产的复方苯巴比妥溴化钠片，称"6个月临床观察，从幼儿到老年人所有患者的语言、运动能力均明显提高"
    B. 甲通过电视台未经行政许可发布其所生产的六味地黄丸的广告
    C. 丁通过某网站发布其所生产的枸橼酸西地那非片的广告
    D. 丙为其配制的医疗机构制剂，通过某医学杂志发布广告

21. 某互联网药品信息服务网站，其网站名称不得出现
    A. 主办单位名称中存在的"中国""中华""全国"等冠名字样
    B. 未取得药品招标代理机构资格证书的单位开办的互联网站中的"电子商务""药品招商""药品招标"等内容
    C. 主办单位名称中没有的"中国""中华""全国"等冠名字样
    D. 取得药品招标代理机构资格证书的单位开办的互联网站中的"电子商务""药品招商""药品招标"等内容

22. 某互联网药品信息服务网站，不得发布信息的药品包括
    A. 麻醉药品　　　　　　B. 精神药品
    C. 放射性药品　　　　　D. 含麻黄碱类复方制剂

23. 根据《关于做好当前药品价格管理工作的意见》（医保发〔2019〕67号），医疗保障部门管理价格的药品范围包括
    A. 化学药品、中成药、生化药品、中药饮片、医疗机构制剂
    B. 麻醉药品和第一类精神药品
    C. 免疫规划疫苗
    D. 非免疫规划疫苗

24. 根据《基本医疗卫生与健康促进法》和《药品管理法》，实行药品市场调节价的政策手段主要有
    A. 建立健全药品价格监测体系
    B. 开展成本价格调查

C. 加强药品价格监督检查

D. 依法查处价格垄断等违法行为

25. 根据《药品管理法》，禁止药品上市许可持有人、药品生产企业、药品经营企业和医疗机构在药品购销中给予、收受回扣或者其他不正当利益。医疗机构中禁止被给予、收受回扣或其他不正当利益的人员包括

A. 医疗机构负责人

B. 药品采购人员

C. 医师

D. 药师

26. 根据《反不正当竞争法》，不正当竞争行为主要包括

A. 混淆行为　　　　　B. 商业贿赂行为

C. 侵犯商业秘密行为　D. 价格欺诈行为

27. 根据《反不正当竞争法》，不正当有奖销售行为主要包括

A. 所设奖的种类、兑奖条件、奖金金额或者奖品等有奖销售信息不明确，影响兑奖

B. 采用谎称有奖的欺骗方式进行有奖销售

C. 抽奖式的有奖销售，最高奖的金额超过五万元

D. 采用故意让内定人员中奖的欺骗方式进行有奖销售

28. 根据《消费者权益保护法》，提供商品和服务的经营者应当承担的义务包括

A. 经营者收集、使用消费者个人信息应当遵循合法、正当、必要的原则，明示收集、使用信息的目的、方式和方法，并经消费者同意

B. 经营者不得采用格式合同提请消费者注意商品或服务质量、价款、履行期限、安全注意事项和风险警示

C. 经营者向消费者提供有关商品或服务质量、性能、用途、有效期限等信息、应当真实、全面，不得作虚假或引人误解的宣传

D. 经营者应当保证其提供的商品或服务符合保障人身、财产安全的要求

29. 根据古代经典名方中药复方制剂说明书撰写指导原则，下列说法，正确的有

A. 【处方组成】应当包括完整的处方药味和每味药日用饮片量，处方药味的排列顺序应当符合中医药的组方原则

B. 【功能主治】按古代经典名方目录管理的中药

复方制剂应当与国家制定的《古代经典名方关键信息表》的功能主治内容表述一致

C. 【毒理研究】应当列出非临床安全性研究结果，描述动物种属类型、给药方法（剂量、给药周期、给药途径）和主要试验结果

D. 【注意事项】应当列出古代医籍记载的与使用注意相关的内容

30. 关于已上市中药说明书安全信息项内容修订要求的说法，正确的有

A. 对于严重不良反应/事件仅有个案报告的，一般也应在【不良反应】项下作风险提示

B. 当基础研究或监测发现已上市中药的安全性事件可能与所含药味或辅料相关时，应在【注意事项】下作出相关提示

C. 当临床观察发现，使用已上市中药后，患者的相关实验室检测指标发生变化，且该变化提示药品可能存在用药风险时，应当及时修订【注意事项】

D. "本品贮藏不当可能会影响药品质量，发现药液出现浑浊、沉淀、变色、结晶等药品性状改变以及瓶身有漏气、裂纹等现象时，均不得使用"应列入中药说明书【贮藏】项

31. 医疗机构工作人员廉洁从业九项准则的要求包括

A. 合法按劳取酬，不接受商业提成

B. 遵守工作规程，不违规接受捐赠

C. 服从诊疗需要，不牟利转介患者

D. 严守诚信原则，不参与欺诈骗保

32. 药品安全是重大的民生和公共安全问题，事关人民群众身体健康和社会和谐稳定。行政机关发现影响或者可能影响社会稳定、扰乱社会和经济管理秩序的虚假或者不完整信息的，应当及时发布准确的政府信息予以澄清。上市药品信息公开的范围包括

A. 行政审批信息

B. 药品的备案信息

C. 药品日常监督检查和飞行检查等监督检查结果信息

D. 药品行政处罚决定的信息

33. 药品行政审批信息包括

A. 药品审评审批服务指南、药品注册证书

B. 药品生产、经营许可服务指南、批准文件等信息

C. 可发布处方药广告的医学药学专业刊物名单

D. 《中国上市药品目录集》（新批准上市以及通过仿制药质量和疗效一致性评价的化学药品目录集）

34. 关于医药价格和招采信用评价制度的说法，正确的是

A. 省级集中采购机构依据法院判决或行政处罚决定认定事实开展信用评级

B. 省级集中采购机构根据失信行为的性质、情节、时效、影响等因素，将医药企业在本地招标采购市场的失信情况评定为一般、中等、严重、特别严重四个等级，每季度动态更新

C. 省级集中采购机构根据医药企业信用评级，分别采取书面提醒告诫、依托集中采购平台向采购方提示风险信息、强制退出市场等处置措施

D. 失信企业失信行为超过一定时限或依法撤销的，仍然可以计入信用评价范围

35. 关于电子药品说明书（完整版）格式要求的说法，正确的有

A. 电子药品说明书（完整版）应与药品监管部门核准的说明书完整版内容及格式一致

B. 电子药品说明书（完整版）应支持缩放功能，适用于不同的电子设备，不同电子设备之间不能有明显字体、版式的变化和差异

C. 鼓励申请人电子药品说明书（完整版）使用大字体、大图标、高对比度文字，建议使用.pdf格式，不建议使用.jpg等图片格式简单转化

D. 电子药品说明书（完整版）不应设有广告插件，可以有付款类操作，不应包含任何诱导式按键，以便患者和专业人士了解药品全面信息

36. 《中药饮片标签管理规定》（2023年公告第90号）的适用范围是

A. 在中华人民共和国境内生产的中药饮片的标签

B. 在中华人民共和国境内经营的中药饮片的标签

C. 药品生产企业自行炮制的中药饮片直接用于药品生产的标签

D. 药品经营企业自行炮制的中药饮片直接用于药品经营的标签

37. 关于中药饮片标签管理的说法，正确的有

A. 中药饮片标签分为内标签和外标签两种

B. 中药饮片内标签系指直接接触中药饮片的包装的标签

C. 中药饮片外标签系指内标签以外的其他包装的标签

D. 中药饮片的内、外标签应当标注产品属性、品名、规格、药材产地、生产企业、产品批号、生产日期、装量、保质期、执行标准等内容，规格项是必须标注的

38. 中药饮片内标签因包装尺寸原因无法全部标注上述内容的，至少应当标注的内容有

A. 产品属性　　　　B. 规格或者装量

C. 产品批号　　　　D. 药品批准文号

39. 中药饮片生产企业可以根据需要在标签上标注中药饮片的内容有

A. 药材基原、炮制辅料、生产地址、生产许可证编号、药品信息化追溯体系中的追溯码、物流单元标识代码、医保信息业务编码、防伪标识、投诉服务电话等

B. 对煎煮方法有特殊要求的，可以注明特殊煎煮方法或者遵医嘱

C. 性味与归经、功能与主治、用法与用量和注意等

D. 使用符合《中药材生产质量管理规范》（GAP）要求的中药材生产的中药饮片，可以按有关规定在标签适当位置标示"药材符合GAP要求"

第九章 医疗器械、化妆品和特殊食品的管理

一、最佳选择题

1. 国家对医疗器械按照风险程度分为三类。下列均属于第二类医疗器械的是
   A. 外科手术刀、皮肤缝合钉、手术显微镜
   B. 血压计、避孕套、无菌医用手套
   C. 体外反搏装置、微波手术刀、集液袋
   D. 心电图机、检查手套、助听器

2. 关于医疗器械生产管理的说法，错误的是
   A. 从事第一类医疗器械生产活动，应向所在地设区的市级负责药品监督管理的部门办理医疗器械生产备案，提交相关材料后，即完成生产备案，获取备案编号
   B. 开办第二类、第三类医疗器械生产企业的，应当向所在地省级药品监督管理部门申请生产许可，并按照要求提交申请资料
   C. 《医疗器械生产许可证》有效期为5年，自有效期届满6个月前，向原发证部门提出《医疗器械生产许可证》延续申请
   D. 医疗器械注册人、备案人委托生产的，由医疗器械注册人、备案人负责出厂和上市

3. 关于医疗器械生产报告制度的说法，错误的是
   A. 增加生产产品品种的，应当向原生产许可或者生产备案部门报告，涉及委托生产的，还应当提供委托方、受托生产产品、受托期限等信息
   B. 医疗器械生产企业增加生产产品涉及生产条件变化，可能影响产品安全、有效的，应当在增加生产产品30个工作日前向原生产许可部门报告，原生产许可部门应当及时开展现场核查，无须许可事项变更
   C. 医疗器械生产企业连续停产一年以上且无同类产品在产的，重新生产时，应当进行必要的验证和确认，并书面报告药品监督管理部门
   D. 医疗器械注册人、备案人、受托生产企业的生产条件发生变化，不再符合医疗器械质量管理体系要求的，应当立即采取整改措施；可能影响医疗器械安全、有效的，应当立即停止生产活动，并向原生产许可或者生产备案部门报告

4. 委托生产的医疗器械的销售渠道不包括
   A. 医疗器械注册人、备案人自行销售
   B. 委托医疗器械批发企业销售
   C. 委托医疗器械生产企业销售
   D. 委托医疗器械零售企业销售

5. 第二类医疗器械经营管理的方式不包括
   A. 由经营企业向所在地设区的市级药品监督管理部门备案
   B. 对产品安全性、有效性不受流通过程影响的第二类医疗器械，可以免予经营备案
   C. 免予经营备案的第二类医疗器械具体产品名录由国家药品监督管理局制定、调整并公布
   D. 第二类医疗器械实行二级监管

6. 对于跨设区的市增设库房的医疗器械经营企业，确定其监管级别并实施监管工作的部门是
   A. 经营企业和仓库所在地设区的市级负责药品监督管理的部门
   B. 经营企业和仓库所在地县级负责药品监督管理的部门
   C. 经营企业和仓库所在地省级药品监督管理部门
   D. 国家药品监督管理局

7. 经营的医疗器械对人体造成伤害或者有证据证明可能危害人体健康的，药品监督管理部门可以采取的措施是
   A. 暂停进口、经营、使用的紧急控制措施，并发布安全警示信息
   B. 查封、扣押对人体造成伤害或者有证据证明可能危害人体健康的医疗器械
   C. 以假冒医疗器械处罚
   D. 责令医疗器械经营企业召回相关医疗器械

8. 关于专门提供医疗器械运输、贮存服务的企业经营质量管理的说法，错误的是
   A. 专门提供医疗器械运输、贮存服务的企业应当加强实时监测监控管理，对作业流程及异常状况监控
   B. 专门提供医疗器械运输、贮存服务的企业的计算机信息系统是其质量管理体系的核心组成

部分

C. 运输、贮存产品包括冷链管理医疗器械时，还应当配备备用供电设备或采用双路供电，保证在紧急情况下能够及时采取有效应对措施

D. 专门提供医疗器械运输、贮存服务的企业应该采用创新技术，建设医疗器械自动化仓库

9. 关于化妆品生产质量安全管理的说法，错误的是

A. 化妆品生产企业质量安全负责人应当具备专业知识应用能力、法律知识应用能力、组织协调能力、风险研判能力以及其他应当具备的化妆品质量安全管理能力

B. 化妆品生产企业应当为质量安全负责人学习培训提供必要条件，确保质量安全负责人持续更新质量安全管理的专业知识和法律知识，提高履职能力

C. 化妆品生产企业质量安全负责人每年相关学习培训不少于 40 学时，学习培训情况予以记录并存档备查，保存期限不得少于 5 年

D. 化妆品生产企业应当将质量安全负责人的设置变更、岗位职责、职责履行、考核评估、学习培训情况，以及其提出的意见建议和风险防控动态管理机制执行等情况予以记录并存档备查

10. 非特医食品不得冒用、盗用特医食品标志。特医食品标签的主要展示版面可以标示的内容不包括

A. 产品名称、特医食品标志、净含量（规格）、注册号、适用人群、产品口味（如香草味等）

B. "请在医生或临床营养师的指导下使用"提示语

C. 符合食品安全国家标准要求且不会使消费者误解的图形

D. 展示版面的左上角或右上角标示已注册商标

11. 关于医疗器械说明书的说法，错误的是

A. 说明书只能由医疗器械注册人制作

B. 说明书随产品提供给用户

C. 说明书涵盖该产品安全有效的基本信息

D. 说明书是用以指导正确安装、调试、操作、使用、维护、保养的技术文件

12. 关于医疗器械标签的说法，错误的是

A. 标签主要附在医疗器械或其包装上

B. 标签的目的是识别产品特征和安全警示

C. 标签标明安全警示等信息可以用文字说明

D. 标签标明安全警示等信息不可以用图形、符号

13. 关于医疗器械说明书和标签标注内容的说法，错误的是

A. 说明书、标签的内容应当与经注册或备案的相关内容一致

B. 医疗器械的产品名称应当使用通用名称

C. 所有医疗器械均应标明医疗器械注册证编号和注册人的名称、地址及联系方式

D. 说明书和标签文字内容应使用中文，可附加其他文种，但应以中文表述为准

14. 由消费者个人自行使用的医疗器械与其他医疗器械说明书和标签相比，需要特别标注的是

A. 生产企业的名称、住所、生产地址及联系方式

B. 产品技术要求的编号

C. 维护和保养方法，特殊储存条件、方法

D. 具有安全使用的特别说明

15. 下列医疗器械经营不实行备案管理的品种是

A. 经营中国产第二类医疗器械

B. 经营美国产第二类医疗器械

C. 经营港澳台产第二类医疗器械

D. 经营法国产第三类医疗器械

16. 需要具有符合医疗器械经营质量管理要求的计算机信息管理系统，保证经营产品可追溯的医疗器械经营企业是

A. 第一类医疗器械经营企业

B. 第二类医疗器械经营企业

C. 第三类医疗器械经营企业

D. 第四类医疗器械经营企业

17. 关于医疗器械经营管理的说法，错误的是

A. 从事第二类医疗器械经营的，由经营企业向所在地设区的市级药品监督管理部门备案

B. 从事第三类医疗器械经营的，经营企业应当向所在地设区的市级药品监督管理部门申请经营许可

C. 受理第三类医疗器械经营许可申请的药品监督管理部门应当对申请资料进行审查，并按照医疗器械经营质量管理规范的要求开展现场核查

D. 对符合规定条件的第二类、第三类医疗器械，准予许可并发给医疗器械经营许可证，有效期为 5 年，在有效期届满 6 个月前，向原发证部门提出《医疗器械经营许可证》延续申请

18. 关于医疗器械经营许可证管理的说法，错误的是

A. 《医疗器械经营许可证》和医疗器械经营备案

凭证由设区的市级人民政府负责药品监督管理的部门印制

 B. 药品监督管理部门制作的医疗器械经营许可电子证书与印制的医疗器械经营许可证书具有同等法律效力

 C. "××药监械经营许×××××××号"是针对第三类医疗器械经营许可证的编号

 D. 《医疗器械经营许可证》编号为"××药监械经营备×××××××号"

19. 根据《医疗器械经营监督管理办法》，下列为合法《医疗器械经营许可证》编号的是

 A. ×药监械经营许×××××××号

 B. ××药监械经营许×××××××号

 C. ×药监械经营备×××××××号

 D. ××药监械经营备×××××××号

20. 关于医疗器械经营质量管理规范的基本要求的说法，错误的是

 A. 医疗器械经营质量管理规范只适用于所有从事第三类医疗器械经营活动的经营者

 B. 从事第二类、第三类医疗器械批发业务以及第三类医疗器械零售业务的经营企业应当建立销售记录制度，鼓励其他医疗器械经营企业建立销售记录制度

 C. 从事医疗器械批发业务的企业，其购进、贮存、销售等记录应当符合可追溯要求

 D. 医疗器械经营企业应当根据经营范围和经营规模建立相应的质量管理记录，并且应当建立并执行进货查验记录制度

21. 关于医疗器械经营的相关证件和记录有效期的说法，错误的是

 A. 医疗器械经营许可证有效期为5年

 B. 采购的医疗器械是刚生产出来的，有效期为2年，进货查验记录需至少保存4年

 C. 采购的医疗器械是刚生产出来的，没有有效期，销售记录保存时间至少5年

 D. 采购的植入性医疗器械是刚生产出来的，有效期为2年，销售记录需至少保存4年

22. 根据《医疗器械网络销售监督管理办法》，从事医疗器械网络销售的企业，是指通过网络销售医疗器械的医疗器械注册人、备案人或者医疗器械经营企业。关于医疗器械网络销售的说法，错误的是

 A. 从事医疗器械网络销售的企业，应当通过自建网站或者医疗器械网络交易服务电子商务平台开展医疗器械网络销售活动

 B. 通过自建网站开展医疗器械网络销售的企业，应当依法取得《互联网药品信息服务资格证书》，并具备与其规模相适应的办公场所以及数据备份、故障恢复等技术条件

 C. 应当在其主页面显著位置展示其《互联网药品交易服务资格证书》，产品页面应当展示该产品的医疗器械注册证或者备案凭证

 D. 医疗器械批发企业从事医疗器械网络销售，应当销售给具有资质的医疗器械经营企业或者使用单位

23. 根据《医疗器械网络销售监督管理办法》，医疗器械零售企业从事医疗器械网络销售，应当销售的对象和产品分别是

 A. 消费者，消费者个人自行使用的医疗器械

 B. 个体户，个体户销售的医疗器械

 C. 医疗机构，医疗机构使用的医疗器械

 D. 药品零售企业，药品零售企业销售的医疗器械

24. 根据《医疗器械网络销售监督管理办法》，关于医疗器械网络交易服务电子商务平台提供者的说法，错误的是

 A. 医疗器械网络交易服务电子商务平台提供者应当向所在地省级药品监督管理部门备案

 B. 应当在其网站主页面显著位置标注医疗器械网络交易服务电子商务平台备案凭证的编号

 C. 应当对入网医疗器械经营者进行实名登记，审查其经营许可、备案情况和所经营医疗器械产品注册、备案情况，并对其经营行为进行管理

 D. 网络交易服务电子商务平台可直接参与医疗器械销售

25. 关于医疗器械使用单位使用医疗器械的说法，错误的是

 A. 由其指定的部门或者人员统一采购医疗器械，其他部门或者人员不得自行采购

 B. 医疗器械使用单位应当妥善保存购入第二类医疗器械的原始资料，确保信息具有可追溯性

 C. 在使用医疗器械前，应当按照产品说明书的有关要求进行检查

 D. 使用无菌医疗器械前，应当检查直接接触医疗器械的包装及其有效期限

26. 根据《药品、医疗器械、保健、特殊医学用途配方食品广告审查管理暂行办法》，医疗器械广告涉及医疗器械名称、适用范围、作用机理或者结构及组成等内容的，不得超出注册证书或者备案凭证、注册或者备案的产品说明书范围。第二类医疗器械广告内容的依据是
    A. 国家药品监督管理局批准的产品说明书
    B. 省级药品监督管理部门批准的产品说明书
    C. 国家药品监督管理局备案的产品说明书
    D. 设区的市级药品监督管理部门备案的产品说明书

27. 根据《医疗器械不良事件监测和再评价管理办法》，关于医疗器械不良事件监测的说法，错误的是
    A. 已上市的医疗器械，在正常使用情况下发生的，导致或者可能导致人体伤害的各种有害事件是医疗器械不良事件，包括因医疗器械产品质量问题导致的伤害事件或者故障事件
    B. 医疗器械不良事件报告应当遵循可疑即报的原则，即怀疑某事件为医疗器械不良事件时，均可以作为医疗器械不良事件进行报告
    C. 医疗器械注册人、备案人应建立医疗器械不良事件监测体系、配备与其产品相适应的不良事件监测专门机构和专职人员，对其产品主动开展不良事件监测
    D. 医疗器械注册人、备案人应当自产品首次批准注册或者备案之日起，每满一年后的60日内完成上年度产品上市后定期风险评价报告，并提交至产品注册批准部门的同级监测机构

28. 根据《医疗器械不良事件监测和再评价管理办法》，下列属于医疗器械经营企业和使用单位主要义务的是
    A. 发现医疗器械不良事件或可疑不良事件，应按规定向医疗器械不良事件监测技术机构报告
    B. 建立医疗器械不良事件监测体系
    C. 调查、分析、评价、产品风险控制等情况
    D. 撰写上年度产品上市后定期风险评价报告

29. 根据《医疗器械不良事件监测和再评价管理办法》，国务院药品监督管理部门应当加强医疗器械不良事件监测信息网络建设。下列可以不注册为该系统用户的是
    A. 注册人、备案人　　B. 生产企业
    C. 经营企业　　　　　D. 基层医疗卫生机构

30. 关于医疗器械再评价及结果处理的说法，错误的是
    A. 医疗器械注册人、备案人应当主动开展再评价
    B. 对再评价结果表明产品存在危及人身安全的缺陷，且无法通过技术改进、修改说明书和标签等措施消除或者控制风险的，医疗器械注册人、备案人应主动申请注销产品注册证或者取消产品备案
    C. 对再评价结果表明产品存在危及人身安全的缺陷，且风险获益比不可接受的，医疗器械注册人、备案人应当主动申请注销产品注册证或者取消产品备案
    D. 第二类医疗器械境外注册人未申请注销产品注册证的，由省级药品监督管理的部门注销产品注册证

31. 医疗器械经营企业发现其经营的医疗器械存在不符合强制性标准、经注册或备案的产品技术要求或者存在其他缺陷的，应当采取的措施不包括
    A. 立即停止经营
    B. 通知相关生产经营企业、使用单位、消费者
    C. 记录停止经营和通知情况
    D. 召回已经上市销售的医疗器械

32. 国家按照风险程度对化妆品、化妆品原料实行分类管理。关于化妆品分类管理的说法，错误的是
    A. 化妆品分为特殊化妆品和普通化妆品
    B. 化妆品原料分为新原料和已使用的原料
    C. 在我国境内首次使用于化妆品的天然或者人工原料为化妆品新原料
    D. 化妆品新原料均为注册管理

33. 化妆品，是指以涂擦、喷洒或其他类似的方式，施用于皮肤、毛发、指甲、口唇等人体表面，以清洁、保护、美化、修饰为目的的日用化学工业产品。我国将化妆品分为特殊化妆品、普通化妆品。下列属于普通化妆品的是
    A. 染发类　　　　　B. 祛斑美白类
    C. 香水类　　　　　D. 防晒类

34. 化妆品原料分为新原料和已使用的原料。关于化妆品原料分类管理的说法，错误的是
    A. 国家对风险程度较高的化妆品新原料实行注册管理，对其他化妆品新原料实行备案管理
    B. 具有防腐、防晒、着色、染发、祛斑美白功能的化妆品新原料，经国务院药品监督管理部门

注册后方可使用

C. 其他化妆品新原料应当在使用前向国务院药品监督管理部门备案

D. 在我国境内首次使用于化妆品的天然或者人工原料，经国务院药品监督管理部门注册后方可使用

35. 关于化妆品上市管理的说法，错误的是
    A. 国家对特殊化妆品实行注册管理，对普通化妆品实行备案管理
    B. 特殊化妆品经国务院药品监督管理部门注册后方可生产、进口
    C. 国产普通化妆品应当在上市销售前向备案人所在地省、自治区、直辖市人民政府药品监督管理部门备案
    D. 进口普通化妆品应当在进口时向国务院药品监督管理部门备案

36. 国家对化妆品生产实行许可制度。关于化妆品生产许可制度的说法，错误的是
    A. 生产化妆品需依法持有省级化妆品监督管理部门颁发的《化妆品生产许可证》
    B. 化妆品生产许可证有效期为 5 年
    C. 《全国工业产品生产许可证》和《化妆品生产企业卫生许可证》也是生产许可必须证件
    D. 未取得《化妆品生产许可证》的化妆品生产企业，不得从事化妆品生产

37. 从批准文号格式判断，下列化妆品批准文号属于国产特殊化妆品的是
    A. 国妆特字＋四位年份数＋本年度注册产品顺序数
    B. 国妆特进字＋四位年份数＋本年度注册产品顺序数
    C. 省、自治区、直辖市简称＋G 妆网备字＋四位年份数＋本年度行政区域内备案产品顺序数
    D. 国妆网备进字（境内责任人所在省、自治区、直辖市简称）＋四位年份数＋本年度全国备案产品顺序数

38. 根据《化妆品卫生监督条例》，关于化妆品管理的说法，正确的是
    A. 普通化妆品是指用于染发、烫发、祛斑美白、防晒、防脱发以及宣称新功效的化妆品
    B. 生产化妆品需取得化妆品卫生许可证和化妆品生产许可证

C. 首次进口特殊化妆品，应经国务院化妆品监督管理部门批准

D. 首次进口普通化妆品，应取得省级化妆品监督管理部门颁发的批准文号

39. 关于保健食品的说法，错误的是
    A. 适用于特定人群，具有调节机体功能作用
    B. 声称保健功能的，应当具有科学依据
    C. 不得对人体产生急性、亚急性或者慢性危害
    D. 可以声称对疾病有一定程度的预防治疗作用

40. 关于保健食品、食品和药品的说法，错误的是
    A. 按照传统既是食品又是中药材的药食同源物品不以治疗、保健功能为目的时属于食品
    B. 从标签标注来看，食品标注营养成分含量，保健食品标注特定保健功能，药品标注适应症或功能主治
    C. 从毒副作用来看，药品允许在规定用量下有一定毒副作用，保健食品是在规定的用量下无毒副作用，食品不允许有毒副作用
    D. 保健食品、食品和药品均实行审批制度

41. 关于保健食品管理的说法，错误的是
    A. 保健食品、特殊医学用途配方食品、婴幼儿配方食品等特殊食品不属于地方特色食品，不得对其制定食品安全地方标准
    B. 保健食品原料目录和允许保健食品声称的保健功能目录，由国务院食品安全市场监督管理部门会同国务院卫生行政主管部门、国家中医药管理部门制定、调整并公布
    C. 国家市场监督管理总局承担国务院食品安全委员会日常工作，组织实施特殊食品注册、备案和监督管理
    D. 保健食品原料目录应当包括原料名称、用量及其对应的功效，列入保健食品原料目录的原料只能用于保健食品和其他食品的生产

42. 根据《中华人民共和国食品安全法》，关于保健食品的说法，正确的是
    A. 保健食品是指具有特定保健功能，辅助用于疾病治疗的特殊食品
    B. 保健食品广告内容应当真实合法，不得含有虚假内容，并应在广告中声明"本品不能代替药物"
    C. 首次进口的补充维生素、矿物质等营养物质类保健食品，应当注册

D. 国产保健食品实行备案管理。备案号格式为：食健备 G＋4 位年代号＋4 位顺序号

43. 保健食品标签、说明书需要载明的事项不包括
    A. 疾病预防、治疗功能
    B. 适宜人群、不适宜人群
    C. 功效成分及其含量
    D. 标志性成分及其含量

44. 根据《保健食品注册与备案管理办法》，国产保健食品注册号格式为
    A. 国食健字 G＋4 位年代号＋4 位顺序号
    B. 国食健注 G＋4 位年代号＋4 位顺序号
    C. 国食健字 J＋4 位年代号＋4 位顺序号
    D. 国食健注 J＋4 位年代号＋4 位顺序号

45. 根据《中华人民共和国食品安全法》，应当报国家相关职能管理部门申请备案，不需要申请注册的事项是
    A. 特殊医学用途配方食品的上市
    B. 补充维生素、矿物质类保健食品的首次进口
    C. 婴幼儿配方乳粉的产品配方
    D. 使用保健食品原料目录外的原料生产的保健食品

46. 关于特殊医学用途配方食品和婴幼儿配方食品管理的说法，错误的是
    A. 婴幼儿配方食品的产品配方应向国家市场监督管理部门备案
    B. 特殊医学用途配方食品参照药品管理，须经国家市场监督管理总局注册
    C. 特殊医学用途配方食品广告参照药品广告有关管理规定
    D. 婴幼儿配方食品生产应实施全过程质量控制，实施逐批检验

47. 关于特殊医学用途配方食品和婴幼儿配方食品管理的说法，正确的是
    A. 不得以分装方式生产婴幼儿配方乳粉，同一企业不得用同一配方生产不同品牌的婴幼儿配方乳粉
    B. 特殊医学用途配方食品按照药品管理
    C. 婴幼儿配方食品应当实施全过程质量控制，对婴幼儿配方食品实施重点抽验上市销售制度
    D. 与保健食品管理要求不同，特殊医学用途配方食品不得发布广告

48. 关于特殊医学用途配方食品和婴幼儿配方食品管理的说法，错误的是
    A. 特殊医学用途配方食品注册时，应当提交产品配方、生产工艺、标签、说明书以及表明产品安全性、营养充足性和特殊医学用途临床效果的材料
    B. 婴幼儿配方乳粉产品配方申请注册时，应当提交配方研发报告和其他表明配方科学性、安全性的材料
    C. 特殊医学用途配方食品注册证书和婴幼儿配方乳粉产品配方注册证书有效期限均为 5 年
    D. 特殊医学用途配方食品注册证书和婴幼儿配方乳粉产品配方注册证书均为国家药品监督管理局核发

49. 根据《药品、医疗器械、保健、特殊医学用途配方食品广告审查管理暂行办法》，关于保健食品、特殊医学用途配方食品广告发布和内容要求的说法，错误的是
    A. 保健食品的广告，内容应当以市场监督管理部门批准的注册证书或者备案凭证、注册或者备案的产品说明书内容为准
    B. 特殊医学用途配方食品的广告，内容应当以市场监管总局批准的注册证书和产品标签、说明书为准，必要时可以涉及疾病预防、治疗功能
    C. 保健食品广告涉及保健功能、产品功效成分或者标志性成分及含量、适宜人群或者食用量等内容的，不得超出注册证书或者备案凭证、注册或者备案的产品说明书范围
    D. 特殊医学用途配方食品广告涉及产品名称、配方、营养学特征、适用人群等内容的，不得超出注册证书、产品标签、说明书范围

50. 根据《药品、医疗器械、保健、特殊医学用途配方食品广告审查管理暂行办法》，特殊医学用途配方食品广告应当显著标明的事项不包括
    A. 适用人群
    B. 不适用于非目标人群使用
    C. 请在医生或者临床营养师指导下使用
    D. 保健食品标志

51. 按医疗器械管理的体外诊断试剂是指
    A. 在疾病的预测、预防、诊断、治疗监测、预后观察和健康状态评价的过程中，用于人体样本体外检测的试剂、试剂盒、校准品、质控品等

产品

  B. 在疾病的预测、预防、诊断、治疗监测、预后观察和健康状态评价的过程中，用于人体样本体外检测的试剂、试剂盒、校准品、质控品等药品

  C. 核发药品注册证书的用于人体样本体外检测的试剂、试剂盒、校准品、质控品等产品

  D. 核发药品注册证书的用于人体样本体外检测的试剂、试剂盒、校准品、质控品等药品

52. 关于医疗器械管理部门的说法，错误的是

  A. 国家药品监督管理部门负责全国医疗器械监督管理工作，国务院有关部门在各自的职责范围内负责与医疗器械有关的监督管理工作

  B. 县级以上地方人民政府应当加强对本行政区域的医疗器械监督管理工作的领导，组织协调本行政区域内的医疗器械监督管理工作以及突发事件应对工作

  C. 县级以上药品监督管理部门负责本行政区域的医疗器械监督管理工作，县级以上有关部门在各自的职责范围内负责与医疗器械有关的监督管理工作

  D. 县级以上药品监督管理部门应当加强医疗器械监督管理能力建设，为医疗器械安全工作提供保障

53. 医疗器械监督管理遵循的原则不包括

  A. 实时管控   B. 风险管理

  C. 社会共治   D. 科学监管

54. 关于医疗器械管理的说法，错误的是

  A. 国家建立医疗器械注册与备案管理工作体系和制度，应当注册而未经注册，或者应当备案而未经备案的医疗器械不得上市

  B. 国家根据医疗器械产品类别，分步实施医疗器械追溯码制度，实现医疗器械可追溯

  C. 设区的市级食品药品监督管理部门应当建立第一类医疗器械生产备案信息档案

  D. 医疗器械生产企业应当按照医疗器械生产质量管理规范的要求，建立质量管理体系并保持有效运行

55. 关于医疗器械生产管理的说法，错误的是

  A.《医疗器械生产许可证》有效期为5年，载明许可证编号、企业名称、法定代表人、企业负责人、住所、生产地址、生产范围、发证部

门、发证日期和有效期限等事项

  B.《医疗器械生产许可证》附医疗器械生产产品登记表，载明生产产品名称、注册号等信息

  C.《医疗器械生产许可证》有效期届满延续的，医疗器械生产企业应当自有效期届满6个月前，向原发证部门提出《医疗器械生产许可证》延续申请

  D. 开办第一类医疗器械生产企业的，应当向所在地省级药品监督管理部门办理第一类医疗器械生产许可

56. 关于医疗器械委托生产管理的说法，错误的是

  A. 医疗器械委托生产的委托方应当是委托生产医疗器械的境内注册人或者备案人

  B. 委托生产属于按照创新医疗器械特别审批程序审批的境内医疗器械的，委托方应当取得委托生产医疗器械的生产许可或者办理第一类医疗器械生产备案

  C. 医疗器械委托生产的受托方应当是取得受托生产医疗器械相应生产范围的生产许可或者办理第一类医疗器械生产备案的境内生产企业

  D. 医疗器械受托方对受托生产医疗器械的质量负相应责任

57. 关于化妆品生产管理的说法，错误的是

  A. 具备儿童护肤类、眼部护肤类化妆品生产条件的，应当在生产许可项目中特别标注

  B. 化妆品生产许可申请人应当向所在地设区的市级药品监督管理部门提出申请，药品监督管理部门应当对申请人提交的申请资料进行审核，对申请人的生产场所进行现场核查

  C. 接受申请的药品监督管理部门对符合规定条件的，作出准予许可的决定，并自作出决定之日起5个工作日内向申请人颁发化妆品生产许可证

  D. 化妆品注册人、备案人、受托生产企业应当建立化妆品质量安全责任制，应当建立并执行从业人员健康管理制度，建立从业人员健康档案，至少保存3年

58. 化妆品标签，是指产品销售包装上用以辨识说明产品基本信息、属性特征和安全警示等的文字、符号、数字、图案等标识，以及附有标识信息的包装容器、包装盒和说明书。关于化妆品标签管理的说法，错误的是

  A. 化妆品的最小销售单元应当有中文标签

B. 标签内容应当与化妆品注册或者备案资料中产品标签样稿一致

C. 化妆品的名称、成分、疗效等标签标注的事项应当真实、合法，不得含有虚假或者引人误解、违背社会公序良俗等违反法律法规的内容

D. 化妆品名称使用商标的，还应当符合国家有关商标管理的法律法规规定

59. 关于化妆品经营管理的说法，错误的是

A. 化妆品经营者应当建立并执行进货查验记录制度

B. 化妆品经营者查验直接供货者的市场主体登记证明、特殊化妆品注册证或者普通化妆品备案信息、化妆品的产品质量检验合格证明并保存相关凭证

C. 化妆品经营者如实记录化妆品名称、特殊化妆品注册证编号或者普通化妆品备案编号、使用期限、净含量、购进数量、供货者名称、地址、联系方式、购进日期等内容

D. 以免费试用、赠予、兑换等形式向消费者提供化妆品的，化妆品监督管理条例等规定的化妆品经营者义务可以减轻

60. 儿童化妆品，是指适用于年龄在12岁以下（含12岁）儿童，具有清洁、保湿、爽身、防晒等功效的化妆品。关于儿童化妆品管理的说法，错误的是

A. 标识"适用于全人群""全家使用"等词语或者利用商标、图案、谐音、字母、汉语拼音、数字、符号、包装形式等暗示产品使用人群包含儿童的产品按照儿童化妆品管理

B. 儿童化妆品应当在销售包装展示面标注国家药品监督管理局规定的儿童化妆品标志（颜色为金色）

C. 标识"适用于全人群""全家使用"等词语的化妆品不得标注儿童化妆品标志

D. 儿童化妆品应当以"注意"或者"警告"作为引导语，在销售包装可视面标注"应当在成人监护下使用"等警示用语

61. 关于儿童化妆品配方设计管理的说法，错误的是

A. 应当遵循安全优先原则、功效多元原则、配方单一原则

B. 应当选用有长期安全使用历史的化妆品原料，不得使用尚处于监测期的新原料，不允许使用基因技术、纳米技术等新技术制备的原料，如

无替代原料必须使用时，应当说明原因，并针对儿童化妆品使用的安全性进行评价

C. 不允许使用以祛斑美白、祛痘、脱毛、除臭、去屑、防脱发、染发、烫发等为目的的原料，如因其他目的使用可能具有上述功效的原料时，应当对使用的必要性及针对儿童化妆品使用的安全性进行评价

D. 儿童化妆品应当从原料的安全、稳定、功能、配伍等方面，结合儿童生理特点，评估所用原料的科学性和必要性，特别是香料香精、着色剂、防腐剂及表面活性剂等原料

62. 某药店采购甲儿童用化妆品。该药店在对甲化妆品收货时，可以收货的情形是

A. 发现标签成分项有基因技术原料

B. 发现标签成分项有纳米技术原料

C. 发现标签成分项有润肤为目的的原料

D. 发现标签成分项有美白为目的的原料

63. 关于医疗器械界定的说法，错误的是

A. 医疗器械只包括硬件，不包括计算机软件

B. 直接作用于人体的设备属于医疗器械范畴

C. 医疗器械如果借助药理学、免疫学或代谢的相关原理，这些原理也是起辅助作用

D. 医疗器械的效用主要通过物理等方式获得

64. 使用医疗器械的目的不包括

A. 生命的支持或维持

B. 妊娠控制

C. 通过对来自人体的样本进行检查，为医疗或者诊断目的提供信息

D. 一定用法用量下通过药理作用治疗或者缓解疾病

65. 根据《医疗器械监督管理条例》，将医疗器械分为第一类、第二类、第三类的依据是

A. 有效程度由高到低　B. 风险程度由低到高

C. 有效程度由低到高　D. 风险程度由高到低

66. 关于医疗器械产品注册与备案管理的说法，错误的是

A. 港澳台地区医疗器械注册，参照进口医疗器械办理

B. 第二类医疗器械实行注册管理

C. 第一类医疗器械实行注册管理

D. 第三类医疗器械实行注册管理

67. 关于医疗器械产品注册与备案管理的说法，错误的是
    A. 无论境内，还是境外医疗器械注册人、备案人，都应加强医疗器械全生命周期质量管理
    B. 无论境内，还是境外医疗器械注册人、备案人，都应对研制、生产、经营、使用全过程中医疗器械的安全性、有效性依法承担责任
    C. 进口医疗器械，应当由境外生产企业作为注册申请人或者备案人，由其在我国境内设立的代表机构或者指定我国境内的企业法人作为代理人，申请注册或者办理备案
    D. 进口第一类医疗器械备案，境外备案人向国务院药品监督管理部门提交备案资料和备案人所在国（地区）主管部门准许该医疗器械上市销售的证明文件

68. 某医疗器械注册证编号为"国械注进20152402038"，关于此编号的认识错误的是
    A. "国械注进"代表港澳台地区注册的医疗器械
    B. 首次注册年份为2015年，第五位数字"2"代表产品管理类别为第二类医疗器械
    C. 第六、七位数字"40"代表分类编号为"6840体外诊断试剂或临床检验分析仪器"
    D. 最后四位数字"2038"代表首次注册流水号

69. 下列医疗器械注册证编号最可能为"国械注准20153150961"的是
    A. 反光镜
    B. 血压计
    C. 手术显微镜
    D. 一次性使用无菌注射针

70. 2020年，新型冠状病毒（2019-nCoV）全球传染，我国疫情也比较严重。国家药品监督管理局应急审批了用来检测新型冠状病毒的产品。其中有一个产品的名称是"新型冠状病毒2019-nCoV核酸检测试剂盒（荧光PCR法）"，编号是"国械注准20203400057"。这种产品的管理分类和产品分类分别为
    A. 第三类医疗器械、体外诊断试剂类医疗器械
    B. 第三类医疗器械、体外诊断试剂类药品
    C. 体外诊断试剂类医疗器械、第三类医疗器械
    D. 体外诊断试剂类药品、第三类医疗器械

71. 下列医疗器械注册证编号合法的是
    A. 闽械注准20151400100
    B. 国械注准20151400100
    C. 闽械注准20152400100
    D. 闽械注准20153400100

72. 医疗器械是直接或者间接作用于人体的仪器、设备、器具、体外诊断试剂及校准物、材料以及其他类似或者相关的物品，关于医疗器械管理要求的说法，错误的是
    A. 从国外进口血管支架的，由国家药品监督管理部门审查，批准后发给医疗器械注册证
    B. 从国外进口第二类医疗器械，实行注册管理
    C. 体外诊断试剂按照《体外诊断试剂注册管理办法》，办理医疗器械产品备案或者注册
    D. 由消费者个人自行使用的医疗器械，应当标明安全使用方面的特别说明

73. 《医疗器械生产许可证》有效期满需要延续的时限为
    A. 有效期满前90个工作日至30个工作日期间
    B. 有效期满前6个月至2个月期间
    C. 有效期满前3个月至2个月期间
    D. 有效期满前90个工作日至60个工作日期间

二、配伍选择题

[1~3题共用备选答案]
    A. 通过药理学方式获得效用的器械
    B. 通过常规管理足以保证其安全性、有效性的医疗器械
    C. 对其安全性、有效性需要严格控制的医疗器械
    D. 对其安全性、有效性需要采取特别措施严格控制的医疗器械

1. 第一类医疗器械是
2. 第二类医疗器械是
3. 第三类医疗器械是

[4~6题共用备选答案]
    A. 中医用刮痧板
    B. 睡眠监护系统软件
    C. 一次性使用输液器
    D. 用于血源筛查的体外诊断试剂

4. 具有中度风险且为计算软件的医疗器械是
5. 具有较高风险且其目的是辅助疾病治疗的医疗器械是
6. 属于药品不属于医疗器械的是

[7～9题共用备选答案]

　　A. 备案管理　　　　B. 注册管理

　　C. 许可管理　　　　D. 分类管理

根据《医疗器械注册管理办法》

7. 第一类医疗器械上市环节实行

8. 第二类医疗器械上市环节实行

9. 第三类医疗器械上市环节实行

[10～12题共用备选答案]

　　A. 国家药品监督管理部门

　　B. 省级药品监督管理部门

　　C. 设区的市级药品监督管理部门

　　D. 县级药品监督管理部门

根据《医疗器械注册管理办法》

10. 境内第一类医疗器械的备案部门是

11. 境内第二类医疗器械的注册批准部门是

12. 境内第三类医疗器械注册证的核发部门是

[13～15题共用备选答案]

　　A. 国家药品监督管理部门

　　B. 省级药品监督管理部门

　　C. 设区的市级药品监督管理部门

　　D. 县级药品监督管理部门

根据《医疗器械注册管理办法》

13. 香港地区生产的第一类医疗器械在中国境内备案的部门是

14. 澳门地区生产的第二类医疗器械在中国境内注册的批准部门是

15. 台湾地区生产的第三类医疗器械注册证在中国境内的核发部门是

[16～18题共用备选答案]

　　A. 国械注准×××××3×4××5×××6

　　B. 鲁械注准×××××3×4××5××××6

　　C. 国械注许×××××3×4××5×××6

　　D. 国械备×××××2×××××3号

16. 境内第三类医疗器械的注册证编号为

17. 香港第二类医疗器械在中国境内上市的医疗器械注册证编号为

18. 进口第一类医疗器械的证件编号是

[19～21题共用备选答案]

　　A. 进口第一类医疗器械

　　B. 境内第二类医疗器械

　　C. 境内第三类医疗器械

　　D. 境内第一类医疗器械

19. 医疗器械注册证编号为"闽械注准20152400100"的是

20. 医疗器械注册证编号为"国械注准20153151756"的是

21. 医疗器械备案证编号为"浙温械备20140063号"的是

[22～24题共用备选答案]

　　A. 国家药品监督管理部门

　　B. 省级药品监督管理部门

　　C. 设区的市级药品监督管理部门

　　D. 县级药品监督管理部门

22. 境内第一类医疗器械说明书的核发部门是

23. 进口第一类医疗器械标签的核发部门是

24. 医疗器械通用名称命名规则的制定部门是

[25～27题共用备选答案]

　　A. 国械注许×××××××××××

　　B. 国械备××××××

　　C. 京械注准××××××××

　　D. 国械注准××××××××××

25. 从证书号格式判断，属于进口第一类医疗器械的是

26. 从证书号格式判断，属于从香港、澳门、台湾地区进口的第三类医疗器械的是

27. 从证书号格式判断，属于境内第二类医疗器械的是

[28～30题共用备选答案]

　　A. 国家药品监督管理部门

　　B. 省级药品监督管理部门

　　C. 设区的市级药品监督管理部门

　　D. 县级药品监督管理部门

28. 经营避孕套、避孕帽的医疗器械经营企业的备案管理部门是

29. 经营心脏起搏器的医疗器械经营企业的许可管理部门是

30. 经营血管内导管的医疗器械经营企业的许可管理部门是

[31～32题共用备选答案]

　　A. 输血器　　　　　B. 橡皮膏

　　C. 手术衣　　　　　D. 脉象仪软件

31. 核发《医疗器械经营许可证》才可以经营的医疗器械是

32. 核发《医疗器械经营备案凭证》才可以经营的医

疗器械是

[33～34题共用备选答案]

    A. 设区的市级药品监督管理部门，生产许可

    B. 设区的市级药品监督管理部门，生产备案

    C. 省（区、市）药品监督管理部门，生产许可

    D. 省（区、市）药品监督管理部门，生产备案

33. 开办第一类医疗器械生产企业，行政许可部门及行政许可程序分别是

34. 开办第二类医疗器械生产企业，行政许可部门及行政许可程序分别是

[35～36题共用备选答案]

    A. 3 年   B. 5 年

    C. 7 年   D. 10 年

35. 《医疗器械生产许可证》的有效期是

36. 化妆品注册人、备案人、受托生产企业应当建立化妆品质量安全责任制，落实化妆品质量安全主体责任；应当建立并执行从业人员健康管理制度，建立从业人员健康档案，至少保存的年限是

[37～38题共用备选答案]

    A. 第一类医疗器械

    B. 第二类医疗器械

    C. 第三类医疗器械

    D. 特殊医疗器械

37. 上市进行注册管理，生产进行许可管理，经营进行备案管理的医疗器械是

38. 上市进行备案管理，生产进行备案管理，经营既不进行备案也不进行许可管理的医疗器械是

[39～41题共用备选答案]

    A. 第二类医疗器械   B. 第一类医疗器械

    C. 第三类医疗器械   D. 特殊用途医疗器械

39. 产品上市需要取得注册证，经营只需办理备案手续的是

40. 产品上市需要取得注册证，经营需要办理许可手续的是

41. 产品上市需要办理备案手续，经营不需要备案和许可手续的是

[42～44题共用备选答案]

    A. 2 年   B. 3 年

    C. 5 年   D. 10 年

42. 《医疗器械经营许可证》有效期为

43. 医疗器械经营企业的进货查验和销售记录应保存至医疗器械有效期后

44. 医疗器械经营企业经营的医疗器械没有有效期的，进货查验和销售记录不得少于

[45～46题共用备选答案]

    A. 医疗器械有效期后 2 年

    B. 至少 2 年

    C. 至少 5 年

    D. 医疗器械有效期后 5 年

《医疗器械网络销售监督管理办法》对从事医疗器械网络销售的企业的医疗器械销售记录保存时限进行了规定

45. 如果医疗器械（非植入类医疗器械）有有效期，记录应当保存

46. 如果医疗器械（非植入类医疗器械）无有效期，记录应当保存

[47～48题共用备选答案]

    A. 省级药品监督管理部门备案

    B. 国家药品监督管理部门批准

    C. 省级卫生行政管理部门批准

    D. 国家卫生行政管理部门备案

47. 根据《医疗器械网络销售监督管理办法》，医疗器械网络交易服务电子商务平台提供者应当由

48. 根据《国务院关于修改〈医疗器械监督管理条例〉的决定》，医疗器械使用单位配置大型医用设备应当由

[49～50题共用备选答案]

    A. 使用期限届满后 2 年或者使用终止后 2 年

    B. 至少 2 年

    C. 至少 5 年

    D. 使用期限届满后 5 年或者使用终止后 5 年

医疗器械使用单位应当真实、完整、准确地记录进货查验情况

49. 非大型医疗器械进货查验记录应当保存至

50. 大型医疗器械进货查验记录应当保存至

[51～52题共用备选答案]

    A. 请仔细阅读产品说明书或者在医务人员的指导下购买和使用

    B. 禁忌内容或者注意事项详见说明书

    C. 本广告仅供医学药学专业人士阅读

    D. 请按药品说明书或者在药师指导下购买和使用

根据《药品、医疗器械、保健、特殊医学用途配方食品广告审查管理暂行办法》

51. 推荐给个人自用的医疗器械的广告，应当显著标明

52. 医疗器械产品注册证书中有禁忌内容、注意事项的，广告应当显著标明

[53~55题共用备选答案]

  A. 7日内报告   B. 20日内报告

  C. 30日内报告   D. 15日内报告

  国家市场监督管理总局和国家卫生健康委员会联合印发的《医疗器械不良事件监测和再评价管理办法》规定了注册人、备案人、生产经营企业、使用单位发现或获知医疗器械不良事件的报告时限

53. 导致死亡的可疑不良事件的，应在

54. 导致严重伤害、可能导致严重伤害或死亡的，应在

55. 境外持有人和在境外销售国产医疗器械的持有人发现或获知在境外发生的导致或可能导致严重伤害或者死亡的可疑不良事件的，应在

[56~58题共用备选答案]

  A. 一级召回   B. 二级召回

  C. 三级召回   D. 四级召回

56. 使用该医疗器械引起危害的可能性较小但仍需召回的是

57. 使用该医疗器械可能或已经引起严重健康危害的是

58. 使用该医疗器械可能或已经引起暂时的或可逆的健康危害的是

[59~60题共用备选答案]

  A. 1日内   B. 2日内

  C. 3日内   D. 7日内

59. 医疗器械一级召回通知到有关医疗器械经营企业、使用单位或告知使用者的时限为

60. 医疗器械三级召回通知到有关医疗器械经营企业、使用单位或告知使用者的时限为

[61~63题共用备选答案]

  A. 国务院药品监督管理部门网站和中央主要媒体

  B. 省、自治区、直辖市药品监督管理部门网站

  C. 省、自治区、直辖市主要媒体

  D. 国务院药品监督管理部门网站

61. 实施一级召回的，医疗器械召回公告应当在

62. 实施二级召回的，医疗器械召回公告应当在

63. 实施三级召回的，医疗器械召回公告应当在

[64~66题共用备选答案]

  A. 备案管理   B. 特殊管理

  C. 分级管理   D. 分类管理

64. 国家对医疗器械按照风险程度实行

65. 按照医疗器械风险程度，医疗器械经营实施

66. 根据医疗器械缺陷的严重程度，医疗器械召回实施

[67~69题共用备选答案]

  A. 风险程度   B. 缺陷严重程度

  C. 安全隐患   D. 不良反应

67. 医疗器械召回分为三级管理的依据是医疗器械的

68. 医疗器械分为三类的依据是

69. 医疗器械经营分类管理的依据是

[70~72题共用备选答案]

  A. 由危害严重到危害不严重

  B. 由低风险到高风险

  C. 由资源稀缺到资源相对丰富

  D. 由有效到无效

70. 医疗器械从一级召回、二级召回到三级召回的变化趋势是

71. 国家重点保护野生药材物种从一级、二级到三级的变化趋势是

72. 医疗器械分为第一类、第二类和第三类的变化趋势是

[73~74题共用备选答案]

  A. 备案管理   B. 特殊管理

  C. 分级管理   D. 分类管理

73. 化妆品分为特殊化妆品和普通化妆品。原因是国家按照风险程度对化妆品实行

74. 化妆品原料分为新原料（风险程度较高、其他）和已使用的原料。原因是国家按照风险程度对化妆品原料实行

[75~76题共用备选答案]

  A. 备案管理   B. 注册管理

  C. 许可管理   D. 自主管理

75. 国家对特殊化妆品实行

76. 国家对普通化妆品实行

[77~78题共用备选答案]

  A. 特殊化妆品   B. 普通化妆品

  C. 第一类化妆品   D. 第二类化妆品

77. 用于染发、烫发、祛斑美白、防晒、防脱发的化妆品为

78. 宣称新功效的化妆品为

[79～81题共用备选答案]

　　A. 备案管理　　　　　B. 注册管理

　　C. 许可管理　　　　　D. 企业自律管理

79. 国家对风险程度较高的化妆品新原料实行

80. 国家对风险程度较低的化妆品新原料实行

81. 国家对已使用的原料实行

[82～83题共用备选答案]

　　A. 使用前经国务院药品监督管理部门注册

　　B. 使用前经国务院药品监督管理部门备案

　　C. 使用后经国务院药品监督管理部门注册

　　D. 使用后经国务院药品监督管理部门备案

82. 具有防腐、防晒、着色、染发、祛斑美白功能的化妆品新原料实行

83. 不具有防腐、防晒、着色、染发、祛斑美白功能的化妆品新原料实行

[84～86题共用备选答案]

　　A. 上市销售前经国务院药品监督管理部门注册

　　B. 上市销售前经省级药品监督管理部门备案

　　C. 进口前经国务院药品监督管理部门备案

　　D. 进口前经省级药品监督管理部门注册

84. 特殊化妆品实行

85. 国产普通化妆品实行

86. 进口普通化妆品实行

[87～89题共用备选答案]

　　A. 国妆特字＋四位年份数＋本年度注册产品顺序数

　　B. 国妆特进字＋四位年份数＋本年度注册产品顺序数

　　C. 省、自治区、直辖市简称＋G妆网备字＋四位年份数＋本年度行政区域内备案产品顺序数

　　D. 国妆网备进字（境内责任人所在省、自治区、直辖市简称）＋四位年份数＋本年度全国备案产品顺序数

87. 由省级化妆品监督管理部门核发的国产化妆品备案文号为

88. 由国家化妆品监督管理部门核发的进口化妆品备案文号为

89. 由国家化妆品监督管理部门核发的进口化妆品批准文号为

[90～91题共用备选答案]

　　A. 国家化妆品监督管理部门审批管理

　　B. 国家化妆品监督管理部门备案管理

　　C. 省（区、市）化妆品监督管理部门审批管理

　　D. 省（区、市）化妆品监督管理部门备案管理

90. 某化妆品的文号为"粤G妆网备字2020085851"，该化妆品上市许可的管理方式是

91. 某化妆品的文号为"国妆网备进字（沪）2021002035"，该化妆品上市许可的管理方式是

[92～93题共用备选答案]

　　A. 2年　　　　　　　B. 3年

　　C. 4年　　　　　　　D. 5年

92. 特殊化妆品《化妆品生产许可证》的有效期为

93. 普通化妆品《化妆品生产许可证》的有效期为

[94～95题共用备选答案]

　　A. 医疗器械　　　　　B. 药品

　　C. 化妆品　　　　　　D. 保健食品

94. 用于血源筛查的体外诊断试剂的管理类别是

95. 不以治疗疾病为目的，但具有调节机体功能，用于特定人群食用的是

[96～98题共用备选答案]

　　A. 报国务院食品安全监督管理部门备案

　　B. 经国务院食品安全监督管理部门注册

　　C. 报省级食品安全监督管理部门备案

　　D. 经省级食品安全监督管理部门注册

96. 使用保健食品原料目录以外原料的保健食品，应当

97. 首次进口的保健食品中属于补充维生素、矿物质等营养物质的，应当

98. 使用保健食品原料目录以内原料的保健食品，应当

[99～101题共用备选答案]

　　A. 体外诊断试剂

　　B. 使用保健食品原料目录的原料生产的保健食品

　　C. 特殊医学配方食品

　　D. 首次进口的属于补充维生素、矿物质的保健食品

99. 注册管理分两类（一部分按药品管理，一部分按医疗器械进行管理）的是

100. 参照药品管理要求进行管理，应经国家食品安全监督管理部门注册的是

101. 属于特殊食品，应报国家食品安全监督管理部门备案的是

[102～103 题共用备选答案]

　　A. 国食健注 G＋4 位年代号 ＋4 位顺序号

　　B. 国食健注 J＋4 位年代号 ＋4 位顺序号

　　C. 食健备 G＋4 位年代号 ＋2 位省级行政区域代码 ＋6 位顺序编号

　　D. 食健备 J＋4 位年代号 ＋00 ＋6 位顺序编号

102. 首次进口属于补充矿物质类营养物质的保健食品的批准文号是

103. 使用保健食品原料目录以外原料的国产保健食品的批准文号是

[104～106 题共用备选答案]

　　A. 特殊医学用途配方食品

　　B. 婴幼儿配方乳粉产品配方

　　C. 保健食品

　　D. 食品

104. "生产婴幼儿配方乳粉使用的食品原料、食品添加剂及其使用量，以及产品中营养成分的含量" 指的是

105. "为了满足进食受限、消化吸收障碍、代谢紊乱或特定疾病状态人群对营养素或膳食的特殊需要，专门加工配制而成的配方食品" 指的是

106. "属于地方特色，可以对其制定食品安全地方标准" 的是

[107～109 题共用备选答案]

　　A. 国家食品安全监督管理部门注册

　　B. 国家食品安全监督管理部门备案

　　C. 省、自治区、直辖市人民政府食品安全监督管理部门备案

　　D. 省、自治区、直辖市人民政府食品安全监督管理部门注册

107. 婴幼儿配方食品生产企业应当将食品原料、食品添加剂、产品配方及标签等事项向

108. 《食品安全法》将特殊医学用途配方食品参照药品管理的要求予以对待，规定该类食品应当经

109. 婴幼儿配方乳粉的产品配方应当经

[110～112 题共用备选答案]

　　A. 1 年　　　　　　　B. 3 年

　　C. 5 年　　　　　　　D. 7 年

110. 保健食品注册证书有效期为

111. 特殊医学用途配方食品注册证书有效期限为

112. 婴幼儿配方乳粉产品配方注册证书有效期为

[113～115 题共用备选答案]

　　A. 特殊医学用途配方食品

　　B. 婴幼儿配方乳粉产品配方

　　C. 国产保健食品

　　D. 进口保健食品

113. 注册证书号为 "国食注字 TY ＋4 位年号 ＋4 位顺序号" 的是

114. 注册证书号为 "国食注字 YP ＋4 位年代号 ＋4 位顺序号" 的是

115. 注册证书号为 "国食健注 G ＋4 位年代号 ＋4 位顺序号" 的是

[116～118 题共用备选答案]

　　A. 只能在国务院卫生行政部门和国务院药品监督管理部门共同指定的医学、药学专业刊物上发布

　　B. 可以在大众传媒发布

　　C. 不得发布广告

　　D. 可以未经审查发布

　　根据《药品、医疗器械、保健食品、特殊医学用途配方食品广告审查管理暂行办法》

116. 特殊医学用途配方食品中的特定全营养配方食品广告，管理方法是

117. 保健食品和特殊医学用途配方食品广告中只宣传产品名称的，管理方法是

118. 依法停止或者禁止生产、销售或者使用的保健食品和特殊医学用途配方食品，管理方法是

[119～120 题共用备选答案]

　　A. 请仔细阅读产品说明书或者在医务人员的指导下购买和使用

　　B. 请在医生或者临床营养师指导下使用

　　C. 本广告仅供医学药学专业人士阅读

　　D. 请按药品说明书或者在药师指导下购买和使用

　　根据《药品、医疗器械、保健食品、特殊医学用途配方食品广告审查管理暂行办法》

119. 推荐给个人自用的医疗器械的广告，应当显著标明

120. 特殊医学用途配方食品广告，应当显著标明

[121～122 题共用备选答案]

　　A. 国家药品监督管理局

　　B. 省级药品监督管理部门

　　C. 设区的市级负责药品监督管理的部门

　　D. 县级负责药品监督管理的部门

121. 负责制定本行政区域医疗器械生产重点监管品种目录的是

122. 负责制定本行政区域医疗器械经营重点监管品种目录的是

[123～125 题共用备选答案]

    A. 一级监管   B. 二级监管
    C. 三级监管   D. 四级监管

123. 生产本行政区域重点监管品种目录产品实施的监督管理属于

124. 生产除本行政区域重点监管品种目录以外第三类医疗器械实施的监督管理属于

125. 生产第一类医疗器械的企业实施的监督管理属于

[126～127 题共用备选答案]

    A. 一级监管   B. 二级监管
    C. 三级监管   D. 四级监管

126. 质量管理体系运行状况差、有严重不良监管信用记录的医疗器械生产企业实施的监督管理属于

127. 质量管理体系运行状况较差、有不良监管信用记录的医疗器械生产企业实施的监督管理属于

[128～130 题共用备选答案]

    A. 每年全项目检查不少于一次
    B. 每年检查不少于一次，其中每两年全项目检查不少于一次
    C. 原则上每两年检查不少于一次
    D. 原则上每年随机抽取本行政区域 25% 以上的企业进行监督检查

128. 对风险程度高的企业实施

129. 对风险程度一般的企业实施

130. 对风险程度较低的企业实施

[131～133 题共用备选答案]

    A. 一级监管   B. 二级监管
    C. 三级监管   D. 四级监管

131. "为其他医疗器械注册人、备案人和生产经营企业专门提供贮存、运输服务的"经营企业和风险会商确定的重点检查企业实施的监督管理属于

132. 本行政区域医疗器械经营重点监管品种目录产品涉及的批发企业实施的监督管理属于

133. 本行政区域医疗器械经营重点监管品种目录产品涉及的零售企业实施的监督管理属于

[134～136 题共用备选答案]

    A. 每年全项目检查不少于一次
    B. 每年检查不少于一次，其中每两年全项目检查不少于一次
    C. 每两年检查不少于一次
    D. 每年随机抽取本行政区域 25% 以上的企业进行监督检查，4 年内达到全覆盖

134. 实施三级监管的企业，设区的市级负责药品监督管理的部门实施

135. 实施二级监管的企业，县级负责药品监督管理的部门实施

136. 实施一级监管的企业，县级负责药品监督管理的部门按照有关要求实施

[137～138 题共用备选答案]

    A. 蓝色   B. 红色
    C. 绿色   D. 金色

137. 儿童化妆品标志的颜色是

138. 特医食品标志的颜色是

三、综合分析选择题

[1～4 题共用题干]

甲药店经营有药品和医疗器械，药品有处方药、甲类非处方药和乙类非处方药，医疗器械有检查手套（境内一种品牌）、体温计（境内、进口和香港各一种品牌）。境内检查手套采购自境内乙医疗器械生产企业，境内体温计采购自境内丙医疗器械生产企业，进口体温计采购自境外丁医疗器械生产企业，香港体温计采购自香港戊医疗器械生产企业。假设这些生产企业只生产这一种医疗器械。

1. 甲药店经营医疗器械实行的管理制度及管理部门分别为
    A. 备案管理，省级药品监督管理部门
    B. 备案管理，设区的市级药品监督管理部门
    C. 许可管理，省级药品监督管理部门
    D. 许可管理，设区的市级药品监督管理部门

2. 甲药店经营医疗器械具备的必需条件不包括
    A. 具有与经营范围和经营规模相适应的贮存条件，全部委托其他医疗器械经营企业贮存的可以不设立库房
    B. 具有符合医疗器械经营质量管理要求的计算机信息管理系统
    C. 具有与经营的医疗器械相适应的专业指导、技术培训和售后服务能力
    D. 具有与经营的医疗器械相适应的质量管理制度

3. 不需要具备《医疗器械注册证》的企业是

A. 乙医疗器械生产企业

B. 丙医疗器械生产企业

C. 丁医疗器械生产企业

D. 戊医疗器械生产企业

4. 甲药店除了需要满足药品 GSP 外，还需要满足

A. 医疗器械非临床试验质量管理规范

B. 医疗器械临床试验质量管理规范

C. 医疗器械生产质量管理规范

D. 医疗器械经营质量管理规范

[5~7 题共用题干]

2019 年 5 月 1 日，某县药品监督管理部门对辖区内的甲药品零售企业（连锁药店）进行检查。经查，该企业营业执照经营范围中有药品和医疗器械，药品经营许可证的经营范围为"中成药、中药饮片、化学药制剂、抗生素制剂"，但未取得医疗器械经营许可证和备案凭证。同时，发现其货架上销售的药品有地西泮片 10 瓶，系从区域性药品批发企业业务员李某手中购入，一共购入了 10 瓶。所经营的医疗器械系从只生产该类医疗器械的我国乙医疗器械生产企业采购。

5. 根据上述信息，该企业可以经营的品种是

A. 第一类医疗器械　　B. 医疗用毒性药品

C. 第二类医疗器械　　D. 第三类医疗器械

6. 根据上述信息，乙医疗器械生产企业对于该零售药店所经营的医疗器械应该具备的证件和监督管理机构分别是

A. 医疗器械注册证，国家药品监督管理局

B. 医疗器械注册证，省级药品监督管理部门

C. 医疗器械备案凭证，国家药品监督管理局

D. 医疗器械备案凭证，设区的市级药品监督管理部门

7. 根据上述信息，关于该企业销售地西泮片的分析，正确的是

A. 购进但未销售，不违反药品管理法的规定

B. 连锁药店可以申请从事第二类精神药品零售，但该企业经营范围不包括第二类精神药品，属于违法

C. 零售药店不得经营第二类精神药品，所以该企业违法

D. 第二类精神药品属于化学药制剂，所以该企业经营范围可包括第二类精神药品，其经营合法

[8~11 题共用题干]

张某因听力下降，决定去某药品零售企业购买一台助听器。选购时，发现不同助听器的注册证号具有不同的格式：国械注进 2015246×××、国械注许 2016246×××、沪食药监械（准）2012 第 216×××、京药监械（准）2012 第 246×××等。这四种助听器在药店均贴有广告，根据广告张某专门请教了该药店值班药师，并购买了其中的一款。

8. 根据上述资料的注册证号格式，可以推断出四种助听器的管理类别是

A. 第一类医疗器械　　B. 第二类医疗器械

C. 第三类医疗器械　　D. 第四类医疗器械

9. 根据上述资料的注册证号格式，可以推断出产品类别不同于另外三种助听器的是

A. 国械注进 2015246×××

B. 国械注许 2016246×××

C. 沪食药监械（准）2012 第 216×××

D. 京药监械（准）2012 第 246×××

10. 根据上述资料的注册证号格式，关于助听器生产出售，正确的是

A. 生产执行备案管理，销售执行备案管理

B. 生产执行备案管理，销售执行许可管理

C. 生产执行注册管理，销售执行许可管理

D. 生产执行注册管理，销售执行备案管理

11. 假如上述信息中的"这四种助听器在药店均贴有广告，根据广告张某专门请教了该药店值班药师，并购买了其中的一款"是合法的。那么，可以推断该助听器的种类属于

A. 个人自用的医疗器械

B. 大型医疗器械

C. 植入类医疗器械

D. 医用医疗器械

[12~15 题共用题干]

2020 年 2 月 8 日下午，在国务院新型冠状病毒感染的肺炎疫情联防联控机制新闻发布会上，国家药品监督管理局医疗器械注册司相关领导介绍了医疗器械应急审批的情况：截止到 2 月 7 日 16 时，相关省级药品监督管理部门批准了医疗器械注册申请 88 个，其中一次性防护服 15 个，医用防护口罩 4 个，医用外科口罩 17 个，一次性使用医用口罩 20 个。3 月 5 日，甲药品零售药店向乙医疗器械批发公司（批发所有类别的医疗器械）采购了医用防护口罩 M（辽械注准

20202140008，该产品为应急注册审批产品，注册证有效期为一年）、医用防护口罩 N（豫械注准20172640664，注册证有效期为五年）、一次性使用口罩 O（国械注进 20182640098，注册证有效期为五年）、医用外科口罩 P（粤揭械备 20200007 号，本备案仅在公共卫生事件一级响应期间适用）。假如甲药品零售药店只经营上述医疗器械。

12. 根据上述信息，可以推断出一次性防护服、医用防护口罩、医用外科口罩、一次性使用医用口罩这些疫情防护物资属于
    A. 第一类医疗器械　　B. 第二类医疗器械
    C. 第三类医疗器械　　D. 第四类医疗器械

13. 根据上述信息，关于甲药品零售药店、乙医疗器械批发公司经营医疗器械的说法，错误的是
    A. 甲药品零售药店至少需要向设区的市级药品监督管理部门办理医疗器械经营备案凭证
    B. 乙医疗器械批发公司需要向省级药品监督管理部门办理医疗器械经营许可证
    C. 甲企业和乙企业均需要遵循医疗器械经营质量管理规范
    D. 鼓励甲企业建立销售记录，乙企业应该建立销售记录

14. 根据上述信息，甲药品零售药店经营的医疗器械属于进口医疗器械的是
    A. 医用防护口罩 M　　B. 一次性使用口罩 O
    C. 医用防护口罩 N　　D. 医用外科口罩 P

15. 根据上述信息，甲药品零售药店经营的医疗器械在市场上可以合法销售的时间最短的是
    A. 医用防护口罩 M　　B. 一次性使用口罩 O
    C. 医用防护口罩 N　　D. 医用外科口罩 P

[16～17 题共用题干]
甲医疗器械批发企业经营的高频电刀采购自境内乙医疗器械生产企业。后医疗器械不良事件监测、评估结果表明使用该高频电刀可能或已经引起暂时的或可逆的健康危害，药品监督管理部门决定责令召回。

16. 高频电刀医疗器械的召回主体是
    A. 甲医疗器械批发企业
    B. 乙医疗器械生产企业
    C. 省级药品监督管理部门
    D. 国家药品监督管理部门

17. 高频电刀医疗器械召回分级及通知到有关医疗器械经营企业、使用单位或告知使用者的时限分

别为
    A. 一级召回，1 日内
    B. 二级召回，3 日内
    C. 三级召回，7 日内
    D. 四级召回，15 日内

[18～20 题共用题干]
某药店向顾客王某推荐一种价格较低的名牌防脱发化妆品，王某对该产品的低价表示疑惑，药店解释为店庆优惠。王某买回使用后，面部出现红肿、痛痒。经质检部门认定，该产品系假冒名牌产品。

18. 该化妆品属于
    A. 功能类化妆品
    B. 营养素补充剂类化妆品
    C. 特殊化妆品
    D. 普通化妆品

19. 该化妆品在药店中的陈列方式是
    A. 设置专柜，与药品区域明显隔离，并有醒目标志
    B. 设置专库，与药品区域明显隔离，并有醒目标志
    C. 设置专区，与药品区域明显隔离，并有醒目标志
    D. 设置专架，与药品区域明显隔离，并有醒目标志

20. 关于药店和王某对此事责任的说法，正确的是
    A. 药店违反了保证商品和服务安全的义务，应当承担责任
    B. 药店不是假名牌的生产者，不应承担责任
    C. 王某对该产品有怀疑仍接受服务，应承担部分责任
    D. 药店不知道该产品为假名牌，不需承担责任

四、多项选择题

1. 下列属于直接对人体产生治疗或缓解作用的医疗器械目的的有
    A. 疾病的诊断
    B. 生命的支持或维持
    C. 生理结构或生理过程的检验、替代、调节或支持
    D. 通过对来自人体的样本进行检查，为医疗或诊断目的提供信息

2. 关于体外诊断试剂注册管理的说法，正确的有
    A. 目前国家对体外诊断试剂的注册管理分为两类

B. 用于血源筛查和采用放射性核素标记的体外诊断试剂按照药品进行管理，其他体外诊断试剂均参照药品进行管理

C. 按照药品管理的体外诊断试剂的注册申请，按照《药品注册管理办法》规定的注册程序进行审评审批

D. 对于符合要求的按照药品管理的体外诊断试剂，发放药品注册证书，企业生产经营行为按照药品生产、经营等法规规定进行管理

3. 评价医疗器械风险程度，应当考虑的因素包括

A. 预期目的
B. 结构特征
C. 使用方法
D. 使用结果

4. 某药品经营企业验收人员发现所采购医疗器械有下列注册证格式或备案凭证格式，可确认该医疗器械为非国内生产且合法的有

A. 国械注准 20142260557

B. 苏徐械备 20140001

C. 国械备 20140001

D. 国械注许字 20142260001

5. 医疗器械注册证编号为"×1械注×2×××3×4××5×××6"，关于该编号延续注册的说法正确的有

A. ×××3 数字保持不变

B. 产品管理类别调整的，×4 应当重新编号

C. ××5 根据产品分类来编码

D. ×××6 数字保持不变

6. 下列医疗器械备案凭证编号合法且为境内生产的有

A. 浙温械备 20140022

B. 浙甬械备 20140053

C. 国械备 20151247

D. 浙甬械备 201410053

7. 医疗机构器械说明书和标签不得含有的内容有

A. "保证治愈""即刻见效""疗效最佳"等表示功效的断言或保证的内容

B. 禁忌证、注意事项及需要警示或提示的内容

C. 生产日期和使用期限或失效日期

D. 与其他企业产品的功效和安全性比较的内容

8. 医疗器械经营质量管理规范适用于

A. 从事第一类医疗器械的零售企业

B. 从事第二类医疗器械的批发企业

C. 从事第三类医疗器械的批发企业

D. 从事各类医疗器械的经营企业

9. 下列应当建立销售记录的医疗器械经营企业有

A. 从事第一类医疗器械经营业务的企业

B. 从事第二类医疗器械批发业务的企业

C. 从事第二类医疗器械零售业务的企业

D. 从事第三类医疗器械经营业务的企业

10. 根据《医疗器械网络销售监督管理办法》及相关规定，从事医疗器械网络销售的企业包括

A. 医疗器械注册人
B. 医疗器械备案人
C. 医疗器械批发企业
D. 医疗器械零售企业

11. 医疗器械经营企业和使用单位进货查验记录应当永久保存的医疗器械有

A. 植入器材
B. 植入式人工器官
C. 超声三维系统软件
D. 无菌医用手套

12. 发现使用的医疗器械存在安全隐患的，医疗器械使用单位应当采取的措施包括

A. 立即停止使用

B. 通知医疗器械注册人、备案人或其他负责产品质量的机构进行检修

C. 经检修仍不能达到使用安全标准的医疗器械不得继续使用

D. 退给供货商

13. 根据《药品、医疗器械、保健、特殊医学用途配方食品广告审查管理暂行办法》，不得发布广告的医疗器械包括

A. 戒毒治疗的医疗器械

B. 依法停止或者禁止生产、销售或者使用的医疗器械

C. 只宣传产品名称的医疗器械

D. 大型医疗器械

14. 根据《医疗器械不良事件监测和再评价管理办法》，医疗器械上市许可持有人通过监测发现产品存在可能危及人体健康和生命安全的不合理风险时，应当

A. 根据情况立即停止生产、销售相关产品

B. 通知经营企业、使用单位暂停销售和使用

C. 发布风险信息、召回产品

D. 按规定进行变更注册或者备案等风险控制措施，并及时向社会公布与用械安全相关的风险及处置情况

15. 根据《医疗器械不良事件监测和再评价管理办法》，医疗器械上市许可持有人应当主动申请注销产品注册证或者取消产品备案；持有人未申请的，由原发证部门注销产品注册证或者取消备案

的情况包括

 A. 再评价结果表明产品存在危及人身安全的缺陷，且无法通过技术改进等措施消除或者控制风险

 B. 再评价结果表明产品存在危及人身安全的缺陷，且无法通过修改说明书和标签等措施消除或者控制风险

 C. 再评价结果表明产品存在危及人身安全的缺陷，风险获益比不可接受

 D. 再评价结果表明产品存在危及人身安全的缺陷，性价比不可接受

16. 根据《医疗器械召回管理办法》，对于不符合强制性标准或者不符合注册或者备案的产品技术要求的医疗器械，应该采取的措施包括

 A. 医疗器械生产企业是控制与消除产品缺陷的责任主体，应当主动对缺陷产品实施召回

 B. 实施一级召回的，医疗器械召回公告应当在国家药品监督管理局网站和中央主要媒体上发布

 C. 实施二级、三级召回的，医疗器械召回公告应当在省、自治区、直辖市药品监督管理部门网站发布

 D. 作出责令召回决定的药品监督管理部门，应当在其网站向社会公布责令召回信息

17. 关于进口化妆品管理的说法，正确的有

 A. 对于进口化妆品，应当提交产品在生产国（地区）已经上市销售的证明文件以及符合化妆品生产质量管理规范的证明资料

 B. 专为向我国出口生产、无法提交产品在生产国（地区）已经上市销售的证明文件的，应当提交面向我国开展的相关的研究和试验的资料

 C. 普通化妆品进口产品申请上市核发的文号是"国妆网备进字（境内责任人所在省、自治区、直辖市简称）+四位年份数+本年度全国备案产品顺序数"

 D. 特殊化妆品进口产品申请上市核发的文号是"国妆特进字+四位年份数+本年度注册产品顺序数"

18. 关于保健食品和特殊医学用途配方食品广告的说法，正确的有

 A. 保健食品广告不得涉及疾病预防、治疗功能，应当在广告中声明"本品不能代替药物"

 B. 保健食品广告需要经生产企业所在地省级食品安全监督管理部门审批，取得保健食品广告批准文件

 C. 特殊医学用途配方食品广告适用药品广告管理的规定

 D. 特定全营养配方食品广告按处方药广告审批管理，其他类别特殊医学用途配方食品广告按非处方药审批管理

19. 关于保健食品、特殊医学用途配方食品广告发布和内容要求的说法，正确的有

 A. 特殊医学用途配方食品中的特定全营养配方食品广告只能在国务院卫生行政部门和国务院药品监督管理部门共同指定的医学、药学专业刊物上发布

 B. 不得利用特定全营养配方食品的名称为各种活动冠名进行广告宣传

 C. 特殊医学用途婴儿配方食品广告不得在大众传播媒介或者公共场所发布

 D. 保健食品和特殊医学用途配方食品广告中只宣传产品名称的，不再对其内容进行审查

20. 不得在医学、药学专业刊物以外的媒介变相发布广告，也不得为各种活动冠名进行广告宣传的是

 A. 特定全营养配方食品名称相同的商标

 B. 特定全营养配方食品名称相同的企业字号

 C. 处方药名称相同的商标

 D. 处方药名称相同的企业字号

21. 关于医疗器械生产和经营监管级别划分和检查要求的说法，正确的有

 A. 涉及多个监管级别的，按照最高级别进行监管

 B. 按照风险程度由较低到高，医疗器械生产和经营监管级别依次为一级、二级、三级、四级监管

 C. 医疗器械生产和经营一级、二级、三级和四级监管的监督检查频次依次增加

 D. 医疗器械生产和经营一级、二级、三级和四级监管的监督检查部门是同级别的

22. 对于对角膜接触镜类和防护类医疗器械产品零售企业的监管分级是

 A. 县级负责药品监督管理的部门实施二级监管

 B. 县级负责药品监督管理的部门原则上每两年组织检查不少于一次

 C. 县级负责药品监督管理的部门可以根据监管需要确定检查频次

 D. 县级负责药品监督管理的部门按照有关要求，每年随机抽取本行政区域25%以上的企业进行监督检查，4年内达到全覆盖

第十章　药品安全法律责任

一、最佳选择题

1. 药品上市许可持有人或者代理人给予使用其药品的医疗机构的负责人、药品采购人员、医师、药师等有关人员财物或者其他不正当利益的，对其作出没收违法所得，并处30万元以上300万元以下罚款的部门是
   A. 卫生健康主管部门
   B. 医疗保障主管部门
   C. 商务部门
   D. 市场监督管理部门

2. 根据《药品管理法》第一百一十八条的规定，生产、销售劣药且情节严重的，对法定代表人、主要负责人、直接负责的主管人员和其他责任人员没收违法行为发生期间自本单位所获收入，并处
   A. 所获收入百分之三十以上一倍以下罚款
   B. 所获收入一倍以上三倍以下罚款
   C. 所获收入百分之三十以上三倍以下罚款
   D. 所获收入一倍以上五倍以下罚款

3. 某县药品监督管理部门对辖区内一家医院监督检查时，发现该医院将本院配制的中药制剂上市销售，涉及货值金额5.7万元。该县药品监督管理部门认定不属于情节严重情形，除没收违法销售的制剂和违法所得外，对其处以一定金额的罚款。下列罚款金额符合《药品管理法》规定的是
   A. 8.55万元
   B. 22.8万元
   C. 34.2万元
   D. 50万元

4. 根据《药品管理法》，药品经营企业零售药品时，未正确说明用法、用量等事项应当承担的法律责任是
   A. 责令限期改止，给予警告；逾期不改正的，吊销药品经营许可证
   B. 责令限期改正，给予警告；逾期不改正的，责令停业整顿，并处5万元以上50万元以下的罚款
   C. 责令改正，给予警告；情节严重的，吊销药品经营许可证
   D. 责令改正，给予警告；逾期不改正的，处5万

元以上50万元以下

5. 药品监督管理部门检查发现，药品生产企业自行配送药品时，未使用封闭式运输工具运输药品，药品监督管理部门应当对该行为作出的处理是
   A. 超出经营方式经营药品，依据《药品管理法》第一百一十五条对无证经营情形给予处罚
   B. 违反《药品经营质量管理规范》，依据《药品管理法》第一百二十六条给予处罚
   C. 违反《药品生产质量管理规范》，依据《药品管理法》第一百二十六条给予处罚
   D. 违反国家药品管理规定，责令限期整改；逾期不改的，依据《药品管理法》第一百一十五条对无证经营情形给予处罚

6. 药品监督管理部门检查发现，药品上市许可持有人与药品生产企业签订协议，委托其生产并销售药品，药品监督管理部门应当对该行为作出的处理是
   A. 超出经营方式经营药品，依据《药品管理法》第一百一十五条对无证经营情形给予处罚
   B. 违反《药品经营质量管理规范》，依据《药品管理法》第一百二十六条给予处罚
   C. 违反《药品生产质量管理规范》，依据《药品管理法》第一百二十六条给予处罚
   D. 违反国家药品管理规定，责令限期整改；逾期不改的，依据《药品管理法》第一百一十五条对无证经营情形给予处罚

7. 下列不可以定性为"未依法实施医疗器械许可法律责任"的情形是
   A. 超出医疗器械生产许可证载明的生产范围生产第二类、第三类医疗器械
   B. 在未经许可的生产场地生产第二类、第三类医疗器械
   C. 医疗器械生产企业增加生产产品品种，应当依法办理许可变更而未办理的
   D. 未对受托生产企业的生产行为进行管理

8. 根据行为人违反药品法律法规的性质和社会危害程度的不同，药品安全法律责任可以分为三类。下列不属于药品安全法律责任的是

A. 违宪责任　　　　B. 刑事责任

C. 民事责任　　　　D. 行政责任

9. 关于药品安全刑事责任特点的说法，错误的是

    A. 刑事责任确立的依据是行为人实施的行为符合犯罪构成要件

    B. 刑事责任实现的形式包括各类以限制或剥夺行为人的自由和生命为主的刑罚

    C. 刑法是剥夺犯罪分子某种权益直至生命的强制行为，分为主刑和附加刑

    D. 附加刑只能附加适用，不可独立适用

10. 我国《刑法》规定的违反药品法律、法规的刑事犯罪行为不包括

    A. 生产、销售假药罪

    B. 生产、销售劣药罪

    C. 非法提供麻醉药品、精神药品罪

    D. 医疗机构向市场销售制剂罪

11. 药品经营和使用药品过程中，因药品缺陷造成患者损害，患者获得民事赔偿的渠道不包括

    A. 向药品生产企业请求赔偿

    B. 向医疗机构请求赔偿

    C. 向药品零售企业请求赔偿

    D. 向监督管理经营和使用的政府部门请求赔偿

12. 根据《民法典》，因药品的缺陷造成患者损害的，患者可以向药品上市许可持有人、生产者请求赔偿，也可以向医疗机构请求赔偿。患者向医疗机构请求赔偿的，医疗机构赔偿后，有权向负有责任的药品上市许可持有人、生产者追偿。其中生产者或者医疗机构承担的赔偿责任属于

    A. 刑事责任　　　　B. 行政处罚

    C. 民事责任　　　　D. 行政处分

13. 某药品生产企业生产的药品，造成患者人身损害，经当地的消费者协会调解，企业赔偿患者部分合理费用。该药品生产企业的损害赔偿属于

    A. 民事责任　　　　B. 行政处罚

    C. 行政处分　　　　D. 刑事责任

14. 《药品管理法》第一百四十四条规定"因药品质量问题受到损害的，受害人可以向药品上市许可持有人、药品生产企业请求赔偿损失，也可以向药品经营企业、医疗机构请求赔偿损失"，接到受害人赔偿请求的，先行赔付；先行赔付后，可以依法追偿。这属于

A. 民事赔偿首负责任制

B. 民事赔偿后负责任制

C. 民事赔偿共负责任制

D. 民事赔偿不负责任制

15. 《药品管理法》第一百三十八条规定"药品检验机构出具虚假检验报告的，责令改正，给予警告，对单位并处二十万元以上一百万元以下的罚款；对直接负责的主管人员和其他直接责任人员依法给予降级、撤职、开除处分，没收违法所得，并处五万元以下的罚款；情节严重的，撤销其检验资格。药品检验机构出具的检验结果不实，造成损失的，应当承担相应的赔偿责任"。该规定没有涉及的药品安全法律责任是

A. 刑事责任　　　　B. 民事责任

C. 行政处罚　　　　D. 行政处分

16. 关于药品安全法律责任分类的说法，错误的是

    A. 行为人违反药品管理法律法规，侵犯了国家药品管理制度和不特定多数人的健康权利，构成犯罪时，由政法机关依照《刑法》规定，对其依法追究刑事责任

    B. 生产者、销售者因生产、销售缺陷产品致使他人遭受人身伤害、财产损失，而应承担的赔偿损失、消除危险、停止侵害等责任的特殊侵权民事责任

    C. 药品监督管理部门在职权范围内对违反药品法律法规但尚未构成犯罪的行政相对人实施行政处罚

    D. 有管辖权的国家机关或企事业单位依据行政隶属关系对违法失职人员给予行政处分

17. 某省中药饮片生产企业生产的某中药饮片，其标签标示"功能主治：清热、平肝、提升免疫力、抗癌"，与本省中药饮片炮制规范注明的功能主治"清热、平肝"不符，该批药品经抽样检验均符合规定。该批中药饮片应定性为

A. 合格药品

B. 假药

C. 劣药

D. 违反说明书和标签管理规定的药品

18. 2020 年 2 月 1 日，国内某药品生产企业在监督检查中被发现以 M 药品冒充 N 药品，生产、销售货值金额 5 万元。根据《药品管理法》，药品监督管理部门给予其的行政处罚不包括

A. 没收违法生产、销售的药品和违法所得

B. 责令停产停业整顿

C. 处以 150 万元罚款

D. 吊销 N 药品批准证明文件，十年内不受理该药品注册申请

19. 根据《药品管理法》，生产、销售假药，或者生产、销售劣药且情节严重的，对法定代表人、主要负责人、直接负责的主管人员和其他责任人员可以给予的行政处罚不包括

A. 没收违法行为发生期间自本单位所获收入

B. 并处所获收入百分之三十以上三倍以下的罚款

C. 十年内不得从事药品生产经营活动

D. 由公安机关处五日以上十五日以下的拘留

20. 根据《药品管理法》，对法定代表人、主要负责人、直接负责的主管人员和其他责任人员给予终身禁止从事药品生产经营活动的违法情形不包括

A. 生产、销售假药的

B. 生产、销售劣药且情节严重的

C. 配制医疗机构制剂为假药的

D. 药品使用单位使用假药的

21. 根据《药品管理法》，下列生产、销售药品行为不按生产、销售假药从重处罚定性的是

A. 某药厂以麻黄碱冒充含麻黄碱类复方制剂生产、销售

B. 某药店销售给儿童变质的药品

C. 某社区卫生服务中心给儿童注射的疫苗属于假药

D. 某医院给老年人超适应症范围使用药品

22. 关于生产、销售、使用假药、劣药的药品安全法律责任的说法，错误的是

A. 生产、销售、使用假药、劣药的行为具有严重的社会危害性，必须承担行政责任和刑事责任

B. 从事药品生产、经营和使用的单位和个人等都可能成为此类行为的违法主体

C. 单位犯生产、销售假药罪的，对单位判处罚金，并对其直接负责的主管人员和其他直接责任人员，依照自然人犯生产、销售假药罪的定罪量刑标准处罚

D. 单位犯生产、销售劣药罪的，对单位判处罚金，并对其直接负责的主管人员和其他直接责任人员，依照自然人犯生产、销售劣药罪的定罪量刑标准处罚

23. 根据《刑法》，下列没有构成生产、销售假药罪的违法情形是

A. 某药品生产企业生产的药品标签上标注的适应症未经批准

B. 某药品批发企业销售保健食品冒充药品的产品

C. 某药品零售企业销售变质的药品

D. 某公立医院执业医师在不知情情况下使用成分与国家药品标准不符的产品

24. 根据《刑法》，关于生产、销售假药罪量刑的说法，正确的是

A. 生产、销售假药，足以危害人体健康的，处三年以下有期徒刑或者拘役，并处罚金

B. 对人体健康造成严重危害的，处三年以上十年以下有期徒刑，并处罚金或者没收财产

C. 有其他严重情节的，处三年以上十年以下有期徒刑，并处罚金

D. 致人死亡或者有其他特别严重情节的，除了不能处以死刑，可以处十年以上有期徒刑、无期徒刑，并处罚金或者没收财产

25. 根据《刑法》，生产、销售假药，致人死亡或者有其他特别严重情节的，给予的刑罚附加刑是

A. 十年以上有期徒刑

B. 无期徒刑

C. 死刑

D. 并处罚金或者没收财产

26. 根据《刑法》及《关于办理危害药品安全刑事案件适用法律若干问题的解释》（高检发释字〔2022〕1 号），生产、销售假药，处三年以上十年以下有期徒刑，并处罚金的违法情形是

A. 造成器官组织损伤导致一般功能障碍的

B. 造成五人以上器官组织损伤导致一般功能障碍的

C. 造成三人以上器官组织损伤导致严重功能障碍的

D. 致人重度残疾的

27. 根据《关于办理危害药品安全刑事案件适用法律若干问题的解释》（高检发释字〔2022〕1 号），以生产、销售假药为目的，不应当认定为"生产"假药行为的是

A. 合成、精制、提取、储存、加工炮制药品原料的行为

B. 将药品原料、辅料制成成品过程中，进行配

料、混合、制剂的行为

C. 将药品包装材料包装药品成为成品过程中的包装行为

D. 医疗机构、医疗机构工作人员明知是假药而有偿提供给他人使用的行为

28. 根据《最高人民法院、最高人民检察院关于办理危害药品安全刑事案件适用法律若干问题的解释》（高检发释字〔2022〕1号），药品使用单位及其工作人员明知是保健食品冒充药品而无偿提供给他人使用的，应该定性为

A. 销售假药罪　　　　B. 提供假药罪

C. 销售劣药罪　　　　D. 提供劣药罪

29. 根据《最高人民法院、最高人民检察院关于办理危害药品安全刑事案件适用法律若干问题的解释》，在生产、销售假药的刑事案件中，下列情形不属于"酌情从重处罚"的是

A. 生产的假药属于疫苗的

B. 生产的假药属于注射剂的

C. 医疗机构工作人员销售假药的

D. 药品检验机构工作人员销售假药的

30. 根据《药品管理法》，某药品零售企业发现所销售某药品有效期出现下列问题，不定性为劣药的是

A. 药品标签上面未标明有效期

B. 药品标签上面更改有效期

C. 药品标签上面的有效期过期了

D. 药品标签上面的有效期快到期了

31. 根据《药品管理法》，销售劣药的药品零售药店应该承担的行政责任不包括

A. 没收违法销售的药品和违法所得

B. 并处违法销售的药品货值金额十倍以上二十倍以下的罚款

C. 情节严重的，责令停产停业整顿直至吊销药品经营许可证

D. 十年内不受理药品零售药店的经营许可申请

32. 根据《药品管理法》，生产、销售劣药的，没收违法生产、销售的药品和违法所得，并处违法生产、销售的药品货值金额十倍以上二十倍以下的罚款。罚款计算时，药品货值金额不足十万元的，按十万元计算的情况是

A. 药品生产企业生产劣药货值金额为6万元的

B. 药品零售连锁企业门店零售劣药货值金额为

1000元的

C. 单体药店零售劣药货值金额为500元的

D. 公立医院为住院患者使用劣药货值金额为3万元的

33. 根据《药品管理法》，药品监督管理部门给予"责令限期改正，给予警告；可以处十万元以上五十万元以下的罚款"的违法情形是

A. 生产、销售的中药饮片不符合药品标准，尚不影响安全性、有效性的

B. 生产、销售的中药饮片不符合药品标准，影响安全性、有效性的

C. 生产、销售的中成药不符合国家药品标准，尚不影响安全性、有效性的

D. 生产、销售的中成药不符合国家药品标准，影响安全性、有效性的

34. 根据《药品管理法》，药品使用单位使用劣药的，应该承担的行政责任是

A. 按照销售假药的规定处罚

B. 按照零售劣药的规定处罚

C. 按照销售劣药的规定处罚

D. 按照零售假药的规定处罚

35. 根据《药品管理法》，下列生产、销售药品行为不按生产、销售劣药从重处罚定性的是

A. 以其他药品冒充麻醉药品、精神药品、医疗用毒性药品、放射性药品、药品类易制毒化学品的

B. 生产、销售以孕产妇、儿童为主要使用对象的未注明批号的药品的

C. 生产、销售更改批号的药品，造成人身伤害后果或经处理后再犯的

D. 擅自动用查封、扣押的成分含量与国家药品标准不符的药品的

36. 根据《刑法》，生产、销售劣药，处三年以上十年以下有期徒刑，并处罚金的违法情形是

A. 对人体健康造成严重危害的

B. 后果特别严重的

C. 有其他严重情节的

D. 有其他特别严重情节的

37. 根据最高人民法院、最高人民检察院发布的《关于办理危害药品安全刑事案件适用法律若干问题的解释》，生产、销售劣药造成下列情形，应认定为"对人体健康造成严重危害"的是

A. 造成轻伤或重伤的

B. 造成重度残疾的

C. 造成五人以上轻度残疾的

D. 造成重大突发公共卫生事件的

38.《药品管理法》第一百一十七条第二款规定"生产、销售的中药饮片不符合药品标准，尚不影响安全性、有效性的，责令限期改正，给予警告；可以处十万元以上五十万元以下的罚款"。适用该条款的中药饮片是

A. 中药配方颗粒

B. 医疗用毒性中药饮片

C. 变质的中药饮片

D. 性状项中如大小、表面色泽等不符合药品标准的中药饮片

39. 生产、销售劣药尚不足以认定为"对人体健康造成严重危害"，但是劣药销售金额为2万元，尚未销售金额为10万元的。根据最高人民检察院、公安部《关于公安机关管辖的刑事案件立案追诉标准的规定（一）》（公通字〔2008〕36号），可以认定为

A. 生产、销售劣药罪

B. 生产、销售假药罪

C. 生产、销售伪劣产品罪

D. 无证生产、经营罪

40. 未取得《药品生产许可证》《药品经营许可证》或者《医疗机构制剂许可证》生产、经营药品的应按照无证生产、经营药品处罚。下列行为不属于无证生产经营药品的是

A. 未经批准擅自在城乡集贸市场设点销售药品的

B. 出租、出借药品经营许可证的

C. 个人设置的门诊部向患者提供的药品超出规定品种范围的

D. 应办理许可事项变更而未办理被发证部门宣布《药品经营许可证》无效仍从事药品经营活动的

41. 下列情形中，应按照《中华人民共和国药品管理法》第一百一十五条规定的无证经营行为进行处罚的是

A. 经营范围为中药饮片、中成药制剂的丙药品批发企业，购进销售生物制品

B. 甲药品生产企业销售本企业生产的化学药品

C. 乙药品生产企业未经药品上市许可持有人的委托，擅自生产持有人的药品

D. 丁诊所（持有《医疗机构执业许可证》）在诊疗范围内为患者开展诊疗服务并提供常用药品

42. 根据《药品管理法》，未取得药品生产许可证、药品经营许可证或者医疗机构制剂许可证生产、销售药品的，给予的行政处罚不包括

A. 责令关闭

B. 没收违法生产、销售的药品

C. 没收违法所得

D. 并处违法生产、销售的药品（包括已售出和未售出的药品）货值金额十倍以上二十倍以下的罚款（货值金额不足十万元的，按十万元计算）

43. 根据《药品管理法》，下列行为未构成从无证生产、经营企业购入药品的法律责任的是

A. 药品上市许可持有人从不具有《药品生产许可证》的企业购进原料药生产临床试验用药物

B. 药品生产企业从不具有《药品经营许可证》的批发企业购进原料药生产制剂

C. 医疗机构从不具有《药品经营许可证》的批发企业购进临床用药

D. 不具有《药品经营许可证》的零售药店向药品上市许可持有人购进非处方药

44. 根据《药品管理法》，医疗机构未从药品上市许可持有人或者具有药品生产、经营资格的企业购进药品的，责令改正，没收违法购进的药品和违法所得，并处违法购进药品货值金额二倍以上十倍以下的罚款；情节严重的，并处货值金额十倍以上三十倍以下的罚款，吊销的证件是

A. 药品批准证明文件　　B. 药品生产许可证

C. 药品经营许可证　　　D. 医疗机构执业许可证

45. 根据《药品管理法》，下列未经批准进口境外已合法上市药品的行为，符合法律规定的是

A. 未取得药品批准证明文件进口药品的

B. 使用采取欺骗手段取得的药品批准证明文件进口药品的

C. 未经批准进口少量境外已合法上市的药品

D. 个人自带少量亲属用、自用的药品进入中国境内

46. 根据《药品管理法》，使用采取欺骗手段取得的《药品注册证》进口药品的，给予的行政处罚不包括

A. 没收违法进口的药品

B. 责令停产停业整顿

C. 并处违法进口、销售的药品货值金额十五倍以上三十倍以下的罚款（货值金额不足十万元的，按十万元计算）

D. 情节严重的，吊销药品批准证明文件直至吊销药品经营许可证

47. 根据《药品管理法》，某药品生产企业未遵守药品生产质量管理规范，给予的行政处罚不包括

A. 责令限期改正，给予警告

B. 逾期不改正的，处十万元以上五十万元以下的罚款

C. 情节严重的，处五十万元以上二百万元以下的罚款

D. 情节严重的，责令停产停业整顿直至吊销GMP证书

48. 根据《药品管理法》，某单位被处以"责令限期改正，给予警告；逾期不改正的，处十万元以上五十万元以下的罚款；情节严重的，处五十万元以上二百万元以下的罚款，责令停产停业整顿直至吊销药品经营许可证"，这种违法行为是

A. 未遵守药品生产质量管理规范

B. 未遵守药品经营质量管理规范

C. 销售假药

D. 无证经营

49. 根据《药品管理法》，某单位被处以"没收违法生产、销售的药品和违法所得以及包装材料、容器，责令停产停业整顿，并处五十万元以上五百万元以下的罚款；情节严重的，吊销药品批准证明文件、药品生产许可证、药品经营许可证，对法定代表人、主要负责人、直接负责的主管人员和其他责任人员处二万元以上二十万元以下的罚款，十年直至终身禁止从事药品生产经营活动"，这种违法行为是

A. 未经批准开展药物临床试验

B. 开展生物等效性试验未备案

C. 药物临床试验机构未批准

D. 药物临床试验未进行分期批准

50. 根据《药品管理法》，有未取得药品批准证明文件生产、进口药品行为，且情节严重的，对法定代表人、主要负责人、直接负责的主管人员和其他责任人员的资格罚为

A. 十年直至终身禁止从事药品生产经营活动

B. 十年禁止从事药品生产经营活动

C. 终身禁止从事药品生产经营活动

D. 十年禁止从事中医药生产经营活动

51. 根据《药品管理法》，药品网络交易第三方平台提供者未履行资质审核、报告、停止提供网络交易平台服务等义务的，责令改正，没收违法所得，并处二十万元以上二百万元以下的罚款；情节严重的，责令停业整顿，并处二百万元以上五百万元以下的罚款。实施该行政处罚的是

A. 国家药品监督管理部门

B. 省级药品监督管理部门

C. 设区的市级药品监督管理部门

D. 县级药品监督管理部门

52. 《中华人民共和国行政许可法》第九条规定，依法取得的行政许可，除法律、法规规定依照法定条件和程序可以转让的外，不得转让。下列行政许可经批准可以转让的是

A. 药品生产许可证

B. 药品经营许可证

C. 医疗机构制剂许可证

D. 药品上市许可

53. 关于伪造、变造、买卖、出租、出借药品经营许可证法律责任的说法，错误的是

A. 没收违法所得，并处违法所得一倍以上五倍以下的罚款

B. 情节严重的，并处违法所得五倍以上十五倍以下的罚款

C. 情节严重的，吊销药品批准证明文件

D. 情节严重的，法定代表人、主要负责人、直接负责的主管人员和其他责任人员十年内禁止从事药品生产经营活动

54. 行政许可是对行政许可申请人资格及能力的证明，申请人应对申请材料实质内容的真实性负责，不得以欺骗、贿赂等不正当手段取得行政许可。下列不构成骗取许可证或批准证明文件法律责任的是

A. 提供虚假的证明、数据、资料、样品或者采取其他手段骗取临床试验许可

B. 提供虚假的证明、数据、资料、样品或者采取其他手段骗取药品注册许可

C. 提供虚假的证明、数据、资料、样品或者采取

其他手段骗取医疗机构制剂许可

D. 提供虚假的证明、数据、资料、样品或者采取其他手段骗取药品广告许可

55. 根据《药品管理法》，药品上市许可持有人在省、自治区、直辖市人民政府药品监督管理部门责令其召回后，拒不召回的。实施的行政处罚不包括

A. 处应召回药品货值金额五倍以上十倍以下的罚款（货值金额不足十万元的，按十万元计算）

B. 情节严重的，吊销药品批准证明文件、药品生产许可证、药品经营许可证

C. 情节严重的，对法定代表人、主要负责人、直接负责的主管人员和其他责任人员，处二万元以上二十万元以下的罚款

D. 情节严重的，对法定代表人、主要负责人、直接负责的主管人员和其他责任人员，处十年直至终身禁止从事药品生产经营活动

56. 根据《药品管理法》，某医药公司给予使用其药品的医疗机构的负责人、药品采购人员、医师、药师等有关人员财物或者其他不正当利益的，应该给予的行政处罚不包括

A. 市场监督管理部门没收违法所得

B. 市场监督管理部门并处三十万元以上三百万元以下的罚款

C. 情节严重的，由市场监督管理部门吊销营业执照

D. 情节严重的，由市场监督管理部门吊销药品经营许可证

57. 根据《药品管理法》，关于药品检验机构及其工作人员违法行为法律责任的说法，错误的是

A. 药品检验机构出具虚假检验报告的，情节严重的，撤销其检验资格

B. 药品检验机构出具的检验结果不实，造成损失的，应当承担相应的赔偿责任

C. 药品检验机构参与药品生产经营活动的，由其上级主管机关责令改正，没收违法收入

D. 药品检验机构违法收取检验费用的，撤销其检验资格

58. 根据《药品管理法》，应当撤销相关许可，对药品监督管理部门直接负责的主管人员和其他直接责任人员依法给予行政处分的违法情形不包括

A. 不符合条件而批准进行药物临床试验的

B. 对不符合条件的药品颁发药品注册证书的

C. 对不符合条件的单位颁发药品生产许可证、药品经营许可证或者医疗机构制剂许可证的

D. 对不符合条件的单位颁发营业执照的

59. 根据《药品管理法》，药品监督管理人员滥用职权、徇私舞弊、玩忽职守的，依法给予处分。查处假药、劣药违法行为有失职、渎职行为的，应该给予的处罚是

A. 对药品监督管理部门直接负责的主管人员和其他直接责任人员依法给予从重行政处分

B. 对药品监督管理部门直接负责的主管人员和其他直接责任人员依法给予从重行政处罚

C. 对药品监督管理部门直接负责的主管人员和其他直接责任人员依法给予行政处分

D. 对药品监督管理部门直接负责的主管人员和其他直接责任人员依法给予行政处罚

60. 根据《药品管理法》，生产、销售的疫苗属于假药的，由省级以上人民政府药品监督管理部门，应该给予的处罚不包括

A. 没收违法所得和违法生产、销售的疫苗以及专门用于违法生产疫苗的原料、辅料、包装材料、设备等物品

B. 责令停产停业整顿

C. 吊销药品注册证书，直至吊销药品生产许可证

D. 并处违法生产、销售疫苗货值金额十五倍以上三十倍以下的罚款，货值金额不足十万元的，按十万元计算

61. 根据《药品管理法》，生产、销售的疫苗属于劣药的，由省级以上人民政府药品监督管理部门，应该给予的处罚不包括

A. 没收违法所得和违法生产、销售的疫苗以及专门用于违法生产疫苗的原料、辅料、包装材料、设备等物品

B. 责令停产停业整顿

C. 吊销药品注册证书，直至吊销药品生产许可证

D. 并处违法生产、销售疫苗货值金额十倍以上三十倍以下的罚款，货值金额不足五十万元的，按五十万元计算

62. 根据《药品管理法》，生产、销售的疫苗属于假药，或者生产、销售的疫苗属于劣药且情节严重的，由省级以上人民政府药品监督管理部门对法定代表人、主要负责人、直接负责的主管人员和关键岗位人员以及其他责任人员，给予的处罚不

包括

A. 没收违法行为发生期间自本单位所获收入

B. 并处所获收入一倍以上十倍以下的罚款

C. 终身禁止从事药品生产经营活动

D. 处五日以上十五日以下拘留

63. 根据《疫苗管理法》，除另有规定的情形外，疫苗上市许可持有人或者其他单位违反药品相关质量管理规范的，由县级以上人民政府药品监督管理部门对单位给予的处罚不包括

A. 责令改正，给予警告

B. 拒不改正的，处二十万元以上五十万元以下的罚款

C. 责令停产停业整顿

D. 情节严重的，处五十万元以上三百万元以下的罚款，直至吊销药品相关批准证明文件、药品生产许可证

64. 根据《麻醉药品和精神药品管理条例》，药品生产企业未按规定建立、保存麻醉药品和精神药品专用账册的，责令限期改正，逾期不改正的，由药品监督管理部门给予的行政处罚是

A. 吊销《药品生产许可证》

B. 给予警告

C. 没收违法所得和违法销售的药品

D. 责令停产，并处 5 万元以上 10 万元以下罚款

65. 根据《麻醉药品和精神药品管理条例》，执业医师未按临床应用指导原则要求使用第二类精神药品或未使用专用处方开具第二类精神药品的，应该给予的处罚是

A. 由原发证部门直接吊销其执业证书

B. 造成严重后果的，由原发证部门吊销其执业证书

C. 由所在医疗机构取消其第二类精神药品处方资格

D. 给予警告，暂停执业活动

66. 根据《麻醉药品和精神药品管理条例》，取得《麻醉药品、第一类精神药品购用印鉴卡》的医疗机构，需承担"由设区的市级卫生主管部门责令限期改正，给予警告，逾期不改正的，处 5000 元以上 1 万元以下罚款；情节严重的，吊销其印鉴卡；对直接负责的主管人员和其他责任人员依法给予降级、撤职、开除的处分"的法律责任的违法情形是

A. 未按照保存麻醉药品和精神药品专用处方或未依规定进行处方专册登记的

B. 未取得麻醉药品和第一类精神药品处方资格的执业医师，擅自开具麻醉药品和第一类精神药品的

C. 具有处方资格的执业医师，违反规定开具麻醉药品和第一类精神药品处方的

D. 处方调配人、核对人违反规定，未对麻醉药品和第一类精神药品处方进行核对，造成严重后果的

67. 未取得麻醉药品和第一类精神药品处方资格的执业医师甲和处方调配人员乙合谋，擅自为某吸毒人员开具麻醉药品，造成严重后果。根据《麻醉药品和精神药品管理条例》关于执业医师甲和处方调配人员乙应承担法律责任的说法，错误的是

A. 应吊销执业医师甲的执业证书

B. 应暂停执业医师甲的执业活动，要求重新参加麻醉药品和精神药品使用知识的培训和考核后再上岗执业

C. 应吊销处方调配人员乙的执业证书

D. 如果执业医师甲和处方调配人员乙构成犯罪的，应追究刑事责任

68. 根据《麻醉药品和精神药品管理条例》，药品监督管理部门、卫生主管部门违反《麻醉药品和精神药品管理条例》的规定，由其上级行政机关或者监察机关"责令改正；情节严重的，对直接负责的主管人员和其他直接责任人员依法给予行政处分；构成犯罪的，依法追究刑事责任"的违法情形不包括

A. 对不符合条件的申请人准予行政许可或者超越法定职权作出准予行政许可决定的

B. 未到场监督销毁过期、损坏的麻醉药品和精神药品的

C. 未依法履行监督检查职责，应当发现而未发现违法行为、发现违法行为不及时查处，或者未依照本条例规定的程序实施监督检查的

D. 发现医疗机构自行培训授予麻醉药品和第一类精神药品处方资格而不进行查处的

69. 根据《关于办理走私、非法买卖麻黄碱类复方制剂等刑事案件适用法律若干问题的意见》，不以制造毒品罪定罪的违法行为是

A. 以制造毒品为目的，利用麻黄碱类复方制剂加工、提炼制毒物品的

B. 以加工、提炼制毒物品制造毒品为目的，购买麻黄碱类复方制剂的

C. 以加工、提炼制毒物品制造毒品为目的，运输麻黄碱类复方制剂进出境的

D. 以加工、提炼制毒物品为目的，购买麻黄碱类复方制剂

70. 根据《易制毒化学品管理条例》，药品类易制毒化学品经营企业拒不接受药品监督管理部门监督检查的，给予的行政处罚不包括
A. 责令改正
B. 对所有人员给予警告
C. 情节严重的，对单位处 1 万元以上 5 万元以下罚款
D. 情节严重的，对直接负责的主管人员以及其他直接责任人员处 1 千元以上 5 千元以下罚款

71. 医疗用毒性药品系指毒性剧烈、治疗剂量与中毒剂量相近，使用不当会致人中毒或死亡的药品。根据《医疗用毒性药品管理办法》，违反规定擅自生产、收购、经营毒性药品的单位或个人，应该给予的处罚不包括
A. 没收全部毒性药品
B. 情节严重、致人伤残或死亡，构成犯罪的，依法追究民事责任
C. 给予警告
D. 处非法所得五至十倍罚款

72. 根据《中华人民共和国中医药法》，炮制中药饮片、委托配制中药制剂应当备案而未备案，或者备案时提供虚假材料的，应该由药品监督管理部门按照各自职责分工给予的处罚不包括
A. 责令改正，没收违法所得
B. 并处三万元以下罚款，向社会公告相关信息
C. 拒不改正的，责令停止炮制中药饮片、委托配制中药制剂活动
D. 拒不改正的，其直接责任人员十年内不得从事中医药相关活动

73. 根据《中华人民共和国中医药法》和《中华人民共和国药品管理法》，医疗机构应用传统工艺配制中药制剂未依照规定备案，或者未按照备案材料载明的要求配制中药制剂的，其直接责任人员给予的处罚是
A. 五年内不得从事中医药相关活动
B. 终身不得从事药品生产、经营活动

C. 终身不得从事中医药相关活动
D. 五年内不得从事药品生产、经营活动

74. 某患者在医疗机构就诊，因药品缺陷造成损害。患者向医疗机构请求赔偿，医疗机构的处理措施符合《民法典》的是
A. 医疗机构先赔偿，然后向负有责任的药品上市许可持有人、药品生产企业追偿
B. 医疗机构拒绝赔偿，建议患者向负有责任的药品上市许可持有人、药品生产企业要求赔偿
C. 医疗机构联系负有责任的药品上市许可持有人、药品生产企业来进行赔偿
D. 医疗机构联系配送药品的药品批发企业来进行赔偿

75. 生产假药、劣药或者明知是假药、劣药仍然销售、使用的，受害人或者其近亲属除请求赔偿损失外，还可以请求支付价款十倍或者损失三倍的赔偿金；增加赔偿的金额不足一千元的，为一千元。根据《药品管理法》，这属于
A. 赔偿首负责任制 　　B. 惩罚性赔偿
C. 从重处罚 　　D. 共同犯罪

76. 根据《民法典》，因产品存在缺陷造成损害请求赔偿的诉讼时效为
A. 自权利人知道或者应当知道权利受到损害之日起三年
B. 自权利人提起民事诉讼起三年
C. 自权利人提起民事诉讼起两年
D. 自权利人知道或者应当知道权利受到损害之日起两年

77. 根据《国家药监局综合司关于假劣药认定有关问题的复函》（药监综法函〔2020〕431 号），公安机关在办理假药犯罪案件中商请药品监督管理部门提供检验、认定意见时，药品监督管理部门只需要事实认定，不需要对涉案药品进行检验，处罚决定亦无需载明药品检验机构的质量检验结论的是
A. 药品所含成分与国家药品标准规定的成分不符
B. 以非药品冒充药品或者以他种药品冒充此种药品
C. 变质的药品
D. 药品所标明的适应症或者功能主治超出规定范围

78. 根据《国家药监局综合司关于假劣药认定有关问

题的复函》（药监综法函〔2020〕431号），公安机关在办理劣药犯罪案件中商请药品监督管理部门提供检验、认定意见时。药品监督管理部门需要对涉案药品进行检验，处罚决定亦需载明药品检验机构的质量检验结论的是

A. 被污染的药品

B. 未注明或者更改产品批号的药品

C. 超过有效期的药品

D. 未标明或者更改有效期的药品

79. 根据《药品注册管理办法》，给予行政处罚"责令限期改正；逾期不改正的，处一万元以上三万元以下罚款"的违法情形不包括

A. 开展药物临床试验前未按规定在药物临床试验登记与信息公示平台进行登记的

B. 未按规定提交研发期间安全性更新报告的

C. 药物临床试验结束后未登记临床试验结果等信息的

D. 药物临床试验期间，发现存在安全性问题，临床试验申办者未及时调整临床试验方案的

80. 根据《刑法》，违反药品管理法规，未取得药品相关批准证明文件生产、进口药品销售，足以严重危害人体健康的，给予的刑罚是

A. 处三年以下有期徒刑或者拘役，并处或者单处罚金

B. 处三年以上七年以下有期徒刑，并处罚金

C. 处三年以下有期徒刑或者拘役，并处罚金

D. 处三年以上七年以下有期徒刑，并处或者单处罚金

81. 根据《药品生产监督管理办法》，药品上市许可持有人和药品生产企业违法时，由所在地省（区、市）药品监督管理部门处一万元以上三万元以下的罚款的违法情形不包括

A. 企业名称、住所（经营场所）、法定代表人未按规定办理登记事项变更

B. 未按照规定每年对直接接触药品的工作人员进行健康检查并建立健康档案

C. 未按照规定对列入国家实施停产报告的短缺药品清单的药品进行停产报告

D. 辅料、直接接触药品的包装材料和容器的生产企业及供应商未遵守国家药品监督管理局制定的质量管理规范等相关要求，不能确保质量保证体系持续合规的

82. 根据《疫苗管理法》和《药品注册管理办法》，申请疫苗临床试验、注册、批签发提供虚假数据、资料、样品或者有其他欺骗行为且情节严重的，由省级以上人民政府药品监督管理部门对法定代表人、主要负责人、直接负责的主管人员和关键岗位人员以及其他责任人员给予的行政处罚不包括

A. 没收违法行为发生期间自本单位所获收入

B. 并处所获收入百分之五十以上十倍以下的罚款

C. 终身禁止从事药品生产经营活动

D. 由公安机关处五日以上十五日以下拘留

83. 以欺骗、贿赂等不正当手段取得《执业药师注册证》的，给予的处罚不包括

A. 撤销《执业药师注册证》

B. 三年内不予执业药师注册

C. 吊销《执业药师职业资格证书》

D. 构成犯罪的，依法追究刑事责任

84. 根据《广告法》，发布处方药广告、药品类易制毒化学品广告、戒毒治疗的医疗器械和治疗方法广告的，由市场监督管理部门对广告主给予的行政处罚是

A. 责令停止发布广告，处二十万元以上一百万元以下的罚款，情节严重的，并可以吊销营业执照，由广告审查机关撤销广告审查批准文件、一年内不受理其广告审查申请

B. 没收广告费用，处二十万元以上一百万元以下的罚款，情节严重的，并可以吊销营业执照、吊销广告发布登记证件

C. 责令停止发布广告，处二十万元以上一百万元以下的罚款，情节严重的，并可以吊销营业执照，由广告审查机关撤销广告审查批准文件、三年内不受理其广告审查申请

D. 没收广告费用，处一百万元以上罚款，情节严重的，并可以吊销营业执照、吊销广告发布登记证件

85. 根据《医疗器械监督管理条例》，由药品监督管理部门处以"情节严重的，责令停产停业，10年内不受理相关责任人以及单位提出的医疗器械许可申请"的违法情形不包括

A. 生产、经营未取得医疗器械注册证的第二类、第三类医疗器械

B. 未经许可从事第二类、第三类医疗器械生产活动

C. 未经许可从事第三类医疗器械经营活动

D. 生产、经营未经备案的第一类医疗器械

86. 根据《医疗器械监督管理条例》，情节严重的，对违法单位的法定代表人、主要负责人、直接负责的主管人员和其他责任人员，10 年内禁止其从事医疗器械生产经营活动的违法情形是

A. 经营第二类医疗器械，备案时提供虚假材料的

B. 经营未经备案的第一类医疗器械的

C. 未按照医疗器械说明书和标签标示要求运输、贮存医疗器械

D. 经营第二类医疗器械已经备案的资料不符合要求

87. 根据《医疗器械监督管理条例》，由负责药品监督管理的部门给予"责令改正，给予警告；拒不改正的，处 1 万元以上 10 万元以下罚款；情节严重的，责令停产停业，直至由原发证部门吊销医疗器械经营许可证，对违法单位的法定代表人、主要负责人、直接负责的主管人员和其他责任人员处 1 万元以上 3 万元以下罚款"的违法情形不包括

A. 从不具备合法资质的供货者购进医疗器械

B. 医疗器械经营企业未依照规定建立并执行医疗器械进货查验记录制度

C. 从事第二类医疗器械零售业务以及第三类医疗器械经营业务的经营企业未依照规定建立并执行销售记录制度

D. 医疗器械经营企业从事医疗器械网络销售未按照规定告知负责药品监督管理的部门

88. 根据《化妆品监督管理条例》，情节严重的，责令停产停业、由备案部门取消备案或者由原发证部门吊销化妆品许可证件，10 年内不予办理其提出的化妆品备案或者受理其提出的化妆品行政许可申请的违法情形不包括

A. 生产经营或者进口未经注册的特殊化妆品

R 使用禁止用于化妆品生产的原料、应当注册但未经注册的新原料生产化妆品

C. 未经许可从事化妆品生产活动

D. 上市销售、经营或者进口未备案的普通化妆品

89. 根据《化妆品监督管理条例》，情节严重的，对违法单位的法定代表人、主要负责人、直接负责的主管人员和其他责任人员，终身禁止其从事化妆品生产经营活动的违法情形不包括

A. 化妆品注册人、备案人委托未取得相应化妆品生产许可的企业生产化妆品的

B. 使用禁止用于化妆品生产的原料生产化妆品的

C. 使用超过使用期限、废弃、回收的化妆品或者原料生产化妆品的

D. 在申请化妆品行政许可时提供虚假资料或者采取其他欺骗手段的

90. 根据《化妆品监督管理条例》，出租化妆品许可证件由负责药品监督管理的部门或者原发证部门予以的行政处罚不包括

A. 收缴或者吊销，没收违法所得

B. 违法所得不足 1 万元的，并处 5 万元以上 10 万元以下罚款

C. 违法所得 1 万元以上的，并处违法所得 10 倍以上 20 倍以下罚款

D. 构成犯罪的，依法追究刑事责任

91. 根据《最高人民法院、最高人民检察院关于办理危害药品安全刑事案件适用法律若干问题的解释》（高检发释字〔2022〕1 号），下列属于按生产、销售、提供假药共同犯罪论处的情形是

A. 明知他人从事生产、销售、提供变质药品，而为其提供虚假药物非临床研究报告的

B. 明知他人从事生产、销售、提供超过有效期药品，而为其提供发票的

C. 明知他人从事生产、销售、提供更改有效期药品，而为其提供药品生产许可证的

D. 明知他人从事生产、销售、提供未标注批号药品，而为其提供广告宣传的

92. 根据《刑法》，未取得药品相关批准证明文件生产、进口药品或者明知是上述药品而销售的，处"三年以下有期徒刑或拘役，并处或单处罚金"的涉案药品是

A. 高血压药品（有国家药品标准）

B. 糖尿病药品（有核准的药品质量标准）

C. 急救药品（有国家药品标准）

D. 肝炎治疗药品（有核准的药品质量标准）

93. 根据《最高人民法院、最高人民检察院关于办理危害药品安全刑事案件适用法律若干问题的解释》第七条第八项规定，编造生产、检验记录，影响药品的安全性、有效性和质量可控性的，应当认定为

A. 足以严重危害人体健康

B. 对人体健康造成严重危害

C. 其他严重情节

D. 后果特别严重

94. 由所在地县级以上负责药品监督管理的部门责令限期配备，并按照相关法律法规给予处罚的违法行为是

A. 未按规定配备执业药师的单位

B. 对以不正当手段取得《执业药师职业资格证书》的

C. 以欺骗、贿赂等不正当手段取得《执业药师注册证》的

D. 伪造《执业药师注册证》的

95. 关于违反执业药师管理法律责任的说法，错误的是

A. 在监督检查中发现药品零售企业未按规定配备执业药师的，按照《药品管理法》中未遵守药品经营质量管理规范的法律责任规定进行查处

B. 执业药师擅自变更注册的执业地区、执业类别、执业范围、执业单位，从事相应的执业活动，药品监督管理部门应当责令限期改正

C. 持证人注册单位与实际工作单位不符的，由发证部门撤销《执业药师注册证》，并作为个人不良信息由负责药品监督管理的部门记入全国执业药师注册管理信息系统

D. 执业药师在执业期间违反《药品管理法》及其他法律法规构成犯罪的，由药品监督管理部门依法追究责任

96. 药品安全法律责任是指由于违反药品法律法规所应承担的法律后果，其构成要件不包括

A. 以存在违法行为为前提

B. 有法律明文规定

C. 有国家强制力保证执行

D. 由公安机关追究

97. 根据国家药品监督管理局发布的《关于贯彻实施〈中华人民共和国药品管理法〉有关事项的公告》（2019 年第 103 号），药品研制、生产、经营、使用违法行为发生在 2019 年 12 月 1 日以前的，适用的法律明文规定是

A. 修订前的药品管理法

B. 新修订的药品管理法

C. 适用修订前的药品管理法，但新修订的药品管

理法不认为违法或者处罚较轻的，适用新修订的药品管理法

D. 适用修订前的药品管理法，但新修订的药品管理法认为违法或者处罚较重的，适用新修订的药品管理法

98. 根据国家药品监督管理局发布的《关于贯彻实施〈中华人民共和国药品管理法〉有关事项的公告》（2019 年第 103 号），药品研制、生产、经营、使用违法行为发生在 2019 年 12 月 1 日以前的，适用修订前的药品管理法，但新修订的药品管理法不认为违法或者处罚较轻的，适用新修订的药品管理法。该规定体现的药品安全法律责任构成要件是

A. 以存在违法行为为前提

B. 有法律明文规定

C. 有国家强制力保证执行

D. 由专门机关追究

99. 药品安全法律责任主体不包括

A. 药品上市许可持有人

B. 药品生产企业

C. 药物临床试验机构

D. 卫生健康管理部门

100. 关于药品安全法律责任主体的说法，错误的是

A. 地方政府负总责、监管部门各负其责、企业是第一责任人，这就是法律责任主体

B. 药品上市许可持有人对药品质量全面负责

C. 药品生产企业对本企业的药品生产活动全面负责

D. 药品经营企业对本企业的药品经营活动全面负责

101. 关于药品安全法律责任人员范围的说法，错误的是

A. 个人从事药品违法行为的，将依法追究个人法律责任，单位承担连带责任

B. 单位从事药品违法行为的，严重违法行为实行"双罚制"，除对单位进行处罚外，还要依法处罚到人

C. 单位从事药品违法行为的，在单位实施的违法行为中起决定、批准、授意、纵容、指挥等作用的主管人员将依法追究个人法律责任

D. 单位从事药品违法行为的，在单位违法事实中具体实施违法行为并起较大作用的人员

（单位的生产经营管理人员、职工，包括聘任、雇佣的人员）将依法追究个人法律责任

102. 根据《药品管理法》，生产、销售假药，或者生产、销售劣药且情节严重的，对违法行为实行的处罚制度是

A. 只处罚单位制　　B. 只处罚个人制

C. 单位和个人双罚制　D. 从重处罚制

103. 在依法可以选择的处罚种类和处罚幅度内，适用较重、较多的处罚种类或者较高的处罚幅度的行政处罚裁量情形是

A. 从重处罚情形

B. 加重处罚情形

C. 按照"情节严重"处罚的情形

D. 按照"情节特别严重"处罚的情形

104. 根据《关于印发药品监督管理行政处罚裁量适用规则的通知》（国药监法〔2024〕11号），下列应当给予从重行政处罚的是

A. 生产、销售、使用不符合强制性标准的医疗器械，经处理后3年内再犯的

B. 涉案医疗器械属于植入类医疗器械的

C. 涉案产品主要使用对象为孕产妇、儿童或者其他特定人群的

D. 违法行为持续6个月以上或者在2年内实施违法行为3次以上的

105. 不予行政处罚是指因法定原因对符合处罚条件的违法行为不给予行政处罚。下列属于不予行政处罚情形的是

A. 违法行为涉及公民生命健康安全且有危害后果的，在五年内未被发现的

B. 主动消除或者减轻药品、医疗器械和化妆品违法行为危害后果的

C. 主动供述药品监督管理部门尚未掌握的违法行为的

D. 配合药品监督管理部门查处药品、医疗器械和化妆品违法行为有立功表现的

106. 当事人配合药品监督管理部门查处药品、医疗器械和化妆品违法行为有立功表现的，包括但不限于当事人揭发药品、医疗器械、化妆品监管领域其他重大违法行为或者提供查处药品、医疗器械、化妆品监管领域其他重大违法行为的关键线索或者证据，并经查证属实的，应当从轻或者减轻行政处罚。该法条中的"重大违法行为"不

包括

A. 责令停产停业　　B. 责令关闭

C. 吊销许可证件　　D. 罚没款

107. 根据《药品经营和使用质量监督管理办法》，医疗机构未按规定设置专门质量管理部门或者人员、未按规定履行进货查验、药品储存和养护、停止使用、报告等义务的，由药品监督管理部门给予的行政处罚不包括

A. 责令限期改正，并通报卫生健康主管部门

B. 逾期不改正或者情节严重的，处五千元以上五万元以下罚款

C. 造成严重后果的，处五万元以上二十万元以下罚款

D. 吊销医疗机构执业许可证

二、配伍选择题

[1~3题共用备选答案]

A. 民事责任　　　　B. 刑事责任

C. 行政处罚　　　　D. 行政处分

1. 药品监督管理部门发现药品违法行为涉嫌犯罪的，应当及时将案件移送公安机关。这属于

2. 药品监督管理部门在职权范围内对违反药品法律法规但尚未构成犯罪的行政相对人所实施的惩戒行为。这属于

3. 有管辖权的国家机关或企事业单位依据行政隶属关系对违法失职人员给予的一种行政制裁。这属于

[4~6题共用备选答案]

A. 民事责任　　　　B. 刑事责任

C. 行政处罚　　　　D. 行政处分

4. 吊销许可证属于

5. 责令停产停业属于

6. 因药品缺陷向患者赔偿属于

[7~9题共用备选答案]

A. 罚金　　　　　　B. 罚款

C. 赔偿　　　　　　D. 没收违法所得

7. 属于刑事责任的是

8. 属于民事责任的是

9. 属于交纳一定数额货币的行政处罚是

[10~12题共用备选答案]

A. 民事责任　　　　B. 刑事责任

C. 行政处罚　　　　D. 行政处分

10. 没收财产属于

11. 没收违法所得属于

12. 没收非法财物属于

[13～15 题共用备选答案]

　　A. 拘役　　　　　　B. 拘留

　　C. 开除　　　　　　D. 留置

13. 属于刑事责任的是

14. 属于行政处分的是

15. 属于行政处罚的是

[16～17 题共用备选答案]

　　A. 民事责任　　　　B. 刑事责任

　　C. 行政处罚　　　　D. 行政处分

16. 具有鲜明的惩罚性，对当事人属于最为严厉的一种制裁手段的药品安全法律责任是

17. 因产品存在缺陷造成损害请求赔偿的诉讼时效期间为 2 年（自当事人知道或者应当知道其权益受到损害时起计算）的药品安全法律责任是

[18～19 题共用备选答案]

　　A. 行政处分　　　　B. 民事责任

　　C. 刑事责任　　　　D. 行政处罚

药物临床试验机构以健康人为麻醉药品和第一类精神药品临床试验的受试对象的，由药品监督管理部门责令停止违法行为，给予警告，情节严重的，取消其药物临床试验机构的资格；构成犯罪的，依法追究刑事责任，对受试对象造成损害的，药物临床试验机构依法承担治疗和赔偿责任。

18. “情节严重的，取消其药物临床试验机构的资格”，其中的“取消其药物临床试验机构的资格”属于

19. “对受试对象造成损害的，药物临床试验机构依法承担治疗和赔偿责任”，其中的“治疗和赔偿责任”属于

[20～22 题共用备选答案]

　　A. 刑事责任　　　　B. 民事责任

　　C. 行政处分　　　　D. 行政处罚

20. 药品监督管理部门因某药品经营企业销售假药而吊销其《药品经营许可证》，属于

21. 药品零售企业在药品销售活动中使患者用药后身体受损，承担赔偿责任，属于

22. 药品监管人员因玩忽职守被撤职并降低级别和职务工资，属于

[23～25 题共用备选答案]

　　A. 警告　　　　　　B. 责令停产停业

　　C. 赔偿损失　　　　D. 剥夺政治权利

23. 既属于行政处罚又属于行政处分的制裁手段是

24. 属于刑事处罚附加刑的是

25. 只属于行政处罚不属于行政处分的制裁手段是

[26～28 题共用备选答案]

　　A. 为假药　　　　　　B. 为劣药

　　C. 无证生产　　　　　D. 无证经营

26. 以他种药品冒充此种药品的，应该认定

27. 变质的药品，应该认定

28. 被污染的药品，应该认定

[29～30 题共用备选答案]

　　A. 使用采取欺骗手段取得的药品批准证明文件生产、进口药品

　　B. 应当检验而未经检验即销售药品

　　C. 药品所含成分与国家药品标准规定的成分不符

　　D. 药品成分的含量不符合国家药品标准

29. 应该认定为假药的是

30. 应该认定为劣药的是

[31～33 题共用备选答案]

　　A. 按假药论处　　　B. 认定为劣药

　　C. 按劣药论处　　　D. 认定为假药

31. 某药品批发企业用保健食品冒充药品销售，该冒充品应

32. 某药厂生产的诺氟沙星胶囊所用原料被污染，该诺氟沙星胶囊应

33. 某药厂生产的注射用双黄连主药含量低于国家药品标准规定，该药品应

[34～36 题共用备选答案]

　　A. 生产假药　　　　B. 生产劣药

　　C. 零售假药　　　　D. 零售劣药

34. 某医院以本院配制的制剂冒充进口药品给患者用药的，应该认定为

35. 医疗机构制剂配制中，将标签所标明的适应症超出了省级药品监督管理部门批准的医疗机构制剂标准规定的范围，应该认定为

36. 医疗机构制剂超出标签所标明的有效期给患者用药，应该认定为

[37～39 题共用备选答案]

　　A. 生产假药　　　　B. 销售劣药

　　C. 零售劣药　　　　D. 销售假药

根据《药品管理法》

37. 应处以违法生产的药品货值金额十五倍以上三十

倍以下罚款（货值金额不足十万元的，按十万元计算）的违法情形是

38. 应处以违法批发的药品货值金额十倍以上二十倍以下的罚款（货值金额不足十万元的，按十万元计算）的违法情形是

39. 应处以违法零售的药品货值金额十倍以上二十倍以下的罚款（药品货值金额不足一万元的，按一万元计算）的违法情形是

[40~42题共用备选答案]

 A. 3年   B. 5年

 C. 10年   D. 终身

 根据《药品管理法》

40. 医疗机构配制制剂为假药，并且情节严重的，吊销医疗机构制剂许可证，不受理制剂许可的时限为

41. 药品上市许可持有人为境外企业的，在我国境内销售的药品为假药，并且情节严重的，禁止其药品进口的时限为

42. 生产、销售假药，对法定代表人、主要负责人、直接负责的主管人员和其他责任人员禁止从事药品生产经营活动的时限为

[43~45题共用备选答案]

 A. 生产、销售假药罪 B. 生产、销售劣药罪

 C. 无证经营罪 D. 无证生产罪

 根据《刑法》

43. 致人死亡或者有其他特别严重情节的，处十年以上有期徒刑、无期徒刑或者死刑，并处罚金或者没收财产的犯罪行为是

44. 后果特别严重的，处十年以上有期徒刑或者无期徒刑，并处罚金或者没收财产的犯罪行为是

45. 对人体健康造成严重危害的，处三年以上十年以下有期徒刑，并处罚金的犯罪行为是

[46~48题共用备选答案]

 A. 后果特别严重

 B. 其他严重情节

 C. 对人体健康造成严重危害

 D. 其他特别严重情节

《最高人民法院、最高人民检察院关于办理危害药品安全刑事案件适用的法律若干问题的解释》，对生产、销售假劣药认定为刑法第一百四十一条和一百四十二条规定的"对人体健康造成严重危害"、"其他特别严重情节"及"后果特别严重"的情形进行解释

46. 生产、销售劣药，致人重度残疾，属于

47. 生产、销售假药，造成轻伤的，属于

48. 生产、销售假药，造成较大突发公共卫生事件的，属于

[49~51题共用备选答案]

 A. 后果特别严重

 B. 其他严重情节

 C. 对人体健康造成严重危害

 D. 其他特别严重情节

《最高人民法院、最高人民检察院关于办理危害药品安全刑事案件适用的法律若干问题的解释》，对生产、销售假劣药认定为刑法第一百四十一条和一百四十二条规定的"对人体健康造成严重危害"、"其他特别严重情节"及"后果特别严重"的情形进行解释

49. 生产、销售、提供假药，生产、销售、提供金额二十万元以上不满五十万元，并具有酌情从重处罚情形之一的，应该认定为

50. 生产、销售、提供假药，生产、销售、提供金额二十万元以上不满五十万元，不具有酌情从重处罚情形之一的，属于

51. 生产、销售、提供假药，生产、销售、提供金额五十万元以上的，属于

[52~53题共用备选答案]

 A. 处三年以下有期徒刑或者拘役，并处罚金

 B. 处三年以上十年以下有期徒刑，并处罚金

 C. 处十年以上有期徒刑、无期徒刑或者死刑，并处罚金或者没收财产

 D. 不进行刑罚

 根据《刑法》及《最高人民法院、最高人民检察院关于办理危害药品安全刑事案件适用的法律若干问题的解释》

52. 生产、销售假药，生产、销售金额十万元以上不满二十万元，并具有酌情从重处罚情形之一的，应该认定为

53. 生产、销售假药，生产、销售金额十万元以上不满二十万元，不具有酌情从重处罚情形之一的，属于

[54~55题共用备选答案]

 A. 足以严重危害人体健康

 B. 对人体健康造成严重危害

 C. 其他严重情节

 D. 后果特别严重

 根据《最高人民法院、最高人民检察院关于办理

危害药品安全刑事案件适用法律若干问题的解释》第七条第二项、第三项、第四项、第五项、第九项；第八条第一款，第二款第二项、第五项规定

54. 未取得药品相关批准证明文件生产药品或者明知是上述药品而销售，涉案药品使用对象是危重病人的，应该认定为

55. 未取得药品相关批准证明文件生产、进口药品或者明知是上述药品而销售，生产、销售的金额五十万元以上的，应该认定为

[56~57 题共用备选答案]

    A. 构成犯罪，追究刑事责任时酌情从重处罚

    B. 构成犯罪，追究刑事责任时加重处罚

    C. 未构成犯罪，在行政处罚时应从重处罚

    D. 未构成犯罪，在行政处罚时加重处罚

    根据《药品管理法》《刑法》《关于办理危害药品安全刑事案件适用法律若干问题的解释》

56. 对生产、销售以孕产妇、婴幼儿及儿童为主要对象的假药，但还不能认定为"对人体健康造成严重危害"，其法律责任是

57. 生产、销售劣药，有拒绝、逃避监督检查的行为，但还不能认定为"对人体健康造成严重危害"，其法律责任是

[58~60 题共用备选答案]

    A. 生产、销售的中药饮片不符合药品标准，尚不影响安全性、有效性的

    B. 生产、销售的中药饮片不符合药品标准，影响安全性、有效性的

    C. 生产、销售的中药饮片未注明有效期的

    D. 生产、销售的中药饮片变质的

    根据《药品管理法》

58. 应该认定为生产、销售假药的是

59. 既不能认定为生产、销售假药，也不能认定为生产、销售劣药，但是属于违法行为的是

60. 有可能是合法行为的是

[61~62 题共用备选答案]

    A. 药品生产企业生产、销售假药

    B. 药品生产企业生产、销售劣药

    C. 药品使用单位使用假药的

    D. 药品使用单位使用劣药且情节严重的

    根据《药品管理法》

61. 法定代表人、主要负责人、直接负责的主管人员和其他责任人员终身禁止从事药品生产经营活动，并可以由公安机关处五日以上十五日以下拘留的违法行为是

62. 法定代表人、主要负责人、直接负责的主管人员和其他责任人员有医疗卫生人员执业证书的，应当吊销执业证书的违法行为是

[63~64 题共用备选答案]

    A. 在自然灾害、事故灾难、公共卫生事件、社会安全事件等突发事件期间，生产、销售用于应对突发事件的某药品超过有效期的

    B. 监督检查中被发现某药品被污染，销毁有关证据材料的

    C. 监督检查中发现某药品未经批准生产，隐匿有关证据材料的

    D. 监督检查中发现某药品采用未经批准的包装材料和容器生产某药品，伪造有关证据材料的

63. 根据《药品管理法》，在该法处罚幅度内从重处罚的劣药是

64. 根据《关于办理危害药品安全刑事案件适用法律若干问题的解释》，应当酌情从重处罚的劣药是

[65~67 题共用备选答案]

    A. 以销售劣药共同犯罪论处

    B. 无证经营

    C. 以销售假药共同犯罪论处

    D. 从非法渠道购进药品

65. 丙药品零售企业从不具有药品经营资质的"背包药贩"处购买"医保回收"的市场紧俏降糖药，并在店内销售。关于丙药品零售企业购进此类药品的行为，应当定性为

66. 丙药品零售企业从不具有药品经营资质的"背包药贩"处购买"医保回收"的市场紧俏降糖药，并在店内销售。关于"背包药贩"销售此类药品的行为，应当定性为

67. 甲药品批发企业委托具备药品干线运输能力的乙物流公司为其承运药品，乙物流公司明知该批药品已超过有效期，但依然坚持承运该批药品。关于乙物流公司承运该批药品的行为，应当定性为

[68~69 题共用备选答案]

    A. 未取得药品批准证明文件进口药品的

    B. 使用采取欺骗手段取得的药品批准证明文件生产药品的

    C. 未经批准进口少量境外已合法上市的药品

    D. 个人自用携带入境少量药品

根据《药品管理法》

68. 情节较轻的,可以依法减轻或者免予处罚,但是仍然属于违法行为的是

69. 再销售给他人使用构成违法行为的是

[70~72 题共用备选答案]

    A. 未取得药品批准证明文件进口药品情节严重的

    B. 生产、销售劣药情节严重的

    C. 零售企业未依法开展药学服务情节严重的

    D. 伪造、变造、出租、出借、非法买卖许可证或者药品批准证明文件情节严重的

根据《药品管理法》

70. 给予十年内不得从事药品生产经营活动资格罚的是

71. 给予十年内直至终身禁止从事药品生产经营活动资格罚的是

72. 给予终身禁止从事药品生产经营活动资格罚的是

[73~75 题共用备选答案]

    A. 十年   B. 终身

    C. 十年直至终身   D. 两年

根据《药品管理法》

73. 未遵守药品生产质量管理规范,并且情节严重的,需要给予法定代表人、主要负责人、直接负责的主管人员和其他责任人员的资格罚为

74. 未遵守药品经营质量管理规范,并且情节严重的,需要给予法定代表人、主要负责人、直接负责的主管人员和其他责任人员的资格罚为

75. 提供虚假的证明、数据、资料、样品或者采取其他手段骗取药品经营许可,并且情节严重的,需要给予法定代表人、主要负责人、直接负责的主管人员和其他责任人员的资格罚为

[76~78 题共用备选答案]

    A. 十年内   B. 五年内

    C. 三年内   D. 一年内

根据《药品管理法》

76. 提供虚假的证明、数据、资料、样品或者采取其他手段骗取药品生产许可,撤销相关许可,申请相应许可的资格受限年限为

77. 药品批发企业销售假药,情节严重的,吊销药品经营许可证,申请相应许可的资格受限年限为

78. 药品上市许可持有人为境外企业在中国境内销售假药,申请相应许可的资格受限年限为

[79~81 题共用备选答案]

    A. 责令限期改正,给予警告;逾期不改正的,责令停产停业整顿,并处十万元以上一百万元以下的罚款

    B. 责令限期改正,给予警告;逾期不改正的,责令停产停业整顿,并处五万元以上五十万元以下的罚款

    C. 责令限期改正,给予警告;逾期不改正的,处五万元以上五十万元以下的罚款

    D. 责令限期改正,给予警告;逾期不改正的,处十万元以上五十万元以下的罚款

根据《药品管理法》

79. 药品上市许可持有人未按照规定报告疑似药品不良反应的,给予的行政处罚为

80. 药品经营企业未按照规定报告疑似药品不良反应的,给予的行政处罚为

81. 医疗机构未按照规定报告疑似药品不良反应的,给予的行政处罚为

[82~84 题共用备选答案]

    A. 吊销《药品经营许可证》

    B. 处十万元以上五十万元以下的罚款

    C. 吊销药品批准证明文件

    D. 处二万元以上二十万元以下的罚款

82. 药品上市许可持有人在省、自治区、直辖市人民政府药品监督管理部门责令其召回后,拒不召回的,情节严重的,对单位的处罚为

83. 药品上市许可持有人在省、自治区、直辖市人民政府药品监督管理部门责令其召回后,拒不召回的,情节严重的,对责任人员的处罚为

84. 药品生产企业、药品经营企业、医疗机构拒不配合召回的,对单位的处罚为

[85~86 题共用备选答案]

    A. 五年内禁止从事药品生产经营活动

    B. 十年内禁止从事药品生产经营活动

    C. 吊销执业证书

    D. 开除行政处分

根据《药品管理法》

85. 药品上市许可持有人、药品生产企业、药品经营企业的负责人、采购人员等有关人员在药品购销中收受其他药品上市许可持有人、药品生产企业、药品经营企业或者代理人给予的财物或者其他不正当利益的,没收违法所得,依法给予处罚;情

节严重的，相关人员的资格罚为

86. 医师收受药品上市许可持有人、药品生产企业、药品经营企业或者代理人给予的财物或者其他不正当利益的，由卫生健康主管部门或者本单位给予处分，没收违法所得；情节严重的，还应当

[87~89 题共用备选答案]

A. 受贿罪

B. 非国家工作人员受贿罪

C. 行贿罪

D. 非国家工作人员行贿罪

根据《最高人民法院、最高人民检察院关于办理商业贿赂刑事案件适用法律若干问题的意见》

87. 医疗机构中的国家工作人员，在药品、医疗器械、医用卫生材料等医药产品采购活动中，利用职务上的便利，索取销售方财物，或者非法收受销售方财物，为销售方谋取利益，构成犯罪的，应该认定为

88. 医疗机构中的非国家工作人员，在药品、医疗器械、医用卫生材料等医药产品采购活动中，利用职务上的便利，索取销售方财物，或者非法收受销售方财物，为销售方谋取利益，构成犯罪的，应该认定为

89. 医疗机构中的医务人员，利用开处方的职务便利，以各种名义非法收受药品、医疗器械、医用卫生材料等医药产品销售方财物，为医药产品销售方谋取利益，数额较大的，应该认定为

[90~91 题共用备选答案]

A. 市场监督管理部门

B. 公安机关

C. 药品监督管理部门

D. 卫生健康部门

根据《药品管理法》

90. 药品上市许可持有人、药品生产企业、药品经营企业或者医疗机构在药品购销中给予、收受回扣或者其他不正当利益，给予"没收违法所得，并处三十万元以上三百万元以下的罚款；情节严重的，吊销药品上市许可持有人、药品生产企业、药品经营企业营业执照"行政处罚的部门是

91. 编造、散布虚假药品安全信息，构成违反治安管理行为的，给予治安管理处罚的部门是

[92~94 题共用备选答案]

A. 警告处分

B. 记过或者记大过处分

C. 降级或者撤职处分

D. 开除处分

根据《药品管理法》

92. 药品监督管理等部门违反法律规定，瞒报、谎报、缓报、漏报药品安全事件，对直接负责的主管人员和其他直接责任人员给予

93. 药品监督管理等部门违反法律规定，对发现的药品安全违法行为未及时查处，情节较重的，对直接负责的主管人员和其他直接责任人员给予

94. 药品监督管理等部门违反法律规定，瞒报、谎报、缓报、漏报药品安全事件，情节严重的，对直接负责的主管人员和其他直接责任人员给予

[95~97 题共用备选答案]

A. 药品上市许可持有人药品包装未按照规定印有标签或者附有说明书

B. 药品上市许可持有人标签、说明书未按照规定注明相关信息或者印有规定标志的

C. 某药品批发企业使用自己印制、未经核准的标签、说明书的

D. 药品上市许可持有人药品说明书标注的适应症或功能主治超出规定范围的

根据《药品管理法》

95. 情节严重的，吊销药品经营许可证的是

96. 不属于假药，情节严重的，吊销药品注册证书的是

97. 属于假药，情节严重的，吊销药品注册证书的是

[98~99 题共用备选答案]

A. 进口已获得药品注册证书的药品，未按照规定向允许药品进口的口岸所在地药品监督管理部门备案的

B. 医疗机构将其配制的制剂在市场上销售的

C. 标签、说明书未按照规定注明相关信息或者印有规定标志的药品继续生产、销售

D. 药品标签标注的有效期已经过期的药品继续生产、销售

根据《药品管理法》

98. 属于生产、销售劣药的是

99. 责令改正，给予警告；情节严重的，吊销药品注册证书的是

[100~101 题共用备选答案]

A. 并处违法生产、销售疫苗货值金额十五倍以上五十倍以下的罚款，货值金额不足五十万元的，按五十万元计算

B. 并处违法生产、销售疫苗货值金额十倍以上三十倍以下的罚款，货值金额不足五十万元的，按五十万元计算

C. 并处违法生产、销售疫苗货值金额十五倍以上三十倍以下的罚款，货值金额不足十万元的，按十万元计算

D. 并处违法生产、销售疫苗货值金额十倍以上二十倍以下的罚款，货值金额不足十万元的，按十万元计算

根据《药品管理法》

100. 生产、销售的疫苗属于假药的，给予的罚款处罚是

101. 生产、销售的疫苗属于劣药的，给予的罚款处罚是

[102～103 题共用备选答案]

A. 生产、销售的疫苗属于假药，或者生产、销售的疫苗属于劣药且情节严重的

B. 疫苗上市许可持有人或者其他单位违反药品相关质量管理规范的

C. 疾病预防控制机构、接种单位、疫苗上市许可持有人、疫苗配送单位违反疫苗储存、运输管理规范有关冷链储存、运输要求的

D. 疾病预防控制机构、接种单位、疫苗上市许可持有人、疫苗配送单位有冷链储存、运输规定以外的违反疫苗储存、运输管理规范行为的

根据《药品管理法》和《疫苗管理法》

102. 给予法定代表人、主要负责人、直接负责的主管人员和关键岗位人员以及其他责任人员"终身禁止从事药品生产经营活动"资格罚的违法行为是

103. 未规定法定代表人、主要负责人、直接负责的主管人员和关键岗位人员以及其他责任人员资格罚的违法行为是

[104～106 题共用备选答案]

A. 国家药品监督管理部门
B. 省级药品监督管理部门
C. 设区的市级药品监督管理部门
D. 县级药品监督管理部门

根据《麻醉药品和精神药品管理条例》

104. 未对医疗机构履行送货义务的区域性批发企业，给予行政处罚的部门是

105. 违反规定储存、销售或者销毁第二类精神药品，

情节严重的，取消其第二类精神药品零售资格的部门是

106. 未依照规定建立、保存专用账册的专门从事第二类精神药品的批发企业，给予行政处罚的部门是

[107～109 题共用备选答案]

A. 医疗机构
B. 省级卫生健康管理部门
C. 设区的市级卫生健康管理部门
D. 县级卫生健康管理部门

根据《麻醉药品和精神药品管理条例》

107. 紧急借用麻醉药品和第一类精神药品后未备案的医疗机构，给予行政处罚的部门是

108. 具有麻醉药品和第一类精神药品处方资格的执业医师未按临床应用指导原则使用麻醉药品和第一类精神药品的，取消其麻醉药品和第一类精神药品处方资格的是

109. 未取得麻醉药品和第一类精神药品处方资格的执业医师擅自开具麻醉药品和第一类精神品处方的，给予行政处罚的部门至少是

[110～111 题共用备选答案]

A. 医疗机构未按照规定保管麻醉药品和精神药品处方

B. 医疗机构使用未取得药学专业技术职务任职资格的人员从事处方调剂工作

C. 药师未按照规定调剂处方药品

D. 未取得麻醉药品和第一类精神药品处方资格的执业医师擅自开具此类药品处方

110. 造成严重后果的，由县级以上卫生行政部门吊销其执业证书的违反处方管理和调剂要求的情形是

111. 情节严重，可处以吊销其印鉴卡并处分主管人员和责任人员的违反处方管理和调剂要求的情形是

[112～114 题共用备选答案]

A. 制造毒品罪
B. 非法买卖制毒物品罪
C. 走私制毒物品罪
D. 非法经营罪

根据《关于办理走私、非法买卖麻黄碱类复方制剂等刑事案件适用法律若干问题的意见》

112. 以加工、提炼制毒物品为目的，携带麻黄碱类复方制剂进出境的，应该认定为

113. 将麻黄碱类复方制剂拆除包装、改变形态后进行走私的，应该认定为

114. 以非法买卖为目的，利用麻黄碱类复方制剂加

工、提炼制毒物品的，应该认定为

[115～117 题共用备选答案]

　A. 五年内不得从事中医药相关活动

　B. 终身禁止从事药品生产、经营活动

　C. 五日以上十五日以下拘留

　D. 十年内禁止从事医药行业

　根据《中华人民共和国中医药法》和《中华人民共和国药品管理法》

115. 在中药材种植过程中使用剧毒、高毒农药的，依照有关法律、法规规定给予处罚；情节严重的，可以由公安机关对其直接负责的主管人员和其他直接责任人员处

116. 举办中医诊所、炮制中药饮片、委托配制中药制剂应当备案而未备案，或者备案时提供虚假材料，拒不改正的，其直接责任人员处

117. 医疗机构应用传统工艺配制中药制剂未依照规定备案，或者未按照备案材料载明的要求配制中药制剂的，其直接责任人员处

[118～120 题共用备选答案]

　A. 中医药主管部门　　B. 药品监督管理部门

　C. 商务部门　　　　　D. 公安机关

　根据《中华人民共和国中医药法》

118. 举办中医诊所应当备案而未备案，或者备案时提供虚假材料的，处罚部门是

119. 医疗机构应用传统工艺配制中药制剂未依照规定备案，处罚部门是

120. 在中药材种植过程中使用剧毒、高毒农药，情节严重的，处罚部门是

[121～123 题共用备选答案]

　A. 国家药品监督管理部门

　B. 省级药品监督管理部门

　C. 设区的市级药品监督管理部门

　D. 县级药品监督管理部门

　根据《中华人民共和国中医药法》

121. 炮制中药饮片应当备案而未备案，或者备案时提供虚假材料的，处罚部门是

122. 委托配制中药制剂应当备案而未备案，或者备案时提供虚假材料的，处罚部门是

123. 医疗机构应用传统工艺配制中药制剂未按照备案材料载明的要求配制中药制剂的，处罚部门是

[124～125 题共用备选答案]

　A. 足以严重危害人体健康

　B. 对人体健康造成严重危害

　C. 其他严重情节

　D. 后果特别严重

　根据《最高人民法院、最高人民检察院关于办理危害药品安全刑事案件适用法律若干问题的解释》

124. 编造生产、检验记录造成轻度残疾或者中度残疾的，应该认定为

125. 在药物非临床研究或者药物临床试验过程中故意使用虚假试验用药品，或者瞒报与药物临床试验用药品相关的严重不良事件的，应该认定为

[126～127 题共用备选答案]

　A. 由广告审查机关撤销广告审查批准文件、一年内不受理其广告审查申请

　B. 由省级药品监督管理部门撤销广告审查批准文件、一年内不受理其广告审查申请

　C. 由广告审查机关撤销广告审查批准文件、三年内不受理其广告审查申请

　D. 由省级药品监督管理部门撤销广告审查批准文件、三年内不受理其广告审查申请

　根据《广告法》

126. 在针对未成年人的大众传播媒介上发布药品广告且情节严重的，针对药品广告批准文号的行政处罚是

127. 利用广告代言人作推荐、证明发布药品广告且情节严重的，针对药品广告批准文号的行政处罚是

[128～130 题共用备选答案]

　A. 10 年内不受理相关责任人以及单位提出的医疗器械许可申请

　B. 5 年内不受理相关责任人以及单位提出的医疗器械许可申请

　C. 3 年内不受理相关责任人以及单位提出的医疗器械许可申请

　D. 1 年内不受理相关责任人以及单位提出的医疗器械许可申请

　根据《医疗器械监督管理条例》

128. 未经许可从事第三类医疗器械经营活动情节严重时，针对医疗器械经营许可资格的行政处罚是

129. 在申请医疗器械行政许可时提供虚假资料或者采取其他欺骗手段取得行政许可的，针对医疗器械行政许可资格的行政处罚是

130. 生产、经营未取得医疗器械注册证的第二类、第三类医疗器械情节严重时，针对医疗器械经营许可资格的行政处罚是

[131～133题共用备选答案]

A. 没收违法行为发生期间自本单位所获收入，并处所获收入30%以上3倍以下罚款，终身禁止其从事医疗器械生产经营活动

B. 没收违法行为发生期间自本单位所获收入，并处所获收入30%以上2倍以下罚款，5年内禁止其从事医疗器械生产经营活动

C. 没收违法行为发生期间自本单位所获收入，并处所获收入30%以上3倍以下罚款，10年内禁止其从事医疗器械生产经营活动

D. 没收违法行为发生期间自本单位所获收入，并处所获收入30%以上3倍以下罚款，依法给予处分

根据《医疗器械监督管理条例》

131. 未经许可从事第二类、第三类医疗器械生产活动情节严重时，对违法单位的法定代表人、主要负责人、直接负责的主管人员和其他责任人员的行政处罚是

132. 在申请医疗器械行政许可时提供虚假资料或者采取其他欺骗手段取得行政许可的，对违法单位的法定代表人、主要负责人、直接负责的主管人员和其他责任人员的行政处罚是

133. 经营第二类医疗器械，应当备案但未备案情节严重时，对违法单位的法定代表人、主要负责人、直接负责的主管人员和其他责任人员的行政处罚是

[134～136题共用备选答案]

A. 10年内不予办理其提出的化妆品备案或者受理其提出的化妆品行政许可申请

B. 5年内不予办理其提出的化妆品备案或者受理其提出的化妆品行政许可申请

C. 3年内不予办理其提出的该项备案

D. 1年内不予办理其提出的该项备案

根据《化妆品监督管理条例》

134. 生产经营或者进口未经注册的特殊化妆品情节严重时，针对该化妆品行政许可的资格限制是

135. 在申请化妆品行政许可时提供虚假资料或者采取其他欺骗手段取得行政许可的，针对该化妆品行政许可的资格限制是

136. 化妆品备案时提供虚假资料取得备案凭证的，针对该化妆品行政许可的资格限制是

[137～139题共用备选答案]

A. 以其上一年度从本单位取得收入的3倍以上5

倍以下罚款，终身禁止其从事化妆品生产经营活动

B. 以其上一年度从本单位取得收入的1倍以上3倍以下罚款，10年内禁止其从事化妆品生产经营活动

C. 以其上一年度从本单位取得收入的1倍以上2倍以下罚款，5年内禁止其从事化妆品生产经营活动

D. 以其上一年度从本单位取得收入的1倍以下罚款，3年内禁止其从事化妆品生产经营活动

根据《化妆品监督管理条例》

137. 生产经营或者进口未经注册的特殊化妆品情节严重时，对违法单位的法定代表人、主要负责人、直接负责的主管人员和其他责任人员的行政处罚是

138. 经营变质、超过使用期限的化妆品情节严重时，对违法单位的法定代表人、主要负责人、直接负责的主管人员和其他责任人员的行政处罚是

139. 上市销售、经营或者进口未备案的普通化妆品情节严重时，对违法单位的法定代表人、主要负责人、直接负责的主管人员和其他责任人员的行政处罚是

[140～142共用备选答案]

A. 应当给予从重行政处罚

B. 可以依法从重行政处罚

C. 应当从轻或者减轻行政处罚

D. 可以从轻或者减轻行政处罚

根据《关于印发药品监督管理行政处罚裁量适用规则的通知》（国药监法〔2024〕11号）

140. 以麻醉药品、精神药品、医疗用毒性药品、放射性药品、药品类易制毒化学品冒充其他药品，或者以其他药品冒充上述药品的违法行为行政处罚裁量情形属于

141. 药品有效成分含量不符合规定，足以影响疗效的，或者药品检验无菌、热原（如细菌内毒素）、微生物限度、降压物质不符合规定的违法行为行政处罚裁量情形属于

142. 涉案产品尚未销售或者使用的违法行为行政处罚裁量情形属于

[143～145共用备选答案]

A. 在自然灾害、事故灾难、公共卫生事件、社会安全事件等突发事件发生时期，生产、销售、使用用于应对突发事件的药品系假药、

劣药的

B. 在自然灾害、事故灾难、公共卫生事件、社会安全事件等突发事件期间，生产、销售专用于应对突发事件的药品且直接影响预防、处置突发事件的

C. 药品上市许可持有人、医疗器械注册人备案人、化妆品注册人备案人、生产企业生产依法获得批准或者备案的创新产品，并履行上市后研究和上市后评价等法定义务，当时科学技术水平尚不能发现产品存在质量安全缺陷的

D. 在共同违法行为中起次要或者辅助作用的

根据《关于印发药品监督管理行政处罚裁量适用规则的通知》（国药监法〔2024〕11 号）

143. 行政处罚裁量属于"从重行政处罚情形"的是

144. 行政处罚裁量属于按照"情节严重"情形处罚的是

145. 行政处罚裁量属于"不予行政处罚"的是

三、综合分析选择题

[1～4 题共用题干]

2020 年 1 月 15 日，在一个研讨班上，学员对假劣药情形、适用法律和法律责任展开了讨论。讨论的情形主要包括四个，一是采用多加防腐剂生产儿童退热药；二是多加药用淀粉少用主药生产降压药；三是部分药品超过有效期；四是某抗菌药物的外包装上标示的适应症与批准的药品说明书中适应症表述不一致，其外包装上添加了可以作为前列腺炎的二线用药的适应症等。

1. 上述信息中所指的四种情形，应定性为假药的是

    A. 多加防腐剂生产儿童退热药

    B. 多加药用淀粉生产降压药

    C. 药品超过有效期

    D. 外包装上标示的适应症超过批准的说明书内容的

2. 上述信息中所指的生产假劣药情形，属于在处罚幅度内从重处罚的是

    A. 多加药用淀粉生产降压药

    B. 药品超过有效期

    C. 外包装上标示的适应症超过批准的说明书内容的

    D. 多加防腐剂生产儿童退热药

3. 根据最高人民法院、最高人民检察院的《关于办

理危害药品安全刑事案件适用法律若干问题的解释》，针对第四种情形，如果所在企业生产金额达到 100 余万元，已经销售金额达到 15 万元，但尚未造成人员的伤害和死亡，应该认定为

    A. 足以危害人体健康

    B. 其他特别严重情节

    C. 对人体健康造成严重危害

    D. 其他严重情节

4. 根据药品管理法、刑法及其相关司法解释，针对第四种情形，如果所在的药品生产企业生产金额达到 100 余万元，已经销售金额达到 15 万元，但尚未造成人员的伤害和死亡，关于企业和相关责任人法律责任的说法，错误的是

    A. 药品监督管理部门应当吊销所在企业的《药品生产许可证》

    B. 本案属于单位犯罪，单位负刑事责任，直接责任人员只需承担行政责任

    C. 本案应移交公安机关，追究刑事责任

    D. 本案中直接负责的主管人员和其他直接责任人员的刑事责任是"处 10 年以上有期徒刑、无期徒刑或者死刑，并处罚金或者没收财产"

[5～8 题共用题干]

2020 年 3 月 1 日，某市药品监督管理部门在日常检查中，发现某药品生产企业库存的复方氨基酸胶囊的生产批号，由"190509"更改为"190706"并出厂销售。另有某医疗机构工作人员丁某，明知该药品生产企业行为的实际情况，为某科室购买该批复方氨基酸胶囊并给发热患者使用。经查，该药品生产企业销售该批药品的金额为 10 万元。但未收到该药品造成健康损害的报告，不足以认定为"对人体健康造成严重危害"。

5. 上述信息中的更改生产批号的复方氨基酸胶囊应认定为

    A. 假药   B. 按劣药论处

    C. 劣药   D. 按假药论处

6. 根据上述信息，该药品生产企业刑事责任的认定，正确的是

    A. 构成生产、销售假药罪

    B. 构成生产、销售伪劣产品罪

    C. 构成生产、销售劣药罪

    D. 构成无证生产、经营药品罪

7. 关于上述信息中的药品生产企业和主要责任人可能

承担的法律责任的说法，正确的是
   A. 直接负责的主管人员和其他直接责任人员 5 年内不得从事药品生产、经营活动
   B. 只需承担行政责任，不需要承担刑事责任
   C. 按生产销售假药罪，处三年以上十年以下有期徒刑，并处罚金
   D. 按生产销售伪劣产品罪承担刑事责任

8. 上述信息中的医疗机构工作人员丁某的行为可以认定为
   A. 生产假药
   B. 销售假药
   C. 零售劣药
   D. 生产劣药

[9~12题共用题干]

2020 年 5 月，某县的 A 药品生产企业在 K 疫苗（第二类疫苗）生产、销售过程中，采用偷工减料、弄虚作假等手段逃避监督管理，致使若干份"效价不符合规定"的产品流向市场，有证据证明已造成接种人员健康的严重伤害后果。药品监督管理部门依据 2019 年新修订《药品管理法》有关规定，没收 A 企业违法生产、销售的该批 K 疫苗和违法所得，并依法从重处罚，罚没共计 2500 余万元。同时，撤销 A 企业 K 疫苗的药品批准证明文件，直接负责的主管人员和其他责任人员被移送司法机关追究相关责任。

9. 上述案件中，药品监督管理部门对 A 企业从重处罚的理由和依据，不包括
   A. 生产、销售的产品属生物制品，属从重处罚情形
   B. 产品已造成人员伤害后果，属从重处罚情形
   C. 违法者弄虚作假逃避监督管理，属从重处罚情形
   D. 产品应定性是假药，并且流入市场，属从重处罚情形

10. 依法撤销 A 企业 K 疫苗药品批准证明文件的部门是
   A. 省级药品监督管理部门
   B. 设区的市级药品监督管理部门
   C. 县级药品监督管理部门
   D. 国家药品监督管理部门

11. 本案中，直接负责的主管人员和其他责任人涉嫌
   A. 生产、销售假药罪
   B. 危害公共卫生罪
   C. 生产、销售劣药罪
   D. 生产、销售伪劣产品罪

12. 本案件属于情节严重，对直接负责的主管人员和直接责任人员追究的行政责任为
   A. 十年内不得从事药品生产、经营活动
   B. 三年内不得从事药品生产、经营活动，并处罚款
   C. 二十年内不得从事药品生产、经营活动
   D. 终身禁止从事药品生产、经营活动

[13~16题共用题干]

2020 年 3 月 9 日，A 县药品稽查人员在该县的一村卫生室进行监督检查，现场查获标示为 B 省的大众生物科技有限公司生产的金银花百合片和乌梢蛇桔梗胶囊等 8 种产品，共计 6000 盒。这些产品在标签上或说明书中标注了适应症或功能主治，明示了治疗功效和用法用量，但未标示药品批准文号。

A 县公安局经立案侦查发现，这些产品是保健食品，被 B 省的大众生物科技有限公司以药品名义销售给相关单位。该公司是 2 年前开办新企业，没有药品生产许可证和药品经营许可证，法定代表人是刘某。刘某组织人员在居民楼生产这种产品，经过网络和快递物流进行销售，并通过银行卡收取货款。同时，刘某雇了王某、黄某和周某分别将上述产品提供给 A 县几个村卫生室，供就诊患者使用。村卫生室医师张某在近半年内分批分次销售给患者。

13. 根据背景材料，关于 B 省大众生物科技有限公司涉嫌产品和行为的定性，正确的是
   A. 涉嫌无证生产经营，涉事产品为劣药
   B. 涉嫌伪造变造许可证，涉事产品为假药
   C. 涉嫌无证生产经营，涉事产品为假药
   D. 涉嫌无证经营，涉事产品为劣药

14. 关于涉案的村医张某应当承担法律责任的说法，正确的是
   A. 张某若知情应当被追究刑事责任
   B. 如果没有对患者造成人体伤害，张某无需承担法律责任
   C. 张某应当被处罚款，没收违法所得
   D. 张某除被处罚款，没收违法所得之外，还应当处以行政拘留

15. 根据《中华人民共和国药品管理法》，对刘某除追究法律责任之外，还应给予从业资格限制。从业资格限制要求是
   A. 10 年内不得从事药品生产、经营活动
   B. 终身禁止从事药品生产、经营活动

C. 5 年内不得从事原企业与药品有关的生产、经营活动

D. 5 年内不得担任药品生产、经营企业的负责人

16. 根据《关于办理危害药品安全刑事案件适用法律若干问题的解释》，上述情景中，以生产、销售假药共同犯罪论处的当事人不包括

A. 明知刘某的公司生产、销售假药，而提供网络销售渠道的甲公司

B. 明知刘某的公司生产、销售假药，而提供快递物流的乙公司

C. 明知刘某的公司生产、销售假药，而使用药品的患者

D. 明知刘某的公司生产、销售假药，而为其开具收款账号的丁银行

[17~20 题共用题干]

甲药品生产企业是乙疫苗生产企业，乙疫苗要求在供应过程中不得收取疫苗、运输和储存等费用。乙疫苗批号为"200102"的产品申请批签发，批签发结果是药品成分与国家药品标准规定的成分不符。甲企业伪造该批疫苗检验报告书，将该疫苗供给丙省疾病预防控制中心，丙省疾病预防控制中心在不知情的情况下，向丁医院供应该疫苗。丁医院在不知情的情况下，由护士为患者接种，发生 1 名患者注射疫苗后死亡，患者向医院要求赔偿。药品监督管理部门经过调查，疫苗本身有问题，但该疫苗在行政许可程序上是合法的。故药品监督管理部门给予了相应处罚，并移交公安机关进行处罚。

17. 从上述信息可以判断，关于批号为"200102"的乙疫苗的说法，正确的是

A. 该疫苗属于非免疫规划疫苗

B. 该疫苗应该认定为假药

C. 该疫苗批签发的检验是注册检验

D. 该疫苗无需标注"免疫规划"字样

18. 从上述信息可以判断，关于甲企业生产、销售行为的说法，错误的是

A. 对该企业法定代表人、主要负责人、直接负责的主管人员和关键岗位人员以及其他责任人员处以"终身禁止从事药品生产经营活动"的资格罚

B. 对该企业并处违法生产、销售疫苗货值金额十五倍以上五十倍以下的罚款，货值金额不足五十万元的，按五十万元计算

C. 对该企业没收违法所得和违法生产、销售的疫苗以及专门用于违法生产疫苗的原料、辅料、包装材料、设备等物品

D. 对该企业责令停产停业整顿，吊销药品注册证书或者吊销药品生产许可证

19. 从上述信息可以判断，下列药品监督管理部门和公安机关关于量刑的说法，错误的是

A. 甲企业应该定性为生产、销售假药罪"其他特别严重情节"

B. 甲企业单位和个人均需承担行政责任和刑事责任

C. 甲企业既属于生产、销售假药行政责任从重处罚，也属于刑事责任从重处罚

D. 丙省疾病预防控制中心和丁医院应定性为销售假药罪

20. 从上述信息可以判断，下列行为主体应该承担惩罚性赔偿的是

A. 甲企业

B. 丙省疾病预防控制中心

C. 丁医院

D. 护士

[21~23 题共用题干]

被告人鲁某于 2020 年第二季度，从河北省安国中药材专业市场购进大量超过有效期的剧毒药"氯化琥珀胆碱注射液"，去掉药名和商标，伪造成批号为"130108"的"硫酸卡那霉素注射液"。然后将其卖给"甲省乙县丙乡"农村医师孟某、赵某和张某。孟、赵和张明知该药品来路不明，仍然于采购当天分别给两岁幼女王某、四岁幼童夏某以及成年人刘某使用了该药。结果王某、夏某器官组织受到损伤导致严重功能障碍，刘某重度残疾。

21. 批号为"130108"的"硫酸卡那霉素注射液"应该定性为

A. 为假药　　　　　　B. 按假药论处

C. 为劣药　　　　　　D. 按劣药论处

22. 根据上述信息及《刑法》，应该给予乡村医生孟某、赵某和张某的刑事处罚为

A. 非法采购渠道罪　　B. 无证经营罪

C. 非法行医罪　　　　D. 销售假药罪

23. 根据上述信息及《关于办理危害药品安全刑事案件适用法律若干问题的解释》（法释〔2014〕14

号），鲁某的相应行为应该认定为

A. 对人体健康造成严重危害

B. 其他严重情节

C. 其他特别严重情节

D. 后果特别严重

[24～27 题共用题干]

2020 年，某县级市场监督管理局负责药品监督管理的人员接到多次投诉举报，对甲药店进行多次举报检查，发现以下情况：①销售的人血白蛋白注射液说明书和标签未经核准，说明书和标签是乙印刷厂提供，甲药店自行贴上去的，该药品店主知道是保健食品；②销售的双黄连口服溶液说明书和标签标注的适应症超出了药品注册证的范围，说明书和标签是生产企业提供的；③销售的阿司匹林片说明书和标签未印制 OTC 专有标识，说明书和标签是生产企业提供的；④零售麻黄碱复方制剂时未按说明书正确说明用法、用量等事项。该县级市场监督管理局将相关违法事项记入了企业信用记录，进行了相应的行政处罚，并将非权限事项移交相应部门处理。

24. 根据上述信息，在甲药店发现的问题药品中，按假药在《药品管理法》幅度内从重处罚的是

A. 人血白蛋白注射液　　B. 双黄连口服溶液

C. 阿司匹林片　　　　　D. 麻黄碱复方制剂

25. 根据上述信息，关于该县级市场监督管理局投诉、企业信用记录管理的说法，错误的是

A. 甲药店的违法行为被记入的是药品安全信用档案

B. 药品安全投诉举报电话是 12315

C. 甲药店 2020 年度认定的信用等级是失信等级

D. 在 2021 年内无违法违规行为的，可以调升到失信等级

26. 根据上述信息，阿司匹林片说明书和标签未印制 OTC 专有标识。这种行政责任的认定是

A. 该县市场监督管理局移交国家药品监督管理局责令改正，给予警告；情节严重的，吊销药品注册证书

B. 该县市场监督管理局移交省级药品监督管理局责令改正，给予警告；情节严重的，吊销药品注册证书

C. 进一步核实阿司匹林片属于"双跨"药品的类型，来决定行政责任

D. 无论阿司匹林片属于"双跨"药品的哪种类

型，都要进行行政处罚

27. 根据上述信息，零售麻黄碱复方制剂时未按说明书正确说明用法、用量等事项。给予的行政处罚是

A. 责令改正，给予警告；情节严重的，吊销药品经营许可证

B. 按销售假药处罚

C. 按销售劣药处罚

D. 按无证经营处罚

[28～31 题共用题干]

2020 年，省级药品监督管理部门对甲中药饮片生产企业进行飞行检查，发现了下列情况：①中药饮片连翘变质了；②中药饮片陈皮未标注有效期；③中药饮片洋金花的原药材采购渠道不合法；④中药饮片黄连系外购更大包装的黄连中药饮片分包装；⑤M 中药饮片在全国发布广告，并在全国销售，该中药饮片的药品标准是所在地省级药品监督管理部门制定的炮制规范。省级药品监督管理部门根据新修订的《药品管理法》及其他相关规定进行了处罚。

28. 根据上述信息，可以定性为假药的是

A. 中药饮片连翘　　　B. 中药饮片陈皮

C. 中药饮片洋金花　　D. 中药饮片黄连

29. 如果省级药品监督管理局在飞行检查中发现该企业陈皮是按传统工艺储存的，那么根据上述情景，"中药饮片陈皮未标注有效期"应该定性为

A. 劣药

B. 假药

C. 违反 GMP 要求的药品

D. 未发现违法的药品

30. 根据上述信息，省级药品监督管理局判定"中药饮片洋金花的原药材采购渠道不合法"的证据不包括

A. 原药材供货商不具有《药品经营许可证》

B. 原药材供货厂家不具有《药品生产许可证》

C. 原药材供货商是不具有经营毒性中药资格的批发企业

D. 原药材供货厂家是持有毒性中药材的饮片定点生产证的中药饮片生产企业

31. 根据上述信息及相关管理规定，关于 M 中药饮片的管理方式的说法，错误的是

A. 中药饮片属于"不得发布广告的产品"，故 M

中药饮片发布广告违法

B. M中药饮片没有国家药品标准

C. M中药饮片在生产企业所在地所属省份销售合法

D. M中药饮片在生产企业所在地以外省份销售要看销售省份的规定来决定是否合法

[32~34题共用题干]

《中华人民共和国药品管理法》和《中华人民共和国中医药法》对医疗机构中药制剂进行了一系列规定。某医院有以下制剂配制行为：①自配中药制剂未经批准；②自配中药制剂不按批准的标准配制；③委托配制中药制剂未批准；④应用传统工艺配制中药制剂未按照备案材料载明的要求配制中药制剂。

32. 由上述信息，可知该医院配制制剂行为有可能合法的是

A. 自配中药制剂未经批准

B. 自配中药制剂不按批准的标准配制

C. 委托配制中药制剂未批准

D. 应用传统工艺配制中药制剂，未按照备案材料载明的要求配制中药制剂

33. 由上述信息，应该定性为假药的是

A. 自配中药制剂未经批准

B. 自配中药制剂不按批准的标准配制

C. 委托配制中药制剂未批准

D. 应用传统工艺配制中药制剂，未按照备案材料载明的要求配制中药制剂

34. 由上述信息，如果委托配制中药制剂没有备案，则处罚措施包括

A. 由中医药管理部门责令改正，没收违法所得，并处三万元以下罚款

B. 由中医药管理部门向社会公告相关信息

C. 拒不改正的，责令停止委托配制中药制剂活动

D. 拒不改正的，其直接责任人员十年内不得从事中医药相关活动

[35~38题共用题干]

甲药店在销售乙药品生产企业生产的甲氨蝶呤注射液给某癌症患者后造成该患者重度伤残。后经药品监督管理部门查实，甲药店、乙药品生产企业和丙药品批发企业质量负责人都曾经在伤害发生前检查该药，发现药液内存在玻璃碎屑，使药液发生污染。

35. 上述信息中的甲氨蝶呤注射液应该定性为

A. 假药　　　　　　　B. 按假药论处

C. 劣药　　　　　　　D. 按劣药论处

36. 丙药品批发企业发现药液内存在玻璃碎屑时，应该采取的措施是

A. 立即停止经营并主动召回

B. 及时向药品不良反应监测机构报告

C. 立即停止经营并销毁，并向药品监督管理部门报告

D. 立即通知购货单位停售、追回，并做好记录，同时向药品监督管理部门报告

37. 根据《关于办理危害药品安全刑事案件适用法律若干问题的解释》，牵涉甲氨蝶呤案的相关行为主体，下列不会被处以刑罚的是

A. 乙药品生产企业　　B. 丙药品批发企业

C. 甲药店　　　　　　D. 患者

38. 根据《中华人民共和国刑法》，甲氨蝶呤涉案单位的刑事处罚为

A. 3年以下有期徒刑并处罚金

B. 3年以上10年以下有期徒刑并处生产、销售金额2倍以上罚金

C. 10年以上有期徒刑并处生产、销售金额2倍以上罚金

D. 10年以上有期徒刑并处罚金

[39~41题共用题干]

2015年6月25日，原国家食品药品监督管理总局发布《关于停止生产销售使用酮康唑口服制剂的公告》（2015年第85号），决定即日起停止酮康唑口服制剂在我国生产，销售和使用，撤销药品批准文号。

39. 上述信息中的药品标签的有效期标注是"有效期至2016年06月"，对2015年6月1日至25日期间某药品零售企业售出的药品的认定，正确的是

A. 该药品的有效期至2016年5月31日，药品已超过有效期

B. 该药品的有效期至2016年6月1日，药品已超过有效期

C. 该药品的有效期至2016年6月30日，药品未超过有效期

D. 该药品的有效期至2016年7月1日，药品未超过有效期

40. 某药品零售企业负责人在接到停止生产、销售、使用酮康唑口服制剂的通知后，对库存和货架上的酮康唑片的处理，错误的是

A. 停止销售并下架

B. 配合生产企业召回

C. 发布资讯告知员工和消费者停止销售和使用

D. 清点库存并将购销凭证和药品一并销毁

41. 2020年2月1日，如果某药品生产企业继续生产酮康唑片，应该按

 A. 销售劣药处理

 B. 销售假药处理

 C. 未按照规定实施《药品经营质量管理规范》处理

 D. 未取得批准证明文件生产药品

[42~44题共用题干]

药品监督管理部门在日常监督检查工作中，发现甲药品零售企业在柜台销售标示乙医院配制的治疗痤疮的外用膏剂。经立案调查，查实乙医院具有《医疗机构制剂许可证》和医疗机构制剂批准文号，但该医院制剂包装上面的标签标明的适应症超出了省级药品监督管理部门批准的范围。该医院制剂后经乙医院药剂人员丙购买并出售给甲药品零售企业。甲药品零售企业所持的《药品经营许可证》的经营范围包括化学药制剂、中成药。经抽验，该外用膏剂相应检验项目符合制剂标准规定。

42. 根据上述信息，乙医院配制的外用膏剂应定性为

 A. 假药

 B. 合法药品

 C. 需要重新补办批准文号的不能定性的药品

 D. 只能在乙医院调剂使用的医疗机构制剂

43. 对上述信息中的药剂人员丙将制剂出售给甲零售企业的行为，应定性为

 A. 生产假药

 B. 合法调剂药品的职务行为

 C. 零售假药

 D. 非法经营

44. 现假定上述信息中的乙医院配制的外用膏剂已经取得批准文号，对甲药品零售企业在柜台销售行为的定性和解释，正确的是

 A. 如果该外用膏剂通用名与某种乙类非处方药通用名一致，甲药品零售企业可以采购在柜台销售

 B. 该外用膏剂只能凭医师处方在乙医院使用，甲药品零售企业不能销售

 C. 经设区的市级卫生行政部门批准，该外用膏剂才能在甲药品零售企业销售

D. 经省级药品监督管理部门批准，该外用膏剂才能在甲药品零售企业销售

[45~46题共用题干]

某市市场监督管理局接到举报，反映该市甲兽药店销售人用药品。市局调查发现甲兽药店药柜上摆放有多个品种的人用药品。经查实，兽药店所经营的人用药品达30余种，货值金额5000元，主要是非处方药，部分药品已销售，销售金额已达到1000元。当事的兽药店有《兽药经营许可证》，无《药品经营许可证》。

45. 关于兽药与药品管理法中的药品关系的说法，正确的是

 A. 《药品经营许可证》经营范围中包括兽药的，可以同时经营兽药

 B. 取得《兽药经营许可证》的，可以经营人用药品

 C. 兽药规定有治疗疾病的用法和用量，在我国药品管理法中，也是将其作为药品进行参照管理

 D. 我国药品管理法中药品特指人用药品，不包括兽药

46. 关于甲兽药店违法行为定性与处理的说法，正确的是

 A. 甲兽药店经营人用药品，应以无证经营药品论处

 B. 甲兽药店经营人用药品，应以销售假劣药品论处

 C. 销售的药品主要是非处方药，甲兽药店有权经营

 D. 本案甲兽药店违法行为应当由当地兽药管理部门查处，不应当由当地药品监督管理部门查处

[47~49题共用题干]

诊所甲租赁药店乙的柜台冒充坐堂医生，以药店乙的名义销售省级卫生行政部门和省级药品监督管理部门规定的药品以外的药品（这些药品是诊所甲自主采购的药品），并以药店乙名义开具相关票据。患者购买这些药品后，身体健康受到伤害。但是柜台租赁期满，诊所甲已经离开当地。市场监督管理部门调查结论是上述涉及的案情"不足以构成情节严重"。

47. 根据上述案情和《药品管理法》，药品监督管理部门应该给予诊所甲的处罚不包括

 A. 责令关闭

 B. 没收违法销售药品

C. 没收违法所得

D. 吊销《药品经营许可证》

48. 上述案情，根据《药品管理法》，药品监督管理部门应该给予药店乙的处罚定性为

    A. 无证经营

    B. 不按 GSP 经营

    C. 出租出借经营许可证

    D. 药品经营中无购销记录

49. 上述案情，根据《消费者权益保护法》，诊所甲违反的经营者应履行的义务不包括

    A. 真实标记的义务　　B. 提供信息的义务

    C. 出具凭证的义务　　D. 保证安全的义务

[50～52 题共用题干]

2020 年 2 月 1 日，张某患有一种比较特别的癌症，只有英国上市了有效治疗药物。在某医院住院治疗时，该医院曾经因临床急需进口了少量药品。出院治疗药物用完后，张某通过网络海外代购，网购了少量药品自用。后张某又让留学在英国的外甥从国外带回来少量药品，张某卖给了王某少量药品。后经药品监督管理部门查实，海外代购机构网络代购这种药品涉案金额庞大，情节严重；而张某自用数量较少，情节较轻。

50. 上述信息中，某医院临床急需进口少量张某所需药品的行政许可程序是

    A. 经国务院药品监督管理部门或者国务院授权的省、自治区、直辖市人民政府批准，可以进口

    B. 经国务院药品监督管理部门批准，可以进口

    C. 经国务院药品监督管理部门或者国务院授权的省、自治区、直辖市人民政府备案，可以进口

    D. 经国务院药品监督管理部门备案，可以进口

51. 根据上述信息，与张某有关的进口行为，合法的是

    A. 张某通过网络海外代购

    B. 张某让留学在英国的外甥从国外带回来少量药品

    C. 张某卖给了王某少量药品

    D. 网络海外代购销售少量药品给张某

52. 根据《药品管理法》及上述信息，网络海外代购法定代表人、主要负责人、直接负责的主管人员和其他责任人员面临的资格罚是

    A. 十年直至终身禁止从事药品生产经营活动

B. 十年禁止从事药品生产经营活动

C. 终身禁止从事药品生产经营活动

D. 不存在药品生产经营活动资格限制

[53～55 题共用题干]

甲药店经营品种有含麻黄碱类复方制剂（单位剂量麻黄碱类药物含量为 40mg），其药品包装、标签和说明书上印制有红色 OTC 专有标识。此药品系由国内乙药品生产企业生产的。甲药店发现某患者多次大量、购买该药品，向药品监督管理部门和公安机关报告。经查实，此人为了制造毒品，正在加工、提炼制毒物品。

53. 从上述信息可以判断，关于含麻黄碱类复方制剂的说法，正确的是

    A. 属于甲类非处方药

    B. 消费者可以自行判断购买和使用

    C. 该药属于必须凭处方销售的处方药

    D. 一次销售不得超过 2 个最小包装

54. 从上述信息可以判断，乙药品生产企业的包装、标签和说明书违反规定，其处罚不包括

    A. 按劣药处罚

    B. 责令改正

    C. 给予警告

    D. 情节严重的，撤销该药品批准文号

55. 从上述信息可以判断，关于该患者量刑的说法，正确的是

    A. 制造毒品罪，量刑以涉案含麻黄碱类复方制剂单位剂量麻黄碱类药物含量为依据

    B. 非法买卖制毒物品罪，量刑以涉案含麻黄碱类复方制剂单位剂量麻黄碱类药物含量为依据

    C. 制造毒品罪，量刑以涉案含麻黄碱类复方制剂单位剂量麻黄碱类药物可以制成的毒品数量为依据

    D. 非法买卖制毒物品罪，量刑以涉案含麻黄碱类复方制剂单位剂量麻黄碱类药物可以制成的毒品数量为依据

[56～59 题共用题干]

某药品批发企业经营含麻黄碱类复方制剂药品，后被人举报该药品系麻黄碱冒充的药品。当地药品监督管理部门认为这个证据可以证明这些药品有可能危害人体健康，决定查封、扣押这批药品。这一措施生效后，医疗机构明知该药品存在问题，仍然向该批发企业采购这种药品。该药品批发企业向其销售了一个

批号的被查封、扣押的药品。

56. 从上述信息可以判断"含麻黄碱类复方制剂药品"应该定性为
    A. 假药　　　　　　B. 按假药论处
    C. 劣药　　　　　　D. 按劣药论处

57. 从上述信息以及最高人民法院、最高人民检察院《关于办理危害药品安全刑事案件适用法律若干问题的解释》可以判断，如果下述行为以生产、销售假药为目的，应认定为"销售"假药的行为是
    A. 合成、精制、提取、储存麻黄碱原料药的行为
    B. 生产过程中进行配料、混合、制剂、储存和包装的行为
    C. 印制包装材料、标签和说明书的行为
    D. 医疗机构的购买行为

58. 从上述信息可以判断，药品监督管理部门所采取的查封、扣押措施属于
    A. 行政强制措施　　B. 行政强制执行
    C. 行政处罚　　　　D. 行政处分

59. 从上述信息可以判断，关于该药品批发企业查封、扣押后的销售行为的行政责任或刑事责任的说法，正确的是
    A. 该药品批发企业擅自动用查封、扣押药品以及以药品类易制毒化学品冒充含麻黄碱类复方制剂，应该给予销售假药从重行政处罚
    B. 该药品批发企业擅自动用查封、扣押药品，应该给予销售假药从重刑事处罚
    C. 该药品批发企业不应再给予行政处罚
    D. 该药品批发企业直接负责的主管人员和其他直接责任人员给予 5 年内不得从事药品生产、经营活动的资格罚

[60～61 题共用题干]

某地区卫生行政执法机构执法人员对甲中医诊所开展日常检查时发现，该诊所内放置治疗床一张，并有针灸针等医疗器械若干。经调查，该诊所未履行审批和备案手续，医师张某持有执业医师资格证，属未经备案开展中医执业行为。执法人员当场责令整改，并依照《中华人民共和国中医药法》的相关规定，对张某的行为予以立案调查。调查发现，该诊所后堂内安装有中药制剂配制设备一套，存放有制成的中药制剂成品若干及收集的患者资料多份，涉嫌未经备案擅自仅应用传统工艺配制中药制剂。

60. 根据上述信息，关于甲中医诊所未经备案擅自开展执业活动的说法，正确的是
    A. 甲诊所必须取得制剂批准文号才能应用传统工艺配制中药制剂
    B. 应没收甲诊所违法所得，并处三万元以下罚款，依法追究刑事责任
    C. 在甲诊所拒不改正的情况下，中医药主管部门可责令其停止执业活动，直接责任人员 5 年内不得从事中医药相关活动
    D. 甲诊所不是中医综合医院，未经审批不能应用传统工艺配制中药制剂

61. 甲中医诊所未履行备案程序，擅自开展中药制配制的法律责任是
    A. 按生产假药给予处罚
    B. 按生产劣药给予处罚
    C. 按无证生产给予处罚
    D. 按无证配制给予处罚

四、多项选择题

1. 新修订《药品管理法》构建药品安全法律责任体系，体现了"最严厉的处罚和最严肃的问责"，体现了药品从严管理的态度，体现了重典治乱的决心的主要法律规定包括
   A. 构建"地方政府负总责、监管部门各负其责、企业是第一责任人"的药品安全责任体系
   B. 强化药品安全企业是第一责任人的责任
   C. 加大对药品违法行为的执法力度和对违法行为的处罚力度
   D. 明确规定了首负责任制和惩罚性赔偿

2. 药品违法行为的法律责任强调处罚到人。法律责任人员包括
   A. 法定代表人　　　　B. 主要负责人
   C. 直接负责的主管人员　D. 其他责任人员

3. 《药品管理法》规定的民事责任主要体现在
   A. 明确了药品上市许可持有人和药品生产经营企业赔偿责任，药品出现质量问题，药品上市许可持有人和药品生产经营企业要承担民事赔偿责任
   B. 境外药品上市许可持有人在中国境内的代理人与持有人承担连带责任
   C. 民事赔偿首负责任制
   D. 对生产假劣药或者明知假劣药仍销售的，受害人还可以要求惩罚性赔偿

4. 《药品管理法》增加了人身罚行政处罚手段，可以由公安机关对相关责任人处五日至十五日的行政拘留的违法行为包括
   A. 生产销售假药的
   B. 生产销售劣药情节严重的
   C. 伪造变造许可证的
   D. 骗取许可证

5. 资格罚是指违反药品管理法律法规，相关责任人员在规定时限内禁止从事药品生产经营活动。新修订的《药品管理法》实行资格罚的违法行为有
   A. 假药劣药违法行为责任人的资格罚由原来的十年禁业提高到终身禁业
   B. 生产销售假药被吊销许可证的企业，十年内不受理其相关的申请
   C. 伪造变造许可证、骗取许可证行为的责任人的资格罚
   D. 严重违反质量管理规范行为的责任人的资格罚

6. 《药品管理法》第九十八条规定，禁止生产（包括配制）、销售、使用假药。下列情况界定为假药的是
   A. 变质的药品
   B. 药品所标明的适应症或者功能主治超出规定范围
   C. 药品所含成分与国家药品标准规定的成分不符
   D. 擅自添加防腐剂、辅料的药品

7. 根据《药品管理法》，应按生产、销售假药处罚幅度内从重处罚的有
   A. 赵某以淀粉混入色素压片，铝塑板封装，再套以回收使用过的复方甘草片包装材料和说明书，修改生产批号和有效期后，冒充该药品销售至城乡结合部的药品零售企业
   B. 某公司回收人血白蛋白注射剂的包装，灌装生理盐水后，低价销售给无《医疗机构执业许可证》的"黑诊所"使用
   C. 某中药饮片生产企业被举报购买变质的药材加工中药饮片，药品监管部门到该企业检查时，该企业锁闭大门突击焚毁部分变质原料药材
   D. 某化工企业从事非法生产加工销售以老年人为主要使用人群的治疗高血压药物

8. 根据《最高人民法院、最高人民检察院关于办理危害药品安全刑事案件适用法律若干问题的解释》，应该认定为"足以严重危害人体健康"的犯

罪情形有
   A. 故意损毁原始药物非临床研究数据或者药物临床试验数据，影响药品的安全性、有效性和质量可控性的
   B. 编造受试动物信息、受试者信息、主要试验过程记录、研究数据、检测数据等药物非临床研究数据或者药物临床试验数据，影响药品的安全性、有效性和质量可控性的
   C. 编造生产、检验记录造成轻伤的
   D. 未取得药品相关批准证明文件生产、进口药品或者明知是上述药品而销售，生产、销售的金额五十万元以上的

9. 应当依照《药品管理法》第一百二十条规定，以"没收全部储存、运输收入，并处违法收入一倍以上五倍以下的罚款；情节严重的，并处违法收入五倍以上十五倍以下的罚款；违法收入不足五万元的，按五万元计算"进行处罚的违法情形包括
   A. 知道或者应当知道属于假药、劣药，而为其提供储存、运输等便利条件的
   B. 知道或者应当知道属于未取得药品批准证明文件生产、进口药品，而为其提供储存、运输等便利条件的
   C. 知道或者应当知道属于使用采取欺骗手段取得的药品批准证明文件生产、进口药品，而为其提供储存、运输等便利条件的
   D. 知道或者应当知道属于使用未经审评审批的原料药生产药品，而为其提供储存、运输等便利条件的

10. 根据《药品管理法》，既属于生产、销售假药处罚幅度内从重处罚事项，又属于生产、销售劣药处罚幅度内从重处罚事项的情况有
   A. 以特殊管理药品冒充其他药品或者以其他药品冒充特殊管理药品
   B. 违法药品以孕妇、婴幼儿及儿童为主要使用对象
   C. 违法药品是生物制品、血液制品
   D. 违法事件经处理后重犯的

11. 根据刑法相关规定，明知他人生产、销售假药、劣药，而提供生产、经营场所、设备等便利条件的，以生产、销售假药、劣药的共同犯罪论处。下列情形按生产、销售假药、劣药的共同犯罪论处的有
   A. 明知他人销售假药、劣药，而为其提供发票的

B. 明知他人生产假药、劣药，而为其提供原料、辅料的

C. 明知他人生产假药、劣药，而为其提供网络销售渠道的

D. 明知他人销售假药、劣药，而为其提供广告宣传的

12. 根据《药品管理法》，情节严重的情况下需要对法定代表人、主要负责人、直接负责的主管人员和其他责任人员处以"十年直至终身禁止从事药品生产经营活动"进行处罚的违法情况包括

A. 无证生产、经营

B. 从无证生产、经营企业购入药品

C. 未经批准开展药物临床试验

D. 未取得药品批准证明文件生产、进口药品

13. 药品安全法律责任中提到的"从无证企业购入药品"又称之为"非法渠道采购药品"。下列采购行为合法的有

A. 个体诊所从具有药品生产资质的企业购进药品

B. 医疗机构从具有药品生产资质的企业购进药品

C. 药品生产企业从另一家具有药品生产资质的企业购进原料药

D. 县医院从农村集贸市场购进没有实施批准文号管理的中药饮片

14. 根据《药品管理法》，情节严重的，药品使用单位的法定代表人、主要负责人、直接负责的主管人员和其他责任人员有医疗卫生人员执业证书的，应当吊销执业证书的违法情况包括

A. 未取得药品批准证明文件生产、进口药品

B. 使用采取欺骗手段取得的药品批准证明文件生产、进口药品

C. 使用未经审评审批的原料药生产药品

D. 编造生产、检验记录的药品

15. 根据《药品管理法》，以"没收违法生产、销售的药品和违法所得以及包装材料、容器，责令停产停业整顿，并处五十万元以上五百万元以下的罚款；情节严重的，吊销药品批准证明文件、药品生产许可证、药品经营许可证，对法定代表人、主要负责人、直接负责的主管人员和其他责任人员处二万元以上二十万元以下的罚款，十年直至终身禁止从事药品生产经营活动"进行处罚的违法情形包括

A. 使用未经审评的直接接触药品包装材料生产药品

B. 使用未经审评的直接接触药品容器生产药品的

C. 使用未经核准的标签行为的

D. 使用未经核准的说明书行为的

16. 根据《药品管理法》，以"责令限期改正，给予警告；逾期不改正的，处十万元以上五十万元以下的罚款"进行处罚的违法情形包括

A. 药物临床试验期间，发现存在安全性问题或者其他风险，临床试验申办者未及时调整临床试验方案、暂停或者终止临床试验，或者未向国务院药品监督管理部门报告

B. 未按照规定提交年度报告

C. 未按照规定对药品生产过程中的变更进行备案或者报告

D. 未按照规定建立并实施药品追溯制度行为的

17. 根据《药品管理法》，以"责令改正，给予警告；情节严重的，吊销药品经营许可证"进行处罚的违法情形包括

A. 药品经营企业购销药品未按照规定进行记录

B. 药品零售企业零售药品未正确说明用法、用量等事项

C. 药品零售企业未按照规定调配处方

D. 药品上市许可持有人没有《药品经营许可证》批发自己生产的药品的

18. 根据《药品管理法》，以"责令限期改正，给予警告；逾期不改正的，处十万元以上五十万元以下的罚款"进行处罚的违法情形包括

A. 药品上市许可持有人未制定药品上市后风险管理计划行为

B. 药品上市许可持有人未按照规定开展药品上市后研究或者上市后评价行为

C. 药品上市许可持有人未按照规定开展药品不良反应监测或者报告疑似药品不良反应的

D. 药品经营企业未按照规定报告疑似药品不良反应的

19. 根据《药品管理法》，药品包装、标签和说明书违反规定不按假劣药处罚的有

A. 药品说明书上的药品批准文号不合法

B. 更改药品包装上的批号

C. 更改药品标签上的专有标识

D. 更改药品标签上的有效期

20. 根据《药品管理法》和《疫苗管理法》，不需要

由公安机关处五日以上十五日以下拘留的违法情
形包括

A. 生产、销售的疫苗属于假药，或者生产、销售
的疫苗属于劣药且情节严重的

B. 疫苗上市许可持有人或者其他单位违反药品相
关质量管理规范的

C. 疾病预防控制机构、接种单位、疫苗上市许
可持有人、疫苗配送单位违反疫苗储存、运输管
理规范有关冷链储存、运输要求的

D. 疾病预防控制机构、接种单位、疫苗上市许
可持有人、疫苗配送单位有冷链储存、运输规定
以外的违反疫苗储存、运输管理规范行为的

21. 根据《药品管理法》和《疫苗管理法》，下列违
法情形可以由县级人民政府药品监督管理部门进
行基本处罚和移交处罚的有

A. 生产、销售的疫苗属于假药，或者生产、销售
的疫苗属于劣药且情节严重的

B. 疫苗上市许可持有人或者其他单位违反药品相
关质量管理规范的

C. 疾病预防控制机构、接种单位、疫苗上市许
可持有人、疫苗配送单位违反疫苗储存、运输管
理规范有关冷链储存、运输要求的

D. 疾病预防控制机构、接种单位、疫苗上市许
可持有人、疫苗配送单位有冷链储存、运输规定
以外的违反疫苗储存、运输管理规范行为的

22. 某药品零售连锁企业未按照相关规定销售第二类
精神药品安定片，使得一些群众未经医师处方购
得该药品，导致个别未成年人因超剂量服用而中
毒。关于该药品零售企业销售第二类精神药品的
说法，正确的有

A. 该药品零售企业不得向未成年人销售第二类精
神药品

B. 对该药品零售企业的行为应按照销售假药进行
处罚

C. 由设区的市级卫生主管部门给予处罚

D. 该药品零售企业应经设区的市级药品监督管理
部门批准后方可从事该药品的零售业务

23. 根据刑法及其相关司法解释，下列关于走私、非
法买卖麻黄碱类复方制剂的刑事责任说法，正确
的有

A. 将含麻黄碱类复方制剂拆除包装，改变形态后
进行非法买卖，达到定罪数量标准的，以非法
买卖制毒物品罪处罚

B. 以加工、提炼制毒物品为目的，携带、寄递含
麻黄碱类复方制剂进出境，达到定罪数量标准
的，以走私制毒物品罪处罚

C. 以加工、提炼制毒物品为目的，购买含麻黄碱
类复方制剂，达到定罪数量标准的，以非法买
卖制毒物品罪处罚

D. 以加工、提炼制毒物品制造毒品为目的，购买
含麻黄碱类复方制剂，达到定罪数量标准的，
以制造毒品罪处罚

24. 关于违反药品易制毒化学品管理的刑事法律责任
的说法，正确的有

A. 以制造毒品为目的，利用含麻黄碱类复方制剂
加工、提炼制毒物品的，构成犯罪的，以制造
毒品罪处罚

B. 将含麻黄碱类复方制剂拆除包装、改变形态后
进行非法买卖，构成犯罪的，以非法买卖制毒
物品罪处罚

C. 以加工、提炼制毒物品制造毒品为目的，购买
含麻黄碱类复方制剂，构成犯罪的，以制造毒
品罪处罚

D. 含麻黄碱类复方制剂经营企业拒不接受药品监
督管理部门监督检查，构成犯罪的，以非法买
卖制毒物品罪处罚

25. 根据《药品管理法》，受害人或者其近亲属除请
求赔偿损失外，还可以请求支付价款十倍或者损
失三倍的赔偿金；增加赔偿的金额不足一千元的，
为一千元。可以提出这种惩罚性赔偿要求的违法
情形有

A. 生产假药

B. 生产劣药

C. 明知是假药仍然销售、使用的

D. 明知是劣药仍然销售、使用的

26. 根据《刑法》，对人体健康造成严重危害或者有
其他严重情节的，处"三年以上七年以下有期徒
刑，并处罚金"的违法行为有

A. 生产、销售假药或劣药的

B. 违反药品管理法规，编造生产、检验记录的

C. 未取得批准证明文件生产、进口药品的

D. 违反药品管理法规，药品申请注册中提供虚假
的证明、数据、资料、样品或者采取其他欺骗
手段的

27. 某药品广告内容"表示功效、安全性的断言或者

保证",造成了比较严重的后果。市场监督管理部门给予的行政处罚包括

A. 责令停止发布广告,责令广告主在相应范围内消除影响

B. 处广告费用一倍以上三倍以下的罚款,广告费用无法计算或者明显偏低的,处十万元以上二十万元以下的罚款

C. 处广告费用三倍以上五倍以下的罚款,广告费用无法计算或者明显偏低的,处二十万元以上一百万元以下的罚款

D. 可以吊销营业执照,并由广告审查机关撤销广告审查批准文件、一年内不受理其广告审查申请

28. 根据《最高人民法院、最高人民检察院关于办理危害药品安全刑事案件适用法律若干问题的解释》,生产、销售、提供假药,应当酌情从重处罚的情形有

A. 涉案药品以孕产妇、儿童或者危重病人为主要使用对象的

B. 涉案药品属于麻醉药品、精神药品、医疗用毒性药品、放射性药品、生物制品

C. 以药品类易制毒化学品冒充其他药品的

D. 涉案药品系用于应对自然灾害、事故灾难、公共卫生事件、社会安全事件等突发事件的

29. 根据《最高人民法院、最高人民检察院关于办理危害药品安全刑事案件适用法律若干问题的解释》,生产、销售、提供劣药,应当酌情从重处罚的情形有

A. 涉案药品属于生物制品、注射剂药品、急救药品的

B. 涉案更改批号的药品系用于应对自然灾害、事故灾难、公共卫生事件、社会安全事件等突发事件的

C. 以药品类易制毒化学品冒充其他药品的

D. 注射剂药品擅自添加辅料的

30. 根据《最高人民法院、最高人民检察院关于办理危害药品安全刑事案件适用法律若干问题的解释》,不需要根据地市级以上药品监督管理部门出具的认定意见,结合其他证据作出认定的情形是

A. 对于"足以严重危害人体健康"难以确定的

B. 对于"对人体健康造成严重危害"难以确定的

C. 对于"有其他严重情节"难以确定的

D. 对于"后果特别严重"难以确定的

31. 给予的行政处罚是"由发证部门撤销《执业药师注册证》,三年内不予执业药师注册;构成犯罪的,依法追究刑事责任"的违法情形有

A. 以欺骗不正当手段取得《执业药师注册证》的

B. 以贿赂不正当手段取得《执业药师注册证》的

C. 持证人注册单位与实际工作单位不符的

D. 执业药师挂靠的

32. 根据《关于印发药品监督管理行政处罚裁量适用规则的通知》(国药监法〔2024〕11号),行政处罚裁量情形包括

A. 从重行政处罚

B. 从轻行政处罚

C. 行政处罚的情节严重情形

D. 不予或免予行政处罚

下篇
试题答案与解析

第一章　执业药师与健康中国战略

一、最佳选择题

1. B 考查"十四五"国民健康规划重点任务。原规定是"建立符合中药特点的质量和疗效评价体系"。选项 B 中的一致性评价主要针对化学药品和生物制品，不是针对中药，说法错误。故答案为 B。

2. A 考查进一步完善医疗卫生服务体系。原规定是"强化城乡基层医疗卫生服务网底，突出县级医院县域龙头地位，推进医学医疗中心建设，扩大康复和护理等接续性服务供给"，选项 A 中县级医院及医学医疗中心的定位是错误的，县级医院是龙头地位。故答案为 A。

3. A 考查定点零售药店纳入门诊统筹管理。定点零售药店门诊统筹的起付标准、支付比例和最高支付限额等，可执行与本统筹地区定点基层医疗机构相同的医保待遇政策。故答案为 A。

4. D 考查定点零售药店纳入门诊统筹管理。原则上医保经办机构自收到定点零售药店结算申请之日起 30 个工作日内完成医保结算，并及时拨付结算费用。选项 D 与此说法不一致，医保定点零售药店还没有发展到实行按病种付费的程度。故答案为 D。

5. A 考查定点零售药店纳入门诊统筹管理。支持定点零售药店通过省级医药采购平台采购药品，鼓励自愿参与药品集中带量采购。倡导参考省级医药采购平台价格销售医保药品。故答案为 A。

6. D 考查定点零售药店纳入门诊统筹管理。加强处方流转管理。依托全国统一的医保信息平台加快医保电子处方中心落地应用，实现定点医疗机构电子处方顺畅流转到定点零售药店。**定点医药机构可为符合条件的患者开具长期处方，最长可开具 12 周。**故答案为 D。

7. B 考查医疗保障基金使用监督管理。其一，定点零售药店应当执行**实名购药**管理规定，核验参保人员医疗保障凭证，按照诊疗规范提供合理、必要的医药服务，向参保人员如实出具费用单据和相关资料，**不得串换药品、医用耗材，不得诱导、协助他人冒名或者虚假就医、购药。**其二，因特殊原因需要委托他人代为购药的，应当提供委托人和受托人的身份证明。其三，参保人员**不得利用其享受医疗保障待遇的机会转卖药品，接受返还现金、实物或者获得其他**非法利益。定点零售药店**不得为参保人员利用其享受医疗保障待遇的机会转卖药品，接受返还现金、实物或者获得其他非法利益提供便利。**可见，受他人委托代购药品是允许的，但是需要提供委托人和受托人的身份证明。选项 B 说法错误。故答案为 B。

8. A 考查药品追溯码编码和标识规范要求。其一，药品追溯码是指用于唯一标识药品**各级销售包装单元**的代码，由一列数字、字母和（或）符号组成。其二，应在药品**各级销售包装单元**、在包装明显可见之处标识药品追溯码。可见，选项 A 错为最小销售包装单元。故答案为 A。

9. D 考查药品追溯码编码和标识规范要求。其一，药品追溯码应**关联药品上市许可持有人名称、药品生产企业名称、药品通用名、药品批准文号、药品本位码、剂型、制剂规格、包装规格、生产日期、药品生产批号、有效期和单品序列号等信息。**其二，药品追溯码标识的内容应包括"药品追溯码"字样、药品追溯码人眼识读的字符和药品追溯码设备识读的符号（一般包括一维条码或二维码）。故答案为 D。

10. D 考查药品追溯码编码和标识规范要求。药品追溯消费者查询结果应包含"药品追溯信息"字样，显示页面不得有影响正常阅读的干扰元素，应在显著位置告知本次查询结果的药品追溯信息提供方，推荐采用**"本追溯信息由××××（上市许可持有人）授权本追溯系统提供"**字样。选项 D 中的"药品生产企业"与"药品上市许可持有人"不同。故答案为 D。

11. A 考查疫苗信息化追溯体系建设要求。只有追溯最小包装单位，才能够保证疫苗的安全。而各级销售包装单位标识追溯码是便于追溯各销售单元的来龙去脉。故答案为 A。

12. D 考查执业药师成绩管理。在**国家乡村振兴重点帮扶县等地区单独划定**包括执业药师在内的部分专业技术人员职业资格考试合格标准。单独划线的合格标准，在执业药师职业资格考试结束后，由人力资源社会保障部会同有关部门研究确定，在中国人事考试网向社会公布。**执业药师单独划线职业资格证书或成绩合格证明，在相应省（区、市）的单独划线地区有效。**可见，只有选项 D 符合题干。故答案为 D。

13. D 考查医疗机构医疗保障定点管理的规定。

选项 D 中的医保管理部门应该安排专职工作人员。故答案为 D。

14. D　考查医疗机构医疗保障定点管理的规定。原则上，**由地市级及以上的统筹地区经办机构与医疗机构签订医保协议并向同级医疗保障行政部门备案**。医保协议应明确双方权利、义务和责任。签订医保协议的双方应当严格执行协议约定。**协议期限一般为 1 年**。选项 D 签订医保协议的部门级别仅为"省级"。故答案为 D。

15. A　考查医疗机构医疗保障定点管理的规定。医疗保障行政部门依法依规通过实地检查、抽查、智能监控、大数据分析等方式对定点医疗机构的协议履行情况、医疗保障基金使用情况、医疗服务行为、购买涉及医疗保障基金使用的第三方服务等进行监督。故答案为 A。

16. A　考查零售药店医疗保障定点管理。实行零售药店医疗保障定点管理应坚持以人民健康为中心，遵循保障基本、公平公正、权责明晰、动态平衡的原则，加强医疗保障精细化管理，发挥零售药店市场活力，为参保人员提供适宜的药品服务。选项 A 错将"保障基本"改为"保障大病"。故答案为 A。

17. C　考查零售药店医疗保障定点管理。定点医保药店中的医保管理人员可以专职，也可以兼职，选项 C 说法错误。故答案为 C。

18. A　考查零售药店医疗保障定点管理。零售药店不会进行"检查、检验、放射"等医疗服务活动，这是医疗机构的业务活动。故答案为 A。

19. D　考查零售药店医疗保障定点管理。其一，法定代表人、企业负责人或实际控制人曾因严重违法违规导致原定点零售药店被解除医保协议，未满 5 年的，不予受理零售药店定点申请。选项 A 属于这种情况，甲零售药店没有申请定点的资格。其二，法定代表人、企业负责人或实际控制人被列入失信人名单的，不予受理零售药店定点申请。选项 B 属于这种情况，乙零售药店没有申请定点的资格。其三，**因违法违规被解除医保协议未满 3 年或已满 3 年但未完全履行行政处罚法律责任的，不予受理零售药店定点申请**。选项 C 销售假药，违反《药品管理法》和《刑法》，并且违法时间和申请时间之间的间隔没有超过 3 年。丙零售药店没有申请定点的资格。其四，**因严重违反医保协议约定而被解除医保协议未满 1 年或已满 1 年但未完全履行违约责任的，不予受理零售药店定点申请**。选项 D 严重违反协议与申请时间之间的间隔超过了 1 年。故丁零售药店具有申请资格。故答案为 D。

20. A　考查医疗保障官方标识使用管理。中国医疗保障官方标识包括官方标志和官方徽标。其中官方标志主要用于体现机构属性的场合（各级医疗保障行政部门及其相关机构的办公场所，所属的官方网站、移动应用软件、信息系统，制发的文书、单证、标记，公务活动中使用的物品，**基本医疗保险定点医疗机构和定点零售药店**），官方徽标主要用于体现医保工作人员个人身份的场合（人员的制服、配件、配饰）。由于题干所问是"中国医疗保障官方标志"的否定提问，而选项 A 是官方徽标的使用。故答案为 A。

21. D　考查基本医疗保险药品目录管理。根据《基本医疗保险用药管理暂行办法》第七条，纳入国家《药品目录》的药品，应当是经国家药品监督管理局批准，取得药品注册证书的化学药、生物制品、中成药（民族药），以及按国家标准炮制的中药饮片，并符合临床必需、安全有效、价格合理等基本条件。选项 D 中的中药饮片将"国家标准"误为"省（区、市）标准"。故答案为 D。

22. A　考查基本医疗保险药品目录管理。预防性疫苗不得纳入基本医疗保险药品目录，但是治疗性疫苗是可以纳入基本医疗保险药品目录的，比如狂犬病疫苗就在基本医疗保险药品目录中。故答案为 A。

23. A　考查基本医疗保险药品目录管理。根据《基本医疗保险用药管理暂行办法》第八条，不能纳入国家《药品目录》的药品包括：①主要起滋补作用的药品；②含国家珍贵、濒危野生动植物药材的药品；③保健药品；④预防性疫苗和避孕药品；⑤主要起增强性功能、治疗脱发、减肥、美容、戒烟、戒酒等作用的药品；⑥因被纳入诊疗项目等原因，无法单独收费的药品；⑦酒制剂、茶制剂，各类果味制剂（特别情况下的儿童用药除外），口腔含服剂和口服泡腾剂（特别规定情形的除外）等；⑧其他不符合基本医疗保险用药规定的药品。可见，题干中的药品属于第⑥种情况。故答案为 A。

24. D　考查基本医疗保险药品目录管理。中药饮片的"甲乙分类"由省级医疗保障主管部门确定。选项 D 将"省级医疗保障主管部门"误为"国家医疗保障主管部门"。故答案为 D。

25. D　考查基本医疗保险药品目录管理。其一，协议期内谈判药品纳入"乙类药品"管理。其二，各省级医疗保障主管部门按国家规定纳入《药品目录》的民族药、医疗机构制剂纳入"乙类药品"管理。其三，中药饮片的"甲乙分类"由省级医疗保障主管部门确定。故答案为 D。

26. D 考查基本医疗保险药品目录管理。工伤保险和生育保险支付药品费用时不区分甲、乙类。故答案为 D。

27. D 考查基本医疗保险药品目录管理。各地要严格执行《2021 年药品目录》，不得自行调整目录内药品的限定支付范围和甲乙分类。选项 D 错在各地调整"乙类药品"。故答案为 D。

28. C 考查基本医疗保险药品目录管理。参保人使用《药品目录》内药品发生的费用，符合以下条件的，可由基本医疗保险基金支付：以疾病诊断或治疗为目的；诊断、治疗与病情相符，符合药品法定适应症及医保限定支付范围；由符合规定的定点医药机构提供，急救、抢救的除外；由统筹基金支付的药品费用，应当凭医生处方或住院医嘱；按规定程序经过药师或执业药师的审查。可见，选项 C 违反了上述规定。故答案为 C。

29. A 考查基本医疗保险药品目录管理。将医保药品备药率、非医保药品使用率等与定点医疗机构的基金支付挂钩。可见，选项 A 将医保药品配备使用管理用到了定点零售药店中，这是与上述规定不符的。故答案为 A。

30. D 考查药品分类与质量特性。药品特指人用药品，不包括兽药和农药。故答案为 D。

31. D 考查药品分类与质量特性。《药品管理法》第 61 条规定"疫苗、血液制品、麻醉药品、精神药品、医疗用毒性药品、放射性药品、药品类易制毒化学品等国家实行特殊管理的药品不得在网络上销售"。含特殊药品复方制剂管理不按特殊药品管理。故答案为 D。

32. D 考查药品分类与质量特性。其一，国家实行特殊管理的药品临床均可用药，选项 A 与题干不符。其二，血液制品、医疗用毒性药品可以在零售药店销售，第二类精神药品可以在零售连锁企业门店销售，选项 B 与题干不符。其三，疫苗、血液制品可以做广告，选项 C 与题干不符。故答案为 D。

33. D 考查"十四五"国家药品安全发展原则、目标和任务。对于发展目标，一定要注意区分"十四五期末"和"2035 年"。选项 D 属于 2035 年的发展目标。从行业常识也可以判断，我国药品创新研发能力还需要多于五年的时间才能发展起来。另外，注意选项 A 在 2035 年的发展目标是"药品监管能力达到国际先进水平"。故答案为 D。

34. D 考查药品分类与质量特性。选项 A 不符合有效性，选项 B 不符合安全性，选项 C 不符合稳定性，这三个选项肯定不能作为药品进行注册申请。而选项 D 符合均一性，有可能作为药品进行注册申请。故答案为 D。

35. B 考查药品分类与质量特性。两重性是一方面可以治病，另一方面会有不良反应。选项 B 符合题干。故答案为 B。

36. D 考查药品安全性、有效性和质量可控性要求。药品上市许可持有人依法对药品研制、生产、经营、使用全过程中药品的安全性、有效性和质量可控性负责。药品上市许可持有人应当制定药品上市后风险管理计划，主动开展药品上市后研究，对药品的安全性、有效性和质量可控性进行进一步确证，加强对已上市药品的持续管理。可见，药品上市许可持有人要对药品上市前、上市中、上市后的安全性、有效性和质量可控性均负责。故答案为 D。

37. A 考查"十四五"国家药品安全发展原则、目标和任务。选项 A 属于国家医疗保障局的职责，而《"十四五"国家药品安全及促进高质量发展规划》是以国家药品监督管理局为主导的，管理对象是药品安全。故答案为 A。

38. C 考查药品安全的风险管理要求。其一，药品安全相对性主要体现在药品研发过程中，选项 A 将"研发"偷换概念为"生产"。其二，药品安全风险相对性追求的是将风险有效控制，而不追求"零风险"，选项 B 意思正好相反，而选项 D 则将"有效"偷换概念为"绝对"。故答案为 C。

39. C 考查药品安全的风险管理要求。药品安全性、有效性间的权衡是药品上市最关心的，药物经济学只是辅助证据。故答案为 C。

40. B 考查药品安全的风险管理要求。药品安全风险主要是因为药品既能防病治病，也存在不良反应，也就是两重性。故答案为 B。

41. D 考查药品安全的风险管理要求。药品风险管理不追求"零风险"，追求的是将其控制在可接受的范围内。故答案为 D。

42. D 考查药品安全的风险管理要求。药品安全风险管理的目的在于使药品风险最小化，而不追求"零风险"，只要求控制在可接受的范围内。因此，答案为 D。

43. D 考查药品安全的风险管理要求。自然风险是必然、固有风险，人为风险是偶然风险。选项 D 将两者颠倒了。故答案为 D。

44. D　考查药品安全的风险管理要求。选项 C 和 D 是互相矛盾的说法，选项 C 强调"每个环节都存在着可能危害消费者的风险"，而选项 D 则只强调注册环节，选项 D 的说法错误。故答案为 D。

45. D　考查药品安全的风险管理要求。风险通常被认为是"危害发生的可能性及其严重性的组合"，风险是与安全相对立统一的概念，风险存在一个可接受可容忍的"阈值"。药品领域风险来源多样，没有绝对安全的药品，只有不断地防控各种风险，才能实现保护和促进公众健康的目的。故答案为 D。

46. D　考查药品追溯体系建设的目标。**药品追溯体系建设的目标之一是"确保发生质量安全风险的药品可召回、责任可追究"。**药品不良反应的报告是通过药品不良反应监测和报告体系来进行的，不是药品追溯体系。故答案为 D。

47. B　考查药品追溯体系建设的基本原则、药品信息化追溯体系建设要求、药品追溯码编码要求、疫苗信息化追溯体系建设要求。**药品追溯系统数据交换相关技术标准由国家药品监督管理局负责。**选项 B 将管理部门错为"工业和信息化管理部门"。故答案为 B。

48. D　考查药品上市后风险管理。其一，**药品上市许可持有人应当开展药品上市后不良反应监测，主动收集、跟踪分析疑似药品不良反应信息，对已识别风险的药品及时采取风险控制措施。**其二，**药品上市许可持有人、药品生产企业、药品经营企业和医疗机构应当经常考察本单位所生产、经营、使用的药品质量、疗效和不良反应。**可见，药品上市许可持有人除了考查不良反应外，还要主动收集、跟踪分析信息，并且采取风险控制措施，而非药品上市许可持有人的药品生产企业、药品经营企业和医疗机构只需要考察不良反应。选项 D 与此意思不一致。故答案为 D。

49. C　考查药物警戒体系的建立。**药品上市许可持有人是药品安全责任的主体，应当建立药品安全委员会，设置专门的药物警戒部门，指定药物警戒负责人，配备足够数量且具有适当资质的人员，建立健全相关管理制度，开展药物警戒活动。**可见，药物警戒部门需要是专门机构，不能由药品质量管理部门来负责，也就是药物警戒负责人也不可能是药品质量管理部门负责人。选项 C 说法错误。故答案为 C。

50. C　考查药品上市后风险管理。**经评价，对疗效不确切、不良反应大或者因其他原因危害人体健康的药品，应当注销药品注册证书。已被注销药品注册证书的药品，不得生产或者进口、销售和使用。已被**注销药品注册证书、超过有效期等的药品，应当由药品监督管理部门监督销毁或者依法采取其他无害化处理等的措施。另外，注意此题虽然选项 B 和选项 D 矛盾，但是答案并未出现在这两个选项中。故答案为 C。

51. A　考查药物警戒。重点区分药物警戒和药品安全风险管理。**药品安全的风险管理，是一系列药物警戒行动和干预。**《药品管理法》并没有对此制度进行明确规定。故答案为 A。

52. B　考查药物警戒。**药物警戒的范围更宽，可以涵盖药物临床试验和上市后阶段。**选项 B 意思与此不一致。故答案为 B。

53. D　考查建立健全药品供应保障制度总体要求。选项 D 属于药品追溯的要求，而不是药品供应保障制度的总体要求。故答案为 D。

54. B　考查药品研制政策与改革措施。**《药品管理法》关于临床试验方面的制度主要有药物临床试验机构备案管理制度、药物临床试验默示许可制度、生物等效性试验备案制度、临床试验伦理审查制度、拓展性临床试验制度。**故答案为 B。

55. D　考查药品研制政策与改革措施。**药品上市环节所涉及的制度包括优先审评制度、附条件审批制度、关联审评制度、药品上市许可转让制度。**可见，选项 D 与"药品上市许可转让制度"是矛盾的，一般情况下行政许可不可以转让，比如各种许可证可以变更，但是不允许转让。故答案为 D。

56. D　考查药品生产政策与改革措施。"上市"属于生产环节，选项 D 远程审方属于流通环节。故答案为 D。

57. D　考查药品生产政策与改革措施。《关于改革完善短缺药品供应保障机制的实施意见》旨在抓好药品供应保障制度建设，采取有效措施，**解决好低价药、"救命药""孤儿药"以及儿童用药的供应问题。**故答案为 D。

58. D　考查药品生产政策与改革措施。**短缺药品没有全额报销制度。**故答案为 D。

59. B　考查药品流通政策与改革措施。选项 B 对零售药店分级分类管理的定位是"2020 年年底实现"，原规定的定位是"推进"，没有规定时限；对零售连锁化的定位是"全面实现"，原规定的定位是"提高零售连锁率"。故答案为 B。

60. A　考查药品生产政策与改革措施、药品流通政策与改革措施、药品使用政策与改革措施。选项 A 的关键点是"配送"，属于流通环节。选项 B 和选项

C 更强调医疗机构发生的事情，属于使用环节。选项 D 强调"仿制药转型升级"，属于生产环节。故答案为 A。

61. A 考查药品生产政策与改革措施、药品使用政策与改革措施。选项 A 中的"专利强制许可"属于生产环节，选项 B 中的"公立医院"、选项 C 中的"医疗服务"、选项 D 中的"公立医院"，均属于使用环节。故答案为 A。

62. C 考查药品使用政策与改革措施。通过与原研药质量和疗效一致性评价的仿制药与原研药可以相互替代，并且按相同标准使用。选项 C 说法与此不一致。假设选项 C 正确，那对医疗保险基金是不利的，仿制药供应保障及使用政策目标之一就是节省医疗保险基金。故答案为 C。

63. C 考查药品储备与供应政策与改革措施。国家鼓励短缺药品的研制和生产，对临床急需的短缺药品、防治重大传染病和罕见病等疾病的新药予以优先审评审批。选项 C 中的"免予"与"优先"意思不一样。故答案为 C。

64. A 考查药品生产政策与改革措施。《国务院办公厅关于进一步做好短缺药品保供稳价工作的意见》从提高监测应对的灵敏度和及时性、加强医疗机构基本药物配备使用和用药规范管理、完善短缺药品采购工作、加大药品价格监管和执法力度、完善短缺药品多层次供应体系等方面提出意见，以做好短缺药品保供稳价工作，更好保障群众基本用药需求。故答案为 A。

65. B 考查药品生产政策与改革措施。其一，对于国家和省级短缺药品清单中的品种，允许企业在省级药品集中采购平台上自主报价、直接挂网，医疗机构自主采购。其二，对于临床必需易短缺药品重点监测清单和短缺药品清单中的药品，省级药品集中采购平台上无企业挂网或没有列入本省份集中采购目录的，医疗机构可提出采购需求，线下搜寻药品生产企业，并与药品供应企业直接议价，按照公平原则协商确定采购价格，在省级药品集中采购平台自主备案，做到公平透明。故答案为 B。

66. D 考查基本药物的界定。其一，支付标准是在医疗保险药品目录环节进行制定，基本药物目录不涉及价格制定问题。其二，《国务院办公厅关于完善国家基本药物制度的意见》（国办发〔2018〕88 号）从动态调整优化目录、切实保障生产供应、全面配备优先使用、降低群众药费负担、提升质量安全水平和强化组织保障等方面提出了进一步完善国家基本药物

制度的意见。故答案为 D。

67. A 考查基本药物的界定。基本药物强调基本需求、基本保障。故答案为 A。

68. D 考查基本药物的界定。基本药物还无法实现国家财政拨款免费提供，主要由医疗保险报销。故答案为 D。

69. A 考查国家药物目录的配备使用。公立医疗机构根据功能定位和诊疗范围，合理配备基本药物，保障临床基本用药需求。故答案为 A。

70. D 考查国家基本药物工作委员会的职责。选项 D 属于国家卫生健康委员会的职责。故答案为 D。

71. D 考查国家基本药物目录的制定和调整。其一，从逻辑上来说，先要有国家基本药物目录，才会有医疗保险目录。选项 A 和选项 B 工作的时间顺序有偏差。其二，国家基本药物目录一般不是新药，也就是药品注册标准的药品比较少。选项 C 不符合题干。故答案为 D。

72. C 考查国家基本药物目录的制定和调整。方法一，根据考试指南规定"除急救、抢救用药外，独家生产品种纳入国家基本药物目录应当经过单独论证"，答案为 C。方法二，根据不纳入国家基本药物目录遴选范围的情况（①含有国家濒危野生动植物药材的；②主要用于滋补保健作用，易滥用的；③非临床治疗首选的；④因严重不良反应，国家药品监督管理部门明确规定暂停生产、销售和使用；⑤违背国家法律、法规，或不符合伦理要求的；⑥国家基本药物工作委员会规定的其他情况），选项 A、B、D 属于此种情况，不能纳入《国家基本药物目录》，故答案只能选 C。方法三，根据国家基本药物遴选原则（防治必需、安全有效、价格合理、使用方便、中西药并重、基本保障、临床首选、基层能够配备），选项 A 违背"价格合理"原则，选项 B 违背"临床首选"原则，选项 D 违背"基本保障"原则，故答案为 C。

73. A 考查国家基本药物目录的制定和调整。其一，2018 年版国家基本药物目录的药品分为化学药品和生物制品、中成药、中药饮片三个部分。其二，对中药饮片，规定"颁布国家药品标准的中药饮片为国家基本药物，国家另有规定的除外"。故答案为 A。

74. D 考查国家基本药物目录的制定和调整。其一，药品具有两重性，都有不良反应，不会因不良反应调出。其二，选项 B 和选项 D 可互相提示。故答案为 D。

75. C 考查国家基本药物目录的制定和调整。其一，发生严重不良反应，经评估不宜作为国家基本药

物使用的，应该从国家基本药物目录中调出。选项 A 中的不良反应缺少了"严重"两个字，药品均有药品不良反应，不会因为存在药品不良反应，而将该药品调出国家基本药物目录。其二，**根据药物经济学评价，可被风险效益比或成本效益比更优的品种所替代的，应该从国家基本药物目录中调出**。选项 B 中的化学药品性价比更好，不应该被调出。其三，**药品标准被取消的，应该从国家基本药物目录中调出**。选项 D 只是修改说明书，不应该从国家基本药物目录中调出。故答案为 C。

76. B 考查国家基本药物目录的制定和调整。其一，**基本药物目录中中成药成分中的"麝香"为人工麝香，"牛黄"为人工牛黄。"安宫牛黄丸"和"活心丸"成分中的"牛黄"为天然牛黄、体内培育牛黄或体外培育牛黄**。选项 A 说法正确，选项 B 说法错误。其二，选项 C 的事项违反价格合理，不纳入国家基本药物目录，说法正确。其三，品种的规格主要依据药典。同一品种剂量相同但表述方式不同的暂视为同一规格；未标注具体规格的，其剂型对应的规格暂以国家药品监督管理局批准的规格为准。说法正确。故答案为 B。

77. D 考查国家药物目录的配备使用。选项 D 错在"和其他医疗机构"，**鼓励其他医疗机构配备使用基本药物**。故答案为 D。

78. A 考查职业资格制度的建立与发展。选项 B、选项 C 和选项 D 是根据执业药师的定义而设计的迷惑选项，选项 B 和选项 D 侧重考查执业药师的审批程序（**考试在先、取得资格证书在中，注册后才可执业**），选项 C 侧重考查执业单位的性质。另外，还要注意此题可以从两个角度解题，难度不同。角度一是刚才的解释，角度二是直接判断选项 A。可见，不同角度，难度不同。故答案为 A。

79. B 考查职业资格制度的建立与发展、执业药师岗位职责。此题题干受启发于国家药品监督管理局执业药师资格认证中心的一个课题"我国执业药师社会角色定位及法律制度设计"。故答案为 B。

80. A 考查职业资格制度的建立与发展。在考试合格标准确定方面，**国家药品监督管理局的职责是提出考试合格标准建议，而国家人力资源社会保障部的职责是会同国家药监局对考试工作进行监督、指导并确定合格标准**。故答案为 A。

81. C 考查职业资格考试。根据《执业药师职业资格制度规定》及相关规定，**取得药学类、中药学类专业大专学历，在药学或中药学岗位工作满 4 年，可**以报考执业药师考试。另外，**取得药学类、中药学类相关专业相应学历或学位的人员，在药学或中药学岗位工作的年限相应增加 1 年**。也就是药学类和中药学类相关专业大专学历，工作年限要求是 5 年。故答案为 C。

82. D 考查执业药师管理的制度规定。《"十四五"国家药品安全及促进高质量发展规划》（国药监综〔2021〕64 号）在专业素质提升工程专栏中专门提出加强执业药师队伍建设，包括完善执业药师职业资格制度，规范继续教育，持续实施执业药师能力与学历提升工程，完善全国执业药师管理信息系统。选项 D 不在上述执业药师队伍建设内容。故答案为 D。

83. D 考查执业药师职业资格考试。推行电子证书后，纸质证书仍按照原方式制发。已制发的纸质证书遗失、损毁，或者逾期不领取的，不再办理补发。选项 D 说纸质证书遗失可以补发，说法错误。故答案为 D。

84. C 考查执业药师注册管理。国家药品监督管理局加快推进执业药师电子注册管理，实现执业药师注册、信用信息资源共享和动态更新。可见，执业药师电子注册管理还没有实行区域链管理。选项 C 说法错误，故答案为 C。

85. D 考查执业药师注册管理。申请注册的执业药师，必须具备以下条件：①取得《执业药师职业资格证书》；②遵纪守法，遵守执业药师职业道德；③身体健康，能坚持在执业药师岗位工作；④经执业单位同意；⑤按规定参加继续教育学习。选项 D 不在这些条件中。另外，选项 D 与不予注册中的"受刑事处罚，自刑罚执行完毕之日到申请注册之日不满三年的"也不一样。选项 D 可以申请执业药师注册，但是并不属于必要条件。故答案为 D。

86. A 考查职业资格考试、注册管理要求。其一，**执业药师考试是对药学技术人员的职业准入控制**。对于符合执业药师资格考试相应规定的香港、澳门、台湾居民，按照规定的程序和报名条件，可报名参加考试。选项 A 的说法正确，选项 D 的说法错误。其二，资格考试条件之一是中国公民和获准在中国境内就业的其他国籍人员，选项 B 的说法错在"不在中国就业"。其三，执业药师执业范围主要包括生产、经营和使用，选项 C 的说法错误。故答案为 A。

87. D 考查职业资格考试、注册管理要求。其一，国家执业药师资格考试分为中药学类、药学类两类，选项 A 说法正确。其二，执业药师注册执业类别分为中药学类、药学类、药学与中药学类三类，选项

B 说法正确。其三，机关、院校、科研单位、药品检验机构均不属于执业单位，选项 C 说法正确。其四，注册的执业单位应明确到总部或门店，执业单位应该为 1 个总部、11 个门店，共 12 家执业单位。故答案为 D。

88. D　考查注册管理要求。考点是"取得执业药师职业资格的药学人员，经执业单位考核同意，通过全国执业药师注册管理信息系统向所在地注册管理机构申请注册。经批准注册者，由执业药师注册管理机构核发国家药监局统一样式的《执业药师注册证》，方可从事相应的执业活动。未经注册者，不得以执业药师身份执业"。题目的设计点是"注册"程序。故答案为 D。

89. B　考查注册管理要求。《执业药师职业资格制度规定》第 16 条规定："执业药师注册有效期为五年。需要延续的，应当在有效期届满三十日前，向所在地注册管理机构提出延续注册申请"。故答案为 B。

90. A　考查注册管理要求。分析字面意思，可知答案为 A。

91. B　考查注册管理要求。其一，根据执业药师注册条件，选项 A 表述正确。选项 B 要区分"经执业单位考核同意"和"在执业单位工作"的涵义不一样，前者是考核同意其以执业药师身份执业，而后者则只是工作，不一定是执业药师身份。选项 B 表述错误。其二，题干没有明确首次注册、变更注册、延续注册，也就是这三种情况均有可能。**接受继续教育是执业药师的义务和权利，应按要求完成规定的学分，取得的学分证明是执业药师延续注册的必备条件之一。**选项 C 说法正确。其三，选项 D 考查执业药师注册管理机构，说法正确。故答案为 B。

92. B　考查注册管理要求。执业药师要经考试取得《执业药师职业资格证书》，然后注册取得《执业药师注册证》上岗。**取得《执业药师职业资格证书》后可以随时注册，但是 1 年后注册必须经过继续教育。**选项 B 注册时点说法错误。故答案为 B。

93. D　考查注册管理要求。其一，取得《执业药师注册证》后，方可以执业药师身份执业。选项 A 说法错误，选项 D 说法正确。其二，**首次注册在取得执业药师资格证书一年后申请的，除按首次注册提交材料外，还应提交继续教育学分证明。**可见，首次注册并没有以继续教育学分证明为前提，选项 B 说法错误。另外，选项 C 没有相关规定。故答案为 D。

94. D　考查执业药师注册管理。**获得药学和中药学两类专业《执业药师职业资格证书》的人员，可申**请药学与中药学类执业类别注册。也就是双证执业药师，可以选择药学类、中药学类、药学与中药学类三种执业类别之一来进行注册。选项 D 错在双证执业药师只能选择一个执业类别。故答案为 D。

95. C　考查执业药师注册管理。执业药师变更执业地区、执业类别、执业范围、执业单位的，应当向拟申请执业所在地的省（区、市）药品监督管理部门申请办理变更注册手续。药品监督管理部门应当自受理变更注册申请之日起 7 个工作日内作出准予变更注册的决定。药品监督管理部门准予变更注册的，注册有效期不变；但在有效期满之日前 30 内申请变更注册，符合要求的，注册有效期自旧证期满之日次日起重新计算 5 年。可见，执业药师注册四年零十一个月内变更注册的，注册有效期不变；但是如果最后一个月申请变更注册的，等同于延续注册，重新计算有效期。选项 C 与此规律不一致，故答案为 C。

96. D　考查执业药师继续教育管理。原规定是"执业药师应当自取得执业药师职业资格证书的次年起开始参加继续教育，每年参加的继续教育不少于 90 学时。其中，专业科目学时一般不少于总学时的三分之二。"可见，专业科目学时一般不少于 60 学时。选项 D 说法错误。故答案为 D。

97. D　考查执业药师岗位职责。执业药师的职责是药学专业化服务，不是销售药品。故答案为 D。

98. D　考查执业药师岗位职责。题干表面考执业药师职责，实质考的是处方权，**处方是由医师开具的，只能凭医师处方购买的药品是处方药，执业药师是审核处方的。**另外，12 号文进一步明确执业药师职责包括药品质量管理与指导合理用药。执业药师在执业范围内负责对药品质量的监督和管理，参与制定和实施药品全面质量管理制度，参与单位对内部违反规定行为的处理工作。**执业药师负责处方的审核及调配，提供用药咨询与信息，指导合理用药，开展治疗药物监测及药品疗效评价等临床药学工作。**故答案为 D。

99. A　考查执业药师注册管理。执业药师注销注册包括药品监督管理部门不经申请注销、经执业药师本人或执业单位申请注销两种情况。前者主要是执业药师注册证出现了问题（有效期、撤销、吊销）进行注销注册，后者则是执业药师本人不再满足首次注册的相关条件。选项 A 属于证件出现了问题，药品监督管理部门不经申请就可以进行注销注册。故答案为 A。

100. A　考查执业药师业务规范。**该业务规范仅**

适用于直接面向公众提供药学服务的执业药师。故答案为A。

101. D 考查执业药师业务规范。由题干的政策文件名称，可以推断出答案为D，注意这种解题技巧。故答案为D。

102. C 考查执业药师职业道德。其一，选项A和选项D不属于职业道德，首先排除。其二，"进德修业，珍视声誉"规定"知荣明耻，正直清廉，自觉抵制不道德行为和违法行为，努力维护职业声誉"。题目有相关的关键语句"自觉抵制不道德行为"，迷惑之处在于"提供专业服务"，但是选项没有"依法执业，质量第一"。本题本质上是语文题，分析字面意思可以得到答案。故答案为C。

103. D 考查执业药师职业道德。"救死扶伤，不辱使命"的涵义是"执业药师应当将患者及公众的身体健康和生命安全放在首位，以专业知识、技能和良知，尽心、尽职、尽责为患者及公众提供药品和药学服务"。"依法执业，质量第一"的涵义是"执业药师应当遵守药品管理法律、法规，恪守职业道德，依法独立执业，确保药品质量和药学服务质量，科学指导用药，保证公众用药安全、有效、经济、适当"。故答案为D。

104. C 考查执业药师注册管理要求。各地区对取得"三区三州"等深度贫困地区当地有效的《执业药师职业资格证书》者，应按照《执业药师职业资格制度规定》等有关要求，审批在其证书上标注的有效区域范围内注册执业。故答案为C。

105. A 考查执业药师执业活动的监督管理。监督检查时应当查验《执业药师注册证》、处方审核记录、执业药师挂牌明示、执业药师在岗服务等事项。执业单位和执业药师应当对药品监督管理部门的监督检查予以协助、配合，不得拒绝、阻挠。选项A符合此规定，其余选项属于给予表彰和奖励的情形。故答案为A。

106. D 考查执业药师岗位职责。现阶段，国家药品监督管理局对于药品零售企业的执业药师实施的是差异化配备使用策略。选项D中是"全面配备使用执业药师"，说法错误。故答案为D。

107. D 考查执业药师执业活动的监督管理。应当作为个人不良信息由药品监督管理部门及时记入全国执业药师注册管理信息系统：①以欺骗、贿赂等不正当手段取得《执业药师注册证》的；②持证人注册单位与实际工作单位不一致或者无工作单位的，符合《执业药师注册证》挂靠情形的；③执业药师注册证

被依法撤销或者吊销的；④执业药师受刑事处罚的；⑤其他违反执业药师资格管理相关规定的。选项D与第③项不同，选项D还没有取得《执业药师注册证书》，也就意味着当事人并没有以执业药师身份执业，也就没有办法在全国执业药师注册管理信息系统记入不良信息。故答案为D。

108. B 考查个例药品不良反应的报告和处置。药品不良反应属于上市后管理事项，选项B与此矛盾。故答案为B。

109. B 考查个例药品不良反应的报告和处置。境外发生的严重不良反应，药品上市许可持有人应当按照个例药品不良反应报告的要求提交。选项B多了非严重不良反应。故答案为B。

110. A 考查药品上市许可持有人直接报告不良反应的要求。境外发生的严重不良反应应当自持有人发现或获知严重不良反应之日起15日内报告，其他不良反应纳入药品定期安全性更新报告中。故答案为A。

111. D 考查药品上市许可持有人直接报告不良反应的要求。选项D是适应症，属于有益作用。故答案为D。

112. D 考查药品上市许可持有人直接报告不良反应的要求。医疗机构及个人保持药品不良反应监测系统报告不良反应，也可向持有人直接报告。药品经营企业直接向持有人报告。故答案为D。

113. D 考查个例药品不良反应的报告和处置、定期安全性更新报告。个例药品不良反应报告是发生一个病例报一次，而药品定期安全性更新报告是汇总病例报告。故答案为D。

114. B 考查药品上市许可持有人直接报告不良反应的要求。持有人应当及时对发现或者获知的个例药品不良反应进行评价，定期对药品不良反应监测数据、临床研究、文献等资料进行评价。选项B将"个例药品不良反应"误为"定期安全性更新报告"。故答案为B。

115. A 考查药品上市许可持有人直接报告不良反应的要求。持有人应当汇总年度情况，包括企业年度药品不良反应监测体系运行情况、不良反应报告情况、风险识别与控制情况、上市后研究情况等信息，并于每年3月31日前向省级药品不良反应监测机构提交上一年度总结报告。此外，持有人应当按规定要求做好药品定期安全性更新报告的撰写及上报工作。故答案为A。

116. D 考查药品不良反应报告和处置。药品不

良反应是指合格药品在正常用法用量下出现的与用药目的无关的有害反应。故答案为D。

117. 答案A 考查药品不良反应报告和处置。其一，药品不良反应是"报告"，不是"反映"，选项B和选项D不符合这一原则。其二，题干中有"医疗机构"，需要向卫生健康主管部门报告不良反应。选项A符合题干。故答案为A。

118. A 考查药品不良反应报告和处置。药品上市许可持有人、药品生产企业、药品经营企业和医疗机构应当经常考察本单位所生产、经营、使用的药品质量、疗效和不良反应。**发现疑似不良反应的，应当及时向药品监督管理部门和卫生健康主管部门报告。**故答案为A。

119. A 考查药品不良反应报告和处置。选项A不是药品上市许可持有人。故答案为A。

120. D 考查药品不良反应报告和处置。其一，国家药品监督管理局主管全国药品不良反应报告和监测工作，地方各级药品监督管理部门主管本行政区域内的药品不良反应报告和监测工作，应当建立健全药品不良反应监测机构，负责本行政区域内药品不良反应报告和监测的技术工作。其二，**各级卫生健康主管部门负责本行政区域内医疗机构与实施药品不良反应报告制度有关的管理工作。**可见，选项D中的药品零售企业的药品不良反应报告和监测工作是由药品监督管理部门负责的，说法错误。故答案为D。

121. B 考查药品上市许可持有人对药品不良反应的评价与控制。对评估认为风险大于获益的品种，应当主动申请注销药品批准证明文件。而选项B撤销的不是药品批准证明文件，是药品生产许可证明文件。故答案为B。

122. D 考查药品不良反应报告和处置。选项D中的"救治患者""临床调查""药品的使用"这都属于医疗机构发生的行为，和题干药品上市许可持有人、生产企业的行为不符。故答案为D。

123. B 考查药品不良反应报告和处置。**设立新药监测期的国产药品，应当自取得批准证明文件之日起每满1年提交一次定期安全性更新报告，直至首次再注册，之后每5年报告一次；其他国产药品，每5年报告一次。首次进口的药品，自取得进口药品批准证明文件之日起每满一年提交一次定期安全性更新报告，直至首次再注册，之后每5年报告一次。**选项B与此显然不符。故答案为B。

124. A 考查药品追溯制度。**药品上市许可持有人、药品生产企业承担药品追溯系统建设的主要责**任，可以自建药品追溯系统，也可以采用第三方技术机构提供的药品追溯系统。可见，选项A将"企业建立"的意思误为"政府建立"。故答案为A。

125. D 考查药品不良反应评价与控制。国家药品监督管理局必要时，应当采取责令修改药品说明书，暂停生产、销售、使用和召回药品等措施，对不良反应大的药品，应当撤销药品批准证明文件，并将有关措施及时通报卫健委。可见，选项D最后一句话与此矛盾，说法错误。故答案为D。

126. A 考查健康中国的战略主题和目标、基本医疗卫生服务的要求。基本医疗卫生服务包括基本公共卫生服务和基本医疗服务，**基本公共卫生服务由国家免费提供，基本医疗服务由基本医疗保险基金和个人共同支付。**选项A错将基本医疗服务也由国家免费提供。故答案为A。

127. B 考查推进健康中国建设的原则。**健康中国建设是政府主导，发挥市场机制作用**，医药卫生体制改革也是如此。如果注意平时的医药类新闻，很容易理解这一点。故答案为B。

128. D 考查健康中国战略的目标和任务。**健康指标2020年应该达到中高收入国家水平，2030年应该达到高收入国家水平。**低收入与中国经济发展不匹配。而题干问的是2050年健康中国的战略目标，故答案为D。

129. D 考查"十四五"健康中国建设任务。该任务在"健全全民医保制度"中规定**"做实基本医疗保险市级统筹，推动省级统筹"**，选项D错在"实现省级统筹"。由生活经验也可以知道，基本医疗保险有省医保、市医保的分类，并且省医保的定位是"推动"，而市医保的定位是"做实"。故答案为D。

130. D 考查公民健康权的规定。**公民是自己健康的第一责任人**，政府的责任是制定政策，创造条件使人人可以健康。故答案为D。

131. D 考查获得基本医疗卫生服务权利的规定。基本公共卫生服务由国家免费提供。"免费"是财政拨款，这和医疗保险100%报销不是一个意思，后者资金来自医疗保险，前者资金来自财政。故答案为D。

132. C 考查深化医药卫生体制改革的基本任务。选项B明确多层次医疗保障体系是针对"城乡居民"，包括城市和农村，这正是我国医药卫生体制改革的方向。选项C"公立医院和非公立医院并重"，说法仍然存在问题。因为原规定是"公立医疗机构为主导，非公立医疗机构共同发展"，而不是"并重"，另外原规定是"医疗机构",并不只是"医院",是包括基层医疗机构在内的。故答案为 C。

133. A 考查深化医药卫生体制改革的总体目标。其一,医药卫生体制改革针对的是**"城乡居民"**,既包括城市,也包括农村。其二,这项改革所提供的医疗卫生服务的特点是**"安全、有效、方便、价廉"**,没有"多样"。故答案为 A。

134. D 考查医疗保障制度改革的基本原则。**医疗救助是帮助困难群众获得基本医疗保险服务并减轻其医疗费用负担的制度安排。主要包括对救助对象参加居民医保的个人缴费部分给予资助,以及对救助对象经基本医疗保险、补充医疗保险支付后,个人及其家庭难以承受的符合规定的自付医疗费用给予救助。** 选项 D 将救助范围缩小到了就业人员。故答案为 D。

135. C 考查医疗保障制度改革的基本原则。"1+4+2"的医疗保障制度总体改革框架是:**"1"是力争到 2030 年,全面建成以基本医疗保险为主体,医疗救助为托底,补充医疗保险、商业健康保险、慈善捐赠、医疗互助共同发展的多层次医疗保障制度体系。"4"是健全待遇保障、筹资运行、医保支付、基金监管四个机制。"2"是完善医药服务供给和医疗保障服务两个支撑。** 从选项可以看出,选项 A 和选项 B 将主体和托底混淆了,说法错误。选项 D 只说要健全这四个机制,但是并没有说全国统一。故答案为 C。

136. C 考查医疗保障制度改革的基本原则、多层次医疗保障体系的组成和要求。其一,**国家建立以基本医疗保险为主体,商业健康保险、医疗救助、职工互助医疗和医疗慈善服务等为补充的、多层次的医疗保障体系。国家鼓励发展商业健康保险,满足人民群众多样化健康保障需求。国家完善医疗救助制度,保障符合条件的困难群众获得基本医疗服务。** 其二,基本医疗保险(城镇职工、城乡居民医疗保险)是医疗保障体系的主体,选项 A 将主体的范围缩小,选项 D 则将主体的定位错为"补充"。选项 B 中的商业健康保险不是用来满足基本健康保障需求的,而是针对更为多样化的健康保障需求,说法错误。故答案为 C。

137. C 考查医疗机构医疗保障定点管理的规定、零售药店医疗保障定点管理的规定。选项 A 和选项 B 属于医疗保障行政部门的职责,选项 C 属于医疗保障经办机构的职责,选项 D 属于医疗保障定点医疗机构的职责。故答案为 C。

二、配伍选择题

[1~2] D、A 考查健康中国战略的目标和任务。理解这个知识点的关键是 2030 年要比 2020 年发展要好,2020 年是基本形成健康产业体系,2030 年是健康产业繁荣发展。故第 1 题答案为 D,第 2 题答案为 A。

[3~4] B、A 考查多层次医疗保障体系、获得基本医疗卫生服务权利的规定。其一,有医疗保险到医疗机构门诊或住院的人都知道,一部分费用是医保支付,一部分是自己支付。故第 3 题答案为 B。其二,基本公共卫生服务需要实现均等化,是公共产品,体现的公益性,国家财政免费支付。故第 4 题答案为 A。

[5~7] D、B、C 考查医疗保障体系的组成。其一,医疗救助是帮助困难群众获得基本医疗保险服务并减轻其医疗费用负担的制度安排。第 5 题答案为 D。其二,**基本医疗保险覆盖城乡全体就业和非就业人口,公平普惠保障人民群众基本医疗需求。** 制度安排有两种:①为职工提供基本医疗保障的职工基本医疗保险,覆盖就业人口;②为未参加职工医保或其他医疗保障制度的全体城乡居民提供的城乡居民基本医疗保险。第 6 题答案为 B。其三,**补充医疗保险保障参保群众基本医疗保险之外个人负担的符合社会保险相关规定的医疗费用。** 制度安排有三种:①对居民医保参保患者发生的符合规定的高额医疗费用给予进一步保障的城乡居民大病保险;②对参保职工发生的符合规定的高额医疗费用给予进一步保障的职工大额医疗费用补助;③公务员医疗补助。第 7 题答案为 C。

[8~10] A、B、A 考查零售药店医疗保障定点管理的规定。**医疗保障定点药店管理取消了行政审批,由医疗保障经办机构通过市场机制与零售药店签订医保协议,但是相关政策的制定、零售药店的资源配置这种涉及全局的事仍然由医疗保障主管部门来负责。** 故第 8 题和第 10 题答案为 A,第 9 题答案为 B。

[11~13] A、D、C 考查非处方药目录及目录的遴选、国家基本药物遴选原则、医保药品目录的确定条件。

[14~15] C、A 考查基本医疗保险药品目录管理的规定。其一,选项 B 和选项 D 属于不得纳入基本医疗保险用药范围的药品,排除。其二,**西药、中成药、中药饮片现在都是准入法列入医保药品目录,区别是西药、中成药只有准予支付目录,而中药饮片有两部分,一部分是准予支付目录,另一部分是不予支付目录。** 故第 14 题答案为 C,第 15 题答案为 A。

[16~17] A、B 考查基本医疗保险药品目录管理的规定。规律是**"甲低乙高"**,甲类目录价格低,乙类目录价格高。故第 16 题答案为 A,第 17 题答案

为 B。

[18～19] A、B 考查基本医疗保险药品目录管理的规定。其一，医保目录调入分为常规准入和谈判准入两种方式。选项 C 和选项 D 排除。其二，纳入医疗保险目录的规律是价格便宜的常规准入方式，价格偏贵的专利药品谈判准入方式。故第 18 题答案为 A，第 19 题答案为 B。

[20～21] A、B 考查基本医疗保险药品目录管理的规定。基本医疗保险的支付标准由医保基金和个人自付两部分组成。"甲类药品"是临床治疗必需、使用广泛、疗效确切、同类药品中价格或治疗费用较低的药品；而"乙类药品"是可供临床治疗选择使用、疗效确切、同类药品中比"甲类药品"价格或治疗费用略高的药品。因此，"甲类药品"发生的费用直接作为基数乘以报销比例来进行支付，而"乙类药品"发生的费用则需要减掉参保人自付比例后，再乘以报销比例来进行支付。故第 20 题答案为 A，第 21 题答案为 B。

[22～23] A、B 考查基本医疗保险药品目录管理的规定。其一，除中药饮片外，原则上新纳入《药品目录》的药品同步确定支付标准。第 22 题答案为 A。其二，独家药品通过准入谈判的方式确定支付标准。第 23 题答案为 B。另外注意非独家药品中，国家组织药品集中采购中选药品，按照集中采购有关规定确定支付标准；其他非独家药品根据准入竞价等方式确定支付标准。执行政府定价的麻醉药品和第一类精神药品，支付标准按照政府定价确定。

[24～25] C、D 考查药品不良反应报告和处置。其一，导致住院时间延长的，属于严重药品不良反应。故第 24 题答案为 C。其二，说明书中已有描述，但不良反应发生的性质、程度、后果或者频率与说明书描述不一致或者更严重的，按照新的药品不良反应处理。故第 25 题答案为 D。

[26～27] A、A 考查个例药品不良反应的报告和处置。药品不良反应报告应按时限要求提交。个例药品不良反应报告应当按规定时限要求提交。严重不良反应尽快报告，不迟于获知信息后的 15 日，非严重不良反应不迟于获知信息后的 30 日。跟踪报告按照个例药品不良反应报告的时限提交。境外发生的严重不良反应，药品上市许可持有人应当按照个例药品不良反应报告的要求提交。上述规定的难点是跟踪报告，境外发生的严重不良反应的报告时限。

[28～30] A、B、B 考查定期安全性更新报告。创新药和改良型新药应当自取得批准证明文件之日起

每满 1 年提交一次定期安全性更新报告，直至首次再注册，之后每 5 年报告一次。其他类别的药品，一般应当自取得批准证明文件之日起每 5 年报告一次。上述规定的难点是不同类型的药品、是否再注册，将影响定期安全性更新报告时限。

[31～33] A、B、C 考查药品研制政策与改革措施、药品生产政策与改革措施、药品流通政策与改革措施。"上市"属于研制，"生产"属于生产，"委托销售"属于流通。故第 31 题答案为 A，第 32 题答案为 B，第 33 题答案为 C。

[34～36] C、D、B 考查药品生产政策与改革措施、药品流通政策与改革措施、药品使用政策与改革措施。其一，与生产环节相关性大的主要是"质量""疗效""产业结构"之类，故第 34 题答案为 C。其二，使用环节改革的关键是破除"以药养医"利益机制，故第 35 题答案为 D。其三，流通环节直接从选项中找"流通"这样的字眼，故第 36 题答案为 B。

[37～39] A、C、B 考查药品生产政策与改革措施、药品流通政策与改革措施、药品使用政策与改革措施。第 37 题的关键词是"供应"，属于生产环节，故答案为 A。第 38 题的关键词是"医疗服务行为"，属于使用环节，故答案为 C。第 39 题的关键词"价格"属于流通环节，故答案为 B。

[40～42] B、C、A 考查国家基本药物制度框架。国家基本药物目录制定、颁布是国家卫健委，审核是国家基本药物工作委员会，相关药品标准由药典委员会负责。故第 40 题答案为 B，第 41 题答案为 C，第 42 题答案为 A。

[43～45] A、C、B 考查药品使用政策与改革措施，药品储备、供应政策与改革措施。其一，将与原研药质量和疗效一致的仿制药纳入与原研药可相互替代的药品目录，在说明书、标签中予以标注，便于医务人员和患者选择使用。可见，第 43 题答案为 A。其二，《药品管理法》规定，国家实行药品储备制度，建立中央和地方两级药品储备，发生重大灾情、疫情或者其他突发事件时，依照《突发事件应对法》的规定，可以紧急调用药品。可见，第 44 题答案为 C。其三，国家鼓励短缺药品的研制和生产，对临床急需的短缺药品、防治重大传染病和罕见病等疾病的新药予以优先审评审批。可见，第 45 题答案为 B。

[46～48] B、A、C 考查国家基本药物目录管理。解析：其一，基本药物强调基本需求、基本保障，选项 B 违反基本保障。第 46 题答案为 B。其二，独家品种需要单独论证才能进入国家基本药物目录。

第47题答案为A。其三，选项C属于存在性价比更优的替代品，应该从国家基本药物目录中调出。第48题答案为C。选项D属于应该优先调入的基本药物的情况。

[49~50] D、C　考查国家基本药物目录管理。注意"不纳入国家基本药物目录遴选范围的药品"和"应当从国家基本药物目录中调出的药品"的相应规定均有"发生严重不良反应"，但是前者是要在采取进一步行动（暂停生产、销售和使用）的情况下才成立，后者则须在经评估不宜作为国家基本药物的情况下才成立。故第49题答案为D，第50题答案为C。

[51~52] C、C　考查国家基本药物目录管理。国家基本药物工作委员会的职责经常在真题中考查，但是考生往往忽略了：不纳入国家基本药物目录遴选范围的其他情况、动态调整国家基本药物目录考虑的其他因素、应当从国家基本药物目录中调出的其他情形，都是由国家基本药物工作委员会负责制定。故第51题答案为C，第52题答案为C。

[53~54] A、D　考查国家基本药物目录管理。选项B和选项C均可以进入国家基本药物目录，所提供信息没证据证明要从国家基本药物目录调出。选项A和选项D通过语文分析字面意思，可知答案。故第53题答案为A，第54题答案为D。

[55~56] B、C　考查国家基本药物目录管理。注意第56题将"独家生产的品种"具体化为"独家生产的化学药品"。选项B解题的关键词是"滋补"。故第55题答案为B，第56题答案为C。

[57~59] B、A、B　考查职业资格制度的建立与发展、注册管理要求。其一，执业药师执业和上岗证件是《执业药师注册证》，故第57、59题答案为B。其二，职业资格证书是《执业药师职业资格证书》，故第58题答案为A。

[60~62] C、C、B　考查职业资格制度的建立与发展。容易混淆的是人力资源和社会保障部门与药品监督管理部门在执业药师管理方面的职能。最熟悉、擅长这件事的部门应该负责管理这些事项，所以，前者注重组织考试，第62题选B；后者注重负责中间环节考试科目、考试大纲拟定和命题工作，第60题选C，第61题选C。

[63~65] A、C、B　考查职业资格考试、注册管理要求。其一，第63题，考试日常管理，由国家药品监督管理局执业药师资格认证中心负责，故答案为A。其二，第64题，执业药师变更注册，由省级药品监督管理部门负责，故答案为C。第65题，考务工作，报名、考场、监考工作由人社部人事考试中心负责。

[66~67] B、A　考查执业药师职业资格考试、执业药师注册管理。其一，执业药师注册内容包括执业地区、执业类别、执业范围、执业单位，不允许挂靠。故第66题答案为B。其二，执业药师职业资格考试合格者，由各省（区、市）人力资源社会保障部门颁发《执业药师职业资格证书》。该证书由人力资源社会保障部统一印制，国家药监局与人力资源社会保障部用印，在全国范围内有效。故第67题答案为A。

[68~70] A、D、C　考查职业资格考试、注册管理要求。其一，注册方面，国家药品监督管理局负责全国注册管理，省级药品监督管理局负责本行政区域内注册管理。第68题答案为A，第69题答案为D。其二，考试方面，由国家药品监督管理局与人力资源和社会保障部共同负责，第70题答案为C。

[71~72] B、B　考查执业药师注册管理。有下列情形之一的申请注册人员，不予注册：①不具备完全民事行为能力的；②甲、乙类传染病传染期，精神病发病期等健康状况不适宜或者不能胜任执业药师业务工作的；③受刑事处罚，自刑罚执行完毕之日到申请注册之日不满三年的；④未按规定完成继续教育学习的；⑤近三年有新增不良信息记录的；⑥国家规定不宜从事执业药师业务的其他情形。

[73~75] A、B、D　考查注册管理要求。这种命题方式，一定不要靠记忆解答，要分析字面意思，可以非常快速、准确地获得答案。故第73题答案为A，第74题答案为B，第75题答案为D。

[76~77] D、A　考查注册管理要求。注意区分时限的细节。故第76题答案为D，第77题答案为A。

[78~79] A、D　考查注册管理要求。注意变更注册时，注册有效期不变，也就是剩余有效期为5减去已经用掉的时间。而延续注册时，则是一个新的注册周期，注册有效期重新计算，为5年。故第78题答案为A，第79题答案为D。

[80~81] B、C　考查执业药师继续教育管理。其一，参加省级以上药品监管部门、人力资源社会保障部门以及执业药师继续教育机构组织的脱产培训，每天最多按8学时计算。故第80题答案为B。其二，独立公开发表执业药师类学术论文，每篇最多折算为10学时；与他人合作发表的，每人每篇折算最多为5学时。每人每年最多折算为60学时。特别注意题干问的是"每篇"，答案是C。但是，如果题干问的是"每人每年"，则应该是60学时。

[82~84] D、B、C 考查执业药师的职业道德。第82题审题注意关键词"配合医师",医师属于药师的同仁,"配合"等同于"协作",所以答案是D。第83题审题注意"平等对待患者",这等同于"一视同仁",所以答案是B。第84题审题注意关键词"客观地告知患者",这等同于"质量第一",所以答案是C。

[85~86] B、D 考查执业药师继续教育管理。执业药师参加各种规定的继续教育方式,其学时计算标准如下:①参加省级以上药品监管部门、人力资源社会保障部门以及执业药师继续教育机构组织的脱产培训,每天最多按8学时计算。②参加省级以上药品监管部门、人力资源社会保障部门以及执业药师继续教育机构组织的网络培训,按实际学时计算。③参加国家教育行政主管部门承认的药学类、中药学类以及相关专业大学专科以上学历(学位)教育,获得学历(学位)当年度最多折算为90学时。④独立承担药品监管部门、人力资源社会保障部门或者相关行业协会学会的执业药师类研究课题,或者独立承担相关科研基金项目,课题项目结项的,当年度每项最多折算为40学时;与他人合作完成的,主持人每项最多折算为30学时,参与人每人每项最多折算为10学时。⑤独立公开发表执业药师类学术论文,每篇最多折算为10学时;与他人合作发表的,每人每篇折算最多为5学时。每人每年最多折算为60学时。⑥独立公开出版执业药师类学术著作、译著等,每本最多折算为30学时;与他人合作出版的,第一作者每本最多折算为20学时,其他作者每人每本最多折算为10学时。每人每年最多折算为60学时。⑦担任药品监管部门、人力资源社会保障部门或者相关行业协会学会组织举办的与执业药师工作相关的宣讲、巡讲,以及培训班、学术会议、专题讲座等活动授课(报告)人,最多按实际授课(报告)时间的6倍计算学时。⑧参加药品监管部门、人力资源社会保障部门或者相关行业协会学会组织的与执业药师工作相关的评比、竞赛类活动等,获得三等奖或者相当等次以上,当年度每项最多折算为30学时,同一活动不累计计算。省级以上药品监管部门、人力资源社会保障部门认可的其他继续教育活动的学时计(折)算标准,由省级以上药品监管部门会同人力资源社会保障部门确定。故第85题答案为B,第86题答案为D。

三、综合分析选择题

1. A 考查零售药店医疗保障定点管理的规定。

统筹地区经办机构与评估合格的零售药店协商谈判,达成一致的,双方自愿签订医保协议。而选项C和选项D是强制行为,排除。另外,零售药店签订医保协议的部门是经办机构。故答案为A。

2. A 考查零售药店医疗保障定点管理的规定。零售连锁药店各门店要分别申请医疗保障定点,也就是23家门店均需**在注册地址正式运营至少3个月**,而不是总部要满足这个运营条件,因为总部等同于批发,是不能申请医疗保障定点的。故答案为A。

3. C 考查零售药店医疗保障定点管理的规定。零售连锁药店各门店均需签订医保协议,也就是需要签订23份医保协议。故答案为C。

4. A 考查基本医疗保险药品目录管理的规定。《国家医疗保险药品目录》已经全部由国家医疗保障局统一制定,省级医疗保障局限于制定民族药、部分中药饮片、医院制剂医疗保险目录。故答案为A。

5. A 考查基本医疗保险药品目录管理的规定。**医保药品目录的西药和中成药分为甲类和乙类目录,另外非处方药也分甲类和乙类,但是基本药物、短缺药品、抗菌药物没有这种分类**。故答案为A。

6. C 考查国家基本药物目录的制定和调整、基本医疗保险药品目录管理的规定。根据医保药品目录的相关规定,中成药部分药品处方中含有的"牛黄"是指人工牛黄。含天然麝香、天然牛黄、体内培植牛黄、体外培育牛黄的药品不予支付。根据基本药物目录的相关规定,中成药成分中的"牛黄"为人工牛黄,有"注释"的除外。目录中"安宫牛黄丸"和"活心丸"成分中的"牛黄"为天然牛黄、体内培植牛黄或体外培育牛黄。也就是题干中所涉及的医保药品不是人工的,那么医疗保险基金不予支付。特别需要注意的是,不要因为"安宫牛黄丸"和"活心丸"是甲类药品,就选择A。因为特殊规定优于一般规定。故答案为C。

7. C 考查国家基本药物目录的制定和调整、基本医疗保险药品目录管理的规定。其一,根据医保药品目录的相关规定,中成药部分药品处方中含有的"麝香"是指人工麝香。根据基本药物目录的相关规定,中成药成分中的"麝香"为人工麝香。选项A说法正确。其二,根据表格,"麝香通心滴丸"属于乙类药品,价格相比同类甲类药品偏高,患者先自付,再按医疗保险规定支付。选项B和选项D说法正确。其三,根据表格,"麝香通心滴丸"没有限适应症,选项C说法错误。故答案为C。

8. D 考查国家基本药物目录的制定和调整、基本医疗保险药品目录管理的规定。其一，中药饮片采用准入法管理，国家层面调整的对象仅限按国家药品标准炮制的中药饮片。选项 A 说法正确。其二，颁布国家药品标准的中药饮片为国家基本药物。选项 B 说法正确。其三，根据情景，这三种中药饮片属于医保基金予以支付的药品，选项 C 说法正确。其四，甲类目录和乙类目录只针对西药和中成药，中药饮片"甲乙分类"由省医保局确定。选项 D 说法错误。故答案为 D。

9. C　考查基本医疗保险药品目录管理的规定。根据《关于印发〈国家基本医疗保险、工伤保险和生育保险药品目录（2020 年）〉的通知》，各地要严格执行《2020 年药品目录》，不得自行制定目录或用变通的方法增加目录内药品，也不得自行调整目录内药品的限定支付范围。故答案为 C。

10. C　考查执业药师执业活动的监督管理。选项 A、选项 B 和选项 C 属于《执业药师注册证》挂靠（"挂证"）。另外，注意选项 A 不要和 GSP 中质量管理岗位不得兼职的考点混淆，余某担任药店负责人属于"挂证"行为。如果脱离共用情景，这句话是符合 GSP 质量管理岗专职专岗的。故答案为 C。

11. A　考查执业药师注册管理要求、行政处罚的决定及程序。从所给信息来看，酒驾给予的处罚是罚款，属于行政处罚，选项 C 和 D 的说法错误。执业药师注销注册情况中没有行政处罚。故答案为 A。

12. C　考查销售假药的刑事责任。根据《刑法》，假药为行为犯，不管伤害后果、涉案金额，单位和个人均为假药罪。故答案为 C。

13. B　考查违反执业药师管理的法律责任。根据相关规定，个人不良信息由负责药品监督管理的部门记入全国执业药师注册管理信息系统，可见选项 B 说法错误。故答案为 B。

14. D　考查药品不良反应的报告和处置。根据所给信息，先将选项 C 排除。其一，共同情景中说"出现呼吸困难，血压下降至 40/25mmHg，神志模糊"，这属于危及生命，可以定性为严重药品不良反应。其二，共同情景中发生的是过敏性休克，而说明书中注明了过敏性休克，不应该定性为新的药品不良反应。综合上述信息，答案为 D。

15. D　考查药品不良反应的报告和处置。其一，所给情景显然是药品不良反应，需要向不良反应监测机构报告，选项 A 和 B 说法错误。其二，死亡病例，立即报告，所给情景没有死亡，选项 C 不成立。故答案为 D。

四、多项选择题

1. ABD　考查推进健康中国建设的原则。选项 C 内部有矛盾，"规模扩张"对应的是"粗放型"，"质量效益提升"对应的是"绿色集约式"。故答案为 ABD。

2. AB　考查健康中国战略的目标和任务。分析选项，选项 C 比选项 A 同类事项要先进，选项 D 比选项 B 同类事项要先进，健康中国战略目标中 2030 年比 2020 年的要求高。故答案为 AB。

3. ACD　考查深化医药卫生体制改革总体目标。医药价格形成机制的定位是"科学合理"，选项 B 错为"持续降价"。故答案为 ACD。

4. BCD　考查健全医疗保障制度体系的要求。依法依规分类参保，实施精准参保扩面，优化参保缴费服务。选项 A 错为"统一参保"，而事实上城镇职工、城乡居民参保的人群是不一样的，是分类参保。故答案为 BCD。

5. ABC　考查零售药店医疗保障定点管理的规定。医保协议应明确双方的权利、义务和责任。签订医保协议的双方应当严格执行医保协议约定。这里的"双方"既包括零售药店，也包括经办机构。选项 D 说法错误。故答案为 ABC。

6. ACD　考查医保谈判药品支付标准管理。原规定是"对于确定了支付标准的竞价药品和国家集采中选药品，实际市场价格超出支付标准的，超出部分由参保人员承担"。选项 B 错将超出部分的分担方式错为"医保基金和参保人员分担"，而原规定是参保人员承担。故答案为 ACD。

7. ABC　考查基本医疗保险药品目录管理的规定。其一，选项 A 和选项 B 属于"主要起滋补作用的药品"，不能纳入基本医疗保险用药范围。其二，酒制剂、茶制剂，各类果味制剂（特别情况下的儿童用药除外），口腔含服剂和口服泡腾剂（特别规定情形的除外）等，不能纳入基本医疗保险用药范围。选项 C 不能纳入基本医疗保险用药范围，但是选项 D 则要看是否属于特殊规定情形，有可能在特殊规定情形下纳入基本医疗保险用药范围。故答案为 ABC。

8. ABCD　考查基本医疗保险药品目录管理的规定。注意此题涉及的管理部门适用的情景，有可能成为命题点。

9. ABCD　考查基本医疗保险药品目录管理的规定。除了四个选项外，还有"由符合规定的定点医药机构提供，急救、抢救的除外"。

10. BCD 考查医保谈判药品支付标准管理。原规定是"协议期内，若谈判药品或竞价药品存在《2023年药品目录》未载明的规格需纳入医保支付范围的，应由企业向国家医保局提出申请，国家医保局将根据协议条款确定支付标准后，在全国执行。"选项A错为"重新进行国家医保谈判"。特别注意选项C和选项D省级医保部门的定价权限。故答案为BCD。

11. ABCD 考查药品不良反应的报告和处置。导致显著的或者永久的人体伤残或者器官功能的损伤属于严重药品不良反应，四个选项均属于上述情况。故答案为ABCD。

12. ABCD 考查医保谈判药品管理。医保谈判药品"双通道"管理是行业热点问题，注意结合本题学习相关知识点。

13. ABCD 考查医保谈判药品管理、医保结算和支付方式管理。**疾病诊断相关分组（Diagnosis Related Groups，DRG）是用于衡量医疗服务质量效率以及进行医保支付的一个重要工具，其实质上是一种病例组合分类方案**，即根据年龄、疾病诊断、合并症、并发症、治疗方式、病症严重程度及转归和资源消耗等因素，将患者分入若干诊断组进行管理的体系。**基于大数据的按病种分值（Diagnosis－Intervention Packet，DIP）付费是利用大数据优势所建立的完整管理体系**，发掘"疾病诊断＋治疗方式"的共性特征对病案数据进行客观分类，在一定区域范围的全样本病例数据中形成每一个疾病与治疗方式组合的标化定位，客观反映疾病严重程度、治疗复杂状态、资源消耗水平与临床行为规范，可应用于医保支付、基金监管、医院管理等领域。

14. ABC 考查药品分类与质量特性，药品安全性、有效性和质量可控性要求。《药品管理法》主要是关于药品研制、生产、经营、使用质量管理以及价格、短缺药品等，而药品集中采购侧重医疗机构药品采购环节，不在《药品管理法》管理范围内。故答案为ABC。

15. ABCD 考查药品安全的风险管理要求。狭义的药品安全问题是指按规定的适应症和用法、用量使用药品后，人体产生不良反应的程度。广义的药品安全问题是指药品质量问题、不合理用药和药品不良反应，以及药品短缺等。从社会管理的角度看，药品安全问题还包括药品质量对人生命健康安全的影响以及药品安全事件引发的一系列社会问题。故答案为ABCD。

16. ABC 考查疫苗信息化追溯体系建设要求。疫苗电子追溯系统应该是可以实现全过程最小包装单位疫苗可追溯和可核查。选项D中追溯的疫苗误为"大包装单位"，说法错误。故答案为ABC。

17. ABCD 考查药物警戒。**药物警戒的过程包括监测不良事件、识别风险信号、评估风险获益和控制不合理的风险，是一个对药品监管起着重要支撑的科学过程。**故答案为ABCD。

18. ABC 考查建立健全药品供应保障制度总体要求。药品供应保障制度是为了满足基本用药需求，不是高端需求，选项D说法有问题。故答案为ABC。

19. ABCD 考查药品研制政策与改革措施。相关政策主要围绕创新药展开。故答案为ABCD。

20. ABCD 考查药品研制政策与改革措施。**《药品管理法》在药品研制环节创新多项制度，如药物临床试验机构备案管理制度、药物临床试验默示许可制度、生物等效性试验备案制度、临床试验伦理审查制度、拓展性临床试验制度、优先审评制度、附条件审批制度、关联审评制度、药品上市许可转让制度。**故答案为ABCD。

21. ABC 考查药品信息化追溯体系建设要求。国家药监局持续加强疫苗追溯协同服务平台和国家疫苗追溯监管系统的运行管理，并在此基础上推进药品信息化追溯体系建设，建立健全药品追溯制度，拓展建设药品追溯协同服务平台和追溯监管系统，逐步实现对**麻醉药品、精神药品、血液制品、国家组织集中采购中选品种等重点品种追溯的监管**。可见，选项D国家医疗保险谈判药品不在上述范围内。故答案为ABC。

22. ABCD 考查药品生产政策与改革措施。**《药品管理法》在药品生产环节创新多项制度，如持有人委托生产销售制度、药品质量管理体系定期审核制度、出厂与上市双放行制度、药品生产许可变更分类管理制度、药品召回制度。**故答案为ABCD。

23. ABCD 考查药品流通政策与改革措施。**《药品管理法》在药品流通环节创新多项制度，如持有人委托销售制度、药品供应商审核制度、药品零售连锁经营制度、网络第三方平台售药备案制度、药品进口口岸备案制度等。**故答案为ABCD。

24. ABCD 考查药品流通政策与改革措施、药品研制政策与改革措施。**备案管理药品研制环节涉及药物临床试验机构备案管理制度、生物等效性试验备案制度，药品流通环节涉及网络第三方平台售药备案制度、药品进口口岸备案制度。**故答案为ABCD。

25. ABCD　考查完善药品供应保障制度的总体要求。这是医疗保障借助集中带量采购实现政策目的的主要措施（三医联动、价格、可及、能力）。故答案为 ABCD。

26. AB　考查药品流通政策与改革措施、药品使用政策与改革措施。选项 C "取消药品加成"和选项 D "医疗服务行为"也属于公立医院事项，与题干不符。故答案为 AB。

27. AB　考查药品储备与供应政策与改革措施。《药品管理法》规定，国家实行药品储备制度，建立中央和地方两级药品储备，发生重大灾情、疫情或者其他突发事件时，依照《中华人民共和国突发事件应对法》的规定，可以紧急调用药品。故答案为 AB。

28. CD　考查药品储备与供应政策与改革措施。其一，药品上市许可持有人停止生产短缺药品的，应当按照规定向国务院药品监督管理部门或者省、自治区、直辖市人民政府药品监督管理部门报告。注意选项 A 部门只有国家药品监督管理局，管理方式是"批准"。其二，对短缺药品，国务院可以限制或者禁止出口。选项 B 为"进口"。进口可以减少短缺，不会被限制或禁止。故答案为 CD。

29. ABCD　考查药品信息化追溯体系建设要求。此题尤其注意记忆药品追溯数据记录和凭证保存期限应不少于五年。

30. ACD　考查国家药物政策与管理制度。其一，国家基本药物制度管理的是已上市药品，可见注册不是其关注环节。其二，国家基本药物制度比较支持仿制药，并且大部是国内生产的，所以这个制度不会关注进口。其三，国家基本药物制度是为了解决中国公民的基本用药权益，所以不会关注出口。其四，国家基本药物制度涉及遴选、生产、流通、使用、定价、报销、监测评价等环节的管理。故答案为 ACD。

31. ABC　考查国家药物政策与管理制度。注意基本药物的遴选原则，是价格合理，而不是价格降低，所以选项 D 错误。故答案为 ABC。

32. ABC　考查实施基本药物制度的目标。基本药物强调的是价格合理，选项 D 说法有误，其余正确。故答案为 ABC。

33. BC　考查国家基本药物目录管理。选项 A 应该是"严重药品不良反应"，选项 D 原法条说法是"药品标准被取消的"，将"取消"偷换概念为"修改"。故答案为 BC。

34. ABCD　考查国家基本药物目录管理。国家基本药物目录的品种和数量调整应当根据以下因素确定：①我国基本医疗卫生需求和基本医疗保障水平变化；②我国疾病谱变化；③药品不良反应监测评价；④国家基本药物应用情况监测和评估；⑤已上市药品循证医学、药物经济学评价；⑥国家基本药物工作委员会规定的其他情况。故答案为 ABCD。

35. ABCD　考查药物警戒体系的建立。此题涉及了药品上市许可持有人药物警戒质量管理的重要事项，一定要掌握。

36. CD　考查执业药师注册管理要求。执业药师多点执业现行考试指南还没有明确规定，选项 A 说法错误。《执业药师注册证》有效期已经改为 5 年。故答案为 CD。

37. BCD　考查执业药师注册管理要求。其一，执业药师只能在一个执业药师注册机构注册，在一个执业单位按注册的执业类别、执业范围执业，选项 A 属于在两个执业药师注册机构注册，不合法。其二，执业类别为药学类、中药学类、药学与中药学类，执业范围为药品生产、药品经营、药品使用以及其他需要提供药学服务的单位。故答案为 BCD。

38. ABC　考查药品上市许可持有人对药品不良反应的评价与控制。常规风险控制措施包括修订药品说明书、标签、包装，改变药品包装规格，改变药品管理状态等。特殊风险控制措施包括开展医务人员和患者的沟通和教育、药品使用环节的限制、患者登记等。

39. BC　考查执业药师职业资格考试、注册管理要求、违反执业药师管理的法律责任。其一，参加全部科目的考试人员，4 年为一个考试周期；免试部分科目的考试人员，2 年为一个考试周期。选项 A 说法错误。其二，《执业药师注册证》有效期为 5 年。选项 D 说法错误。故答案为 BC。

40. AD　考查执业药师继续教育管理。其一，执业药师可自主选择继续教育方式和机构。选项 B 将"自主选择"错为"指定选择"。其二，执业药师继续教育实行政府、社会、执业药师注册执业等单位和个人共同投入机制。选项 C 错在是执业单位和个人共同投入机制。故答案为 AD。

41. ABC　考查执业药师继续教育管理。公需科目包括执业药师应当普遍掌握的政治理论、法律法规、职业道德、技术信息等基本知识。选项 D 是公需科目。故答案为 ABC。

42. ABC　考查执业药师继续教育管理。执业药师以欺骗、贿赂等不正当手段取得继续教育学时的，违规取得的学时予以撤销，并作为个人不良信息由省级药品监管部门记入全国执业药师注册管理信息系统。省级药品监管部门应当将执业药师违规取得继续教育学时的行为通报用人单位。选项 D 误为"省级药品监督管理部门撤销执业药师注册证"。故答案为 ABC。

43. ACD 考查执业药师继续教育管理。执业药师在参与重大突发公共卫生事件工作期间提供药品管理与药学服务的，由执业药师用人单位出具证明，经省级药品监管部门确认符合要求的，可视同参加继续教育。选项 B 误为"完成年度继续教育学时"。故答案为 ACD。

44. AB 考查执业药师继续教育管理。记入全国专业技术人员继续教育管理信息系统或者记入全国执业药师注册管理信息系统的执业药师继续教育学时，在全国范围内有效。故答案为 AB。

45. BCD 考查"十四五"国民健康规划。保障药品质量安全。完善国家药品标准体系，推进仿制药质量和疗效一致性评价。建立符合中药特点的质量和疗效评价体系。构建药品和疫苗全生命周期质量管理机制，推动信息化追溯体系建设，实现重点类别来源可溯、去向可追。稳步实施医疗器械唯一标识制度。选项 A 属于"促进中医药传承创新发展"。故答案为 BCD。

46. ABD 考查国家基本药物目录遴选管理。选项 A 多了"指南推荐"，选项 B 价格谈判是医保药品的政策，选项 D 药品召回记录，有的召回并非是药品有了问题才召回，因此不会因为存在药品召回记录，从而不能成为国家基本药物。故答案为 ABD。

第二章　药品管理立法与药品监督管理

一、最佳选择题

1. C 考查法的概念、法的特征。有些法是在全国范围内生效的（如宪法、民法、刑法），有些则是在部分地区或者仅对特定主体生效（如地方性法规、军事法规）。另外，根据《中华人民共和国宪法》和《中华人民共和国立法法》，**我国的法有宪法、法律、行政法规、地方性法规、自治条例和单行条例以及部门规章、地方政府规章几个层次。**显然选项 C 的全国适用的说法主要适用于法律、行政法规、部门规章。故答案为 C。

2. D 考查法的渊源。判断、政策、习惯属于非正式的法的渊源。故答案为 D。

3. B 考查法的渊源、国家药品管理法律体系。题干中的部门规章中的"部门"是国务院各部、委员会和具有行政管理职能的直属机构。选项 A 是国务院，属于行政法规。选项 B 在文件发布当年属于国务院具有行政管理职能的直属机构，属于部门规章。选项 C 属于中共中央办公厅、国务院办公厅发布的政策文件。选项 D 属于国家药品监督管理局执业药师资格认证中心发布的政策文件。故答案为 B。

4. A 考查法的渊源。**法律是全国人大制定，最高权力机关；行政法规是国务院制定，最高行政机关；部门规章是国务院的部、委和有行政管理职能的直属机构制定。**只有选项 A 符合这个顺序。故答案为 A。

5. D 考查法的渊源。选项 C 和选项 D 的逻辑是一样的，但是选项 D 是行政法规，制定机关是国务院，而错为"全国人大常委会裁决"，说法错误。故答案为 D。

6. D 考查法的渊源。自治条例和单行条例依法对法律、行政法规、地方性法规作变通规定的，在本自治地方适用自治条例和单行条例的规定。经济特区法规根据授权对法律、行政法规、地方性法规作变通规定的，在本经济特区适用经济特区法规的规定。可见，自治条例和单行条例、经济特区法规均可以进行法律、行政法规、地方性法规的变通规定，但是适用范围只限于本地。选项 D 错在"不得变通规定"。故答案为 D。

7. D 考查法的渊源。药品管理现行有效的主要规章有 20 多部，包括《药品注册管理办法》《**药物非临床研究质量管理规范**》《药品生产监督管理办法》《**药品生产质量管理规范**》《生物制品批签发管理办法》《**药品经营质量管理规范**》《药品网络销售监督管理办法》《药品进口管理办法》《医疗机构制剂配制质量管理规范（试行）》《医疗机构制剂配制监督管理办法（试行）》《医疗机构制剂注册管理办法（试行）》《药品说明书和标签管理规定》《处方药与非处方药分类管理办法（试行）》《互联网药品信息服务管理办法》《药品不良反应报告和监测管理办法》《药品医疗器械飞行检查办法》等。可见，《药物警戒质量管理规范》不在上述范围内，因为这个规范不是由国务院直属机构发布的。故答案为 D。

8. D　考查设定和实施行政许可的原则。此题是考查阅读理解能力，题干的意思是药品委托生产的行政许可由全国人大授权，符合行政许可法定原则，也就是"设定和实施行政许可，应当依照法定的权限、范围、条件和程序"。故答案为 D。

9. D　考查药品行政许可事项。负面清单的意思是清单上的事项是禁区，清单之外的均可进行行政许可。选项 D 与题干不匹配。故答案为 D。

10. A　考查药品行政许可事项。**我国药品上市（国产、进口）、生产（包括制剂）、经营（批发、零售）、人员管理（执业药师注册）均需行政许可。**故答案为 A。

11. D　考查行政许可申请与受理。选项 D 属于申请人的义务。故答案为 D。

12. A　考查行政许可申请和受理、执业药师注册管理要求。**执业药师注册由省级药品监督管理部门负责**，选项 A 与此不符。故答案为 A。

13. A　考查撤销行政许可的情形。撤销行政许可的部门是做出行政许可决定的行政机关或其上级机关。故答案为 A。

14. B　考查行政许可申请和受理、撤销行政许可的情形。其一，选项 A 属于设定和实施行政许可的原则中的"依赖保护原则"的涵义。说法正确。其二，选项 B 需要区分"可以撤销""应当予以撤销""不予撤销"三种情况，**"以欺骗、贿赂等不正当手段取得的行政许可，应当予以撤销"，"可能对公共利益造成重大损害的，不予撤销"**，而**"作出行政许可决定的行政机关或者其上级行政机关，根据利害关系人的请求或者依据职权，可以撤销行政许可"**。选项 B 将三种情况混杂，用考点解答难度比较大，但是靠字面意思理解解答，并不难。其三，选项 C 和选项 D 属于"行政机关受理行政许可申请"的原话。故答案为 B。

15. A　考查行政强制措施的种类。题干所问是行政强制措施，而选项 C 和选项 D 是行政处罚，排除。**药品监督管理部门主要管理药品质量，为了制止违法行为、防止证据损毁，主要对出了问题的药品采取行动，也就是可以查封、扣押。冻结存款、汇款属于司法机关才能采取的行政强制措施。**故答案为 A。

16. C　考查行政处罚的决定及程序、药品安全法律责任的分类。选项 A 和选项 B 是刑事责任，选项 D 属于行政处分。故答案为 C。

17. D　考查行政处罚的决定及程序。其一，"没收违法行为发生期间自本单位所获收入"是"没收违法所得"。其二，"处所获收入百分之三十以上三倍以下的罚款"属于"罚款"。其三，"终身禁止从事药品生产经营活动"属于"限制从业"。"吊销许可证"在题干中没有对应的处罚。故答案为 D。

18. A　考查行政处罚的决定及程序。题干引用《药品管理法》的法条，其意思是《药品管理法》的**行政处罚基本上是由违法行为发生地县级以上药品监督管理部门负责，但是对于核发许可证、注册证的需要由核发机构负责。**选项 A 与此意思最接近。故答案为 A。

19. D　考查行政处罚的决定及程序。选项 A 属于吊销许可证，选项 B 属于限制从业，选项 C 对药品批发企业销售假药的罚款至少要 150 万（大于 3000元），这些均需进行听证程序。而选项 D 涉及的"警告"，属于简易程序，可以当场处罚。故答案为 D。

20. D　考查行政处罚的决定及程序。需要在做出相应行政处罚决定程序前进行**听证程序的情况包括：①较大数额罚款；②没收较大数额违法所得、没收较大价值非法财物；③降低资质等级或吊销许可证件；④责令停产停业、责令关闭、限制从业；⑤其他较重的行政处罚等法律、法规、规章规定的其他情形。**故答案为 D。

21. D　考查行政处罚的决定及程序。①不满十四周岁的人有违法行为的，不予行政处罚；②违法行为在 2 年内未被发现的，除法律另有规定外，不再给予行政处罚；③精神病人在不能辨认或者控制自己行为时有违法行为的，不予行政处罚；④如违法行为轻微并及时纠正，没有造成危害后果的，不予行政处罚。选项 D 属于这里面的第 4 项。另外三个选项属于"从轻或者减轻处罚"。故答案为 D。

22. D　考查行政处罚的决定及程序。**违法行为在 2 年内未被发现的，除法律另有规定外，不再给予行政处罚。**选项 D 的追究时效和此规定不一致。故答案为 D。

23. D　考查可申请复议的具体行政行为、不可申请复议的事项。根据《行政复议法》第十二条规定，下列事项不属于行政复议范围：①国防、外交等国家行为；②行政法规、规章或者行政机关制定、发布的具有普遍约束力的决定、命令等规范性文件；③行政机关对行政机关工作人员的奖惩、任免等决定；④**行政机关对民事纠纷作出调解。**故答案为 D。

24. B　考查行政复议的申请。此题以案例形式考查行政复议的一般管辖，也即由被申请人上一级行政机关管辖。题干所涉及行政机关是"县级"，上一级行政机关包括地市级药品监督管理部门、县级人民政府（地方政府分级管理），对照所给选项，只有选项B符合题干。故答案为B。

25. C 考查行政复议参加人、行政复议机关。第三人是指因与被申请复议的行政行为或者行政复议案件处理结果有利害关系，申请参加或者由行政复议机关通知其参加到行政复议过程中的公民、法人或者其他组织。第三人不参加行政复议，不影响行政复议案件的审理。故答案为C。

26. B 考查附带申请复议的行政行为。这个知识点的关键是"**规范性文件**"，但是要特别注意选项A和B的区别，国务院的规范性文件不在范围内，且所列规范性文件规定**不含规章**。规章的审查依照法律、行政法规办理。故答案为B。

27. B 考查行政诉讼的受案范围。其一，行政许可（选项A）、行政处罚（选项C）、行政强制（选项D）不服均可以进行行政诉讼。其二，行政法规、规章或者行政机关制定、发布的具有普遍约束力的决定、命令（选项B），人民法院不受理行政诉讼。

28. B 考查行政诉讼的受案范围。四个选项均为人民法院不受理诉讼的范围，但是只有选项B符合题干中的规定。此题本质上是语文题，分析字面意思可以得到答案。故答案为B。

29. C 考查行政诉讼的受案范围、起诉和受理。**直接向人民法院提起诉讼的时效应该是自知道或者应当知道作出行政行为之日起6个月内**。故答案为C。

30. D 考查国家药品监督管理局主要职责、地方药品监督管理部门职能配置与职责划分。选项A由国家卫生健康委员会负责，选项B由省级药品监督管理部门负责，选项C由县级药品监督管理部门负责，选项D由国家药品监督管理局负责。故答案为D。

31. D 考查国家和地方药品监督管理部门的职能配置与职责划分、药品管理工作相关部门与药品管理相关的职责。制定国家药物政策和国家基本药物制度的是国家卫生健康委员会。故答案为D。

32. C 考查国家和地方药品监督管理部门的职能配置与职责划分、执业药师注册管理要求。国家药品监督管理局负责执业药师资格准入管理，省级药品监督管理局负责执业药师注册管理。选项C不属于国家药品监督管理局的职责。故答案为C。

33. B 考查国家药品监督管理局主要职责、地方药品监督管理部门职能配置与职责划分。选项B属于

国家药品监督管理局的职责。故答案为B。

34. B 考查地方药品监督管理部门职能配置与职责划分。药品和医疗器械互联网信息服务机构、互联网销售第三方平台等同于药品批发，由省级药品监督管理部门进行行政许可。故答案为B。

35. A 考查药品管理工作相关部门与药品管理相关的职责。国家、省（区、市）市场监督管理机构管理同级药品监督管理机构。市县两级市场监督管理部门负责药品零售、医疗器械经营的许可、检查和处罚，以及化妆品经营和药品、医疗器械使用环节质量的检查和处罚。故答案为A。

36. B 考查药品监督管理专业技术机构的职责。仿制药一致性评价技术审评由药品审评中心负责。故答案为B。

37. D 考查药品监督管理专业技术机构。国家药品监督管理局特殊药品检查中心（国家药品监督管理局一四六仓库），主要承担特殊药品、医疗器械、化妆品等技术检查及麻醉药品仓储管理保障工作。故答案为D。

38. D 考查药品标准的界定、药品标准的主要类别。其一，**国家药品标准包括《中国药典》《国家食品药品监督管理局国家药品标准》（简称"局颁药品标准"，或"局颁标准"）以及《国家中药饮片炮制规范》**。其二，药品注册标准应当符合《中国药典》通用技术要求，不得低于《中国药典》的规定。可见，药品注册标准不是国家药品标准。故答案为D。

39. B 考查药品标准的主要类别。除《中国药典》收载的国家药品标准外，尚有《国家食品药品监督管理局国家药品标准》（简称"局颁药品标准"，或"局颁标准"），也收载了国内已有生产、疗效较好，需要统一标准，但尚未载入《中国药典》的品种质量标准。局颁标准也具有法律约束力，同样是检验药品质量的法定依据。故答案为B。

40. A 考查药品标准。其一，《药品管理法》规定，中药饮片必须按照国家药品标准炮制；国家药品标准没有规定的，必须按照省级药品监督管理部门制定的炮制规范炮制。省级药品监督管理部门制定的炮制规范应当报国家药品监督管理部门备案。可见，选项A为答案。其二，选项B、选项C、选项D为国家药品标准，与题干不符。故答案为A。

41. B 考查药品标准。其一，**经国务院药品监督管理部门核准的药品质量标准高于国家药品标准的，按照经核准的药品质量标准执行**。其二，**国家药品标准是最低标准，药品标准就高不就低**。故答案为B。

42. D　考查国家药品标准的界定、药品标准的主要类别。其一，国家药品标准是药品生产、供应、使用、检验和管理共同遵循的法定依据。其二，药品注册标准是经药品注册申请人提出，由国务院药品监督管理部门药品审评中心核定，国务院药品监督管理部门在批准药品上市许可、补充申请时发给药品上市许可持有人的经核准的质量标准。创新药注册时，采用的肯定是药品注册标准，这不属于国家药品标准。故答案为 D。

43. D　考查药品标准的主要类别。省级中药标准包括省级药品监督管理部门制定的国家药品标准没有规定的**中药材标准**、**中药饮片炮制规范和中药配方颗粒标准**。故答案为 D。

44. D　考查药品标准的主要类别。各省级药品监督管理部门应当根据《国家中药饮片炮制规范》及时**调整各省级中药饮片炮制规范目录，废止与《国家中药饮片炮制规范》中品名、来源、炮制方法、规格均相同品种的省级中药饮片炮制规范**。故答案为 D。

45. C　考查药品标准的制定原则。药品标准不能定的太高，导致企业能力不及，增加额外成本与负担。选项 C 与此不符。故答案为 C。

46. D　考查药品监督检查的管辖和分类、药品监督检查内容、药品监督检查结果的处理。药品监督管理部门根据《药品检查综合评定报告书》或者综合评定结论，作出相应处理。**综合评定结论包括符合要求、基本符合要求和不符合要求**；其中，**基本符合要求的，药品监督管理部门应当采取相应的行政处理和风险控制措施；不符合要求的，药品监督管理部门应当第一时间采取暂停生产、销售、使用、进口等风险控制措施，消除安全隐患。**可见，选项 D 综合评定结论漏掉了"符合要求"。故答案为 D。

47. A　考查药品监督检查类型和内容。各种质量管理规范的合规性监督检查的要求是持续符合质量管理规范的要求。故答案为 A。

48. D　考查药品监督检查类型和内容。从题干可知，这是对供应链的上游进地监督检查，也就是延伸检查。故答案为 D。

49. A　考查药品监督检查的分类、药品飞行检查。有因检查可以采取飞行检查的形式，有因检查中比较严重的情况需要进行**飞行检查**，主要包括：①投诉举报或者其他来源的线索表明可能存在质量安全风险的；②检验发现存在质量安全风险的；③药品不良反应监测提示可能存在质量安全风险的；④对申报资料真实性有疑问的；⑤涉嫌严重违反相关质量管理规

范要求的；⑥企业有严重不守信记录的。但是企业频繁变更管理人员登记事项的，还不足以证明存在质量安全风险，不适宜采用飞行检查方式。故答案为 A。

50. D　考查职业化专业化药品检查员制度。**监督检查涵盖了研制、生产、经营、使用药品的全过程，但是职业化专业化药品检查则只针对风险的源头研制和生产环节**。故答案为 D。

51. B　考查职业化专业化药品检查员制度。到 2023 年、2025 年，药品检查员还无法做到专职，仍然是兼职要补充药品检查员队伍。故答案为 B。

52. C　考查职业化专业化药品检查员制度。**国务院药品监管部门（国家药品监督管理局）建立检查员分级分类管理制度**。故答案为 C。

53. A　考查药品监督检查结果的处理。选项 B、C 和 D 属于被检查单位拒绝、逃避监督检查。另外，从语文角度，只有选项 A 与题干一致。故答案为 A。

54. D　考查药品监督检查类型和内容。飞行检查属于不预先告知的检查。故答案为 D。

55. C　考查药品监督检查类型和内容。选项 C 说法过于绝对。根据检查工作需要，药品监督管理部门可以请相关领域专家参加检查工作。故答案为 C。

56. A　考查药品监督检查类型和内容。有下列情形之一的，药品监督管理部门可以开展药品医疗器械飞行检查：①投诉举报或者其他来源的线索表明可能存在质量安全风险的；②检验发现存在质量安全风险的；③药品不良反应或者医疗器械不良事件监测提示可能存在质量安全风险的；④对申报资料真实性有疑问的；⑤涉嫌严重违反质量管理规范要求的；⑥企业有严重不守信记录的；⑦其他需要开展飞行检查的情形。选项 B 属于"涉嫌严重违反质量管理规范要求"，选项 C 属于"投诉举报或者其他来源的线索表明可能存在质量安全风险的"，选项 D 属于"对申报资料真实性有疑问的"，选项 A 未配备执业药师属于违反 GSP，但是没有构成严重违反 GSP。故答案为 A。

57. A　考查药品监督检查类型和内容。**需要抽取成品及其他物料进行检验的，检查组可以按照抽样检验相关规定抽样或者通知被检查单位所在地药品监督管理部门按规定抽样**。选项 A 意思与此不同。故答案为 A。

58. B　考查药品监督检查类型和内容。飞行检查可以由组织检查的药品监督管理部门直接查处，也可以由被检查单位所在地药品监督管理部门查处，组织检查的药品监督管理部门需要督导被检查单位所在地药品监督管理部门的查处情况。故答案为 B。

59. B 考查药品监督检查类型和内容。其一，召回药品由生产企业负责，题干违法主体为药店。其二，根据飞行检查结果，药品监督管理部门可以依法采取限期整改、发告诫信、约谈被检查单位、监督召回产品、收回或者撤销相关资格认证认定证书，以及暂停研制、生产、销售、使用等风险控制措施。故答案为B。

60. B 考查药品质量监督检验。**药品质量监督检验根据其目的和处理方法不同，可以分为抽查检验、注册检验、指定检验和复验等类型。**只有抽查检验不收费。故答案为B。

61. A 考查药品质量监督检验、药品质量公告与处理措施。**抽查检验应当按照规定抽样，并不得收取任何费用；抽样应当购买样品。**所需费用按照国务院规定列支。故答案为A。

62. D 考查药品质量公告。国务院和省、自治区、直辖市人民政府的药品监督管理部门应当定期公告药品质量抽查检验的结果；公告不当的，应当在原公告范围内予以更正。故答案为D。

63. B 考查药品质量监督检验。新药上市申请、首次申请上市仿制药、首次申请上市境外生产药品，应当进行样品检验和标准复核。其他药品，必要时启动样品检验和标准复核。故答案为B。

64. A 考查药品质量监督检验。《药品管理法》规定下列药品在销售前或者进口时，必须经过指定药品检验机构进行检验，检验不合格的，不得销售或者进口：①首次在中国销售的药品；②国家药品监督管理部门规定的生物制品；③国务院规定的其他药品。选项B、选项C、选项D没有证据证明是首次在中国销售的药品。故答案为A。

65. D 考查药品质量监督检验。**批签发是指国家药品监管部门为确保疫苗等生物制品的安全、有效，在每批产品上市前由指定的药品检验机构对其进行审核、检验及签发的监督管理行为。**故答案为D。

66. A 考查药品检查的内涵和要求。药品检查应当遵循**依法、科学、公正**的原则，加强源头治理，严格过程管理，围绕上市后药品的安全、有效和质量可控开展。故答案为A。

67. B 考查药品检查的分工。药品经营过程和经营质量管理规范执行情况，由省级药品监督管理部门和市县级市场监管部门依职责负责检查，其中**省级药品监督管理部门**负责对**药品批发企业、药品零售连锁总部经营、药品网络交易第三方平台、疫苗仓储配送企业和同级疾病预防控制机构**监督检查，同时还负责**药品上市许可持有人（含中药饮片生产企业）自行批发的监督检查；市县级药品监督管理部门负责对药品零售企业（含药品上市许可持有人自行零售）、医疗机构和同级疾病预防控制机构**的监督检查。可见，选项A和选项C属于零售活动，选项C千万不要被"第三方平台"误导了，第三方平台是由省级药品监督管理部门负责，但是零售活动是由市县级药品监督管理部门负责的。选项D属于第七章血液制品的知识点，由省级以上药品监督管理部门负责。选项B属于疫苗仓储配送企业，由省级药品监督管理部门负责。故答案为B。

68. D 考查药品质量监督检验的类型。《药品管理法》第102条规定"当事人对药品检验结果有异议的，可以自收到药品检验结果之日起七日内向原药品检验机构或者上一级药品监督管理部门设置或者指定的药品检验机构申请复验，也可以直接向国务院药品监督管理部门设置或者指定的药品检验机构申请复验。受理复验的药品检验机构应当在国务院药品监督管理部门规定的时间内作出复验结论"。故答案为D。

69. C 考查药品管理法律体系。医药回扣这种商业贿赂行为主要在《药品管理法》《反不正当竞争法》中有规定。故答案为C。

二、配伍选择题

[1～3] D、C、D 考查法的渊源。其一，第1题关键词为"国家食品药品监督管理局令"，这是部门命令，属于部门规章，故答案为D。其二，第2题关键词为"国务院令"，属于行政法规，故答案为C。其三，第3题关键词为"卫生部令"，属于部门规章，故答案为D。

[4～6] A、B、C 考查法的渊源。其一，第4题题干的关键意思是国务院下属部门的立法行为，这属于部门规章，故答案为A。其二，第5题题干的关键意思是"两个以上国务院部门"，这属于联合制定部门规章，比如《药品不良反应监测和报告管理办法》是由原国家卫生部、国家药品监督管理局联合制定颁布。故答案为B。其三，第6题题干的关键意思是省政府立法，这属于地方政府规章，故答案为C。

[7～8] A、C 考查设定和实施行政许可的原则。注意以相应关键词为切入点，重点理解各个原则与含义的对应关系。

[9～10] A、D 考查设定和实施行政许可的原则。行政许可的原则考查配伍选择题有一定难度，因为逻辑性不好，注意复习时强化。

[11～13] A、A、A　考查药品行政许可事项。**无论国产药品，还是进口药品上市颁发的均为药品注册证**。故三道题答案均为 A。

[14～16] A、B、C　考查撤销行政许可的情形。其一，第 14 题是政府行政许可存在问题，被竞争对手举报或者政府在监察中发现行政许可有问题。被行政许可对象提交的材料、程序不一定不合法，所以，不是理所当然地取消行政许可，而是可以取消行政许可。故答案为 A。其二，第 15 题是被许可人资料或程序不合法，应该取消行政许可。故答案为 B。其三，第 16 题根据"如果按照上述情形撤销行政许可，可能对公共利益造成重大损害的，不予撤销"，故答案为 C。

[17～18] A、D　考查行政许可申请与受理、撤销行政许可的情形。其一，**行政许可是指行政机关根据公民、法人或者其他组织的申请，经依法审查，准予其从事特定活动的行为**。故第 17 题答案为 A。其二，作出行政许可决定的行政机关或者其上级行政机关，根据利害关系人的请求或者依据职权，可以撤销行政许可。故第 18 题答案为 D。

[19～20] D、B　考查行政强制措施的种类、行政强制执行的方式。其一，行政强制执行强调履行义务，只有让东西动，才能达到这个目的。选项 C 属于行政处罚的程序，选项 D 属于这种情况。第 19 题答案为 D。其二，行政强制措施强调防止危害发生、保全证据，只有让东西静止，才能达到这些目的。选项 A 属于行政处罚，选项 B 属于这种情况。第 20 题答案为 B。

[21～22] A、C　考查行政强制措施的种类、行政强制执行的方式。其一，疫苗有证据证明存在问题，应该查封扣押疫苗保全证据，这属于行政强制措施。故第 21 题答案为 A。其二，第 22 题属于依法处理查封的财物，这属于行政强制执行。故第 22 题答案为 C。

[23～24] A、B　考查行政强制措施的种类、行政强制执行的方式。其一，**行政强制措施指行政机关在行政管理过程中，为制止违法行为、防止证据损毁、避免危害发生、控制危险扩大等情形，依法对公民的人身自由实施暂时性限制，或者对公民、法人或者其他组织的财物实施暂时性控制的行为**。故第 23 题答案为 A。其二，**行政强制执行指行政机关或者行政机关申请人民法院，对不履行行政决定的公民、法人或者其他组织，依法强制履行义务的行为**。故第 24 题答案为 B。

[25～26] D、C　考查行政强制措施的种类、行政强制执行的方式。选项 A 属于行政处罚，选项 B 属于刑事处罚，选项 C 属于行政强制执行（强调"动"），选项 D 属于行政强制措施（强调"静"）。故第 25 题答案为 D，第 26 题答案为 C。

[27～29] B、C、A　考查行政强制措施的种类、行政强制执行的方式、行政处罚的决定以及程序。选项 D 属于行政处分。

[30～32] C、C、C　考查行政处罚的决定以及程序。行政处罚包括：①警告、通报批评；②罚款、没收违法所得、没收非法财物；③暂扣许可证件、降低资质等级、吊销许可证件；④限制开展生产经营活动、责令停产停业、责令关闭、限制从业；⑤行政拘留；⑥法律、行政法规规定的其他行政处罚。

[33～35] C、C、C　考查行政处罚的决定以及程序。第 33 题涉及罚款，属于行政处罚，故答案为 C。第 34 题涉及停产停业、吊销许可证，属于行政处罚，故答案为 C。第 35 题涉及限制从业，属于行政处罚，故答案为 C。

[36～37] C、C　考查行政处罚的决定以及程序。第 36 题属于没收违法所得，为行政处罚，故答案为 C。第 37 题属于没收违法财物，为行政处罚，故答案为 C。

[38～40] B、C、A　考查行政强制措施的种类、行政强制执行的方式、行政处罚的决定及程序。此题注意"收缴"与"没收"的区别。从违法对象来看，"收缴"主要针对违反治安管理的非法财物，而"没收"则是针对违反药品监督管理的行政、刑事处罚所涉及的财物。从上缴财政来看，对应上缴财政的予以"收缴"，这是处理措施；对违法所得或财物应予没收，这是处罚措施。这个区别可以了解一下。

[41～43] D、C、B　考查行政处罚的决定及程序。其一，第 41 题题干的关键词是"犯罪"，由司法机关来处理。故答案为 D。其二，第 42 题两个部门对行政处罚管辖权有争议时，由共同上一级行政机关处理。故答案为 C。其三，《药品管理法》的一般经营事项可以由县级药品监督管理部门处罚。故答案为 B。

[44～45] C、A　考查行政处罚的决定及程序。简易程序、听证程序的区分规律是"大事听证，小事简易"。其一，行政机关作出责令停产停业、吊销许可证或者执照、较大数额罚款等行政处罚决定之前，应当告知当事人有要求举行听证的权利；当事人要求听证的，行政机关应当组织听证。故答案为 C。其二，当违法事实清楚、有法定依据、拟作出数额较小

的罚款（对公民处 50 元以下，对法人或者其他组织处 1000 元以下的罚款）或者警告时，可以适用简易程序，当场处罚。故答案为 A。

[46~48] B、D、A　考查行政处罚的决定及程序。选项 C 属于行政强制措施，首先排除。其一，第 46 题题干中的当场处罚即简易程序，故答案为 B。其二，第 47 题题干中的关键词是"听证"，选项 A 为"暂扣许可证"，并不是"吊销许可证"，不适用听证程序。故答案为 D。其三，第 48 题是普通程序，是简易程序和听证程序以外的行政处罚，只进行普通程序。选项 A 虽然考试指南没有明确列明，但是也属于行政处罚，并且不进行听证程序，也就是只进行普通程序。故答案为 A。

[49~50] A、B　考查行政处罚的决定及程序。当违法事实清楚、有法定依据、拟作出数额较小的罚款（对公民处 200 元以下，对法人或者其他组织处 3000 元以下的罚款）或者警告时，可以适用简易程序，当场处罚。故第 49 题答案为 A，第 50 题答案为 B。

[51~52] A、B　考查行政处罚的决定及程序。其一，警告需要采取行政处罚的简易程序。故第 51 题答案为 A。其二，**拘留属于限制人身自由，只由公安机关执行**。故第 52 题答案为 B。

[53~54] A、B　考查行政复议的申请、行政诉讼的起诉和受理。此题命题点是行政复议、行政诉讼受理机关的区别。

[55~56] B、D　考查行政复议的期限、行政诉讼的起诉和受理。此题对比了行政复议的一般时效、行政诉讼的一般时效。

[57~59] B、A、D　考查行政处罚的决定及程序、行政诉讼的起诉和受理。此题对比了听证程序、经过行政复议的行政诉讼的时限。

[60~61] A、C　考查行政处罚的决定及程序、行政诉讼的起诉和受理。行政许可、行政强制措施、行政强制执行、行政处罚、行政复议、行政诉讼的执行机构分别为行政机关、行政机关、行政机关或申请人民法院、行政机关、上一级行政机关、人民法院。

[62~63] B、C　考查国家和地方药品监督管理部门的职能配置与职责划分。其一，**食品安全标准由卫生健康部门负责，保健食品注册备案工作由市场监督管理部门负责，药品监督管理部门已经不负责食品安全监督管理**。选项 A 首先排除。其二，**国家药品监督管理局负责药品研制，省级药品监督管理局负责药品生产、批发，市县两级市场监督管理局负责药品零**

售、使用。这是所有药品监督管理分工的规律。故第 62 题答案为 B，第 63 题答案为 C。

[64~66] A、B、D　考查药品管理工作相关部门职责。其一，市县两级市场监督管理部门负责药品零售、医疗器械经营的许可、检查和处罚。故第 64 题答案为 A。其二，**医疗保障部门管理医疗保险，且属于国务院直属机构，有制定部门规章的权限**。故第 65 题答案为 B。其三，**人力资源和社会保障部牵头推进深化职称制度改革，拟订专业技术人员管理、继续教育管理等政策**。故第 66 题答案为 D。

[67~69] C、A、B　考查药品管理工作相关部门职责、国家药品监督管理局与国家卫生健康委员会的职责分工。其一，**国家中医药管理局负责中医药的传承**，第 67 题题干的意思涉及传承，故答案为 C。其二，**国家药典属于药品标准，一方面关系药品质量，另一方面也关系到患者的健康，应该是国家药品监督管理局为主，国家卫生健康委员会为辅来制定**。第 68 题答案为 A。其三，**国家医疗保障局负责制定药品价格**。第 69 题答案为 B。

[70~72] D、C、B　考查药品管理工作相关部门职责。其一，民族医药按中医药管理，第 70 题所涉及的都是具体的细节，应该由选项 D 来管理。其二，公立医院的药品使用由卫生健康部门管理，第 71 题答案为 C。其三，药品价格的细节管理由医疗保障部门负责，卫生健康部门只有建议权，第 72 题答案为 B。

[73~75] D、B、A　考查药品管理工作相关部门职责。其一，第 73 题题干的关键点是"中药材生产"和"药品储备"，属于工业环节，故答案为 D。其二，第 74 题题干的关键点是"流通"，属于流通环节，故答案为 B。其三，第 75 题题干的关键点是"基本药物"，主要针对医疗机构的用药，故答案为 A。

[76~78] B、C、A　考查药品管理工作相关部门职责。其一，医疗保障部门管理的主要和医疗保险有关，第 76 题答案为 B。其二，工业和信息化管理部门管理的事项主要和医药工业有关，第 77 题答案为 C。其三，人力资源和社会保障部门管理"五险一金"中的养老、失业、工伤等社会保险以及公积金，第 78 题答案为 A。

[79~81] D、A、C　考查药品管理工作相关部门职责。此题将药品价格管理的事项放在一块考查，方便大家进行区分。首先，分析选项，选项 B 和现在药品价格改革的方向相悖，现在的药品价格形成机制是以市场为主导的。其次，市场监督管理部门重在对

市场交易行为进行监督管理，药品价格也是行为之一，但是其权限仅限于"监督检查"，第79题答案为D。卫生健康部门主管国家基本药物制度，可以在这方面为价格制定提供建议，第80题答案为A。医疗保障部门在药品价格制定方面权限最大，第81题答案为C。

[82～84] B、A、D　考查药品管理工作相关部门职责。此题将药品广告管理的相关部门放在一块，有一定难度。第82题更强调查处违法违规网站、无线电台，这属于信息化的范畴，故答案为B。第83题要特别注意广告审查权交给了市场监督管理部门，这里面包括药品广告审查，故答案为A。第84题更强调发布广告的网站，故答案为D。

[85～86] C、C　考查药品管理工作相关部门职责。医疗保障部门主管医疗保险药品目录准入、价格制定、采购、医疗保险基金、查处骗保等权限。故第85题和第86题答案均为C。

[87～89] D、B、A　考查药品管理工作相关部门的职责。其一，第87题题干情景属于工业环节，故答案为D。其二，第88题题干情景属于医疗保险环节，故答案为B。其三，第89题题干属于营业执照环节，故答案为A。

[90～91] B、B　考查中医药管理部门职责。这组题目关系到中药资源管理。

[92～93] B、A　考查药品管理工作相关部门、药品监督管理部门。其一，国家中医药管理局是国家卫健委主管的副部级局，第92题答案为B。其二，国家药品监督管理局是国家市场监督管理总局主管的副部级局，第93题答案为A。

[94～96] D、A、B　考查药品管理工作相关部门、药品监督管理部门。其一，药品监督管理部门主要管理药品研制、生产、流通和使用环节的质量，故第94题答案为D。其二，医疗保障部门主要管理医疗保险，故第95题答案为A。其三，市场监督管理部门主要管理市场交易，药品价格监督检查属于市场交易的环节，故第96题答案为B。

[97～99] D、A、A　考查药品管理工作相关部门职责、国家药品监督管理局的职责、药品类易制毒化学品的管理。第97题和第98题谨防混淆，药品类易制毒化学品进口许可是由商务部负责，而生产许可则是由省级药品监督管理部门负责。第99题药品的管理由国家药品监督管理局负责。

[100～101] B、B　考查药品管理工作相关部门职责。涉及犯罪的，由公安机关负责。故第100、101

题答案均为B。

[102～103] A、A　考查药品管理工作相关部门职责。涉及药品进出口的，由海关负责。故第102、103题答案均为A。

[104～106] C、D、A　考查国家药品监督管理局与国家市场监督管理总局、国家卫生健康委员会、商务部的职责分工。理解这几个部门的职责分工，有利于理解药品广告、中国药典、药品不良反应、药品流通规划、药品犯罪案件法条的相关规定。

[107～109] B、A、D　考查药品监督管理专业技术机构的职责。其一，药品上市后安全性评价工作由药品评价中心负责。第107题答案为B。其二，负责药品注册现场检查工作的是食品药品审核查验中心。第108题答案为A。其三，负责进行药品注册技术审评工作的是药品审评中心。第109题答案为D。

[110～112] D、B、C　考查药品监督管理专业技术机构的职责。其一，第110题题干的关键点是"标定"，中国食品药品检定研究院的职责主要是检验、标定，故答案为D。其二，第111题题干的关键点是"审评"，选项B涉及审评职责，故答案为B。其三，第112题题干的关键点是"检查"，国家药品监督管理局食品药品审核查验中心负责检查，故答案为C。

[113～115] A、B、B　考查药品监督管理专业技术机构的职责。**中国食品药品检定研究院负责进口药品检验，国家药典委员会负责药品标准相关工作，通用名称属于药品标准的一个组成部分。**故第113题答案为A，第114、115题答案为B。

[116～118] A、D、D　考查药品监督管理专业技术机构的职责。中国食品药品检定研究院负责严重药品不良反应原因的实验室研究，药品评价中心负责药品不良反应监测。故第116题答案为A，第117、118题答案为D。

[119～121] A、C、A　考查药品监督管理专业技术机构的职责。**药品（包括通过一致性评价的仿制药）技术评审均为药品审评中心，中药品种保护审评由国家中药品种保护审评委员会负责。**故第119、121题答案为A，第120题答案为C。

[122～123] D、D　考查药品监督管理专业技术机构的职责。**基本药物、非处方药均为上市后的药品，药品评价中心负责药品上市后的管理事项。**故第122、123题答案均为D。

[124～126] A、B、C　考查药品监督管理专业技术机构的职责。其一，第124题药品检查员，由审

核查验中心负责，故答案为 A。其二，第 125 题由字面意思可知答案为 B。其三，第 126 题国家中药品种保护审评委员会不同于其他技术支撑机构，是国家市场监督管理总局的直属事业单位，故答案为 C。

[127～129] C、B、A 考查药品标准。其一，药品注册标准是针对新药的，是针对某一个企业的。故第 127 题答案为 C。其二，《国家药品监督管理局国家药品标准》收载未载入中国药典但是需要统一标准的国家药品标准，往往针对的是仿制药。故第 128 题答案为 B。其三，《中国药典》是最高权威的药品标准。故第 129 题答案为 A。

[130～131] A、B 考查药品监督检查类型和内容。其一，第 130 题题干涉及非临床研究、临床研究，也有关键词"研制"，故答案为 A。其二，第 131 题题干涉及《药品生产许可证》、GMP，故答案为 B。

[132～133] A、B 考查药品监督检查类型和内容。国家药品监督管理局负责研制环节的监督检查，具体由国家药品监督管理局审核查验中心负责实施；省级药品监督管理局负责生产环节的监督检查。

[134～135] C、A 考查职业化专业化药品检查员制度。比较具体的队伍建设，国家药品监督管理局和省级药品监督管理局均要负责，但是顶层设计检查员分级分类管理制度则是由国家药品监督管理局负责。故第 134 题答案为 C，第 135 题答案为 A。

[136～137] A、D 考查药品质量监督检验。其一，监督抽检是指药品监督管理部门根据监管需要对质量可疑药品进行的抽查检验，评价抽检是指药品监督管理部门为评价某类或一定区域药品质量状况而开展的抽查检验。故第 136 题答案为 A。其二，批签发为实施上市前的检验行为，属于指定检验。故第 137 题答案为 D。

[138～140] B、C、A 考查药品质量监督检验。其一，指定检验指国家法律或国家药品监督管理部门规定某些药品在销售前或者进口时，必须经过指定药品检验机构检验，检验合格的，才准予销售的强制性药品检验。故第 138 题答案为 B。其二，药品注册检验，包括标准复核和样品检验。新药上市申请、首次申请上市仿制药、首次申请上市境外生产药品，应当进行样品检验和标准复核。故第 139 题答案为 C。其三，药品质量公告是指由国务院和省级药品监督管理部门向公众发布的有关药品质量抽查检验结果的通告。故第 140 题答案为 A。

[141～143] D、A、C 考查药品质量监督检验。其一，血液制品属于批签发，为指定检验。故第 141

题答案为 D。其二，为了监督管理需要，进行的检验为抽查检验。故第 142 题答案为 A。其三，有异议的，是申请复验。故第 143 题答案为 C。

[144～145] C、A 考查药品质量监督检验。评价抽验的抽样工作可由药品检验机构承担；监督抽验的抽样工作由药品监督管理部门承担，然后送达所属区划的药品检验机构检验。

[146～147] B、C 考查药品质量监督检验。其一，抽查检验包括评价检验、监督检验，前者重点关注质量状况，后者重点关注某质量可疑药品。第 146 题答案为 B。其二，药品销售前或进口时需要进行指定检验，批签发属于指定检验。第 147 题答案为 C。

[148～150] A、B、C 考查药品质量监督检验。国家药品监督管理局负责全国范围抽查检验，省级药品监督管理局负责本区域内生产、批发的抽查检验，市县两级药品监督管理部门负责零售、使用的抽查检验。

[151～152] A、B 考查药品质量监督检验。标准复核关注的是检验方法的验证，样品检验关注的是样品与国家药品标准的匹配。

[153～154] A、B 考查药品质量监督检验。其一，首次上市，注册检验最严格，样品检验和标准复核都要进行。故第 153 题答案为 A。其二，从 154 题题干来看，检验方法明确了，那么标准复核就不用做了。故第 154 题答案为 B。

[155～156] A、B 考查药品质量监督检验。"首次申请上市仿制药"指第一次在我国申请上市的仿制药，属于申请上市，是药品注册检验的范畴。而"首次在中国销售的药品"指同一药品不同企业在中国第一次销售，属于指定检验的范畴。

[157～158] C、A 考查药品监督检查的管辖。其一，第 157 题涉及的企业主要是生产、批发环节，由选项 C 负责监督检查。其二，第 158 题题干的关键词是"巡查"，由选项 A 负责。

[159～161] C、A、B 考查药品监督检查的分类。此类题属于语文题。第 159 题题干关键词是"具体问题或者投诉举报"，这是有原因的监督检查，答案为 C。第 160 题题干关键词是"对申请人是否具备从事药品生产经营活动条件"，这属于行政许可，答案为 A。第 161 题题干关键词是"年度检查计划"，也就是日常检查，答案为 B。

[162～163] B、C 考查药品检查结果的处理。其一，现场检查时发现缺陷有一定质量风险，经整改后综合评定结论为符合要求的，药品监督管理部门必

要时依据风险采取**告诫、约谈等风险控制措施**。第162题答案为B。其二，综合评定结论为**不符合要求**的，药品监督管理部门应当第一时间采取**暂停生产、销售、使用、进口等风险控制措施**，消除安全隐患。第163题答案为C。另外，还要注意：除首次申请相关许可证的情形外，药品监督管理部门应当按照《中华人民共和国药品管理法》第一百二十六条等相关规定进行处理，并将现场检查报告、《药品检查综合评定报告书》及相关证据材料、行政处理相关案卷资料等进行整理归档保存。

三、综合分析选择题

1. B 考查行政复议的申请。行政处罚是由违法行为发生地（丙省）行政机关处理，行政复议是由处罚机关上一级处理。丙省药品监督管理局上一级是丙省市场监督管理局。故答案为B。

2. B 考查行政诉讼的受案范围、起诉和受理。行政诉讼由人民法院受理，直接起诉的时效是自知道具体行政行为之日起6个月。故答案为B。

3. B 考查行政强制措施的种类、行政强制执行的方式。罚款是行政处罚，加处罚款是行政强制执行。故答案为B。

4. D 考查药品零售企业销售处方药和非处方药的要求。其一，选项A和B属于必须凭处方销售的药品。其二，选项C是甲类非处方药，选项D属于乙类非处方药。执业药师不在岗，可以销售乙类非处方药。故答案为D。

5. D 考查行政处罚的决定及程序。其一，对法人罚款小于3000元，应该适用简易程序（当场处罚程序），这是解题的第一步。其二，区别简易程序、普通程序、听证程序，简易程序不需要立案，也不需要听证辩论和制作笔录。故答案为D。

6. D 考查行政复议的申请。行政复议案件由被申请人的上一级行政机关管辖。丙县市场监督管理局的上一级行政机关是县人民政府。故答案为D。

四、多项选择题

1. ABC 考查法的渊源。同一位阶法间，新的规定优于旧的规定。选项D说法错误。故答案为ABC。

2. ACD 考查法的渊源。其一，**地方性法规是由省级人民代表大会制定，部门规章是由国务院的部委来制定**。选项A和选项B依据的原则是保护地方利益，国务院认为适用地方性法规的，按地方性法规来管理；国务院认为适用部门规章的，为了保护地方利

益，提请省级人民代表大会的上一级全国人民代表大会裁决（原文是"地方性法规与部门规章之间对同一事项的规定不一致时，由国务院提出意见，国务院认为应当适用部门规章的，应当提请全国人民代表大会常务委员会裁决"）。选项A说法正确，选项B说法错误。其二，选项C中部门规章的制定部委、地方政府规章的制定机关省政府都是国务院管理的部门，国务院可以直接裁决，说法正确。其三，法律由全国人民代表大会制定，出现与其他授权法规的冲突也是由全国人民代表大会裁决。选项D说法正确。故答案为ACD。

3. ABD 考查立法和立法权限，执法、司法、守法。其一，执法，是法律执行；司法，是法律适用。选项C说法错误。其二，对于医药行业，执法主要是药品监督管理部门执行法律，司法主要是人民法院、人民检察院、公安机关来处理案件。故答案为ABD。

4. ABCD 考查国家药品管理法律体系。除了这四个选项外，还包括：①强化了药品监管体系和监管能力建设，特别强调要建立职业化、专业化的检查员队伍。②完善了药品安全责任制度，坚持重典治乱，处罚到人，严惩重处各种违法行为，充分体现了"四个最严"的要求。

5. BCD 考查药品行政许可事项。医疗机构制剂不可以在市场销售，选项A不进行许可证管理。注意医疗机构制剂配制是进行许可证管理的。故答案为BCD。

6. ABC 考查国家药品管理法律关系。假药违法行为涉及《药品管理法》《刑法》，关系的法律责任有行政处罚、刑事处罚和民事赔偿。故答案为ABC。

7. AC 考查行政处罚的决定以及程序。其一，行政机关应当自行政处罚案件立案之日起九十日内作出行政处罚决定。法律、法规、规章另有规定的，从其规定。选项B过于绝对，说法错误。其二，没收较大数额违法所得行政处罚作出前，才需要听证程序。选项D只是一般的"没收违法所得"，不一定适用于听证程序。故答案为AC。

8. ABC 考查行政强制。行政强制措施的目的是保全证据，防止危险扩大，选项D说法错误。故答案为ABC。

9. ABC 考查药品质量监督检验。未通过批签发的产品，不得上市销售或者进口。依法经国家药品监督管理局批准免予批签发的产品除外。应对突发事件急需的疫苗可以免批签发，选项D说法错误。故答案为ABC。

10. ABC 考查行政强制措施的种类。根据《药品管理法》第100条第2款规定"**对有证据证明可能危害人体健康的药品及其有关材料，药品监督管理部门可以查封、扣押，并在七日内作出行政处理决定；药品需要检验的，应当自检验报告书发出之日起十五日内作出行政处理决定**"。选项A、选项B和选项C符合此规定及行政强制措施的种类，选项D属于行政强制执行。故答案为ABC。

11. CD 考查行政处罚的决定及程序。选项A和选项B是简易程序，而题干所问是听证程序。故答案为CD。

12. ABCD 考查行政处罚的决定及程序。其一，注意选项B的意思是"行政机关作出责令停产停业、吊销许可证或者执照、较大数额罚款等行政处罚决定之前，应当告知当事人有要求举行听证的权利"的另一种说法，意思没有变化。其二，选项D比较了简易程序、一般程序，说法正确。故答案为ABCD。

13. ABCD 考查国家药品监督管理技术支持机构的职责。这些机构主要包括中国食品药品检定研究院、国家药典委员会、药品审评中心、食品药品审核查验中心、药品评价中心、行政事项受理服务和投诉举报中心、执业药师资格认证中心和高级研修学院、国家中药品种保护审评委员会等。故答案为ABCD。

14. AB 考查药品标准。**医疗机构制剂配制标准和中药饮片炮制规范虽然都为省级药品标准，但是两者也不同。**医疗机构制剂配制标准没有"国家药品标准"的说法，也没有"向国家药品监督管理局备案"的说法。故答案为AB。

15. ABC 考查药品监督检查类型和内容。其一，对有证据证明可能存在安全隐患的，药品监督管理部门根据监督检查情况，应当采取告诫、约谈、限期整改以及暂停生产、销售、使用、进口等措施，并及时公布检查处理结果。其二，题干中所涉及的是"药店"，只会暂停销售。选项D"暂停生产"不是药店的经营行为。故答案为ABC。

16. CD 考查药品监督检查类型和内容。选项A的关键词是"研制"，选项B的关键词是"注册"，这属于药品研制环节。另外，注意选项B和选项D的区别，前者是在注册中对原料、辅料、包装材料的供应商进行延伸检查，属于研制环节；而后者则是在注册结束后的生产过程中进行类似的检查，属于生产环节。故答案为CD。

17. AB 考查职业化专业化药品检查员制度。由题干可以知道，职业化专业化药品检查员工作的环节主要是研制、生产，研制是国家药品监督管理局管理，生产是省级药品监督管理局管理，这个制度没有涉及经营、使用环节，也就不会涉及市县两级。故答案为AB。

18. ABCD 考查职业化专业化药品检查员制度。除这四个选项外，还有"建立激励约束机制"。故答案为ABCD。

19. ABCD 考查药品监督检查类型和内容。**被检查单位有下列情形之一的，视为拒绝、逃避检查：①拖延、限制、拒绝检查人员进入被检查场所或者区域的，或者限制检查时间的（选项A对应规定）；②无正当理由不提供或者延迟提供与检查相关的文件、记录、票据、凭证、电子数据等材料的（选项B对应规定）；③以声称工作人员不在、故意停止生产经营等方式欺骗、误导、逃避检查的（选项C对应规定）；④拒绝或者限制拍摄、复印、抽样等取证工作的（选项D对应规定）；⑤其他不配合检查的情形。**故答案为ABCD。

20. ABCD 考查药品质量监督检验。"首次在中国销售药品"包括新药上市申请、首次申请上市仿制药、首次申请上市境外生产药品，但是这个概念更强调对于某家企业来说是不是第一次销售，所以包括的范围更广。故答案为ABCD。

21. ABC 考查药品质量监督检验。**疫苗类制品、血液制品、用于血源筛查的体外诊断试剂以及国家药品监督管理部门规定的其他生物制品，在每批产品上市销售前或进口时，都应当通过批签发审核检验。未通过批签发的产品，不得上市销售或进口。**故答案为ABC。

22. ABC 考查药品质量公告。其一，国家药品质量公告发布前，涉及内容的核实由省级药品监督管理部门负责。省级药品监督管理部门可以组织省级药品检验机构具体落实。核实结果应当经省级药品监督管理部门加盖印章予以确认后按要求报中国食品药品检定研究院汇总。其二，省级药品质量公告发布前，由省级药品监督管理部门组织核实。涉及外省不合格药品的，应当及时通知相关的省级药品监督管理部门协助核实。可见，负责组织核实的省级药品监督管理部门主要是抽查检验不合格的省级药品监督管理部门，这不一定是生产企业所在地省级药品监督管理部门。选项D说法错误。故答案为ABC。

23. ABCD 考查药品行政许可事项。根据2021年8月30日发布的《国家药品监督管理局贯彻落实国务院深化"证照分离"改革进一步激发市场主体发展活力的实施方案》，自 2021 年 7 月 1 日起，在全国范围内实施药品监管领域涉企经营许可事项全覆盖清单管理，按照直接取消审批、审批改为备案、实行告知承诺、优化审批服务等四种方式分类推进审批制度改革。

24. ABC 考查行政处罚的适用。选项 D 属于从轻或减轻行政处罚情形，不予行政处罚中的类似情形是"如违法行为轻微并及时纠正，没有造成危害后果"。

25. ABCD 考查加强药品监督管理的总体要求。为全面加强药品监管能力建设，更好保护和促进人民群众身体健康，国务院办公厅印发《关于全面加强药品监管能力建设的实施意见》（国办发〔2021〕16

号），其中提出的总体要求是认真落实党中央、国务院决策部署，坚持人民至上、生命至上，落实"四个最严"要求，强基础、补短板、破瓶颈、促提升，对标国际通行规则，深化审评审批制度改革，持续推进监管创新，加强监管队伍建设，按照高质量发展要求，加快建立健全科学、高效、权威的药品监管体系，坚决守住药品安全底线，进一步提升药品监管工作科学化、法治化、国际化、现代化水平，推动我国从制药大国向制药强国跨越，更好满足人民群众对药品安全的需求。

26. ABCD 考查药品监督检查方式、药品监督检查结果的处理。

第三章　药品研制和生产管理

一、最佳选择题

1. D 考查药品注册管理的基本制度和要求、药物临床试验质量管理、药物非临床研究质量管理。其一，中药注册审评，采用**中医药理论、人用经验和临床试验相结合**的审评证据体系，综合评价中药的安全性、有效性和质量可控性。其二，**来源于临床实践的中药新药**，人用经验能在临床定位、适用人群筛选、疗程探索、剂量探索等方面提供研究、支持证据的，可不开展 **II 期临床试验**。可见，选项 D 中的"中医药理论"与原规定不符，从常识角度，也不可能因为一个理论而不用做 II 期临床试验了。故答案为 D。

2. A 考查药物非临床研究质量管理规范认证管理。国家药品监督管理局食品药品审核查验中心负责开展 **GLP 认证**相关资料审查、现场检查、综合评定以及实施对相关机构的监督检查等工作。省级药品监督管理部门负责本行政区域内药物非临床安全性评价研究机构的日常监督管理工作，组织开展监督检查，查处违法行为。故答案为 A。

3. A 考查药物非临床研究质量管理规范认证管理。**申请机构可以根据本机构的研究条件，申请单个或者多个试验项目的 GLP 认证**。可见，多个试验项目的 GLP 认证也是可以一起申请的，选项 A 说法错误。故答案为 A。

4. A 考查药物非临床研究质量管理规范认证管

理。GLP 机构主动申请或经检查发现部分试验项目不具备研究条件、能力，需核减相应试验项目的，**国家药品监督管理局重新核发 GLP 证书，证书有效期不变**。故答案为 A。

5. A 考查药品上市许可。《药品管理法》明确，化学原料药实施审批制，其登记注册属于行政许可事项。故答案为 A。

6. D 考查药品再注册。化学原料药登记人应在药品批准文号或化学原料药批准通知书有效期届满前 **6 个月**向省级药品监管部门（或药品审评中心）申请再注册。故答案为 D。

7. B 考查药品再注册。已取得药品批准文号的化学原料药，基于**原批准证明文件**进行再注册；未取得药品批准文号、已通过审评审批标识为"A"的化学原料药，基于**发放的化学原料药批准通知书**进行再注册。故答案为 B。

8. C 考查临床试验用药品的管理。临床试验用药品档案至少应当保存至药品退市后 2 年。如药品未获批准上市，应当保存至临床试验终止后或注册申请终止后 2 年。选项 C 的说法与此规定矛盾。故答案为 C。

9. B 考查临床试验用药品的管理。其一，因盲法试验需要，使用不同的包装材料重新包装对照药品时，**重新包装后对照药品的使用期限不应当超过原产品的有效期**。其二，包装上标签的有效期标注是以生产日期为起算日期。选项 B 说法错误。故答案为 B。

10. A 考查临床试验用药品的管理。**每批临床试验用药品均应当留样**，临床试验用药品的留样期限按照以下情形中较长的时间为准：药品上市许可申请批准后两年或临床试验终止后两年；该临床试验用药品有效期满后两年。

11. D 考查药品注册管理的基本制度和要求、加快上市注册程序。**国务院卫生健康或者中医药主管部门认定急需的中药，可应用人用经验证据直接按照特别审批程序申请开展临床试验或者上市许可或者增加功能主治**。选项 D 中认定急需部门误为国家药品监督管理局，临床需要是由主管医疗机构的部门（国务院卫生健康或者中医药主管部门）决定的。故答案为 D。

12. B 考查加快上市注册程序。对治疗严重危及生命且尚无有效治疗手段的疾病以及**国务院卫生健康或者中医药主管部门认定急需的中药**，药物临床试验已有**数据**或者高质量中药人用经验证据显示疗效并能预测其临床价值的，可以附条件批准，并在药品注册证书中载明有关事项。故答案为 B。

13. C 考查药品专利纠纷早期解决机制。**等待期自人民法院立案或者国务院专利行政部门受理之日起，只设置一次**。等待期内国家药品审评机构**不停止技术审评**。选项 C 错在等待期停止技术审评。故答案为 C。

14. D 考查药品上市后研究和变更。对**主治或者适用人群范围进行删除**的，应当说明删除该主治或者适用人群范围的合理性，一般**不需开展临床试验**。另外，注意增加新适应症的，一定需要开展临床试验。故答案为 D。

15. A 考查药品上市后研究和变更。已上市中药申请变更用法用量或者增加适用人群范围，功能主治不变且不改变给药途径，人用经验证据支持变更后的新用法用量或者新适用人群的用法用量的，可不开展Ⅱ期临床试验，仅开展Ⅲ期临床试验。故答案为 A。

16. D 考查药品上市后研究和变更。**替代或者减去处方中处于濒危状态药味的，至少开展Ⅲ期临床试验的比较研究**。必要时，需同时变更药品通用名称。选项 D 说法与此规定不一致。故答案为 D。

17. A 考查药品上市许可持有人的义务。药品上市许可持有人应当建立**覆盖药品生产全过程的质量管理体系**，按照国家药品标准、经药品监督管理部门核准的质量标准和生产工艺进行生产，确保药品生产全过程持续符合药品生产质量管理规范要求。选项 A 错

在将确保生产全过程持续符合 GMP 的质量管理职责委托给了受托生产企业。故答案为 A。

18. D 考查药品上市许可持有人的义务。药品上市许可持有人应当按照药品监管有关规定和**药品生产质量管理规范**等要求建立药品上市后变更控制体系，制定实施内部变更分类原则、变更事项清单、工作程序和风险管理要求；应当结合产品特点，经充分研究、评估和必要的验证后确定变更管理类别，经批准、备案后实施或者在年度报告中载明。**委托生产的，应当联合受托生产企业开展相关研究、评估和必要的验证**。选项 D 错在混淆了 GMP 与 GVP 的适用范围。故答案为 D。

19. A 考查药品上市许可持有人的权利。药品上市许可持有人应当具备法律要求的责任赔偿能力，建立责任赔偿的相关管理程序和制度，实行**赔偿首负责任制**。选项 A 将赔偿首负责任制与惩罚性赔偿制度混淆了，说法错误。故答案为 A。

20. D 考查药品注册管理的基本制度和要求。**药品审评中心管理上市前及上市，药品评价中心管理上市后**。选项 D 说法错误。故答案为 D。

21. D 考查药品上市许可。药品生产应该遵循《药品生产质量管理规范》，《药物临床试验质量管理规范》主要针对的是临床研制环节。故答案为 D。

22. D 考查药品上市许可。其一，**在发生突发公共卫生事件的威胁时以及突发公共卫生事件发生后，国家药品监督管理局可以依法决定对突发公共卫生事件应急所需防治药品实行特别审批**。题干明确"不存在突发公共卫生事件的威胁"，也就是特别审批程序的前提不满足。其二，题干满足突破性治疗药物的条件，同时满足附条件批准、优先审评审批的条件。这可以帮助排除选项 A、选项 B、选项 C。故答案为 D。

23. D 考查新药临床试验审批管理。获准上市的药品在临床用药中增加与其他药物的联合用药，这属于医生临床经验决定的，不需要进行临床试验。故答案为 D。

24. A 考查新药临床试验审批管理。研发期间安全性更新报告应当每年提交一次，于药物临床试验获准后每满一年后的两个月内提交。故答案为 A。

25. D 考查药品上市许可。其一，对于创新药、改良型新药以及生物制品等，应当进行药品注册生产现场核查和上市前药品生产质量管理规范检查。选项 A、B、C 与题干不符。其二，对于仿制药等，根据是否已获得相应生产范围药品生产许可证且已有同剂型品种上市等情况，基于风险进行药品注册生产现场核

查、上市前药品生产质量管理规范检查。选项 D 与题干相符。故答案为 D。

26. D 考查药品上市许可。中检院或者经国家药品监督管理局指定的药品检验机构承担创新药，改良型新药（中药除外），生物制品、放射性药品和按照药品管理的体外诊断试剂，及国家药品监督管理局规定的其他药品的注册检验。选项 D 与此不一致。故答案为 D。

27. C 考查仿制药注册要求。对已在中国境外上市但尚未在境内上市药品的仿制药注册申请，应与原研药进行生物等效性研究并按国际通行技术要求开展临床试验，所使用的原研药由企业自行采购，向国家药品监督管理申请局一次性进口。可见，用于对比研究的原研药需要一次性进口，不是选项 C 中的"无须进口"，选项 C 说法错误。故答案为 C。

28. A 考查仿制药注册要求。其一，**仿制药要求与原研药具有相同的活性成分、剂型、规格、适应症、给药途径和用法用量，不强调处方工艺与原研药品一致，但强调仿制药必须与原研药品质量和疗效一致**。其二，企业应采用体内生物等效性试验的方法进行质量一致性评价，允许企业采取体外溶出度试验方法进行评价。其三，仿制药生物等效性试验由审批制改为备案制。申请人应按相关指导原则和国际通行技术要求与原研药进行全面质量对比研究，保证与原研药质量的一致性。故答案为 A。

29. C 考查药品注册中的专利纠纷早期解决机制。**如果当事人选择向国务院专利行政部门请求行政裁决，对行政裁决不服又向人民法院提起行政诉讼的，9 个月的等待期并不延长**。选项 C 错在"药品专利纠纷等待期可以延长"。故答案为 C。

30. A 考查药品注册中的专利纠纷早期解决机制。药品上市是由国家药品监督管理局批准的，独占期为 12 个月。故答案为 A。

31. B 考查药品批准证明文件。药品批准文号不因上市后的注册事项的变更而改变。选项 B 说法与此相反。故答案为 B。

32. B 考查药品上市后研究和变更。药品注册证书及附件要求持有人在药品上市后开展相关研究工作的，持有人应当在规定时限内完成并按照要求提出补充申请、备案或者报告。选项 B 将程序仅限于补充申请，不全面。故答案为 B。

33. D 考查药品上市后研究和变更。**药品上市后的变更，按照其对药品安全性、有效性和质量可控性的风险和产生影响的程度，实行分类管理，分为审批**

类变更、备案类变更和报告类变更。故答案为 D。

34. D 考查药品上市后研究和变更。药品上市后的变更，审批类变更是对药品安全性和有效性的重大变化，备案类变更属于中等变化，报告类变更属于微小变化。药品分包装对药品质量影响中等，也就是选项 D 符合题干。故答案为 D。

35. D 考查药品上市后研究。题干所涉及的是药品上市后评价存在严重不良反应，应该注销药品注册证书（药品批准文号），而不是针对生产许可证件采取行动。故答案为 D。

36. A 考查药品上市许可持有人的界定。其一，药品上市主要是和"上市"有关的证件，选项 D 中的"药品生产许可证"是生产许可证件，排除。其二，"进口药品注册证""医药产品注册证"已经取消，无论境内，还是境外申请药品上市，均为"药品注册证"。故答案为 A。

37. D 考查药品上市许可持有人的资质和能力要求。申请人能否最终成为上市许可持有人，需要经药品监管部门及其技术审评单位对其是否符合相应条件和能力进行审核来最终确定。选项 D 说法不符合这一规定。故答案为 D。

38. A 考查药品上市许可持有人的义务和权利。**药品上市许可持有人应当依照《药品管理法》的规定，对药品的非临床研究、临床试验、生产经营、上市后研究、不良反应监测及报告与处理等药品全生命周期承担管理责任**。故答案为 A。

39. C 考查药品上市许可持有人的权利和义务。**经国务院药品监督管理部门批准，药品上市许可持有人可以转让药品上市许可**。选项 C 中的部门级别、管理方式均与此规定不符。故答案为 C。

40. B 考查药品委托生产管理。其一，**血液制品、麻醉药品、精神药品、医疗用毒性药品、药品类易制毒化学品不得委托生产；但是，国务院药品监督管理部门另有规定的除外**。其二，疫苗经国务院药品监督管理部门批准可以委托生产。故答案为 B。

41. A 考查药品上市许可持有人的权利和义务。**药品上市许可持有人可以自行销售其取得药品注册证书的药品，也可以委托药品经营企业销售。药品上市许可持有人从事药品零售活动的，应当取得药品经营许可证**。故答案为 A。

42. A 考查药品上市后研究和变更、药品上市许可持有人的权利和义务。**药品上市许可持有人应当建立年度报告制度，每年将药品生产销售、上市后研究、风险管理等情况按照规定向省、自治区、直辖市**

人民政府药品监督管理部门报告。这项规定中所报告的是微小变更。故答案为 A。

43. D 考查从事药品生产应具备的条件。选项 D 的依据是"有保证药品质量的规章制度，并符合国务院药品监督管理部门依据本法制定的药品生产质量管理规范要求"，也就是在开办之前就要符合 GMP。故答案为 D。

44. C 考查药品生产许可的申请和审批。从事药品生产活动，应当遵守药品生产质量管理规范，建立健全药品生产质量管理体系，保证药品生产全过程持续符合法定要求。故答案为 C。

45. B 考查药品生产许可的申请和审批。**委托他人生产制剂的药品上市许可持有人，应当具备《药品生产监督管理办法》规定的相应条件**，并与符合条件的药品生产企业签订委托协议和质量协议，将相关协议和实际生产场地申请资料合并提交至**药品上市许可持有人所在地省（区、市）药品监督管理部门**，按照《药品生产监督管理办法》规定**申请办理药品生产许可证**。故答案为 B。

46. D 考查药品生产许可证管理。其一，生产负责人现在已经不是生产许可事项，选项 B 没有错误。其二，企业分立，在保留原药品生产许可证编号的同时，增加新的编号。企业合并，原药品生产许可证编号保留一个。选项 D 中的"合并"对应的许可证管理方式不正确。故答案为 D。

47. D 考查药品生产许可证管理。**药品生产许可证变更后，原发证机关应当在药品生产许可证副本上记录变更的内容和时间，并按照变更后的内容重新核发药品生产许可证正本，收回原药品生产许可证正本，变更后的药品生产许可证终止期限不变**。选项 D 错为"重新计算有效期"。故答案为 D。

48. C 考查药品委托生产管理。其一，麻醉药品和精神药品不得委托生产。选项 A 和选项 B 排除。其二，受托方不得将接受委托生产的药品再次委托第三方生产。经批准或者通过关联审评审批的原料药应当自行生产，不得再行委托他人生产。故答案为 C。

49. A 考查药品委托生产管理。**持有人依法对药品研制、生产、经营、使用全过程中药品的安全性、有效性、质量可控性负责，不得通过质量协议将法定只能由持有人履行的义务和责任委托给受托方承担。**选项 A 中说持有人可以将其质量责任委托受托方，与上述规定矛盾，说法错误。故答案为 A。

50. D 考查药品生产质量管理规范。**通过相应上市前的药品生产质量管理规范符合性检查的商业规模**

批次，在取得药品注册证书后，符合产品放行要求的可以上市销售。可见，选项 D 错在"不得上市销售"。故答案为 D。

51. D 考查药品放行和药品追溯要求。**药品上市许可持有人委托生产企业生产药品的，既需要出厂放行，也需要上市发放，也是出厂上市双放行制度，有助于落实药品上市许可持有人全生命周期管理。**故答案为 D。

52. C 考查短缺药品报告制度。其一，必需时，向国家药品监督管理局报告。其二，短缺药品报告主要是限于省级药品监督管理局。故答案为 C。

53. D 考查药品召回和药品安全隐患的界定。其一，假劣药比药品安全隐患更严重，属于药品安全行政处罚比较重的处罚，并且还要进行刑事处罚。选项 A 与题干不符。其二，选项 B 和选项 C 是未上市销售药品，适用药品召回程序的药品必须是上市销售的药品。选项 D 符合上市销售、安全隐患两个界定，存在质量问题是新修订《药品管理法》的规定。故答案为 D。

54. A 考查药品生产、经营企业和使用单位有关药品召回的义务。**药品上市许可持有人是药品召回的责任主体。**故答案为 A。

55. A 考查药品生产、经营企业和使用单位有关药品召回的义务。

56. D 考查药品上市许可持有人药品召回的义务、药品召回分类。选项 D 是责令召回的改编，将"药品上市许可持有人"修改为了"药品经营企业"。原规定为"责令召回是指药品监督管理部门经过调查评估，认为药品上市许可持有人应当召回药品而未召回的，或者药品监督管理部门经对持有人主动召回结果审查，认为持有人召回药品不彻底的，责令持有人召回药品"。但是，药品经营企业是无法召回药品的，选项 D 说法错误。故答案为 D。

57. B 考查药品上市许可持有人药品召回的义务。药品上市许可持有人是药品安全第一责任人，在全生命周期对药品质量安全负责。因此，境外药品上市许可持有人的境内代理人也是由其指定的。故答案为 B。

58. D 考查生产、销售与使用单位药品召回的义务。其一，**药品上市许可持有人是控制风险和消除隐患的责任主体**。选项 D 履行召回义务与题干的主语无法对应。其二，药品生产企业、药品经营企业、药品使用单位应当积极协助对可能存在质量问题或者其他安全隐患的药品进行调查、评估，**主动配合履行召回**

义务，按照召回计划及时传达、反馈药品召回信息，控制和收回存在质量问题或者其他安全隐患的药品。可见，药品生产企业、药品经营企业、药品使用单位是配合履行召回义务，另外需注意这一规定不是上述单位发现的药品安全隐患，而是药品上市许可持有人发动药品召回时，药品生产企业、药品经营企业、药品使用单位要主动配备履行召回义务。故答案为D。

59. B 考查药品召回调查评估的要求。对可能存在质量问题或者其他安全隐患的药品进行调查，应当根据实际情况确定调查内容，可以包括：已发生药品不良反应/事件的种类、范围及原因；药品处方、生产工艺等是否符合相应药品标准、核准的生产工艺要求；**药品生产过程是否符合药品生产质量管理规范；生产过程中的变更是否符合药品注册管理和相关变更技术指导原则等规定；药品储存、运输等是否符合药品经营质量管理规范；药品使用是否符合药品临床应用指导原则、临床诊疗指南和药品说明书、标签规定等；**药品主要使用人群的构成及比例；可能存在质量问题或者其他安全隐患的药品批次、数量及流通区域和范围；其他可能影响药品质量和安全的因素。可见，生产过程中的变更属于药品注册事项的变更，应该按药品注册管理来处理，而不是按GMP处理。选项B说法错误。故答案为B。

60. D 考查药品召回调查评估的要求。对存在质量问题或者其他安全隐患药品评估的主要内容包括：该药品引发危害的可能性，以及是否已经对人体健康造成了危害；对主要使用人群的危害影响；对特殊人群，尤其是**高危人群**的危害影响，如**老年人、儿童、孕妇、肝肾功能不全者、外科手术病人等**；危害的严重与紧急程度；危害导致的后果。选项D中的运动员不属于这一规定中的高危人群，说法错误。故答案为D。

61. D 考查药品主动召回的实施要求。选项D属于药品上市许可持有人在实施召回过程中的措施，而题干问的是持有人作出药品召回决定的措施。故答案为D。

62. D 考查药品主动召回的实施要求。其一，召回药品需要销毁的，应当在持有人、药品生产企业或者储存召回药品**所在地县级以上药品监督管理部门或者公证机构监督下销毁**。注意这一规定的前提是"需要销毁的"，也就是并不是所有召回药品均需销毁。其二，对通过更换标签、修改并完善说明书、重新外包装等方式能够消除隐患的，或者对不符合药品标准但尚不影响安全性、有效性的中药饮片，且能够通过

返工等方式解决该问题的，可以适当处理后再上市。相关处理操作应当符合相应药品质量管理规范等要求，**不得延长药品有效期或者保质期**。这一规定说明了需要销毁的召回药品之外的情况。因此，选项D说法只包括了监督销毁一种情况，不全面。故答案为D。

63. C 考查药品主动召回的实施要求。更改有效期的，为劣药。故答案为C。

64. D 考查药品责令召回的实施要求。**药品上市许可持有人违反《药品召回管理办法》规定，在其所在地省级药品监督管理部门责令其召回后而拒不召回的，药品生产企业、药品经营企业、药品使用单位不配合召回的**，相应省级药品监督管理部门应当按照《药品管理法》第一百三十五条的规定进行查处。可见，药品上市许可持有人是召回责任主体，不是配合召回。选项D说法错误。故答案为D。

65. D 考查药品研制过程简介。**筛选新的化学或生物物质属于实验室研究，这是临床前研究的一部分内容**。选项D说法错误。故答案为D。

66. A 考查药物非临床研究的主要内容和质量管理要求。要区分"应当遵守"和"参照执行"两种情况，选项A属于应当遵守GLP，另外三个选项是参照执行GLP。选项B包含选项C和选项D。故答案为A。

67. C 考查药物非临床研究的主要内容和质量管理要求。其一，申请人在申请药品上市注册前，应当完成药学、药理毒理学和药物临床试验等相关研究工作。从事药品研制活动，应当遵守药物非临床研究质量管理规范（GLP）、药物临床试验质量管理规范（GCP），保证药品研制全过程持续符合法定要求。选项A说法正确。其二，非临床安全性评价研究，指为评价药物安全性，在实验室条件下用实验系统进行的试验，初步目的是通过毒理学试验对受试物的毒性反应进行暴露，在非临床试验中提示受试物的安全性。选项B说法正确，选项C错在"临床条件下用志愿者"，应该是"实验室条件"。其三，非临床安全性评价研究一般适用于毒性、安全性研究，但是要注意**致癌性试验、免疫原性试验、依赖性试验也属于GLP管理范畴**。选项D说法正确。故答案为C。

68. D 考查药物临床试验的规定和质量管理要求、仿制药质量和疗效一致性评价、药物临床试验的规定和质量管理要求。其一，**仿制药生物等效性试验现在不再进行审批，而是备案**。其二，申请人拟开展生物等效性试验的，应当按照要求在药品审评中心网

站完成生物等效性试验备案后，按照备案的方案开展相关研究工作。故答案为D。

69. D　考查药物临床试验的规定和质量管理要求。最终为药物注册申请的审查提供充分依据，大部分药物均需进行Ⅲ期临床试验。从选项B可以看到这一规定，选项B、选项C说法正确。但是，**来源于古代经典名方的中药复方制剂是特例，只需要进行非临床研究，不需要进行临床研究即可上市**。选项D说法绝对化了。故答案为D。

70. A　考查药物临床试验的规定和质量管理要求、仿制药注册和一致性评价要求。生物等效性试验现在是进行备案管理。选项A说法错误。故答案为A。另外，注意选项D也容易成为命题点。

71. B　考查药物临床试验的规定和质量管理要求。**用于申请药品注册的临床试验，必备文件应当至少保存至试验药物被批准上市后5年**。可见选项B中的"至少保存5年"与"保存至试验药物被批准上市后5年"不是一个意思。故答案为B。

72. D　考查药物临床试验的规定和质量管理要求。此题本质是语文题，题干说的是临床试验的审批事项，不用一直等政府审批，到了规定期限，自动完成审批。也就是默示许可，只要到了规定期限以后没有说不批准，就算许可。故答案为D。

73. B　考查药物临床试验的规定和质量管理要求。其一，**开展健康受试者的Ⅰ期药物临床试验、生物等效性试验应当为Ⅰ期临床试验研究室专业**。其二，健康受试者是Ⅰ期药物临床试验的研究对象。选项B说法错误。故答案为B。

74. C　考查药物临床试验的规定和质量管理要求。其一，**新药Ⅰ期临床试验或者临床风险较高需要临床密切监测的药物临床试验，应当由三级医疗机构实施**。其二，具有医疗机构执业许可证，具有二级甲等以上资质的才可以作为临床试验机构。选项C中的"二级医疗机构"的要求显然有点低。故答案为C。

75. C　考查药品注册与药品注册事项。**药品注册管理不只是新药（创新药、改良型新药），还包括仿制药、境外药品等**。选项C将适用范围限于新药，说法错误。故答案为C。

76. D　考查药品注册与药品注册事项。**药品注册包括药物临床试验申请、药品上市许可申请、补充申请、再注册申请等许可事项，以及其他备案或者报告事项**。显然没有认证事项。故答案为D。

77. A　考查药品注册类别。**境外生产药品的注册申请，按照药品的细化分类和相应的申报资料要求执**行。故答案为A。

78. D　考查药品注册管理机构和事项划分。药品注册审评体系建设由国家药品监督管理局负责，选项A、选项B和选项C是省级药品监督管理部门的职责，基本上属于上市后的注册事项。故答案为D。

79. D　考查药品注册管理机构和事项划分。选项A、选项B、选项C属于国家药品监督管理局的职责，选项D属于药品审评中心的职责。故答案为D。

80. C　考查药品注册管理的基本制度和要求。**使用境外研究资料和数据支持药品注册的**，其来源、研究机构或者实验室条件、质量体系要求及其他管理条件等**应当符合国际人用药品注册技术要求协调会（ICH）通行原则**，并符合我国药品注册的相关要求。选项C为"禁止使用"境外研究资料和数据支持药品上市，说法错误。故答案为C。

81. D　考查药品注册管理的基本制度和要求。不存在"补充临床试验申请"这一管理方式，临床试验大部分是上市前的事项，而题干中事项是上市后的事项。故答案为D。

82. A　考查药品注册管理的基本制度和要求。"审批"是审查批准决定，是比"审评"（审查评价过程）更为严格的行政许可程序，化学药品制剂、原料药既要审评，也要审批，但是相关辅料、直接接触药品的包装材料和容器要求相对宽松。选项A说法最精确。故答案为A。

83. D　考查药品注册管理的基本制度和要求。根据《药品注册管理办法》，药品注册中可以直接提出非处方药上市许可申请。故答案为D。

二、配伍选择题

[1~2] B、C　考查药物临床试验的规定和质量管理要求。其一，Ⅱ期临床试验是治疗作用初步评价阶段。故第1题答案为B。其二，Ⅲ期临床试验是治疗作用确证阶段。故第2题答案为C。

[3~5] A、D、B　考查药物临床试验的规定和质量管理要求。其一，第3题题干中的"药代动力学"属于临床药理学研究，故答案为A。其二，第4题题干中的"不良反应"属于上市后管理事项，故答案为D。其三，第5题题干中的"初步评价"属于探索，故答案为B。

[6~8] A、B、C　考查药物临床试验的规定和质量管理要求。四个选项，一个比一个更为细节、具体，也表示临床试验越来越接近上市，也就是四个选项分别对应四期临床试验。

[9～10] C、A　考查药物临床试验的规定和质量管理要求。其一，选项 D 属于上市 5 年之后的事情，排除。选项 A 和 B 是临床试验范畴，只有选项 C 属于安全性评价。故第 9 题答案只能为 C。其二，选项 A 是上市后临床试验，需要遵循 GCP，选项 D 再注册只是一个程序，不需要按 GCP 进行临床试验。故第 10 题答案为 A。

[11～12] A、A　考查药物临床试验的规定和质量管理要求。增加适应症，对药品安全、有效性影响很大，需要临床试验证明，否则为假药。

[13～14] B、A　考查药物临床试验的规定和质量管理要求。此题本质上是语文题，这些措施是控制临床试验中药物的安全性的。

[15～17] A、B、C　考查药品注册管理机构和事项划分。负责检验的是中国食品药品检定研究院，负责检查的是国家药品监督管理局食品药品审核查验中心，负责通用名称核准的是国家药典委员会，负责监测与评价的是药品评价中心，负责制证送达的是国家药品监督管理局行政事项受理服务和投诉举报中心。

[18～19] B、B　考查药品注册管理的基本制度和要求。**药品注册证书有效期为 5 年，到期前 6 个月申请再注册，再注册后有效期仍然为 5 年。**故第 18、19 题答案均为 B。

[20～21] C、D　考查药品注册管理的基本制度和要求。第 20 题根据字面意思可以分析出来答案，答案为 C。第 21 题需要对加快上市注册制度有一定了解，答案为 D。

[22～24] C、A、B　考查药品专利期补偿制度。发明专利权的期限为二十年，实用新型专利权的期限为十年，外观设计专利权的期限为十五年，均自申请日起计算。

[25～26] B、D　考查药品专利期补偿制度。为补偿新药上市审评审批占用的时间，对在中国获得上市许可的新药相关发明专利，国务院专利行政部门应专利权人的请求给予专利权期限补偿。补偿期限不超过五年，新药批准上市后总有效专利权期限不超过十四年。

[27～28] B、D　考查药品上市许可。其一，第 27 题题干的关键是有一些研究内容可以暂时不做，上市后再做，这种情况下要附条件批准（附条件批准证书），也就是这些条件将来达不到，会撤销药品注册证书。故答案为 B。其二，第 28 题题干是一种特别情况，故为特别审批。故答案为 D。

[29～30] A、B　考查药品生产许可证管理。**药品生产许可证载明事项分为许可事项和登记事项。许可事项是指生产地址和生产范围等。登记事项是指企业名称、住所（经营场所）、法定代表人、企业负责人、生产负责人、质量负责人、质量受权人等。**

[31～32] A、B　考查药品生产许可证管理。**药品生产许可证分类码是对许可证内生产范围进行统计归类的英文字母串。大写字母用于归类药品上市许可持有人和产品类型，包括：A 代表自行生产的药品上市许可持有人、B 代表委托生产的药品上市许可持有人、C 代表接受委托的药品生产企业、D 代表原料药生产企业。**

[33～34] C、A　考查药品生产许可证管理。**药品生产许可证分类码是对许可证内生产范围进行统计归类的英文字母串。小写字母用于区分制剂属性，h 代表化学药、z 代表中成药、s 代表生物制品、d 代表按药品管理的体外诊断试剂、y 代表中药饮片、q 代表医用气体、t 代表特殊药品、x 代表其他。**

[35～37] A、B、C　考查仿制药注册要求。第 35 题就是仿制药定义的一部分，故答案为 A。第 36、37 题互相提示，第 36 题答案为 B，第 37 题答案为 C。

[38～39] A、B　考查仿制药注册要求。其一，第 38 题题干中的"生物等效性研究"属于临床试验的一部分，故答案为 A。其二，第 39 题属于豁免临床试验的情况，还有一种药品是来源于古代经典名方的复方制剂。故答案为 B。

[40～41] C、B　考查仿制药质量和疗效一致性评价。其一，第 40 题中变更工艺，**对于通过一致性评价的仿制药，简化程序，绿色通道审批。**故答案为 C。其二，**通不过仿制药质量和疗效一致性评价的结局就是不予注册，退出市场。**故第 41 题答案为 B。

[42～43] A、B　考查药物临床试验的规定和质量管理要求、仿制药质量和疗效一致性评价。其一，临床试验不再分期、分批审批，而改成了一次性审批。故第 42 题答案为 A。其二，仿制药质量和疗效一致性评价因为关系药品生产企业的利润和生存，主要是通过政策引导，分期分批评价。基本原则是"**化学药品新注册分类实施前批准上市的含基本药物品种在内的仿制药，自首家品种通过一致性评价后，其他药品生产企业的相同品种原则上应在 3 年内完成一致性评价**"。故第 43 题答案为 B。

[44～46] A、B、C　考查药品批准证明文件。现在无论是进口、香港澳门台湾、大陆，药品批准文件都是药品注册证书，然后上面载明的都是药品批准

文号。区别是进口多了"进"字的拼音首字母"J"，香港澳门台湾多了中国的英文 China 的首字母"C"。

[47~49] C、B、A 考查药品上市后研究和变更。药品上市后的变更，审批类变更是对药品安全性和有效性的重大变化，备案类变更属于中等变化，报告类变更属于微小变化。

[50~51] A、B 考查药品上市后研究和变更。其一，药品说明书是药品最重要的附件，发生关系药品安全性、有效性的变更属于审批类变更。故第50题答案为 A。其二，药品包装标签相比药品说明书影响中等，属于备案类变更。故第51题答案为 B。

[52~54] A、B、A 考查药品上市后研究和变更。**备案类变更要特别注意区分境内生产药品、境外生产药品，前者是省级药品监督管理部门备案变更、再注册，后者是国家药品监督管理局药品审评中心备案变更、再注册。**

[55~57] B、B、B 考查药品生产许可证管理。《药品生产许可证》正本、副本、换发、补发均不会影响其有效期。

[58~60] A、B、D 考查药品再注册、药品生产许可证管理。其一，第58题题干事项会影响药品注册，故答案为 A。其二，第59题题干涉及生产事项变更，故答案为 B。其三，第60页营业执照吊销或注销，企业资格没有了，药品生产许可的资格自然失效，故答案为 D。

[61~63] D、A、B 考查药品召回和安全隐患的界定、药品生产、经营企业和使用单位有关药品召回的义务。其一，**责令召回是药品监管部门经过调查评估，认为存在安全隐患，药品生产企业应当召回药品而未主动召回的，责令药品生产企业召回药品。**故第61题答案为 D。其二，**主动召回是药品生产企业对收集的信息进行分析，对可能存在安全隐患的药品进行调查评估，发现药品存在安全隐患的，由该药品生产企业决定召回。**故第62题答案为 A。其三，在药品生产实施药品召回时，药品经营企业、使用单位应当协助药品生产企业履行召回义务，按照召回计划的要求及时传达、反馈药品召回信息，控制和收回存在安全隐患的药品。而麻醉药品在药品零售企业不得经营。故第63题答案为 B。

[64~65] C、B 考查药品召回和安全隐患的界定。一级召回最严重，二级召回中等严重，三级召回最轻。

[66~67] C、B 考查主动召回和责令召回的实施和要求。**药品召回分为三级；一级召回最重，三级**

召回最轻；一级召回最快，三级召回最慢。其一，通知停止销售和使用的规定时间分别为 1 日、3 日、7 日。故第66题答案为 C。其二，其余事项的规定时间也为 1 日、3 日、7 日。故第67题答案为 B。

[68~69] C、B 考查主动召回和责令召回的实施和要求。药品召回分为三级；一级召回最重，三级召回最轻；一级召回最快，三级召回最慢。通知停止销售和使用的规定时间分别为 1 日、3 日、7 日，第69题所问是"二级召回"，规定时间应该是 3 日。其余事项的规定时间也为 1 日、3 日、7 日。第68题所问是"三级召回"，故规定时间为 7 日。

[70~72] A、C、D 考查主动召回和责令召回的实施和要求。解释参见上述题目。

[73~75] A、C、D 考查主动召回和责令召回的实施和要求。解释参见上述题目。

[76~77] C、B 考查主动召回和责令召回的实施和要求。原则是先救人，再进行备案。另外，要注意和药品上市后审批类变更、备案类变更、报告类变更进行对比。

[78~80] C、A、B 考查主动召回和责令召回的实施和要求。此题解题的关键是理解药品召回的工作流程。第78题发生在药品召回结束后，而选项 A 和 B 是药品召回没有发生时的决定。第79题强调药品上市许可持有人发现药品安全隐患后的行为。第80题强调政府发现药品安全隐患后的行为。

[81~83] C、A、B 考查主动召回的实施要求。此题本质上是语文题，第81题的关键词是"召回要求""转发召回通知"，这属于召回通知的内容。第82题的关键词是"调查评估结果"，这属于调查评估报告的内容。第83题的关键词是"召回的预期效果"，这属于召回计划的内容。

[84~85] B、C 考查主动召回的实施要求。此题本质上也是语文题，可以分析题干和选项的语境对应关系。

三、综合分析选择题

1. A 考查行政强制措施的种类、行政强制执行的方式。有危害人体健康的风险时，应该控制风险，查封扣押这种行政强制措施可以控制风险扩大。故答案为 A。

2. C 考查药品不良反应报告和处置。死亡属于严重不良反应。故答案为 C。

3. C 考查药品不良反应评价与控制、药品批准证明文件。2020 年新版《药品注册管理办法》发布后，境内和境外生产药品上市所核发的证书均为药品注册证书。故答案为 C。

4. D 考查药品召回和安全隐患的界定、主动召回的实施和要求。其一，由情景知，该药品召回属于一级召回。而**实施一级、二级召回的，持有人还应当申请在所在地省级药品监督管理部门网站依法发布召回信息**。省级药品监督管理部门网站发布的药品召回信息应当与国家药品监督管理局网站链接。选项 A 说法正确。其二，药品召回进程中，事关人命，进行审批，容易耽误事情，因此法律规定是"备案"，选项 D 将"备案"偷换概念为"批准"。故答案为 D。

5. D 考查药品召回和安全隐患的界定。此题基本上属于最佳选择题，和情景无关。三级召回健康危害程度最轻，选项 D 最轻。故答案为 D。

6. C 考查主动召回的实施和要求。此题基本上属于最佳选择题，和情景无关。因为案例情景所说是三级召回，选项 A 应该是"每 7 日"；选项 B 应该是"7 日内"提交"备案"，不是审批；选项 D 应该是"7 日内"。故答案为 C。

四、多项选择题

1. ABCD 考查药物临床试验的规定和质量管理要求。Ⅰ 期临床试验属于临床药理学研究，Ⅱ 期临床试验属于探索性临床试验，Ⅲ 期临床试验属于确证性临床试验，Ⅳ 期临床试验属于上市后研究。故答案为 ABCD。

2. ABC 考查新药临床试验审批管理。**国家药品监督管理局药品审评中心根据安全性风险严重程度，可以要求申办者采取调整药物临床试验方案、知情同意书、研究者手册等加强风险控制的措施，必要时可以要求申办者暂停或者终止药物临床试验。** 选项 D 意思与此不同，说法错误。故答案为 ABC。

3. ACD 考查药品上市许可。中检院或者经国家药品监督管理局指定的药品检验机构承担创新药，改良型新药（中药除外），生物制品、放射性药品和按照药品管理的体外诊断试剂，及国家药品监督管理局规定的其他药品的注册检验。故答案为 ACD。

4. ABC 考查药品专利期补偿制度。《专利法》第四十二条规定，发明专利权的期限为二十年，实用新型专利权的期限为十年，外观设计专利权的期限为十五年，均自申请日起计算。选项 D 中药品发明专利权的计算起点应该是申请专利的时间，与规定不一致。故答案为 ABC。

5. ABCD 考查药品上市许可。其一，新冠肺炎的治疗药物有可能属于"防治严重危及生命的疾病或

者严重影响生存质量，且尚无有效防治手段或者与现有治疗手段相比有充分证据表明具有明显临床优势的创新药或者改良型新药"，这可以申请突破性治疗药物程序。选项 A 与题干相符。其二，新冠肺炎的治疗药物（比如瑞德西韦）属于"治疗严重危及生命且尚无有效治疗手段的疾病的药品，药物临床试验已有数据证实疗效并能预测其临床价值的""公共卫生方面急需的药品，药物临床试验已有数据显示疗效并能预测其临床价值的"，还有研发中的疫苗属于"应对重大突发公共卫生事件急需的疫苗或者国务院卫生健康主管部门认定急需的其他疫苗，经评估获益大于风险的"。这些都可以申请附条件批准。选项 B 与题干相符。其三，新冠肺炎的治疗药物有可能属于"防治重大传染病的创新药和改良型新药"，相关疫苗属于"疾病预防、控制急需的疫苗和创新疫苗"。这可以进行优先审评审批程序。选项 C 与题干相符。其四，新冠肺炎的治疗药物有可能属于"在发生突发公共卫生事件的威胁时以及突发公共卫生事件发生后，国家药品监督管理局可以依法决定对突发公共卫生事件应急所需防治药品实行特别审批"。选项 D 与题干相符。故答案为 ABCD。

6. ABC 考查仿制药注册要求。选项 D 属于仿制药，一般需要进行临床试验，至少进行 Ⅲ 期临床试验。选项 A、选项 B 和选项 C 可以不用进行临床试验，但是需要进行非临床研究，然后直接申请上市。故答案为 ABC。

7. ACD 考查仿制药质量和疗效一致性评价。对纳入国家基本药物目录的品种，不再统一设置评价时限要求。选项 B 说法错误。故答案为 ACD。

8. ABCD 考查药品生产许可证管理。此题从药品生产许可证注销的角度命题。

9. BCD 考查仿制药注册要求、仿制药质量和疗效一致性评价。**如果已上市药品的原研药品无法追溯或者原研药品已经撤市的，建议不再申请仿制；如坚持提出仿制药申请，原则上不能以仿制药的技术要求予以批准，应按照新药的要求开展相关研究。** 这项规定与选项 A 中的"禁止仿制"不一致，选项 A 说法错误。故答案为 BCD。

10. AB 考查药品注册中的专利纠纷早期解决机制。其一，相关当事人可以向人民法院起诉，请求就申请注册的药品相关技术方案是否落入他人药品专利权保护范围作出判决。国务院药品监督管理部门在规定的期限内，可以根据人民法院生效裁判作出是否暂停批准相关药品上市的决定。可见，选项 A 属于合规

的行政程序，选项 D 的程序不符合规定。其二，药品上市许可申请人与有关专利权人或者利害关系人也可以就申请注册的药品相关的专利权纠纷，向国务院专利行政部门请求行政裁决。可见，选项 B 行政复议的申请部门符合规定，选项 C 行政复议的申请部门不符合规定。故答案为 AB。

11. AC 考查药品上市许可持有人的权利。其一，**药品上市许可持有人自行生产药品的，应当依照《药品管理法》规定取得药品生产许可证**。委托生产的，应当具备《药品生产监督管理办法》规定的条件，并与符合条件的药品生产企业签订委托协议和质量协议，向**药品上市许可持有人所在地省（区、市）药品监督管理部门申请办理药品生产许可证**，并严格履行协议约定的义务。可见，选项 A 说法正确。其二，药品上市许可持有人可以自行销售其取得药品注册证书的药品，也可以委托药品经营企业销售。药品上市许可持有人从事药品零售活动的，应当取得药品经营许可证。可见，药品上市许可持有人自行批发、委托他人经营药品时，持有人不需要办理《药品经营许可证》。选项 B 说法错误。其三，**血液制品、麻醉药品、精神药品、医疗用毒性药品、药品类易制毒化学品不得委托生产；但是，国务院药品监督管理部门另有规定的除外**。可见，这些品种是可以自行生产的，若自行生产，需要生产许可证。选项 C 说法正确。但是，这些品种不得委托生产，选项 D 错在麻醉药品可以委托生产。故答案为 AC。

12. BC 考查药品上市许可持有人的权利。药品上市许可持有人可以自行销售其取得药品注册证书的药品，也可以委托药品经营企业销售。这里的"药品经营企业"主要指药品批发企业、药品零售企业。故答案为 BC。

13. ACD 考查药品生产许可证管理。药品生产许可证有效期届满，需要继续生产药品的，应当在有效期届满前 6 个月，向原发证机关申请重新发放药品生产许可证。可见，换发后，药品生产许可证终止日期肯定发生了变化，选项 B 说法错误。故答案为 ACD。

14. ACD 考查药品委托生产管理。**委托他人生产制剂的药品上市许可持有人，应当具备三方面条件**，一是药品生产应具备人员规定的条件；二是有能对所生产药品进行质量管理和质量检验的机构、人员；三是有保证药品质量的规章制度，并符合药品生产质量管理规范要求。可见，委托他人生产的持有人只需具备软件，不需要具备基础设施、设备等硬件。

选项 B 不符合题干。故答案为 ACD。

15. ABC 考查药品生产质量管理规范。对于创新药、改良型新药以及生物制品等，应当进行药品注册生产现场核查和上市前药品生产质量管理规范检查。对于仿制药等，根据是否已获得相应生产范围药品生产许可证且已有同剂型品种上市等情况，基于风险进行药品注册生产现场核查、上市前药品生产质量管理规范检查。可见，创新药都要进行药品注册生产现场核查和上市前药品生产质量管理规范检查，并不是在考虑风险的基础上来决定。选项 D 说法不符合规定。故答案为 ABC。

16. ABC 考查短缺药品报告制度。相关药品上市许可持有人可根据需要提前在中国上市药品专利信息登记平台完成相关药品专利信息登记与主动公开。可见，选项 D 不属于短缺药品管理事项。故答案为 ABC。

17. ABCD 考查快速上市许可程序。对临床定位清晰且具有明显临床价值的以下情形**中药新药**等的注册申请实行**优先审评审批：①用于重大疾病、新发突发传染病、罕见病防治；②临床急需而市场短缺；③儿童用药；④新发现的药材及其制剂，或者药材新的药用部位及其制剂；⑤药用物质基础清楚、作用机理基本明确**。故答案为 ABCD。

18. BCD 考查药品上市后研究及变更。中药复方制剂处方中所含按照新药批准的提取物由外购变更为自行提取的，申请人应当提供相应研究资料，包括但**不限于自行研究获得的**该提取物及该中药复方制剂的药学研究资料，提取物的非临床有效性和安全性对比研究资料，以及该中药复方制剂Ⅲ期临床试验的对比研究资料。该提取物的质量标准应当附设于制剂标准后。选项 A 与上述规定中的"不限于自行研究获得的该提取物及该中药复方制剂的药学研究资料"矛盾。故答案为 BCD。

19. ABC 考查药品生产许可证管理。符合条件的，予以批准，由所在地省级药品监督管理部门颁发放射性药品生产许可证；不符合条件的，作出不予批准的书面决定，并说明理由。注意放射性药品核发的是《放射性药品生产许可证》，而不是《药品生产许可证》。选项 D 说法错误。故答案为 ABC。

20. ABC 考查药品质量问题或者其他安全隐患的界定。药品质量问题或者其他安全隐患是指由于研制、生产、储运、标识等原因导致药品不符合法定要求，或者其他可能使药品具有的危及人体健康和生命安全的不合理危险；包括药品研制、生产、储运、标识等原因,不符合《药品生产质量管理规范》《药品经营质量管理规范》等现行药品质量管理规范要求,以及标签说明书不完善等导致的质量问题或者其他安全隐患。对于有证据证明可能危害人体健康,被药品监督管理部门根据《药品管理法》的规定依法查封、扣押的药品,不属于《药品召回管理办法》的召回范围。故答案为ABC。

21. ABC 考查主动召回的实施要求。境外持有人在境外实施药品召回,经综合评估认为属于下列情形的,其境内代理人应当于境外召回启动后10个工作日内,向所在地省级药品监督管理部门报告召回药品的名称、规格、批次、召回原因等信息:与境内上市药品为同一品种,但不涉及境内药品规格、批次或者剂型的;与境内上市药品共用生产线的;其他需要向药品监督管理部门报告的。境外持有人应当综合研判境外实施召回情况,如需要在中国境内召回的,应当由境内代理人按照《药品召回管理办法》规定组织实施召回。选项D需要查封、扣押,不属于药品召回范围。故答案为ABC。

第四章　药品经营管理

一、最佳选择题

1. D 考查药品经营方式、经营类别与经营范围。**药品经营类别是药品零售企业《药品经营许可证》载明事项之一,具体分为:处方药、甲类非处方药、乙类非处方药。**药品批发企业不需要载明经营类别,因为药品批发企业不向患者销售药品,没必要明确非处方药的销售。药品批发企业和药品零售企业均需要明确经营范围。选项D与上述逻辑不一致。故答案为D。

2. C 考查药品经营方式、经营类别与经营范围。其一,药品经营类别是药品零售企业《药品经营许可证》载明事项之一,具体分为:处方药、甲类非处方药、乙类非处方药。根据《药品经营监督管理办法》的规定,**从事药品零售审批时,药品监督管理部门应当先核定经营类别,并在经营范围中予以明确。**其二,题干中的经营范围有"处方药、非处方药(甲类、乙类)",只有药品零售企业的经营范围才会有这样的内容。药品生产企业一般用生产范围表示自己销售药品的范围,药品批发企业经营范围不需要标注这些内容,普通商业企业没有《药品经营许可证》。故答案为C。

3. D 考查药品经营方式、经营类别与经营范围。其一,**药品批发**经营范围包括:中药饮片、中成药、化学药、生物制品、体外诊断试剂(药品)、**麻醉药品、第一类精神药品**、第二类精神药品、**药品类易制毒化学品、医疗用毒性药品、蛋白同化制剂、肽类激素等。药品零售**(含药品零售连锁总部)经营范围包括:中药饮片、中成药、化学药、第二类精神药品、

血液制品、细胞治疗类生物制品及其他生物制品等。其二,在此题情景中,企业的类型不是命题点,经营范围与旧版《药品经营许可证》的区别才是命题点。选项A中的中药材一般按农副产品管理,不再列入药品经营范围管理。选项B中的生化药品根据注册申请要么是生物制品,要么是化学药品,经营范围不再列这个类别。选项C中的放射性药品由《放射性药品经营许可证》管理,不在一般企业的《药品经营许可证》中管理。故答案为D。

4. B 考查药品经营方式、经营类别与经营范围。其一,题干中的情景甲企业从乙药品上市许可持有人采购药品制剂,也就是甲企业不可能是药品生产企业。选项A不符合题干。其二,**麻醉药品、第一类精神药品、药品类易制毒化学品及蛋白同化制剂、胰岛素外的肽类激素等不得列入药品零售企业持有的药品经营许可证的经营范围内。**选项C不符合题干。其三,选项D没有《药品经营许可证》,此题中的甲企业只能是批发企业。故答案为B。

5. D 考查药品经营方式、经营类别与经营范围。选项A、选项B和选项C药品零售企业不得经营,排除法可以确定答案为D。注意**冷藏、冷冻药品既可以列入药品零售企业的经营范围,也可以列入药品批发企业的经营范围。**故答案为D。

6. A 考查药品经营范围、药品批发企业开办条件。**药品批发**经营范围包括:中药饮片、中成药、化学药、生物制品、体外诊断试剂(药品)、**麻醉药品、第一类精神药品**、第二类精神药品、**药品类易制毒化学品、医疗用毒性药品、蛋白同化制剂、肽类激素**等。放射性药品不在其中,因为放射性药品由《放射

性药品经营许可证》管理。故答案为A。

7. D　考查药品经营类别、药品经营范围、药品零售连锁企业总部开办条件。药品零售许可审批时，药品监督管理部门应当先核定的是经营类别。选项D错为"经营范围"。另外注意选项A和选项B容易出案例题。故答案为D。

8. A　考查药品批发企业开办条件与许可、药品零售企业开办条件与许可。**国家对药品经营实施许可制度，在中华人民共和国境内除药品上市许可持有人自行批发药品外，经营药品必须依法持有《药品经营许可证》。**故答案为A。

9. C　考查药品零售企业（含药品零售连锁门店）的开办条件。题干中出现了"处方药、甲类非处方药"经营类别用语，这属于药品零售企业。故答案为C。

10. D　考查药品零售企业（含药品零售连锁门店）的开办条件、药品零售连锁企业总部开办条件。选项D属于药品批发企业、药品零售连锁企业总部开办条件之一，药品零售企业的同类开办条件没有"质量管理部门负责人"。故答案为D。

11. D　考查药品经营许可证管理规定。药品经营许可证**载明事项发生变更的，由发证机关在副本上记**录变更的内容和时间，并按照变更后的内容**重新核发**药品经营许可证**正本**。选项D将"发证机关"错为"省级药品监督管理部门"，这遗漏了药品零售企业药品经营许可证的发证机关市县级药品监督管理部门。故答案为D。

12. B　考查药品经营许可证管理。两位分类代码为大写英文字母，第一位A表示**批发企业**，B表示**药品零售连锁总部**，C表示**零售连锁门店**，D表示**单体药品零售企业**；第二位A表示**法人企业**，B表示**非法人企业**。四位地区代码为阿拉伯数字，对应企业所在地区（市、州）代码，按照国内电话区号编写，区号为四位的去掉第一个0，区号为三位的全部保留，第四位为调整码。调整码的使用原则：药品经营许可证编号地区代码前三位能确定为单个设区的市的，第四位调整码编制为0（代表本区号无多个设区的市共用情形）；如出现区号有多个设区的市共用情形，第四位调整码编制用于区分不同的设区的市。许可证编号顺序号应当在确定省份简称、分类代码、地区代码后，分别从00001开始编制。故答案为B。

13. D　考查药品经营许可证变更。**许可事项变更是经营地址、经营方式、经营范围、仓库地址（包括原址增减仓库、异地设库和委托储存）的变更。**登记

事项变更是指企业名称、统一社会信用代码、法定代表人、主要负责人、质量负责人等事项的变更。故答案为D。

14. D　考查药品经营许可证变更。药品经营许可证载明的登记事项发生变化的，应当在发生变化起30个工作日内，向发证机关申请办理药品经营许可证变更登记。对涉及其中的**企业名称、统一社会信用代码变更**，发证机关应当核对市场监督管理部门颁发的有效营业执照信息，在10个工作日内完成变更登记；对涉及其中的**法定代表人、主要负责人、质量负责人的变更**，发证机关应当在10个工作日内（技术审查、现场检查、企业整改等所需时间不计入期限），按照《药品经营和使用质量监督管理办法》、药品经营质量管理规范的要求组织开展技术审查，必要时依据《药品检查管理办法（试行）》、药品经营质量管理规范现场检查指导原则、检查细则等有关规定，组织开展**现场检查**，并根据技术审查意见或综合评定结论，作出准予变更或者不予变更的决定，完成变更登记。可见，登记事项中的法定代表人、主要负责人、质量负责人的变更，要进行现场检查，才能变更登记。选项D说法错误。故答案为D。

15. A　考查药品经营许可证变更，无证生产、经营药品的法律责任。其一，未经批准，企业不得擅自变更许可事项。**药品经营企业如未经原发证机关许可，擅自变更药品经营许可证经营方式、经营范围、仓库地址（包括增加仓库）、注册地址的，依照《药品管理法》第一百一十五条给予处罚（无证经营）。**选项A为超范围经营，属于无证经营。其二，选项B和选项C属于生产行为，选项B行为合法，选项C属于违法行为。其三，个人诊所销售规定范围内的常用药品、急救药品是合法的，不属于无证经营。选项D行为合法。故答案为A。

16. B　考查药品经营许可证变更。其一，**药品零售企业被其他药品零售连锁企业总部收购，如实际经营地址、经营范围未发生变化的，按照变更药品经营许可证程序办理。**其二，**许可事项变更是经营地址、经营方式、经营范围、仓库地址（包括原址增减仓库、异地设库和委托储存）的变更。**由于药品零售企业一般是没有仓库的，药品零售企业被其他药品零售连锁企业总部收购本身就是经营方式变化，同时实际经营地址、经营范围未发生变化，这就等同于许可事项未发生变更。而又要按变更药品经营许可证程序办理，只能是登记事项变更。故答案为B。

17. B　考查药品经营许可证变更。药品经营企业

未经批准变更许可事项的,药品监督管理部门按照《药品管理法》第一百一十五条(无证经营)的规定给予处罚。药品经营企业超出许可的经营方式、经营地址从事药品经营活动,或者超出经营范围(含经营类别)经营的药品不属于疫苗、麻醉药品、精神药品、药品类易制毒化学品、医疗用毒性药品、血液制品、细胞治疗类生物制品的,且药品经营企业能够及时改正,不影响药品质量安全的,药品监督管理部门可给予减轻处罚。可见,题干的情况还是按无证经营处罚,但是可以减轻处罚。故答案为 B。

18. A 考查药品经营许可证延续。药品经营许可证有效期届满需要继续经营药品的,药品经营企业应当在**有效期届满前 6 个月至 2 个月期间**,向**发证机关提出重新审查发证(延续)申请**。发证机关按照《药品经营和使用质量监督管理办法》申请核发药品经营许可证的程序和要求进行审查,必要时依据《药品检查管理办法(试行)》、药品经营质量管理规范现场检查指导原则、检查细则等有关规定,组织开展现场检查。故答案为 A。

19. A 考查药品经营许可证延续。药品经营企业申请药品经营许可证延续的报送时间符合《药品经营和使用质量监督管理办法》的时限要求,发证机关**逾期未作出决定的,视为准予许可**。药品经营企业在药品经营许可证**有效期届满前 2 个月内**提出**重新审查发证申请**,导致在法定的工作时限内药品经营许可证有效期已届满,但发证机关还未作出决定,药品经营企业应当自觉停止药品经营活动,待发证机关准予许可后,方可恢复药品经营。这项规定是为了实现药品经营质量的闭环管理。故答案为 A。

20. B 考查药品经营许可证延续。药品经营企业**药品经营许可证超过有效期继续开展药品经营活动的**,药品监督管理部门按照《药品管理法》第一百一十五条的规定给予处罚(无证经营),但经确认药品经营企业相关条件**不影响药品质量安全**,符合申请办理药品经营许可证要求的,药品监督管理部门可以给予减轻处罚。此题要特别小心,不要误判为劣药,因为"超过有效期"对应的是药品经营许可证。故答案为 B。

21. D 考查药品经营许可证核发。仅从事乙类非处方药零售活动的实施告知承诺审批。发现实际经营条件与申请许可时提交承诺偏差巨大,足以严重影响药品经营质量安全的,按照《药品管理法》第一百二十三条的规定(提供虚假的证明、数据、资料或者采取其他手段骗取药品经营许可证)给予处罚。故答

案为 D。

22. A 考查药品经营质量管理规范总体要求。其一,依据《药品管理法》等法律法规制定的针对药品采购、购进验收、储存运输、销售及售后服务等环节的质量管理规范,对药品流通全过程进行质量控制。其二,**药品上市许可持有人、药品经营企业应当严格执行药品 GSP**,在药品采购、储存、销售、运输等环节采取有效的质量控制措施,建立药品追溯体系,实现药品可追溯。其三,药品流通过程中其他涉及储存与运输药品的参与方,也应当符合药品 GSP 的相关要求。可见,医疗机构药房不在 GSP 管理范围内。故答案为 A。

23. C 考查药品批发的经营质量管理规范主要内容。冷藏、冷冻药品应当在冷库内待验。选项 C 错为"阴凉库待验"。故答案为 C。

24. D 考查药品批发的经营质量管理规范主要内容。其一,不同批号的药品不得混垛,垛间距不小于 5 厘米。选项 A 说法错误。其二,**药品与非药品、外用药与其他药品分开存放,中药材和中药饮片分库存放**。选项 B 和选项 C 说法错误,选项 D 说法正确。故答案为 D。

25. C 考查药品批发的经营质量管理规范主要内容。直接接触药品最小包装破损的药品属于外在质量不合格,色标管理应该是红色。故答案为 C。

26. A 考查药品批发的经营质量管理规范主要内容。企业不得擅自矮化质量负责人在企业经营管理层级的地位,质量负责人应当由高层管理人员担任,全面负责药品质量管理工作,独立履行职责,在企业内部对药品质量管理具有裁决权。故答案为 A。

27. D 考查药品批发的经营质量管理规范主要内容。出库时应当对照销售记录进行复核。故答案为 D。

28. D 考查药品批发的经营质量管理规范主要内容。企业应当定期对药品采购的整体情况进行综合质量评审,建立药品质量评审和供货单位质量档案,并进行动态跟踪管理。故答案为 D。

29. C 考查药品批发的经营质量管理规范主要内容、药品经营质量管理规范的零售主要内容。药品零售企业质量管理制度在此题中是作为迷惑选项出现,这提示我们一定要理解药品批发企业和药品零售企业在医药行业中的定位,药品批发企业的主要功能是药品流通,药品零售企业的主要功能是销售药品、指导患者合理用药。

30. B 考查药品批发的经营质量管理规范主要内

容。采购中涉及的首营企业、首营品种，要"经过质量管理部门和企业质量负责人的审核批准"，可以直接选出答案为 B。另外，也可以从质量管理部门的职责入手，在采购环节该组织要指导并监督质量管理工作。故答案为 B。

31. C　考查药品批发的经营质量管理规范主要内容。首营企业审核注重生产或经营资质（许可证）、企业资质（营业执照）、交易资质（印章，随货同行票据、银行和税务信息），而首营品种审核注重药品本身的资质（药品生产或进口批准证明文件）。题干所涉及的情景既构成首营企业，也构成首营品种。但是 GMP 认证证书已经取消了。故答案为 C。

32. B　考查药品批发的经营质量管理规范主要内容。命题的巧妙之处在于同时考查了普通药品、中药材、中药饮片的验收记录内容。此题至少有两个解题思路：其一，比较三种记录，会发现三者均包含了同样的供货源信息，从而得到答案为 B。其二，三种药品的监督管理政策不同，这是造成三者验收记录内容有差别的重要原因，也是解题的钥匙。中药饮片有可能不实施效期管理，选项 D 有可能不标注。中药材有可能是个人种植或养殖，生产厂商（选项 C）有可能不标注。普通药品一般不注重产地，故选项 A 一般不标注。第二种解题思路属于推理式解题思路，应该重点在复习中训练。

33. D　考查药品批发的经营质量管理规范主要内容。选项 D 属于药品零售企业的岗位职责，此题本质上是考查药品批发企业、药品零售企业的功能，前者是流通，后者是药学服务和销售。

34. C　考查药品批发的经营质量管理规范主要内容。选项 C 错在记录和凭证应该"及时填写"。这是考查的工作操作。

35. D　考查药品批发的经营质量管理规范主要内容。选项 D 对质量影响更大，质量管理部门应该介入。

36. C　考查药品批发的经营质量管理规范主要内容。选项 C 应该是"库房有可靠的安全防护措施能够对无关人员进入实行可控管理"。

37. B　考查药品批发的经营质量管理规范主要内容。选项 C 和选项 D 是直接收购地产中药材应设置的设施与设备。

38. B　考查药品批发的经营质量管理规范主要内容。选项 B "有效监测"应该为"自动监测"。

39. D　考查药品批发的经营质量管理规范主要内容。选项 A 说法正确，注意自动监测相比有效监测对

设备的要求更高，需要投入的成本也更高。选项 D 说法错误，因为储存疫苗需要两个以上独立冷库。故答案为 D。

40. A　考查药品批发的经营质量管理规范主要内容。运输药品都应该使用封闭式货物运输工具，这是针对所有药品而言的。

41. C　考查药品批发的经营质量管理规范主要内容。注意"实时监管"与"追溯体系"不是一个概念。

42. A　考查药品批发的经营质量管理规范主要内容。**药品批发企业销售量比较大，计算机数据需要按日备案，保存时间和纸质版记录一样，至少 5 年**。故答案为 A。

43. C　考查药品批发的经营质量管理规范主要内容。此题考查了质量保证协议的功能主要是明确质量责任。

44. D　考查药品批发的经营质量管理规范主要内容。收货人员对符合收货要求的药品，应按品种特性要求放于相应待验区域，或设置状态标志，通知验收。这涉及企业内收货、验收人员间的分工。故答案为 D。

45. C　考查药品批发的经营质量管理规范主要内容。选项 C 应该是拒收。"拒收"是不收货，"不得入库"是收货人员收货了，但是验收人员发现了问题，不让进入仓库。两者在操作上是不一样的。故答案为 C。

46. C　考查药品批发的经营质量管理规范主要内容、药品经营质量管理规范附录文件主要内容。其一，选项 A 和 B 是 GSP 附录 4 药品收货与验收的内容。其二，选项 C 原规定是"检验报告书的传递和保存可以采用电子数据形式"，也就是电子版或纸质版检验报告书均可以，选项 C 过于绝对化。故答案为 C。

47. D　考查药品批发的经营质量管理规范主要内容。其一，中药材只需初加工，一般不会出现"规格"，选项 A 不属于必须注明事项。其二，"批号"是用来控制药品均一性的，中药材一般没这个要求，选项 B 不属于必须注明事项。其三，没有实施批准文号管理的中药材可以由个人种植或养殖，有可能没有生产厂商，选项 C 不属于必须注明事项。故答案为 D。

48. D　考查药品批发的经营质量管理规范主要内容。其一，不合格药品天天有，而政府工作人员有限，另外不合格药品属于企业日常业务，应该由企业

内部机构质量管理部门处理。其二，药品批发企业质量管理部门职责之一是"负责不合格药品的确认，对不合格药品的处理过程实施监督"，故选项 D 错误。

49. B　考查药品批发的经营质量管理规范主要内容。药品直调时，药品验收一切活动都委托给购货单位，验收结束后，购货单位需要将相关信息传递给直调企业。故选项 B 不合法。

50. D　考查药品批发的经营质量管理规范主要内容。其一，药品储存的根据是药品质量特性，药品质量特性主要包括安全、有效、均一、稳定，选项 A 说法错误。其二，包装上标示温度的，按标示的温度储存药品，没有标示具体温度的，按《中国药典》规定贮藏要求进行储存，选项 B 将"《中国药典》"的范围扩大到了"国家药品标准"，说法错误。其三，搬运和堆码药品应严格按外包装标示要求规范操作，选项 C 错在将"外包装"偷换概念为"内包装"，此选项设计提示我们要注意理解各种包装在工作中的功能。只有选项 D 说法正确。故答案为 D。

51. D　考查药品批发的经营质量管理规范主要内容。只有交易药品才会涉及收货、入库和出库，题干是非交易物品，故答案为 D。

52. C　考查药品批发的经营质量管理规范主要内容。其一，搬运和堆码药品应当严格按照外包装标示要求规范操作，堆码高度符合包装图示要求，避免损坏药品包装。其二，运输中，企业应当严格按照外包装标示的要求搬运、装卸药品。故答案为 C。

53. B　考查药品批发的经营质量管理规范主要内容。选项 B 将"有效监测"偷换概念为"实时监测"，说法错误。

54. B　考查药品批发的经营质量管理规范主要内容。选项 B 遗漏了审核提货人员的身份证明。

55. A　考查药品批发的经营质量管理规范主要内容。其一，GSP 中只有验收环节需要记录批准文号，故答案为 A。其二，出库记录内容包括购货单位、药品属性（通用名称、剂型、规格、数量、批号、有效期、生产厂商）、出库日期、质量状况、复核人员，显然选项 A 没有标注在其中。此题提醒我们要培养第一种解题思路，从记录的功能入手。

56. B　考查药品批发的经营质量管理规范主要内容。其一，选项 A 将"使用前"偷换概念为"使用时"。其二，选项 C 将"装车前"偷换概念为"装车时"。选项 A 和 C 如果"使用时"或"装车时"再检查，应该会影响药品质量。其三，选项 D 将"启运时"偷换概念为"启运后"，主要原因是后面有启运

时间，启运时记录会比较准确。

57. A　考查药品批发的经营质量管理规范主要内容。其一，运输协议的功能在于控制运输过程中的质量，保证质量可追溯，统摄所有运输事项，选项 A 属于某一次运输事项的内容，不应该列入。其二，与委托运输记录的内容对比也可以选出答案。建议平时复习培养第一种解题思路，这才是真正的"以用定考"。

58. D　考查药品零售的经营质量管理规范主要内容。迷惑选项是药品批发企业质量管理部门的职责，解决这种问题的关键是要理解药品生产企业、药品批发企业、药品零售企业在医药行业中的功能：药品生产企业是生产安全、有效的药品，从源头上保证质量，关键的控制手段是检验；药品批发企业是流通，要在这个过程中控制其质量，包括上游和下游的质量控制；药品零售企业主要将药品直接销售给消费者，不存在下游的质量控制，但是需要"检查供货单位和销售人员的合法性"控制上游的质量。

59. B　考查药品零售的经营质量管理规范主要内容。药品零售企业管理的特点是：面向患者销售药品、提供药学服务。**药品一经销售，除非质量原因，一般不允许退货**，因此也没必要设置药品退货管理制度。

60. D　考查药品零售的经营质量管理规范主要内容。此题将专用库房、专用场所、专用设备这些易混淆事项放在一起考查，有一定难度。但是此题同时也考查了药品零售连锁企业的特别之处：可以零售第二类精神药品，但是不可以从事疫苗经营，疫苗既不可以批发，也不可以零售，疫苗可以生产，但只能由疾病控制机构供应。

61. D　考查药品零售的经营质量管理规范主要内容。解决的焦点仍然是第二类精神药品的陈列，按规定是不得陈列。建议将第二类精神药品的事项总结在一起：①**零售机构是药品零售连锁企业，第二类精神药品零售资格经设区的市级药品监督管理部门批准**（麻醉药品和精神药品管理条例，31 条）；②**第二类精神药品在营业场所的设备是专用存放设备**（148 条）；③**第二类精神药品经营企业应存药品库房中设立独立专库或专柜储存，建立专用账册，专人管理**（麻醉药品和精神药品管理条例，49 条）；④**第二类精神药品零售企业凭执业医师处方**（执业助理医师处方不可以）**销售，不得向未成年人销售**（麻醉药品和精神药品管理条例，32 条）；⑤**第二类精神药品处方为白色，右上角标"精二"**；⑥**为门（急）诊患者开具的第二类精神药品一般每张处方不得超过 7 日常用**

量；对于慢性病或某些特殊情况的患者，处方用量可适当延长，医师应注明理由（处方管理办法，23条）。

62. A 考查药品零售的经营质量管理规范主要内容。解题的关键在于执业药师配备要求，**新 GSP 明确要求要配备执业药师审核处方、指导合理用药**，其他药学技术人员不可以从事这个岗位，所以答案为 A。

63. B 考查药品零售的经营质量管理规范主要内容。选项 B 错在对陈列药品的检查是"定期"，而不是"按月"，这是旧版 GSP 的规定，也就是新版 GSP 减少了对企业微观行为的强制，只是规定了工作标准。

64. B 考查药品零售的经营质量管理规范主要内容。负责拆零销售的人员经过专门培训，这个人不可以是质量管理人员。主要原因是**药品零售企业质量管理岗位、处方审核岗位的职责不得由其他岗位人员代为履行**。质量管理人员从事药品拆零销售，实质上就是由销售人员兼职质量管理岗位。拆零销售一般由营业员负责。故答案为 B。

65. A 考查药品零售的经营质量管理规范主要内容。**药品零售企业法定代表人或企业负责人、处方审核员应该具备执业药师职业资格**。故答案为 A。

66. C 考查药品零售的经营质量管理规范主要内容。企业应为销售特殊管理药品、国家有专门管理要求的药品、冷藏药品的人员接受相应培训提供条件，使其掌握相关法律法规和专业知识。选项 A 属于特殊管理药品，第二类精神药品和医疗用毒性药品可以零售，其余品种不可以零售。选项 B 属于冷藏药品，但是同时也属于不可在药店零售药品，不符合题干。选项 D 不属于这三类药品，排除。选项 C 属于肽类激素，属于国家有专门管理要求的药品，可以在药店凭处方销售，在销售前相关人员需要经过培训。

67. A 考查药品零售的经营质量管理规范主要内容。中药饮片调剂人员应该具备中药学中专以上学历或中药调剂员资格。故答案为 A。

68. D 考查药品零售的经营质量管理规范主要内容。注意零售企业电子数据是定期备份，药品批发企业是按日备份。

69. D 考查药品零售的经营质量管理规范主要内容。选项 D 超出了药品零售企业的有效期管理规定，甚至都超越了药品批发企业的有效期管理制度，药品批发企业有**近效期预警、超过有效期自动锁定**等措施。

70. C 考查药品零售的经营质量管理规范主要内

容。不提供说明书销售药品是违法的，拆零药品可以提供说明书原件或复印件。故答案为 C。

71. A 考查药品零售的经营质量管理规范主要内容。此题是将考点放入实际工作情景中考查，要求可以快速识别所考查考点，因为有的考生将选项 A 的考点定位到医疗用毒性药品管理，那此题就无解了。根据 GSP，**毒性中药、第二类精神药品、罂粟壳可以在药店销售但是不得陈列**，选项 A 说法错误。故答案为 A。

72. C 考查药品零售的经营质量管理规范主要内容。其一，《**执业药师注册证**》挂靠（"挂证"）是指持证人注册单位与实际工作单位不符，选项 A 正是这种情况，这属于严重违反 GSP，撤销 GSP 证书。其二，GSP 要求药品零售企业营业场所需要配备"监测、调控温度的设备"，选项 B 显然达不到这一要求。其三，**药品零售企业除了药品质量原因外，一经售出，不得退换**。选项 C 符合规定。其四，按 GSP 要求，**采购药品时，企业应当向供货单位索取发票**。选项 D 前半句话有问题。另外，未配备执业药师，属于违反 GSP。故答案为 C。

73. D 考查药品经营质量管理规范的附录文件主要内容。企业委托其他单位运输冷藏、冷冻药品时，应当保证委托运输过程符合药品 GSP 及有关附录文件的规定。选项 D 说不得委托运输，说法错误。故答案为 D。

74. D 考查药品经营质量管理规范的附录文件主要内容。**采购记录、验收记录、销售记录、出库复核记录均为计算机系统自动生成**。故答案为 D。

75. D 考查药品经营质量管理规范的附录文件主要内容。系统不支持对原始销售数据修改。故答案为 D。

76. B 考查药品经营质量管理规范的附录文件主要内容。**自动识别处方药、特殊管理的药品以及其他国家有专门管理要求的药品，可自动拒绝国家有专门管理要求的药品超数量销售**。特殊管理的药品，根据《药品管理法》主要指疫苗、血液制品、麻醉药品、精神药品、医疗用毒性药品、放射性药品、药品类易制毒化学品。国家有专门管理要求的药品主要指含麻黄碱类复方制剂、含可待因复方口服溶液、复方甘草片、复方地芬诺酯片、胰岛素等。故答案为 B。

77. C 考查药品经营质量管理规范的附录文件主要内容。系统应当独立地不间断运行，防止因供电中断、计算机关闭或故障等因素，影响系统正常运行或造成数据丢失，且不得与温湿度调控设施设备联动。

故答案为 C。

78. B 考查药品经营质量管理规范的附录文件主要内容。假药，需要上报药品监督管理部门。故答案为 B。

79. A 考查药品经营质量管理规范的附录文件主要内容。未经验证不得用于药品储存或冷藏、冷冻药品运输。故答案为 A。

80. D 考查药品经营质量管理规范现场检查指导原则主要内容。药品上市许可持有人、药品生产企业销售药品，以及药品流通过程中其他涉及药品储存运输的，参照指导原则有关检查项目检查。选项 D 错在指导原则参照药品零售企业，实质上选项 D 所涉及的环节更接近药品批发企业。故答案为 D。

81. D 考查药品经营质量管理规范现场检查指导原则主要内容。其一，根据指导原则，附录检查内容存在任何不符合要求的情形，则所对应的检查项目即判定不符合要求。可见，**GSP 附录具有决定检查结果的作用**。其二，**药品 GSP 附录与正文条款具有同等效力**。故答案为 D。

82. D 考查药品经营质量管理规范现场检查指导原则主要内容。其一，比较药品批发企业和药品零售企业的严重缺陷项目，选项 A、选项 B、选项 C 是两者共有项目，选项 D 是药品批发企业独有项目，可以确定答案为 D。这种方法比较难，需要记忆的内容多。其二，选项 D 中的疫苗药品零售企业不能经营，也不能参与配送，故答案为 D。这是用热门知识点解答，简单快速。

83. D 考查药品上市许可持有人的经营行为管理要求。其一，药品上市许可持有人自行批发药品时，无需申领取得药品经营许可证。也就是自行批发不需要以《药品经营许可证》为前置条件，选项 A 有这个条件，也是没问题的。选项 A 和选项 B 均属于自行批发的合法行为。其二，药品上市许可持有人零售药品时，应当具备《药品经营监督管理办法》规定开办药品零售企业的条件，并依法取得药品经营许可证，零售药品行为严格执行药品 GSP。选项 C 合法，选项 D 不合法。故答案为 D。

84. B 考查药品上市许可持有人的经营行为管理要求。在 **2019 年 12 月 1 日**前，药品上市许可持有人与受托药品生产企业已签订委托销售合同，在合同期间内受托药品生产企业可继续销售药品，合同到期后不得继续委托药品生产企业销售药品（原则上，药品上市许可持有人委托药品生产企业销售药品不得超过 **2022 年 12 月 31 日**）。可见，2022 年 12 月 31 日合同

即使没有结束，药品上市许可持有人委托药品生产企业销售药品的行为也要终止。故答案为 B。

85. D 考查药品上市许可持有人的经营行为管理要求。**药品上市许可持有人委托销售是进行备案管理**。故答案为 D。

86. C 考查药品上市许可持有人的经营行为管理要求。销售凭证中的药品名称是通用名称。故答案为 C。

87. D 考查药品上市许可持有人的经营行为管理要求。选项 A 违反"不得委托非药品经营企业销售药品"，选项 B 违反"不得委托不符合药品 GSP 的企业储存运输药品"，选项 C 违反"不得向非连锁药品零售企业销售第二类精神药品"，选项 D 没有违反"疫苗上市许可持有人不得向除疾病预防控制机构外的其他任何单位或个人销售疫苗"。根据疫苗管理相关规定，选项 D 也是合法的。故答案为 D。

88. D 考查药品上市许可持有人的经营行为管理要求、个例药品不良反应的报告和处置。**药品上市许可持有人可授权派出医药代表从事学术推广、技术咨询等活动，但不得要求其承担药品销售任务**。选项 D 属于销售行为，是禁止的。故答案为 D。

89. C 考查药品批发的经营行为管理要求。其一，"至少 5 年"是 GSP 的要求。"保存至超过药品有效期 1 年，且不得少于 5 年"是《药品经营监督管理办法》的要求。其二，"保存至超过药品有效期 1 年，且不得少于 5 年"比"至少 5 年"要求高。故答案为 C。

90. A 考查药品批发的经营行为管理要求。"保存至超过药品有效期 1 年，且不得少于 5 年"起算时点为药品有效期，还需要看看距离建立记录或凭证的那一天有没有超过 5 年。2024 年 12 月 6 日超过了有效期（"有效期至 2023 年 12 月 7 日"）1 年，但是距离建立销售凭证的时间（2020 年 5 月 3 日）大约 4 年半，少于 5 年。因此，仍然按"不得少于 5 年"计算，也就是起算时点为建立记录或凭证的那一天（2020 年 5 月 3 日）往后推 5 年。故答案为 A。

91. D 考查药品批发的经营行为管理要求。其一，不得从非药品上市许可持有人、药品批发企业等单位（比如零售药店）或个人（比如医药代表个人）处购进药品。选项 A 中的药品生产企业不是药品上市许可持有人，行为违法。其二，不得不经药品零售连锁总部，直接向药品零售连锁企业门店销售药品。选项 D 行为合法。故答案为 D。

92. A 考查药品上市许可持有人的经营行为管理

要求、药品批发的经营行为管理要求、药品零售连锁企业总部的经营行为管理要求、药品零售的经营行为管理要求。**药品上市许可持有人自行批发时不需要《药品经营许可证》，自行零售时需要《药品经营许可证》，自行零售时禁止采用聘用"挂证"执业药师骗取药品经营许可证。**故答案为A。

93. B 考查药品上市许可持有人的经营行为管理要求、药品批发的经营行为管理要求。**不得以展销会、博览会、交易会、订货会、产品宣传会等方式现货销售药品或赠送药品。**选项A、选项C和选项D属于违反此规定。选项B在订货上签订合同，没有发生销售行为（现货销售或赠送），属于合法行为。故答案为B。

94. D 考查药品零售连锁企业总部的经营行为管理要求。药品零售连锁企业指使用统一商号的若干零售门店，在同一药品零售连锁总部的管理下，采取统一采购、统一质量管理、统一配送、统一计算机系统、统一票据管理、统一药学服务标准，采购与销售分离，实行规模化管理的药品经营企业组织形式。可见，药品零售连锁企业进行统一质量管理，也就是总部负责制定统一的质量管理制度并确保整个药品零售连锁企业执行到位。选项D说法错误。故答案为D。

95. D 考查药品零售连锁企业总部的经营行为管理要求。其一，**药品零售连锁企业总部负责对购进药品、供货单位及其销售人员的合法资质进行审核，并统一采购药品。**选项A错在门店自行采购，违反了"统一采购"。其二，**门店应当通过计算机系统向总部提出要货计划，由总部统一进行配送；总部也可根据计算机系统中门店药品库存和销售情况，下达配货指令，直接向门店配送药品。**选项B错在总部不做出配货指令。其三，**药品零售连锁企业总部应当统一门店销售凭证式样。**门店销售药品时，应当通过计算机系统自动生成注明各门店名称的销售票据。选项C违反统一票据管理。故答案为D。

96. D 考查药品零售连锁企业总部的经营行为管理要求。其一，采用语文法分析题意，题干涉及到采购、配送、销售等行为，没有涉及药学服务，选项D为答案。其二，运用药品零售连锁企业行业特点来解答，**药品零售连锁企业采用统一采购、配一配送这种采购和销售分离的经营模式**，选项D与此不符。故答案为D。

97. D 考查药品零售连锁企业总部的经营行为管理要求。选项A和选项C违反统一采购，选项B违反统一质量管理，选项D符合统一质量管理。故答案

为D。

98. A 考查药品零售连锁企业总部的经营行为管理要求。其一，计算机系统基础数据与对应的门店及所配送药品的合法性、有效性相关联，与门店的经营范围及品种相对应，由系统进行自动跟踪、识别与控制。也就是各门店有自己的经营范围，总部是汇总了所有门店的经营范围，药品经营范围并不统一。其二，总部、门店各有自己的《药品经营许可证》，经营范围统一，不利于不同地区患者对相关药品的可及性。故答案为A。

99. B 考查药品零售的经营行为管理要求、药品零售连锁企业总部的经营行为管理要求、药品上市许可持有人的经营行为管理要求、药品批发的经营行为管理要求。其一，**药品零售连锁企业总部、配送中心不得向本连锁企业门店外的其他单位提供药品，不得直接向个人销售药品。**也就是药品零售连锁总部主要负责采购，不会发生销售行为。其二，**药品零售连锁企业总部应当统一门店销售凭证式样。**门店销售药品时，应当通过计算机系统自动生成注明各门店名称的销售票据。可见，规定销售凭证样式的是总部，开具销售凭证的是门店。故答案为B。

100. D 考查药品零售的经营行为管理要求。甲类非处方药不需要凭处方销售，选项D与此矛盾，说法错误。故答案为D。

101. D 考查药品零售的经营行为管理要求。其一，可以配置必要的药学服务设施设备，为个人消费者提供健康便民服务，可通过专用电话、互联网等方式为个人消费者提供用药咨询、售后投诉等药学服务。选项D与此规定的后半句话不符。其二，如果售后投诉也"面对面"，这并不便民。故答案为D。

102. C 考查药品零售的经营行为管理要求。其一，**不得将非药品以药品名义向个人消费者介绍和推荐，最严重可能构成假药。**选项A中的行为不符合规定。其二，**不向个人消费者推荐或诱导其购买与其表述病症无关的药品。**选项B中的行为不符合规定。其三，**不诱导个人消费者购买超出治疗需求数量的药品。**选项D中的行为不符合规定。其四，选项C中涉及的药品是非处方药，不需要处方消费者可以自行判断购买使用，这一过程中执业药师可以推荐。故答案为C。

103. B 考查药品零售的经营行为管理要求。药学服务人员应当为个人消费者提供个性化用药指导服务，充分告知个人消费者药品的适应症或功能主治、用法用量、不良反应、禁忌、注意事项、有效期、贮

藏要求等信息，帮助个人消费者正确选择、使用药品。可见，药学服务人员主要是提供服务和信息，选择权仍然在消费者个人手中。选项 B 与此规定不符。故答案为 B。

104. C 考查药品零售的经营行为管理要求。其一，用药对象为儿童、老人、孕妇、哺乳期妇女、过敏体质、肝肾功能不全和慢性疾病患者等人群的，药学服务人员应当进行重点关注，防止用药意外发生。必要时，对个人消费者用药情况进行跟踪随访，提供后续药学服务，指导个人消费者健康生活。可见，跟踪随访是需要前提的，而选项 A 没有这个前提的要求，说法错误。其二，药品零售企业应当在营业场所内开展合理用药、安全用药的科普宣传，向个人消费者提供疾病科普宣传、健康常识、用药常识、疾病预防和保健知识，引导个人消费者科学、合理使用药品。选项 B 说法错误。其三，**鼓励药品零售企业在驻店药学服务人员开展"面对面"药学服务基础上，通过网络或计算机智能辅助系统向个人消费者提供优质的药学服务。**选项 D 说法错误。故答案为 C。

105. D 考查药品零售的经营行为管理要求。从字面意思就可以判断答案为 D。

106. D 考查药品零售的经营行为管理要求。不得违反规定销售含特殊药品复方制剂（超经营方式、超数量、超频次等），导致流入非法渠道。可见，含特殊药品复方制剂可以销售，但是要合规销售。有工作经验的人，很容易判断此题答案。另外，注意不得销售处方中未注明"生用"的毒性中药品种。根据《医疗用毒性药品管理办法》，未注明"生用"的毒性中药，应该付炮制品。故答案为 D。

107. D 考查药品零售的经营行为管理要求。其一，**非定点药品零售企业不得销售第二类精神药品。**这里的定点药品零售企业是药品零售连锁企业。选项 A 不能在非零售连锁企业（单体药店）销售。其二，**不得单味零售罂粟壳，**针对的是所有药品零售企业。选项 B 不能在非零售连锁企业（单体药店）销售。其三，**不得销售米非司酮（含仅用于紧急避孕或用于治疗子宫肌瘤的米非司酮制剂）**等具有终止妊娠作用的药品。选项 C 不能在非零售连锁企业（单体药店）销售。其四，**含兴奋剂药品是处方药，但是没有限定一定是药品零售连锁企业销售。**选项 D 符合题干。故答案为 D。

108. D 考查药品零售的经营行为管理要求。其一，**不得以中药材及初加工产品冒充中药饮片销售，非法加工中药饮片。**选项 A 和选项 B 违反前半句话，

选项 C 属于中药饮片分包装，违反后半句话。其二，销售中药饮片时，执业药师（中药学）或中药学药学技术人员应当审核处方药物相反、相畏、禁忌、剂量等内容，做到调配正确、计量准确，使用洁净、卫生的包装，并告知个人消费者煎煮器具要求，指导个人消费者中药饮片的先煎、后下、烊化等煎服方法。选项 D 药品零售企业可以进行此类工作。故答案为 D。

109. B 考查药品零售的经营行为管理要求。其一，**非本企业在职人员不得在营业场所内从事药学服务活动。**选项 A 属于此种情况，违反规定。其二，**鼓励药品零售企业在驻店药学服务人员开展"面对面"药学服务基础上，通过网络或计算机智能辅助系统向个人消费者提供优质的药学服务。**选项 B 符合此规定，选项 C 违反后半句话，有可能构成非法行医。其三，**不得以"远程审方"等方式替代国家对执业药师的配备要求。**选项 D 违反了此规定。故答案为 B。

110. D 考查药品零售的经营行为管理要求。其一，**企业开展过期失效药品回收服务的，应当做到、专册登记、专柜存放，防止丢失和误用。对回收药品按照不合格药品定期进行处理和记录，禁止转交个人处理。**选项 A、选项 B、选项 C 属于合规的措施。其二，**药品零售企业不得违法回收或参与回收药品，销售回收药品。**选项 D 是禁止的行为。故答案为 D。

111. A 考查药品零售的经营行为管理要求。不得在营业场所擅自发布未经批准、与批准内容不一致或以非药品冒充药品的违法广告。可见，营业场所可以做药品广告，但是禁止发布违法广告。选项 A 说法错误。故答案为 A。

112. D 考查涉药储运行为的管理要求。此题本质是语文题，选项 D 中发生委托违法行为，可能还向其报告吗？显然不符合逻辑。故答案为 D。

113. D 考查涉药储运行为的管理要求。**疫苗不可以批发，也不可以零售，也就是疫苗不可以经营，**也就不可能出现委托药品经营企业销售疫苗。故答案为 D。

114. C 考查药品批发的经营质量管理。储存疫苗的，应当配备**两个以上独立冷库，并做到不可合并储存的每个储存温区疫苗冷库至少一用一备，且所有**备用冷库处于可**随时启用状态，**确保某个冷库出现故障时可及时将库存疫苗转移至其他同温区冷库，杜绝疫苗脱离冷链。鼓励疫苗储存企业同时配备自动切换双回路供电系统和自动启动（停机）备用发电机组，具备**全程无需人工干预，**失压自动启动（切换线路）以及复压自动停机的功能，确保疫苗储存质量安全。

故答案为 C。

115. A 考查药品上市许可持有人的经营行为管理。因科学研究、检验检测、慈善捐助、突发公共卫生事件等有特殊购药需求的单位，向所在地设区的**市级以上地方药品监督管理部门报告后**，可以到指定的药品上市许可持有人或者药品经营企业购买药品。此时，供货单位应当索取有特殊购药需求的单位的有关资质材料并做好销售记录，存档备查。故答案为 A。

116. D 考查药品网络销售与平台服务管理要求。其一，**药品网络销售的主体**应当是具备保证网络销售药品安全能力（包括交易全程信息真实、准确、完整、可追溯以及对消费者个人信息保护等）的**药品上市许可持有人（含中药饮片生产企业）或者药品经营企业**。选项 A 属于药品上市许可持有人，选项 B 属于中药饮片生产企业，选项 C 属于药品经营企业。其二，政策法规明确规定**禁止网络销售的药品**：①《药品管理法》第六十一条明确禁止非法网络销售的：麻醉药品、精神药品、医疗用毒性药品、放射性药品、药品类易制毒化学品、血液制品、疫苗；②其他药品管理法规文件明确药品经营企业禁止经营的：医疗机构制剂、中药配方颗粒。选项 D 中的中药配方颗粒不可以网络销售。故答案为 D。

117. D 考查网络销售药品的条件。其一，疫苗、血液制品、麻醉药品、精神药品、医疗用毒性药品、放射性药品、药品类易制毒化学品等国家实行特殊管理的药品不得在网上销售。可见，选项 A、选项 B 和选项 C 不允许网络销售。其二，第三方平台、企业对企业模式均可以销售处方药，企业对个人消费者模式、线上与线下联动模式暂未明确特殊管理药品之外的处方药能不能销售。故最佳答案为 D。

118. D 考查药品网络销售报告与平台备案管理。通过**多个自建网站、网络客户端应用程序（含小程序）**等开展经营活动的，应当在报告内容中**逐个列明**；入驻同个或多个药品网络交易第三方平台开展经营活动的，应当将第三方平台名称、店铺名称、店铺首页链接在报告内容中**逐个列明**。可见，药品网络销售主体在多个自建网站、网络客户端应用程序（含小程序）以及药品网络交易第三方平台的，需要在报告中逐个列明，而不是在《药品经营许可证》进行许可事项变更。选项 D 说法错误。故答案为 D。

119. D 考查药品网络销售报告与平台备案管理。入驻同个或多个药品网络交易第三方平台开展经营活动的，应当将第三方平台名称、店铺名称、店铺首页链接在报告内容中**逐个列明**。选项 D 错为向省级药品

监督管理部门备案。故答案为 D。

120. B 考查药品网络销售资质和主体责任。药品网络销售企业应当在**网站首页**或者经营活动的主页显著位置，持续公示其**药品生产或者经营许可证信息**。故答案为 B。

121. B 考查药品网络销售资质和主体责任。药品网络零售企业还应当展示依法配备的药师或者其他药学技术人员的资格认定等信息，零售类别涵盖**处方药或甲类非处方药**的至少需展示其配备的**执业药师注册证书**等信息。选项 B 中的非处方药范围比甲类非处方药要广。故答案为 B。

122. D 考查药品网络销售资质和主体责任。"网订店送"是药品零售企业配送药品，需要遵守 GSP 要求。故答案为 D。

123. B 考查药品经营"线上与线下一致"的要求。药品上市许可持有人仅能销售其**取得药品注册证书的药品**，通过网络自行批发药品无需取得药品经营许可证，通过网络零售药品时，须依法取得药品经营许可证（零售）。选项 B 错在网络零售其取得药品注册证书的产品无须取得药品经营许可证，说法错误。故答案为 B。

124. D 考查药品进出口目录。**进出口药品目录管理属于贸易**，由国家药品监督管理局会同国家对外贸易主管部门管理目录，海关不参与目录管理。故答案为 D。

125. C 考查药品进出口许可证管理系统。麻醉药品和精神药品进口准许证有效期 1 年（可以跨自然年使用），出口准许证有效期不超过 3 个月（有效期时限不跨自然年）。选项 C 中的进口准许证和出口准许证有效期的限制颠倒了，说法错误。故答案为 C。

126. C 考查药品进口监督管理，药品进口备案，蛋白同化制剂、肽类激素的销售及使用管理。蛋白同化制剂、肽类激素进口单位持省级药品监督管理部门核发的药品《进口准许证》向海关办理报关手续。进口蛋白同化制剂、肽类激素无需办理《进口药品通关单》。选项 C 错在蛋白同化制剂、肽类激素《进口准许证》核发单位应该是省级药品监督管理部门。故答案为 C。

127. D 考查药品口岸检验。国家对进口首次在中国境内销售的药品应指定药品检验机构进行检验。注意这类检验不同于口岸检验，属于指定检验。故答案为 D。

128. D 考查药品出口管理。对于与已批准上市药品的未注册规格（单位剂量），药品上市许可持有

人、药品生产企业按照药品 GMP 要求生产的出口药品，以及未在我国注册的药品，药品上市许可持有人、药品生产企业按照药品 GMP 要求生产，且符合与我国有相关协议的国际组织要求的出口药品，也可适用。也就是选项 D 中的情况，只要再符合"与我国有相关协议的国际组织要求的出口药品"这一条件，即可出口。选项 D 说法过于绝对。故答案为 D。

129. D 考查药品出口销售证明。麻醉药品、精神药品出口需要国家药品监督管理局核发《出口准许证》，蛋白同化制剂、肽类激素出口需要省级药品监督管理局核发《出口准许证》，一般药品由省级药品监督管理局开具《药品出口销售证明》。故答案为 D。

130. B 考查药品出口销售证明。药品出口销售证明有效期不超过 2 年，且不应超过申请资料中所有证明文件的有效期，有效期届满前应当重新申请。选项 B 错在没有限定"不应超过申请资料中所有证明文件的有效期"，还有有效期届满前不允许延续申请，而是重新申请。故答案为 B。

131. C 考查药品上市许可持有人的经营行为管理。药品上市许可持有人销售药品活动中的有关资质材料和销售凭证、记录保存不得少于 5 年，且不少于药品有效期满后 1 年。选项 C 与此意思不符，故答案为 C。

132. A 考查药品上市许可持有人的经营行为管理。题目涉及的事项是"药品上市许可持有人销售自有药品"，涉及的相关证件是药品生产许可证。故答案为 A。

133. C 考查特殊情形药品进口管理。医疗机构因临床急需进口少量药品的，不需要按药品上市处理。故答案为 C。

134. A 考查特殊情形药品进口管理。其一，选项 B 应该是不得携带，说法错误。其二，海关查验的处方是原件，不是复印件。选项 C 说法错误。其三，超过自用合理数量范围的药品应通过货物渠道进行报关处置。选项 D 错为退运。故答案为 A。

135. A 考查特殊情形药品进口管理。根据《药品管理法》的规定，未经批准进口少量境外已合法上市的药品，且情节较轻的，可以依法减轻或免予处罚。故答案为 A。

136. B 考查非处方药、处方药的界定和依据，药品零售的经营行为管理要求。其一，非处方药是指由国家药品监督管理局公布的，不需要凭执业医师和执业助理医师处方，消费者可以自行判断、购买和使用的药品。处方药是指凭执业医师和执业助理医师处

方方可购买、调配和使用的药品。其二，非处方药标签以及说明书或者包装上必须印有警示语或忠告语："请仔细阅读药品使用说明书并按说明使用或在药师指导下购买和使用！"选项 A 和选项 D 与此逻辑一致。其三，选项 C 涉及到药学服务人员向患者推荐非处方药的规定，说法正确。其四，非处方药是不需要凭处方，消费者自主选择购买的药品，而在医药行业面向患者销售药品的主要是药品零售企业、医疗机构，药品零售企业可以直接向消费者销售非处方药，而医疗机构内无论什么药品必须经诊疗后使用，故非处方药也需要凭处方使用。选项 B 后半句话错在"不得使用和推荐非处方药"。故答案为 B。

137. D 考查非处方药的分类和专有标识的管理。非处方药专有标识图案分为红色和绿色，红色专有标识用于甲类非处方药品，绿色专有标识用于乙类非处方药品和用作经营非处方药药品的药品零售企业指南性标志。选项 D 企业指南标志错为红色，批发企业没有该标志。故答案为 D。

138. D 考查非处方药的分类和专有标识的管理。其一，麻醉药品、精神药品、医疗用毒性药品、放射性、疫苗等处方药以及外用药品中的处方药均有专有标识。选项 A 说法错误。其二，非处方药专有标识是用于已列入《国家非处方药目录》，并通过药品监督管理部门审核登记的非处方药药品标签、使用说明书、内包装、外包装的专有标识，也可用作经营非处方药药品的企业指南性标志。选项 B 过于绝对化，因为非处方药专有标识可以用于经营非处方药药品的企业指南性标志。其三，使用非处方药专有标识时，药品的使用说明书和大包装可以单色印刷，标签和其他包装必须按照国家药品监督管理部门公布的色标要求印刷。选项 C 忽略了说明书和大包装单色印刷的规定。故答案为 D。

139. B 考查非处方药的分类和专有标识的管理。使用非处方药专有标识时，药品的使用说明书和大包装可以单色印刷，标签和其他包装必须按照国家药品监督管理部门公布的色标要求印刷。可见，药盒上面的标签需要彩色印刷，不需要在专有标识下方标注"甲类"或"乙类"字样。故答案为 B。

140. D 考查非处方药上市注册和适宜性审查要求。选项 D 无法判断属于非处方药。故答案为 D。

141. D 考查处方药与非处方药的转换和评价。选项 D 属于有效性，故答案为 D。

142. C 考查"双跨"药品的管理要求。其一，"双跨"药品是从原来的处方药中分离出来一部分适

应症作为非处方药，选项 C 说法正确。其二，按"双跨"管理后，不能扩大该药品的治疗范围，不能改变该药品的用法，药品用量也不能超出原剂量范围。选项 D 说法错误。故答案为 C。

143. C 考查"双跨"药品的管理要求。"双跨"**药品的警示语或忠告语也是两种，处方药、非处方药的不一样**。故答案为 C。

144. B 考查"双跨"药品的管理要求、药品零售企业销售处方药与非处方药的要求。其一，**"双跨"药品既能按处方药管理，又能按非处方药管理，必须使用处方药和非处方药两种标签、说明书，相同的商品名**。选项 A 说法错误。其二，选项 B 是考试指南原话，这么做的目的是正确引导消费者科学、合理地进行自我药疗，说法正确。其三，**非人工自助售药设备不得销售除乙类非处方药外的其他药品**。选项 C 说法错误。其四，处方药没有专有标识，Rx 是处方正文中的标示，表示"请取"。故答案为 B。

145. B 考查非处方药遴选和目录管理。对于孕妇、婴幼儿、老年人一般会调低剂量，这样才能保证合理用药，可见选项 B 中的"不需要调整剂量"不符合临床用药过程。另外，这个说法也过于绝对，从语文角度也可以判断这个说法存在问题。故答案为 B。

146. D 考查非处方药上市注册和适宜性审查要求。非处方药还应当转药品评价中心进行非处方药适宜性审查（30 个工作日）。故答案为 D。

147. A 考查处方药与非处方药的转换和评价。**作用于全身的抗菌药、激素（避孕药除外）不可以从处方药转换为非处方药**，主要是安全性有问题。但是，外用的红霉素软膏、避孕药可以转为非处方药。故答案为 A。

148. D 考查处方药与非处方药的转换和评价。作用于全身的抗菌药、激素（避孕药除外）不可以从处方药转换为非处方药。而非处方药主要是口服、外用两种剂型，而口服抗菌药不可以申请处方药转换为非处方药。故答案为 D。

149. D 考查处方药与非处方药的转换和评价。**用于日常营养补充的维生素、矿物质一般是乙类非处方药**。故答案为 D。

150. D 考查处方药与非处方药的转换和评价。**中成药组方中包括无国家或省级药品标准药材的（药食同源的除外）不应作为乙类非处方药**。故答案为 D。

151. C 考查处方药与非处方药的转换和评价。儿童用药（有儿童用法用量的均包括在内，维生素、

矿物质类除外）不应作为乙类非处方药，也就是选项 C 可以作为乙类非处方药。故答案为 C。

152. D 考查非处方药遴选和目录管理、非处方药上市注册和适宜性审查要求、处方药与非处方药的转换和评价。选项 A、选项 B 和选项 C 对应是考试指南的三个标题，说法没有问题。另外，非处方药与国家基本药物之间没有直接联系。故答案为 D。

153. D 考查药品上市许可持有人、批发企业销售处方药与非处方药的要求。**经营方式为批发的，不得通过线上、线下向患者销售处方药、非处方药**。故答案为 D。

154. C 考查药品零售企业销售处方药与非处方药的要求。其一，处方出现了问题，谁开具的处方，谁来进行处理。选项 C 中"更正或重新签字"的应该是执业医师。其二，**注意零售药店处方保存期改成了不少于 5 年**，与 GSP 相关记录凭证保存时间一致。选项 A 说法没有问题。故答案为 C。

155. A 考查药品零售企业销售处方药与非处方药的要求、药品零售企业不得经营的药品种类。**药品零售企业不得经营中药配方颗粒**。故答案为 A。

156. B 考查药品零售企业不得经营的药品种类。选项 C 和 D 的命题形式，比较灵活，选项 C 是考查"执业药师不在岗时，处方药和甲类非处方药要暂停销售"考点；选项 D 是考查"零售药店必须凭处方销售的十大类药品"考点。选项 B 是考查"药品零售企业不得经营的药品"考点。故答案为 B。

157. D 考查药品批发企业的严重缺陷项目、药品零售企业的严重缺陷项目。选项 A、B 和 C 属于药品零售企业的严重缺陷项目。另外，也可以从选项 D 中的"主管检验师"判断主要是针对体外诊断试剂（药品）的。故答案为 D。

158. D 考查药品上市许可持有人药品销售行为。**放射性药品经营由《放射性药品经营许可证》管理，不受《药品经营许可证》管理**。故答案为 D。

159. D 考查药品零售的经营行为管理要求、处方药与非处方药的转换评价、药品零售企业销售处方药的要求、药品零售企业不得经营的药品种类。所有**具有终止妊娠作用的激素类药品不得在药品零售企业经营**。选项 D 后半句话有错误。故答案为 D。

160. D 考查药品零售企业销售非处方药的要求。**含麻黄碱类复方制剂一次销售不得超过 2 个最小包装**，选项 D 符合此规定。故答案为 D。

161. C 考查涉及疫苗储存、运输的特别规定。其一，**疫苗上市许可持有人自行配送疫苗的，需符合

药品 **GSP** 的要求;**疾病预防控制机构自行配送疫苗的**,需符合疫苗储存和运输管理规范的有关要求。**疫苗上市许可持有人委托配送疫苗的**,需严格控制受托方数量,在同一省级行政区域内选取**受托方原则上不得超过 2 家**,并确认受托方(含受托方为疾病预防控制机构的情形)符合**药品 GSP** 冷藏、冷冻药品的储存、运输条件后方可委托;**疾病预防控制机构委托分发疫苗的**,**受托方如系疫苗配送企业**需符合**药品 GSP** 冷藏、冷冻药品的储存、运输条件,**受托方如为其他疾病预防控制机构**需符合**疫苗储存和运输管理规范的**有关要求。可见,疫苗配送企业需要遵守 GSP,疾病预防控制机构需要符合疫苗储存和运输管理规范。选项 B 说法正确,选项 C 说法错误。其二,疫苗上市许可持有人委托配送疫苗,受托方可以是疫苗配送企业,也可以是疾控预防控制机构,有一省内 2 家的限制。选项 A 和选项 D 说法正确。另外,注意疾病预防控制机构委托分发疫苗的,受托方可以是疫苗配送企业,也可以是疾控预防控制机构,但是没有一省内 2 家的限制。故答案为 C。

162. D 考查其他涉药物流的特别规定。寄递麻醉药品和精神药品需要设区的市级药品监督管理部门核发邮寄证明。选项 D 中的药品是特殊药品复方制剂,不属于麻醉药品和精神药品,说法错误,故答案为 D。

163. D 考查药品经营"线上与线下一致"的要求。其一,2022 年,经国家药品监督管理部门论证和审核,潞党参口服液、散痛舒胶囊、奥美拉唑肠溶片、硫酸氨基葡萄糖钾片、保妇康凝胶、调经养颜颗粒、**蒲地蓝消炎片和红花逍遥片**等药品由处方药转换为非处方药。其二,《关于进一步加强复方地芬诺酯片等药品管理的通知》,明确规定**复方地芬诺酯片、复方曲马多片、氨酚曲马多片、右美沙芬口服单方制剂、依托咪酯注射剂禁止网络销售**。故答案为 D。

164. D 考查药品经营"线上与线下一致"的要求。药品零售时,**不得采取买药品赠药品、买商品赠药品等任何形式向消费者赠送或超出治疗需求诱导消费者购买处方药、甲类非处方药**。选项 D 中的药品包含乙类非处方药,乙类非处方药在上述规定并没有说不能赠药。故答案为 D。

165. B 考查药品网络销售的禁止清单。其一,一般情况下,药品网络销售要求线上与线下一致。但是,由于药品是特殊商品,药品网络销售管理也会出现不同于线下销售的管理要求。其二,**药品经营企业线下可销售而线上不可销售的药品**:麻醉药品、精神

药品、医疗用毒性药品、放射性药品、药品类易制毒化学品、血液制品、疫苗、复方地芬诺酯片、复方曲马多片、氨酚曲马多片、右美沙芬口服单方制剂、依托咪酯注射剂。其三,**线下和线上均不可以由药品经营企业销售的药品**:疫苗、医疗机构制剂、中药配方颗粒。其四,药品零售企业线下可零售但线上不允许网络零售的药品:①注射剂(**降糖类药物除外**);②含麻黄碱类复方制剂(**不包括含麻黄的中成药**);③含麻醉药品口服复方制剂、含曲马多口服复方制剂、右美沙芬口服单方制剂;④《兴奋剂目录》所列的蛋白同化制剂和肽类激素(**胰岛素除外**);⑤其他禁止网络零售的药品:地高辛、丙吡胺、奎尼丁、哌唑嗪、普鲁卡因胺、普罗帕酮、胺碘酮、奎宁、氨茶碱、胆茶碱、异丙肾上腺素;苯妥英钠、卡马西平、拉莫三嗪、水合氯醛、达比加群酯、华法林、替格瑞洛、西洛他唑、扑米酮、碳酸锂、异氟烷、七氟烷、恩氟烷、地氟烷、秋水仙碱;米非司酮、复方米非司酮、环丙孕酮、卡前列甲酯、雌二醇、米索前列醇、地诺前列酮;法罗培南、夫西地酸、伏立康唑、利奈唑胺、奈诺沙星、泊沙康唑、头孢地尼、伊曲康唑、左奥硝唑、头孢泊肟酯。上述⑤中所列品种为药品通用名(包括其盐和酯),限于单方制剂,其中**抗菌药不含外用剂型**。故答案为 B。

166. C 考查严格处方药的网络零售。药品网络零售企业首页面、商品信息搜索页和处方药销售主页上**不得直接公开展示处方药包装、标签等信息**,第三方平台首页面、药品零售板块主页、商品信息搜索页、入驻平台的药品网络零售企业首页面及其处方药销售主页上也**不得直接公开展示处方药包装、标签等信息**。选项 C 说法与此规定不符。故答案为 C。

167. A 考查规范处方药销售流程、处方药销售实名制。其一,零售处方药时,应当遵循"**先方后药**"原则,**在未通过处方审核前,不得展示处方药药品说明书等信息,也不得提供与处方药购买有关的服务**。网络零售处方药的处方审核应当由药品零售企业**配备的执业药师真实开展**,并留存审方原始痕迹,禁止无处方、不审方、先"看图选药销售"再"事后补方"、虚假审方以及**采用智能程序(AI)替代执业药师审方**等处方药违规销售行为。其二,药品网络零售企业销售处方药时,应当首先确保处方来源真实、可靠,并采取有效措施做到处方药的**实名制销售(包括患者实名以及消费者实名)**,对真实性存疑、来源不可靠以及无法确认实名的处方应当拒绝销售,避免药物滥用和流入非法渠道。故答案为 A。

168. D 考查严格处方药的网络零售。**严格处方一次性使用。**药品网络零售企业接收电子处方的，应当与电子处方提供单位（包括医疗机构以及专门从事电子处方流转的平台）签订协议，并严格按照有关规定进行处方审核调配，对**已经使用的电子处方进行标记**，**避免处方重复使用**；接收的处方为**纸质处方影印版本（包括处方电子扫描件、处方照片电子版等）**的，应当采取限期收回购药**处方原件**等有效措施，避免处方重复使用。选项 D 只限于处方原件购买处方药，而实际上处方影印版本也可以用于购买处方药，说法错误。故答案为 D。

169. D 考查网络药品交易第三方平台的义务。第三方平台应当对申请入驻本平台的药品网络销售企业（药品上市许可持有人、中药饮片生产企业、药品经营企业）资质、质量安全保证能力等进行审核；对审核通过同意入驻的药品网络销售企业建立**登记档案，档案至少每半年核验更新一次**，确保入驻的药品网络销售企业持续符合法定要求；第三方平台应当与入驻药品网络销售企业签订协议，明确入驻后双方药品质量安全责任。选项 D 误将"每半年"表述成了"每年"，说法错误，故答案为 D。

170. C 考查第三方平台记录保存、监控处置与报告。第三方平台应当对本平台内发生的药品网络销售活动建立检查监控制度，对入驻药品网络销售企业有效实施实时监控，**发现入驻药品网络销售企业有违法行为的应当及时制止；发现有严重违法行为的，应当立即停止为其提供网络交易平台服务，停止展示药品相关信息。**选项 C 中只是发现违法行为，处理措施过于严重了，说法错误。故答案为 C。

171. B 考查第三方平台配合监管、配合召回追回与应急管理。药品监督管理部门发现入驻药品网络销售企业存在违法行为，依法要求第三方平台采取措施制止的，第三方平台应当及时履行相关义务。**鼓励**第三方平台与药品监督管理部门建立开放数据接口等形式的自动化信息报送机制。可见，自动向药品监督管理部门报送信息不是强制的，而选项 B 的意思是义务，说法错误。故答案为 B。

172. C 考查网上网下同步检查。省级药品监督管理部门应当在**第三方平台完成备案后 3 个月内**，组织对其开展现场检查，并确保之后**每年不少于 1 次检查**，引导其合法有序开展经营。县级以上药品监督管理部门对药品网络销售企业的药品销售活动纳入日常监督检查，督促企业持续合法合规开展经营活动。可见，备案是先拿到行政许可，再进行现场检查。而选

项 C 是在备案前进行现场检查，说法错误。故答案为 C。

173. D 考查药品网络销售监管权限与分工。药品网络销售违法行为原则上由**违法行为发生地的药品监督管理部门负责查处。**因药品网络销售活动引发药品安全事件或者有证据证明可能危害人体健康的，**也可以由违法行为结果地的药品监督管理部门负责。**可见，如果是药品网络零售活动，比较容易确定处罚部门为设区的市级、县级药品监督管理部门；而如果是药品网络批发活动，则处罚部门按审批权限来看是省级药品监督管理部门，但也可以由违法行为结果地的设区的市级、县级药品监督管理部门处罚。选项 D 说法错误。故答案为 D。

174. D 考查对药品网络销售行为实施最严厉的处罚。按照《药品管理法》第一百二十六条处罚的情形（未遵守 GSP）包括：**药品网络销售企业未按规定保存供货单位资质文件、电子交易记录；**药品网络销售企业相关记录保存时限不符合《药品网络销售监督管理办法》和药品 GSP 规定；药品网络零售企业销售药品未开具销售凭证、未按规定保存处方及药学服务记录；药品网络零售企业配送药品违反药品 GSP 的有关规定。选项 A、选项 B 和选项 C 属于药品网络交易第三方平台提供者未履行资质审核、报告、停止提供网络交易平台服务等义务。选项 D 属于未遵守 GSP 规定。故答案为 D。

175. D 考查对药品网络销售行为实施最严厉的处罚。其一，**药品网络零售企业销售处方药时，未做到确保处方真实、可靠以及实名制销售的，责令限期改正，处 3 万元以上 5 万元以下罚款；情节严重的，处 5 万元以上 10 万元以下罚款。其二，药品网络零售企业未与电子处方提供单位签订协议的，责令限期改正，处 3 万元以上 5 万元以下罚款；情节严重的，处 5 万元以上 10 万元以下罚款。第三方平台承接电子处方的，未对电子处方提供单位的情况进行核实或未签订协议的，责令限期改正，处 5 万元以上 10 万元以下罚款；造成危害后果的，处 10 万元以上 20 万元以下罚款。其三，药品网络零售企业未严格按照有关规定审核处方，或对已经使用的电子处方未进行标记造成处方重复使用的，责令限期改正，处 3 万元以上 5 万元以下罚款；情节严重的，处 5 万元以上 10 万元以下罚款。药品网络零售企业接收纸质处方影印版本的，未采取有效措施，造成处方重复使用的，责令限期改正，处 1 万元以上 3 万元以下罚款；情节严重的，处 3 万元以上 5 万元以下罚款。**选项 D 与题干相

符。故答案为 D。

176. D　考查对药品网络销售行为实施最严厉的处罚。**通过网络销售（零售）《药品网络销售禁止清单（第一批）》内所列药品，法律、行政法规已有规定的，依照法律、行政法规的规定处罚。法律、行政法规未作规定的**，责令限期改正，处 5 万元以上 10 万元以下罚款；**造成危害后果的**，处 10 万元以上 20 万元以下罚款。故答案为 D。

177. A　考查药品进出口许可证管理系统。医务人员为医疗需要携带少量麻醉药品和精神药品出入境的，应当持所在地省级药品监管部门发放的携带麻醉药品和精神药品证明，海关凭携带麻醉药品和精神药品证明放行。故答案为 A。

178. D　考查临床急需少量药品批准进口要求。《临床急需药品临时进口工作方案》适用于**国内无注册上市、无企业生产或短时期内无法恢复生产的境外已上市临床急需少量药品**。临床急需少量药品需满足以下条件之一，用于治疗**罕见病**的、用于**防治严重危及生命疾病且尚无有效治疗或预防手段**的、用于**防治严重危及生命疾病且具明显临床优势的药品**。可见，适用范围没有双跨药品。故答案为 D。

179. C　考查临床急需少量药品批准进口要求。其一，收到复函后，医疗机构凭复函向**口岸药品监督管理部门申请办理《进口药品通关单》**（此类进口药品，**无需进行口岸检验**）。其二，进口药品若属于**麻醉药品和国家规定范围内的精神药品**，需要向国家药监局申请**进口准许证**，符合规定的，国家药监局在 3 个工作日内出具进口准许证。进口麻醉药品、国家规定范围内的精神药品的，凭进口准许证办理报关验放手续。故答案为 C。

180. D　考查临床急需少量药品批准进口要求。其一，国家卫生健康委组织提出**氯巴占（第二类精神药品）**临床需求量，**确定使用医疗机构名单**，选定**牵头进口的医疗机构**，组织拟订药品使用规范和处方资质要求，明确患者知情同意和医生免责要求。其二，**进口单位持进口准许证直接向海关办理通关手续**（此类进口药品，**无需进行口岸检验**）。注意，这里的"进口单位"是指牵头进口的医疗机构，这与使用单位不是一个概念。另外，氯巴占临床急需临时进口，无需口岸检验，因为是定向使用，而不是在中国药品市场销售。选项 D 说法错误。故答案为 D。

181. C　考查药品出口销售证明、药品出口监督管理。其一，从医药产业发展角度推断，未在我国注册的药品出口是利于医药产业发展的，是需要国家政策支持的。选项 C 不符合这一背景。其二，药品出口销售证明适用于我国境内的药品上市许可持有人、药品生产企业已批准上市药品的出口，国务院有关部门限制或禁止出口的药品除外。选项 D 说法正确。其三，对于已批准上市药品的**未注册规格（单位剂量）**，药品上市许可持有人、药品生产企业按照药品 GMP 要求生产的出口药品，以及**未在我国注册的药品**，药品上市许可持有人、药品生产企业按照药品 GMP 要求生产，且符合与我国相关协议的国际组织要求的出口药品，也可适用。选项 C 说法错误。故答案为 C。

182. A　考查药品出口监督管理。**仅用于出口的疫苗应当直接出口销售至境外，不得"出口转内销"**，将拟出口的疫苗在我国境内销售，已出口至境外的疫苗也不得二次回流再进口至国内市场销售。故答案为 A。

183. D　考查处方药转换为非处方药。2024 年 3 月，经国家药品监督管理部门论证和审核，清喉咽颗粒、固肾合剂、清热解毒片、阿胶当归胶囊和芪参补气胶囊等药品由处方药转换为非处方药。故答案为 D。

184. D　考查药品批发企业药品经营活动。其一，药品**批发**企业从事**购进、储存、运输、销售药品**等药品经营活动应当持续符合药品 GSP 的要求。其二，陈列属于药品零售企业的经营活动。故答案为 D。

185. C　考查药品批发企业药品经营活动。**药品批发企业所在地省级药品监督管理部门负责对跨省设置仓库的监督管理，仓库所在地省级市药品监督管理部门负责协助日常监管**。可见，选项 C 将"监督管理"与"日常监管"的省级药品监督管理部门的所在地弄错了。故答案为 C。

186. D　考查药品批发企业药品经营活动。其一，药品批发企业在药品经营活动中有下列行为之一的，药品监督管理部门依据《药品管理法》第一百二十六条规定的情节严重情形给予处罚：①**将国家有专门管理要求的药品销售给个人或者不具备相应资质的单位，导致相关药品流入非法渠道或者去向不明的**；②知道或者应当知道购进单位将**国家有专门管理要求的药品流入非法渠道**，仍向其销售药品的；③药品经营质量管理和质量控制过程中，**记录或者票据不真实，存在虚假欺骗行为的**；④对已识别的**风险未及时采取有效的风险控制措施，造成严重后果的**；⑤知道或者应当知道他人从事**非法药品生产、经营和使用活动，依然为其提供药品的**；⑥其他严重违反药品 GSP（**药品 GSP 现场检查指导原则＊＊缺陷项目**），造成严重后果的情形。其二，药品批发企业**未按规定对受托方委托储存、运输行为进行管理**的，由药品监督管理部门责令限期改正；逾期不改正的，处 5000 元以上 3 万元以下罚款。故答案为 D。

187. C 考查药品批发企业药品经营活动。注意这种情形仅属于违反了 GSP 的一般情形，而不是严重情形。故答案为 C。

188. D 考查药品零售连锁企业总部药品经营活动。药品零售连锁企业总部的经营活动，应当执行药品批发企业管理的相关要求。故答案为 D。

189. D 考查药品零售连锁企业总部药品经营活动。药品零售连锁企业总部在药品经营活动中有下列行为之一的，药品监督管理部门依据《药品管理法》第一百二十六条规定的**情节严重情形**给予处罚：①将国家有专门管理要求的药品销售给个人或者不具备相应资质的单位，导致相关药品流入非法渠道或者去向不明的；②知道或者应当知道所属药品零售连锁门店将国家有专门管理要求的药品流入非法渠道，仍向其提供药品的；③药品经营质量管理和质量控制过程中，记录或者票据不真实，存在虚假欺骗行为的；④对已识别的风险未及时采取有效的风险控制措施，造成严重后果的；⑤知道或者应当知道他人从事非法药品生产、经营和使用活动，依然为其提供药品的；⑥**其他严重违反药品 GSP（药品 GSP 现场检查指导原则 ＊ ＊ 缺陷项目），造成严重后果的情形。故答案为 D。

190. B 考查药品零售的经营行为管理。药品零售企业销售药品时，应当开具标明药品通用名称、药品上市许可持有人（中药饮片标明生产企业、产地）、**产品批号、剂型、规格**、销售数量、销售价格、销售日期、销售企业名称等内容的凭证。可见，选项 B 多了"批准文号""有效期"。注意选项 A 与选项 B 的比较。故答案为 B。

191. C 考查药品零售的经营行为管理。自助售药机不得销售甲类非处方药和处方药。选项 C 说法错误。故答案为 C。

192. A 考查药品零售的经营行为管理。药品零售企业未按规定对受托方委托储存、运输行为进行管理的，由药品监督管理部门责令限期改正；逾期不改正的，处 5000 元以上 3 万元以下罚款。故答案为 A。

193. A 考查涉药储运行为的管理。接受委托储存、运输药品的企业需符合药品 GSP 中药品批发企业储存运输有关条款要求。选项 A 多了"零售"。故答案为 A。

194. B 考查涉药储存、运输的义务。其一，受托方**不得再次委托储存**。这里面包括了普通药品、特殊管理药品。其二，受托方**再次委托运输**的，应当征得委托方同意，并签订质量保证协议，确保药品运输过程符合药品 GSP 的要求。**疫苗、麻醉药品、精神药品、医疗用毒性药品、放射性药品、药品类易制毒化学品等特殊管理的药品不得再次委托运输。注意疫苗可以委托生产，但是不得再次委托储存，也不得再次委托运输。故答案为 B。

195. D 考查涉药储存、运输的义务。接受委托储存、运输药品的企业有下列情形之一的，由药品监督管理部门责令限期改正；逾期不改正的，处 **5000元以上 3 万元以下罚款：①接受委托储存药品的受托方违反规定再次委托储存**药品的；②接受委托运输药品的受托方违反规定，未征得委托方同意擅自再次委托运输药品，或者再次委托运输不得再次委托运输的药品的；③接受委托储存、运输的受托方未按规定向委托方所在地和受托方所在地药品监督管理部门报告药品重大质量问题的。可见，选项 D 属于第一种情况，但是行政处罚与此规定不一致。故答案为 D。

196. A 考查涉药储存、运输的义务。接受委托储存、运输药品的企业知道或应当知道承运承储的产品系**假劣药品**或"未取得药品批准证明文件生产、进口的药品""使用采取欺骗手段取得的药品批准证明文件生产、进口药品""使用未经审评审批的原料药生产药品""应当检验而未经检验即销售药品""国家药品监督管理局禁止使用的药品"，依然为委托方提供储存、运输服务等便利条件的，由药品监督管理部门没收全部储存、运输收入，并处违法收入 1 倍以上 5 倍以下的罚款；情节严重的，并处违法收入 5 倍以上 15 倍以下的罚款；违法收入不足 5 万元的，按 5 万元计算。选项 A 属于此规定最后一种情况，与题干处罚不符。故答案为 A。

197. D 考查药品网络销售的禁止清单。其一，"含麻醉药品口服复方制剂"，具体参照《食品药品监管总局办公厅关于进一步加强含麻醉药品和曲马多口服复方制剂购销管理的通知》（食药监办药化监〔2014〕111 号）中所列产品名单执行（参考第七章第六节"部分含特殊药品复方制剂的品种范围"知识点）。选项 B 和选项 C 属于这种情况，禁止网络零售。其二，**复合包装产品**中包含《药品网络销售禁止清单（第一版）》中第二项第（四）款所列药品的单方制剂，应按照禁售清单要求执行。如：**雌二醇片/雌二醇地屈孕酮片复合包装**含有单方制剂雌二醇片，属于

《药品网络销售禁止清单（第一版）》中禁止通过网络零售的品种。选项 A 属于这种情况。其三，胰岛素属于线上线下均可以零售的。选项 D 符合题干。故答案为 D。

198. A 考查药品零售企业的严重缺陷。"**经营场所配备冷藏药品专用陈列设备**"属于严重缺陷项目，选项 A 与此相符。故答案为 A。

二、配伍选择题

[1~3] C、D、A 考查药品经营方式、经营类别与经营范围。其一，选项 A 和选项 D 是药品批发企业和药品零售企业均可经营的药品。选项 B 是药品批发企业可以经营，但药品零售企业不得经营。第 1 题根据排除法可以确定答案为 C。其二，只有选项 D 为肽类激素，故第 2 题答案为 D。其三，选项 A 为生物制品，故第 3 题答案为 A。

[4~6] C、C、C 考查药品经营范围。其一，**药品零售企业**经营罂粟壳中药饮片、毒性中药饮片等，应当在"**中药饮片**"经营范围中予以单独标注。第 4 题答案为 C。其二，**药品零售连锁门店**的**经营类别不得超过药品零售连锁总部**的经营类别。药品零售连锁门店的**经营范围不得超过药品零售连锁总部**的经营范围。第 5 题答案为 C。其三，**药品批发经营范围**包括：中药饮片、中成药、化学药、**生物制品**、体外诊断试剂（药品）、麻醉药品、第一类精神药品、第二类精神药品、药品类易制毒化学品、医疗用毒性药品、蛋白同化制剂、肽类激素等。**药品零售（含药品零售连锁总部）经营范围**包括：中药饮片、中成药、化学药、第二类精神药品、**血液制品、细胞治疗类生物制品及其他生物制品**等。可见，药品零售企业将"生物制品"进行了更为详细的标注。故答案为 C。

[7~9] B、A、D 考查药品经营许可证管理。药品经营许可证编号格式为"省份简称 + 两位分类代码 + 四位地区代码 + 五位顺序号"。其中两位分类代码为大写英文字母，第一位 A 表示**批发企业**，B 表示**药品零售连锁总部**，C 表示**零售连锁门店**，D 表示**单体药品零售企业**；第二位 A 表示法人企业，B 表示非法人企业。故第 7 题答案为 B，第 8 题答案为 A，第 9 题答案为 D。

[10~12] A、C、D 考查药品经营许可证变更、换发、补办。此题本质上是语文题，分析字面意思就可以知道答案。

[13~15] D、C、C 考查药品批发的经营质量管理规范主要内容。药品批发企业第一线工作人员资

质要求，除了药学类专业都是中专外，质量管理岗药学相关专业要求相对较高，要求大专以上。

[16~17] D、A 考查药品批发的经营质量管理规范主要内容、药品零售的经营质量管理规范主要内容。此题将药品批发企业和零售企业对比命题，考查需要具有执业药师的岗位。

[18~19] A、B 考查药品批发的经营质量管理规范主要内容。其一，药品批发企业储存、销售岗位要求相对较低，为高中文化程度。故第 18 题答案为 A。其二，药品采购人员药学专业和相关专业都是中专学历要求。故第 19 题答案为 B。

[20~22] B、C、D 考查药品批发的经营质量管理规范主要内容。药品批发企业中药类药品人员资质，一般要求中药学中专或中药学中级职称，但是中药饮片养护人员可以用中药学初级职称。

[23~25] D、C、B 考查药品批发的经营质量管理规范主要内容、药品零售的经营质量管理规范主要内容。药品批发企业的功能更偏向质量管理，药品零售企业的功能更偏向合理用药，所以质量管理人员对于药品批发企业的要求更高。

[26~27] C、B 考查药品零售的经营质量管理规范主要内容。其一，药品零售企业法定代表人或负责人、处方审核和合理用药人员应该是执业药师，故第 26 题答案为 C。其二，注意区分"**法定代表人**"和"**企业负责人**"，前者是针对法人单位而言，后者是针对非法人单位而言，两者可以互相兼任。比如某零售连锁药店，只有总部有法定代表人，而对于门店只有负责人之说。因此，GSP 规定企业负责人是药品质量的主要责任人。也即第 27 题答案为 B。

[28~29] D、C 考查药品零售的经营质量管理规范主要内容。其一，药品零售企业营业员的要求相对较低，高中文化程度。故第 28 题答案为 D。其二，**中药饮片采购人员要求中药学中专或者具有中药学专业初级以上专业技术职称**。故第 29 题答案为 C。

[30~32] A、A、B 考查药品批发的经营质量管理规范主要内容。其一，**药品批发企业不得经营疫苗，但是可以配送疫苗**，要求也比较高。故第 30、31 题答案为 A。其二，从事特殊管理的药品和冷藏冷冻药品的储存、运输等工作的人员应当接受相关法律法规和专业知识培训，且必须经考核合格。故第 32 题答案为 B。

[33~34] B、B 考查药品批发的经营质量管理规范主要内容。整本考试指南的工作经验基本上都是 3 年。

[35～37] C、C、A 考查药品经营许可证管理规定、药品批发的经营质量管理规范主要内容。其一,《药品经营许可证》有效期为5年,故第35和36题答案均为C。其二,根据GSP,文件记录保存至少5年,故第37题答案为A。

[38～39] D、D 考查药品批发的经营质量管理规范主要内容、药品零售的经营质量管理规范主要内容。**GSP中无论是批发企业,还是零售企业;无论是纸质版文件或记录,还是电子版文件或记录,保存时限均为不少于5年。**

[40～41] C、A 考查药品批发的经营质量管理规范主要内容。这个知识点可以结合语文和行业常识解答。其一,**批签发管理的生物制品销售前检验很严格,药品批发企业验收时可以适当放松,也就是可以不开箱**。故第40题答案为C。其二,**批号表示质量均一,同一批号没必要检查每一个药品,但是至少检查一个最小包装**。故第41题答案为A。

[42～43] C、D 考查药品批发的经营质量管理规范主要内容。其一,**外包装及封签完整的原料药可以用来制剂,还有本环节也没有证据证明存在问题,故验收时可以不开箱**。故第42题答案为C。其二,第43题就是语文题,**生产企业有特殊质量控制要求,就不要打开最小包装了**,故答案为D。

[44～45] D、A 考查药品批发的经营质量管理规范主要内容。**储存药品库房相对湿度为35%～75%**。

[46～48] D、A、C 考查药品批发的经营质量管理规范主要内容。通过红绿灯来记忆储存色标管理,**红灯停(不合格),绿灯行(合格),黄灯等待(待确定)**。

[49～51] A、D、C 考查药品批发的经营质量管理规范主要内容。其一,准备出库销售药品,质量一定合格,挂绿色标牌,故第49题答案为A。其二,由其他企业退回的药品,等同于验收,质量待确定,挂黄色标牌,故第50题答案为D。其三,已经超过药品有效期的为劣药,质量不合格,挂红色标牌,故第51题答案为C。

[52～54] B、D、B 考查药品批发的经营质量管理规范主要内容。退货药品、待验药品都是质量待确定,挂黄色标牌。售后待发药品,质量合格,挂绿色标牌。

[55～56] C、D 考查药品批发的经营质量管理规范主要内容。其一,等待出库装运的药品,肯定是出库复核合格的药品,应该是绿色,第55题答案为

C。其二,第56题"疑似药品包装污染",说明质量待确定,应该是黄色,答案为D。注意如果第56题"疑似药品包装污染"修改为"药品包装污染",此时药品质量不合格,是红色。如果修改为"药品污染",那就是假药,应该是不合格药品,是红色。可见,审题过程中注意细节是多么重要。

[57～59] C、A、D 考查药品批发的经营质量管理规范主要内容。其一,GSP规定"**特殊管理的药品应当按相关规定在专库或专区内验收**"。故第57题答案为C。注意此题是和麻醉药品储存考点进行关联后设计的题干,更要注意两者关联进行深入命题。其二,**对首营企业、首营品种建立审核制度,其中对首营品种进行外在质量审核**。故第58题答案为A。其三,**药品零售企业应定期对陈列、存放的药品进行检查,重点检查拆零药品和易变质、近效期、摆放时间较长的药品以及中药饮片**。故第59题答案为D。

[60～62] A、B、D 考查药品批发的经营质量管理规范主要内容、药品零售的经营质量管理规范主要内容。这种命题形式是将一个考点放到真实工作情景中,考得比较细致。另外,两个类似事项放在一起对比,也提高了考试难度。其一,药品批发企业对药品有效期的管理需要用计算机辅助管理,而药品零售企业没有强制要求。其二,药品批发企业对药品有效期的管理跟踪要求自动化,零售企业只要求跟踪管理,管理成本不一样。其三,近效期药品可以销售,所以不可能自动锁定,预警管理比较合适;而超过有效期的为劣药,可能危害患者健康,必须锁定,为了防止人为因素的影响,应该自动锁定。

[63～65] A、C、D 考查药品批发的经营质量管理规范主要内容。此题可以按语文解答,也可以根据工作来解答。

[66～68] A、C、C 考查药品零售的经营质量管理规范主要内容。此题以销售的方式考查陈列,注意体会这种命题方式。

[69～70] A、B 考查药品零售的经营质量管理规范主要内容。此题也是以销售形式考查陈列管理,并且考查的是具体的工作情景,注意将其还原为考点加以应用。其一,**罂粟壳不得陈列**,故第69题答案为A。其二,**外用药与其他药品分开摆放**,由外用药品标识可知皮炎平属于外用药,阿司匹林片剂属于口服药品,两者要分开摆放,故第70题答案为B。

[71～72] A、D 考查药品零售的经营质量管理规范主要内容。其一,**执业药师在岗执业时需挂牌明示,不在岗时需挂牌告知**,故第71题答案为A。其

二，负责拆零销售的人员经过专门培训，有拆零工作台，做好拆零销售记录和拆零销售包装，第72题题干是这些内容的浓缩，故第72题答案为D。

[73~74] A、C 考查药品零售的经营质量管理规范主要内容。此题命题方式是将岗位不得兼职与销售管理、药品定期检查相关联，**不得兼职的岗位有质量管理、处方审核人员**。根据人员岗位功能定位，审核处方的为执业药师，质量管理工作由质量管理人员负责，故第73题答案为A，第74题答案为C。

[75~76] D、C 考查药品零售的经营质量管理规范主要内容。此题考查工作过程。

[77~79] A、A、D 考查药品零售的经营质量管理规范主要内容、药品批发的经营质量管理规范主要内容。其一，药品批发企业和药品零售企业对不兼职的规定有区别，药品批发企业质量管理部门的职责不得由其他部门及人员履行，药品零售企业质量管理岗位、处方审核岗位的职责不得由其他岗位人员代为履行。两者的区别在于药品批发企业规模较大，药品零售企业规模较小，所以后者没有说"不得由其他部门代为履行"，故第77题答案为A。其二，药品零售企业不存在出库行为，第78题只能选A，此题如果从出库管理入手，考的是细节问题，有一定难度，可见不同角度，不同难度。其三，药品批发企业和药品零售企业在处理已售出并发现严重质量问题的药品时的措施相同，都是向药品监督管理部门报告，故第79题答案为D。

[80~82] A、C、D 考查药品批发的经营质量管理规范主要内容、药品经营质量管理规范的零售主要内容。此题属于将易混淆内容放在一起考查。

[83~84] A、B 考查药品批发的经营质量管理规范主要内容。此题考查工作过程。

[85~87] B、C、D 考查药品零售的经营质量管理规范主要内容。注意要将这组题放入刚才分析的工作逻辑中，才能够真正掌握。这组题也可以按语文来解答，速度会更快。第85题中的"生虫、发霉、变质"，都需要时间才能发生，所以检查要定期，故答案为B。第86题不同批号之间的中药饮片容易互相污染，所以要清斗记录，这样污染一旦发生，可以追溯质量问题，故答案为C。第87题，错斗、串斗只有通过复核才能发现，故答案为D。

[88~90] C、D、C 考查药品批发的经营质量管理规范主要内容、药品经营质量管理规范的零售主要内容。此组题目有利于理解批号在GSP管理中的作用。

[91~92] A、B 考查药品批发的经营质量管理规范主要内容。其一，药品按批号收货，第91题答案为A。其二，说明书检查论的是个数，故第92题答案为B。

[93~95] A、B、A 考查药品批发的经营质量管理规范主要内容、药品经营质量管理规范的附录文件主要内容。此组题考查语文和工作。第93题和第95题涉及收货，选项A"拒收"与收货有关，故答案为A。第94题题干关键词是"验收"，下一个环节是入库，故答案为B。

[96~97] B、D 考查药品零售的经营质量管理规范主要内容。其一，对比两个题干，发现考点是"零售药店不得陈列的药品"，只有选项D不得陈列。故第97题答案为D。其二，第96题的答案从剩余三个选项中寻找，不得开架自选的是处方药。故第96题答案为B。

[98~100] A、A、C 考查药品批发的经营质量管理规范主要内容、药品零售的经营质量管理规范主要内容。注意药品批发企业"重点养护"与药品零售企业"重点检查"的区别。

[101~103] D、A、B 考查药品批发的经营质量管理规范主要内容。此题要考虑影响因素对药品质量影响的大小，药品之间的影响最小，药品与外部环境间的影响最大，地面相对可控处于中间。

[104~105] A、C 考查药品零售的经营质量管理规范主要内容。选项B和D是营业场所的设施设备，而选项C属于仓库的设施设备，注意仓库的要求更高一些。

[106~108] C、B、A 考查药品经营质量管理规范现场检查指导原则主要内容。严重缺陷项目，禁止违反，一票否决。主要缺陷项目需要整改，报告药品监督管理局。一般缺陷项目企业自行整改。

[109~110] A、A 考查药品经营质量管理规范现场检查指导原则主要内容。第109题和第110题所涉及项目均为严重事项，涉嫌严重违反GSP。故答案均为A。

[111~113] A、B、C 考查药品零售的经营行为管理要求。其一，第二精神药品不得向未成年人销售，故第111题答案为A。其二，含特殊药品复方制剂容易被套取制造毒品，要登记姓名、身份证，保证可追溯，故第112题答案为B。其三，兴奋剂是运动员慎用，故第113题答案为C。

[114~116] D、A、B 考查药品零售的经营行为管理要求。其一，医疗用毒性药品治疗用量和中毒

剂量比较接近，用量必须准确。药店允许使用毒性中药炮制品和注明"生用"的毒性中药饮片，未注明"生用"的毒性中药饮片不得零售。故第114题答案为D，第115题答案为A。其二，罂粟壳可以在药店销售，但不得陈列，也不得单味零售。故第116题答案为B。

[117～119] A、B、B 考查药品经营监管与监督检查。国家局负责研制、省局负责生产和批发、市县两级负责零售。第117题是药品经营质量管理规范规则的制定，由国家局负责，故第117题答案为A。后两者规律在此仍然成立，故第118、119题答案为B。

[120～122] A、B、D 考查药品经营监管与监督检查、网络药品经营管理、"双跨"药品的管理要求、药品零售企业不得经营的药品种类。其一，选项C和选项D是处方药，选项B是非处方药，只有选项A是双跨药品。麻黄碱复方制剂不能通过网络零售，但是网络批发没有限制。故第120题答案为A。其二，选项C和选项D不能通过网络销售，选项A不能通过网络零售，选项B可以通过网络零售，故第121题答案为B。其三，疫苗既不能批发，也不能零售。故第122题答案为D。

[123～125] A、B、C 考查网络药品交易服务的类型。此题本质上是语文题，可以根据题干意思推理出来答案。

[126～128] A、B、D 考查非处方药遴选和目录管理。其一，第126题的关键点是"不良相互作用"，这属于"应用安全"，故答案为A。其二，第127题的关键点"剂量"关系疗效，疗效确切，剂量应该相对稳定，故答案为B。其三，第128题强调自我药疗，是使用方便，故答案为D。

[129～130] C、D 考查网络药品交易服务的类型。此题本质上是语文题，字面意思可以分析出来答案。

[131～133] D、C、B 考查药品进口管理。其一，从境外进入保税仓库、保税区、出口加工区的药品，免予办理进口备案和口岸检验等进口手续，海关按有关规定实施监管；从保税仓库、出口监管仓库、保税区、出口加工区出库或出区进入国内的药品，按本办法有关规定办理进口备案和口岸检验等手续。经批准以加工贸易方式进口的原料药、中药材等，免予办理进口备案和口岸检验等进口手续，其原料药及制成品禁止转为内销。确因特殊情况无法出口的，移交地方药品监督管理部门按规定处理，海关予以核销。

故第131题答案为D。其二，第132题中的生物制品没有批签发文件，属于严重问题，只有选项C不予进口备案，其余选项要么进口备案，要么免予进口备案。故第132题答案为C。其三，麻醉药品、精神药品、蛋白同化制剂、肽类激素用《进口准许证》通过海关，不用办理《进口药品通关单》。故第133题答案为B。

[134～136] C、B、D 考查药品进口备案。最危险的麻醉药品、精神药品进口管理最严，蛋白同化制剂、肽类激素其次，一般药品再次，临床急需药品管理最松。

[137～138] A、D 考查药品经营质量管理规范现场检查指导原则的主要内容。其一，对麻醉药品和第一类精神药品、药品类易制毒化学品经营企业检查，检查频次每半年不少于1次。故第137题答案为A。其二，对冷藏冷冻药品、血液制品、细胞治疗类生物制品、第二类精神药品、医疗用毒性药品、放射性药品经营企业检查，每年不少于1次。这里面只有放射性药品属于放射性药品经营许可证经营范围。故第138题答案为D。

[139～140] A、B 考查特殊情形药品进口管理。除医生专门注明理由外，处方一般不得超过7日用量；麻醉药品与第一类精神药品注射剂处方为1次用量，其他剂型一般不超过3日用量。

[141～142] D、B 考查药品进口备案、药品出口销售证明。其一，进口备案，是指进口单位向允许药品进口的口岸所在地药品监督管理部门（口岸药品监督管理局）申请办理《进口药品通关单》的过程。故第141题答案为D。其二，由各省级药品监督管理部门负责本行政区域内药品出口销售证明出具办理工作。故第142题答案为B。

[143～145] B、A、C 考查药品出口销售证明、进口药材批件、蛋白同化制剂、肽类激素的经营管理。此题的证件有效期也比较特别，注意掌握。

[146～147] B、A 考查非处方药的分类和专有标识的管理要求。此题本质上是考查处方药、非处方药的概念，从两个概念的字面就可以知道其意思，"处方药"是凭处方的，"非处方药"是不需要处方的。

[148～149] A、C 考查非处方药的管理要求、处方药的管理要求。其一，第148题关键词是"无需处方"，也就是非处方药，排除选项C和选项D。另一个关键词是"绿色专有标识"，也就是乙类非处方药。故第148题答案为A。其二，第149题关键词是

"不得在大众媒介发布广告"，只有处方药，"双跨"药品是处方药时不得在大众媒介发布，是非处方药时可以在大众媒介发布。故第149题答案为C。

[150～151] D、D 考查"双跨"药品的管理要求。两个题干的意思是一致的，都是既可以作为处方药，又可以作为非处方药，这是"双跨"药品。故答案为D。

[152～154] D、C、A 考查药品零售企业销售处方药与非处方药的要求。其一，选项B药店禁止零售，排除。其二，选项A属于禁止零售的药品以外其他按兴奋剂管理的药品，必须凭处方销售。故第154题答案为A。其三，选项C和选项D相比，选项C情况更严重，存在假冒或不合法处方，要报告药品监督管理局。故第152题答案为D，第153题答案为C。

[155～157] D、D、B 考查药品零售企业销售处方药与非处方药的要求、药品零售企业不得经营的药品种类。其一，对比三个题干，第155和156题问"能在零售药店销售"，第157题问"不得在零售药店销售"，四个选项中只有选项B不能在药店销售，故第157题答案为B。其二，第155题后半句话关键词"不得采用开架自选"，应该是处方药，只有选项D是处方药，故第155题答案为D。第三，第156题后半句话关键词"凭医师处方才能销售"，应该选择处方药，故第156题答案为D。

[158～160] C、D、A 考查药品零售企业销售处方药与非处方药的要求、药品零售企业不得经营的药品种类。其一，三个题干均为在零售药店销售，而选项B不能在药品零售企业销售，排除。其二，**销售甲类非处方药时，执业药师应当主动向个人消费者提供用药指导**。第158题是执业药师不在旁边的自动售药机，只能销售乙类非处方药。因为销售乙类非处方药时，执业药师或其他药学技术人员应当根据个人消费者咨询需求，提供科学合理的用药指导。故第158题答案为C。其三，选项D为甲类非处方药，但是属于麻黄碱复方制剂，需要登记姓名和身份证，故第160题答案为A。其四，麻黄碱复方制剂非处方药要专柜销售，不得开架自选。故第159题答案为D。

[161～162] A、C 考查药品上市许可持有人的经营行为管理。其一，**药品上市许可持有人委托销售的，应当委托符合条件的药品经营企业**。药品零售企业、医疗机构不能将药品销售给单位，不存在委托销售的说法。药品批发企业是将药品产权直接交易给下游，不存在委托销售。故第161题答案为A。其二，药品网络销售的B2B模式的销售方是药品上市许可持

有人、药品批发企业，B2C模式的销售方是药品零售企业，医疗机构在网络药品经营中会是采购方，而不是销售方。故第162题答案为C。

[163～165] C、D、B 考查GSP附录3温湿度自动监测。系统应当自动对**药品储存运输过程中的温湿度进行不间断监测和记录，测点温湿度数据每分钟至少更新采集1次**。监测数据记录频次为：储存状态下**每30分钟至少记录1次温湿度数据**，运输状态下**每5分钟至少记录1次温度数据**；发生超温超湿状况时，系统变频至**每2分钟至少记录1次**监测数据。第163题关键词是"超温超湿"，储存运输出问题概率大，答案为C。第164题关键词是"库房存放"，对应"储存状态"，是在GSP控制下，出问题概率小，答案为D。第165题关键词是"运输"，相比储存状态容易出问题，要加大监测频率；但是相比超温超湿状况，风险又低一点，需要减少监测频率，答案为B。

[166～168] A、B、A 考查GSP附录3温湿度自动监测、附录5验证管理。高温、验证对于药品质量影响较大，温度控制要求较高，第166题和第168题答案为A。低温对于药品质量影响较小，温度控制要求较低，第167题答案为B。

[169～171] B、B、A 考查GSP附录3温湿度自动监测。企业应当对储存、运输设施设备的测点终端布点方案进行测试和确认，保证药品仓库、运输设备中配备的测点终端数量（**仓库、冷藏车内不得少于2个，冷藏箱、保温箱内不得少于1个**）及位置，能够准确反映环境温湿度的实际状况。测点终端应当牢固安装在经过确认的合理位置，避免储运作业及人员活动对监测设备造成影响或损坏，**一经安装不得随意变动测点终端位置**。故第169题和第170题答案为B。第171题答案为A。

[172～174] A、D、C 考查GSP附录5验证管理。其一，企业应当根据验证的内容及目的，对不同的验证对象确定相应验证项目，合理设置验证测点实施验证，**验证数据采集的间隔时间不得大于5分钟**。故第172题答案为A。其二，**冷库**的验证项目包括：**库内温度分布特性（稳定性验证持续时长不得小于48小时）**，温控设备运行状况，测点终端参数与安装位置确认，开门作业对库内温度影响，冷库断电保护功能确认，极端温度保温性能，新库（含改造后重启）空载、满载验证，年度满载验证。故第173题答案为D。其三，**冷藏车**的验证项目包括：车厢内温度分布特性（**稳定性验证持续时长不得小于5小时**），温控

设备运行状况,测点终端参数与安装位置确认,开门作业对车厢内温度影响,车厢断电保护功能确认,极端温度保温性能,新车空载、满载验证,年度满载验证。故第174题答案为C。另外,注意冷藏箱(保温箱)验证项目箱内温度分布特性没有规定稳定性验证持续时长。

[175~177] A、C、B 考查药品网络销售的总体要求和清单管理、严格处方药的网络零售。选项C不允许网络销售(批发和零售),选项D不允许网络零售。第176题答案为C。第175题网络零售需实行实名制的是普通处方药,故答案为A。第177题,网络可零售并且线上和线下一致,处方药线下不用实名制,非处方药线上和线下均不用实名制,也就是非处方药线上和线下一致,故答案为B。

[178~180] D、C、B 考查第三方平台网络销售单独设置其他严厉的处罚。备案对药品质量影响最大,罚款最多;质量管理机构影响居中,罚款居中;报告,质量影响再次,罚款再降低(药品网络销售企业未按规定履行向所在地药品监督管理部门报告义务的,责令限期改正;逾期不改正的,处1万元以上3万元以下罚款;情节严重的,处3万元以上5万元以下罚款);信息展示,质量影响最小,罚款最低。

[181~182] A、B 考查药品经营范围。其一,**药品零售企业**经营**罂粟壳中药饮片、毒性中药饮片**等,应当在**"中药饮片"经营范围中予以单独标注**。可见,药品零售企业虽然不用标注"医疗用毒性药品",但是毒性中药饮片需要在"中药饮片"中单位标注。故第181题答案为A。其二,对于生物制品,药品批发企业药品经营许可证经营范围需要标注"生物制品",药品零售企业药品经营许可证经营范围需要详细标注"血液制品、细胞治疗类生物制品及其他生物制品"。故第182题答案为B。

[183~184] C、D 考查药品零售企业(含药品零售连锁门店)的开办条件。其一,同时经营其他商品(非药品)的,陈列、仓储设施应当与药品分开设置。故第183题答案为C。其二,在超市等其他场所从事药品零售活动的,应当具有独立的经营区域。故第184题答案为D。

[185~187] A、B、D 考查药品经营许可证变更、药品零售企业不得经营的药品。其一,**药品经营企业未经批准变更许可事项的**,药品监督管理部门按照《药品管理法》第一百一十五条的规定(无证经营)给予处罚。故第185题答案为A。其二,药品经营企业未按规定办理药品经营许可证登记事项变更

的,由药品监督管理部门责令限期改正;逾期不改正的,处5000元以上5万元以下罚款。故第186题答案为B。其三,**药品零售企业违反规定经营禁止零售药品**,法律、行政法规已有规定的,药品监督管理部门依照法律、行政法规的规定处罚;法律、行政法规未作规定的,责令限期改正,处5万元以上10万元以下罚款;造成危害后果的,处10万元以上20万元以下罚款。故第187题答案为D。

[188~190] B、B、B 考查药品上市许可持有人药品销售行为、药品批发企业药品经营活动、药品零售的经营行为管理。其一,**药品上市许可持有人销售药品活动**中的有关资质材料和销售凭证、记录保存**不得少于5年,且不少于药品有效期满后1年**。故第188题答案为B。其二,**药品批发企业购进销售药品活动**中的有关资质材料和购进销售凭证、记录保存**不得少于5年,且不少于药品有效期满后1年**。其三,**药品零售企业购进药品活动**中的有关资质材料和购进凭证、记录保存**不得少于5年,且不少于药品有效期满后1年**。故第190题答案为B。另外,还要注意:(药品零售连锁)**总部购进药品活动**中的有关资质材料和购进凭证、记录保存**不得少于5年,且不少于药品有效期满后1年**。可见,药品上市许可持有人、药品批发企业、药品零售企业分别在销售药品活动、购进销售药品活动、购进药品活动中的关资质资料和凭证保存时间是一样的。但是所涉及的业务活动有区别,这和这三种经营业态的特点有关系。

[191~193] D、B、C 考查药品零售的经营行为管理、对药品网络销售行为实施最严厉的处罚。其一,**药品零售企业**在药品经营活动中有下列行为之一的,由药品监督管理部门责令限期改正;逾期不改正的,处5000元以上5万元以下罚款;造成危害后果的,处5万元以上20万元以下罚款:①未按规定凭**处方销售处方药的**;②以买药品赠药品或者买商品赠药品等方式向公众**直接或者变相赠送处方药、甲类非处方药的**;③执业药师**不在岗未挂牌告知或者处方未经执业药师审核即销售处方药的**。故第191题答案为D。其二,**药品零售企业未按规定对受托方委托储存、运输行为进行管理的**,由药品监督管理部门责令限期改正;逾期不改正的,处5000元以上3万元以下罚款。故第192题答案为B。其三,**药品网络销售企业的资质信息展示违反规定的**,由市场监督管理部门责令限期改正,可处1万元以下的罚款。**第三方平台的资质信息展示违反规定的**,由市场监督管理部门责令限期改正,可处2万元以上10万元以下的罚款;情

节严重的,处 **10 万元以上 50 万元以下的罚款**。故第 193 题答案为 C。

[194～196] A、B、C　考查药品经营质量管理规范现场检查指导原则。本题通过语文容易解答,但是两种检查结论的对应关系对于解答案例题有意义,建议要熟悉。

[197～199] B、B、A　考查强化网络销售监管。其一,**有因检查重点考虑因素为网络监测、群众信访、投诉举报、舆情信息、网络抽检等提示可能存在风险的**;未能及时识别、发现、制止、报告相关风险的;未严格审核管理平台内药品信息、链接和药品销售活动的;既往多次检查不符合要求的;**管理体系与关键岗位负责人发生重大调整的**;未及时整改监督检查发现缺陷项的;药品监管部门认为需要开展检查的其他情况。故第 197 题答案为 B,第 198 题答案为 B。其二,**常规检查重点考虑因素为首次开展第三方平台业务的**;**开展第三方平台业务无药品流通专业背景的**;第三方平台经营规模大、覆盖范围广、业务量较大的。故第 199 题答案为 A。

三、综合分析选择题

1. A　考查药品经营许可证延续。药品经营许可证有效期届满需要继续经营药品的,药品经营企业应当在有效期届满前 6 个月至 2 个月期间,向发证机关提出重新审查发证(延续)申请。由共同情景可知,甲企业药品经营许可证核发时间为 2024 年 10 月 8 日。另外,药品经营许可证有效期为 5 年,因此,该药品经营许可证截止日期为 2029 年 10 月 7 日,选项 A 符合申请延续的时间。故答案为 A。

2. C　考查药品经营范围。该企业的经营范围为中药饮片、中成药、化学药制剂、抗生素制剂。没有包含生物制品,销售生物制品属于超出经营范围经营。故答案为 C。

3. B　考查药品经营范围。注意交易双方,供方有供货范围,需方也有采购范围,这都属于经营范围,两个范围必须重合的药品,才可能发生交易行为。人血白蛋白属于生物制品,甲企业和乙企业均可经营。

4. B　考查药品经营范围、药品零售企业不得经营的药品种类。解题的突破点隐藏在实例情景中,也就是乙药品经营企业是零售连锁企业的门店。这样就可以有两种解题法,一直是直接判断哪种药品可以零售,另一种是把不可以零售的排除掉,都可以得到答案。

5. C　考查药品经营范围、药品零售企业不得经营的药品种类。此题第一种方法是一一对比选项中药品是否在两者经营范围内;第二种方法是从"医疗机构制剂不可在市场上销售"考点解答;第三种方法是药品零售企业不得经营医疗机构制剂。

6. B　考查药品经营范围、药品零售企业不得经营的药品种类、药品零售企业销售处方药与非处方药的要求。第一种方法对照乙药品经营企业经营范围,但是这种方法效果不好。第二种方法是排除法,选项 A、选项 C 和选项 D 均是零售药店不得零售的药品,应该排除。第三种方法,含麻黄碱类复方制剂属于化学药制剂,在零售企业经营范围内,可以零售。故答案为 B。

7. B　考查药品经营范围、药品零售企业不得经营的药品种类。此题可以采用排除法、直接解法,这两种方法各有优势,关键看对哪个思路比较熟悉,此题启发我们要平时练习要多寻找不同角度解答问题,这样有助于灵活运用考点。如果采用排除法:其一,选项 A 和选项 D 药品零售企业丙不可以经营,排除。其二,丙企业经营范围不包括第二类精神药品,选项 C 也不可以由丙企业经营。故答案为 B。如果采用直接解法:含麻黄碱类复方制剂属于化学药制剂,三个企业的经营范围均有,表示都可以经营。故答案为 B。

8. C　考查药品经营许可证变更。**药品零售企业被其他药品零售连锁企业总部收购**,如**实际经营地址、经营范围未发生变化**的,按照变更药品经营许可证程序办理。这里面的"变更"指许可事项变更、登记事项变更。而案例中,乙企业加盟丙企业时,经营范围发生了变化,因此上述规定不成立了。也就是选项 A 和选项 B 不可能为答案。而同时案例情况并不是有效期将到期延续,选项 D 也不是答案。故答案为 C。

9. B　考查药品经营许可证变更。其一,**许可事项**变更指经营地址、经营方式、**经营范围**、仓库地址(包括原址增减仓库、异地设库和委托储存)的变更。其二,**登记事项**变更是指企业名称、统一社会信用代码、法定代表人、主要负责人、**质量负责人**等事项的变更。故答案为 B。

10. B　考查药品经营范围、药品零售企业不得经营的药品种类。疫苗既不能批发,也不能零售,符合题干。故答案为 B。

11. B　考查药品批发的经营质量管理规范主要内容。储存药品相对湿度为 35%～75%。此题是放入真实工作情景中考查，3月2日的相对湿度在范围外，3月3日的相对湿度在范围内，故答案为B。

12. C　考查药品批发的经营质量管理规范主要内容。药品批发企业不可以经营疫苗，储存疫苗需要两个独立冷库，故选项C说法错误。

13. C　考查药品零售的经营质量管理规范主要内容。采购药品时的记录和凭证按GSP规定，至少保存5年。解题点在每个选项的前半句话。故答案为C。

14. C　考查药品零售的经营质量管理规范主要内容。根据GSP，药品零售企业采购管理参照药品批发企业的规定执行，也就是甲企业从乙企业购进药品时，同时构成了首营品种、首营企业。其一，首营企业审核资料都是证件复印件，复印件需要加盖公章原印章，选项A不符合规定，选项C符合规定。其二，首营品种主要审核药品合法性，合法性的文件主要是药品批准文件，不是药品养护记录，选项D不符合规定。其三，选项B属于"对销售人员的审核"，身份证复印件应加盖企业公章原印章，没有签名。故答案为C。

15. B　考查药品标签上药品有效期的规定。有效期标注到月，药品可以用到月底。情景中给的有效期标注格式是"有效期至2019年06月"，也就是可以用到2019年6月30日，也就是在2019年7月1日失效。故答案为B。

16. D　考查药品零售的经营质量管理规范主要内容。因为甲、乙两家药品批发企业与丙药品零售连锁企业均有多年业务关系，因此丙药品零售连锁企业和甲、乙批发企业本次采购业务不构成首营企业业务关系。另外，某中成药丙零售企业长期从乙批发企业购进，该中成药再购进时不构成首营品种业务关系。但是，销售人员更换了，需要重新审核加盖公章原印章的身份证复印件以及加盖公章原印章、法定代表人签名或签章的授权书。选项A第一句话没问题，第二句话因为要审核新销售人员的资料，说法错误。选项B前半句话没问题，后半句话缺少了身份证复印件、授权书缺少了法定代表人签名或签章。选项C中提到"属于首营品种"，这个说法错误，更换供货商也没必要经原供货商同意。选项D并没有说属于首营企业，而是说需要按首营企业购进来操作采购程序，因为情景中所给信息并没有说首营企业的相关资料合法。选项D说法最正确。

17. C　考查药品零售的经营质量管理规范主要内容。销售人员更换了，需要重新审核加盖公章原印章的身份证复印件以及加盖公章原印章、法定代表人签名或签章的授权书。选项C最符合相关程序要求。

18. D　考查药品批发的经营质量管理规范主要内容。其一，**运输药品应当使用密闭式货物运输工具**。选项A中运输车辆是敞车，不符合GSP。其二，药品批发企业销售时需要核实购货单位合法资质，而头孢克肟分散片是抗菌药物中的处方药，丁零售企业只具备非处方药经营资格，不能销售处方药。选项B的行为不符合GSP。其三，**质量管理部门的职责不得由其他部门及人员履行**。选项C违反了这一规定。其四，**毒性中药饮片实行专人、专库（柜）、专账、专用衡器，双人双锁保管**。选项D后半句话符合这个规定，但是共同情景所给信息中并没有说明甲批发企业的经营范围、中西医结合医院的诊疗范围，前半句是不是符合GSP不好判断。但是权衡利弊，最佳答案为D。

19. B　考查药品零售连锁总部的经营行为管理要求、药品零售的经营行为管理要求、执业药师注册管理要求。其一，**连锁企业总部不能销售药品，门店才可以销售药品**。选项A不符合零售连锁企业的经营要求。其二，**执业药师不在岗，挂牌告知，暂停销售处方药和甲类非处方药**。但是选项B指出了在处方药陈列区摆放"执业药师不在岗，暂停销售处方药"的告示牌，并没有说甲类非处方药陈列区怎么管理。选项B符合药事管理规定。其三，《执业药师注册证》不允许挂靠，也就是禁止"挂证"，选项C和选项D均为执业药师"挂证"。故答案为B。

20. D　考查执业药师监督管理要求。丙药品零售企业存在"挂证"执业药师，这属于严重违反GSP，需要撤销GSP证书，撤销"挂证"执业药师的《执业药师注册证》，并将这种行为记录到全国执业药师注册管理信息系统，不良信息记录撤销前不得再次注册。选项D属于考试环节的证件，而题干所问的是注册环节的"挂证"行为。故选项D不符合题干所涉及的规定。故答案为D。

21. D　考查药品上市许可持有人的经营行为管理要求、药品批发的经营行为管理要求。其一，**个人设置的门诊部、诊所等医疗机构不得配备常用药品和急救药品以外的其他药品**。氨酚曲马多片属不属于常用药品和急救药品，选项A所给信息不充分，无法判断这件事是不是符合规定。其二，**生产企业不得向患者销售药品**。选项B属于生产企业直接向患者销售药品，选项C属于生产企业向员工赠送药品，这等同于销售。选项B和选项C都违反了这个规定。其三，**生产企业可以向批发企业购买原料药用于制剂**，选项C生产企业向批发企业购买板蓝根颗粒制剂违反相关规定。其四，**批发企业通过自建网站可以向其他企业销售药品（处方药、非处方药）**，选项 D 符合规定。故答案为 D。

22. B 考查网络药品交易服务的类型。**第三方平台主要是提供交易服务平台，不进行药品交易。**故答案为 B。

23. C 考查网络药品经营管理、药品上市许可持有人的经营行为管理要求。药品上市许可持有人零售药品，必须持有《药品经营许可证》（零售），选项 C 说法错误。故答案为 C。

24. A 考查"双跨"药品的管理要求。双跨药品是既可以作为处方药，又可以作为非处方药，只有选项 A 符合，并且这个选项是将双跨的定义具体化了，注意这种命题方法，比较新颖。故答案为 A。

25. C 考查处方药与非处方药的转换和评价。其一，运用语文能力分析情景中的信息。共同情景中有一个信息"将穿心莲内酯软胶囊等 13 种药品（化学药品 2 种、中成药 11 种）转换为非处方药"，只有选项 C 符合这一意思。其二，处方药与非处方药的转换是双向的，这里考了处方药转化为甲类非处方药。故答案为 C。

26. C 考查处方药与非处方药的转换和评价。其一，不存在"处方药目录"，故选项 C 说法错误。其二，**处方药与非处方药的转换评价包括处方药转换为非处方药、非处方药转换为处方药**。选项 C 后半句话不全面。故答案为 C。

27. A 考查"双跨"药品的管理要求。其一，进一步考查双跨药品的概念，也就是会出现处方药和非处方药两种同样商品名的布洛芬分散片说明书和标签，选项 A 说法正确。其二，药品分类管理专有标识只有甲类、乙类，没有双跨这一说，选项 B 说法错误。其三，双跨药品的说明书应该分开，包装颜色应该明确区别，选项 C 说法错误。其四，说明书警示语没有针对双跨药品的情况，选项 D 说法错误。故答案为 A。

28. B 考查药品零售的经营行为管理要求。由共用情景可知，中成药抗病毒口服液属于乙类非处方药，患者可以进行自我药疗。选项 A 和选项 C 说法错误。另外，药学服务人员应当为个人消费者提供个性化用药指导服务，充分告知个人消费者药品的适应症或功能主治、用法用量、不良反应、禁忌、注意事项、有效期、贮藏要求等信息，帮助个人消费者正确选择、使用药品。要确定该药儿童能不能使用，需要查看药品说明书下的【用法用量】【注意事项】，看

有没有关于儿童的用法用量、注意事项，然后可以进行指导用药后销售给患者。选项 B 比选项 D 更符合工作。

29. D 考查药品零售企业销售处方药与非处方药的要求。执业药师不在岗，暂停销售甲类非处方药。盐酸氨溴索口服液属于甲类非处方药，执业药师不在岗，不得销售。故最佳答案为 D。

30. C 考查药品零售企业销售处方药与非处方药的要求。销售药品时，不得赠送处方药和甲类非处方药。销售维生素 C 泡腾片是乙类非处方药，盐酸氨溴索口服液是甲类非处方药。选项 C 显然不符合规定，是答案。选项 A 中的创可贴一般属于医疗器械，有时也按乙类非处方药管理，选项 D 中赠送的乙类非处方药，到底能不能赠送，规定相对模糊，不好判断。

31. B 考查药品零售企业不得经营的药品种类。磷酸可待因糖浆属于麻醉药品，药品零售企业不得零售。故答案为 B。如果该药是复方磷酸可待因糖浆，这属于第二类精神药品，零售连锁门店可以零售，但是患者是未成年人（8 周岁），第二类精神药品不得向未成年人销售，答案仍然是 B。

32. D 考查非处方药遴选和目录管理。"非处方药遴选原则"与"双跨品种管理的依据"一定要区分开，选项 B 是后者。题干所问是能不能做 OTC，答案为 D。

33. D 考查"双跨"药品的管理要求。变相考查双跨品种的定义，既可作为处方药，又可作为非处方药管理。选项 D 错在将"处方药"偷换概念为"甲类非处方药"。

34. B 考查处方药与非处方药的转换和评价。这项工作由省级药品监督管理部门负责补充申请。

35. C 考查处方药与非处方药的转换和评价、非处方药的管理要求、"双跨"药品的管理要求。选项 C 中的商品名称，只要是同一药品生产企业生产的同一药品，成分相同但剂型或规格不同的，应当使用同一商品名称。

36. D 考查药品零售的经营质量管理规范主要内容。法定代表人或企业负责人必须是执业药师，处方审核人员应该是执业药师，但是又不允许岗位兼职，因此王某的工作岗位是选项 D。

37. D 考查非处方药的专有标识管理、处方药和非处方药的转换和评价。非处方药专有标识管理要掌握颜色管理，这是经典考点，但是难度不大。选项 C 和选项 D 涉及的知识点有一定难度，要区分两种情况"不可以提出处方药转换评价为非处方药"和"不应

作为乙类非处方药"的逻辑关系，如果某情况在前者范围内，就连非处方药都无法转换，更不要说乙类非处方药了，选项 D 就是这种情况；选项 C 属于"不作为乙类非处方药的确定"的情况。

38. C 考查药品零售的经营质量管理规范主要内容。注意"毒性中药不得陈列"，闹羊花属于毒性中药，不得陈列。

39. B 考查药品零售企业销售处方药与非处方药的要求。此题有一个技巧，在不知道考点内容的情况下，仍然可以作答。执业药师不在岗的情况千千万，如果每一件事都向政府汇报，监管成本太高。

四、多项选择题

1. ABD 考查药品经营方式、经营类别与经营范围。采购方和供货方的经营范围重合部分，才能合法交易药品。故答案为 ABD。

2. AB 考查药品零售企业开办条件与许可。开办药品零售企业，申办人应向拟办企业所在地设区的市级药品监督管理机构或省、自治区、直辖市人民政府药品监督管理部门直接设置的县级药品监督管理机构提出申请。故答案为 AB。

3. ACD 考查药品零售企业开办条件与许可。这个题出得很巧妙，考了许可事项变更和审批事项，注意企业名称属于登记事项变更，属于市场监督管理部门的职责。

4. ABC 考查药品经营质量管理规范总体要求。其一，《药品管理法》明确药品经营企业在经营活动中要持续符合药品 GSP 的要求，选项 A 和选项 B 与题干相符。其二，药品上市许可持有人开办药店需要进行经营许可，经营许可需要满足 GSP，并且持续经营全程要求满足 GSP。选项 C 与题干相符。其三，选项 D 属于生产行为，应该遵循 GMP，和题干不符。故答案为 ABC。

5. AB 考查药品批发的经营质量管理规范主要内容。药品到货时，收货人员应当核实运输方式是否符合要求，并对照随货同行单（票）和采购记录核对药品，可以直接选出答案。此题根据药品供应链的逻辑推理如下：其一，收货时关键要核对货有没有发对，药品是不是企业采购的，采购数量、价格对不对。其二，收货发生在采购行为之后，验收行为之前，因此核对依据肯定不是验收记录，而应该有采购记录。其三，发票在药品供应中的作用，主要是为了方便应税，所以它不会涵盖很多和药品质量相关的内容，根据 GSP 规定发票应列"通用名称、规格、单

位、数量、单价、金额等"，而采购记录则包括了剂型、生产厂商、供货单位这些会对药品质量有较大影响的事项，因此发票不适合作为收货人员核对的依据。其四，销售凭证是供货单位开给购货单位留存的证明，所列信息更简略，不适合作为收货人员核对的依据。其五，随货同行单（票）和货物一起到达收货地点，当然要一起审核，另外它和采购记录也可以一起对照看供货企业是否发对货。

6. AD 考查药品批发的经营质量管理规范主要内容。选项 B 之所以错误，是因为 GSP 要求冷库是两个以上独立冷库，批发企业不能经营疫苗，可以储存、配送疫苗；选项 C 错误，是因为和特殊管理药品的验收混淆了（冷藏、冷冻药品应在冷库内待验；特殊管理药品应在专库或专区内验收）。

7. ABC 考查药品批发的经营质量管理规范主要内容。这种跨多条目的考题，如果详细掌握了关键词，可以比较容易作答。选项 D 错在没有把握中药材经营的特殊性：中药材管理相对宽松，没有实施批准文号管理的中药材都可以从个人或没有生产、经营资质的单位手中购入，不需披露生产厂商信息。

8. ABCD 考查药品批发的经营质量管理规范主要内容。此题的四个选项可以改成配伍选择题，在复习考试过程中研究题目时，要注意从多个角度思考（题型、知识点间的关联）这个知识点，这样可以加深印象，学会应用。

9. ABC 考查药品批发的经营质量管理规范主要内容。这些规定可以转换成配伍选择题来考查。其一，质量可疑药品发生频率比较高，企业内部质量管理部门处理为佳，而假药问题较大，并且可能对企业外界发生影响，由药品监督管理部门处理为佳，故选项 A 和 B 措施正确。其二，设计比较巧妙的是选项 C，是将药品批发企业和零售企业两条相似规定进行合并，按药品经营企业来对待。已售出药品有严重质量问题的应对措施，批发和零售的报告部门是一样的，所以 C 为答案。其三，选项 D 错在将"更改"偷换概念为"录入或复核"。故答案为 ABC。

10. ABCD 考查药品批发的经营质量管理规范主要内容、药品零售的经营质量管理规范主要内容。其一，药品批发企业应当建立药品采购、验收、养护、销售、出库复核、销后退回和购进退出、运输、储运温湿度监测、不合格药品处理等相关记录。其二，药品零售企业应当建立药品采购、验收、销售、陈列检查、温湿度监测、不合格药品处理等相关记录。其三，记录及相关凭证应当至少保存 5 年。特殊管理的

药品的记录及凭证按相关规定保存。故答案为 ABCD。

11. AB 考查药品零售的经营质量管理规范主要内容。企业应当对直接接触药品岗位的人员进行岗前及年度健康检查，并建立健康档案。患有传染病或者其他可能污染药品的疾病的，不得从事直接接触药品的工作。故答案为 AB。

12. ABCD 考查药品批发的经营质量管理规范主要内容。特别注意普通药品质量管理人员、验收人员没有强制要求工作经验，但是从事疫苗质量管理、验收工作人员要求有 3 年工作经验。

13. ABD 考查药品批发的经营质量管理规范主要内容、药品零售的经营质量管理规范主要内容。其一，要注意普通药品经营企业和疫苗配送企业质量管理工作人员工作经验要求不同，前者无工作经验要求，后者要求工作 3 年以上，但是这不足以排除答案。其二，疫苗既不可以批发，也不可以零售，选项 A、选项 B 和选项 D 都违反了这一规定，符合题干。其三，药品零售企业经营中药饮片的质量管理工作人员需具备中药学中专以上学历或具有中药学专业初级以上专业技术职称，选项 C 符合此规定，不符合题干。故答案为 ABD。

14. AB 考查药品零售的经营质量管理规范主要内容。其一，选项 A 是将陈列要求的前面内容与后面内容放在一起，考查考生的理解能力，此说法正确。其二，外用药与其他药品分开摆放，在考试中会将"外用药"和"其他药品"具体化，尤其"其他药品"更容易具体化，此说法正确。其三，隐形考查了"第二类精神药品不得陈列"，地西泮片是第二类精神药品和处方药，维生素 C 是乙类非处方药，容易错用"处方药、非处方药分区陈列"来判断，此说法错误。其四，冷藏药品应放置在专用冷藏设备中，选项 D 说法错误。故答案为 AB。

15. ABD 考查药品零售的经营质量管理规范主要内容。选项 C 隐形考查了蛋白同化制剂是否可以在药品零售企业零售。故答案为 ABD。

16. ABCD 考查药品批发的经营质量管理规范主要内容。药品批发企业应当根据相关验证管理制度，形成验证控制文件，包括验证方案、报告、评价、偏差处理和预防措施等。故答案为 ABCD。

17. BD 考查药品零售的经营质量管理规范主要内容。其一，**采购记录、销售记录中的药品名称是通用名**，选项 A 不符合题干。其二，**红霉素软膏属于抗生素、非处方药、外用药品，外用药与其他药品分开摆放**，选项 C 违反了这一原则。故答案为 BD。

18. BC 考查药品批发的经营质量管理规范主要内容、药品零售的经营质量管理规范主要内容。其一，选项 A 只有零售环节才有。其二，药品零售企业除药品质量原因外，一经销售，不得退换，选项 D 零售环节不需要建立相关记录。这种命题方式还是从记录的功能入手解答为妙，这种能力需要在备考中重点培养。

19. AB 考查药品零售的经营质量管理规范主要内容。其一，医疗机构处方外流到药店存在困难，GSP 没有强制要求处方保存原件。其二，一个最小销售包装只有一个说明书，拆零销售时，说明书没有办法拆零，所以可提供复印件。

20. ACD 考查药品零售的经营质量管理规范主要内容。零售企业对质量管理部门负责人的工作经验要求没有明确要求。选项 B 说法错误。其余选项说法正确。故答案为 ACD。

21. AD 考查药品批发的经营质量管理规范主要内容。**从事特殊管理的药品（麻醉药品、精神药品、医疗用毒性药品、放射性药品、药品类易制毒化学品）和冷藏冷冻药品的储存、运输等工作的人员，应当接受相关法律法规和专业知识培训并经考核合格后方可上岗**。选项 A 属于冷藏药品，选项 B 不属于冷藏药品，选项 D 属于特殊管理药品。故答案为 AD。

22. ABCD 考查药品经营质量管理规范的附录文件主要内容。药品都具有或多或少的温度敏感性，尤其是生物制品类药品（如疫苗、细胞治疗类生物制品）、化学药中的生化药品（如胃蛋白酶）、部分抗生素药品等品种，温度过高会导致加快变质、挥发减量、破坏剂型，温度过低会导致部分药品遇冷变质、冻破容器，多肽类药品冻结后甚至会导致效价降低影响疗效，疫苗反复冻融会直接导致免疫活性丧失。对于中药材、中药饮片而言，湿度过高会引起发霉、变质等。故答案为 ABCD。

23. ABCD 考查药品经营质量管理规范的附录文件主要内容。其一，收货时，已经有证据证明药品质量存在问题的，要拒收。选项 A 和选项 D 属于此种情况。其二，选项 B 和选项 C 无法确认到货药品是采购药品，也需要拒收。故答案为 ABCD。

24. AD 考查药品经营质量管理规范现场检查指导原则主要内容。严重缺陷项目，无论多少，都属于严重违反 GSP。主要缺陷项目，则需要在首次检查时发现的该类缺陷达到一定数量。故答案为 AD。

25. ABCD 考查药品经营质量管理规范现场检查指导原则主要内容。其一，**药品批发企业严重缺陷项**

目涉及＊＊00201 药品追溯管理与实施、＊＊00401 依法经营、＊＊00402 诚实守信、＊＊03101 质量管理体系文件"七要素"具备并符合企业实际、＊＊04902 储存疫苗配备 2 个以上独立冷库、＊＊05805 计算机系统软件与数据库、＊＊06101 购进合法性审核、＊＊06601 购进药品索取发票、＊＊06701 发票内容与付款流向等一致、＊＊09101 销售药品开具发票，并做到票账货款一致。其二，严重缺陷均属于严重违反 GSP，选项 A 属于违反"＊＊04902 储存疫苗配备 2 个以上独立冷库"，选项 B 属于违反"＊＊06101 购进合法性审核"，选项 C 属于违反"＊＊06601 购进药品索取发票"，选项 D 属于违反"＊＊09101 销售药品开具发票，并做到票账货款一致"。故答案为 ABCD。

26. ABCD 考查药品经营质量管理规范现场检查指导原则主要内容。其一，**药品零售企业严重缺陷项目涉及＊＊00201 药品追溯管理与实施、＊＊00401 依法经营、＊＊00402 诚实守信、＊＊12101 经营条件与经营范围规模相适应、＊＊14504 经营场所配备冷藏药品专用陈列设备、＊＊14807 仓库配备冷藏药品专用储存设备、＊15209 购进药品索取发票、＊15211 发票内容与付款流向等一致**。其二，选项 A 违反"＊＊12101 经营条件与经营范围规模相适应"，选项 B 违反"＊＊14504 经营场所配备冷藏药品专用陈列设备"，选项 C 违反"＊＊14807 仓库配备冷藏药品专用储存设备"，选项 D 违反"＊＊15209 购进药品索取发票"。故答案为 ABCD。

27. ABCD 考查药品上市许可持有人的经营行为管理要求。此题是语文题，分析题干即可得到答案。注意药品上市许可持有人不仅仅是一个只需符合药品 GMP 的"药品生产企业"，其药品经营行为还应当严格执行药品 GSP。

28. ABD 考查药品上市许可持有人的经营行为管理要求。委托储存遵循 GSP，是可以委托的。选项 C 不符合题干。故答案为 ABD。

29. AB 考查药品上市许可持有人的经营行为管理要求、药品上市许可持有人的权利和义务。其一，药品上市许可持有人就是上市药品的申请人，主要包括药品生产企业、研发机构。选项 A 说法正确。其二，药品上市许可持有人可自行销售自产药品，也可委托药品经营企业销售。选项 B 说法正确。其三，药品上市许可持有人取得药品经营许可证，方可零售所持有的药品。但是，选项 C 中为"销售"，面向企业的销售是允许的，面向患者的零售是不允许的。选项 C 说

法错误。其四，药品上市许可持有人没有生产资质，可以委托生产；如果有生产资质，既可以自行生产，也可以委托生产。选项 D 意思与此不同，说法错误。故答案为 AB。

30. ABCD 考查药品批发的经营行为管理要求。除了这四个选项外，还有销售凭证，一定注意销售凭证中的药品名称是通用名称。故答案为 ABCD。

31. ABCD 考查药品零售连锁企业总部的经营行为管理要求。其一，不得从非本药品零售连锁企业总部外的其他任何渠道获取药品。选项 A 正是这种行为，此行为违反统一采购。其二，未经本药品零售连锁企业总部批准，门店之间不得擅自调剂药品。选项 B 正是这种行为，此行为违反统一采购。其三，药品零售连锁企业总部、配送中心不得向本连锁企业门店外的其他单位提供药品，不得直接向个人销售药品。选项 C 和选项 D 正是这种行为。故答案为 ABCD。

32. ABCD 考查涉药储运行为的管理要求。符合题干的处罚情形主要是假劣药和未经批准上市、未经批准原料药生产药品、未经检验即销售药品、国家禁止使用的药品，都属于成分危害比较大的情况。故答案为 ABCD。

33. BC 考查网络药品交易服务的类型、网络销售药品的条件。其一，生产企业线上线下均不允许向患者销售药品，选项 A 不符合规定。其二，选项 B 属于"网订店送"，冷藏药品配送符合规定。该选项合规。其三，选项 C 属于企业对企业模式，生产企业可以通过自建网站向其他企业或单位销售药品（处方药、非处方药），符合规定。其四，含麻黄碱类复方制剂非处方药禁止通过互联网交易，选项 D 不符合规定。故答案为 BC。

34. ABD 考查免予办理进口备案和口岸检验的情形。经批准加工贸易方式进口的原料药、中药材等，其原料药及制成品禁止转为内销。选项 C 说法错误。故答案为 ABD。

35. AB 考查处方药与非处方药的转换和评价。其一，"双跨"药品是从处方药转换而来的，排除选项 D。其二，"处方药与非处方药的转换"的字面意思就是处方药、非处方药之间双向转换。故答案为 AB。

36. ABC 考查药品零售企业销售处方药与非处方药的要求。其一，**药品零售企业不得采用开架自选的方式销售处方药，也不得采用"捆绑搭售""买商品赠药品""买 N 赠 1""满 N 减 1""满 N 元减×元"等方式直接或变相赠送销售处方药、甲类非处方药（包括通过网络销售的渠道）**。选项 A、选项 B 和

选项 C 均不符合规定。其二，执业药师远程药学服务并没有说不允许赠送，并且这有助于合理用药，选项 D 合法。故答案为 ABC。

37. BC 考查药品零售企业销售处方药与非处方药的要求。其一，复方磷酸可待因糖浆属于第二类精神药品，只能在经批准的药品零售连锁企业门店零售，而题干所指是"非连锁药品零售企业"，也就是单体药店，这种类型的药店不得零售第二类精神药品。选项 A 不符合药品管理法律法规。其二，含麻黄碱类复方制剂属于非处方药的，零售药店需要专柜、专册登记，登记购买人姓名和身份证号码，一次销售不得超过 2 个最小包装。布洛伪麻缓释胶囊（康泰克清）、复方盐酸伪麻黄碱缓释胶囊（新康泰克）属于甲类非处方药，一次销售最多为 2 盒。注意布洛伪麻缓释胶囊属于非处方药，在医疗机构也需要凭处方使用，也可以拿着处方到药品零售企业购买，这属于处方外流。选项 B 和选项 C 符合相关规定。其三，米非司酮紧急避孕片禁止药品零售企业零售，选项 D 不符合相关规定。故答案为 BC。

38. AB 考查药品上市许可持有人的经营行为管理要求。医药代表禁止从事与销售任务（包括价格谈判）有关的业务活动。故答案为 AB。

39. ABCD 考查药品经营质量管理规范附录。这四个选项的内容需要掌握。

40. ACD 考查 GSP 附录 6 药品零售配送质量管理。其一，要求药品零售企业制定配送质量管理制度和评审制度（**每年至少开展一次零售配送的内审，委托配送的开展外审**），配备**专职或兼职人员**负责配送质量管理工作，不断完善提高配送质量管理水平，并采取有效控制措施确保配送全程质量可控、可追溯。选项 B 质量管理工作人员误为专职人员，说法错误。其二，明确药品零售配送不得发货情形，如包装破损、发生污染、封条破坏、内部异常响动、包装渗液、标签脱落或字迹模糊、包装与内容物不符、药品过期或**无法在有效期内送达**等。选项 C 说法正确。故答案为 ACD。

41. ABCD 考查 GSP 附录 6 药品零售配送质量管理。这四个选项的内容需要掌握。

42. BC 考查 GSP 附录 6 药品零售配送质量管理。其一，**药品需独立包装，不得与除医疗器械、保健食品外的其他产品合并包装**。也就是说，药品要独立包装，可以与医疗器械、保健食品合并包装，其他产品不能合并包装。选项 A 说法错误。其二，**包装件存放于药品零售企业专门设置的待配送区，待配送区**符合所配送药品的贮藏条件。待配送区应该是合格药品，绿色色标管理。选项 D 说法错误。故答案为 BC。

43. ABC 考查 GSP 附录 6 药品零售配送质量管理。苯妥英钠不得网络零售，选项 D 不符合题干。故答案为 ABC。

44. ABC 考查 GSP 附录 6 药品零售配送质量管理、药品网络经营的类型。**"网订店取"，个人消费者通过网络下单购买药品，赴就近的药品零售企业经营场所获取药品和相关药学服务**。选项 D 不会涉及药品配送问题。故答案为 ABC。

45. AB 考查 GSP 附录 6 药品零售配送质量管理。其一，**冷冻产品、高温熟食快餐等与药品储存要求有明显温度差异的商品同药品混箱、混车配送的，应当采取隔温封装等有效措施，且必须按照药品 GSP 有关要求予以验证**。选项 C 说法错误。其二，**普通药品配送过程中确需中转暂存的，储存场所应当符合药品贮藏要求。冷藏、冷冻药品在配送途中严禁中转暂存**。选项 D 说法错误。故答案为 AB。

46. CD 考查 GSP 附录 6 药品零售配送质量管理。冷藏、冷冻药品在配送途中严禁中转暂存。故答案为 CD。

47. ABCD 考查药品网络销售的总体要求和清单管理。其一，非处方药属于线上线下均允许销售的药品。其二，无论线上还是线下，未取得《放射性药品经营许可证》的药品经营企业不得经营**放射性药品**；药品经营企业不得经营疫苗、中药配方颗粒、**医疗机构制剂**等；药品零售企业不得经营**麻醉药品**、第一类精神药品、药品类易制毒化学品、体外诊断试剂（药品）、终止妊娠药品、蛋白同化制剂和肽类激素（胰岛素除外）。也就是这些药品属于线上线下均不得批发或均不得零售的药品。故答案为 ABCD。

48. CD 考查药品网络销售的禁止清单。选项 A 和选项 B 属于可以网络零售的范围。故答案为 CD。

49. ABC 考查药品经营"线上与线下一致"的要求、网络药品交易三方平台的义务、药品网络经营管理。其一，**第三方平台应当保存本平台内的药品展示、交易记录与投诉举报等记录信息，相关记录信息保存期限至少 5 年，且不少于药品有效期满后 1 年**，并确保有关资料、信息和数据的真实、完整。其二，**药品经营企业购销等相关记录保存时限原则上均为至少 5 年，且不少于药品有效期后 1 年**。此处的药品经营企业指的是企业对企业、企业对个人模式中的企业，不包括医疗机构。选项 D 不符合题干。故答案为 ABC。

50. ABCD 考查网络药品交易三方平台的义务。严重违法行为包括无资质销售药品的、违反规定销售《药品网络销售禁止清单（第一批）》内规定禁止网络销售药品的、超出经营范围销售药品的、因违法行为被药品监督管理部门责令停止销售的、所售药品被吊销药品批准证明文件的、销售者被吊销药品经营许可证的，以及销售假药劣药和未经批准的药品、超出经营方式销售药品、药品经营许可证过期仍继续销售药品等其他严重违法行为的。故答案为 ABCD。

51. ABCD 考查网上网下同步检查。药品监督管理部门对第三方平台和药品网络销售企业进行实时检查时，可依法采取下列措施：进入药品网络销售和第三方平台有关场所实施现场检查；对网络销售的药品进行抽样检验；现场询问有关人员，了解药品网络销售活动相关情况；依法查阅、复制交易数据、合同、票据、账簿以及其他相关资料；对有证据证明可能危害人体健康的药品及其有关材料，依法采取查封、扣押措施；对有证据证明可能存在安全隐患的，药品监督管理部门应当根据监督检查情况，对药品网络销售企业或者第三方平台等采取告诫、约谈、限期整改以及暂停生产、销售、使用、进口等法律法规规定可以

采取的措施，并及时公布检查处理结果。故答案为 ABCD。

52. ABC 考查药品上市许可持有人的经营行为管理，涉药储运行为的管理，中药配方颗粒的监管。其一，药品上市许可持有人委托生产、委托销售，不得二次委托。其二，接受疫苗委托储存、运输的企业不得再次委托储存、运输疫苗。其三，接受配送中药配方颗粒的企业不得委托配送。其四，接受委托储存、运输药品的企业应按药品 GSP 要求开展药品储存、运输活动。没有规定普通药品不得再次委托储存、运输。选项 D 属于这种情况。故答案为 ABC。

53. AB 考查药品上市许可持有人药品销售行为。其一，药品上市许可持有人开展委托销售活动前，应当向所在地省级药品监督管理部门报告。其二，跨省委托销售的，应当同时报告药品经营企业所在地省级药品监督管理部门。故答案为 AB。

54. ABCD 考查严格处方药的网络销售。此题是关于如何实现药品网络销售平台凭处方用药的管理规定，应该重点复习。

55. BCD 考查药品经营质量管理规范现场检查指导原则。

第五章　医疗机构药事管理

一、最佳选择题

1. B 考查医疗机构药事管理相关部门和职责。医院药学服务模式的两个转变主要强调从"药品"为中心向"病人"为中心转变，主要是因为药品零加成，医院药房已经从利润中心变成了成本中心。故答案为 B。

2. A 考查医疗机构药事管理相关部门和职责、医疗机构药学部门的设置条件和职责。其一，二级以上医院应当设立药事管理与药物治疗学委员会，其他（基层）医疗机构应当成立药事管理与药物治疗学组。选项 B 药事管理与药物治疗学委员会的设置错为所有医院。其二，药事管理组织是促进临床合理用药、科学管理医疗机构药事工作、具有学术研究性质的内部咨询机构，既不是行政管理部门，也不属于常设机构。可见，药事管理与药物治疗学委员会（组）在医疗机构不属于常设部门，也没有行政职能，但是在医疗机构药品市场准入方面权力很大。选项 C 说法错

误，选项 A 说法正确。其三，药学部门具体负责药品管理、药学专业技术服务和药事管理工作，开展以患者为中心，以合理用药为核心的临床药学工作，组织药师参与临床药物治疗，提供药学专业技术服务。选项 D 将"药事管理与药物治疗学委员会（组）"与"药学部"的职责混淆了。故答案为 A。

3. B 考查医疗机构药事管理相关部门和职责。药事管理与药物治疗学委员会、药事管理与药物治疗学组的人员组成不同。药事管理与药物治疗学组由药学、医务、护理、医院感染、临床科室等部门负责人和具有药师、医师以上专业技术职务任职资格人员组成。选项 B 说法错误。故答案为 B。

4. D 考查医疗机构药事管理相关部门和职责、药品购进渠道与质量管理。药事管理与药物治疗学委员会（组）负责医疗机构药品市场准入，也就是决定医疗机构可以采购什么药品。药学部门在药事管理组织决定后，来统一采购供应医疗机构临床用药。故答案为 D。

5. A 考查医疗机构药学部门设置条件和职责。三级医院设置药学部，并可根据实际情况设置二级科室；二级医院设置药剂科；其他医疗机构设置药房。选项 A 错在将药学部二级科室误认为药剂科。故答案为 A。

6. D 考查医疗机构药学部门设置条件和职责。参加查房、会诊、病例讨论和疑难、危重患者的医疗救治，协同医师做好药物使用遴选，对临床药物治疗提出意见或调整建议，与医师共同对药物治疗负责。可见，药物治疗是医生开具处方，药师进行药物治疗监测，两者均有责任。故答案为 D。

7. B 考查规范医疗机构用药目录。**医疗机构用药目录应该优先选择"三国"（国家基本药物、国家医疗保险用药目录药品、国家药品集中采购中选药品）药品**，选项 B 错在优先选择省级药品带量采购药品。故答案为 B。

8. A 考查医疗机构药品采购渠道与质量管理。其一，**医疗机构使用的药品，除了一部分是自制制剂外，绝大部分都是从市场上购进的**。选项 B 忽略了医疗机构制剂的生产行为。其二，**医疗机构药事管理与药物治疗学委员会要按照集体决策、程序公开、阳光采购的要求，根据省级药品集中采购结果，确定药品生产企业或药品上市许可持有人，由生产企业或药品上市许可持有人确定配送企业。**选项 C 忽略了省级药品集中采购在医疗机构采购药品中的作用，还有将配送企业的确定机构错为医疗机构。其三，医疗机构在签订药品采购合同之前，要逐一查验供货商的许可文件和供应品种的许可文件，并核实销售人员持有的授权书原件和身份证原件，授权书原件应当载明授权销售的品种、地域、期限，注明销售人员的身份证号码，并加盖本企业原印章和企业法定代表人印章（或者签名），确保进货渠道的合法性。销售人员的相关证件也是医院药品市场准入的前置条件，选项 D 错为后置条件。故答案为 A。

9. D 考查医疗机构进货检查验收制度。医疗机构应当建立和执行药品购进验收制度，购进药品应当逐批验收，并建立真实、完整的记录。药品购进验收记录应当注明药品的通用名称、药品上市许可持有人（中药饮片标明生产企业、产地）、批准文号、产品批号、剂型、规格、有效期、供货单位、购进数量、购进价格、购进日期。药品**购进验收记录保存不得少于 3 年，且不少于药品有效期满后 1 年**。医疗机构接受**捐赠药品、从其他医疗机构调入急救药品**也应当遵守上述规定。故答案为 D。

10. B 考查医疗机构药品购进渠道与质量管理。其一，**"两票制"是指药品生产企业到流通企业开一次发票，流通企业到医疗机构开一次发票。**选项 A 符合规定。其二，药品生产企业或科工贸一体化的集团型企业设立的仅销售本企业（集团）药品的全资或控股商业公司（全国仅限 1 家商业公司）、境外药品国内总代理（全国仅限 1 家国内总代理）可视同生产企业。药品流通集团型企业内部向全资（控股）子公司或全资（控股）子公司之间调拨药品可不视为一票，但最多允许开一次发票。选项 B 错在同一药品开具发票的子公司是多家，选项 C 和选项 D 符合规定。故答案为 B。

11. D 考查医疗机构药品购进渠道与质量管理，药品经营方式、经营类别与经营范围，药品经营质量管理规范总体要求，无证生产、经营药品的法律责任。国家对药品经营实施许可制度，在中华人民共和国境内除药品上市许可持有人自行批发药品外，经营药品必须依法持有《药品经营许可证》。注意个人设置的门诊部、诊所经营常用药、急救药不需要办理《药品经营许可证》，也不需要按 GSP 储存药品。故答案为 D。

12. B 考查药品购进渠道与质量管理。经药事管理与药物治疗学委员会（组）审核同意，核医学科可以购用、调剂本专业所需的放射性药品。注意药事管理与药物治疗学委员会（组）审核同意后，核医学科才可以采购放射性药品。故答案为 B。

13. A 考查药品集中采购管理。按照规定，除特殊情况外，**医疗机构采购同一通用名称药品，即只允许同一药品，两种规格的存在。**这就是"一品双规"。注意特殊情况可以例外。故答案为 A。

14. D 考查药品集中采购管理。医疗机构应当根据医院功能定位，**合理设置临床必需急（抢）救药品库存警戒线，及时采购补充，原则上库存不少于 3 个月的用量**。故答案为 D。

15. A 考查药品集中采购管理。鼓励其他医疗卫生机构采购使用定点生产品种。选项 A 中的非政府办医疗卫生机构属于其他医疗卫生机构，不是按统一价格采购使用定点生产品种，而是鼓励采购使用。故答案为 A。

16. A 考查医疗机构药事管理的主要内容和模式转变、医疗机构药品库存管理。医疗机构应当设置专门部门负责药品质量管理；未设专门部门的，应当指定专人负责药品质量管理。选项 A 与此说法不一致。故答案为 A。

17. D　考查处方管理的一般规定。此题命题点一是**药品用法可以用缩写，药品名称不可以用缩写**，选项 B 和 C 说法均正确。命题点二是拉丁文什么时候可以用，药品用法可以用，药品名称不能用，选项 D 说法错误。故答案为 D。

18. C　考查处方管理的一般规定。其一，西药和中成药可以分别开具，也可以开在一块；中药饮片必须单独开具处方。选项 A 和 B 的说法错误。其二，药品用法可用规范的中文、英文、拉丁文或缩写体书写。选项 C 的说法正确。其三，药品名称应使用中文名称，没有中文名称的可以使用规范的英文名称书写，但是不允许用缩写名称或使用代号。选项 D 的说法错误。故答案为 C。

19. A　考查处方管理的一般规定。医疗机构或者医师、药师不得自行编制药品缩写名称或者使用代号。故答案为 A。

20. D　考查处方权的要求。医疗机构应当对本医疗机构执业医师进行麻醉药品和精神药品使用知识和规范化管理的培训。执业医师经考核合格后取得麻醉药品和第一类精神药品的处方权，方可在本医疗机构开具麻醉药品和第一类精神药品处方，但不得为自己开具该类药品处方。故答案为 D。

21. C　考查处方开具的要求。医师开具处方应当使用经药品监督管理部门批准并公布的药品通用名称、新活性化合物的专利药品名称和复方制剂药品名称；医师开具院内制剂处方时应当使用经省级卫生行政部门审核、药品监督管理部门批准的名称；医师可以使用由卫生部公布的药品习惯名称开具处方。故答案为 C。

22. D　考查处方开具的要求。哌醋甲酯是第一类精神药品，治疗儿童多动症，需要最大用量 15 日常用量。故答案为 D。

23. A　考查处方开具的要求。其一，丁丙诺啡注射剂属于第一类精神药品注射剂，住院患者，无论患者、剂型类型，都是 1 日常用量，选项 A 说法正确。其二，吗啡属于麻醉药品，氯胺酮属于第一类精神药品，并且都是注射剂，门（急）诊一般患者用量是一次常用量，选项 B 和 C 说法都错误。这提示我们审题时，可以对选项进行比较，提高审题效率。其三，芬太尼是麻醉药品，透皮贴剂是控释剂型，门（急）诊癌症疼痛患者应该是 15 日常用量，说法错误。故答案为 A。

24. C　考查处方开具的要求。门诊癌症患者第一类精神药品用量一般是 3、7、15 日常用量，剂型是缓控释，靶向制剂，比较安全，15 日常用量。选项 C 说法错误。故答案为 C。

25. A　考查处方开具的要求。此题从题干分析"对于某些慢性病、老年病或特殊情况，处方用量可适当延长"字面意思，也就是长处方制度。故答案为 A。

26. C　考查慢性病长期药品处方。超过 4 周的长期处方，医师应当严格评估，强化患者教育，并在病历中记录，患者通过签字等方式确认。选项 C 错在是医师双重签字，而不是患者签字确认。故答案为 C。

27. D　考查处方调剂权。对于麻醉药品和第一类精神药品的调剂，医疗机构应当对本医疗机构药师进行麻醉药品和精神药品使用知识和规范化管理的培训，药师经考核合格后取得麻醉药品和第一类精神药品调剂资格，方可在本医疗机构调剂麻醉药品和第一类精神药品。故答案为 D。

28. D　考查处方调剂权。调剂麻醉药品和第一类精神药品只有药师职称不行，还需要本医疗机构培训取得麻醉药品和第一类精神药品调剂资格，对于普通药品调剂不需要专门的调剂资格。故答案为 D。

29. C　考查处方调剂程序。处方调剂流程为医师负责开具处方、药师负责（收方、审查处方、调配处方、包装与贴标签、核对处方、发药与指导用药）。"收方"之后的工作环节是"审查处方"，这是解题的关键。故答案为 C。

30. D　考查处方调剂要求。医疗机构所有药品均需要凭医师处方才能获得，即便是非处方药也是这个要求，另外在医院非处方药也不允许开架自选。这与药品零售企业销售非处方药的要求不同。故答案为 D。

31. D　考查处方调剂要求。药师调剂处方时必须做到"四查十对"：查处方，对科别、姓名、年龄；查药品，对药名、剂型、规格、数量；查配伍禁忌，对药品性状、用法用量；查用药合理性，对临床诊断。故答案为 D。

32. A　考查处方调剂要求、药品经营质量管理规范的总体要求。静脉用药调配中心（室）应当符合《静脉用药集中调配质量管理规范》。选项 A 错为 GSP。故答案为 A。

33. D　考查处方调剂要求。除麻醉药品、精神药品、医疗用毒性药品和儿科处方外，医疗机构不得限制门诊就诊人员持处方到药品零售企业购药。故答案为 D。

34. D　考查处方审核要求。"处方审核"在"处方调剂"之前，处方审核时要关注合法性、规范性、适宜性，处方调剂时要关注"四查十对"。选项 D 将两者混淆了。故答案为 D。

35. D　考查处方审核要求。选项 D 在全世界也没有实现，但是有些国家药师在合理用药中确实可以起到帮助医疗保险控费的效果，医疗保障部门也会给予药师一部分收入。

36. D　考查处方审核要求。处方审核内容包括合法性审核、规范性审核和适宜性审核。

37. D　考查处方审核要求。合法性审核重在医师处方权的合法，规范性审核重在处方格式的合法，适宜性审核重在合理用药。选项 D 属于处方格式问题，不属于适宜性审核。故答案为 D。

38. B　考查处方审核要求。选项 A、选项 C 和选项 D 是处方格式存在问题，需要规范性审核。而选项 B 是用药存在问题，需要适宜性审核。故答案为 B。

39. A　考查处方审核要求、处方点评制度。**处方审核发生在用药前，处方点评发生在用药后，是处方所有工作的终点**。选项 A 符合工作流程。故答案为 A。

40. D　考查处方销毁程序。其一，**处方在销毁时，必须由两位药学专业技术人员核对销毁，并建立销毁记录，销毁后要及时做好销毁登记，监销人要进行双签字**。其二，医疗机构处方量非常大，卫生健康部门监督销毁，管理太细了，这种事应该由医疗机构自主处理，卫生健康部门监督处方销毁是否符合规定。故答案为 D。

41. D　考查处方保存期限及销毁程序。其一，选项 C 急诊处方保存时间为 1 年，排除。其二，一般来说，处方销毁申请由处方保管人向药剂科主任提出，药剂科主任填写医院《处方销毁申请表》，报医务处、业务主管院长审批，由药剂科与医务处执行销毁。故答案为 D。

42. C　考查设置医院制剂室的条件和许可。**医疗机构配制的制剂不得在市场上销售**。也就不可能有销售记录。故答案为 C。

43. D　考查设置医院制剂室的条件和许可。医疗机构对其配制的中药制剂的质量负责；委托配制中药制剂的，委托方和受托方对所配制的中药制剂的质量分别承担相应责任。故答案为 D。

44. A　考查设置医院制剂室的条件和许可。《药品管理法》第 74 条规定，**医疗机构配制制剂，应当经所在地省、自治区、直辖市人民政府药品监督管理部门批准，取得医疗机构制剂许可证**。无医疗机构制剂许可证的，不得配制制剂。故答案为 A。

45. B　考查设置医院制剂室的条件和许可。《医疗机构制剂许可证》是医疗机构配制制剂的法定凭证，应当载明证号、医疗机构名称、医疗机构类别、法定代表人、制剂室负责人、配制范围、注册地址、配制地址、发证机关、发证日期、有效期限等项目。其中由药品监督管理部门核准的许可事项为：制剂室负责人、配制地址、配制范围、有效期限。故答案为 B。

46. C　考查设置医院制剂室的条件和许可。**许可事项变更是指制剂室负责人、配制地址、配制范围的变更**。故答案为 C。

47. A　考查医疗机构药事管理相关部门和职责。此题是语文题，题干的意思只有选项 A 能够对应。故答案为 A。

48. B　考查医院制剂的注册。其一，《药品管理法》规定，医疗机构配制的制剂，应当是本单位临床需要而市场上没有供应的品种，并应当经所在地省级药品监督管理部门批准；但是，法律对配制中药制剂另有规定的除外。其二，**医疗机构配制的中药制剂品种，应当依法取得制剂批准文号。但是，仅应用传统工艺配制的中药制剂品种，向医疗机构所在地省级药品监督管理部门备案后即可配制，不需要取得制剂批准文号**。故答案为 B。

49. B　考查医院制剂的注册。医疗机构制剂配制是生产行为，但是需要的许可证是《医疗机构制剂许可证》。故答案为 B。

50. D　考查医院制剂注册批件及批准文号格式。**医疗机构制剂批准文号格式为"×药制字 H（Z）＋4 位年号＋4 位流水号"**。×是省的简称，选项 A 排除；"制字"，选项 B 排除；没有变态反应原，这是唯一可以进行医疗机构制剂配制的生物制品，选项 C 排除。故答案为 D。

51. D　考查医院制剂的品种范围。此题选项 A 属于"市场上没有供应的品种"的内涵，选项 B 属于医疗机构制剂定义，选项 C 麻醉药品单方制剂、盐类、酯类、醚类及化学异构体经批准可以配制制剂，其复方制剂也可配制制剂。选项 D 不可以配制制剂。故答案为 D。

52. A　考查医院制剂的品种范围。A 为含特殊药品复方制剂，具体来说就是所含的咖啡因是第二类精神药品。精神药品在满足一定前提下可以作为医疗机构制剂申报，含第二类精神药品的制剂也是可以申报的。选项 B 和选项 D 是中药注射剂，选项 C 是中西药复方制剂，都不可以作为制剂申报。故答案为 A。

53. D 考查医院制剂的品种范围、设置医院制剂室的条件和许可。其一，**医疗机构制剂批准文号有效期为 3 年，《医疗机构制剂许可证》有效期为 5 年**。选项 A 说法错误。其二，**医疗机构制剂不得在市场上销售**，选项 B 和选项 C 属于在市场上销售。其三，**通过自建网站在互联网上销售药品的只能是药品生产企业、药品批发企业**。选项 B 是医疗机构销售制剂，说法错误。其四，**医疗机构制剂不得通过互联网发布产品信息，通过自建网站销售肯定要发布产品信息**。选项 B 说法错误。其五，医院门诊药房麻醉药品、精神药品、医疗用毒性药品、儿科处方不得外流到零售药店购药，但是也要注意到医疗机构制剂只能在本医疗机构内部使用，不可能处方外流。防止选项 C 误选。其六，选项 D 属于医疗机构制剂不得注册申报的情形，说法正确。故答案为 D。

54. B 考查医院制剂的调剂使用。此题巧妙地将调剂使用、自配自用、委托配制使用进行了融合。选项 B 错在没有坚持"谁使用药品，谁负责"的分工原则。也即"取得制剂批准文号的医疗机构应当对调剂使用的医疗机构制剂的质量负责。接受调剂的医疗机构应当严格按照制剂的说明书使用制剂，并对超范围使用或者使用不当造成的不良后果承担责任"。还要注意选项 D 即使委托配制制剂，受托方使用该制剂，也要进行机构间调剂的行政许可程序。

55. A 考查医院制剂的调剂使用、设置医院制剂室的条件和许可。其一，医疗机构制剂在任何地方均不得做广告，因此选项 B 错误；其二，医疗机构制剂要经省药监局批准，因此选项 C 错误；其三，医疗机构间调剂使用需要由国家局或省局批准，所以选项 D 错误。其四，**医疗机构制剂凭医师处方在本医疗机构使用**，并没有具体说用于住院、门诊，也就是说两者均可以，因此选项 A 正确。但是要注意选项 A 的设置很有意思，在将法条内容具体化后，很容易导致考生混淆而发生误选。

56. D 考查医院制剂的调剂使用、设置医院制剂室的条件和许可。思路一用排除法解答。其一，医疗机构制剂不允许做广告，无论在任何地方均不允许做广告。选项 A 说法错误。其二，医疗机构制剂不允许在互联网发布产品信息。选项 B 说法错误。其三，医疗机构制剂可以经批准在医疗机构间调剂，但是不允许上市销售。选项 C 说法错误。思路二根据"医疗机构配制制剂的质量管理"来解答，但是此内容超出了考试大纲的要求。可见，迷惑选项的设计会选择超纲

内容，但是对于关键考点的理解到位了，考试就不会有问题。故答案为 D。

57. A 考查合理用药的原则。《关于加强医疗机构药事管理 促进合理用药的意见》（国卫医发〔2020〕2 号）是针对所有用药行为的。故答案为 A。

58. D 考查药物临床应用管理的具体规定。公立医疗机构与企业合作开展物流延伸服务的，应当按企业所提供的服务向企业支付相关费用，企业不得以任何形式参与医疗机构的药事管理工作。选项 D 的意思是企业要参与医疗机构药事管理，说法错误。故答案为 D。

59. A 考查医疗机构药品集中采购管理。**医疗机构购进的药品需要满足质量合格、价格合理**。选项 A 错在"价格便宜"。故答案为 A。

60. D 考查药物临床应用管理的具体规定。医疗机构应当按照国家有关规定向相关部门报告药品不良反应，用药错误和药品损害事件应当立即向所在地县级卫生行政部门报告。药品不良反应的报告机构是不良反应监测机构，选项 D 报告的部门错误。故答案为 D。

61. A 考查药物临床应用管理的具体规定。文件名称已经告诉答案了。

62. C 考查抗菌药物分级管理。**特殊使用级主要包括以下几类：具有明显或者严重不良反应，不宜随意使用的抗菌药物；需要严格控制使用，避免细菌过快产生耐药的抗菌药物；疗效、安全性方面的临床资料较少的抗菌药物；价格昂贵的抗菌药物**。故答案为 C。

63. D 考查抗菌药物的使用。首先，**特殊使用级抗菌药物不可以在门诊使用**（注意村卫生室主要是门诊），因此选项 A 错误。其次，局部感染时需首选非限制使用级抗菌药物，因此选项 B 错误。另外，**免疫功能低下合并感染方可选用限制使用级抗菌药物**，选项 C 只是免疫功能低下，也即能不能用限制使用级都值得怀疑。选项 D 属于越级使用的情况，此时选择特殊使用级抗菌药物是允许的。此题命题方式还是很特别的，越级使用的考点是隐藏在选项中。如果没有掌握越级使用，则可以采用排除法。

64. D 考查抗菌药物的购进。原规定是"同一通用名称抗菌药物品种，注射剂和口服剂型各不得超过 2 种，具有相似或相同药理学特征的抗菌药物不得重复列入供应目录"。选项 D 将最后这句话中的"具有相似或相同药理学特征"作为定语放到了第一句话"抗菌药物品种"前面，但是"不得重复列入"的意

思是只有 1 种，故选项 D 理解错误。

65. B 考查抗菌药物的购进。选项 B 将"临床科室"偷换概念为"药学部门"，医院内有权力使用药品的是临床科室，药学部门只能被动采购临床科室需要的药品。故答案为 B。

66. C 考查抗菌药物的定期评估。选项 C 将"三分之二"偷换概念为"二分之一"。

67. A 考查抗菌药物的定期评估。其一，临床科室、药学部门、抗菌药物管理工作组可提出清退或更换意见，选项 B 的理解错误。其二，选项 C 和选项 D 颠倒了，**清退意见需要经抗菌药物管理工作组二分之一以上成员同意后执行，并报药事管理与药物治疗学委员会备案；更换意见经药事管理与药物治疗学委员会讨论通过后执行**。这体现了"进难退易"原则，遴选要经抗菌药物管理工作组、药事管理与药物治疗学委员会两个三分之二成员审核同意，清退只需要抗菌药物管理工作组二分之一成员审核同意，更换更简单，只需要药事管理与药物治疗学委员会讨论。

68. B 考查抗菌药物处方权。**具有初级专业技术职务任职资格的医师，在乡、民族乡、镇、村的医疗机构独立从事一般执业活动的执业助理医师以及乡村医生，可授予非限制使用级抗菌药物处方权**。选项 B 中的执业助理医师没有行医资格，故答案为 B。

69. D 考查抗菌药物处方权。选项 D 的授予机构应该是县级以上地方卫生行政部门，由于村卫生室只有乡村医生，授予抗菌药物调剂资格，没有问题，但是授予机构存在问题。故答案为 D。

70. C 考查抗菌药物处方权、使用。选项 C 应该是"每年报告一次"。故答案为 C。

71. C 考查抗菌药物的使用。选项 C 的原规定是"特殊使用级抗菌药物会诊人员由具有抗菌药物临床应用经验的感染性疾病科、呼吸科、重症医学科、微生物检验科、药学部门等具有高级职称的医师、药师或具有高级职称的抗菌药物专业临床药师担任"，选项 C "医师、药师、临床药师"前缺少定语限定。

72. A 考查抗菌药物应用监测。选项 A 中的用量应该是 1 日用量。故答案为 A。

73. D 考查抗菌药物细菌耐药监测。此题题干比原始法条更严谨，但是也为考试带来了难度，必须理解原法条，否则会造成混乱。题干所问是细菌耐药率超过 30％ 还未达到 40％，此时应及时将预警信息通报本机构医务人员。故答案为 D。

74. C 考查抗菌药物的购进、使用及定期评估，抗菌药物处方权、调剂资格授予和监督管理，细菌耐药监测。其一，中级以上职称医师具有限制使用级抗菌药物处方，选项 A 的说法错误。其二，基层医疗机构药师的抗菌药物调剂资格由县级以上卫生行政部门授予，选项 B 的说法错误。其三，特殊使用级抗菌药物需要严格控制，不得在门诊使用，需要会诊使用，选项 C 的说法正确。其四，**目录细菌耐药率超过 40％时，需要慎重经验用药；超过 50％时，参照药敏试验结果选用**；选项 D 是将细菌耐药率 40％ 和 50％ 进行合并，"不得经验用药"的说法有错误。所以，答案为 C。

75. A 考查国家重点监控合理用药药品目录和临床应用管理。首先，省级辅助用药目录是建立在国家辅助用药目录的基础上的，选项 D 说法错误。其次，**辅助用药目录应该尽量少用**，也就是国家辅助用药目录是底线，省级辅助用药目录品种数量要高于国家目录。故答案为 A。

76. A 考查国家重点监控合理用药药品目录和临床应用管理。**辅助用药目录主要包括国家辅助用药目录、省级辅助用药目录、医院辅助用药目录，按顺序分别是后者的基础**，也就是医院目录是以省级目录为基础的，这样答案范围缩小到了选项 A 和选项 C。另外，辅助用药目录出台的目的是要重点监控这些药品，所以前面的三个目录，**国家目录是底线，后面的要在这个基础上增加**。故答案为 A。

77. A 考查国家重点监控合理用药药品目录和临床应用管理。对辅助用药管理目录中的全部药品进行重点监控，将辅助用药全部纳入审核和点评范畴，充分发挥药师在辅助用药管理和临床用药指导方面的作用。故答案为 A。

78. B 考查医疗机构儿童用药配备使用。遴选儿**童用药（仅限于药品说明书中有明确儿童适应症和儿童用法用量的药品）时，可不受"一品两规"和药品总品种数限制，进一步拓宽儿童用药范围**。故答案为 B。

79. A 考查处方开具。医疗机构开展**互联网诊疗活动应当严格遵守《处方管理办法》等规定，加强药品管理。处方应由接诊医师本人开具，严禁使用人工智能等自动生成处方**。选项 A 说法错误。故答案为 A。

80. B 考查国家重点监控合理用药药品目录和临床应用管理。国家卫生健康委员会办公厅发布《关于印发**第二批国家重点监控合理用药药品目录**的通知》（国卫办医政函〔2023〕9 号）规定，《**第一批国家重点监控合理用药药品目录**》（国卫办医函〔2019〕558

号）中的药品纳入本《目录》（《第二批国家重点监控合理用药药品目录》）的，按照要求**加强重点监控**；未纳入本《目录》（《第二批国家重点监控合理用药药品目录》）的，应当**持续监控至少满 1 年后可不再监控**，以促进临床合理用药水平持续提高。故答案为 B。

81. A 考查医疗机构药事管理机构和职责。药事管理与药物治疗学委员会（组）是具有**学术研究性质的内部咨询机构，既不是行政管理部门，也不属于常设机构**。选项 A 说法错误。故答案为 A。

82. B 考查医疗机构药品集中采购管理。医院应该将药品收支纳入预算管理，严格按照合同约定的时间支付货款，**从交货验收合格到付款不得超过 30 天**。故答案为 B。

83. C 考查药品购进渠道与质量管理。药品购进验收记录保存不得少于 3 年，且不少于药品有效期满后 1 年。选项 C 错为"不少于 2 年"。故答案为 C。

84. A 考查公立医院药品集中采购。2023 年 3 月 1 日，国家医疗保障局办公室发布《关于做好 2023 年医药集中采购和价格管理工作的通知》（医保办函〔2023〕13 号），提出要持续扩大药品集采覆盖面，开展第八批国家组织药品集采并落地实施，适时推进新批次药品集采，同时扎实推进医用耗材集中带量采购，按照**"一品一策"**原则开展**新批次国家组织高值医用耗材集采**。故答案为 A。

85. D 考查医疗机构进货检查验收制度。其一，医疗机构购进药品时应当索取、留存合法票据，包括税票及详细清单，清单上应当载明**供货单位名称、**药品通用名称、药品上市许可持有人（中药饮片标明生产企业、产地）、批准文号、产品批号、剂型、规格、**销售数量、销售价格**等内容。其二，药品购进验收记录应当注明药品的通用名称、药品上市许可持有人（中药饮片标明生产企业、产地）、批准文号、产品批号、剂型、规格、**有效期**、供货单位、购进数量、购进价格、购进日期。故答案为 D。

二、配伍选择题

[1~2] D、C 考查医疗机构药事管理相关部门和职责、医疗机构药学部门的设置条件和职责。药事管理与药物治疗委员会负责医院药品市场准入，药学部门负责药品统一采购、供应、药事管理工作，医院药师负责更为具体的细节事情。故第 1 题答案为 D，第 2 题答案为 C。

[3~4] A、C 考查医疗机构药事管理相关部门

和职责、医疗机构药学部门的设置条件和职责。其一，药事管理与药物治疗委员会平时由药学部门负责日常工作，需要决定医院临床用药的新进入、调出、替换时，召集相关人员开会，主要起咨询作用。故第 3 题答案为 A。其二，药学部门在医疗机构内有专门科室，专业技术性是药学部门最重要的性质，主要体现在要求医院药师能解释和调配处方，评价处方和处方中的药物，掌握配制制剂的技术，能承担药物治疗监护工作，能够回答患者、医师、护士有关处方中药品的各方面问题等。故第 4 题答案为 C。

[5~7] B、A、C 考查医疗机构药品采购渠道与质量管理。其一，验收是关系药品质量的首要环节，记录内容比较全，是少有的记录批准文号的记录。另外，第 5 题题干中有"验收结论"，直接从字面可以判断答案。故第 5 题答案为 B。其二，第 6 题题干中有"购货数量、购进价格、购货日期"，可以判断为采购记录。故第 6 题答案为 A。其三，第 7 题从字面意思可以判断答案为 C。

[8~10] B、B、B 考查进货检查验收制度。还要注意一个文件保存时间的规定：医疗机构购进药品，应当核实供货单位的**药品生产许可证或者药品经营许可证、授权委托书以及药品批准证明文件、药品合格证明**等有效证明文件。首次购进药品的，应当妥善保存加盖供货单位印章的上述材料复印件，保存期限**不得少于 5 年**。

[11~12] C、B 考查药品集中采购管理。医院要按照不低于上年度药品实际使用量的 80%制定采购计划，具体到通用名、剂型和规格，每种药品采购的剂型原则上不超过 3 种，每种剂型对应的规格原则上不超过 2 种。

[13~15] D、A、C 考查药品集中采购管理。其一，**量大、采购金额高、多家企业生产的基本药物和非专利药品，主要采用招标采购**；与之相反，**量小、供应短缺的药品**，为了激励生产企业，通过**定点生产将量做大**。故第 13 题答案为 D。其二，**低价药品生产企业不愿意生产，放松价格管制，实行集中挂网**。故第 14 题答案为 A。其三，具有垄断性质的药品，**部分专利药品或独家品种是进行价格谈判**，故第 15 题答案为 C。

[16~18] A、A、D 考查药品集中采购管理。其一，谈判采购是专利或独家品种，不符合三个题干。其二，直接挂网不需要企业投标，也不符合三个题干。其三，招标采购的企业数量一般是 3 家及以上，故第 16 题答案为 A。双信封是招标采购的评价方

法，故第 17 题答案为 A。入围企业数量是 2 家时，一般是议价采购，故第 18 题答案为 D。

[19～20]　B、C　考查药品集中采购管理。其一，麻醉药品和第一类精神药品仍暂时实行最高出厂价格和最高零售价格管理。故第 19 题答案为 B。其二，对部分专利药品、独家生产药品，建立公开透明、多方参与的价格谈判机制。故第 20 题答案为 C。

[21～22]　B、B　考查药品购进渠道与质量管理。妇儿专科非专利药品、急（抢）救药品、基础输液、临床用量小的药品（上述药品的具体范围由各省、区、市确定）和常用低价药品以及暂不列入招标采购的药品，实行集中挂网，由医院直接采购。

[23～24]　B、A　考查药品购进渠道与质量管理。各省（区、市）药品集中采购管理机构将本省（区、市）确定的急（抢）救药品直接挂网采购，公立医院通过该平台直接与企业议价采购。基层医疗卫生机构需要的急（抢）救药品委托省级药品采购机构集中议价采购。注意这个逻辑有点像定点生产。

[25～27]　C、D、A　考查处方管理的一般规定。此题考查对处方的认识，**临床诊断在前记，药师签名在后记，用法用量在正文，药品专用标识不会在处方中出现**，主要是在说明书和标签中出现。故第 25 题答案为 C，第 26 题答案为 D，第 27 题答案为 A。

[28～30]　D、C、A　考查处方管理的一般规定。**普通处方的印刷用纸为白色；急诊处方印刷用纸为淡黄色，右上角标注"急诊"；儿科处方印刷用纸为淡绿色，右上角标注"儿科"。**

[31～33]　B、B、D　考查处方管理的一般规定。**麻醉药品和第一类精神药品处方印刷用纸为淡红色，右上角标注"麻、精一"；第二类精神药品处方印刷用纸为白色，右上角标注"精二"。**

[34～36]　A、B、C　考查处方的开具要求。其一，一般门诊处方限量为 7 日常用量，急诊为 3 日常用量，第 34 题答案为 A。其二，门（急）诊癌症疼痛患者麻醉药品用量为 3、7、15 日，控缓释制剂是最大用量 15 日，第 35 题答案为 B。其三，二氢埃托啡不管是门（急）诊、住院，还是什么患者，也不管是什么剂型，均为一次常用量，第 36 题答案为 C。

[37～39]　D、C、D　考查处方的开具要求。**处方一般不得超过 7 日用量；急诊处方一般不得超过 3 日用量；对于某些慢性病、老年病或特殊情况，处方用量可适当延长，但医师应当注明理由。**

[40～42]　A、D、B　考查处方限量。首先要判断是门诊、急诊，还是住院，门、急诊规定相同；其

次，判断患者的病情是属于一般患者，还是属于癌症疼痛患者、中度慢性疼痛患者或重度慢性疼痛患者；最后根据药品、剂型确定处方用量，原则是需要这些药品缓解疼痛的患者多开剂量，安全剂型多开剂量，同时又要防止滥用。注意第 42 题住院环节处方限量的要求是"为住院患者开具的麻醉药品和第一类精神药品处方应当逐日开具，每张处方为 1 日常用量"，这里的麻醉药品和第一类精神药品并没有限定剂型。

[43～45]　A、B、D　考查处方的开具要求。注意此题是将处方有效期、处方限量的共同点日期长度放在一起命题。

[46～48]　B、D、D　考查处方的开具要求。分析方法同上面解析。

[49～51]　A、B、C　考查处方的开具要求。注意第 51 题，贴剂是通过控释机制给药，这可以由药剂学知识推理得到，也可以根据语文知识推理，"贴剂"肯定不是注射剂，也不是片剂、颗粒剂、胶囊剂这种剂型，最大可能是控缓释制剂。一般患者用量应该是一次、3 日、7 日，控释制剂用量最大，为 7 日。

[52～53]　D、C　考查处方的开具要求。其一，吗啡缓释片是麻醉药品缓释制剂，病人为癌症疼痛患者，用量应该是 15 日常用量。故第 52 题答案为 D。其二，地西泮片为第二类精神药品，门诊一般为 7 日常用量。故第 53 题答案为 C。

[54～56]　D、A、C　考查处方的开具要求。注意第 56 题，题干所问的是针对一般患者在门诊环节非缓控释制剂的处方限量，而注射剂的处方限量（一次常用量）在选项中没有，故第 56 题最佳答案为 C。

[57～58]　A、B　考查处方调剂要求。药师调剂处方时必须做到"四查十对"：查处方，对科别、姓名、年龄；查药品，对药名、剂型、规格、数量；查配伍禁忌，对药品性状、用法用量；查用药合理性，对临床诊断。

[59～60]　C、A　考查处方调剂要求。查配伍禁忌对药品性状、用法用量；查用药合理性，对临床诊断。故第 59 题答案为 C，第 60 题答案为 A。

[61～63]　A、B、D　考查处方调剂要求。医疗机构门急诊药品调剂室应当实行大窗口或者柜台式发药。住院（病房）药品调剂室对注射剂按日剂量配发，对口服制剂药品实行单剂量调剂配发。肠外营养液、危害药品和其他静脉用药应当实行集中调配供应。

[64～65]　A、B　考查处方审核要求。合法性审核注重处方权，规范性审核注重处方格式，适宜性审

核注重合理用药。第64题属于处方权的合法性，故答案为A。第65题属于处方格式，故答案为B。

[66~67] C、B 考查处方审核要求。第66题属于用药，故答案为C。第67题属于处方格式，故答案为B。

[68~69] B、C 考查处方审核要求。第68题属于处方格式，故答案为B。第69题属于用药，故答案为C。

[70~71] C、D 考查处方审核要求。其一，中药饮片、中药注射剂要单独开具处方；开具西药、中成药处方，每一种药品应当另起一行，每张处方不得超过5种药品。第70题答案为C。其二，中药饮片、中成药的处方书写应当符合《中药处方格式及书写规范》。第71题答案范围是C和D，而题干的意思只有选项D适用。故第71题答案为D。

[72~73] D、B 考查处方保存期限。麻醉药品处方在医疗机构保存至少3年，第二类精神药品在医疗机构至少保存2年。故第72题答案为D，第73题答案为B。

[74~75] C、A 考查处方保存期限及销毁程序。普通处方、急诊处方、儿科处方保存期限为1年，医疗用毒性药品处方保存期限为2年。

[76~78] B、C、A 考查处方保存期限。其一，第76题的关键词是"盐酸曲马多片"，这属于第二类精神药品，并且是在医疗机构内调剂后保存，应该为2年。故第76题答案为B。其二，第77题命题点是"零售药店调剂后的保存期限"，这与"医疗机构内调剂后的保存期限"所依据法条不一样。"零售药店调剂后的保存期限"根据新版考试指南"药品零售企业销售处方应当按照国家处方药与非处方药分类管理有关规定，凭处方销售处方药，处方保留不少于5年"。故第77题答案为C。其三，第78题的关键词是"急诊"，也就是这是急诊处方，医疗机构内保存1年。故第78题答案为A。

[79~81] C、D、D 考查设置医院制剂室的条件和许可、医院制剂的注册和品种范围、处方保存期和销毁程序。《医疗机构制剂许可证》有效期为5年，医疗机构制剂批准文号有效期为3年，麻醉药品和精神药品消耗量专册保存3年。

[82~83] B、B 考查设置医院制剂室的条件和许可、医院制剂的注册和品种范围。医疗机构制剂配制是生产行为，由省级药品监督管理部门负责。故答案均为B。

[84~85] C、B 考查设置医院制剂室的条件和

许可、医院制剂的注册和品种范围。许可证一般有效期为5年，期满前6个月换发；制剂批准文号有效期为3年，期满前3个月换发。

[86~87] A、B 考查设置医院制剂室的条件和许可。许可事项变更是指制剂室负责人、配制地址、配制范围的变更；登记事项变更是指医疗机构名称、医疗机构类别、法定代表人、注册地址等事项的变更。许可事项是变更前30日申请，登记事项是变更后30日申请。故第86题答案为A，第87题答案为B。

[88~89] C、B 考查医院制剂注册批件及批准文号格式、医院制剂的注册和品种范围。其一，第88题的制剂批准文号是中药制剂，一定不是传统工艺配制的中药制剂，也就是一定是现代工艺配制的中药制剂。故答案为C。其二，除变态反应原外的生物制品不得作为医院制剂申报，也就是变态反应原是可以的。故答案为B。

[90~91] A、B 考查医院制剂的注册和品种范围。其一，第90题题干"印鉴卡"适用于麻醉药品和第一类精神药品，只有选项A符合题干。故答案为A。其二，第91题题干"非特殊管理药品"，直接确定答案为B。

[92~93] B、A 考查医院制剂的调剂使用。**在省内进行调剂是由省级药品监督管理部门批准；在各省之间进行调剂或者国务院药品监督管理部门规定的特殊制剂的调剂必须经国务院药品监督管理局批准。**尤其要注意省内调剂国务院药品监督管理部门规定的特殊制剂也是国务院药品监督管理局批准。

[94~95] D、A 考查设置医院制剂室的条件和许可、处方管理的一般规定。其一，第94题题干强调"只能凭专用处方"，四个选项只有麻醉药品需要用红色专用处方。故答案为D。其二，第95题题干强调"只能在本医疗机构使用"。但是选项B和选项C在零售药店也可以销售，排除。另一个命题点是"医师处方"，麻醉药品必须是授予麻醉药品处方权的执业医师，故答案为A。

[96~98] D、A、C 考查抗菌药物分级管理、抗菌药物处方权。其一，耐药性影响较大的是限制使用级，第96题答案为D。其二，耐药性影响较小，价格较低的是非限制使用级，第97题答案为A。其三，特殊使用级抗菌药物需要由高级职称的副主任医师、主任医师开具，第98题答案为C。

[99~100] D、C 考查抗菌药物分级管理。解析同上。

[101～103] C、B、A　考查抗菌药物分级管理。选项 D 是任何药品都具有的特点，先排除。其他选项解答的关键是价格高低，特殊使用级最贵，非限制使用级最便宜。

[104～105] C、B　考查抗菌药物的购进。碳青霉烯类抗菌药物注射剂型严格控制在 3 个品规。

[106～108] B、A、A　考查抗菌药物定期评估、抗菌药物应用监测、抗菌药物监督管理。非限制使用级安全、有效、经济，可以报告时限适当增大，为每年报告一次；限制使用级和特殊使用级则是安全、有效、经济存在问题，需每半年报告一次。

[109～111] A、B、C　考查抗菌药物细菌耐药监测。细菌耐药率越高，管理越严格。

[112～113] A、D　考查抗菌药物采购、监督管理。

[114～116] A、A、B　考查抗菌药物监督管理、抗菌药物处方权。第 116 题提示我们一定要灵活理解法条，谁授予资格，谁就是知情人，谁才有资格取消其资格。

[117～119] C、D、B　考查抗菌药物监督管理。

[120～121] A、B　考查国家重点监控合理用药药品目录和临床应用管理、合理用药的原则。其一，选项 C 和选项 D 主要针对的是基本药物，而第 120、121 题所涉及的药品是非正常用药，显然应该首先排除，将答案范围缩小到选项 A、B。其二，第 120 题用药可能存在滥用且不易被发现，所以要进行跟踪监控，故第 120 题答案为 A。其三，第 121 题涉及贵重药品，显然会涉及费用负担，故答案为 B。

[122～123] A、B　考查国家重点监控合理用药药品目录和临床应用管理、抗菌药物的购进。注意区分抗菌药物分级管理目录、供应目录的制定机构，前者是省级卫健委，后者是医疗机构。

[124～126] A、C、C　考查辅助用药临床应用管理、重点监控合理用药目录管理。其一，《国家重点监控合理用药药品目录》更新调整的时间原则上不短于 3 年，纳入目录管理的药品品种一般为 30 个。第 124 题答案为 A。其二，对于调整出原《目录》的药品，地方卫生健康行政部门应当继续监控至少满 1 年，掌握其处方点评、使用量、使用金额等情况，促进临床合理用药水平的持续提高。第 125 题答案为 C。其三，国家卫生健康委员会将定期对全国辅助用药目录进行调整，调整时间间隔原则上不少于 1 年。"不少于 1 年"也就是"至少满 1 年"。第 126 题答案为 C。

为 C。

[127～128] A、C　考查慢性病长期药品处方。**根据患者诊疗需要，长期处方的处方量一般在 4 周内；根据慢性病特点，病情稳定的患者适当延长，最长不超过 12 周。超过 4 周的长期处方，医师应当严格评估，强化患者教育，并在病历中记录，患者通过签字等方式确认。**

[129～131] A、B、D　考查医疗机构药品集中采购管理。其一，基础输液属于直接挂网采购药品，5% 的葡萄糖注射液属于基础输液。第 129 题答案为 A。其二，仍按现行规定采购的药品包括麻醉药品和第一类精神药品、防治传染病和寄生虫病的免费用药、国家免疫规划疫苗、计划生育药品及中药饮片。第 130 题答案为 B。其三，国家卫健委组织了地高辛口服溶液、复方磺胺甲噁唑注射液、注射用对氨基水杨酸钠三种药品的定点生产。第 131 题答案为 D。

[132～133] B、D　考查处方颜色、处方开具。其一，淡黄色处方为急诊，选项范围在 B 和 D 之间，而选项 D 是麻醉药品，颜色是淡红色。故第 132 题答案为 B。其二，选项 A 和选项 B 应该是 7 日常用量，选项 C 是 7 日常用量，选项 D 是麻醉药品注射剂，并且不是癌痛或中重度疼痛患者，用量为一次常用量。故第 133 题答案为 D。

三、综合分析选择题

1. C　考查药品零售企业销售处方药与非处方药的要求、处方药和非处方药的转换和评价、医疗用毒性药品的品种、我国生产的麻醉药品品种。其一，医疗用毒性药品、含麻醉药品复方口服溶液属于零售药店必须凭处方销售的十大类药品中的药品，选项 B 属于医疗用毒性药品，选项 D 属于含麻醉药品口服溶液。其二，选项 A 属于急救药品，不可以转换为非处方药，故肯定是处方药。其三，选项 C 是非处方药，但属于儿童用药，肯定不是乙类非处方药，只能是甲类非处方药。故答案为 C。

2. C　考查药品集中采购管理。其一，肾上腺素、阿托品是急救药品，酚麻美敏混悬液是儿科用药，需要直接挂网采购。选项 A 和 B 错误，选项 C 正确。其二，复方福尔可定糖浆是独家品种，应该通过价格谈判采购，麻醉药品和第一类精神药品仍暂时实行最高出厂价格和最高零售价格管理。选项 D 说法错误。故答案为 C。

3. D　考查药品购进渠道与质量管理。儿童用药应当满足不同年龄层次患儿需求，属于因特殊诊疗需要使用其他剂型和剂量规格药品的情况，各医疗机构要放宽对儿童适宜品种、剂型、规格的配备限制。故答案为 D。

4. A 考查处方的开具要求。2020 年 5 月 1 日至 15 日属于住院期间，麻醉药品和第一类精神药品处方用量为 1 日用量。故答案为 A。

5. C 考查处方的开具要求。其一，麻醉药品和第一类精神药品处方前记还应当包括患者身份证明编号，代办人姓名、身份证明编号。这是与普通药品不同的地方，与题干不相符。其二，麻醉药品和第一类精神药品处方为红色处方，普通药品为白色处方，选项 B 与题干不相符。其三，选项 D 中的药品金额是在后记，是错误说法，既不属于普通药品处方前记内容，也不属于杜冷丁处方前记内容，应该首先排除。

6. A 考查处方的开具要求。盐酸哌替啶处方为一次常用量，仅限于医疗机构内使用。故答案为 A。

7. C 考查处方调剂要求。药品处方权属于医师，未经医师开具处方，不得调剂。故答案为 C。

8. A 考查处方审核要求。"用法用量"属于处方的正文，未注明用法用量，属于处方格式不规范。故答案为 A。

9. D 考查抗菌药物分级管理。由题干中的"特殊使用级抗菌药物"，可以判定该药价格昂贵。故答案为 D。

10. C 考查抗菌药物的定期评估。更换抗菌药物时应该经抗菌药物管理工作组讨论即可。选项 C 说法错误，与题干相符。故答案为 C。

11. D 考查药物临床应用管理的具体规定。选项 D 是针对用药错误、药品损害事件的措施。另外，临床部门一般不可以越过医疗机构向政府部门报告，从这个角度也可以判断选项 D 存在问题。

12. D 考查抗菌药物监督管理。**医疗机构应该对出现抗菌药物超常处方 3 次以上且无正当理由的医师提出警告，限制其特殊使用级和限制使用级抗菌药物处方权。**只有庆大霉素是非限制使用级抗菌药物，不在处方权限制范围内。故答案为 D。

13. B 考查抗菌药物监督管理。医生被限制处方权后，仍出现超常处方且无正当理由的，医疗机构取消其处方权。注意这里并没有明确抗菌药物的类别，也就是所有抗菌药物均适用，包括非限制使用级抗菌药物。故答案为 B。

14. C 考查抗菌药物临床应用异常情况及处理。

抗菌药物应用异常情况调查事项包括：使用量异常增长的；半年内使用量始终居于前列的；经常超适应症、超剂量使用的；企业违规销售的；频繁发生严重不良事件的抗菌药物。此题是将事项作为题干，措施作为备选项，需要逆向思维。故答案为 C。

15. A 考查抗菌药物监督管理。**药师未按规定审核抗菌药物处方与用药医嘱造成严重后果的，发现处方不适宜、超常处方等情况未进行干预且无正当理由的，医疗机构应取消其药物调剂资格。**故答案为 A。

16. C 考查抗菌药物的定期评估。规律是"进难退易"，抗菌药物进医院需要两个三分之二同意，故答案为 C。

17. C 考查抗菌药物的定期评估。规律是"进难退易"，抗菌药物清退需要一个二分之一同意，一个备案。故答案为 C。

四、多项选择题

1. AD 考查医疗机构药事管理相关部门和职责、医疗机构药学部门的设置条件和职责。选项 B 属于医院药学部门负责的经济活动，选项 C 属于医院药学部门负责的药品储存和管理活动。故答案为 AD。

2. BC 考查医疗机构药事管理相关部门和职责、医疗机构药学部门的设置条件和职责。**药学部门负责人的要求是二级以上医院，具有高等学校药学专业或者临床药学专业本科以上学历，及本专业高级技术职务任职资格。**根据此表述，选项 A 的说法错误，事实上临床药学专业在《医疗机构药事管理规定》颁布时，部分学校将其归于临床医学下面。选项 D 错在所有医疗机构都设置药事管理与药物治疗学委员会。故答案为 BC。

3. AB 考查医疗机构药学部门设置条件和职责。其一，药学部门负责人要同时具备学历和职称，根据这个考点，可以判断选项 C 和 D 说法错误。其二，诊所、卫生所、医务室、卫生保健所、卫生站对于学历及职称没有提出明确要求。选项 D 说法错误。

4. BD 考查医疗机构药学部门设置条件和职责。负责临床药物治疗、查房的是执业医师，医院药师是负责药物治疗监测、药学查房。故答案为 BD。

5. ABD 考查医疗机构药学部门设置条件和职责。医生开具处方，药师负责审核处方。选项 C 不是医院药师职责。故答案为 ABD。

6. ABCD 考查医疗机构药学部门设置条件和职责。

7. ACD 考查医疗机构药品集中采购管理。不仅要向配送药品的流通企业索要、验证发票，还应当要求流通企业出具加盖印章的由生产企业提供的进货发票复印件，两张发票的药品流通企业名称、药品批号等相关内容互相印证，且作为公立医疗机构支付药品货款凭证，纳入财务档案管理。选项 B 做法不符合规定。故答案为 ACD。

8. ABCD 考查医疗机构药品集中采购管理。此题注意麻醉药品、第一类精神药品实行最高零售价管理，防治传染病和寄生虫病的免费用药、国家免疫规划疫苗都是免费药品，中药饮片是在集中采购渠道外采购的。

9. AB 考查抗菌药物临床应用异常情况及处理。药师未按照规定审核抗菌药物处方与用药医嘱，造成严重后果的，或者发现处方不适宜、超常处方等情况未进行干预且无正当理由的，二级以上医院药师由医疗机构取消其药物调剂资格，基层医院药师由县级卫生部门取消其药物调剂资格。故答案为 AB。

10. ACD 考查医疗机构药品购进管理。医疗机构采购药品一般是一品双规，只有碳青霉烯类是 3 个规格，选项 B 说法和原始规定不一致。但是综合所有规定，选项 B 的说法也没有完全错误。而根据命题人的意图，答案应为 ACD。

11. AC 考查处方管理的一般规定。此题考查处方书写规则，但是从处方权入手解题更快，因为选项 B 和 D 都是误把处方权认为是药师所具有的。故答案为 AC。

12. BC 考查处方的开具要求。对于某些慢性病、老年病或特殊情况，处方用量可适当延长，但医师应当注明理由。麻醉药品、精神药品、医疗用毒性药品、放射性药品的处方用量应当严格按照国家有关规定执行。此题是根据这段话命题。故答案为 BC。

13. BD 考查处方的开具要求。选项 C 和 D 属于真实病例，关键要从案例情景抓取与考点相似的关键词"术后镇痛""80 岁"，分别可以还原成"急性""老年人"，前者不需要延长处方用量，后者老年人代谢较慢，有必要延长处方用量。

14. BCD 考查处方的开具要求。盐酸二氢埃托啡限二级以上医院使用，每张处方一次常用量，选项 A 错误。此题要注意选项 D，原规定是"处方一般情况，不得超过 7 日用量；急诊处方一般情况，不得超过 3 日用量"，显然第一句话中指的是门诊处方，选项 D 说法正确。

15. CD 考查处方调剂要求。这是关于处方外带的规定，"毒麻精放"特殊管理药品中只有放射性药品可以外带，另外儿科处方不允许外带。故答案为 CD。

16. ABCD 考查处方审核要求。药学服务正逐渐进入政府购买服务阶段。

17. ABCD 考查处方审核要求。西药及中成药处方，适宜性审核应当审核以下项目：处方用药与诊断是否相符；规定必须做皮试的药品，是否注明过敏试验及结果的判定；处方剂量、用法是否正确，单次处方总量是否符合规定；选用剂型与给药途径是否适宜；是否有重复给药和相互作用情况，包括西药、中成药、中成药与西药、中成药与中药饮片之间是否存在重复给药和有临床意义的相互作用；是否存在配伍禁忌；是否有用药禁忌：儿童、老年人、孕妇及哺乳期妇女、脏器功能不全患者用药是否有禁忌使用的药物，患者用药是否有食物及药物过敏史禁忌证、诊断禁忌证、疾病史禁忌证与性别禁忌证；溶媒的选择、用法用量是否适宜，静脉输注的药品给药速度是否适宜；是否存在其他用药不适宜情况。故答案为 ABCD。

18. ABD 考查处方审核要求。普通处方、急诊处方、儿科处方保存期限为 1 年。故答案为 ABD。

19. AB 考查设置医院制剂室的条件和许可。其一，医疗机构类别显然是可以共用的，排除选项 D。其二，制剂室负责人、药检室负责人、制剂质量管理组织负责人应当为本单位在职药学专业人员，且制剂室负责人和药检室负责人不得互相兼任。医疗机构不得与其他单位共用配制场所、配制设备及检验设施等。可见，《医疗机构制剂许可证》许可事项必须是医疗机构专职的人或专用的场所、设备，但是配制范围可以一样。故答案为 AB。

20. CD 考查设置医院制剂室的条件和许可。其一，医疗机构配制的制剂不得在市场上销售。选项 C 说法错误。其二，医疗机构制剂需按规定进行质量检验，质量检验一般由医疗机构的药检室负责，检验合格后，凭医师处方使用。选项 D 说法错误。其三，选项 A 和选项 B 说法正确。故答案为 CD。

21. ABD 考查医院制剂的注册。其一，根据考点可以确定选项 A、B 和 D 为答案。其二，根据常识判断，工艺、处方属于质量标准，必须经批准，配制地点、委托配制单位属于行政许可，也必须经批准。其三，选项 C，配制人员变化频率较高，如果每次变更，都进行补充申请，当事人办事成本和省级药品监督管理部门管理成本都会比较高。故答案为 ABD。

22. BC　考查医院制剂的注册和品种范围。其一，选项 B 和选项 C 是"市场上没有供应"涵义的一种情况。其二，选项 A 中的仅用传统工艺配制的中药制剂需要备案管理，不是注册管理，与题干不符，题干问的是注册管理。其三，选项 D 中的中药注射剂在任何情况下均不允许作为医院制剂申报。故答案为 BC。

23. BC　考查医院制剂的注册和品种范围。中西药复方制剂、中药注射剂市场上无论有没有供应，均不得配制医院制剂。故答案为 BC。

24. AB　考查设置制剂室的条件和许可、医院制剂的调剂使用、医院制剂的注册和品种范围。其一，医疗机构配制的制剂不得在市场上销售，不得发布医疗机构制剂广告。选项 A 和选项 B 说法正确。其二，特殊情况下，经国务院药品监督管理部门或者省级药品监督管理部门批准，可在指定的医疗机构之间调剂使用。选项 C 说法错误。其三，医疗机构配制的中药制剂品种，应当依法取得制剂批准文号。但是，仅应用传统工艺配制的中药制剂品种，向医疗机构所在地省级药品监督管理部门备案后即可配制，不需要取得制剂批准文号。选项 D 过于片面，说法错误。故答案为 AB。

25. AC　考查设置制剂室的条件和许可、医院制剂的调剂使用。其一，制剂事项分为自配制剂、委托配制、机构间调剂，一般是省级药品监督管理部门批准，但是机构间调剂如果跨省或是特殊制剂，需要经国家药品监督管理部门批准，选项 A 说法正确。其二，制剂不可以发布广告，是不得在任何地点发布任何内容的广告，选项 B 说法错误。其三，制剂许可事项变更包括制剂室负责人、配制范围、配制地址，选项 C 说法正确。其四，如果增加的是一般剂型，则属于处方改变，需要进行补充申请；如果是中药增加注射剂型，则超出了医疗机构制剂配制范围，选项 D 说法不正确。故答案为 AC。

26. ABC　考查医院制剂的调剂使用。解答的关键是明确制剂的调剂使用需经批准，所以 D 选项不正确。故答案为 ABC。

27. CD　考查设置制剂室的条件和许可、医疗机构药学部门的职责、药品购进渠道和采购规定。其一，此题关键在于理解药学部门的职责，无论是制剂外的药品，还是制剂均由药学部门处理，但是核医学

科经药事管理与药物治疗学委员会（组）审核同意后，可以购用、调剂本专业所需的放射性药品。选项 C 是说临床科室可以配制制剂，显然越出了其职责范围；而选项 D 则没有考虑放射性药品。其二，医疗机构制剂只能由医院的药学部门配制，其他科室不得配制供应制剂。选项 C 不符合规定。故答案为 CD。

28. ABCD　考查合理用药的原则。除了这四个选项外，还有医保定点医疗机构国家医保谈判准入药品配备使用情况。

29. ABCD　考查抗菌药物购进。**抗菌药物供应目录，调整周期原则上为 2 年，最短不少于 1 年，并在目录调整后 15 日内报核发其《医疗机构许可证》的卫生计生行政部门备案。**

30. ACD　考查抗菌药物使用。因抢救生命垂危的患者等紧急情况，医师可以越级使用抗菌药物。越级使用抗菌药物应当详细记录用药指征，并应当于 24 小时内补办越级使用抗菌药物的必要手续。选项 B 是特殊使用级使用的正常程序，不是越级程序。故答案为 ACD。

31. ABCD　考查抗菌药物购进、使用、细菌耐药监测。选项 A 的依据是《抗菌药物临床应用管理办法》第 29 条第二款"村卫生室、诊所和社区卫生服务站使用抗菌药物开展静脉输注活动，应当经县级卫生行政部门批准"，可见说法正确。选项 B、选项 C 是重点考点，没有问题。选项 D 是相对没有规律的话，说法没问题。故答案为 ABCD。

32. ABC　考查抗菌药物临床异常情况及处理。答案 B 和 C 是将一句话拆分成了两句，也就是拆分成了两种情况。这种题解题一定要依据法条，而不要凭主观判断。如果主观判断，可能造成误选 D。选项 D 所涉及事项是细菌耐药监测工作，此工作不是由药师负责，不应该为答案。故答案为 ABC。

33. ABCD　考查抗菌药物临床异常情况及处理。医疗机构应当对以下抗菌药物临床应用异常情况开展调查，并根据不同情况作出处理：使用量异常增长的抗菌药物；半年内使用量始终居于前列的抗菌药物；经常超适应症、超剂量使用的抗菌药物；企业违规销售的抗菌药物；频繁发生严重不良事件的抗菌药物。

34. ABCD　考查完善药品集中带量采购协议期满后的接续工作。

35. ABCD　考查抗菌药物临床应用管理。

第六章 中药管理

一、最佳选择题

1. D 考查中药与中药分类。中成药只有国家药品标准，中药饮片既有国家药品标准，也有省级炮制规范。选项 D 说法错误。故答案为 D。

2. A 考查中药的分类。其一，选项 B、选项 C、选项 D 是药品，与题干不符，答案为 A。其二，《中华人民共和国食品安全法》第三十八条规定"生产经营的食品中不得添加药品，但是可以添加按照传统既是食品又是中药材的物质。按照传统既是食品又是中药材的物质目录由国务院卫生行政部门会同国务院食品药品监督管理部门制定、公布"。也可以得到答案为 A。

3. D 考查中药的分类。非医疗机构及其人员在经营活动中，不得给服务对象口服不符合《既是食品又是药品的物品名单》《可用于保健食品的物品名单》《按照传统既是食品又是中药材物质目录》规定的中药饮片或者《保健食品禁用物品名单》规定禁用的中药饮片。故答案为 D。

4. C 考查中药的管理分类和内涵。选项 A 是"中药材"，选项 B 是"食药物质"，选项 C 是"道地药材"，选项 D 是"中药配方颗粒"。此题也可以从选项 C 的关键词"特定区域"判断为"道地中药材"。故答案为 C。

5. D 考查中药的管理分类和内涵。在食药物质应当符合的要求中，安全性评估应该是"未发现食品安全问题"，不是"药品安全问题"。故答案为 D。

6. D 考查国家关于中药创新和发展的相关政策。选项 B、选项 C 和选项 D 之间有矛盾，而临床试验在选项 B 和选项 C 中均有要求。由于是最佳选择题，只有一个最佳答案，不可能选项 B 和选项 C 同时错误，故答案为 D。

7. D 考查中药材生产质量管理规范。其一，中药材种子留样环境应当能够保持其活力，保存至生产基地中药材收获后三年；种苗或药用动物繁殖材料依实际情况确定留样时间。其二，检验记录应当保留至该批中药材保质期届满后三年。选项 D 中的药用动物繁殖材料应该是按实际情况确定留样时间，说法错误。故答案为 D。

8. A 考查中药材生产质量管理规范的基本要求。其一，自 2016 年 3 月 17 日发布公告之日起，国家药品监督管理部门不再开展中药材 GAP 认证工作，不再受理相关申请。将继续做好取消认证后中药材 GAP 的监督实施工作，对中药材 GAP 实施备案管理。政府实施的是备案管理，不是放任不管，管理对象是将达到 GAP 标准的企业，选项 A 说法正确，选项 B 说法错误，选项 D 说法错误。其二，已经通过认证的中药材生产企业应继续按照中药材 GAP 规定，切实加强全过程质量管理，保证持续合规。可见，取消认证，不代表标准降低，选项 C 说法错误。故答案为 A。

9. A 考查中药材自种、自采、自用的管理要求。《关于加强乡村中医药技术人员自种自采自用中草药管理的通知》适用于乡村中医药技术人员、乡村民族医药技术人员。选项 A 将适用对象缩小了。故答案为 A。

10. A 考查中药材自种、自采、自用的管理要求。其一，自种、自采、自用的中药材只能用于村医疗机构，选项 A 说法正确，选项 B 和 C 说法错误。其二，自种、自采、自用的中药材不得加工成中药制剂，选项 D 说法错误。故答案为 A。

11. B 考查中药材产地初加工管理。中药饮片生产企业是用鲜切药材生产中药饮片，质量管理规范是中药饮片 GMP。选项 B 错为"GAP"。故答案为 B。

12. B 考查中药材专业市场的管理制度。①严禁销售的是假劣中药材、国家规定的毒性药材。②严禁非法销售的是国家规定的濒危药材。③严禁未经批准以任何名义或方式经营的是中药材以外的药品（中药饮片、中成药和其他药品）。选项 B 有两个错误。其一，中药饮片也是未经批准严禁的品种；其二，中药饮片、中成药和其他药品并不是绝对意义上不允许销售，而是未经批准不允许经营。故答案为 B。

13. C 考查中药材专业市场的管理制度。其一，严禁从事饮片改换标签活动，选项 A 不合法。其二，中药材专业市场严禁未经批准以任何名义或方式经营中药饮片，选项 B 的行为是"自主策划"，也即"未经批准"，"任何名义或方式"包含了展销会。其三，中药材专业市场内严禁从事中药饮片分包装，而选项 C 中的行为对象是"中药材"，没有违反此项规定，是合法的。其四，严禁从中药材市场或其他不具备饮片生产经营资质的单位或个人采购中药饮片，选项 D 的行为显然违反了这项规定。由上述分析，可以看出案例题最重要的是还原为规定，还原的关键是抓"关键词"。故答案为 C。

14. D 考查进口药材的申请与审批。省级药品监督管理部门对符合要求的，发给一次性进口药材批件。故答案为 D。

15. D 考查进口药材批件。进口药材批件编号格式为：（省、自治区、直辖市简称）药材进字＋4 位年号＋4 位顺序号。注意只有首次进口药材需要批件，非首次进口药材是直接向口岸药品监督管理部门办理备案。故答案为 D。

16. D 考查国家重点保护野生药材的分级。一级资源最稀缺（灭绝），三级资源相对较多。故第 16 题答案为 D。

17. D 考查国家重点保护野生药材采猎管理、出口管理。其一，野生药材物种实行保护、采猎相结合的原则，并创造条件开展人工种养。选项 A 后半句话说法错误。其二，二级和三级野生药材物种是按计划采猎和收购。选项 B 将一级和二、三级的采猎管理混淆了。其三，一级保护野生药材物种是不得出口，二级和三级保护野生药材物种是限量出口。选项 C 将两者混淆了。故答案为 D。

18. D 考查中药饮片生产经营行为监管。这道题命题的方式很有意思，把严禁事项进行正面阐述作为选项，如果对知识点掌握不好，很容易出错。中药饮片不允许进行分包装。故答案为 D。

19. A 考查中药饮片生产经营行为监管。中药饮片包装必须印有或贴有标签。中药饮片的标签必须注明品名、规格、产地、生产企业、产品批号、生产日期、实施批准文号管理的中药饮片还必须注明批准文号。选项 A 最合适，选项 B 这个标识是不存在的，选项 C 和选项 D 也不是必须标的内容。故答案为 A。

20. D 考查中药饮片生产经营行为监管。《药品管理法实施条例》规定："生产中药饮片，应当选用与药品性质相适应的包装材料和容器；包装不符合规定的中药饮片，不得销售。"故答案为 D。

21. D 考查中药饮片生产经营行为监管。一些中药饮片没有进行效期管理，比如陈皮越陈越好。故答案为 D。

22. A 考查毒性中药饮片定点生产和经营管理的规定。其一，毒性中药饮片采用以省为单位、全国集中统一定点生产两种形式，其中朱砂、雄黄、附子是后者，因此 A 违法，B 合法。其二，毒性中药饮片采购渠道要合法，由于采购和销售行为是同时发生的，同理被采购单位的销售资格也要合法，C 是合法行为。其三，毒性中药饮片储存管理比较严格，这个内容可以出多项选择题。故答案为 A。

23. C 考查毒性中药饮片定点生产和经营管理的规定。选项 C 遗漏了"营销管理"。故答案为 C。

24. D 考查毒性中药饮片定点生产和经营管理的规定。选项 D 的原规定是"定点生产的毒性中药饮片直销到医疗单位"，没有中间环节，所以选项 D 说法错误。这个选项若逆向命题为"医疗机构可以从具有经营毒性中药资格的批发企业采购""医疗机构可以从持有毒性中药材饮片定点生产证的中药饮片生产企业采购"，第一种说法错误，第二种说法正确。故答案为 D。

25. D 考查中药配方颗粒的管理要求。中药配方颗粒已经纳入国家医保支付范围的，省级医保部门才可以纳入本身支付范围，并且参照乙类管理。选项 D 说法错误。故答案为 D。

26. B 考查中药配方颗粒的管理要求。生产中药配方颗粒的中药饮片必须是生产企业自行炮制。选项 B 说法错误。故答案为 B。

27. D 考查中药饮片使用的管理要求、中药配方颗粒的管理要求。医疗机构使用的中药配方颗粒应当通过省级药品集中采购平台阳光采购、网上交易。中药配方颗粒不能由医疗机构进行制备，而应该由取得《药品生产许可证》，并同时具有中药饮片和颗粒剂生产范围的中药生产企业来进行制备。故答案为 D。

28. D 考查中药饮片生产经营行为监管、中药饮片使用的管理要求。医疗机构临方炮制中药饮片不需要有《医疗机构制剂许可证》，需要满足省级炮制规范。选项 D 的说法错误。故答案为 D。

29. D 考查中药饮片使用的管理要求、医疗机构中药制剂管理。其一，对市场上没有供应的中药饮片，医疗机构可以根据本医疗机构医师处方的需要，在本医疗机构内炮制、使用。医疗机构制剂有类似规定。故选项 A 和选项 B 说法正确。其二，医疗机构制剂可以在机构间调剂，中药饮片没有这样的说法，选项 C 说法正确。其三，医疗机构炮制中药饮片，应当向所在地设区的市级人民政府药品监督管理部门备案。而医疗机构制剂则需要省级药品监督管理部门批准。选项 D 说法错误。故答案为 D。

30. A 考查中药饮片使用的管理要求、GSP 人员资质要求、药品经营许可证管理、零售企业质量负责人资质要求。选项 A 与题干工作年限要求均为 3 年。故答案为 A。

31. C 考查中药饮片使用的管理要求。选项 C 的原规定是"养护中发现质量问题，应及时上报本单位领导处理并采取相关措施"，这个选项将"本单位领导"偷换概念为"当地药品监督管理部门"。另外，养护中的问题经常发生，是机构应该自律的行为，由监管机构介入，管理成本太高。故答案为 C。

32. B 考查中药饮片使用的管理要求。选项 B 是将原规定中的"主管中药师"偷换概念为"副主任中药师"。

33. B 考查传统饮片的炮制要求。出现处方配伍禁忌，谁开具处方，谁修改处方，这样责任明确。故答案为 B。

34. B 考查传统饮片的炮制要求。罂粟壳本身就是麻醉药品，显然 B 正确。故答案为 B。

35. C 考查中成药通用名称命名基本原则。其一，中成药通用名称命名基本原则是选项 A、选项 B、选项 D，排除法可确定答案为 C。其二，来源于古代经典名方的各种中成药制剂不予更名，这和"古今互通"矛盾。故答案为 C。

36. B 考查中药品种保护的目的和意义。解题方法一，选项 B 所针对的是中药材，而《中药品种保护条例》的适用范围是中成药、天然药物及制剂的提取物和中药人工制成品。解题方法二，原规定是"使一批传统名贵中成药和创新中药免除了被低水平仿制"。建议考生在备考中要培养第一种解题思路，这是掌握药事管理与法规的根本。

37. D 考查《中药品种保护条例》的适用范围。**中国境内生产制造的中药品种，包括中成药、天然药物的提取物及其制剂的提取物和中药人工制品**。注意申请专利的中药品种，按专利法规定办法，不适用本条例。故答案为 D。

38. B 考查《中药品种保护条例》的适用范围、中药保护品种的范围和等级划分。命题点主要是一、二级的界定，其关键点依次为：①"特殊疗效""显著疗效"；②"特殊疾病""特殊制剂"；③申请专利的归专利法管理。还要注意选项 C 是将"预防和治疗特殊疾病的"拆分为"预防特殊疾病的"和"治疗特殊疾病的"。故答案为 B。

39. D 考查中药保护品种的等级划分。其一，"特定疾病"是普通疾病，"特殊疾病"主要指影响比较大或罕见的疾病，不是一个概念。其二，国家三级保护物种的人工制成品既不可能是中药一级保护品种，也不可能是中药二级保护品种。

40. D 考查中药保护品种的等级划分。此题关键是理解"相当于国家一级保护野生药材物种的人工制成品"包括列为国家一级保护物种药材的人工制成品、野生资源已经处于濒危状态的二级保护物种的人工制成品。川贝母属于三级保护。

41. B 考查中药保护品种的保护措施。国家市场监督管理总局中药保护品种审评委员会负责中药品种保护。故答案为 B。

42. D 考查中药保护品种的保护措施。题干明考中药品种保护措施，解题关键是审批事项，中药品种保护是由国家药品监督管理部门审批的。故答案为 D。

43. A 考查中药保护品种的保护措施。**中药保护品种也是药品，需要经国家药品监督管理局审核、批准，发给药品批准文号。**故答案为 A。

44. A 考查中药保护品种的保护措施。**仿制企业应当付给持有《中药保护品种证书》并转让该中药品种的处方组成、工艺制法的企业合理的使用费。**

45. D 考查中药注射剂销售管理要求。因质量原因退货和召回的中药注射剂，应按照有关规定销毁，并有记录。选项 D 错为"直接销毁"。故答案为 D。

46. D 考查中药注射剂临床使用管理要求。其一，选项 D 没有这样的规定。其二，选项 D 不符合实际情况。其三，国家卫健委的最新规定是，执业西医师开具中成药处方要经培训才可以开具，并没有完全禁止开具中药注射剂处方。故答案为 D。

47. A 考查古代经典名方目录、古代经典名方的中药复方制剂的管理要求。其一，**古代经典名方主要指至今仍广泛应用、疗效确切、具有明显特色与优势的古代中医典籍所记载的方剂**。选项 B 缺少三个关键定语，造成外延扩大，意思变了。其二，**古代经典名方疗效确切，来源于古代经典名方的中药复方制剂没有必要再证明疗效，也就是可以免报药效学研究及临床试验资料，仅需要提供药学及非临床安全性研究资料证明毒性**。选项 A 说法正确。其三，**古代经典名方目录由国务院中医药主管部门会同药品监督管理部门制定**。选项 C 说法错误。其四，**来源于古代经典名方的中药复方制剂适用范围不包括传染病，不涉及孕妇、婴幼儿等特殊用药人群**。选项 D 说法错误。故答案为 A。

48. A 考查古代经典名方中药复方制剂的管理要求。可以作为古代经典名方的中药复方制剂需要安全、有效，选项 A 显然不安全。故答案为 A。

49. D 考查古代经典名方中药复方制剂的管理要求。古代经典名方中药复方制剂适用范围不包括传染病，不涉及孕妇、婴幼儿等特殊用药人群。故答案为 D。

50. D 考查古代经典名方中药复方制剂的管理要求。选项 C 和选项 D 互相矛盾，**古代经典名方中药复方制剂只能作为处方药供中医临床使用**，选项 D 错在可以作为非处方药，还有西医进行临床使用。故答案为 D。

51. D 考查古代经典名方中药复方制剂的管理。**符合条件要求的经典名方制剂申请上市，可仅提供药学及非临床安全性研究资料，免报药效学研究及临床试验资料。**申请上市时由国家药品监督管理局批准发给药品批准文号。故答案为 D。

52. D 考查医院中药制剂管理。注意区分哪些医疗机构中药制剂可以备案，哪些不能备案。原规定是"**备案管理的传统中药制剂包括：①由中药饮片经粉碎或仅经水或油提取制成的固体（丸剂、散剂、丹剂、锭剂等）、半固体（膏滋、膏药等）和液体（汤剂等）传统剂型；②由中药饮片经水提取制成的颗粒剂以及由中药饮片经粉碎后制成的胶囊剂；③中药饮片用传统方法提取制成的酒剂、酊剂。**医疗机构所备案的传统中药制剂应与其《医疗机构执业许可证》所载明的诊疗范围一致。属于下列情形之一的，不得备案：①《医疗机构制剂注册管理办法（试行）》中规定的不得作为医疗机构制剂申报的情形；②与市场上已有供应品种相同处方的不同剂型品种；③中药配方颗粒；④其他不符合国家有关规定的制剂"。

53. D 考查医院中药制剂管理、医疗机构制剂许可。其一，选项 A 和 D 的区别是前者是**传统工艺配制，省级药品监督管理部门备案管理，不需发放制剂批准文号；**后者是现代工艺配制，省级药品监督管理部门注册管理，发给制剂批准文号。选项 A 肯定不是答案，选项 D 有可能是答案。其二，**医疗机构自配制剂（中药制剂需要是现代工艺）是双证管理，也就是需要取得《医疗机构制剂许可证》和制剂批准文号，**选项 D 为答案，选项 A 属于取得《医疗机构制剂许可证》但不需要取得制剂批准文号。其三，医疗机构配制的中药制剂品种，应当依法取得制剂批准文号。也就是医疗机构委托配制中药制剂时，委托方需要有制剂批准文号。但是《中医药法》又规定"医疗机构配制中药制剂，应当依照《中华人民共和国药品管理法》的规定取得医疗机构制剂许可证，或者委托取得药品生产许可证的药品生产企业、取得医疗机构制

许可证的其他医疗机构配制中药制剂"，可见委托方没有《医疗机构制剂许可证》，也可以委托配制中药制剂。也即医疗机构委托配制中药制剂，可以没有《医疗机构制剂许可证》，但一定要有医疗机构制剂批准文号。选项 B 和选项 C 与题干不符。另外，这个题目要注意与"来源于古代经典名方的中药复方制剂简化审评审批"区分开，这属于药品上市，是国家药品监督管理部门批准发给药品批准文号，只需要提供非临床安全性资料。故答案为 D。

54. D 考查中药材种植、养殖管理。农药使用应当符合国家有关规定；**优先选用高效、低毒生物农药；尽量减少或避免使用除草剂、杀虫剂和杀菌剂等化学农药。**使用农药品种的剂量、次数、时间等，使用安全间隔期，使用防护措施等，**尽可能使用最低剂量、降低使用次数；禁止使用国务院农业农村行政主管部门禁止使用的剧毒、高毒、高残留农药，以及限制在中药材上使用的其他农药；禁止使用壮根灵、膨大素等生长调节剂调节中药材收获器官生长。**故答案为 D。

55. C 考查中药材产地初加工管理。禁止使用有毒、有害物质用于防霉、防腐、防蛀。选项 C 错为"原则上不使用"。故答案为 C。

56. D 考查中药材生产质量管理规范。生产、质量的管理负责人应当有中药学、药学或者农学等相关专业大专及以上学历并有中药材生产、质量管理三年以上实践经验，或者有中药材生产、质量管理五年以上的实践经验，且均须经过《中药材生产质量管理规范》的培训。故答案为 D。

57. B 考查中药材生产质量管理规范。使用的熏蒸剂不能带来质量和安全风险，不得使用国家禁用的高毒性熏蒸剂，禁止贮存过程使用硫黄熏蒸。选项 B 错在将"禁止贮存过程使用"改成了"禁止贮存过程滥用"。故答案为 B。

58. D 考查中药的注册分类。申请注册的同名同方药的安全性、有效性及质量可控性应当不低于对照同名同方药。选项 D 错将"不低于"缩小为"等于"，还有"高于"。故答案为 D。

59. A 考查中药的注册分类。古代经典名方中药复方制剂的研制**不需要开展非临床有效性研究和临床试验。**古代经典名方中药复方制剂采用以**专家意见为主的审评模式。**故答案为 A。

60. C 考查中药材生产质量管理规范。企业在一个中药材生产基地应当只使用一种经鉴定符合要求的物种，防止与其他种质混杂；鼓励企业提纯复壮种

质，**优先采用**经国家有关部门鉴定，性状整齐、稳定、优良的选育新品种。选项 C 错在"只使用一种经鉴定符合要求的物种"范围扩大到了企业所有中药材生产基地，另外，提纯复壮种质不是"不允许"，而是"鼓励"。故答案为 C。

61. D 考查中药材生产质量管理规范。中药材包装袋应当有清晰标签，不易脱落或者损坏；标示内容包括品名、基原、批号、规格、产地、数量或重量、**采收日期、包装日期、保质期、追溯标志、企业名称**等信息。选项 D 有效期不符合中药管理特点，主要是有些中药容易变质，还有的中药一直不会过期，因此采用了保质期的管理方式。故答案为 D。

62. D 考查中药材生产质量管理规范。应当**分区存放中药材，不同品种、不同批中药材不得混乱交叉存放**；保证贮存所需要的条件，如洁净度、温度、湿度、光照和通风等。选项 D 中的"不同品种中药材不得同库存放"与"不同品种、不同批中药材不得混乱交叉存放"意思不一样，后者是可以在同一仓库，但不得混乱交叉存放。故答案为 D。

63. B 考查中药材生产质量管理规范。购买的种子种苗、农药、商品肥料、兽药或生物制品、饲料和饲料添加剂等，**企业可不检测，但应当向供应商索取合格证或质量检验报告**。故答案为 B。

二、配伍选择题

[1 ~3] A、C、D 考查中药的分类、中药注射剂管理。此题本质是语文。第 1 题的关键点是"中药材"，故答案为 A。第 2 题的关键是"中药饮片为原料"，肯定不是中药饮片，中成药更合适，故答案为 C。第 3 题的关键是"注射"，故答案为 D。

[4 ~6] A、B、D 考查中药的分类、进口药材的申请与审批、古代经典名方名录。其一，药食同源的目录是由国家卫生健康委员会发布的，第 4 题答案为 A。其二，进口药材属于药品，由国家药品监督管理局管理，第 5 题答案为 B。其三，古代经典名方属于传统中医，由国家中医药管理局为主管理，第 6 题答案为 D。

[7 ~9] B、B、B 考查中药材自种、自采、自用的管理要求。

[10 ~11] A、B 考查进口药材的申请与审批。首次进口药材、非首次进口药材的概念注意区分，分析字面意思可以得到答案。第 7 题答案为 A，第 8 题答案为 B。

[12 ~13] A、B 考查进口药材的申请与审批。

其一，**首次进口药材，要经省级药品监督管理部门审批，核发《进口药材批件》，进口时还要向口岸药品监督管理部门办理备案**。故第 12 题答案为 A。非首次进口药材进行目录管理，直接向口岸药品监督管理部门办理备案。故第 13 题答案为 B。

[14 ~15] A、A 考查进口药材批件。首次进口药材申请人应当在取得进口药材批件后 **1 年**内，从进口药材批件注明的到货口岸组织药材进口。注意首次进口药材核发的就是一次性进口药材批件。故第 14、15 题答案均为 A。

[16 ~18] B、B、D 考查进口药材的申请与审批。其一，首次进口药材由省级药品监督管理部门审批，核发一次性进口药材批件。故第 16、17 题答案为 B。其二，无论是首次进口，还是非首次进口，进口通关时，备案机构均为口岸所在地药品监督管理部门。故第 18 题答案为 D。

[19 ~21] C、D、A 考查国家保护野生药材物种的分级。**一级资源最稀缺，二级资源处于中间状态，三级资源相对较多**。故第 19 题答案为 C，第 20 题答案为 D，第 21 题答案为 A。

[22 ~24] B、D、A 考查国家保护野生药材物种的分级。第 22 题为三级保护野生药材，答案为 B。第 23 题是药食同源中药材，答案为 D。第 24 题为一级保护野生药材，答案为 A。

[25 ~26] A、D 考查国家重点保护的野生药材名录。

[27 ~29] B、C、A 考查国家保护野生药材物种的分级、国家重点保护的野生药材名录、中药的分类。**黄连、黄柏属于二级保护野生**药材，**黄芩、胡黄连属于三级保护野生药材，黄芪属于药食同源药材**。故第 27 题答案为 B，第 28 题答案为 C，第 29 题答案为 A。

[30 ~32] B、A、A 考查国家保护野生药材物种的分级、国家重点保护的野生药材名录。刺五加、肉苁蓉是三级保护野生药材物种。注意把两种鹿茸区分开。第 30 题是二级保护药材，答案为 B。第 31、32 题是一级保护药材，答案为 A。

[33 ~35] B、C、D 考查国家保护野生药材物种的分级、国家重点保护的野生药材名录、医疗用毒性药品中药品种。注意蟾酥既属于二级保护药材，又属于医疗用毒性药材。

[36 ~38] B、A、A 考查国家保护野生药材物种的分级、国家重点保护的野生药材名录、国家重点保护野生药材出口管理。要对一、二、三级涉及的界

定、采猎、出口管理的关键词非常熟，并且要背过品种。首先，判断羚羊角是一级保护，细辛是三级保护，厚朴是二级保护，斑蝥是毒性中药材；其次，第36题是三级保护的界定，答案应为B，第37题和第38题是一级保护的界定和出口管理，答案都是A。

[39～40] C、B　考查国家保护野生药材物种的分级、国家重点保护的野生药材名录。当归不属于野生药材保护品种，防风是三级保护野生药材，杜仲是二级保护野生药材，羚羊角是一级保护野生药材。

[41～43] A、B、C　考查国家重点保护野生药材物种分级管理。选项A在羚羊角前面加上了"赛加"，这并不会影响答案。选项D是毒性中药，并且不属于国家保护野生药材物种。

[44～46] D、A、A　考查国家保护野生药材物种的分级、国家重点保护的野生药材名录、国家重点保护野生药材出口管理。

[47～48] A、B　考查中药饮片生产经营行为监管。注意第48题的依据是"中药饮片包装不符合规定的，不得销售"，选项C和选项D缩小了范围。

[49～51] B、B、A　考查中药饮片生产经营行为监管。**中药饮片的生产需要符合GMP，经营（批发、零售）需要符合GSP。**

[52～53] D、B　考查中药配方颗粒的管理要求。其一，**中药配方颗粒品种实施备案管理，不实施批准文号管理，在上市前由生产企业报所在地省级药品监督管理部门备案。**第52题答案为D。其二，**跨省销售使用中药配方颗粒的，生产企业应当报使用地省级药品监督管理部门备案。**第53题答案为B。

[54～55] B、A　考查中药饮片生产经营行为监管、中药饮片使用的管理要求。第54题中的"批准文号"是由国家药品监督管理局为主管理的，又涉及中药管理，国家中医药管理局会配合。故答案为B。第55题市场上没有销售的中药饮片在医疗机构内炮制由地市级药品监督管理部门备案。故答案为A。

[56～58] C、B、A　考查中药饮片使用的管理要求。医院级别越高，要求越高，此题主要体现的是职称要求。

[59～61] A、B、A　考查医疗机构中药饮片管理人员的要求、GSP人员资质要求。注意药品批发企业对于中药饮片的验收的职称要求相当于二级医院，药品零售企业相当于一级医院。

[62～64] A、B、C　考查中成药通用名称命名基本原则、已上市中成药通用名称命名规范。注意区分"必须更名""可不更名""不予更名"三种情况。

原规定是：**处方相同而药品名称不同，药品名称相同或相似而处方不同的，必须更名。**对于药品名称有地名、人名、姓氏，药品名称中有"宝""精""灵"等，但品种有一定的使用历史，已经形成品牌，公众普遍接受的，可不更名。来源于古代经典名方的各种中成药制剂也不予更名。

[65～66] A、B　考查《中药品种保护条例》的适用范围、中药保护品种的范围、医保药品目录的确定条件、国家基本药物目录管理。其一，排除选项C，不是药品。其二，根据第65题题干可知是国内药品，排除选项B，而选项D不需要申请，因此第65题最佳答案为A。其三，第66题的关键是区分中药保护品种、基本药物的纳入标准，**中药保护品种只能是列入国家药品标准的品种，基本药物是《中华人民共和国药典》和局颁药品标准的药品，**故第66题答案为B。

[67～69] D、A、A　考查中药保护品种的等级划分。根据规定，**一级保护延长的保护期限不得超过第一次批准的保护期限，二级保护延长的期限是7年，**因此可以确认B、C肯定不是答案，剩下的就是根据关键词判断是属于一级，还是二级。第67、69题容易判断，第68题容易发生混淆，它其实属于"用于预防和治疗特殊疾病的"这种情况，但是迷惑的地方是没有指定野生药材人工制品的级别，而一级界定中的三种情况只要满足其一，就可以判定属于一级，这是考查知识点内部的逻辑关系。

[70～71] A、A　考查中药保护品种的等级划分。此题考查了新版教材关于中药保护品种界定中的特殊术语"对特定疾病有显著疗效"以及"从天然药物中提取的有效物质及特殊制剂"。此题还有一个技巧可以作答，也就是我们知道中药一级保护品种保护期限为30、20、10年，根据B型题的特点，每题只有一个答案，选项B、选项C、选项D都不可能选择，因此两道题答案均为A。

[72～73] D、B　考查中药保护品种的等级划分。此题通过"最低保护年限"提高了考点掌握的要求，**一级保护必须记住30、20、10年，**才可能准确解答；而二级保护只有一个保护期限为7年。此题向我们展示了如何灵活运用考点。

[74～76] B、C、C　考查中药保护品种的等级划分、国家重点保护野生药材物种的分级、医疗器械召回分级。

[77～79] C、C、C　考查中药保护品种的保护措施。

[80～82] A、C、B 考查古代经典名方目录、古代经典名方的中药复方制剂的管理要求、医院中药制剂管理。选项 A 是由国家药品监督管理部门审批，选项 C 是由国家药品监督管理部门审批变为备案，而选项 D 则由省级药品监督管理部门批准。

[83～84] C、A 考查医院中药制剂配制和使用要求、古代经典名方的中药复方制剂的管理要求。其一，根据规定"医疗机构配制的中药制剂品种，应当依法取得制剂批准文号。但是，仅应用传统工艺配制的中药制剂品种，向医疗机构所在地省、自治区、直辖市人民政府药品监督管理部门备案后即可配制，不需要取得制剂批准文号"，第83题答案为C。其二，根据规定"生产符合国家规定条件的来源于古代经典名方中药复方制剂，在申请药品批准文号时，可以仅提供非临床安全性研究资料"，第84题答案为A。

[85～86] D、C 考查医院中药制剂管理。其一，根据规定"医疗机构配制的中药制剂品种，应当依法取得制剂批准文号。但是，仅应用传统工艺配制的中药制剂品种，向医疗机构所在地省、自治区、直辖市人民政府药品监督管理部门备案后即可配制，不需要取得制剂批准文号"，第85题答案为D。其二，委托配制中药制剂，委托方需要具有制剂批准文号，故第86题答案为C。

[87～89] C、B、B 考查医疗机构中药饮片的管理、医院中药制剂管理。上述题目已经进行了充分解释，此题是变换角度命题。

[90～92] A、A、A 考查医院中药制剂管理。根据卫生部、国家中医药管理局、国家药品监督管理局2010年8月24日发布的《关于加强医疗机构中药制剂管理的意见》规定，下列情况不纳入医疗机构中药制剂管理范围：①中药加工成细粉，临用时加水、酒、醋、蜜、麻油等中药传统基质调配、外用，在医疗机构内由医务人员调配使用。②鲜药榨汁。③受患者委托，按医师处方（一人一方）应用中药传统工艺加工而成的制品。

[93～95] D、C、B 考查医院中药制剂管理。一定要注意将医疗机构制剂注册范围、中药制剂备案范围进行对比学习，否则容易混淆。

[96～97] A、C 考查医院中药制剂管理、医疗机构制剂管理。选项 B 和 D 既不能注册，也不能备案，排除。然后，选项 A 是"中药饮片"，对应的是"Z"；选项 C 是"化学药品"，对应的是"H"，得到答案。也可以根据备案管理、注册管理来推断答案。

[98～99] B、A 考查医院中药制剂管理。中药配方颗粒不能备案，排除选项 C 和 D。然后，根据首次顺序号是"000"来判断，第99题答案为A，从而第98题答案为B。

[100～102] B、B、D 考查中药保护品种的保护措施、国家重点保护野生药材的分级、医院中药制剂管理。其一，向国外转让中药一级保护品种具体处方组成、工艺制法时，应按国家有关保密规定办理。其二，相当于国家一级保护野生药材物种的人工制成品是中药一级保护品种。其三，市场上没有供应的中药饮片是设区的市级药品监督管理部门备案管理，只限本医疗机构使用。选项 A 没有明确市场上有没有供应，无法判断。其四，经典名方物质基准是经典名方制剂药用物质确定的基准，方便与来源于古代经典名方的中药复方制剂进行比较，进行药学及非临床安全研究，来控制其安全性（毒性）。该物质没有规定进行备案管理。其五，选项 D 属于传统工艺配制中药制剂备案管理的范围。

[103～105] B、A、D 考查中药的注册分类。对比三个题干，再对比三个选项，容易找到答案。但是，要注意中药注册分类比化学药品注册分类要求要低一点。

[106～107] A、D 考查中药的管理分类和内涵。其一，当归、山柰、西红花、草果、姜黄、荜茇等 6 种物质纳入按照传统既是食品又是中药材的物质目录管理，但只能作为香辛料和调味品使用。故第106题答案为A。其二，党参、肉苁蓉（荒漠）、铁皮石斛、西洋参、黄芪、灵芝、山茱萸、天麻、杜仲叶等 9 种物质纳入按照传统既是食品又是中药材的物质目录。其三，已列入《非首次进口药材品种目录》的中药材进口品种主要有：西洋参、乳香、没药及血竭、西红花、高丽红参、甘草、石斛、豆蔻、沉香、砂仁、胖大海等。故第107题答案为D。

三、综合分析选择题

1. A 考查国家重点保护的野生药材名录。甘草、人参、杜仲是二级保护药材。故答案为A。

2. B 考查国家重点保护野生药材物种的分级。杜仲是二级保护药材，选项 B 是二级保护药材的分级界定。故答案为B。

3. C 考查国家重点保护野生药材采猎管理要求、国家重点保护野生药材的出口管理、国家重点保护野生药材目录。注意此种将两种药物放在一起命题的形式，要求识别两种药材的分级，同时还要看分级和管理措施是否对应。川贝母是三级保护药材，按计划采购采猎，限量出口，这与二级保护药材措施相同。故答案为 C。

4. A 考查进口药材批件。首次进口颁布的证件是一次性进口药材批件。故答案为 A。

5. D 考查中药品种保护的目的和意义、药品监督管理专业技术机构。中药品种保护由国家中药品种保护审评委员会负责。故答案为 D。

6. B 考查中药品种保护等级划分。其一，中药品种保护只有两级，排除选项 C 和选项 D。其二，"能突出中医辨证施治、对症下药的理法特色，具有显著临床应用优势"属于对特定疾病有显著疗效，故答案为 B。

7. D 考查中药保护品种的保护措施。**除临床用药紧张的中药保护品种另有规定外，被批准保护的中药品种在保护期内仅限于已获得《中药保护品种证书》的企业生产**。注意这个说法与新药监测期的不同，新药监测期在期限内只限一家企业，中药保护品种可能为多家企业。

8. A 考查医疗机构中药饮片管理。选项 A 应该是"备案"。故答案为 A。

9. C 考查医疗机构中药制剂管理。选项 C 将"备案"偷换概念为"批准"。故答案为 C。

四、多项选择题

1. ABC 考查中药的分类。其一，**生产经营的食品中不得添加药品，但是可以添加按照传统既是食品又是中药材的物质**。其二，**按照传统既是食品又是中药材的物质作为食品生产经营时，其标签、说明书、广告、宣传信息等不得含有虚假宣传内容，不得涉及疾病预防、治疗功能，保证其使用的安全性，保护消费者健康**。故答案为 ABC。

2. ABC 考查中药的注册分类。古代经典名方中药复方制剂处方中不含配伍禁忌或者药品标准中标有剧毒、大毒及经**现代毒理学**证明有毒性的药味，均应当采用**传统工艺制备**，采用**传统给药途径**。注意现代毒理学证明有毒性的药味，属于传统方法处理范围之外的情况。选项 D 说法错误。故答案为 ABC。

3. ABCD 考查中医药创新发展规划和专门管理制度。涉及质量、注册、安全监管。故答案为 ABCD。

4. ABCD 考查《中医药法》对中药保护、发展和中医药传承的规定。《中医药法》以继承和弘扬中医药，保障和促进中医药事业发展，保护人民健康为宗旨，遵循中医药发展规律，坚持继承和创新相结合，保持和发挥中医药特色和优势，运用现代科学技术，促进中医药理论和实践的发展，从法律层面明确了中医药的重要地位、发展方针和扶持措施，为中医药事业发展提供了法律保障。故答案为 ABCD。

5. ABCD 考查促进中药传承创新发展的基本要求。

6. ABCD 考查中药材自种、自采、自用的管理要求，医疗用毒性中药品种目录。其一，这条规定要注意"自种、自采、自用中草药"的主体是"乡村中医药技术人员"，因此选项 C 的行为违法，县医院配制中药制剂的原料药中药材应该从市场上采购，没有实行批准文号管理的中药材可以从个人或不具有资质的企业购进。其二，这类中药材应该方便使用，也就是"不需特殊加工炮制"，因此选项 A 的行为违法。其三，这类中药材生产源质量要求低，流通环节质量要求则提高（限村医疗机构使用、不得上市流通、不得加工成中药制剂），以达到平衡，保证质量，因此 B 的行为有两项违法，一方面不可用在乡镇卫生院，另一方面不可炮制中药制剂。其四，**禁止自种自采自用医疗用毒性中草药、麻醉药品原植物以及濒稀野生植物药材**，选项 D 中的洋金花是毒性中草药，因此该行为违法。故答案为 ABCD。

7. AB 考查《中医药法》对中药保护、发展和中医药传承的规定。在村医疗机构执业的中医医师、具备中药材知识和识别能力的乡村医生，按照国家有关规定可以自种、自采地产中药材并在其执业活动中使用。故答案为 AB。

8. ABC 考查中药材自种、自采、自用的管理要求。其一，国家规定需特殊管理的医疗用毒性中草药、麻醉药品原植物、濒稀野生植物药材均不得自种、自采、自用。选项 A 和选项 C 说法正确。其二，自种、自采、自用的中草药不得上市流通、不得加工成中药制剂，只限于在其所在的村医疗机构内使用。选项 B 说法正确，选项 D 错在"可以加工成中药制剂""乡村使用"。故答案为 ABC。

9. ACD 考查进入中药材专业市场经营中药材者应具备的条件。毒性药材，中药材专业市场严禁销售，选项 B 说法错误。故答案为 ACD。

10. ABC 考查中药材专业市场的管理制度。注意选项 C 和选项 D 的区别在于国家野生药材物种可以销售，但是必须合法，也就是选项 D 如果在"销售"前面加上"非法"，就是答案了；而毒性中药材不允许销售。故答案为 ABC。

11. ABCD 考查进口药材申请与审批。进口药材的药品标准并没有强制要求是国家药品标准，可以是进口标准、其他国家标准，也可以是省级标准。故答案为 ABCD。

12. ABD 考查进口药材的申请与审批。其一，药材进口单位是指办理首次进口药材审批的申请人或者办理进口药材备案的单位，应当是中国境内的中成药上市许可持有人、中药生产企业，以及具有中药材或者中药饮片经营范围的药品经营企业。其二，选项 C 的药品经营企业没有中药材或中药饮片经营范围，不能作为药材进口单位，说法错误。故答案为 ABD。

13. AB 考查国家重点保护的野生药材名录。选项 C 和选项 D 混淆了。原规定是：对非内服中成药处方中含豹骨的品种，一律将豹骨去掉，不用代用品；对内服中成药处方中含豹骨的品种，可根据具体品种的有关情况，替代或减去豹骨。故答案为 AB。

14. BD 考查国家重点保护的野生药材名录。选项 A 为二级保护野生药材物种。选项 C 不是野生药材保护物种。故答案为 BD。

15. ABC 考查中药饮片生产经营行为监管。①必须持有《药品生产许可证》《药品 GMP 证书》；②必须以中药材为起始原料，且符合药用标准，尽量固定药材产地；③必须严格执行国家药品标准和地方中药饮片炮制规范；④必须在符合 GMP 条件下生产，出厂的中药饮片应检验合格，随货附纸质或电子版检验报告书。此题选项 A、选项 B 和选项 C 是根据上面的第二项条件设计备选。选项 D 则是根据批准文号管理，中药饮片有一些中药饮片没有实施批准文号管理，生产这些中药饮片不需要药品批准文号，但是它们生产时所用的原料药、直接药品的包装材料和容器要符合药用要求。故答案为 ABC。

16. ABD 考查中药饮片生产经营行为监管。中药饮片必须以中药材为起始原料，中药饮片分包装属于用中药饮片为原料生产中药饮片。因此，选项 C 说法错误。故答案为 ABD。

17. BCD 考查中药材种植管理、中药饮片经营行为监管。没有实施批准文号管理的中药材可以由个人或不具备生产经营资质的企业经营，其他药品必须由有生产经营资质的企业经营。故答案为 BCD。

18. AB 考查中药饮片生产经营行为监管。其一，中药饮片不允许分包装，选项 C 说法错误。其二，中药材专业市场主要销售中药材，医疗机构购买中药饮片是违法的，选项 D 说法错误。故答案为 AB。

19. BCD 考查中药配方颗粒的管理要求。接受配送中药配方颗粒的企业不得委托配送。选项 A 说法错误。故答案为 BCD。

20. ABCD 考查中成药通用名称命名基本原则。其一，名称中应明确剂型，且剂型应放在名称最后。名称中除剂型外，不应与已有中成药通用名重复，避免同名异方、同方异名的产生。只有选项 D 明确了剂型。其二，中成药通用名称一般不应采用人名、地名、企业名称或濒危受保护动、植物名称命名。不应采用代号、固有特定含义名词的谐音命名。如：×0×、名人名字的谐音等。不应采用现代医学药理学、解剖学、生理学、病理学或治疗学的相关用语命名。如：癌、消炎、降糖、降压、降脂等。不应采用夸大、自诩、不切实际的用语。如：强力、速效、御制、秘制以及灵、宝、精等（名称中含药材名全称及中医术语的除外）。四个选项都有违反这些规定。

21. ABC 考查中药品种保护的目的。选项 D 所针对的是中药材，而《中药品种保护条例》针对的主要是中成药、天然药物及其制剂的提取物及中药人工制成品。

22. ABC 考查《中药品种保护条例》适用范围。参见第 21 题解释。

23. ABCD 考查古代经典名方中药复方制剂的管理。来源于国家公布目录中的古代经典名方且无上市品种（已按规定简化注册审批上市的品种除外）的中药复方制剂申请上市，符合以下条件的，实施简化注册审批：①处方中不含配伍禁忌或药品标准中标识有"剧毒""大毒"及经现代毒理学证明有毒性的药味；②处方中药味及所涉及的药材均有国家药品标准；③制备方法与古代医籍记载基本一致；④除汤剂可制成颗粒剂外，剂型应当与古代医籍记载一致；⑤给药途径与古代医籍记载一致，日用饮片量与古代医籍记载相当；⑥功能主治应当采用中医术语表述，与古代医籍记载基本一致；⑦适用范围不包括传染病，不涉及孕妇、婴幼儿等特殊用药人群。故答案为 ABCD。

24. ABC 考查古代经典名方中药复方制剂的管理。古代经典名方目录药品需要由国家药品监督管理局批准发给药品批准文号，但是不需要进行药效学和临床试验。选项 D 说法错误。故答案 ABC。

25. BC 考查医疗机构中药制剂管理。注意医疗机构中药制剂管理除了备案管理外，其余一般管理事项与化学药品制剂类似。

26. ABD 考查医疗机构中药制剂管理，《中医药法》对中药保护、发展和中医药传承的规定。选项 C 由国家药品监督管理局审批，发给药品批准文号。

27. ABC 考查中药的注册分类。药品安全性、有效性、质量可控性是药品注册的必要条件，选项 D

说法错误。故答案为 ABC。

28. ABCD 考查中药的注册分类。由国医大师、院士、全国名中医为主的**古代经典名方中药复方制剂专家审评委员会**对该类制剂进行技术审评，并出具是否同意上市的技术审评意见。故答案为 ABCD。

29. ABCD 考查国家关于中药创新和发展的相关政策。中药产业高质量发展的要求包括加强中药资源保护与利用、加强道地药材生产管理、提升中药产业发展水平、加强中药安全监管。注意选项 C 中药饮片正在探索纳入中药品种保护范围。故答案为 ABCD。

30. ABCD 考查中药材生产质量管理规范。除了四个选项外，还有"种植（含生态种植、野生抚育和仿野生栽培）、养殖"。

31. AB 考查中药材生产质量管理规范。中药材生产要保护大自然，质量优先。故答案为 AB。

第七章　特殊管理规定的药品管理

一、最佳选择题

1. D 考查疫苗分类。疫苗分为两类，免疫规划疫苗和非免疫规划疫苗。居住在中国境内的居民，依法享有接种免疫规划疫苗的权利，履行接种免疫规划疫苗的义务。**非免疫规划疫苗是由居民自愿接种的其他疫苗**。可见，免疫规划疫苗是强制接种，而非免疫规划疫苗则是自愿接种。故答案为 D。

2. C 考查疫苗分类。疫苗生产企业应当在其供应的纳入国家免疫规划疫苗的最小外包装的显著位置，标明"免费"字样以及国务院卫生主管部门规定的"免疫规划"专用标识。可见，只有国家免疫规划疫苗才会印"免疫规划"专用标识，免疫规划疫苗中的省级、县级疫苗没有此要求。故答案为 C。

3. D 考查疫苗分类。自 2006 年 1 月 1 日起上市的纳入国家免疫规划的疫苗，其包装必须标注"免费"字样以及"免疫规划"专用标识。可见，"免费"字样以及"免疫规划"专用标识都需要标注。故答案为 D。

4. D 考查疫苗临床试验和上市许可要求。应对重大突发公共卫生事件急需的疫苗或者国务院卫生健康主管部门认定急需的其他疫苗，经评估获益大于风险的，国务院药品监督管理部门可以附条件批准疫苗注册申请。所谓的"附条件批准"是要做临床试验的，只不过有一些试验可以等上市之后再做，这些上市后再做的试验是附有期限的。选项 D 错在"免临床试验"，**免临床试验的药品主要是来源于古代经典名方的中药复方制剂**。另外，还要注意仿制药、按照药品管理的体外诊断试剂等，经申请人评估，认为无需或者不能开展药物临床试验的，申请人可以豁免药物临床试验直接提出药品上市许可申请。故答案为 D。

5. B 考查疫苗临床试验和上市许可要求。开展疫苗临床试验，应当取得受试者的书面知情同意；受试者为无民事行为能力人的，应当取得其监护人的书面知情同意；受试者为限制民事行为能力人的，应当取得本人及其监护人的书面知情同意。可见，只要受试者有一点民事行为能力，就要取得受试者的书面知情同意，监护人只是无民事行为能力时的替代选择。故答案为 B。

6. A 考查疫苗上市许可。此题两个命题点。其一，"紧急使用"还是"紧急借用"，"紧急借用"的相关规定是"医疗机构抢救病人急需麻醉药品和第一类精神药品而本医疗机构无法提供时，可以从其他医疗机构或者定点批发企业紧急借用；抢救工作结束后，应当及时将借用情况报所在地设区的市级药品监督管理部门和卫生主管部门备案"。其二，谁来建议使用，谁来决定使用。国家卫生健康部门对临床用药比较专业，建议使用；国家药品监督管理局主要控制药品上市的安全、有效和质量可控。故答案为 A。

7. A 考查疫苗上市许可持有人的关键岗位人员职责。其一，**法定代表人/主要负责人**负责确立质量方针和质量目标，提供资源保证生产、流通等活动持续符合相关法律法规要求，**确保质量管理部门独立履行职责**，对疫苗产品生产、流通活动和**质量全面负责**。其二，**生产管理负责人**负责组织和实施疫苗产品**生产活动**，确保按照经核准的生产工艺和质量控制标准组织生产，对**生产过程的持续合规负责**。其三，**质量管理负责人**负责组织建立企业质量管理体系并确保体系能够持续良好运行，对**疫苗产品质量管理持续合规负责**。故答案为 A。

8. C 考查疫苗批签发管理要求。选项 C 中的"快速批签发"应该是"免予批签发"，因为预防、控制传染病疫情或者应对突发事件时的最大关注点是控制疫情，挽救人类健康。故答案为C。

9. A　考查疫苗批签发管理要求。**预防、控制传染病疫情或者应对突发事件急需的疫苗，经国务院药品监督管理部门批准，免予批签发。**新冠肺炎疫苗属于预防、控制传染病疫情的药品，故答案为A。

10. D　考查疫苗批签发管理要求。其一，对生产工艺偏差、质量差异、生产过程中的故障和事故以及采取的措施，疫苗上市许可持有人应当如实记录，并在相应批产品申请批签发的文件中载明；可能影响疫苗质量的，疫苗上市许可持有人应当立即采取措施，并向省、自治区、直辖市人民政府药品监督管理部门报告。其二，选项D的前半句话的字面意思没有涉及整改，后半句话出现整改，属于张冠李戴。故答案为D。

11. D　考查疫苗采购和配送要求。**疫苗上市许可持有人应当按照采购合同约定，向疾病预防控制机构或者疾病预防控制机构指定的接种单位配送疫苗。**故答案为D。

12. A　考查疫苗采购和配送要求、疫苗分类。**疫苗上市许可持有人、疾病预防控制机构可以自行配送疫苗，也可以委托符合条件的疫苗配送单位配送疫苗。**选项A说法错误，选项B说法正确。另外，选项C和选项D说法正确，注意容易成为命题点。故答案为A。

13. D　考查疫苗采购和配送要求。不能提供本次运输、储存全过程温度监测记录或者温度控制不符合要求，此时疫苗还没有进入单位内部，无需处置。处置疫苗的，发生的前提条件是存在包装无法识别、储存温度不符合要求、超过有效期等问题的疫苗。故答案为D。

14. D　考查疫苗采购和配送要求。题干中所涉及的疫苗包括免疫规划疫苗，也包括非免疫规划疫苗，前者主要由省疾病预防控制机构统一采购，后者则一般由县疾病预防控制机构统一采购。选项D与题干不相符，属于冷链运输时间长、需要配送至偏远地区的疫苗应该采取的措施。故答案为D。

15. D　考查疫苗上市后风险管理要求。国务院药品监督管理部门负责管理疫苗上市后风险管理，选项D中的报告部门错误。故答案为D。

16. C　考查疫苗全程冷链储运管理制度、药品经营质量管理规范的批发主要内容。疫苗配送企业需要满足GSP关于人员、两个独立冷库、储存、运输等一系列冷链管理的要求，并不只是运输车辆的要求。封

闭式运输是对所有药品的运输要求。故答案为C。

17. A　考查血液制品生产管理要求。新建、改建或者扩建血液制品生产单位的行政许可程序是一样的。选项A说法错误。故答案为A。

18. D　考查血液制品生产管理要求。选项D血液制品已经完成生产，在血液制品出厂前需要进行检验，才能出厂。而题干所问为"生产前"，不符合题干。故答案为D。

19. D　考查血液制品经营管理要求。其一，《药品管理法》第32条规定"**血液制品、麻醉药品、精神药品、医疗用毒性药品、药品类易制毒化学品不得委托生产；但是，国务院药品监督管理部门另有规定的除外**"。选项D中的委托生产血液制品说法错误。其二，《药品管理法》第61条规定"**疫苗、血液制品、麻醉药品、精神药品、医疗用毒性药品、放射性药品、药品类易制毒化学品等国家实行特殊管理的药品不得在网络上销售**"。选项D说血液制品在网上药店销售，违反此规定。故答案为D。

20. D　考查进出口血液制品的审批。《进口准许证》《出口准许证》主要适用于麻醉药品、精神药品、蛋白同化制剂、肽类激素，没有血液制品。选项D说法错误。故答案为D。

21. A　考查麻醉药品和精神药品的管理部门和职责划分。国务院药品监督管理部门负责全国麻醉药品和精神药品的监督管理工作，并会同国务院农业主管部门对麻醉药品药用原植物实施监督管理。故答案为A。

22. A　考查麻醉药品和精神药品的界定和专有标志。麻醉药品没有第一类、第二类这种分类。故答案为A。

23. D　考查我国生产和使用的麻醉药品和精神药品品种。其一，**麻醉药品目录中的罂粟壳只能用于中药饮片和中成药的生产以及医疗配方使用。**其二，**零售药店，罂粟壳不得陈列，不得单味销售。**故答案为D。

24. D　考查麻醉药品和精神药品生产总量控制、定点生产管理。**麻醉药品和第一类精神药品制剂不得零售**，选项D的销售渠道有药品零售连锁企业，说法错误。故答案为D。

25. D　考查麻醉药品和精神药品经营。其一，**全国性批发企业和区域性批发企业只能经营麻醉药品和精神药品小包装原料药**，选项A和选项B漏掉了"小包装"，说法错误。其二，**区域性批发企业向定点生产企业采购麻醉药品需要经区域性批发企业所在地省**

级药品监督管理部门批准，选项 C 将"批准"偷换概念为"直接"，说法错误。其三，**全国性批发企业、区域性批发企业、专门从事第二类精神药品批发业务的企业都可以从事第二类精神药品经营工作**，选项 D 说法正确。故答案为 D。

26. B 考查麻醉药品和精神药品经营。首先，区域性批发企业是由省级药品监督管理部门批准，选项 A 错误；选项 B 属于定点批发企业的开办条件，正确；选项 C，区域性批发企业向本省内销售不需要经过审批，错误；选项 D，根据《麻醉药品和精神药品管理条例》第 22 条，**供医疗、科学研究、教学使用的小包装的药品可以由国务院药品监督管理部门规定的药品批发企业经营**。按前面学习的内容可以推断是全国性批发企业。但是"**药品生产企业可以将小包装原料药销售给全国性批发企业、区域性批发企业**"，也就意味着全国性批发企业、区域性批发企业可以经营小包装原料药，而选项 D 中没有"小包装"这个限定，因此选项 D 错误。故答案为 B。

27. D 考查麻醉药品和精神药品定点经营企业审批。其一，专门经营第二类精神药品的批发企业，从字面就可以判断选项 A 理解正确。其二，**从事麻醉药品和第一类精神药品批发业务的全国性和区域性批发企业，需要进行《药品经营许可证》经营范围许可事项变更才可以经营第二类精神药品**，选项 B 和选项 C 理解正确。其三，**第二类精神药品原料药也可以由全国性批发企业、区域性批发企业经营**，选项 D 理解过于绝对。故答案为 D。

28. B 考查麻醉药品和精神药品购销管理。由于特殊地理位置的原因，区域性批发企业需要就近向其他省、自治区、直辖市行政区域内取得麻醉药品和第一类精神药品使用资格的医疗机构销售麻醉药品和第一类精神药品的，应当经企业所在地省级药品监督管理部门批准。故答案为 B。

29. B 考查麻醉药品和精神药品购销管理。其一，选项 B 将"本省行政区域内"偷换概念为"全国范围内"。其二，选项 C 和选项 D 很类似，但是批准机构所在地不同。

30. C 考查麻醉药品和精神药品购销和零售管理。其一，**从事第二类精神药品批发业务的企业，可以将第二类精神药品销售给具有资质的生产、批发、零售连锁以及医疗机构**。"从事第二类精神药品批发业务的企业"包括全国性批发企业、区域性批发企业以及专门从事第二类精神药品批发的企业。可见，选项 A 说法正确，这种情况定点生产企业是用第二类精

神药品作为原料药。其二，药品零售连锁总部负责直接配送门店零售的第二类精神药品，不得委托配送。故选项 C 说法错误。

31. B 考查精神药品购销管理。此种命题形式是将单一考点复杂化，选项 A 是将送货方、收货方对调。选项 C 和选项 D 属于在"自主配送"和"政府监管"间做文章。

32. C 考查麻醉药品和精神药品购销管理。全国性批发企业、区域性批发企业销售麻醉药品和第一类精神药品时，应建立购买方销售档案。对专门从事第二类精神药品批发业务的企业没有强制要求。故答案为 C。

33. D 考查麻醉药品和精神药品零售管理。此题与 GSP 闭环式供应链管理（既控制上游供应，也控制下游采购）有关联。另外，含麻黄碱类复方制剂控制更严格，要求进行登记姓名和身份证，第二类精神药品只是对未成年人查验身份证明。故答案为 D。

34. B 考查麻醉药品和精神药品零售管理。此题有两个命题点：其一为处方权，第二类精神药品由执业医师开具。其二，剂量是"规定剂量"，可以联系处方限量考点，一般不超过 7 日用量，不是"医嘱剂量"。故答案为 B。

35. D 考查麻醉药品和精神药品购销和零售管理、药品零售连锁的经营行为管理要求。其一，药品零售连锁企业所属门店不允许采购，选项 D 前半句话错误。其二，药品零售连锁企业门店所零售的第二类精神药品，应当由本企业直接配送，不得委托配送。选项 D 后半句话也错误。故答案为 D。

36. D 考查麻醉药品和精神药品零售管理。选项 D 错在混淆了处方权和审方权，对于第二类精神药品来说，前者是执业医师，后者则主要是执业药师或其他药学技术人员。

37. D 考查麻醉药品和精神药品使用审批、麻醉药品和精神药品购销管理。其一，采购、销售是一项交易同时发生的行为，这是解题的关键。其二，医疗机构应凭印鉴卡向本省内定点批发企业购买麻醉药品和第一类精神药品，选项 A、选项 B、选项 C 符合要求。其三，全国性批发企业如果想向医疗机构供应麻醉药品和第一类精神药品，要么和医疗机构在一个省，要么在医疗机构所在省寻找代理或建立分公司；区域性批发企业由于特殊地理位置原因，有可能会跨省向医疗机构供应麻醉药品和第一类精神药品。选项 D 过于绝对化。故答案为 D。

38. C 考查麻醉药品和精神药品使用审批和印鉴

卡管理、麻醉药品和精神药品配制规定。选项 B 和选项 C 本质上说的是一个问题，也就是**医疗机构如果采购麻醉药品和第一类精神药品，应向本省内定点批发企业采购，所以持有印鉴卡的医疗机构名单的管理也应该是在省内由省级卫生行政部门解决。**

39. C 考查麻醉药品和精神药品印鉴卡管理。此题选项的设计，启示我们要对法规中基本概念的外延有一个清楚的认识。选项 A，重点考查了《麻醉药品、第一类精神药品购用印鉴卡》的使用机构是"医疗机构"，这个概念比"医院"外延要广，包括了基层医疗机构。选项 B，则是考查麻醉药品、第一类精神药品处方资格只能授予执业医师，不可授予执业助理医师，但是对职称没有提出具体要求。选项 D 则主要考查从事麻醉药品和第一类精神药品管理的药学专业技术人员是专职人员。故答案为 C。

40. C 考查麻醉药品和精神药品印鉴卡管理。印鉴卡的功能是采购、使用，只有选项 C 符合。

41. C 考查麻醉药品和精神药品印鉴卡管理。**有效期 3 年，有效期满 3 个月前换发的还有《医疗机构制剂批准文号》。**

42. C 考查麻醉药品和精神药品印鉴卡管理。其一，药师的麻醉药品调剂资格由本医疗机构授予，该资格变更也应该是医疗机构；而印鉴卡的核发、变更机构是设区的市级卫生健康部门。选项 C 与题干管理部门不相符。其二，记住了印鉴卡的变更事项，排除法也可以确定答案为 C。建议考试中培养第一种解题思路。故答案为 C。

43. C 考查麻醉药品和精神药品处方资格及处方管理。麻醉药品和第一类精神药品不得为自己开具。

44. A 考查麻醉药品和精神药品借用规定。此题考查很细致，选项 A 和选项 D 很容易出现差错，因为原规定是"医疗机构抢救病人急需麻醉药品和第一类精神药品，而本医疗机构无法提供时，从其他医疗机构或者定点批发企业紧急借用"。其一，注意借用渠道没有"定点生产企业"，因为定点生产企业不可能跨越两级向医疗机构供应麻醉药品和第一类精神药品。选项 B 错误。其二，注意这种管理形式是"紧急借用"，选项 C 和选项 D 错误。其三，"紧急借用"要和医疗机构间调剂制剂、区域性批发企业间就近向其他省销售区分开，"紧急借用"不需审批，医疗机构间调剂制剂和区域性批发企业就近销售需要审批。医疗机构间调剂特殊制剂和跨省调剂要经国家药品监督管理部门审批，在省内调剂非特殊制剂需经省级药品监督管理部门审批；区域性批发企业间就近向其他省调剂需经区域性批发企业所在地省级药品监督管理部门审批。

45. C 考查麻醉药品和精神药品处方资格、配制规定。因为医疗机构制剂不允许上市销售，因此医疗机构制剂批准文号不是上市许可。故答案为 C。

46. D 考查麻醉药品和精神药品的使用。**加强癌痛、急性疼痛和中、重度疼痛的规范化治疗，合理使用麻精药品，提高患者生活质量，避免过度控制麻精药品影响患者合理用药需求。**可见，选项 D 的"加以禁止"与此规定不一致。故答案为 D。

47. D 考查麻醉药品与精神药品的储存要求。麻醉药品和第一类精神药品非使用单位（定点生产企业、全国性批发企业和区域性批发企业）、使用单位储存环节的共同点和不同点总结如下：共同点是两者均需双人双锁管理、报警装置。不同点是非使用单位要求安装专用防盗门，具有防火设施、监控设施，报警装置应与公安机关报警系统联网；使用单位要求防盗设施、专柜使用保险柜。

48. B 考查麻醉药品与精神药品的储存要求。企业或使用单位不得擅自处理因破损、变质、过期而不能销售的麻醉药品和精神药品品种，否则有销毁证据的嫌疑。

49. B 考查麻醉药品与精神药品运输管理规定。**托运单位办理麻醉药品和第一类精神药品运输手续时，应当将运输证明副本交付承运单位。**故答案为 B。

50. D 考查麻醉药品和精神药品运输管理规定。选项 D 错在，**运输证明副本要从收货单位回到发货单位。**

51. A 考查麻醉药品和精神药品运输管理规定。**运输第二类精神药品无需办理运输证明。**

52. D 考查麻醉药品和精神药品邮寄管理规定。**邮政营业机构收寄麻醉药品和精神药品时，应当查验、收存邮寄证明并与详情单相关联一并存档，依据邮寄证明办理收寄手续。没有邮寄证明的不得收寄。邮寄证明保存 1 年备查。**可见，邮寄证明是在邮局保存的，选项 D 错为收件人。故答案为 D。

53. D 考查麻醉药品和精神药品企业间药品运输信息管理要求。选项 D 错在跨省和本省是不一样的。对于跨省运输来说，发货单位所在地省级药品监督管理部门按规定向收货单位所在地的省级药品监督管理部门通报。对于本省运输来说，发货单位所在地药品监督管理部门按规定向收货单位所在地设区的市级药品监督管理机构通报。故答案为 D。

下篇 试题答案与解析

54. C 考查医疗用毒性药品界定和专有标志、麻醉药品和精神药品的界定和专有标志。其一，选项 A 应该是麻醉药品，说法错误。其二，选项 B 应该是精神药品，说法错误。其三，选项 D 医疗用毒性药品专有标志应该是黑白相间，黑底白字，说法错误。故答案为 C。

55. A 考查医疗用毒性药品的品种、我国生产和使用的麻醉药品和精神药品品种。选项 A 属于麻醉药品。故答案为 A。

56. D 考查医疗用毒性药品的品种、国家重点保护的野生药材名录。蟾酥既属于毒性药品，又属于二级保护野生药材。故答案为 D。

57. D 考查医疗用毒性药品的生产管理要求、储存与运输要求。毒性药品的储存管理要求与麻醉药品基本相同，两者可以存放在同一专用库房或专柜。选项 D 说法错误。故答案为 D。

58. D 考查医疗用毒性药品经营管理要求。其一，具有毒性药品经营资质并具有生物制品经营资质的药品批发企业方可作为 A 型肉毒毒素制剂的经销商，选项 A 中的药品批发企业并没有明确是否具有生物制品经营资质，所以错误。其二，药品零售企业不得零售 A 型肉毒毒素制剂，选项 B 后半句违反此规定，前半句是迷惑选项，也就是一定要明确 A 型肉毒毒素制剂只能批发，不可以零售。其三，A 型肉毒毒素制剂的交易关系只能发生在具有相应经营资质的药品批发企业与医疗机构之间，选项 C 超越了这一限定。故答案为 D。

59. A 考查医疗用毒性药品经营管理要求。其一，**A 型肉毒毒素不可零售**，也就是药品零售连锁企业和单体药店均不可以零售，选项 B 错误，第二类精神药品才按选项 B 管理。其二，**注射用 A 型肉毒毒素生产（进口）企业应指定具有医疗用毒性药品收购经营资质的药品批发企业作为本企业注射用 A 型肉毒毒素的经营企业，并且经指定的经营企业直接将注射用 A 型肉毒毒素销售至已取得《医疗机构执业许可证》的医疗机构或医疗美容机构**。选项 A 与此说法一致，选项 C 与此说法不一致。其三，**注射用 A 型肉毒毒素属于医疗用毒性药品西药类，处方至少保存 2 年以上备查**。故答案为 A。

60. C 考查医疗用毒性药品医疗机构供应和调配规定。**医疗用毒性药品每次处方剂量二日极量**，选项 C 是"2 日常用量"。故答案为 C。

61. D 考查医疗用毒性药品医疗机构供应和调配规定。选项 D 之所以错误，依据是医疗用毒性药品

"如发现处方有疑问时，须经原处方医生重新审定后再行调配"，不需要报告公安部门。另外，也可以进行逻辑推理，这么微观的使用行为，如果每次发生都向公安部门报告，经济成本是非常高的，法规不会作这样的规定。另外要注意，A 选项提示我们要注意：医生和医师是不同的，医师从职称角度分为主任医师、副主任医师、主治医师和医师等，从考试角度可以分为执业助理医师和执业医师，医生则包含了乡村医生、医师。在考试中，一定要注意这些概念的区分。

62. B 考查医疗用毒性药品的使用和调配要求。**对处方未注明"生用"的毒性中药，应当付炮制品**。故答案为 B。

63. A 考查医疗用毒性药品界定和专有标志、生产管理、医疗机构供应和调配规定。此题命题涉及毒性药品专有标志（选项 D）、生产管理（选项 A）、使用管理（选项 B 和 C），可以运用排除法。选项 B 错在"3 日极量"，应该为"2 日极量"。选项 C 的原规定是：未注明"生用"的毒性中药应付炮制品，选项 C 多了一个"生药材"。选项 D 应该是"黑底白字"。故答案为 A。

64. B 考查医疗用毒性药品的生产要求、运输和储存要求、科研和教学单位所需毒性药品的规定、违反毒性药品管理规定的法律责任。选项 A 之所以错误，是因为毒性中药材包装材料上，其一，必须印有毒药标志，其二，不是"标上"，而是要印刷。选项 D，根据"擅自生产、收购、经营毒性药品的处罚"，没有没收违法所得，而是罚款非法所得的 5～10 倍，所以错误。通过排除法，现在剩下 B 和 C，如果我们掌握了医疗用毒性药品生产规定，直接可以选出答案 B。如果没有掌握，我们可以根据《麻醉药品和精神药品管理条例》第 35 条"教学研究、教学单位需要使用麻醉药品和精神药品开展实验、教学活动的，应经所在地省级药品监督管理部门批准，向定点批发企业或定点生产企业购买"推断，医疗用毒性药品与麻醉药品和精神药品同样安全性比较低，应该严格管理，所以不可能在科研和教学使用时，直接购买，因此答案 C 错误。查《医疗用毒性药品管理办法》第 10 条"科研和教学单位所需的毒性药品，必须持本单位的证明信，经单位所在地县以上药品监督管理部门批准后，供应部门方能发售"，验证了我们的推断。

65. D 考查医疗用毒性药品的生产要求、经营管理要求、医疗机构供应和调配规定。医疗机构应当向经药品生产企业指定的 A 型肉毒毒素经销商采购 A 型

肉毒毒素制剂。选项 D 错为国家指定。故答案为 D。

66. A　考查药品类易制毒化学品管理部门及职责、易制毒化学品与药品类易制毒化学品的分类。虽然题干有说到易制毒化学品是制造毒品的，但是题干的关键是药品类易制毒化学品管理部门，药品是由药品监督管理部门管理的。故答案为 A。

67. D　考查药品类易制毒化学品品种。小包装麻黄素是原料药。故答案为 D。

68. C　考查药品类易制毒化学品生产许可要求、购销管理规定。其一，**药品类易制毒化学品生产许可审批部门是企业所在地省级药品监督管理部门，不是国家药品监督管理部门**，选项 A 说法正确。其二，**药品类易制毒化学品以及含有药品类易制毒化学品的制剂不得委托生产**，选项 B 说法正确。其三，**申请《购用证明》的单位，向所在地省级药品监督管理部门或者省、自治区药品监督管理部门确定并公布的设区的市级药品监督管理部门提出申请**，可见选项 C 将范围缩小了，并且该单位所在地市级药品监督管理部门不一定具有省局的授权。其四，经审查，符合规定的，由省级药品监督管理部门发给《购用证明》，选项 D 说法正确。故答案为 C。

69. B　考查药品类易制毒化学品经营许可要求。**药品类易制毒化学品单方制剂和小包装麻黄素，纳入麻醉药品销售渠道经营，仅能由麻醉药品全国性批发企业和区域性批发企业经销，不得零售**。其一，由"不得零售"，排除选项 B 和选项 C，选项 C 本身也有问题，第一类精神药品不得零售。其二，由"纳入麻醉药品渠道经营"，排除选项 D。故答案为 B。

70. C　考查药品类易制毒化学品经营许可要求、药品类易制毒化学品品种。因药品类易制毒化学品单方制剂和小包装麻黄素不得零售，可以判断选项 C 的行为违法。另外，还要注意药品类易制毒化学品原料药和单方制剂的经营许可是不一样的，原料药可以由麻醉药品和第一类精神药品全国性批发企业、区域性批发企业以及专门从事第二类精神药品批发业务的企业经营，单方制剂和小包装麻黄素则只能由麻醉药品全国性批发企业、区域性批发企业经营，特别注意这个渠道去掉了第一类精神药品，也就是说单方制剂和小包装麻黄素只能在麻醉药品销售渠道经营。

71. C　考查药品类易制毒化学品购销管理规定。**药品类易制毒化学品禁止使用现金或者实物进行交易**。选项 C 错为"只能使用现金或实物"。故答案为 C。

72. B　考查药品类易制毒化学品购销管理规定、

易制毒化学品和药品类易制毒化学品的分类、药品类易制毒化学品品种。其一，麦角新碱属于药品类易制毒化学品，进行专用账册、双人双锁管理。选项 A 说法正确。其二，药品类易制毒化学品属于第一类易制毒化学品。选项 B 说法错误。其三，选项 C 中购买药品类易制毒化学品原料药肯定不是医疗机构，医疗机构一般仅购买小包装麻黄素来制剂。选项 C 说法正确。故答案为 B。

73. C　考查药品类易制毒化学品购销管理规定。具有药品类易制毒化学品生产、经营、使用资质的单位，方可申请《购用证明》。其中具有药品类易制毒化学品生产资质的单位主要通过《购用证明》购买药品类易制毒化学品作为原料。故 C 为答案。

74. C　考查药品类易制毒化学品购销管理规定。其一，药品类易制毒化学品禁止使用现金或实物交易。选项 A 说法错误。其二，**《购用证明》有效期是 3 个月**，选项 B 将换领日期和有效期混淆了。其三，**《购用证明》要使用原件，不得用复印件、传真件**，选项 C 说法正确。其四，《购用证明》有效期内一次使用，选项 D 将证件间的使用管理混淆了。

75. C　考查药品类易制毒化学品购销管理规定。**药品类易制毒化学品原料药的经营企业只能在本省范围内销售这类药品。**

76. C　考查药品类易制毒化学品购销管理规定。**麻醉药品区域性批发企业之间因医疗急需等特殊情况，可以进行企业间调剂，在调剂后 2 日内报省级药品监督管理部门备案。**

77. A　考查药品类易制毒化学品购销管理规定。药品类易制毒化学品现金、实物交易均不允许，之所以实物交易不允许，就是为了防止吸毒者制造毒品。故答案为 A。

78. A　考查药品类易制毒化学品安全管理要求。第二类精神药品不进行双人验收、双人复核，选项 A 和选项 D 矛盾。另外，药品类易制毒化学品单方制剂和小包装麻黄素，纳入麻醉药品销售渠道经营，仅能由麻醉药品全国性批发企业和区域性批发企业经销，不得零售。选项 D 是麻醉药品的储存方法，说法正确。可见，选项 A 说法错误，主要是将"第一类精神药品"扩大到了"精神药品"。故答案为 A。

79. C　考查含特殊药品复方制剂的品种范围、我国生产和使用的麻醉药品和精神药品品种。选项 A、选项 B 和选项 D 属于含麻醉药品复方制剂，选项 C 属于含第二类精神药品复方制剂。故答案为 C。

80. D　考查含特殊药品复方制剂的经营管理、精神药品的零售管理。其一,含特殊药品复方制剂主要是非特殊管理药品处方药、第二类精神药品。可见,四个选项中的经营范围是比较必要的。其二,含特殊药品复方制剂经营管理与普通药品是类似的。其三,第二类精神药品经批准只能由药品零售连锁企业经营。选项 D 与此说法不一致。故答案为 D。

81. A 考查含特殊药品复方制剂的经营管理。**药品批发企业从药品上市许可持有人、药品生产企业直接购进的复方甘草片、复方地芬诺酯片等含特殊药品复方制剂,可以将此类药品销售给其他批发企业、零售企业和医疗机构;如果从药品批发企业购进的,只能销售给本省(区、市)的药品零售企业和医疗机构。** 可见,批发企业从批发企业购进,不允许再销售给批发企业。选项 A 说法错误。故答案为 A。

82. A 考查含特殊药品复方制剂的经营管理、药品零售企业购销含麻黄碱类复方制剂的管理规定。其一,含特殊药品复方制剂药品购销管理要区分"从药品上市许可持有人、药品生产企业采购"和"从药品批发企业采购"两种不同形式,尤其后者采购后只能销售给本省内的药品零售企业和医疗机构,因此选项 A 的行为违法,选项 B 的行为合法。其二,药品生产企业和药品批发企业禁止使用现金进行交易,因此选项 C 的行为合法。其三,**除个人合法购买外,禁止使用现金进行含麻黄碱类复方制剂交易,也就是个人合法购买含麻黄碱类复方制剂可以使用现金,** 因此选项 D 的行为合法。

83. C 考查含特殊药品复方制剂的经营管理、麻醉药品和精神药品经营审批、精神药品零售管理。其一,含可待因复方口服液体制剂属于第二类精神药品,选项 A、选项 B 和选项 D 都属于第二类精神药品管理事项。其二,第二类精神药品处方为白色,右上角标注"精二",选项 C 说法错误。故答案为 C。

84. D 考查含特殊药品复方制剂的经营管理。其一,含特殊药品复方制剂不可以销售给生产环节,销售给生产环节的应该是原料药。其二,含特殊药品复方制剂只允许送货上门,不允许自行提货。故答案为 D。

85. A 考查含特殊药品复方制剂的经营管理。**含特殊药品复方制剂可以销售给药品批发企业、药品零售企业和医疗机构,** 医疗机构没有《药品经营许可证》,选项 A 说法错误。

86. B 考查含特殊药品复方制剂的经营管理。其一,根据国家药品监督管理部门的相关规定,部分含特殊药品复方制剂零售有一定的管理限制。选项 A 说

法错误。其二,**含麻黄碱类复方制剂非处方药一次销售不得超过 2 个最小包装。** 选项 C 说法错误。其三,药品生产企业和药品批发企业禁止使用现金进行含特殊药品复方制剂交易。患者是可以在零售药店用现金购买含特殊药品复方制剂的。选项 D 说法错误。故答案为 B。

87. D 考查我国生产和使用的麻醉药品和精神药品品种、含特殊药品复方制剂的品种范围、含特殊药品复方制剂的经营管理、零售药店不得经营的药品种类。**麻醉和精神药品目录都是指单方制剂,所以地芬诺酯单方制剂是麻醉药品,而其复方制剂属于含特殊药品复方制剂,按处方药管理。** 故答案为 D。

88. D 考查含特殊药品复方制剂的经营管理、药品类易制毒化学品生产许可要求、药品类易制毒化学品品种。药品类易制毒化学品以及含有药品类易制毒化学品的制剂不得委托生产。麻黄碱、麦角胺是药品类易制毒化学品,选项 A、选项 B 和选项 C 均说法正确,选项 D 说法错误。故答案为 D。

89. D 考查含特殊药品复方制剂的经营管理。复方甘草片、复方地芬诺酯片按处方药管理,应该按医师处方剂量来使用。选项 D 按非处方药来销售了,不符合规定。故答案为 D。

90. C 考查从事批发含麻黄碱类复方制剂经营业务的管理要求、含特殊药品复方制剂的经营管理。其一,**只有含麻黄碱类复方制剂批发业务的批发需要具有蛋白同化制剂、肽类激素定点批发资质,复方甘草片、复方地芬诺酯片的批发业务没有这种要求。** 选项 A 说法正确,选项 C 说法错误。其二,**含麻黄碱类复方制剂属于双跨药品,但都是专柜销售,不得开架销售,** 选项 B 说法正确。其三,**复方甘草片、复方地芬诺酯片是处方药,不得开架销售,** 选项 D 说法正确。故答案为 C。

91. B 考查从事批发含麻黄碱类复方制剂经营业务的管理要求。其一,严格审核含麻黄碱类复方制剂购买方资质,购买方是药品批发企业的必须具有蛋白同化制剂、肽类激素定点批发资质。药品零售企业应从具有经营资质的药品批发企业购进含麻黄碱类复方制剂。可见,对药品零售企业是否需要具有蛋白同化制剂、肽类激素定点零售资质没有提出要求。其二,含麻黄碱类复方制剂可以零售,零售企业不可能具有蛋白同化制剂、肽类激素经营资质,因为这两种药品大部分只能批发,只有胰岛素可以零售。因此,含麻黄碱类复方制剂供应链中药品零售企业不需要具有蛋白同化制剂、肽类激素经营资质。另外,医疗机构也

不需具备这种资质。选项 B 说法错误。故答案为 B。

92. C 考查药品零售企业购销含麻黄碱类复方制剂的管理规定。含麻黄碱类复方制剂无论处方药，还是非处方药，均不得开架自选销售。

93. C 考查药品零售企业购销含麻黄碱类复方制剂的管理规定。其一，**含麻黄碱类复方制剂（含非处方药品种）一律不得通过互联网向个人消费者销售**。选项 C 不符合规定。其二，除个人合法购买外，禁止使用现金进行含麻黄碱类复方制剂交易。个人合法购买主要是通过药店途径，可以用现金交易。选项 A 符合规定。其三，**非处方药广告经批准后在互联网发布**，没有问题。选项 D 符合规定。故答案为 C。

94. C 考查兴奋剂的界定。兴奋剂不仅具有兴奋性作用，有些还具有抑制性作用。

95. B 考查兴奋剂目录和分类、零售药店不得经营的药品种类。此题是根据零售药店必须凭处方销售的十大类药品中的"九大类药店不得经营的药品以外其他按兴奋剂管理的药品"来命制的，这一句话关联了三个考点。选项 A、选项 B、选项 D 属于兴奋剂，选项 A（麻醉药品）和选项 D 均不可由药品零售企业经营。选项 C 属于零售药店必须凭处方销售的十大类药品之一，不属于兴奋剂。故答案为 B。

96. A 考查兴奋剂目录和分类。题干有关键词"蛋白"，选项 A 最接近。故答案为 A。

97. D 考查含兴奋剂药品标签和说明书管理，蛋白同化制剂、肽类激素的销售及使用管理。其一，**含兴奋剂药品既可以在批发企业批发，也可以在零售企业零售**，选项 A 说法错误。其二，**蛋白同化制剂、肽类激素在医疗机构调配的处方保存至少 2 年备查**，选项 B 说法错误。其三，**含兴奋剂药品，应注明"运动员慎用"，不是"禁用"**，选项 C 说法错误。其四，**蛋白同化制剂药品零售企业不可以零售，肽类激素除胰岛素外不可以零售**，选项 D 说法正确。故答案为 D。

98. D 考查蛋白同化制剂、肽类激素的销售及使用管理。因故延期进出口的，可以持原进出口准许证办理一次延期换证手续，故选项 D 说法错误。

99. A 考查蛋白同化制剂、肽类激素销售及使用管理。GSP 对普通药品都要求控制供货单位、购货单位，蛋白同化制剂、肽类激素属于特殊药品，更需要加强控制。选项 A 只控制供货单位，不合法。

100. D 考查蛋白同化制剂、肽类激素销售及使用管理，含兴奋剂药品标签和说明书管理。**药店除了胰岛素之外，也可以销售其他含兴奋剂药品**。选项 D

说法错误。故答案为 D。

101. D 考查蛋白同化制剂、肽类激素销售及使用管理。蛋白同化制剂、肽类激素处方在医疗机构内至少保存 2 年，第一类精神药品处方保存时间至少为 3 年，显然选项 D 不合法。

102. B 考查蛋白同化制剂、肽类激素销售及使用管理。其一，蛋白同化制剂只能批发和在医疗机构使用，不可以在药店零售，选项 B 属于隐形命题。其二，执业药师除了选项 C 和选项 D 外，还需要了解哪些中药制剂含有天然的违禁成分。

103. B 考查蛋白同化制剂、肽类激素销售及使用管理。其一，蛋白同化制剂、肽类激素生产企业的销售渠道包括医疗机构，医疗机构没有要求具有蛋白同化制剂、肽类激素生产或经营资质。故选项 A 过于绝对，是错误的说法。其二，蛋白同化制剂、肽类激素生产企业和同类药品批发企业间销售渠道相同，也就是说这类药品批发企业间可以发生交易。选项 B 说法正确。其三，**发现处方中有含兴奋剂药品且患者为运动员时，须进一步核对并确认无误后，方可调剂该类药品**。另外还要注意含兴奋剂药品包装和标签上所标注的是"运动员慎用"，不是禁止使用。选项 C 说法错误。其四，医疗机构内蛋白同化制剂、肽类激素处方保存 2 年。但是选项 D 说的是兴奋剂，这些药品中有麻醉药品，处方保存是 3 年。选项 D 说法错误。故答案为 B。

104. D 考查疫苗上市许可持有人主体责任、药品批发的经营质量管理规范主要内容。GSP 规定，从事疫苗配送的，还应当配备 2 名以上专业技术人员专门负责疫苗质量管理和验收工作。专业技术人员应当具有预防医学、药学、微生物学或者医学等专业本科以上学历及中级以上专业技术职称，并有 3 年以上从事疫苗管理或者技术工作经历。选项 D 中的中级以上专业技术职称错为"或"而不是同时具备，说法错误。故答案为 D。

105. C 考查疫苗生产管理制度。**委托生产的范围应当是疫苗生产的全部工序。必要时，委托生产多联多价疫苗的**，经国家药品监督管理局组织论证同意后可以是**疫苗原液生产阶段或者制剂生产阶段**。选项 C 与此规定不符。故答案为 C。

106. A 考查疫苗生产管理制度。委托方和受托方的《药品生产许可证》必须有疫苗生产范围后，才能进行疫苗委托生产申请程序。选项 A 的意思是疫苗委托生产申请程序在《药品生产许可证》许可事项变更之前。故答案为 A。

107. A　考查疫苗生产管理制度。《药品生产许可证》许可事项包括生产负责人、生产范围。而题干中涉及的人员远超过了生产负责人，选项 D 不合适。而在企业人员管理中，许可事项变更比较严格，更不可能是选项 B 和选项 C。故答案为 A。

108. B　考查疫苗生产管理制度。一般药品生产由省级药品监督管理部门负责，而题干的情形正属于这一范围。故答案为 B。

109. A　考查疫苗生产管理制度。疫苗委托生产批准、质量年度报告由国家药品监督管理局负责，其余疫苗生产事项一般是由省级药品监督管理部门负责。故答案为 A。

110. A　考查疫苗的采购规定。疫苗上市许可持有人不可能受托销售疫苗，排除选项 C 和选项 D。境外疫苗为了安全，由一家药品批发企业统一销售，更容易控制安全性。故答案为 A。

111. D　考查疫苗的销售和配送规定。疫苗二次委托储存、运输是禁止的。选项 D 不可能出现。原规定是"疫苗上市许可持有人应当按照规定，建立真实、准确、完整的销售记录，销售记录应当至少包含产品通用名称、批准文号、批号、规格、有效期、购货单位、销售数量、单价、金额、销售日期和持有人信息等，委托储存、运输的，还应当包括受托储存、运输企业信息"。故答案为 D。

112. A　考查疫苗配送规定。疫苗上市许可持有人应当对疫苗配送企业的配送能力进行评估，严格控制配送企业数量，保证配送过程持续符合法定要求。在同一省级行政区域内选取疫苗区域配送企业原则上不得超过 2 家。故答案为 A。

113. A　考查疫苗配送规定。疫苗上市许可持有人委托配送疫苗的，应当及时将委托配送疫苗品种信息及受托储存、运输单位配送条件、配送能力及信息化追溯能力等评估情况分别向持有人所在地和接收疫苗所在地省级药品监督管理部门报告，省级药品监督管理部门应当及时进行公告。故答案为 A。

114. D　考查疫苗采购、销售和配送管理规定。其一，疫苗非临床研究、临床研究及血液制品生产等特殊情形所需的疫苗，相关使用单位向所在地省级药品监督管理部门报告后，可向疫苗上市许可持有人或者疾病预防控制机构采购，并做好相关记录，确保疫苗销售、使用可追溯。其二，疫苗有严格质量控制要求，不允许分包装。故答案为 D。

115. B　考查部分含特殊药品复方制剂的生产管理。对在非法渠道查获数量较大的复方地芬诺酯片、复方曲马多片和氨酚曲马多片的生产企业，适度削减其相应品种需用计划。选项 B 误为"禁止"。故答案为 B。

二、配伍选择题

[1～3] C、C、D　考查疫苗分类。其一，选项 A 和选项 B 的分类是旧分类，《疫苗管理法》是按选项 C 和选项 D 分类的。其二，免疫规划疫苗的关键是"免"，免费的意思，涉及费用都不收；"规划"是强制的。故第 1 题和第 2 题答案为 C。其三，非免疫规划疫苗是自费、自愿，涉及费用都收。故第 3 题答案为 D。

[4～6] A、B、A　考查疫苗上市许可和临床试验要求、疫苗生产管理要求。国家局管理药品研制和上市，省局管理药品生产和批发，第 4、5 题符合此规定，故第 4 题答案为 A、第 5 题答案为 B。特别注意第 6 题疫苗可以委托生产，但是需要国家药品监督管理局批准。故第 6 题答案为 A。

[7～8] A、B　考查疫苗采购和配送要求。其一，国家免疫规划疫苗由国务院卫生健康主管部门会同国务院财政部门等组织集中招标或者统一谈判，形成并公布中标价格或者成交价格，各省、自治区、直辖市实行统一采购。故第 7 题答案为 A。其二，国家免疫规划疫苗以外的其他免疫规划疫苗、非免疫规划疫苗由各省、自治区、直辖市通过省级公共资源交易平台组织采购。故第 8 题答案为 B。

[9～11] A、A、A　考查疫苗采购和配送要求。与疫苗有关的所有记录，保存时间都是疫苗有效期满后至少 5 年。

[12～13] A、B　考查我国生产和使用的麻醉药品和精神药品品种、麻醉药品和精神药品的界定和专有标志。麻醉药品和精神药品药用类、非药用类涉及国家药品监督管理局（"药"）、国家公安部（"毒品"）、国家卫生健康委员会（"医疗使用"）三个部门。第 12 题是以国家药品监督管理局为主，管理的是药品，故答案为 A。第 13 题是非药品，以公安部为主管理，防止贩毒，故答案为 B。

[14～15] D、A　考查我国生产和使用的麻醉药品和精神药品品种。唑仑类中只有三唑仑属于第一类精神药品，酒石酸麦角胺片属于药品类易制毒化学品。西泮类全是第二类精神药品。盐酸布桂嗪注射液属于麻醉药品单方制剂。

[16～18] C、A、D　考查我国生产和使用的麻醉药品和精神药品品种。阿普唑仑是第二类精神药

品，阿托品是医疗用毒性药品西药，哌醋甲酯是第一类精神药品，双氢可待因是麻醉药品。

[19~21] B、A、D 考查我国生产和使用的麻醉药品和精神药品品种、含特殊药品复方制剂的品种范围。第19题和第21题很容易选择，答案分别为B和D。第20题需要进行比较，选项A、选项C和选项D均为含麻醉药品复方制剂，但是选项C是麻醉药品，选项D是第二类精神药品，选项A不属于麻醉药品和精神药品，作为答案最合适。故第20题答案为A。

[22~24] B、C、C 考查我国生产和使用的麻醉药品和精神药品品种。第22题和第23题题干很像，区别是羟考酮碱的含量，含的越多，越会严格管理。而共用信息中文件的名称中包括"列入精神药品管理"。故第22题答案为B，第23题答案为C。第24题答案为C，要特别记一下。

[25~27] B、C、B 考查我国生产和使用的麻醉药品和精神药品品种。罂粟壳、哌替啶属于麻醉药品，含可待因复方口服溶液列入第二类精神药品管理。

[28~29] B、A 考查我国生产和使用的麻醉药品和精神药品品种、麻醉药品和精神药品的界定和专有标志、医疗用毒性药品的品种、医疗用毒性药品界定和专用标志。其一，亚砷酸注射液中的"砷"有毒，属于医疗用毒性药品。如果没有记住，也可以用排除法解答。也就是亚砷酸注射液不属于麻醉药品、精神药品、放射性药品，所以属于医疗用毒性药品。第28题答案为B。其二，芬太尼属于麻醉药品。第29题答案为A。

[30~32] D、C、B 考查我国生产和使用的麻醉药品和精神药品品种。注意不要混淆带"酯"字的药品的归属类别。

[33~35] A、C、C 考查我国生产和使用的麻醉药品和精神药品品种。注意与丁丙诺啡有关的药品的归属，复方制剂相对最安全，透皮贴剂安全性中间，其他剂型最不安全。因此前两者为第二类精神药品，最后者为第一类精神药品。

[36~38] C、A、C 考查我国生产和使用的麻醉药品和精神药品品种。唑仑类药品，只有三唑仑是第一类精神药品，其余基本上是第二类精神药品。

[39~40] B、B 考查我国生产和使用的麻醉药品和精神药品品种、麻醉药品和精神药品的界定和专有标志。福尔可定是麻醉药品，是特殊管理药品，需要在标签上印有规定标识。

[41~43] B、B、C 考查我国生产和使用的麻醉药品和精神药品品种。含有"可待因"的单方制剂属于麻醉药品，含可待因复方口服液体制剂属于第二类精神药品。

[44~46] C、C、D 考查我国生产和使用的麻醉药品和精神药品品种、含特殊药品复方制剂的品种范围。咖啡因属于第二类精神药品，麦角胺咖啡因片属于第二类精神药品，含可待因口服固体制剂属于普通处方药，含可待因口服液体制剂属于第二类精神药品。

[47~48] A、B 考查我国生产和使用的麻醉药品和精神药品品种。巴比妥类药品，只有司可巴比妥是第一类精神药品，其余为第二类精神药品。

[49~50] B、A 考查我国生产和使用的麻醉药品和精神药品品种、药品类易制毒化学品品种。药品类易制毒化学品一般有"麦角""麻黄"这样的字眼。特别注意麦角胺咖啡因片属于第二类精神药品。

[51~52] D、A 考查我国生产和使用的麻醉药品和精神药品品种。带有"酮"字的药品中，注意氯胺酮属于第一类精神药品，氨酚氢可酮片属于第二类精神药品，其余均为麻醉药品，特别注意氢可酮也是麻醉药品。曲马多属于第二类精神药品。

[53~55] C、D、D 考查我国生产和使用的麻醉药品和精神药品品种、含特殊药品复方制剂的品种范围。曲马多单方制剂是第二类精神药品，复方制剂是普通处方药。

[56~58] A、B、C 考查我国生产和使用的麻醉药品和精神药品品种。亚砷酸钾属于医疗用毒性药品。

[59~61] D、A、C 考查我国生产和使用的麻醉药品和精神药品品种、药品类易制毒化学品品种。亚砷酸注射液属于医疗用毒性药品。

[62~63] C、C 考查我国生产和使用的麻醉药品和精神药品品种、含特殊药品复方制剂的品种范围。愈酚伪麻待因口服溶液、复方磷酸可待因糖浆都是含可待因复方口服溶液制剂，故都是第二类精神药品。

[64~66] B、B、B 考查麻醉药品和精神药品定点生产和销售渠道限制。麻醉药品、精神药品生产，由省级药品监督管理部门审批。这里包括原料药和制剂。

[67~69] A、C、B 考查麻醉药品和精神药品经营审批。国家药品监督管理局管理研制、上市，省级药品监督管理局管理生产、批发，市县级药品监督

管理部门管理零售。麻醉药品和精神药品经营审批基本上是符合这个规律的，但是全国性批发企业哪个省批准都不合适，由国家药品监督管理局负责，印鉴卡在医疗机构使用，由设区的市级卫生健康部门审批。

[70~72] D、B、C　考查麻醉药品和精神药品经营审批。解答方法参见第 [67~69] 题，只是命题方法有所变化。

[73~75] B、B、C　考查麻醉药品和精神药品经营审批。这是隐形考点，表面考查网上公布部门，实质上考查定点经营资格的审批。

[76~78] A、A、C　考查麻醉药品和精神药品经营审批。"明确供药责任区域"仍然是在变相考查审批。另外，还要注意全国性批发企业麻醉药品和第一类精神药品经营范围是国家药品监督管理局批准的，但是第二类精神药品经营范围则是由所在地省级药品监督管理部门进行经营范围许可事项变更。

[79~81] C、B、B　考查麻醉药品和精神药品购销管理。此题命题点在于审批事项相关部门的所在地。麻醉药品和第一类精神药品购销渠道包括四层，从供应链最源头到最终端依次为定点生产、全国性批发、区域性批发、医疗机构（终端没有药店，因为麻醉药品和第一类精神药品不得零售），相邻两级之间交易不用审批，但是越过一级需要批准，都是省级药品监督管理部门批准。区别是省级药品监督管理部门所在地不同，要注意区分。

[82~83] D、C　考查麻醉药品和精神药品购销管理。其一，区域性批发企业主要在本省范围内向医疗机构供应，可以向供药责任区域供应，也可以向本省其他医疗机构供应。故第82题答案为D。其二，**由于特殊地理位置的原因，区域性批发企业需要就近向其他省、自治区、直辖市行政区域内取得麻醉药品和第一类精神药品使用资格的医疗机构销售麻醉药品和第一类精神药品的，应当经企业所在地省级药品监督管理部门批准。** 故第83题答案为C。

[84~86] A、C、B　考查麻醉药品和精神药品零售管理、药品零售企业不得经营的药品种类、药品零售企业销售处方药和非处方药的要求。其一，经批准的能从事第二类精神药品零售业务的药品零售连锁企业门店可以销售第二类精神药品，选项A属于第二类精神药品。第84题答案为A。其二，药品零售企业不得零售的药品是选项C（第一类精神药品）。第85题答案为C。其三，选项B属于抗病毒药，按处方药管理。选项D属于非作用于全身的抗菌药物，一般按乙类非处方药管理。第86题答案为B。

[87~89] B、A、C　考查麻醉药品和精神药品零售管理、疫苗生产和批签发管理要求。其一，四个选项只有选项B第二类精神药品可以零售。故第87题答案为B，第88题答案为A。其二，四个选项中免费药品只有选项C。故第89题答案为C。

[90~92] C、D、B　考查麻醉药品和精神药品印鉴卡管理。抄送往往是同级之间，备案则是上下级之间。

[93~94] B、C　考查麻醉药品和精神药品印鉴卡管理。

[95~97] B、A、B　考查麻醉药品和精神药品印鉴卡管理、处方资格及处方管理。其一，审批事项均是谁审批、核发，谁来进行变更、换发、处罚等一系列事项。故第95题答案为B，第97题答案为B。其二，**医疗机构应当将具有麻醉药品和第一类精神药品处方资格的执业医师名单及其变更情况，定期报送所在地设区的市级卫生健康管理部门，并抄送同级药品监督管理部门。** 这句话理解时，要注意麻醉药品和第一类精神药品处方资格是由医疗机构授予的，名单及变更情况需要报给设区的市级卫生健康管理部门。故第96题答案为A。

[98~99] D、B　考查麻醉药品和精神药品印鉴卡管理、处方资格及处方管理。此题将两个名单放在一块，使大家混淆。其一，第98题题干涉及"定点批发企业"，而省级药品监督管理部门管理生产、批发行为，取得印鉴卡的医疗机构名单应该由同级（省级）卫生健康管理部门负责通报。故答案为D。其二，"麻醉药品和第一类精神药品处方资格执业医师名单"相比"取得印鉴卡的医疗机构名单"是更小的事，应该由相对更低级别的卫生健康管理部门来负责，也就是设区的市级卫生健康主管部门。故第99题答案为B。

[100~102] C、B、D　考查麻醉药品和精神药品印鉴卡管理、处方资格及处方管理、借用规定。此题分析字面意思可以得到答案。

[103~104] A、B　考查麻醉药品和精神药品印鉴卡管理、借用规定。其一，医疗机构购买麻醉药品和第一类精神药品，不能从医疗机构购买，可以直接排除选项B、选项C、选项D。故第103题答案为A。其二，医疗机构抢救病人急需麻醉药品和第一类精神药品而本医疗机构无法提供时，可以从其他医疗机构或者定点批发企业紧急借用。故第104题答案为B。

[105~107] A、B、C　考查麻醉药品和精神药品的储存要求。越不安全的药品、越不安全的环节，

越要严格管理。第 105 题的环节比第 106 题的环节重要，只能专库。第 107 题的第二类精神药品相比麻醉药品、第一类精神药品安全，不要单独建立专库或专柜，只需要在普通药品库房中设置独立专库或专柜。

[108～110] B、C、C 考查麻醉药品和精神药品制剂配制规定、运输和邮寄管理规定。其一，制剂配制是生产行为，省级药品监督管理部门批准。故第 108 题答案为 B。其二，第 109 题和第 110 题均为设区的市级药品监督管理部门批准，答案均为 C。

[111～113] B、A、C 考查麻醉药品和精神药品运输管理规定。这三道题要了解一下，不用记忆，可以用字面意思推理。

[114～116] A、D、B 考查麻醉药品和精神药品处方管理、储存要求。第 114 题根据第一类精神药品处方保存期限为 3 年，第二类精神药品处方保存期限为 2 年。第 115 题中第二类精神药品经营企业（零售连锁企业）专用账册保存期限是自药品有效期满之日起不少于 5 年。第 116 题要注意与第 115 题对比，第 115 题所说的是第二类精神药品储存账册，第 116 题所说的是医疗机构第二类精神药品的消耗量专册，为 3 年。

[117～119] B、C、C 考查麻醉药品和精神药品零售管理、处方管理。其一，第 117 题与此组题目依据的规定有关。因为根据《药品经营监督管理办法》，药品零售企业处方至少保存 5 年；而根据《麻醉药品和精神药品管理条例》，第二类精神药品零售连锁企业至少保存 2 年。故答案为 B。要知道这个矛盾点，考试时要注意审清题目。其二，罂粟壳是麻醉药品，处方至少保存 3 年。故第 118 题、119 题答案为 C。

[120～122] B、A、D 考查麻醉药品和精神药品运输和邮寄管理规定、储存要求。邮寄证明没有规定有效期，是一证一次有效，用完后保存 1 年备查。

[123～124] D、B 考查医疗用毒性药品的品种、药品类易制毒化学品品种。此题将两个带"素"字的药名放在一块，让进行分类，提示我们复习时要注意区别易混药名。

[125～127] C、B、A 考查麻醉药品和精神药品的专有标志、医疗用毒性药品的专有标志。对于专有标志的颜色和形状要有一定的记忆。

[128～130] A、B、C 考查医疗用毒性药品的品种、毒性中药饮片定点生产的规定。第 128 题是一个跨越"中药管理"和"医疗用毒性药品管理"的题目，朱砂、附子和雄黄都属于需要全国集中统一定点生产的毒性中药品种。第 129 题，A 型肉毒毒素不可零售。第 130 题，解答的关键在于理解毒性药品品种的外延：①毒性中药品种目录指的是原药材和饮片，不含制剂；②毒性西药品种亚砷酸的剂型是注射液，A 型肉毒毒素必须是制剂，其余品种是原料药；③士的宁、阿托品和毛果芸香碱包括其盐类化合物。

[131～133] B、A、A 考查医疗用毒性药品的品种、药品经营质量管理规范的零售主要内容。升汞是毒性西药，水银是毒性中药，水银不得陈列，也不是第二类精神药品。

[134～136] B、A、C 考查医疗用毒性药品运输要求、药品经营质量管理规范的批发主要内容、非处方药专有标识的管理。此题可以通过字面意思推断答案。

[137～138] B、C 考查易制毒化学品与药品类易制毒化学品的分类。其一，易制毒化学品分为三类。第一类是可以用于制毒的主要原料，第二类、第三类是可以用于制毒的化学配剂。其二，药品类易制毒化学品分为两类，即：麦角酸和麻黄素等物质。

[139～141] A、A、D 考查易制毒化学品与药品类易制毒化学品的分类、药品类易制毒化学品品种。其一，药品类易制毒化学品属于第一类易制毒化学品。其二，药品类易制毒化学品包括原料药及其单方制剂及可能存在的盐类。其三，含麻黄碱类复方制剂不是药品类易制毒化学品。

[142～143] B、A 考查药品类易制毒化学品管理部门及职责。药品类易制毒化学品是药品，由国家药品监督管理部门负责。易制毒化学品容易制造毒品，毒品涉及部门众多，由这些部门的上一级国务院来负责。

[144～146] B、B、B 考查药品类易制毒化学品生产许可要求、购销管理规定。省级药品监督管理部门负责药品生产、批发行为监督管理，药品类易制毒化学品不能零售，购用证明主要用于生产、批发。故这三题答案均为 B。

[147～149] A、A、A 考查药品类易制毒化学品经营许可要求、药品类易制毒化学品品种。其一，药品类易制毒化学品单方制剂和小包装麻黄素，纳入麻醉药品销售渠道经营，仅能由麻醉药品全国性批发企业和区域性批发企业经销，不得零售。其二，国家对药品类易制毒化学品实行购买许可制度。而四个选项中只有选项 A 为药品类易制毒化学品。故答案均为 A。

[150～151] A、D 考查药品类易制毒化学品购

销管理、麻醉药品和精神药品印鉴卡管理。注意不要混淆两个证件有效期。

[152～153] D、A 考查药品类易制毒化学品安全管理、麻醉药品和精神药品储存要求。地芬诺酯是麻醉药品，麦角胺是药品类易制毒化学品，注意两者专用账册保存时间不一样，起算时点都是药品有效期满，前者是至少5年，后者是至少2年。

[154～156] B、C、D 考查药品类易制毒化学品经营许可管理、药品零售企业购销含麻黄碱类复方制剂的管理规定、含特殊药品复方制剂的经营管理。其一，含可待因复方口服液体制剂是第二类精神药品，故第154题答案为B。其二，一次销售不包括两个最小包装的一定是非处方药，只有含麻黄碱类复方制剂有可能是非处方药，也需要登记姓名和身份证。故第155题答案为C。其三，药品类易制毒化学品单方制剂和小包装麻黄素，纳入麻醉药品销售渠道经营，仅能由麻醉药品全国性批发企业和区域性批发企业经销，不得零售。故第156题答案为D。

[157～159] D、C、B 考查含特殊药品复方制剂的经营管理、药品类易制毒化学品经营许可管理。其一，药品批发企业从药品生产企业直接购进的复方甘草片、复方地芬诺酯片等含特殊药品复方制剂，可以将此类药品销售给其他批发企业、零售企业和医疗机构；如果从药品批发企业购进的，只能销售给本省（区、市）的药品零售企业和医疗机构。故第157题答案为D，第158题答案为C。其二，药品类易制毒化学品经营企业应当将药品类易制毒化学品原料药销售给本省、自治区、直辖市行政区域内取得《购用证明》的单位。故第159题答案为B。

[160～162] D、C、B 考查含特殊药品复方制剂的经营管理、药品零售企业购销含麻黄碱类复方制剂的管理规定、药品类易制毒化学品购销管理规定。麻醉药品、精神药品、药品类易制毒化学品、含特殊药品复方制剂、含麻黄碱类复方制剂患者均可以用现金购买（有的药品可以在药店购买，但是大部分是在医院购买），但是企业或单位之间不允许用现金交易。

[163～164] D、A 考查含特殊药品复方制剂的经营管理、药品零售企业购销含麻黄碱类复方制剂的管理规定。含特殊药品复方制剂一般是处方药，但是有少量这种药品是非处方药，含麻黄碱类复方制剂非处方药相对不安全，一次销售不得超过2个最小包装；而其他含特殊药品复方制剂非处方药则相对安全，一次销售不得超过5个最小包装。

[165～166] A、A 考查从事批发含麻黄碱类复方制剂经营业务的管理要求、药品零售企业购销含麻黄碱类复方制剂的管理规定。其一，具有蛋白同化制剂、肽类激素定点批发资质的药品经营企业，方可从事含麻黄碱类复方制剂的批发业务。其二，药品零售企业销售含麻黄碱类复方制剂，应当查验购买者的身份证，并对其姓名和身份证号码予以登记。除处方药按处方剂量销售外，一次销售不得超过2个最小包装。

[167～168] C、A 考查从事批发含麻黄碱类复方制剂经营业务的管理要求、药品零售企业购销含麻黄碱类复方制剂的管理规定。选项B和选项D是第二类精神药品，不得做广告，排除。选项A是处方药，选项C是非处方药。

[169～170] D、D 考查药品零售企业购销含麻黄碱类复方制剂的管理规定。含麻黄碱类复方制剂（含非处方药品种）一律不得通过互联网向个人消费者销售。故答案均为D。

[171～173] A、B、B 考查兴奋剂目录和分类。作为兴奋剂使用的蛋白同化制剂（合成类固醇），具有促进蛋白质合成和减少氨基酸分解的特征，可促进肌肉增生，提高动作力度和增强男性的性特征。多数为雄性激素的衍生物。这是目前使用范围最广，使用频度最高的一类兴奋剂，也是药检中的重要对象。

[174～175] D、B 考查含兴奋剂药品标签和说明书管理，疫苗分类。其一，第174题关键词是"运动员慎用"，说明是兴奋剂，只有选项D是兴奋剂，故答案为D。其二，疫苗生产企业应当在其供应的纳入国家免疫规划疫苗最小外包装显著位置，标明"免费"字样以及"免疫规划"专用标识。故第175题答案为B。

[176～177] C、A 考查蛋白同化制剂、肽类激素的销售管理，医疗用毒性药品经营管理。两个题干对比，第176题说药店不能销售，177题药店能销售。看选项，选项C药店不能零售，故第176题答案为C。第177题说是肽类激素，只有选项A符合要求。故第177题答案为A。

[178～180] A、B、D 考查兴奋剂目录和分类、药品零售企业不得经营的药品种类。其一，第178题关键词是"肽类激素"，只有选项A符合要求，胰岛素也确实可以在药品零售企业经营，也属于兴奋剂，故答案为A。其二，第179题和第180题的区别是前者"参照特殊管理药品""严格管理"，后者是"明确实施特殊管理"。严格管理的兴奋剂只有蛋白同化制剂、肽类激素，肽类激素中的胰岛素可以零售，比

蛋白同化制剂管理相对宽松，故 179 题答案为 B。第 180 题明确实施特殊管理的药品主要是麻醉药品、精神药品、医疗用毒性药品这些类型的兴奋剂，只有选项 D 为麻醉药品，故第 180 题答案为 D。

[181 ~ 183] A、C、D　考查兴奋剂目录和分类、药品零售企业不得经营的药品种类。解析参考第 [178 ~ 180] 题。

[184 ~ 186] D、C、D　考查兴奋剂目录和分类，蛋白同化制剂、肽类激素的使用管理，药品零售企业不得经营的药品种类。其一，第 184 题没有直接问"处方保存是 3 年"，这样增大了难度。其二，选项 A、选项 B、选项 C 均在医疗机构内处方保存 2 年，但是选项 A 和 C 可以在药店零售，而选项 A 属于医疗用毒性药品，故第 185 题答案为 C。其三第 186 题将"不可以零售的药品"和"兴奋剂分类"交叉命题。

[187 ~ 188] D、A　考查蛋白同化制剂、肽类激素的销售管理。其一，**进口单位持省级药品监督管理部门核发的药品《进口准许证》向海关办理报关手续。进口蛋白同化制剂、肽类激素无需办理《进口药品通关单》。**其二，个人因医疗需要携带或者邮寄进出境自用合理数量范围内的蛋白同化制剂、肽类激素的，海关按照卫生健康部门有关处方的管理规定凭医疗机构处方予以验放。

[189 ~ 190] B、B　考查蛋白同化制剂、肽类激素的销售管理。其一，进口单位持省级药品监督管理部门核发的药品《进口准许证》向海关办理报关手续。其二，出口蛋白同化制剂、肽类激素，出口单位应当向所在地省级药品监督管理部门提出申请，并符合条件，发给《出口准许证》。

[191 ~ 192] C、B　考查蛋白同化制剂、肽类激素的销售管理。药品《进口准许证》有效期 1 年。**药品《出口准许证》有效期不超过 3 个月（有效期时限不跨年度）。**

[193 ~ 195] A、A、A　考查蛋白同化制剂、肽类激素的销售管理，麻醉药品和精神药品运输和邮寄管理规定，医疗用毒性药品使用管理。注意《邮寄证明》是一证一次有效，蛋白同化制剂、肽类激素《进口准许证》《出口准许证》是"一证一关"，只能在有效期内一次性使用。

[196 ~ 198] B、B、B　考查蛋白同化制剂、肽类激素的销售管理。蛋白同化制剂、肽类激素的验收、检查、保管、销售和出入库登记记录应当保存至超过蛋白同化制剂、肽类激素有效期 2 年。

[199 ~ 201] A、C、B　考查药品类易制毒化学品购销管理、从事批发含麻黄碱类复方制剂经营业务的管理要求、药品零售企业购销含麻黄碱类复方制剂的管理规定、药品零售企业不得经营的药品种类。其一，药品类易制毒化学品离毒品比较近，需要控制检查、发货、送货等多个环节，并且需要公安部门介入，第 199 题应该选 A。其二，第 200 题看到"具有蛋白同化制剂、肽类激素定点批发资质的药品经营企业"，可以判断此题会和选项 C 和选项 D 有关，由于对购买方控制比较多，故答案为 C。其三，第 201 题由"药品零售企业"排除选项 A 和选项 D，而选项 C 需要向当地药品监督管理部门以及公安部门报告，故答案为 B。

[202 ~ 204] C、A、C　考查麻醉药品和精神药品目录。其一，国家药品监督管理局、公安部、国家卫生健康委决定将苏沃雷生、吡仑帕奈、依他佐辛、**曲马多复方制剂列入第二类精神药品目录。**曲马多单方制剂是第二类精神药品。故第 202 题和第 204 题均为 C。其二，国家药品监督管理局、公安部、国家卫生健康委决定将**奥赛利定列入麻醉药品目录。**故第 203 题答案为 A。

[205 ~ 206] A、B　考查麻醉药品和精神药品目录。其一，将每剂量单位含氢可酮碱大于 5 毫克，且不含其他麻醉药品、精神药品或药品类易制毒化学品的复方口服固体制剂列入第一类精神药品目录。故第 205 题答案为 A。其二，将每剂量单位含氢可酮碱不超过 5 毫克，且不含其他麻醉药品、精神药品或药品类易制毒化学品的复方口服固体制剂列入第二类精神药品目录。故第 206 题答案为 B。

三、综合分析选择题

1. A　考查疫苗上市许可和临床试验要求。疫苗上市要经历非临床、临床研究，需要时间。只有 4 个月的时间，可见是进入临床试验阶段。故答案为 A。

2. A　考查疫苗上市许可和临床试验要求。疫苗是比较危险的特殊管理药品，临床试验对医疗机构的要求也比一般药品要高。故答案为 A。

3. D　考查疫苗上市许可和临床试验要求、疫苗批签发管理要求。出现特别重大突发公共卫生事件或者其他严重威胁公众健康的紧急事件，进行选项 A 和选项 B 的程序。另外，这种情况的疫苗，免予批签发。选项 D 与这些说法矛盾，说法错误。故答案为 D。

4. C　考查药品经营范围、精神药品零售管理、我国生产和使用的麻醉药品和精神药品品种。首先，艾司唑仑是第二类精神药品，可以推断药品经营企业C为零售连锁企业，选项C正确。其次，阿奇霉素是抗生素，属于处方药，而药品零售连锁企业C可以合法采购这个药品，也就是其经营范围包含抗生素，显然药品经营企业C可以经营处方药，选项D不正确。最后，福尔可定为麻醉药品，药品批发企业A销售和药品批发企业B采购是同一时刻发生的行为，也就是两者的经营范围均包括麻醉药品，选项A和选项B不正确。

5. A 考查麻醉药品和精神药品渠道限制、经营审批。从实例情景可以发现药品批发企业A在山东省，它可以向湖南省的药品批发企业B、河北省药品零售连锁企业C销售药品，这属于跨省销售麻醉药品和精神药品，而区域性批发企业只能在本省交易，因此可以判定药品批发企业A为全国性批发企业，审批机构为选项A。

6. D 考查麻醉药品和精神药品零售管理、经营审批。由上述可知药品经营企业C为药品零售连锁企业，经营第二类精神药品需要经所在地（河北省）设区的市级（石家庄市）药品监督管理部门批准。故答案为D。

7. C 考查麻醉药品和精神药品运输和邮寄管理规定。其一，要明确《运输证明》针对的是麻醉药品（福尔可定）和第一类精神药品，第二类精神药品（艾司唑仑）不需要这个证件，因此选项B错误。其二，《运输证明》副本在运输过程中使用，因此选项A错误。其三，**《运输证明》有效期为1年，不跨年度**，即《运输证明》到2019年12月31日就到期了，也就是2020年1月，该证明失效，不能使用，所以选项C正确。其四，**《邮寄证明》适用于麻醉药品、第一类精神药品和第二类精神药品**（艾司唑仑），这和《运输证明》是不同的；另外，**《邮寄证明》一证一次有效**，因此选项D错误。

8. A 考查麻醉药品和精神药品经营审批、我国生产和使用的麻醉药品和精神药品品种。其一，该企业经营的药品可以分为三类：①麻醉药品是布桂嗪；②第一类精神药品为三唑仑；③其他所有药品是第二类精神药品。其二，该企业在跨省供应麻醉药品和第一类精神药品，属于全国性批发企业。故答案为A。

9. A 考查麻醉药品和精神药品购销和零售管理。其一，全国性批发企业、区域性批发企业向医疗机构销售麻醉药品和第一类精神药品，应将药品送至医疗机构，医疗机构不得自行提货。其二，企业销售出库的第二类精神药品不允许购货单位自提，须由供货企

业将药品送达医疗机构或购买方注册的仓库地址。选项A说法正确，选项B说法错误，选项C属于企业间交易，政府不应过于介入，说法错误。其三，药品零售连锁企业门店所零售的第二类精神药品，应由本企业直接配送，不得委托配送。选项D中的丁企业必须由该企业直接配送，不能委托第三方配送，说法错误。故答案为A。

10. B 考查麻醉药品和精神药品经营审批。在本省内供应麻醉药品和第一类精神药品，属于区域性批发企业，省级药品监督管理局批准经营业务。故答案为B。

11. B 考查麻醉药品和精神药品经营审批。匹莫林为第二类精神药品。需要进行经营范围的许可事项变更，谁发经营许可证，谁来进行变更，因此应该是省级药品监督管理部门进行许可事项变更。故答案为B。

12. D 考查麻醉药品和精神药品购销管理。第二类精神药品可以在批发企业间交易。选项D说法错误。故答案为D。

13. B 考查麻醉药品和精神药品零售管理。"进行登记"在法规中没有规定，与之对比，含麻黄碱类复方制剂需要专册登记购买者姓名、身份证号码。

14. C 考查麻醉药品处方资格及处方管理。舒芬太尼是麻醉药品，故选项C错误。

15. B 考查处方管理的一般规定。临床诊断在处方前记。选项B属于不规范。

16. D 考查处方的开具要求。注意要回到案例情景，患者是住院，不是门诊。

17. A 考查麻醉药品借用规定。其一，麻醉药品不可零售，选项C不可能买到。其二，可以从其他医疗机构或定点批发企业紧急借用，选项A正确，选项B错误。其三，麻醉药品不可处方外带，选项D错误。

18. C 考查麻醉药品和精神药品印鉴卡管理。其一，印鉴卡有效期为3年，选项A说法错误。其二，印鉴卡是由设区的市级卫生行政管理部门核发，选项B错为市级药品监督管理部门。其三，一般规律是谁核发谁变更，麻醉药品、第一类精神药品处方资格是由医疗机构授予的，变更也应该由医疗机构变更，但是这种变更情况要定期报送市级卫生行政部门，抄送市级药品监督管理部门。选项D考查这个容易混淆的考点。选项C属于购销渠道管理，说法正确。故答案为C。

19. D 考查麻醉药品和精神药品处方资格及处方

管理。麻醉药品和第一类精神药品需要由医疗机构培训、考核后授予，拥有该处方资格后，方可在本医疗机构开具麻醉药品和第一类精神药品处方，但不得为自己开具。对比此考点与选项，选项 A 错在医疗机构没有进行培训、考核，而自动具有处方权；选项 B 错在以职称替代培训；选项 C 错在由政府考核授予处方资格。故答案为 D。

20. B　考查麻醉药品和精神药品处方资格及处方管理。此题有一个审题技巧，就是只看每个选项逗号之后的话，麻醉药品和第一类精神药品不允许为自己开具。只有选项 B 的说法正确。其二，选项 B 这个转述提高了难度，因为原规定说的是拥有麻醉药品和第一类精神药品处方资格的执业医师不得为自己开具这两种药品的处方，如果没有麻醉药品和第一类精神药品处方资格，连这两种药品都不允许开，也更不可能为自己开具这两种药品了。两种意思合并，选项 B 说法正确。故答案为 B。

21. B　考查医疗用毒性药品的生产、经营要求。毒性药品年度生产、收购、供应和配制计划，由省级药品监督管理部门根据医疗需要制定并下达。故答案为 B。

22. A　考查医疗用毒性药品的储存要求。毒性药品可与麻醉药品存放在同一专用库房或专柜。专库或专柜加锁并由专人保管，做到双人双锁管理，专账记录。选项 A 中的罂粟浓缩物是麻醉药品。故答案为 A。

23. D　考查药品经营范围、医疗用毒性药品的品种、我国生产和使用的麻醉药品和精神药品品种。解题关键是识别所经营药品的类别：①麻醉药品是罂粟浓缩物；②第一类精神药品为丁丙诺啡，第二类精神药品为丁丙诺啡透皮贴剂；③医疗用毒性药品是氢溴酸后马托品、水杨酸毒扁豆碱、氢溴酸东莨菪碱，并且是西药品种。选项 A、选项 B 和选项 C 属于经营范围内的。故答案为 D。

24. D　考查麻醉药品和精神药品零售管理、医疗用毒性药品使用管理、处方权、非处方药的界定、我国生产和使用的麻醉药品和精神药品品种、医疗用毒性药品品种。注意罂粟壳和生千金子对于公章的要求。小儿化痰止咳冲剂属于非处方药，消费者自主选择购买使用，不需要凭处方购买使用。故答案为 D。

25. C　考查精神药品零售管理、我国生产和使用的麻醉药品和精神药品品种、医疗用毒性药品品种、医疗用毒性药品经营管理要求。罂粟壳是麻醉药品，佐匹克隆是第二类精神药品，生千金子是毒性中药，

小儿化痰止咳冲剂是含麻黄碱类复方制剂，并且属于中成药甲类非处方药。可见选项 C 将精神药品范围扩大了，第一类精神药品不可以零售，这是最快的解题方法。如果用排除法，此题对于考点的灵活运用要求是很高的。尤其注意选项 B 是变相考查第二类精神药品零售的批准机构，但是和《药品经营许可证》核发进行了关联。

26. D　考查药品经营质量管理规范的零售主要内容、药品零售企业购销含麻黄碱类复方制剂的管理规定。**罂粟壳、第二类精神药品、毒性中药不得陈列，处方药不可以开架自选。**作为含麻黄碱类复方制剂比较特别，即使是非处方药，也不可以开架自选。小儿化痰止咳冲剂是含麻黄碱类复方制剂。故答案为 D。

27. D　考查药品零售企业购销含麻黄碱类复方制剂的管理规定。**将单位剂量麻黄碱类药物含量大于 30mg（不含 30mg）的含麻黄碱类复方制剂，列入必须凭处方销售的处方药管理。**小儿化痰止咳冲剂是甲类非处方药。故答案为 D。

28. A　考查含特殊药品复方制剂的经营管理、药品零售企业购销含麻黄碱类复方制剂的管理规定。胰岛素属于肽类激素，需要从具有蛋白同化制剂、肽类激素定点批发资质企业购进；而含麻黄碱类复方制剂批发业务也是由具有蛋白同化制剂、肽类激素定点批发资质的企业经营，无论是处方药，还是非处方药。故答案为 A。

29. B　考查含特殊药品复方制剂的经营管理、药品零售企业购销含麻黄碱类复方制剂的管理规定、药品经营质量管理规范的零售主要内容。其一，选项 A 前半句没错，后半句错在违反了 GSP 规定的处方药不得开架自选。其二，选项 C 和选项 D 混淆了销售量的限制。故答案为 B。

30. C　考查药品零售企业购销含麻黄碱类复方制剂的管理规定。此题考查了记录保存时间的一些细节问题，起算时间是药品有效期满，期限为至少 1 年。故答案为 C。

31. C　考查含特殊药品复方制剂品种范围。选项 C 所含麻醉药品是复方樟脑酊，另外该药是颗粒剂。故答案为 C。

32. C　考查含特殊药品复方制剂的经营管理、精神药品的零售管理。其一，第二类精神药品只有药品零售连锁企业经设区的市级药品监督管理部门审批后才可以销售。选项 A 符合要求。其二，原规定是"不具备第二类精神药品经营资质的企业不得再购进含可待因复方口服液体制剂"，换句话来说"具备第二类

精神药品经营资质的企业才可以采购这类药品"，销售和采购是一次交易的两个方面，零售药店需要采购这类药品时，供货方也需要具备经营第二类精神药品的资质。选项 B 符合要求。其三，选项 C 将审批事项从"备案"偷换概念为"批准"，不符合要求。其四，自 2016 年 1 月 1 日起，生产和进口的含可待因复方口服液体制剂必须在其包装和说明书上印有规定的标识。之前生产和进口的，在有效期内可继续流通使用。也就是说 2016 年 1 月 1 日起，药店所销售的这类药品必须有第二类精神药品专有标识；而这个日期之前的这类药品可以不用标注这类专有标识。选项 D 符合要求。故答案为 C。

33. D 考查含特殊药品复方制剂的经营管理，处方管理的一般规定。第二类精神药品处方为白色，右上角标注"精二"。选项 D 不符合要求。

34. B 考查含特殊药品复方制剂的经营管理。根据情景信息"**自 2015 年 5 月 1 日起，不具备第二类精神药品经营资质的企业不得再购进含可待因复方口服液体制剂。原有库存产品登记造册报所在地设区的市级药品监督管理部门备案后，按规定售完为止**"，原有库存可以销售，并且不一定非要先申请第二类精神药品零售资质（申请资质是针对新购入的药品而言）。但是题干所问是"经营行为"，并不是"说法"，这个地方逻辑需要理顺。其一，原有库存既可以取得第二类精神药品零售资质后销售，也可以在没有资质的情况下销售，选项 A 属于其中一种情况，选项 D 属于另一种情况，行为均合法。其二，原有库存药品质量没有问题，在企业间退货是正常的商业行为，备不备案都可以进行。选项 C 又是其中一种情况，行为合法。其三，含可待因复方口服液体制剂属于第二类精神药品，应该按 7 日常用量销售，并且不需要登记身份证号，选项 B 的行为最不合规。此题如果将题干中的"错误"改变"不符合规定"歧义会比较少。故答案为 B。

35. C 考查含特殊药品复方制剂的经营管理。根据情景的关键信息"**自 2016 年 1 月 1 日起，生产和进口的含可待因复方口服液体制剂必须在其包装和说明书上印有规定的标识**"，可以对推断：2015 年 5 月 1 日至 2016 年 1 月 1 日之间生产的含可待因复方口服液体制剂可以不印精神药品标识。故选项 A（时间点和标识类型均错）和 B（时间点错）说法错误。另外，根据该信息后面的信息"之前生产和进口的，在有效期内可继续流通使用"，可以判定选项 C 说法正确。最后，该《通知》仅适用于含可待因复方口服液

体制剂，选项 D 说法错误。故答案为 C。

36. C 考查肽类激素的销售及使用管理。此考点为"药品零售企业已购进的新列入兴奋剂目录的蛋白同化制剂和肽类激素可以继续销售，但应当严格按照处方药管理，处方保存 2 年"。其一，这句话成立的前提是"已购进的新列入蛋白同化制剂和肽类激素"，而此题中的 A 药包括了已购入和新购入，新购入的肽类激素，零售药店是不能经营的，不属于其经营范围，也不可能按处方药管理，选项 A 和选项 B 说法错误。其二，零售药店不能经营新购入的情景中的 A 药，也就谈不上管理了，选项 B 说法错误。其三，根据情景，新购入的肽类激素不允许零售药店经营，也不允许采购，选项 C 说法正确，选项 D 说法错误。故答案为 C。

37. A 考查肽类激素的销售及使用管理。考查肽类激素的销售及使用管理。此题进一步深入考查"药品零售企业已购进的新列入兴奋剂目录的蛋白同化制剂和肽类激素可以继续销售，但应当严格按照处方药管理，处方保存 2 年"。显然选项 A 与此话相符，选项 B 和选项 D 说法错误。另外，零售药店只能将药品销售给患者，也就不可能销售给医疗机构，选项 C 说法错误。故答案为 A。

38. A 考查含兴奋剂药品标签和说明书管理。这道题是考查"**兴奋剂目录发布执行后的第 9 个月首日起，药品生产企业所生产的含兴奋剂目录新列入物质的药品，必须在包装标识或产品说明书上标注'运动员慎用'字样。之前生产的，在有效期内可继续流通使用**"。可见，选项 A 和 D 互相矛盾，必有其一是答案，显然选项 A 说法错误，选项 D 说法正确。因为情景明确说"新购进的 B 药包装新增了'运动员慎用'的字样"，B 药肯定是兴奋剂，选项 B 说法正确。兴奋剂一定是处方药，另外《反兴奋剂条例》规定国家对兴奋剂目录所列禁用物质实行严格管理，选项 C 说法正确。注意不要与含兴奋剂药品管理三个层次（实施特殊管理、实施严格管理、实施处方药管理）这个知识点混淆。故答案为 A。

39. D 考查含兴奋剂药品标签和说明书管理。考查蛋白同化制剂、肽类激素的销售及使用管理，GSP 药品零售企业质量管理陈列管理。此题考查灵活，要求全面复习，才能顺利应对。解题关键是要推断情景中的药品 A 是肽类激素（非胰岛素），药品 B 可以判断是兴奋剂，同时新购入品种可以在药店零售，应该是胰岛素或按处方药管理的兴奋剂。其一，考试指南规定"药师需要了解哪些常用的感冒药含有麻黄素类

成分，哪些降血压药含有利尿成分，哪些中药制剂含有天然的违禁成分等，在调剂处方时要加强对处方的审核，发现处方中有含兴奋剂药品且患者为运动员时，须进一步核对并确认无误后，方可调剂这类药品，并提供详细的用药指导，严格防范含兴奋剂药品的使用疏漏"，选项A后半句话说法错误。其二，根据GSP，药品零售企业不得陈列的药品主要包括毒性中药、第二类精神药品、罂粟壳，没有含兴奋剂药品，选项B说法错误。其三，蛋白同化制剂、肽类激素仅要求专库或专柜储存、专人负责，没有要求双人双锁、专用账册，选项C说法错误。其四，根据"药品零售企业已购进的新列入兴奋剂目录的蛋白同化制剂和肽类激素可以继续销售，但应当严格按照处方药管理，处方保存2年"，A药是肽类激素，肯定是处方保存2年，B药是其他兴奋剂，在药店处方也是保存2年以上，选项D说法正确。故答案为D。

四、多项选择题

1. ABCD 考查疫苗上市许可和临床试验要求、疫苗批签发管理要求。其一，对疾病预防、控制急需的疫苗和创新疫苗，国务院药品监督管理部门应当予以优先审评审批。选项A符合题干。其二，应对重大突发公共卫生事件急需的疫苗或者国务院卫生健康主管部门认定急需的其他疫苗，经评估获益大于风险的，国务院药品监督管理部门可以附条件批准疫苗注册申请。选项B符合题干。与选项A的区别在于"优先审评审批"强调不用排队等药品审评审批，"可以附条件批准疫苗注册申请"则是审批时放宽要求，有部分实验可以在上市后规定期限内完成。其三，出现特别重大突发公共卫生事件或者其他严重威胁公众健康的紧急事件，国务院卫生健康主管部门根据传染病预防、控制需要提出紧急使用疫苗的建议，经国务院药品监督管理部门组织论证同意后可以在一定范围和期限内紧急使用。选项C符合题干。其四，预防、控制传染病疫情或者应对突发事件急需的疫苗，经国务院药品监督管理部门批准，免予批签发。选项D符合题干。故答案为ABCD。

2. ABCD 考查疫苗采购和配送要求。疫苗上市许可持有人在销售疫苗时，应当提供加盖其印章的批签发证明复印件或者电子文件；销售进口疫苗的，还应当提供加盖其印章的进口药品通关单复印件或者电子文件。疾病预防控制机构、接种单位在接收或者购进疫苗时，应当索取前款规定的证明文件，并保存至疫苗有效期满后不少于5年备查。可见，四个选项是

这项规定的具体化。故答案为ABCD。

3. AD 考查麻醉药品的管理部门和职责划分。其一，国务院药品监督管理部门负责全国麻醉药品和精神药品的监督管理工作，并会同国务院农业主管部门对麻醉药品药用原植物实施监督管理。选项A说法正确，选项B说法错误。其二，国务院公安部门负责对造成麻醉药品药用原植物、麻醉药品和精神药品流入非法渠道的行为进行查处。选项C说法错误。故答案为AD。

4. BCD 考查麻醉药品和精神药品生产、经营。麻醉药品和精神药品属于不安全的药品，流入非法渠道容易构成贩毒，备案管理制度过松。选项A和题干不符。故答案为BCD。

5. ACD 考查麻醉药品和精神药品定点生产。科学研究需用麻醉药品和精神药品的数量有限，还不足以影响全国年度需求总量，而医疗需要、药品生产企业生产用原料需要、国家储备需要用量比较大，是影响全国年度需求总量的重要因素。

6. ABC 考查麻醉药品和精神药品经营审批。选项D是第二类精神药品零售业务，不符合题干要求。

7. AB 考查麻醉药品和精神药品渠道限制。其一，区域性批发企业供应首先是本省责任区域医疗机构，然后是本省其他医疗机构，再然后由于特殊地理位置原因，就近向他省医疗机构供应。选项C将这个范围放大了。其二，区域性批发企业之间因医疗急需、运输困难可以调剂，但是要在调剂后2日内分别向所在地省级药品监督管理部门备案。选项D错误。故答案为AB。

8. ABCD 考查麻醉药品和精神药品使用。

9. AB 考查麻醉药品和精神药品印鉴卡管理、借用规定、经营购销管理。注意解答这个问题的关键是区分审批前置条件与工作过程：前置条件都是最基本的资质，选项A和选项B正是这种资质；工作过程则是用这个证件办的事，选项C和选项D正是工作过程。另外，麻醉药品和精神药品不允许自行提货，选项C说法错误。故答案为AB。

10. CD 考查麻醉药品和精神药品印鉴卡管理。其一，医疗机构凭《印鉴卡》向本省、自治区、直辖市范围内的定点批发企业购买麻醉药品和第一类精神药品，具体来说可以分为选项C和选项D。选项A范围太大。其二，医疗机构与药品生产企业之间间隔全国性批发、区域性批发两层，不能发生交易关系。选项B说法错误。故答案为CD。

11. AD 考查麻醉药品和精神药品印鉴卡管理、

我国生产和使用的麻醉药品和精神药品品种。选项 A 和 D 是麻醉药品，选项 B 是第二类精神药品，选项 C 是第二类精神药品。印鉴卡全称是《麻醉药品和第一类精神药品购用印鉴卡》，适用于麻醉药品、第一类精神药品。故答案为 AD。

12. ABC 考查麻醉药品和精神药品的处方资格、我国生产和使用的麻醉药品和精神药品品种。选项 D 为含麻醉药品的复方制剂，一般按处方药管理，不需按麻醉药品管理，需要专门处方资格的执业医师才能开具。故答案为 ABC。

13. AC 考查麻醉药品和精神药品的借用和配制规定。其一，紧急借用的前提是抢救病人急需、本医疗机构无法提供，不代表市场无供应；其二，麻醉药品和精神药品制剂配制的前提是临床需要、市场无供应。故答案为 AC。

14. ACD 考查麻醉药品和精神药品的借用和配制规定、处方资格及处方管理。紧急借用第一类精神药品时，需要在抢救急需的情况下进行，抢救人结束后，需要将借用情况提交设区的市级药品监督管理部门和卫生主管部门备案。选项 B 不符合规定，其余选项均符合规定。故答案为 ACD。

15. ABCD 考查麻醉药品和精神药品的储存要求。注意题干将"全国性批发企业"和"区域性批发企业"合并为"定点批发企业"。

16. ABCD 考查麻醉药品和精神药品的储存要求。选项 D 容易被忽略，在"专人专账管理"中规定"定点生产企业、全国性批发企业和区域性批发企业、麻醉药品和第一类精神药品使用单位，应配备专人负责管理工作"。选项 D 说法正确。

17. ABC 考查麻醉药品和精神药品的储存要求。第二类精神药品储存管理没有规定"入库双人验收""出库双人复核""双人双锁管理"以及"设立监控报警设施"管理。选项 D 与题干不符。故答案为 ABC。

18. ABCD 考查麻醉药品和精神药品的运输管理规定。注意选项 C 和 D 属于运输证明无效，实质等同于没有运输证明。

19. BD 考查麻醉药品和精神药品的运输和邮寄管理规定、储存要求、借用规定。其一，**邮寄麻醉药品需要设区的市级药品监督管理部门核发的《邮寄证明》**。选项 A 说法错误。其二，**运输证明是由设区的市级药品监督管理部门核发的，正本 1 份，副本若干份，可以增领，在运输过程中使用运输证明副本**。选项 B 说法正确。其三，**第二类精神药品经营企业应在**

药品库房中设立独立的专库或专柜储存第二类精神药品。选项 C 将"专库或专柜"偷换概念为"专区"，说法错误。其四，**医疗机构抢救病人急需麻醉药品和第一类精神药品而本医疗机构无法提供时，可以从其他医疗机构或定点批发企业紧急借用**。选项 D 说法正确。故答案为 BD。

20. ABCD 考查麻醉药品和精神药品的运输和邮寄管理规定、我国生产和使用的麻醉药品和精神药品品种。**第二类精神药品邮寄时需要办理邮寄证明，运输时不需要办理运输证明**。

21. ABCD 考查麻醉药品和精神药品的邮寄管理规定。其一，选项 C 窗口投交，本质上就是送货上门，说法正确。其二，注意邮寄证明没有规定有效期，但是邮寄麻醉药品和精神药品后，该证明由邮局留存 1 年备查。选项 D 说法正确。

22. ABCD 考查医疗用毒性药品储存与运输要求。其一，建立健全保管、验收、领发、核对等制度。其二，毒性药品可与麻醉药品存放在同一专用库房或专柜。其三，专库或专柜加锁并由专人保管，做到双人双锁管理，专账记录。故答案为 ABCD。

23. AD 考查科研和教学单位所需毒性药品的规定。监督管理中需要有分工，什么事情由单位自律，什么事情由政府介入，既要考虑药品的安全性，又要考虑管理成本。证明信单位更了解清楚，也可以为相关证明负责，由政府来开具不合适；而鉴于医疗用毒性药品的剧毒，由县级以上药品监督管理部门批准更为合适。故答案为 AD。

24. BCD 考查易制毒化学品和药品类易制毒化学品的分类。易制毒化学品分为三类。第一类是可以用于制毒的主要原料，第二类、第三类是可以用于制毒的化学配剂。选项 A 说法错误，另外三个选项说法正确。故答案为 BCD。

25. ACD 考查药品类易制毒化学品品种、我国生产和使用的麻醉药品和精神药品品种。选项 B 是麻醉药品，其余均为药品类易制毒化学品。故答案为 ACD。

26. BCD 考查药品类易制毒化学品生产、经营许可要求。依据是"对药品类易制毒化学品实行定点生产、定点经营，对药品类易制毒化学品实行购买许可制度"。故答案为 BCD。

27. BD 考查药品类易制毒化学品经营许可要求。药品类易制毒化学品单方制剂和小包装麻黄素，纳入麻醉药品销售渠道经营，仅能由麻醉药品全国性批发企业和区域性批发企业经销，不得零售。故答案为 BD。

28. ABC　考查含特殊药品复方制剂的经营管理、药品零售企业购销含麻黄碱类复方制剂的管理规定。只有在"单位剂量麻黄碱类药物含量＞30mg"时，才列入必须凭处方销售的处方药管理中。选项 D 为非处方药，不需要凭处方销售，其余均为处方药。故答案为 ABC。

29. BCD　考查从事批发含麻黄碱类复方制剂经营业务的管理要求、药品零售企业购销含麻黄碱类复方制剂的管理规定。其一，含麻黄碱类复方制剂非处方药，一次销售不得超过 2 个最小包装。选项 A 说法错误。其二，选项 B 和 D 是含麻黄碱类复方制剂的特殊规定，说法正确。其三，选项 C 很特别，含麻黄碱类复方制剂批发企业需要具有蛋白同化制剂、肽类激素的经营资质，这是很特别的要求，说法正确。但是，要注意含麻黄碱类复方制剂零售企业没有这种要求，因为药品零售企业除了胰岛素外，不允许经营蛋白同化制剂、肽类激素，也就不会有这种资质。故答案为 BCD。

30. ACD　考查药品零售企业购销含麻黄碱类复方制剂的管理规定。含麻黄碱类复方制剂需要专柜销售，无论是处方药，还是非处方药，均不得开架销售。选项 B 排除，故答案为 ACD。

31. ABCD　考查兴奋剂的分类。

32. ABCD　考查兴奋剂的分类。

33. ABCD　考查兴奋剂的分类。

34. ABCD　考查蛋白同化制剂、肽类激素的销售及使用管理。其一，选项 B 一定要注意蛋白同化制剂、肽类激素没有要求"双人双锁"管理。其二，选

项 D 指的是药品零售企业库存蛋白同化制剂、肽类激素还可以销售，但是不允许再购进了，因为零售药店除了胰岛素外，蛋白同化制剂、肽类激素不允许销售。

35. AB　考查疫苗生产管理制度。其一，持有人可提出疫苗委托生产申请：①国务院工业和信息化管理部门提出储备需要，且认为持有人现有生产能力无法满足需求的；②国务院卫生健康管理部门提出疾病预防、控制急需，且认为持有人现有生产能力无法满足需求的；③生产多联多价疫苗的。其二，委托生产的范围应当是疫苗生产的全部工序。必要时，委托生产多联多价疫苗的，经国家药品监督管理局组织论证同意后可以是疫苗原液生产阶段或者制剂生产阶段。故答案为 AB。

36. ACD　考查疫苗生产管理制度、疫苗配送规定。进口疫苗在流通管理过程中，发现可能影响疫苗产品质量的重大偏差或重大质量问题的，由境外疫苗持有人指定的境内代理人向进口口岸所在地省级药品监督管理部门报告。选项 B 省级药品监督管理部门所在地误为"境内代理人所在地"，说法错误。故答案为 ACD。

37. BCD　考查麻醉药品和精神药品目录。国家药品监督管理局、公安部、国家卫生健康委决定：①将泰吉利定列入麻醉药品目录；②将地达西尼、依托咪酯（在中国境内批准上市的含依托咪酯的药品制剂除外）列入第二类精神药品目录；③将莫达非尼由第一类精神药品调整为第二类精神药品。故答案为 BCD。

第八章　药品信息、广告、价格管理及消费者权益保护

一、最佳选择题

1. D　考查上市药品信息公开与查询。药品信息查询平台公开的范围包括各类依法主动公开的信息、**行政审批信息**、药品备案信息、药品日常监督检查和飞行检查等监督检查结果信息、全国药品抽检信息、**药品行政处罚决定的信息**、药品监督管理部门责令药品生产经营者召回相关药品的信息、**药品监督管理部门的各类统计信息**。可见，药品信息查询平台公开的信息一般是结果信息，而选项 D 是过程信息。故答案

为 D。

2. C　考查药品标签上药品有效期的规定、药品标签种类与标识的内容、药品说明书的书写要求、药品包装的分类。其一，药品标签中的有效期可以标注到月，也可以标到日。选项 A 说法错误。其二，**药品内标签是直接接触药品的包装的标签**。选项 B 说法错误。其三，最小销售单元包装属于外包装。选项 D 说法错误。故答案为 C。

3. C　考查药品广告的界定和管理规定。药品广告应当经广告主所在地省、自治区、直辖市人民政府

确定的广告审查机关批准；未经批准的，不得发布。注意药品广告审查机关并不一定是省级药品监督管理局，不同省份是不一样的。故答案为C。

4. D 考查药品广告管理的法律规定。药品广告不得含有表示功效、安全性的断言或者保证；不得利用国家机关、科研单位、学术机构、行业协会或者专家、学者、医师、药师、患者等的名义或者形象作推荐、证明。故答案为D。

5. D 考查药品广告管理的法律规定、药品零售的经营质量管理规范主要内容、药品零售配送质量管理。非药品广告不得有涉及药品的宣传。故答案为D。

6. C 考查互联网广告管理的规定。对须经审查的互联网广告，应当严格按照审查通过的内容发布，不得剪辑、拼接、修改。**已经审查通过的广告内容需要改动的，应当重新申请广告审查。**选项C将互联网药品广告改动内容的程序误为变更申请。故答案为C。

7. C 考查互联网广告管理的规定。其一，对于**竞价排名**的商品或者服务，广告发布者应当**显著标明"广告"**，与自然搜索结果明显区分。其二，除法律、行政法规禁止发布或者变相发布广告的情形外，通过知识介绍、体验分享、消费测评等形式推销商品或者服务，并附加购物链接等购买方式的，广告发布者应当显著标明"广告"。其三，在针对**未成年人的网站、网页、互联网应用程序、公众号等互联网媒介上不得发布**医疗、**药品**、保健食品、特殊医学用途配方食品、医疗器械、化妆品、酒类、美容广告，以及不利于未成年人身心健康的网络游戏广告。可见，选项C是不得发布广告，与题干不符。故答案为C。

8. B 考查不正当竞争行为。对于**特定商业领域普遍遵循和认可的行为规范，也可以认定为《反不正当竞争法》中规定的"商业道德"**。人民法院在受理案件时，应当结合案件具体情况，综合考虑行业规则或者商业惯例、经营者的主观状态、交易相对人的选择意愿、对消费者权益、市场竞争秩序、社会公共利益的影响等因素；也可以参考行业主管部门、行业协会或者自律组织制定的从业规范、技术规范、自律公约等，依法判断经营者是否违反商业道德。故答案为B。

9. D 考查混淆行为。"引人误认为是他人商品或者与他人存在特定联系"，包括误认为与他人具有商业联合、许可使用、商业冠名、广告代言等特定联系。**在相同商品上使用相同或者视觉上基本无差别的**商品名称、包装、装潢等标识，应当视为足以造成与他人有一定影响的标识相混淆。故答案为D。

10. D 考查不正当竞争行为。此题本质上是语文题，根据题干和选项的关键词可以确定答案为D。

11. A 考查药品安全信用档案。对有不良信用记录的，增加监督检查频次，并可以按照国家规定实施联合惩戒。所谓联合惩戒，就是多部门联合起来进行惩罚。故答案为A。

12. A 考查药品品种档案管理。国家药品监督管理局信息中心负责建立药品品种档案，对药品实行编码管理，汇集药品注册申报、临床试验期间安全性相关报告、审评、核查、检验、审批以及药品上市后变更的审批、备案、报告等信息，并持续更新。故答案为A。

13. A 考查药品安全信用档案和安全信息统一公布制度。国家药品监督管理部门统筹全局，选项A是总体情况。而选项B、选项C和选项D则是国家药品监督管理部门和省级药品监督管理部门均可以公布，后者需要是影响限定在某一区域的信息才可公布。故答案为A。

14. A 考查药品安全信用档案和安全信息统一公布制度。**国家药品监督管理部门、省级药品监督管理部门才有权限公布药品安全信息，其他部门未经授权不得发布。**这和药品质量公告的发布权限的要求是一致的。选项A错在"各级"。故答案为A。

15. D 考查药品投诉举报途径和举报人信息保密。其一，选项A、选项B是分别根据投诉、举报来设计的。其二，选项C是解决消费者权益的途径。其三，药品投诉举报电话和普通消费品投诉举报电话已经合并为12315。选项D说法错误。故答案为D。

16. A 考查药品投诉举报途径和举报人信息保密。投诉有下列情形之一的，市场监督管理部门不予受理：①投诉事项不属于市场监督管理部门职责，或者本行政机关不具有处理权限的；②法院、仲裁机构、市场监督管理部门或者其他行政机关、消费者协会或者依法成立的其他调解组织已经受理或者处理过同一消费者权益争议的；③不是为生活消费需要购买、使用商品或者接受服务，或者不能证明与被投诉人之间存在消费者权益争议的；④除法律另有规定外，投诉人知道或者应当知道自己的权益受到被投诉人侵害之日起超过三年的；⑤未提供投诉人的姓名、电话号码、通讯地址；被投诉人的名称（姓名）、地址；以及具体的投诉请求及消费者权益争议事实；或者委托他人代为投诉的，还应当提供授权委托书原件以及受托人身份证明；⑥法律、法规、规章规定不予受理的其他情形。故答案为 A。

17. D 考查药品品种档案主要内容、药品品种档案管理方式。其一，**药品品种档案是关于每个药品审评、审批、上市后监管等全生命周期的完整信息档案，主要有受理、审评记录、药品处方、生产工艺、质量标准、标签和说明书、药品不良反应、监督检查、变更申请和审批、召回记录，以及其他重要内容。**这些信息都是药品上市许可持有人、药品生产企业、药品监督管理部门的工作过程产生的。其二，药品上市许可持有人和药品生产企业也应当建立全面、完整的药品品种档案。其三，药品监督管理部门、药品上市许可持有人和药品生产企业应当及时将新增和变更的内容及时添加进药品品种档案，新增的文件应当编入附件目录。可见，选项 D 药品经营企业不需要建立药品品种档案。故答案为 D。

18. D 考查药品品种档案主要内容。其一，GMP 认证已经取消，选项 D 肯定不在药品品种档案内。其二，药品品种档案主要有受理、审评记录、药品处方、生产工艺、质量标准、标签和说明书、药品不良反应、监督检查、变更申请和审批、召回记录，以及其他重要内容。故答案为 D。

19. C 考查药品包装的界定和要求。**最小销售包装属于外包装的一种。**比如含可待因复方口服糖浆，瓶是内包装，而盒是外包装，同时一盒也是最小销售包装。选项 C 将最小销售包装作为内包装的一种，说法错误。故答案为 C。

20. D 考查药品包装的界定和要求。国务院药品监督管理部门在审批药品时，对化学原料药一并审评审批，对相关辅料、直接接触药品的包装材料和容器一并审评，对药品的质量标准、生产工艺、标签和说明书一并核准。禁止使用未按照规定审评、审批的原料药、包装材料和容器生产药品。可见，药品包材（直接接触药品的包装材料）和制剂一并审评。选项 D 错在"独立程序注册管理"。故答案为 D。

21. D 考查药品说明书和标签的界定和要求。**标签或者说明书应当注明药品的通用名称、成分、规格、上市许可持有人及其地址、生产企业及其地址、批准文号、产品批号、生产日期、有效期、适应症或者功能主治、用法、用量、禁忌、不良反应和注意事项。**选项 D 错在标签未注明禁忌、不良反应和注意事项。故答案为 D。

22. B 考查药品说明书的编写和修改要求。其一，**药品说明书应当列出全部活性成分或者组方中的**全部中药药味。注射剂和非处方药还应当列出所用的全部辅料名称。药品处方中含有可能引起严重不良反应的成分或者辅料的，应当予以说明。其二，选项 A 和选项 D 都是处方药，但没有证据证明是注射剂，不符合题干。选项 C 没有证据说是非处方药、注射剂。只有选项 B 非常明确是注射剂。故答案为 B。

23. C 考查药品说明书的编写和修改要求。**注射剂和非处方药还应当列出所用的全部辅料名称。**选项 C 中的口服缓释制剂既不是注射剂，也不是非处方药，不用列出全部辅料名称。故答案为 C。

24. D 考查药品说明书的编写和修改要求。其一，**药品生产企业未根据药品上市后的安全性、有效性情况及时修改说明书或者未将药品不良反应在说明书中充分说明的，由此引起的不良后果由该生产企业承担。**其二，按字面意思分析，选项 D 是药品生产企业造成的问题，也应该由药品生产企业承担。故答案为 D。

25. D 考查药品说明书的编写和修改要求。其一，处方药需要执业医师或执业助理医师处方，药师指导合理用药，护理人员帮助给药等一系列环节，属于医务人员团队行动。选项 A 正确。其二，安全剂量范围小的药品才需要标注【注意事项或禁忌】，因为这种药品风险更大，需要提醒医务人员或患者注意。

26. D 考查外用药品的标识。其一，**对于既可内服，又可外用的中药、天然药物，可不标注外用药品标识。**其二，按字面意思分析，选项 A、选项 B、选项 C 的意思是只能外用的剂型，选项 D 则既可内服，也可外用，可见答案选择 D 最安全。故答案为 D。

27. D 考查药品说明书的格式、内容和书写要求。商品名称、英文名称如果没有，可以不列。

28. B 考查中药处方药说明书规范。其一，此题考点在于药味是"主要"还是"所有"。中药处方药说明书【成分】项需要列所有药味。其二，题干所给信息是处方药，但是未明确是注射剂，是不是需要列明全部辅料，信息不足，无法判断。另外，也没有说明辅料有没有严重不良反应，辅料怎么标注也不清楚。故答案为 B。

29. B 考查化学药品非处方药说明书规范。选项 D 属于处方药要列的内容，排除。只有选项 B 是为书写药品类别而设置。

30. B 考查化学药品处方药说明书规范。其一，根据考点"需按疗程用药或者规定用药期限的，必须注明疗程、期限；详细列出该药品的用药方法，准确列出用药的剂量、计量方法、用药次数以及疗程期限，并应当特别注意与规格的关系"可以解答。其二，根据【用法用量】的功能主要是为了解决预防、治疗和诊断问题，"中毒剂量"不是说明书此项内容关注的焦点。故答案为B。

31. C 考查中成药非处方药说明书规范。非处方药应该在该项下标注"不良反应"。原因是非处方药是患者自我药疗的，他们并不了解不良反应的意思，而处方药是医师开具的，他们有专业知识，不用再重复"不良反应"的定义。故答案为C。

32. A 考查化学药品、生物制品、中药处方药说明书规范。选项A是【禁忌】，选项B是【注意事项】，选项C是【生物制品不良反应】，选项D是【警示语】。【禁忌】主要是在用药前决定要不要用。【注意事项】是已经决定用药了，但是有一些因素会影响疗效，用药时要注意。【不良反应】是用药出现的有害反应。【警示语】可以包括药品禁忌、注意事项及剂量过量等需提示用药人群特别注意的事项。故答案为A。

33. C 考查化学药品处方药说明书规范。【禁忌】主要是不能应用的各种情况，包括禁止应用该药品的人群、疾病等情况。而【注意事项】中最容易混淆的是"需要慎用的情况"，另外就是注意各种药品疗效的影响因素。故答案为C。

34. D 考查药品标签的分类和标示的内容。标签标注内容中，只有内标签在包装尺寸限制的情况下，可以只标明药品通用名称、规格、批号、有效期。运输、储藏包装的标签，至少应注明药品通用名称、规格、贮藏、生产日期、产品批号、有效期、批准文号、生产企业，也可以根据需要注明包装数量、运输注意事项或其他标记等必要内容。只有选项D说法错误，故答案为D。

35. A 考查药品标签的分类和标示的内容。其一，包装尺寸过小无法全部标明上述内容的，药品内标签至少应当标注药品通用名称、规格、产品批号、有效期等内容。其二，如果标签由于包装尺寸或者技术设备等原因有效期确难以标注为"有效期至某年某月"的，可以标注有效期实际期限，如"有效期24个月"。注意不要混淆这两种规定。故答案为A。

36. D 考查同品种药品标签的规定。同一药品生产企业生产的同一药品，商品名应该相同。选项D说"商品名不同"，有问题。故答案为D。

37. D 考查药品标签上药品有效期的规定。如果由于包装尺寸或者技术设备等原因有效期确难以标注为"有效期至某年某月"的，可以标注有效期实际期

限，如"有效期24个月"。选项D与此说法不符。另外，这个选项也提醒大家各种包装标签中的有效期标注都要按规定的格式："有效期至××××年××月"或者"有效期至××××年××月××日"；也可以用数字和其他符号表示为"有效期至××××.××.××"或者"有效期至××××/××/××"等。故答案为D。

38. A 考查药品说明书和标签的印制和文字表述要求。其一，《药品管理法》规定，标签或者说明书应当注明药品的通用名称、成分、规格、上市许可持有人及其地址、生产企业及其地址、批准文号、产品批号、生产日期、有效期、适应症或者功能主治、用法、用量、禁忌、不良反应和注意事项。其二，药品标准内容包括药品的名称、成分或处方的组成；含量及其检验方法；制剂的辅料规格；允许的杂质及其限量；以及药品的作用、用法、用量；注意事项；贮藏方法等。可见，药品标准更注重成分及其含量的控制，而药品说明书则注重合理用药。选项A将原规定的"药品说明书"偷换概念为"国家药品标准"，所以错误。故答案为A。

39. A 考查药品说明书和标签的印制和文字表述要求。药品标签不得印制"××省专销""原装正品""进口原料""驰名商标""专利药品""××监制""××总经销""××总代理"等字样。但是，"企业防伪标识""企业识别码""企业形象标志"等文字图案可以印制。以企业名称等作为标签底纹的，不得以突出显示某一名称来弱化药品通用名称。"印刷企业""印刷批次"等与药品的使用无关的，不得在药品标签中标注。可见，规律就是与药品合理用药有关的一定要印制，与药品合理用药没有直接关系的不印制。不同企业的药品，质量不同，影响合理用药的有效性，选项A与题干相符。故答案为A。

40. B 考查药品说明书和标签的印制和文字表述要求。选项B将原规定的"上市后"偷换概念为"上市前"。故答案为B。

41. D 考查药品说明书和标签的印制和文字表述要求，药品说明书的格式、内容和书写要求。药品说明书和标签中的文字应当清晰易辨，标识应当清楚醒目，不得有印字脱落或者粘贴不牢等现象，不得以粘贴、剪切、涂改等方式进行修改或者补充。麻醉药品、精神药品、医疗用毒性药品、放射性药品、外用药品和非处方药品等国家规定有专用标识的，其说明书和标签必须印有规定的标识。可见，选项A、选项B和选项C违反了上述规定，选项D符合规定。故答

案为 D。

42. D 考查药品说明书和标签的印制和文字表述要求，药品说明书的格式、内容和书写要求。选项 D，应该注明的是"运动员慎用"字样，不是"禁用"。故答案为 D。

43. D 考查药品名称和注册商标的标注和使用要求。**药品通用名称字体颜色应当使用黑色或白色，不得使用其他颜色。浅黑、灰黑、亮白、乳白等黑、白色号均可使用，但要与其背景形成强烈反差。**故选项 D 说法错误。故答案为 D。

44. D 考查药品名称和注册商标的标注和使用要求。其一，选项 A 是根据规定"**药品说明书和标签中禁止使用未经注册的商标以及其他未经国家药品监督管理部门批准的药品名称**"，将商标和药品名称的规定混合，但是意思已经发生了改变，选项 A 说法错误。其二，通用名称最大，从选项 B 的比例看，商品名更大，合法的说法是"**药品商品名称以单字面积计不得大于通用名称所用字体的二分之一**"。其三，**药品商品名称须经国家药品监督管理部门和药品一起审批**，选项 C 说法错误。其四，选项 D 中的"不得连写，应分行"是规定"**药品商品名称不得与通用名称同行书写**"的同义转述。故答案为 D。

45. A 考查药品名称和注册商标的标注和使用要求。其一，药品通用名称是国家药品标准的一部分，同时也会在说明书和标签中使用，而说明书和标签是为企业所用，故选项 C 和选项 D 排除。其二，药品商品名不得与药品通用名同行书写，也就是要分行书写，故选项 B 说法错误。其三，《药品管理法》第 50 条规定"**列入国家药品标准的药品名称为药品通用名称。已经作为药品通用名称的，该名称不得作为药品商标使用**"，选项 A 正确。故答案为 A。

46. A 考查药品名称和注册商标的标注和使用要求。其一，药品商品名称不得与通用名称同行书写，注册商标应当印刷在药品标签的边角。选项 C 多了一个定语"通用名称同行"，还有所说事项属于说明书。其二，禁止使用未经注册的商标，因此选项 A 是正确的说法，选项 B 是错误的说法。其三，注册商标以单字面积计不得大于通用名称所用字体面积的四分之一，选项 D 说法错误。故答案为 A。

47. A 考查药品名称和注册商标的标注和使用要求。其一，商品名以单字面积计等于通用名的二分之一，商标是四分之一，选项 A 符合规定，选项 D 不符合规定。其二，**外用药品是红底白字**，选项 B 错在是"蓝底白字"。其三，通用名字体颜色应使用黑色或白

色，选项 C 是"深绿色"。故答案为 A。

48. C 考查药品说明书和标签的标识管理。麻醉药品、精神药品、医疗用毒性药品、放射性药品、外用药品和非处方药的标签、说明书，应当印有规定的标志。可见，选项 A、选项 B 和选项 D 不符合题干。选项 C 大部分情况不用印专有标识，只有含特殊药品复方制剂为含可待因复方口服溶液，兴奋剂为麻醉药品和精神药品时才会印专有标识。故答案为 C。

49. B 考查药品说明书和标签的标识管理、药品说明书格式和书写要求。其一，与非处方药类似，标签应当彩色印制，说明书可以单色印制。选项 A 说法正确，选项 B 说法错误。其二，按 GSP 要求，内服药和外用药在药品批发企业要分开存放，在药品零售企业要分开摆放，这是为了防止用药差错，影响药品使用的安全性。当内服和外用通用时，则没必要提醒处方医师、审方药师和患者注意其是外用药品，选项 C 和选项 D 说法正确。故答案为 B。

50. B 考查药品说明书和标签的标识管理。其一，如果工作中销售过或生活中使用过红霉素软膏，并且注意观察了，此题直接得分。其二，由题干可以判断这是外用药品，排除选项 A 和选项 D。又根据标签才进行彩色印制，可以推理出答案为 B。故答案为 B。

51. A 考查药品说明书和标签的标识管理。印有专有标识的主要是说明书、标签，排除选项 B 和选项 D。又根据标签上的专有标识要彩色印制，得出答案为 A。此题要注意红霉素软膏是乙类非处方药，但是在医院使用，仍然需要开具处方，但是处方需要在右上角标注字样的药品主要是麻醉药品、第一类精神药品、第二类精神药品、急诊处方、儿科处方，并且不是专有标识，是字样。故答案为 A。

52. C 考查药品广告的界定和内容准则。国家药品标准是为生产环节或日常监督检查药品成分、含量的检验提供依据的，关系假劣药的界定；药品说明书则是通过 GLP、GCP 证明后的结论，关系到合理用药，因此药品标签、药品广告都是以说明书为依据，以防误导患者。故答案为 C。

53. D 考查药品广告的界定和内容准则。选项 D 属于非处方药必须显著标明的内容，与题干不符。故答案为 D。

54. A 考查药品广告的界定和内容准则。**药品广告应当显著标明的内容主要包括禁忌、不良反应、广告语、药品广告批准文号**。这些内容事关合理用药和广告发布的合法性，对广告主不利，可以限制药品广

告的商业色彩。同时，药品广告涉及药品名称、药品适应症或者功能主治、药理作用等内容的，不得超出说明书范围。这些内容并没有规定显著标明，因为企业可以利用这些内容进行推销宣传。

55. D 考查药品广告申请和发布要求。其一，药品广告，是指药品生产经营者通过一定媒介和形式直接或者间接推销药品的信息。可见，药品广告的目的是推销药品，医疗机构的目的是治病救人。其二，药品、医疗器械、保健食品和特殊医学用途配方食品注册证明文件或者备案凭证持有人及其授权同意的生产、经营企业为广告申请人。可见，对于药品来说就是药品上市许可持有人及其授权同意的生产、经营企业可以作为广告申请人。其三，含有医疗机构的名称、地址、联系方式、诊疗项目、诊疗方法以及有关义诊、医疗咨询电话、开设特约门诊等医疗服务的内容不得在药品广告出现。故答案为D。

56. B 考查药品广告申请和发布要求。其一，药品广告审查申请应当依法向生产企业或者进口代理人等广告主所在地广告审查机关提出。其二，各省级市场监督管理部门、药品监督管理部门负责药品广告审查，依法可以委托其他行政机关具体实施广告审查。可见，药品广告审查机关不一定是省级药品监督管理部门了，选项B与此规定不符。故答案为B。

57. C 考查药品广告申请和发布要求。处方药在指定的医学药学专业刊物上仅宣传药品名称（含药品通用名称和药品商品名称）的，无需审查。选项C说法错误。故答案为C。

58. B 考查药品广告审查标准和内容要求、药品广告申请和发布要求。其一，违反科学规律，明示或者暗示可以治疗所有疾病、适应所有症状、适应所有人群，或者正常生活和治疗病症所必需等内容不得在药品广告中出现。选项A属于"适应所有症状"，不符合规定。其二，含有"安全""安全无毒副作用""毒副作用小"；明示或者暗示成分为"天然"，因而安全性有保证等内容不得在药品广告中出现。选项C不符合规定。其三，含有"热销、抢购、试用""家庭必备、免费治疗、免费赠送"等诱导性内容，"评比、排序、推荐、指定、选用、获奖"等综合性评价内容，"无效退款、保险公司保险"等保证性内容，怂恿消费者任意、过量使用药品的内容不得在药品广告中出现。选项D不符合规定。其四，经广告审查机关审查通过并向社会公开的药品广告，可以依法在全国范围内发布。选项B符合规定。故答案为B。

59. C 考查药品广告审查标准和内容要求。含有

医疗机构的名称、地址、联系方式、诊疗项目、诊疗方法以及有关义诊、医疗咨询电话、开设特约门诊等医疗服务的内容不得在药品广告中出现。可见选项C符合题干。故答案为C。

60. D 考查药品广告审查标准和内容要求。不得使用与处方药名称相同的商标、企业字号为各种活动冠名进行广告宣传。选项D不符合此规定。故答案为D。

61. A 考查不得做广告的药品。其一，不得做广告的药品包括：①麻醉药品、精神药品、医疗用毒性药品、放射性药品、药品类易制毒化学品，以及戒毒治疗的药品；②军队特需药品、军队医疗机构配制的制剂；③医疗机构配制的制剂；④依法停止或者禁止生产、销售或者使用的药品；⑤法律、行政法规禁止发布广告的情形。其二，含麻黄碱类复方制剂是双跨药品，处方药在专业期刊做广告，非处方药发布广告媒介没有限制。故答案为A。

62. C 考查药品广告批准文号管理要求。其一，由题干可知该药品广告为"文"字号，排除选项A和选项D。其二，由题干进一步可知该药品广告批准文号截止日期为2025年11月15日，选项B超出了有效期，选项C在有效期内，并且该药是非处方药，发布在大众媒介也没有问题。故答案为C。

63. C 考查药品广告批准文号管理要求。已经审查通过的广告内容需要改动的，应当重新申请广告审查。可见，药品广告与药品注册、药品生产许可、药品经营许可不同，广告内容变动的，只能重新申请广告审查。故答案为C。

64. A 考查药品广告批准文号管理要求。药品广告批准文号的有效期与药品注册证、备案凭证或者药品生产许可证最短的有效期一致。可见，药品广告批准文号的有效期取决于药品广告批准文号发布时，这些证件剩余的有效期，最长是5年，最少是1年。故答案为A。

65. D 考查药品广告的注销。选项D是药店的销售行为，与药品生产企业的广告发布无关。故答案为D。

66. A 考查药品标签的分类和标识的内容。适应症或者功能主治、用法用量、不良反应、禁忌、注意事项不能全部注明的，应当标出主要内容并注明"详见说明书"字样。故答案为A。

67. D 考查医药价格和招采信用评价制度。给予医药企业申诉和整改期，鼓励企业采取剔除价格中的虚高空间、退回或公益性捐赠不合理收益等切实措施

主动修复信用。故答案为 D。

68. D　考查申请提供互联网药品信息服务的条件和审批。互联网药品信息服务需网站主办单位所在地省级药品监督管理部门核发《互联网药品信息服务资格证书》。选项 D 与此说法不符。故答案为 D。

69. D　考查申请提供互联网药品信息服务的条件和审批、网络销售药品的条件。选项 D 是网络药店的条件，原规定是"销售对象为个人消费者的，还应当建立在线药学服务制度，配备执业药师，指导合理用药"。故答案为 D。

70. C　考查申请提供互联网药品信息服务的条件和审批。选项 C 应该是换发。故答案为 C。

71. A　考查互联网药品信息的内容要求。其一，提供互联网药品信息服务的网站，应当在其网站主页显著位置标注《互联网药品信息服务资格证书》的证书编号。选项 A 可以出现。其二，提供互联网药品信息服务的网站不得发布麻醉药品、精神药品、医疗用毒性药品、放射性药品、戒毒药品和医疗机构制剂的产品信息。选项 B、选项 C 和选项 D 的信息不得发布。故答案为 A。

72. D　考查互联网药品信息的内容要求。麻醉药品、精神药品、医疗用毒性药品、放射性药品、戒毒药品和医疗机构制剂不安全或不允许市场销售，因此不得发布信息，而不是在发布时显著标明，要注意和《互联网药品信息服务资格证书》的证书编号的发布要求不同。故答案为 D。

73. D　考查我国药品价格管理模式。取消绝大部分药品政府定价，完善药品采购机制，发挥医疗保险控制费用作用，药品实际交易价格主要由市场竞争形成。也就是，现在中国**实行政府指导价的药品只有麻醉药品、第一类精神药品，其他药品主要是通过药品集中采购由市场竞争定价**，医保基金购买这些药品来进行控费。故答案为 D。

74. D　考查实行药品市场调节价应当遵循的原则。对国家发展改革委已按麻醉药品和第一类精神药品制定公布政府指导价的，暂以已制定价格为基础，综合考虑定价时间、相关价格指数的变化情况，以及麻醉药品和第一类精神药品通行的商业流通作价规则等因素，统一实施过渡性调整，作为临时价格执行。可见，国家医疗保障局并没有直接拿国家发改委制定的麻醉药品和第一类精神药品政府指导价来用，而是进行了调整。选项 D 错在价格管理部门是"国家发展改革委"，价格也和上述规定不符。故答案为 D。

75. D　考查药品经营者遵守药品价格管理的规

定。保供稳价是国家医疗保障局的职责，我国暂时没有规定药品经营者有保供稳价的主体责任，因为价格是市场现象，单一药品经营者无法决定价格，价格是供需双方共同决定的。故答案为 D。

76. C　考查药品经营者遵守药品价格管理的规定。因为价格属于商业秘密，但是药品价格又关系到患者的利益和医疗机构的公益性，因此医疗机构不可能公布所有药品价格，只公布常用药品价格。故答案为 C。

77. D　考查反不正当竞争的界定。在处理消费者与经营者的关系上，经营者应当遵守消费者权益保护法的规定。可见，消费者权益保护法主要处理消费者与经营者的冲突，而不正当竞争则主要处理经营者之间的冲突。故答案为 D。

78. D　考查混淆行为、虚假宣传和虚假交易行为的界定。此题可以按字面意思分析，前三个选项具有同样的语言结构，一错皆错，而最佳选择题只有一个答案。排除法确定答案为 D。选项 D 属于虚假宣传行为。故答案为 D。

79. C　考查混淆行为、商业贿赂行为、不正当有奖销售行为的界定。选项 A 属于混淆行为，选项 B 属于不正当有奖销售，选项 D 属于商业贿赂行为，只有选项 C 属于正常的商业交易行为。故答案为 C。

80. D　考查商业贿赂行为的界定。选项 A 和选项 B 是市场交易允许的，是合法行为。选项 C 中经营者的工作人员属于商业贿赂，但是经营者不属于商业贿赂，因为它有证据证明自己和商业贿赂无关。故答案为 D。

81. D　考查侵犯商业秘密的界定。其一，经营者以外的其他自然人、法人和非法人组织实施侵犯商业秘密行为的，视为侵犯商业秘密。故选项 A、选项 B、选项 C 属于侵犯商业秘密行为。其二，第三人明知或者应知商业秘密权利人的员工、前员工或者其他单位、个人以不正当手段获取权利人的商业秘密，仍获取、披露、使用或者允许他人使用该商业秘密的，视为侵犯商业秘密。选项 D 第三人不知情，不能构成侵犯商业秘密。故答案为 D。

82. A　考查互联网不正当竞争行为的界定。题干已经给出了互联网不正当竞争行为的界定，关键是要对应选项的意思，选出来与题干不一致的意思。选项 A 显然目的是混淆，而不是妨碍、破坏竞争对手。故答案为 A。

83. C　考查消费者的权益。根据字面意思，可以看出来题干中的关键词是"提供检验合格证明"，与选项 C 的意思匹配。故答案为 C。

84. C 考查消费者的权益、药品投诉举报途径。12315 消费者投诉举报电话由市场监督管理局负责，消费者协会主要公益性的作为第三方受理侵犯消费者权益的举报。故答案为 C。

85. D 考查经营者应履行的义务。此题运用常识解答，速度最快，也就是七日包退。另外，比较容易混淆的是选项 B 和选项 C，商品或服务责任在经营者时，退货产生的运输费用由经营者承担。但是经营者采用网络、电视、电话、邮购等方式销售商品时，一般退回商品的运输由消费者承担，除非另外约定。选项 C 的说法也欠严谨，但是不如选项 D 错得明显。故答案为 D。

86. D 考查经营者应履行的义务。**经营者对可能危及人身、财产安全的商品和服务，应向消费者作出真实的说明和明确的警示，并说明和标明正确使用商品或者接受服务的方法以及防止危害发生的方法，这属于"保证安全的义务"。** 题干中提供药品说明书和此意思一致。

87. C 考查经营者应履行的义务。其一，**经营者采用网络、电视、电话、邮购等方式销售商品，消费者有权自收到商品之日起七日内退货，除法律规定的情形外，无需说明理由。经营者应当自收到退回商品之日起七日内返还消费者支付的商品价款。退回商品的运费由消费者承担；经营者和消费者另有约定的，按照约定。** 选项 C 与此说法不一致。其二，一般情况下，依照规定进行退货、更换、修理的，经营者应当承担运输等必要费用。故答案为 C。

88. B 考查古代经典名方中药复方制剂说明书撰写指导原则。其一，按语文方法解答，题干有"已列入《古代经典名方目录（第×批）》"，可见选项 B 最合适。其二，选项 B 和选项 C 管理的共同点是"包括古代经典名方出处（包括古籍名称、朝代、作者）和处方来源的原文信息"，但是选项 B 强调"根据国家发布的古代经典名方目录中的'出处'撰写"，并且还应列出：处方已列入《古代经典名方目录（第 X 批）》"。故答案为 B。

89. B 考查古代经典名方中药复方制剂说明书撰写指导原则。**按古代经典名方目录管理的中药复方制剂、未按古代经典名方目录管理的古代经典名方中药复方制剂均需列出处方来源的原文信息，但是基于古代经典名方加减化裁的中药复方制剂可以不列这些内容。** 选项 B 说法错误。故答案为 B。

90. D 考查已上市中药说明书安全信息项内容修订技术指导原则。药品不良反应并不全是需要强调特别重要的警告信息，也就是不用全在警示语列出。**需要在警示语列出的不良反应信息有"本品不良反应包括过敏性休克，应当在有抢救条件的医疗机构使用，用药后出现过敏反应或其他严重不良反应，应当立即停药并及时救治"。** 可见，选项 D 说法错误。故答案为 D。

91. D 考查已上市中药说明书安全信息项内容修订技术指导原则。**药品不良反应属于上市后的安全性信息**，选项 D 错为"上市前"。故答案为 D。

92. A 考查已上市中药说明书安全信息项内容修订技术指导原则。【禁忌】项的内容指禁止使用该药品的各种情形，选项 A 错为"慎重使用"。故答案为 A。

93. D 考查已上市中药说明书安全信息项内容修订技术指导原则。当监测发现已上市中药对特殊工种（驾驶员、高空作业人员等）、运动员等的操作或行为有影响时，应在【注意事项】中作出相关提示。可见，选项 D 中的情况应该在【注意事项】中列出。故答案为 D。

94. D 考查抗病毒相关剂型的药品说明书修订。根据新规定，选项 D 修改成了"高血压、心脏病、肝病、糖尿病、肾病等患者应在医师指导下服用"。故答案为 D。

95. A 考查医疗机构工作人员廉洁从业九项准则。**除就诊医院所在医联体的其他医疗机构，和被纳入医保"双通道"管理的定点零售药店外，严禁安排患者到其他指定地点购买医药耗材等产品。** 可见，医疗机构可以推荐患者到医联体其他医疗机构以及为了使医保谈判药品落地的"双通道"定点零售药店购药。选项 A 说法错误。故答案为 A。

96. D 考查上市药品信息公开与查询。其一，公开的内容包括，药品的产品注册、生产经营许可、监督检查、监督抽检、行政处罚以及其他监管活动中形成的以一定形式制作保存的信息。其二，行政诉讼是人民法院负责的，而题干上市药品信息公开的机构为药品监督管理部门。选项 D 与题干不符。故答案为 D。

97. D 考查上市药品信息公开与查询。**公民隐私信息受法律保护。涉及公民依法受到保护的隐私信息，不予公开。** 选项 D 为"限定范围内公开"，说法错误。故答案为 D。

98. D 考查上市药品信息公开与查询。其一，药品行政处罚由违法行为所在地药品监督管理部门负责，选项 D 处罚部门是公安机关，和题干不符。其二，药品行政处罚决定的信息：①行政处罚案件名称、处罚决定书文号；②被处罚的自然人姓名、被处罚的企业或其他组织的名称、统一社会信用代码（组织机构代码、事业单位法人证书编号）、法定代表人（负责人）姓名；③违反法律、法规和规章的主要事实；④行政处罚的种类和依据；⑤行政处罚的履行方式和期限；⑥作出行政处罚决定的行政执法机关名称和日期。根据该规定，运用排除法也可以得到答案为 D。

99. D 考查上市药品信息公开与查询。国家药品监督管理局负责药品上市，国家药品监督管理局药品审评中心负责药品审评审批信息，包括药品注册申请受理信息、审评审批过程信息、审评审批结果信息及其他审评审批信息。故答案为 D。

100. D 考查上市药品信息公开与查询。药品广告审查批准权限在国家市场监督管理总局，因此查询最新药品广告的信息，要到国家市场监督管理总局网站。故答案为 D。

101. C 考查上市药品信息公开与查询。其一，**鼓励企业创新查询方式，面向社会公众提供药品追溯数据查询服务**。可见，选项 C 有可能是企业提供的查询服务。其二，**鼓励药品上市许可持有人、生产企业、经营企业、使用单位、行业协会、第三方服务机构、行政管理部门通过药品追溯协同服务平台，实现药品信息化追溯各方互联互通**。可见，药品追溯协同服务平台并没有面向社会公众提供查询服务。其三，国家药品监督管理局网站通过网站公布了药品广告、虚假广告企业名录、可发布处方药广告的医学药学专业刊物名单、开展互联网药品信息服务和互联网药品交易服务企业的信息，开展向个人消费者提供药品业务的网上药店以及执业药师注册等信息。可见，选项 A、选项 B 和选项 D 国家药品监督管理局网站提供了查询服务。故答案为 C。

102. D 考查药品安全信用档案和安全信息统一公布制度。由题干可知药品安全信用档案管理是由药品监督管理部门来推动的，而医疗机构主要由卫生健康部门管理，其功能也主要是安全、有效、经济合理用药。故答案为 D。

103. C 考查药品安全信用档案和安全信息统一公布制度。**各级药品监督管理部门记录的药品安全信用信息，以行政处罚决定书、文件通知、专项通知书等形式或者电子文档形式，按照药品安全信用等级评定工作的工作分工，及时告知药品、医疗器械生产、**

经营企业和研制单位所在地省级药品监督管理部门。而题干中是研发企业，故答案为 C。

104. D 考查药品安全信用档案。其一，**药品监督管理部门建立药品上市许可持有人、药品生产企业、药品经营企业、药物非临床安全性评价研究机构、药物临床试验机构和医疗机构药品安全信用档案**。其二，药品安全信用档案适用的主要是被监管机构，药品检验机构是监督管理技术支撑部门。故答案为 D。

105. D 考查药品安全信用档案。药品监督管理部门建立药品上市许可持有人、药品生产企业、药品经营企业、药物非临床安全性评价研究机构、药物临床试验机构和医疗机构药品安全信用档案，记录许可颁发、日常监督检查结果、违法行为查处等情况，依法向社会公布并及时更新。故答案为 D。

106. C 考查简化版和大字版药品说明书及电子药品说明书编写规定。药品说明书（大字版）应与药品说明书（完整版）内容一致，结合具体内容及纸张大小，按照药品**说明书（简化版）**相应内容进行适当加大加粗，满足不同患者阅读需求。可见，选项 C 错在"适当加大加粗"的依据成了大字版。故答案为 C。

107. C 考查药品标签种类及标示的内容。中药材生产质量管理规范的英文是 GAP。故答案为 C。

二、配伍选择题

[1~3] A、B、C 考查药品包装、说明书和标签的界定和要求。国务院药品监督管理部门在审批药品时，对化学原料药一并审评审批，对相关辅料、直接接触药品的包装材料和容器一并审评，对药品的质量标准、生产工艺、标签和说明书一并核准。

[4~6] B、D、A 考查药品说明书的格式、内容和书写要求。其一，第 4 题题干的关键点是"合并用药"，不是"注意事项"。故答案为 B。其二，第 5 题题干的关键点是"慎用"，这是注意事项。故答案为 D。其三，第 6 题的关键点是"辅助治疗"，这是适应症。故答案为 A。

[7~8] C、B 考查药品说明书的格式、内容和书写要求。其一，【适应症或功能主治】是诊断、预防、治疗等对人体健康有益的反应，【不良反应】是在正常用法用量下对人体有害的反应。选项 A 是适应症或功能主治，选项 C 是不良反应。故第 7 题答案为 C。其二，【注意事项】主要是用药过程需要注意的影响疗效的问题，【禁忌】是不能应用药品的人群或

疾病。故第 8 题答案为 B。

[9～10] C、B　考查药品说明书的格式、内容和书写要求。参见第 [7～8] 题的解析。

[11～12] B、B　考查药品说明书的格式、内容和书写要求。参见第 [7～8] 题的解析。

[13～14] A、D　考查药品说明书的格式、内容和书写要求。用法用量是正常用法用量，药物过量是超剂量的情况。

[15～16] A、D　考查药品说明书的格式、内容和书写要求。其一，**中药、天然药物处方药说明书应列出处方中所有的药味或有效部位、有效成分等。**故第 15 题答案为 A。其二，第 16 题是讲注射剂使用中需要注意的问题，这是注意事项。故答案为 D。

[17～19] A、B、C　考查药品说明书的格式、内容和书写要求。此题是将"患者平常问的问题，需要查询的说明书内容是什么"作为题干。其一，**药物滥用或药物依赖性内容需要列到说明书【注意事项】中**，第 17 题答案为 A。其二，说明书【成分】项目需要列明注射剂和非处方药所用的全部辅料名称，第 18 题应该为 B。其三，禁止应用该药品的人群或疾病情况需要列在说明书【禁忌】项目下，第 19 题答案为 C。

[20～22] C、C、D　考查药品说明书的格式、内容和书写要求。说明书此种类型的题目本质上都是语文题、工作常识。注意**【用法用量】是正常情况的用法用量，而【注意事项】则是异常情况的用法用量。**其一，第 20 题题干的意思是"接种预防性生物制品出现紧急情况的应急处理方法"，对比选项只能选择 C，故第 20 题答案为 C。其二，第 21 题采用同样的方法，也是只能选择 C，故第 21 题答案为 C。其三，选项 A、B 和 C 不可能在说明书标题下方，只能选择 D，故第 22 题答案为 D。

[23～25] A、B、D　考查药品说明书的格式、内容和书写要求。此题是语文题，是通过分析字面意思找答案的典范。其一，注射用头孢曲松钠属于抗菌药物注射剂，是处方药，选项 C 管理过松。选项 D 抗菌药物需要患者支付费用，医疗保险能够报销的，也需要自付一部分费用。注射用头孢曲松钠如果用于流行感冒，在疾病流行季节肯定可以用，选项 B 也不合适。第 23 题只能选择选项 A，在说明书标题下方要注明黑体字警示语。其二，减毒活疫苗属于处方药，和上面道理一样，选项 C 不合适。这种疫苗没有明确类别，选项 D 也不合适。选项 A 和选项 B 都可以选择，但是对比之后，选项 B 更为合适，因为疫苗是预防疾

病的，该疾病流行季节使用，容易出现问题。第 24 题答案为 B。其三，国家免疫规划疫苗属于免费的，第 25 题答案为 D。

[26～28] D、C、C　考查药品说明书的格式、内容和书写要求。参见第 [7～8] 题的解析。

[29～30] C、D　考查药品说明书的格式、内容和书写要求。参见第 [7～8] 题的解析。

[31～32] B、B　考查药品说明书的格式、内容和书写要求。成分、辅料属于成分的组成部分。

[33～35] A、A、B　考查药品说明书的格式、内容和书写要求。其一，化学药品和治疗用生物制品说明书【成分】项列出活性成分的化学名称、化学结构式、分子式、分子量。故第 33 题答案为 A。其二，处方中含有可能引起严重不良反应的辅料的，【成分】项下应当列出该辅料名称。故第 34 题答案为 A。其三，化学药品和治疗用生物制品的规格指每支、每片或其他每一单位制剂中含有主药（或效价）的重量或含量或装量。故第 35 题答案为 B。

[36～37] C、D　考查药品说明书的格式、内容和书写要求。其一，化学药说明书【药理毒理】项包括药理作用和毒理研究两部分内容，其中药理作用为临床药理中药物对人体作用的有关信息。故第 36 题答案为 C。其二，化学药说明书【药代动力学】项应当包括在体内吸收、分布、代谢和排泄的全过程及其主要的药代动力学参数，以及特殊人群的药代动力学参数或特征。说明药物是否通过乳汁分泌、是否通过胎盘屏障及血 - 脑屏障等。故第 37 题答案为 D。

[38～40] A、B、C　考查药品说明书的格式、内容和书写要求。选项 A 与其他选项的区别在于化学药品和治疗用生物制品处方药可以将不同规格写到一个说明书上。

[41～42] D、B　考查药品标签的分类和标示的内容。其一，根据标签内容进行对比，难度较大。其二，根据常识，规格对应的是制剂，执行标准对应的是原料药。

[43～44] A、D　考查药品标签的分类和标示的内容，药品说明书的格式、内容和书写要求。其一，药品标签中都没有要求标注成分，但是说明书中有【成分】项。故第 43 题答案为 A。其二，原料药包装的标签的药品名称不用写通用名。故第 44 题答案为 D。

[45～46] B、B　考查药品标签上药品有效期的规定。起算日期是生产日期，批号相关内容可以不用细看或者不看，这样可以减少审题时间。第 45 题按

日计算的话，应该标注"有效期至 2016 年 08 月 31 日"，选项 A 属于月、日颠倒的不符合规定的标注，其余选项不符合要求。因此，按月计算，选项 B 符合要求，此时生产日期的日不用看，只看月。第 46 题推理思路类似。故第 45、46 题答案均为 B。

[47～49] A、C、D　考查药品标签上药品有效期的规定。其一，第 47 题按日计算，答案为 A。其二，第 48 题按日计算，答案为 C。其三，第 49 题是特殊情况，按说明书有效期格式标注，答案为 D。

[50～52] D、B、A　考查药品说明书、标签印制和文字表述要求。药品标签不得印制"××省专销""原装正品""进口原料""驰名商标""专利药品""××监制""××总经销""××总代理"等字样。但是，"企业防伪标识""企业识别码""企业形象标志"等文字图案可以印制。以企业名称等作为标签底纹的，不得以突出显示某一名称来弱化药品通用名称。"印刷企业""印刷批次"等与药品的使用无关的，不得在药品标签中标注。

[53～55] C、A、B　考查药品名称和注册商标的标注和使用要求。其一，药品标签使用注册商标的，应当印刷在药品标签的边角，含文字的注册商标，其字体以单字面积计不得大于通用名称所用字体的四分之一。故第 53 题答案为 C。其二，药品商品名称不得与通用名称同行书写，其字体和颜色不得比通用名称更突出和显著，其字体以单字面积计不得大于通用名称所用字体的二分之一。故第 54 题答案为 A。其三，对于横版标签，必须在上三分之一范围内显著位置标出；对于竖版标签，必须在右三分之一范围内显著位置标出。故第 55 题答案为 B。

[56～58] C、A、D　考查药品名称和注册商标的标注和使用要求。这种题目主要是考查工作常识，第 57 题分析字面意思也可以得到答案。

[59～61] C、A、B　考查药品说明书和标签的标识管理。这种题目主要是考查工作常识，如果没有相关工作环境，建议记住主要的颜色。

[62～64] B、D、C　考查药品广告的界定和内容准则、不得做广告的药品。其一，对比三个题干，第 62 题和第 63 题明确"可以发布广告"，第 64 题明确"不得发布广告"，故第 64 题答案为 C。其二，非处方药是消费者自行判断购买，第 62 题符合这个概念，故第 62 题答案为 B。其三，处方药在政府指定的专业期刊发布广告，也就是仅供医学药学专业人士阅读，故第 63 题答案为 D。

[65～67] A、C、B　考查药品广告的界定和内

容准则、药品广告审查标准和内容要求。第 65 题和第 66 题属于重点内容需要掌握，第 67 题本质是语文题，从字面意思可以分析出来答案。

[68～70] B、C、C　考查药品广告申请和发布要求。其一，广告审查机关收到申请人提交的申请后，应当在五个工作日内作出受理或者不予受理决定。故第 68 题答案为 B。其二，广告审查机关应当对申请人提交的材料进行审查，自受理之日起十个工作日内完成审查工作。故第 69 题答案为 C。其三，经审查批准的药品广告，广告审查机关应当通过本部门网站以及其他方便公众查询的方式，在十个工作日内向社会公开。故第 70 题答案为 C。

[71～73] A、A、B　考查药品广告申请和发布要求。此题一定要注意处方药、非处方药的广告审查程序是一样的，国产药品由生产企业所在地广告审查机关审查批准，进口药品由进口代理人所在地广告审查机关审查批准。

[74～75] C、B　考查药品广告审查标准和内容要求、不得做广告的药品。选项 A 和选项 D 属于不得做广告的药品，先排除。选项 B 可以在大众媒介做广告，选项 C **处方药只能在国务院卫生行政部门和国务院药品监督管理部门共同指定的医学、药学专业刊物上发布广告**。

[76～78] A、B、C　考查药品广告检查内容和方式。其一，国家市场监督管理总局负责组织指导药品广告审查工作。各省级市场监督管理部门、药品监督管理部门负责药品广告审查，依法可以委托其他行政机关具体实施广告审查。故第 76 题答案为 A。其二，第 77 题通过字面意思可以确定答案为 B。其三，"以不当方式获得批准文件"是谁审查谁处罚，除此之外的药品广告违法行为，都是由市场监督管理部门处罚的。故第 78 题答案为 C。

[79～80] D、B　考查互联网药品信息的内容要求。选项 C 基本药物目录在互联网上可以发布，互联网发布时不需要经批准，但是国家基本药物目录是由国家基本药物工作委员会审核，国家卫健委制定并颁布的。选项 A 临床药理信息是学术知识，不仅在互联网上面可以发布，并且不需要审批。选项 A 和 C 首先排除。然后，可以确定第 79 题答案为 D，第 80 题答案为 B。

[81～83] B、C、C　考查实行药品市场调节价应当遵循的原则。**医疗保障部门管理价格的药品范围，包括化学药品、中成药、生化药品、中药饮片、医疗机构制剂等**。其中，麻醉药品和第一类精神药品

实行政府指导价，其他药品实行市场调节价。注意医疗机构制剂的市场调节价是由医疗机构根据患者需求制定的，但是医疗机构制剂不允许在市场上销售。

[84～86] B、A、C 考查混淆行为、虚假宣传和虚假交易行为、互联网不正当竞争行为的界定。这三道题都涉及互联网交易，但是考点是不正当竞争行为，关键是区分三个题干的意思。其一，第84题的关键是从他人网页销售页面强制跳转，这属于互联网不正当竞争行为。其二，第85题的关键是让他人误认为是知名企业的网站或网页，这属于混淆行为。其三，第86题的关键是刷单炒信，这属于虚假宣传和虚假交易行为。

[87～88] A、C 考查混淆行为、虚假宣传和虚假交易行为的界定。混淆行为侧重强调非品牌伪装成品牌，目的是让对方将自己当成品牌来购买。虚假宣传行为侧重强调对本商品的虚假介绍，诱导消费者购买，一般不会把自己伪装成品牌。

[89～90] B、D 考查商业贿赂行为、侵犯商业秘密行为的界定。这两个题干都含有"贿赂"这个关键词，但是第89题更强调商业秘密，第90题更强调获得交易优势。

[91～92] A、D 考查混淆行为、诋毁商誉行为的界定。根据字面意思可以推理得到答案。

[93～95] C、B、A 考查消费者的权益。此题考查阅读理解。其一，第93题提供信息、证明，选择C最符合意思，故第93题答案为C。其二，第94题在说明交易要保证供需双方公平，故第94题答案为B。其三，第95题的重点是"挑选"，这是自主选择，故第95题答案为A。

[96～98] D、C、B 考查消费者的权益。第96题注重"安全"，故答案为D。第97题注重"赔偿"，故答案为C。第98题用排除法，更容易分析出来答案。也可以直接分析"个人信息依法得到保护"，这是尊重消费者的表现，故答案为B。

[99～101] A、B、C 考查消费者的权益。其一，第99题的重点是"自主决定在医疗机构药房或零售药店取药"，这属于自主选择行为，故答案为A。其二，第100题的重点是"要求提供药品说明书"，也就是要求知道某种情况，属于真情知悉权，故答案为B。其三，知识获取权是消费者享有获得有关消费和消费者权益保护方面的知识的权利。第101题题干是这个意思。但是，要注意"知识获取权"和"真情知悉权"的区别，前者是为了获得进一步的消费者权益保护知识，而后者则是获取产品本身的知识。超适

应症标准的为假药，故答案为C。

[102～104] A、C、B 考查经营者应履行的义务。其一，第102题的重点是"保障人身、财产安全"，属于保障安全的义务。故答案为A。其二，第103题的重点是"明码标价"，也就是要提供价格，也是一种信息，属于提供信息的义务。故答案为C。其三，第104题的重点是"标明其真实名称和标记"，属于真实标记的义务。故答案为B。

[105～107] C、D、B 考查经营者应履行的义务。其一，第105题的重点是"提供信息"，故答案为C。其二，第106题的重点是"保证质量"，故答案为D。其三，第107题要特别注意一下，因为和"提供信息的义务"很像，但是"为消费者提供相关服务信息的义务"更多针对的是网络、电视、电话、邮购等方式购买商品或服务。故答案为B。

[108～110] B、C、D 考查经营者应履行的义务、消费者的权益。其一，消费者有权根据商品或者服务的不同情况，要求经营者提供商品的价格、产地、生产者、用途、性能、规格、等级、主要成分、生产日期、有效期限、检验合格证明、使用方法说明书、售后服务，或者服务的内容、规格、费用等有关情况。故第108题答案为B。其二，消费者在购买、使用商品和接受服务时，享有人格尊严、民族风俗习惯得到尊重的权利，享有个人信息依法得到保护的权利。故第109题答案为C。其三，经营者与消费者进行交易，应当遵循自愿、平等、公平、诚实信用的原则。消费者在购买商品或者接受服务时，有权获得质量保障、价格合理、计量正确等公平交易条件，有权拒绝经营者的强制交易行为。故第110题答案为D。

[111～112] A、B 考查经营者应履行的义务。存在不违反法律强制性规定的瑕疵，可以销售；有危险时，要警示；有缺陷时，要采取行动干预。

[113～115] A、B、D 考查经营者应履行的义务。对消费者有利的一定要显著提请其注意，对消费者不利的不得规定。

[116～117] A、D 考查上市药品信息公开与查询。首先，第116、117题题干不是行政审批，也不是备案。其次，第116题主要是制定的法律文件和药品目录，不是统计信息，排除选项D，故答案为A。同理，第117题所涉及内容是统计信息，故答案为D。

[118～120] C、A、B 考查古代经典名方中药复方制剂说明书撰写指导原则。三种中药复方制剂对于【处方来源】的撰写严格程度和古代经典名方目录管理的要求有关，选项A管理要求最高，选项B管理

要求居中，选项 C 管理要求最低。另外，从药品名称也可以推断三种中药复方制剂的管理严格程度。

[121～122]　A、C　考查古代经典名方中药复方制剂说明书撰写指导原则。**基于古代经典名方加减化裁的中药复方制剂，应当列明在古代经典名方基础上增加和减去的药味等相关变化情况，并说明化裁依据。**可见，按古代经典名方目录管理的中药复方制剂管理最严格，不会出现化裁。第 121 题答案为 A。而经过化裁的古代经典名方中药复方制剂，已经不同于古代经典名方，无需列明"历代医评"。第 122 题答案为 C。

[123～124]　A、B　考查古代经典名方中药复方制剂说明书撰写指导原则。两个题干均在讲述中医临床实践。第 123 题题干有古代经典名方的概念，故答案为 A。第 124 题答案为 B。

[125～127]　A、D、B　考查已上市中药说明书安全信息项内容修订技术指导原则。此题本质是语文题，可以对比题干和选项的字面意思来寻找答案。

[128～130]　C、A、B　考查已上市中药说明书安全信息项内容修订技术指导原则。此题本质是语文题，可以对比题干和选项的字面意思来寻找答案。

[131～133]　D、A、C　考查已上市中药说明书安全信息项内容修订技术指导原则。此题本质是语文题，可以对比题干和选项的字面意思来寻找答案。

[134～136]　B、B、B　考查已上市中药说明书安全信息项内容修订技术指导原则。注意事项是使用药品过程需要注意的问题，禁忌是禁止使用的情形。

[137～139]　C、B、A　考查已上市中药说明书安全信息项内容修订技术指导原则。注意事项是使用药品过程需要注意的问题，禁忌是禁止使用的情形。

三、综合分析选择题

1. A　考查执业药师执业活动的监督管理。此题关键是从情景中找到对应的关键语句"将丙医院工作的张某作为企业负责人申办《药品经营许可证》"，这属于虚假材料申办《药品经营许可证》。另外，也可以用排除法，门店乙并没有开始经营，就不会构成遵守 GSP 和调配处方的违法行为，也就是选项 B、选项 C、选项 D 不可能发生。故答案为 A。

2. A　考查药品安全信用档案和安全信息统一公布制度。情景中企业的失信行为应该记入药品安全信用信息。故答案为 A。

3. A　考查执业药师执业活动的监督管理。从情景可以看出，已经配备了执业药师，只不过执业药师

是租借的，排除选项 B 和选项 D。另外，执业药师挂证应该作为个人诚信信息记入全国执业药师注册管理系统，暂时还没有记入中国人民银行的征信系统。故答案为 A。

4. A　考查药品安全信用档案和安全信息统一公布制度。其一，情景中的药店尚未经营，也就无法构成国家药品安全总体情况、药品安全风险警示信息、重大药品安全事件及其调查处理信息和国务院确定需要统一公布的其他信息，也就是没有必要由国家或省级药品监督管理部门统一公布。其二，被认定为严重失信等级的药品经营企业，药品监督管理部门可以：①结案后进行回查；②列为重点监督检查对象，进行重点专项监督检查；③增加日常监督检查的频次；④公示违法记录。选项 A 可以公示。故答案为 A。

5. A　考查药品说明书的格式与书写要求。药品说明书标题中的药品名称为通用名称。

6. A　考查药品说明书的格式与书写要求、药品零售企业不得经营的药品种类。注射剂属于零售药店必须凭处方销售的药品，处方药不能由患者只阅读说明书就购买使用，必须由医师开具处方，并在其指导下才可使用。选项 A 和 B 的区别就在于"和"和"或"，注意此种命题方式。选项 C 属于非处方药警示语。

7. C　考查药品说明书的格式与书写要求。其一，注射用乳糖酸阿奇霉素是化学药品，不是中药、天然药物处方药，排除选项 B 和 D。其二，注射剂应该列出全部辅料名称。故答案为选项 C。

8. A　考查药品说明书的格式与书写要求。根据国家药品监督管理部门核准的内容印制说明书和标签，不得擅自增加或删改原批准的内容，否则属于不合法。超适应症的为假药。故答案为 A。

9. C　考查药品说明书的格式与书写要求、非处方药专有标识管理。说明书中专有标识单色印刷。

10. C　考查药品名称和注册商标的标注和使用要求。注册商标标注在药品标签的边角。

11. B　考查药品说明书的格式与书写要求。其一，该药为非处方药，要列明全部辅料，排除 C 和 D。其二，该药为复方制剂，故答案为 B。

12. D　考查药品说明书的格式与书写要求、同品种药品标签的规定。其一，情景中的药品属于化学药品非处方药，每一个说明书只能写一种规格。选项 A 说法正确。其二，同一药品生产企业生产的同一药品，药品规格或包装规格不同的，其标签应明显区别或规格项明显标注。选项 D 说法针对的是药品规格和

包装规格均相同的情况。注意选项 D 如果成立，必须药品规格、包装规格同时一致，两者有其一不一致，就需要明显区别或规格项明显标注。

13. D 考查药品说明书的格式与书写要求。"运动员慎用"字样在说明书的【注意事项】中，同时药盒上面也会贴或印"运动员慎用"字样。故答案为 D。

14. B 考查药品说明书的格式与书写要求。禁忌是不能用的疾病或人群。故答案为 B。

15. D 考查药品说明书的格式与书写要求。选项 D 属于不良反应。故答案为 D。

16. D 考查医疗用毒性药品的品种。注意洋地黄毒苷原料药是毒性西药，但是其注射剂是普通的化学药品。故答案为 D。

17. C 考查医疗用毒性药品生产管理要求。毒性药品生产记录保存 5 年备查。故答案为 C。

18. B 考查药品说明书的格式与书写要求。此题是语文题，题干中的意思显然是适应症。故答案为 B。

19. D 考查药品说明书的格式与书写要求。注意【禁忌】主要关注禁用情况，【注意事项】主要关注慎用、需要观察的情况。故答案为 D。

20. D 考查未经审查发表广告和违法发布广告的处罚、药品广告审查标准和内容要求。其一，情景中的药品广告是经广告审查部门批准的，也就是这个药品是可以发布广告的。选项 D 的定性错误。其二，情景中的"治疗所有骨病"表示适应骨病的所有症状，这属于广告中不得出现的情形，构成虚假宣传。选项 A 和选项 C 定性正确。其三，情景中的广告，药品监督管理部门不可能批准发布，也就是广告经过了修改，也就是发布的内容未经审查，选项 B 定性正确。故答案为 D。

21. A 考查违反药品广告管理的法律责任。该药品生产企业只是某一药品广告违法，停产整顿牵连其他药品，过重，答案确定为 A。

22. B 考查违反药品广告管理的法律责任。虚假广告的处罚是一样的。情节严重的，处广告费用三倍以上五倍以下的罚款，广告费用无法计算或者明显偏低的，处二十万元以上一百万元以下的罚款，可以吊销营业执照，并由广告审查机关撤销广告审查批准文件，1 年内不受理其广告审查申请。故答案为 B。

23. B 考查药品广告批准文号管理要求。其一，药品广告批准文号的有效期与产品注册证明文件、备案凭证或者生产许可文件最短的有效期一致。产品注册证明文件、备案凭证或者生产许可文件未规定有效期的，广告批准文号有效期为 2 年。选项 A 的药品广告批准文号有效期应该为 5 年，说法错误。其二，已经审查通过的广告内容需要改动的，应当重新申请广告审查。选项 B 说法正确。其三，广告主、广告经营者、广告发布者应当严格按照审查通过的内容发布药品广告，不得进行剪辑、拼接、修改。选项 C 说法错误。其四，经广告审查机关审查通过并向社会公开的药品广告，可以依法在全国范围内发布。选项 D 说法错误。故答案为 B。

24. B 考查药品广告申请和发布要求。药品广告审查申请应当依法向生产企业或者进口代理人等广告主所在地广告审查机关提出。共同情景中的药品生产企业所在地是国内 A 省。故答案为 B。

25. A 考查药品广告审查标准和内容要求。使用科研单位、学术机构、行业协会或者专家、学者、医师、药师、临床营养师、患者等的名义或者形象作推荐、证明的，广告中不得出现。情景中是以 D 省某中医院内科主任医师丁推荐药品。另外，选项 C 和选项 D 要显著标明，而选项 B 则不能超出说明书的范围。故答案为 A。

26. D 考查药品广告审查标准和内容要求、药品广告批准文号管理要求、药品广告申请和发布要求、未经审查发表广告和违法发布广告的处罚。其一，非处方药才能在大众媒介发布，选项 A 推断正确。其二，经广告审查机关审查通过并向社会公开的药品广告，可以依法在全国范围内发布。选项 B 推断正确。其三，药品注册证明文件持有人及其授权同意的生产、经营企业为广告申请人。选项 C 推断正确。其四，选项 D 没有证据。故答案为 D。

27. A 考查申请提供互联网药品信息服务的条件和审批。此题关键是要区分考的是网络药品经营，还是互联网药品信息服务。

28. D 考查不正当竞争行为的界定。"其域名主体部分和另一家全国最大零售连锁药店几乎一模一样"构成混淆行为；"雇用了一家信息技术公司对该网上药店刷单，给予五星好评"构成虚假商业宣传；"设置 10 万元大奖来进行抽奖销售"，构成不正当有奖销售。只有互联网不正当竞争行为没有涉及。故答案为 D。

29. D 考查未经审查发布广告和违法发布广告的处罚。2 年内有三次以上违法行为或者有其他严重情节的，处广告费用五倍以上十倍以下的罚款，广告费用无法计算或者明显偏低的，处一百万元以上二百万元以下的罚款，可以吊销营业执照，并由广告审查机关撤销广告审查批准文件，1年内不受理其广告审查申请。故答案为D。

四、多项选择题

1. ABCD　考查互联网广告管理的规定。**禁止以介绍健康、养生知识等形式，变相发布**医疗、**药品、医疗器械、保健食品、特殊医学用途配方食品广告。介绍健康、养生知识的，不得在同一页面或者同时出现相关**医疗、**药品、**医疗器械、保健食品、特殊医学用途配方食品的商品**经营者或者服务提供者地址、联系方式、购物链接等内容。**故答案为ABCD。

2. ABCD　考查互联网广告管理的规定。符合题干的情形包括：①没有关闭标志或者计时结束才能关闭广告；②关闭标志虚假、不可清晰辨识或者难以定位等，为关闭广告设置障碍；③关闭广告须经两次以上点击；④在浏览同一页面、同一文档过程中，关闭后继续弹出广告，影响用户正常使用网络；⑤其他影响一键关闭的行为。故答案为ABCD。

3. ABCD　考查不正当竞争行为。经营者在商业宣传过程中，提供不真实的商品相关信息，欺骗、误导相关公众的虚假商业宣传，还包括：①经营者对商品作片面的宣传或者对比；②经营者将科学上未定论的观点、现象等当作定论的事实用于商品宣传；③经营者使用歧义性语言进行商业宣传；④经营者其他足以引人误解的商业宣传行为欺骗、误导相关公众的，均可以认定为"引人误解的商业宣传"。人民法院应当根据日常生活经验、相关公众一般注意力、发生误解的事实和被宣传对象的实际情况等因素，对引人误解的商业宣传行为进行认定。选项D属于"其他足以引人误解的商业宣传行为欺骗、误导相关公众的"行为。故答案为ABCD。

4. ABCD　考查医药价格和招采信用评价的制度。目前纳入评价范围的具体事项，包括医药商业贿赂、涉税违法、实施垄断行为、不正当价格行为、扰乱集中采购秩序、恶意违反合同约定等7类有悖诚实定价、诚信经营的行为。

5. ABCD　考查药品安全信用档案和安全信息统一公布制度。**国家药品安全总体情况、药品安全风险警示信息、重大药品安全事件及其调查处理信息和国务院确定需要统一公布的其他信息由国务院药品监督管理部门统一公布。药品安全风险警示信息和重大药品安全事件及其调查处理信息的影响限于特定区域**的，也可以由有关省、自治区、直辖市人民政府药品监督管理部门公布。可见，药品安全风险警示信息和重大药品安全事件及其调查处理信息的影响限于特定区域的，国家药品监督管理部门、省级药品监督管理部门都可以公布。选项D不能遗漏。故答案为ABCD。

6. ABCD　考查药品投诉举报途径和举报人信息保密。应当通过诉讼、仲裁、行政复议等法定途径解决或者已经进入上述程序的，不予受理投诉举报。因为这些都属于民告官的行为，而药品投诉举报则是举报同行。另外，选项D说明投诉举报有追究时效。故答案为ABCD。

7. ABCD　考查药品投诉举报途径和举报人信息保密。这些都是常识，不用故意记忆。

8. ABCD　考查药品品种档案主要内容。药品上市许可持有人和药品生产企业也应当建立全面、完整的药品品种档案，包含药品品种的所有历史信息，即品种的简介及工艺流程图，新药证书及批件（包括：证书、批件和批准的质量标准、使用说明书等），生产设备描述，制备工艺及其研究资料，理化性质研究及文献资料，成品质量标准及检验方法，成品质量标准的变更，原料、辅料、包装材料等供应商情况、质量规格、检验方法、检验结果，产品内控质量标准及变更，逐年质量指标完成情况及历年产品质量情况统计，质量事故及报告资料，销售记录，产品回收及退货处理，产品质量改进资料，包装材料变更记载，药品监督检验的抽检情况和结果，留样观察总结，用户调查及用户访问，印刷性包装材料样稿，主要供户质量体系评估，等等。故答案为ABCD。

9. ABCD　考查药品品种档案管理方式。注意选项A和选项B表面有矛盾，但是管理方式就是这样的，纸质档案主要考虑的是地域差异。故答案为ABCD。

10. ABCD　考查药品包装的界定和要求。这四个选项都属于容易考查的内容，需要加以注意。另外，凡封签、标签、包装容器等有破损的，不得出厂和销售。

11. ABC　考查药品标签的分类和标示的内容、同品种药品标签的规定、药品标签上药品有效期的规定。其一，此题总结了包装尺寸造成的标签标示内容的差异，选项A、选项B和选项C说法正确。其二，同一药品生产企业生产的同一药品，分别按处方药与非处方药管理的，两者的包装颜色应当明显区别。可见，选项D与此说法矛盾。故答案为ABC。

12. ABD　考查药品说明书、标签印制和文字表述要求。与药品使用无关的内容不印制，只有选项C

药品生产企业关系药品质量，可以印制。故答案为 ABD。

13. ABC 考查药品名称和注册商标的标注和使用要求。其一，药品说明书和标签中标注的药品名称必须符合国家药品监督管理部门公布的药品通用名称和商品名称的命名原则，并与药品批准证明文件的相应内容一致。可见，药品商品名是否注册不是重点。其二，药品说明书和标签中禁止使用未经注册的商标以及其他未经国家药品监督管理部门批准的药品名称。药品标签使用注册商标的，应当印刷在药品标签的边角。可见，注册商标是可以使用的。其三，**国家卫生健康部门公布的药品习惯名称开具处方时可以使用，药品说明书和标签禁止使用，**因为不是国家药品监督管理局批准的药品名称。故答案为 ABC。

14. ABC 考查药品名称和注册商标的标注和使用要求。2006 年 6 月 1 日开始的仿制药，在我国原则上不接受申请商品名称。选项 D 和题干不符。故答案为 ABC。

15. ABCD 考查药品说明书、标签印制和文字表述要求，药品说明书的格式、内容和书写要求。此题总结了药品说明书、标签中标注有效期的关键内容，尤其是选项 A 和选项 B 对比了说明书和标签标注有效期的不同点。

16. ABD 考查药品广告的界定和内容准则。药品广告应当显著标明禁忌、不良反应，**处方药广告还应当显著标明"本广告仅供医学药学专业人士阅读"，非处方药广告还应当显著标明非处方药标识（OTC）和"请按药品说明书或者在药师指导下购买和使用"。**这个知识点关键是区分处方药、非处方药显著标明内容的不同点。

17. ABC 考查药品广告申请和发布要求。选项 D 情节严重时，会被广告审查机关撤销广告批准文号，而选项 D 没有证据证明情节严重，和题干不符。故答案为 ABC。

18. BCD 考查药品广告批准文号管理要求。其一，某来源于古代经典名方的中药复方制剂是处方药，只能发布"文"字号药品广告。选项 A 是"视"字号，不是专业期刊的媒介。其二，含麻黄碱类复方制剂是双跨药，选项 B 的药品广告批准文号是"文"字号，处方药和非处方药均可以是这种媒介。其三，复方甘草片是处方药，红霉素软膏是非处方药，前者只能是专业期刊发布，后者没有媒介限制。选项 C 和选项 D 符合规定。故答案为 BCD。

19. ABCD 考查药品广告的界定和内容准则、药品广告审查标准和内容要求。题干的电视台、广播电台是大众媒介，只能发布非处方药广告，不得发布处方药广告。选项 C 说法正确。另外，选项 A、选项 B 和选项 D 总结了非处方药广告显著标明的事项，说法正确。故答案为 ABCD。

20. ABCD 考查药品广告审查标准和内容要求。其一，选项 A 属于适应所有人群，行为错误。其二，六味地黄丸是乙类非处方药，大众媒介发布没有问题，问题出在没有明确审批。选项 B 行为错误。其三，枸橼酸西地那非片就是伟哥，处方药，不允许在互联网发布，因为互联网是大众媒介。选项 C 行为错误。其四，医疗机构制剂不得发布广告，选项 D 行为错误。故答案为 ABCD。

21. BC 考查申请提供互联网药品信息服务的条件和审批。其一，申请提供互联网药品信息服务，不可能让企业去改自己单位的名字。选项 A 和选项 D 排除。其二，**从事互联网药品信息服务网站的中文名称，除与主办单位名称相同的以外，不得以"中国""中华""全国"等冠名；除取得药品招标代理机构资格证书的单位开办的互联网站外，其他提供互联网药品信息服务的网站名称中不得出现"电子商务""药品招商""药品招标"等内容。**故答案为 BC。

22. ABC 考查互联网药品信息的内容要求。提供互联网药品信息服务的网站不得发布麻醉药品、精神药品、医疗用毒性药品、放射性药品、戒毒药品和医疗机构制剂的产品信息。注意含麻黄碱类复方制剂不得进行网络经营，但是含麻黄碱类复方制剂非处方药可以发布广告，也就是可以发布信息。选项 D 与题干不符。故答案为 ABC。

23. AB 考查实行药品市场调节价应当遵循的原则。选项 C，免费提供，也就是没有市场价格。选项 D，省级疾病预防控制中心集中采购定价，不是医疗保障部门定价。故答案为 AB。

24. ABCD 考查实行药品市场调节价应当遵循的原则。选项 A 和选项 B 是由医疗保障部门负责，选项 C 和选项 D 是由市场监督管理部门负责。也就是价格形成由医疗保障部门管理，而定完价之后有没有按价格来销售，则是由市场监督管理部门负责的。

25. ABCD 考查药品经营者遵守药品价格管理的规定。**禁止药品上市许可持有人、药品生产企业、药品经营企业或者代理人以任何名义给予使用其药品的医疗机构的负责人、药品采购人员、医师、药师等有关人员财物或者其他不正当利益。禁止医疗机构的负责人、药品采购人员、医师、药师等有关人员以任何**

名义收受药品上市许可持有人、药品生产企业、药品经营企业或者代理人给予的财物或者其他不正当利益。故答案为ABCD。

26. ABC 考查不正当竞争行为。选项D是经营者和消费者之间的关系，不属于不正当竞争。故答案为ABC。

27. ABCD 考查不正当有奖销售的界定。大部分靠字面意思可以推断，特别注意选项C。

28. ACD 考查经营者应履行的义务。其一，经营者在经营活动中使用格式条款的，应当以显著方式提请消费者注意商品或者服务的数量和质量、价款或者费用、履行期限和方式、安全注意事项和风险警示、售后服务、民事责任等与消费者有重大利害关系的内容，并按照消费者的要求予以说明。其二，经营者不得以格式条款、通知、声明、店堂告示等方式，做出排除或者限制消费者权利、减轻或者免除经营者责任、加重消费者责任等对消费者不公平、不合理的规定，不得利用格式条款并借助技术手段强制交易。可见，选项B将两者混淆了。故答案为ACD。

29. ABCD 考查古代经典名方中药复方制剂说明书撰写指导原则。注意选项D原始规定是：应当关注古代医籍是否记载与使用注意相关的内容，如有，应当列入本项。

30. ABC 考查已上市中药说明书安全信息项内容修订技术指导原则。选项D引号中的话强调药品使用时应注意的问题，这是【注意事项】的内容。

31. ABCD 考查医疗机构工作人员廉洁从业九项准则。除了这四选项外，还有：依据规范行医，不实施过度诊疗；恪守保密准则，不泄露患者隐私；维护诊疗秩序，不破坏就医公平；共建和谐关系，不收受患方"红包"；恪守交往底线，不收受企业回扣。

32. ABCD 考查上市药品信息公开与查询。信息公开的范围包括：①行政审批信息；②药品的备案日期、备案企业（产品）、备案号等备案信息；③药品日常监督检查和飞行检查等监督检查结果信息；④药品监督抽检信息；⑤药品行政处罚决定的信息；⑥药品监督管理部门责令药品生产经营者召回相关药品的信息；⑦药品监督管理部门统计调查取得的统计信息。故答案为ABCD。

33. ABCD 考查上市药品信息公开与查询。其一，对于药品监督管理中的审批事项有一定了解，可以直接分析出来答案。其二，行政审批信息：①药品审评审批服务指南、产品（配方）注册证书（批件）、标签和说明书样稿等信息；②药品生产经营许

可服务指南、生产经营许可证等信息；③药品广告审查服务指南、审查结果等信息；④其他行政审批事项服务指南、批准文件等相关信息，以及《中国上市药品目录集》。故答案为ABCD。

34. AB 考查医药价格和招采信用评价的制度。其一，省级集中采购机构根据医药企业信用评级，分别采取书面提醒告诫、依托集中采购平台向采购方提示风险信息、限制或中止相关药品或医用耗材投标挂网、向社会公开披露失信信息等处置措施。情节特别严重时，失信企业将面临丧失集中采购市场的风险。可见，只有情节特别严重时，失信企业才会被退出市场。选项C说法错误。其二，失信行为超过一定时限或依法撤销的，不再计入信用评价范围。选项D说法错误。故答案为AB。

35. ABC 考查电子药品说明书（完整版）格式要求。电子药品说明书（完整版）**不应设有广告插件，特别是付款类操作，不应包含任何诱导式按键**，以便患者和专业人士了解药品全面信息。可见，付款类操作是明确不允许的，选项D错误。故答案为ABC。

36. AB 考查药品标签种类及标示的内容。其一，国家药监局制定了《中药饮片标签管理规定》（2023年公告第90号），在中华人民共和国境内**生产、经营**的中药饮片，其标签应当符合本规定要求。药品生产企业**自行炮制的中药饮片**直接用于药品生产的**不适用本规定**。可见，选项A和选项B为答案，选项C不是答案。其二，药品经营企业不能进行中药饮片炮制工作，因为这属于生产职能。选项D自身表述错误。故答案为AB。

37. ABC 考查药品标签种类及标示的内容。其一，中药饮片的内、外标签应当标注**产品属性、品名、规格、药材产地、生产企业、产品批号、生产日期、装量、保质期、执行标准**等内容。其二，实施审批管理的中药饮片还应当按规定注明**药品批准文号**。其三，对需置阴凉处、冷处、避光或者密闭保存等贮藏有特殊要求的中药饮片，应当在标签的醒目位置注明。其四，如国家药品标准或者省级中药饮片炮制规范对**规格项没有规定**的，可以**不标注产品规格**。可见，选项D说法错误。故答案为ABC。

38. ABC 考查药品标签种类及标示的内容。中药饮片**内标签**因包装尺寸原因无法全部标注上述内容的，至少应当标注**产品属性、品名、药材产地、规格或者装量、产品批号和保质期**等内容。故答案为ABC。

39. ABCD 考查药品标签种类及标示的内容。

第九章　医疗器械、化妆品和特殊食品的管理

一、最佳选择题

1. B 考查医疗器械的分类。选项A中的"外科手术刀"属于第一类医疗器械，其余两个是第二类医疗器械。选项C中的前两个是第三类医疗器械，第三个是第一类医疗器械。选项D中的"检查手套"是第一类医疗器械，其余两个是第二类医疗器械。只有选项B全是第二类医疗器械。故答案为B。

2. D 考查医疗器械的生产管理。其一，医疗器械注册人、备案人委托生产的，应当对受托方的质量保证能力和风险管理能力进行评估，按照国家药品监督管理局制定的委托生产质量协议指南要求，与其签订质量协议以及委托协议，监督受托方履行有关协议约定的义务。受托生产企业应当按照法律、法规、规章、医疗器械生产质量管理规范、强制性标准、产品技术要求、委托生产质量协议等要求组织生产，对生产行为负责，并接受医疗器械注册人、备案人的监督。其二，医疗器械注册人、备案人应当负责产品上市放行，建立产品上市放行规程，明确放行标准、条件，并对医疗器械生产过程记录和质量检验结果进行审核，符合标准和条件的，经授权的放行人员签字后方可上市。委托生产的，医疗器械注册人、备案人还应当对受托生产企业的生产放行文件进行审核。受托生产企业应当建立生产放行规程，明确生产放行的标准、条件，确认符合标准、条件的，方可出厂。不符合法律、法规、规章、强制性标准以及经注册或者备案的产品技术要求的，不得放行出厂和上市。可见，医疗器械出厂和上市也实行双放行，这和药品上市许可持有人委托药品生产逻辑一致。选项D说法错误。故答案为D。

3. B 考查医疗器械的生产管理。医疗器械生产企业增加生产产品涉及生产条件变化，可能影响产品安全、有效的，应当在增加生产产品30个工作日前向原生产许可部门报告，原生产许可部门应当及时开展现场核查。属于许可事项变化的，应当按照规定办理相关许可变更。选项B说法错误。故答案为B。

4. C 考查医疗器械经营分类管理要求。医疗器械注册人、备案人可以自行销售，也可以委托医疗器械经营企业销售其注册、备案的医疗器械。故答案为C。

5. D 考查医疗器械经营分类管理要求。对风险程度一般的企业实施二级监管，主要包括除三级、四级监管以外的经营第二、三类医疗器械的批发企业，本行政区域医疗器械经营重点监管品种目录产品涉及的零售企业。可见，二级监管并不是针对第二类医疗器械。

6. A 考查医疗器械经营分类管理要求。对于跨设区的市增设库房的医疗器械经营企业，按照属地管理原则，由经营企业和仓库所在地设区的市级负责药品监督管理的部门负责确定其监管级别并实施监管工作。故答案为A。

7. A 考查医疗器械经营质量管理规范要求。经营的医疗器械对人体造成伤害或者有证据证明可能危害人体健康的，药品监督管理部门可以采取暂停进口、经营、使用的紧急控制措施，并发布安全警示信息。故答案为A。

8. D 考查医疗器械经营质量管理规范要求。鼓励专门提供医疗器械运输、贮存服务的企业采用创新技术，建设医疗器械自动化仓库。可见，自动化仓库属于鼓励措施，而选项D是强制措施。故答案为D。

9. C 考查化妆品生产管理方式。企业应当将法定代表人、质量安全负责人等人员的设置变更、岗位职责、职责履行、考核评估、学习培训情况，以及质量安全负责人提出的意见建议和风险防控动态管理机制执行等情况予以记录并存档备查。记录应当真实、完整、准确，清晰易辨，相互关联可追溯，保存期限不得少于2年。选项C中的记录存档时限错为"不少于5年"。故答案为C。

10. D 考查特殊医学用途配方食品管理。特医食品标签的主要展示版面应当标示产品名称、特医食品标志、净含量（规格）、注册号、适用人群，"请在医生或临床营养师的指导下使用"提示语，可标示产品口味（如香草味等），配符合食品安全国家标准要求且不会使消费者误解的图形，也可在主要展示版面的边角标示已注册商标，不得标示其他内容。特医食品的标签应设置标志区域，位于销售包装标签主要展示版面左上角或右上角，主要展示版面方向同文字方向。可见，已注册商标标示位置是边角，特医食品标

386

志标示位置是左上角或右上角。故答案为D。

11. A　考查医疗器械说明书和标签管理。**医疗器械注册人或备案人均可制作医疗器械说明书。**选项A忽略了第一类医疗器械的备案人。故答案为A。

12. D　考查医疗器械说明书和标签管理。**医疗器械标签是指在医疗器械或者其包装上附有的用于识别产品特征和标明安全警示等信息的文字说明及图形、符号。**选项D与此不符。故答案为D。

13. C　考查医疗器械说明书和标签管理、产品注册与备案管理要求。只有第二类、第三类医疗器械实行注册管理，选项C将范围扩大到了第一类医疗器械。故答案为C。

14. D　考查医疗器械说明书和标签管理。**由消费者个人自行使用的医疗器械还应当具有安全使用的特别说明。**这和非处方药的管理有类似之处。故答案为D。

15. D　考查医疗器械经营分类管理。选项D应该是许可管理。注意这种命题形式是在医疗器械的类别前加定语"境内产""进口产""港澳台产"等，使原考点接近于真实经营情境。

16. C　考查医疗器械经营分类管理。其一，这和药品经营管理不同，所有药品经营都需要入计算机信息管理系统。其二，**从事第三类医疗器械经营的企业还应当具有符合医疗器械经营质量管理要求的计算机信息管理系统，保证经营的产品可追溯。鼓励从事第一类、第二类医疗器械经营的企业建立符合医疗器械经营质量管理要求的计算机信息管理系统。**故答案为C。

17. D　考查医疗器械经营分类管理、经营许可证管理。第二类医疗器械进行备案管理。选项D与此不符。故答案为D。注意**医疗器械第二类备案、第三类许可**的管理机构都是设区的市级药品监督管理部门。

18. D　考查医疗器械经营许可证管理。选项D中的编号是备案号，而证件是《医疗器械经营许可证》，说法错误。故答案为D。

19. B　考查医疗器械经营许可证管理。首先，题干问的是许可证，排除选项C和选项D，它们是备案凭证。其次，编号的第一位是省的简称，第二位是设区的市级行政区域简称。故答案为B。备案凭证也有这个规律，如果题干问备案凭证，选项D是符合要求的。

20. A　考查医疗器械经营质量管理规范的基本要求。**医疗器械经营质量管理规范适用于所有从事医疗器械经营活动的经营者。**这里面的"所有"的涵义是

包括第一类、第二类、第三类医疗器械所有管理类别，另外也包括批发、零售所有经营环节。选项A说法错误。故答案为A。另外，还要注意销售记录对不同类型医疗器械经营企业要求不一样，批发企业有独特的要求。

21. D　考查医疗器械经营许可证管理、经营质量管理规范的基本要求。有效期和记录年限是常考内容，尤其要注意进货查验记录和销售记录的保存期限与有效期的有无、医疗器械类型（是否植入类）有关，这其实和医疗器械的安全性关系比较大。无有效期说明缺少质量控制措施，使用比较危险，管理措施要严格一点，植入类医疗器械直接进入人体，安全性需要控制，应该永久保存，所以D错误。

22. C　考查医疗器械网络销售监督管理要求。其一，互联网交易已经取消审批了，已经不再核发《互联网药品交易服务资格证书》。选项C说法错误。其二，**应当在其主页面显著位置展示其医疗器械生产经营许可证件或者备案凭证，产品页面应当展示该产品的医疗器械注册证或者备案凭证。**可见，网络药品或医疗器械经营是线上线下一致原则，线上也是以生产经营的相关证件来经营。选项C说法错误。故答案为C。

23. A　考查医疗器械网络销售监督管理要求。医疗器械零售企业从事医疗器械网络销售，应当销售给消费者。**销售给消费者个人的医疗器械，应当是可以由消费者个人自行使用的，其说明书应当符合医疗器械说明书和标签管理相关规定，标注安全使用的特别说明。**故答案为A。

24. D　考查医疗器械网络销售监督管理要求。为**医疗器械网络交易提供服务的电子商务平台经营者，是指在医疗器械网络交易中仅提供网页空间、虚拟交易场所、交易规则、交易撮合、电子订单等交易服务，供交易双方或者多方开展交易活动，不直接参与医疗器械销售的企业。**可见，电子商务平台经营者不销售医疗器械，主要让其他经营者在平台上销售。故答案为D。

25. B　考查医疗器械使用管理要求。其一，医疗器械与药品一样需要由专门部门采购。选项A说法正确。其二，选项B将"第三类医疗器械"偷换概念为"第二类医疗器械"，说法错误。其三，选项C和D是医疗器械使用前的检查事项，说法正确。特别注意选项D只是针对的"无菌医疗器械"，这容易成为命题点。故答案为B。

26. B　考查医疗器械广告发布和内容要求、医疗

器械产品注册与管理要求。**医疗器械广告的内容应当以药品监督管理部门批准的注册证书或者备案凭证、注册或者备案的产品说明书内容为准。第二类医疗器械的《医疗器械注册证书》是由省级药品监督管理部门批准。**故答案为B。

27. C　考查医疗器械不良事件监测。医疗器械管理相比药品要宽松，医疗器械不良事件的注册人、备案人不需要建立专门机构、专职人员来进行监测，但是药品上市许可持有人需要建立专门机构、专职人员来进行不良反应监测和报告。故答案为C。

28. A　考查医疗器械不良事件监测。选项B、选项C和选项D是医疗器械注册人、备案人的职责。故答案为A。

29. D　考查医疗器械不良事件监测。**注册人、备案人、生产经营企业和二级以上医疗机构应当注册为系统用户，主动维护其用户信息，报告不良事件。**选项D不是二级以上医疗机构。故答案为D。

30. D　考查医疗器械再评价和结果处理。第二类医疗器械境内是由省级药品监督管理部门注册，境外则是由国家药品监督管理部门注册。选项D说法不全面。故答案为D。

31. D　考查医疗器械召回管理。**医疗器械召回的责任主体是医疗器械生产企业。**选项D与题干不符。故答案为D。

32. D　考查化妆品的界定和分类。**化妆品原料分为新原料和已使用的原料，国家对风险程度较高的化妆品新原料实行注册管理，对其他化妆品新原料实行备案管理。**可见，化妆品新原料分为注册管理、备案管理，而已使用的原料则不用行政许可程序。选项D说法错误。故答案为D。

33. C　考查化妆品的界定和分类。**用于染发、烫发、祛斑美白、防晒、防脱发的化妆品以及宣称新功效的化妆品为特殊化妆品。特殊化妆品以外的化妆品为普通化妆品。**故答案为C。

34. D　考查化妆品的界定和分类。选项D的前半句是化妆品新原料的定义，但是新原料根据风险程度，管理方式是不一样的，风险程度高的注册管理，风险程度低的备案管理。选项D后半句话说法错误。故答案为D。

35. D　考查化妆品的界定和分类。**进口普通化妆品应当在进口前向国务院药品监督管理部门备案。**选项D错为"进口时"，程序要求不一致。故答案为D。

36. C　考查化妆品生产许可证管理。自2017年1月1日起，统一启用《化妆品生产许可证》。化妆品生产企业持有的原《全国工业产品生产许可证》和《化妆品生产企业卫生许可证》自动作废。选项C说法错误。故答案为C。

37. A　考查化妆品批准文号管理。"特"字表示"特殊化妆品"，"进"字表示进口，"备"表示备案。特殊化妆品进行批准管理。故答案为A。

38. C　考查化妆品的界定和分类、化妆品生产许可证和批准文号管理。其一，选项A中的化妆品属于特殊用途化妆品。选项A说法错误。其二，选项B是旧规定的说法，现规定为"**生产化妆品需依法持有省级化妆品监督管理部门颁发的化妆品生产许可证**"，选项B说法错误。其三，**化妆品进口均为国家化妆品监督管理部门管理，特殊用途是批准管理，普通用途是备案管理。**选项C说法正确，选项D管理部门和管理方式均不正确。故答案为C。

39. D　考查保健食品的界定、保健食品的特征。其一，**保健食品，是指声称具有特定保健功能或者以补充维生素、矿物质为目的的食品。即适宜于特定人群食用，具有调节机体功能，不以治疗疾病为目的，并且对人体不产生任何急性、亚急性或者慢性危害的食品。**其二，保健食品与药品不同，不以治疗疾病为目的。故答案为D。

40. D　考查保健食品的特征。药品由国家药品监督管理局审批，保健食品根据不同情况进行审批或备案，食品一般不进行审批，按照传统既是食品又是中药材的物品由卫生健康部门发布目录。选项D说法错误。故答案为D。

41. D　考查保健食品注册与备案管理。**列入保健食品原料目录的原料只能用于保健食品生产，不得用于其他食品生产。**选项D与此不符。故答案为D。

42. B　考查保健食品注册与备案管理。其一，保健食品不能涉及预防、诊断、治疗功能。选项A说法错误，选项B说法正确。其二，首次进口的补充维生素、矿物质等营养物质类保健食品主要由国家相关部门备案管理。选项C说法错误。其三，国产保健食品如果使用保健食品原料目录以外原料生产的，是由国家有关部门注册管理；而如果使用保健食品原料目录以内原料生产的，则是由省级相关部门备案管理，备案号应该是：食健备G＋4位年代号＋2位省级行政区域代码＋6位顺序编号。选项D统一说"备案管理"不全面，备案号也不正确。故答案为B。

43. A　考查保健食品注册与备案管理。**保健药品不能代替药物，声明预防、治疗和诊断作用。**选项A与题干相符。故答案为A。

44. B 考查保健食品注册与备案管理。保健食品如果是国产，注册号一定会出现字母"G"，排除选项C和D。此题文件名称有用，选项A属于此文件之前的注册号，而选项B属于此文件规定的注册号。故答案为B。

45. B 考查保健食品注册与备案管理、特殊医学用途配方食品和婴幼儿配方食品管理的基本要求。其一，选项A的批准文号为：**国食注字TY＋4位年号＋4位顺序号**，也就是特殊医学用途配方食品的上市由国家相关部门注册管理，不符合题干。其二，选项C的批准文号为：**国食注字YP＋4位年号＋4位顺序号**，婴幼儿配方乳粉的产品配方由国家相关部门注册管理，不符合题干。其三，选项D没有说国产，如果是国产，其批准文号为：**国食健注G＋4位年号＋4位顺序号**，由国家相关部门注册管理。其四，选项B的文号是：**食健备J＋4位年号＋00＋6位顺序号**，由国家相关部门备案管理。故答案为B。

46. A 考查特殊医学用途配方食品和婴幼儿配方食品管理的基本要求。其一，**婴幼儿配方食品生产企业应当将食品原料、食品添加剂、产品配方及标签等事项向省、自治区、直辖市人民政府市场监督管理部门备案**。也就是婴幼儿吃的饼干之类的辅食的产品配方应该由省级市场监督管理部门备案。其二，**婴幼儿配方乳粉产品配方应当经国务院市场监督管理部门注册批准**。也就是婴幼儿喝的奶粉是由国务院市场监督管理部门审批。选项A与此说法不一致。故答案为A。

47. A 考查特殊医学用途配方食品和婴幼儿配方食品管理的基本要求。其一，**特殊医学用途配方食品参照药品管理，不用核发药品批准文号，需核发特殊医学用途配方食品注册证号**。选项B说法错误。其二，婴幼儿配方食品生产企业应实施从原料进厂到成品出厂的全过程质量控制，对出厂的婴幼儿配方食品实施逐批检验。选项C后半句话"重点抽验上市销售制度"和"逐批检验"不是一个意思，另外这个地方的逐批检验是生产企业自己进行，和生物制品批签发也不一样。其三，**特殊医学用途配方食品广告参照药品广告管理，不是不得发布广告**。故答案为A。

48. D 考查特殊医学用途配方食品和婴幼儿配方食品管理的基本要求。国家市场监督管理总局组织实施特殊食品注册、备案和监督管理。选项D与此规定不一致。故答案为D。

49. B 考查保健食品、特殊医学用途配方食品广告发布和内容要求。**保健食品的广告内容不得涉及疾病预防、治疗功能。而特殊医学用途配方食品是指为了满足进食受限、消化吸收障碍、代谢紊乱或特定疾病状态人群对营养素或膳食的特殊需要，专门加工配制而成的配方食品，包括适用于1岁以上人群的特殊医学用途配方食品和适用于0月龄至12月龄的特殊医学用途婴儿配方食品。可见，特殊医学用途配方食品不是药品，是给病人吃的食品，其注册审批机构是国家市场监督管理总局。选项B说法错误。故答案为B。

50. D 考查保健食品、特殊医学用途配方食品广告发布和内容要求。保健食品是给需要特定保健功能的人群吃的，有蓝帽子保健食品标志。特殊医学用途配方食品则是给病人吃的食品，与保健食品不同，是否标注保健食品标志，暂时未明确。选项D与题干相符。故答案为D。

51. A 考查医疗器械的界定。按医疗器械管理的体外诊断试剂不是药品，选项B、C和D均是药品。故答案为A。

52. D 考查医疗器械的管理部门。县级以上地方人民政府应当加强医疗器械监督管理能力建设，为医疗器械安全工作提供保障。可见，选项D错在管理部门。故答案为D。

53. 考查医疗器械的管理部门。医疗器械监督管理遵循风险管理、全程管控、科学监管、社会共治的原则。选项A"实时管控"与"全程管控"不一样。故答案为A。

54. B 考查。国家根据医疗器械产品类别，分步实施医疗器械唯一标识制度，实现医疗器械可追溯。可见，医疗器械追溯与药品追溯不同。选项B混淆了两者。故答案为B。

55. D 考查医疗器械的生产管理。**开办第一类医疗器械生产企业的，应当向所在地设区的市级药品监督管理部门办理第　类医疗器械生产备案**。可见，选项D中的部门级别（省级）、行政许可形式（生产许可）是错误的。故答案为D。

56. B 考查医疗器械的生产管理。**委托生产不属于按照创新医疗器械特别审批程序审批的境内医疗器械的，委托方应当取得委托生产医疗器械的生产许可或者办理第一类医疗器械生产备案**。可见，按照创新医疗器械特别审批程序审批的境内医疗器械的委托生产的委托方不用取得医疗器械生产资质。选项B说法错误。故答案为B。

57. B 考查化妆品生产管理方式。化妆品生产许可申请人应当向所在地省（区、市）药品监督管理部门提出申请。故答案为 B。

58. C　考查化妆品生产管理方式。化妆品与药品不同，不可说疗效、医疗作用，但可以说功效。选项 C 违背了这一原则。故答案为 C。

59. D　考查化妆品经营管理方式。**免费试用、赠予、兑换等形式向消费者提供化妆品，不会减轻化妆品经营者的义务。**选项 D 说法错误。故答案为 D。

60. C　考查化妆品生产管理方式。标识"适用于全人群""全家使用"等词语或者利用商标、图案、谐音、字母、汉语拼音、数字、符号、包装形式等暗示产品使用人群包含儿童的产品按照儿童化妆品管理，应该标注儿童化妆品标志。选项 C 与此说法不一致。故答案为 C。

61. A　考查化妆品生产管理方式。儿童化妆品配方设计应当遵循安全优先原则、功效必需原则、配方极简原则。可见，目的就是尽量减少化妆品对儿童的身体伤害。故答案为 A。

62. C　考查化妆品生产管理方式。润肤对儿童伤害的风险小。故答案为 C。

63. A　考查医疗器械的界定。医疗器械指直接或间接用于人体的仪器、设备、器具、体外诊断试剂及校准物、材料以及其他类似或相关物品，包括所需要的计算软件，其效用主要通过物理等方式获得，不是通过药理学、免疫学、代谢的方式获得，或者虽然有这些方式参与但是只起辅助作用。注意各种选项是根据此定义进行拆分而成，注意体会这种命题方法。

64. D　考查医疗器械的界定。医疗器械和药品的作用都有预防、治疗、诊断，但是**医疗器械靠器械（物理）方式达到这些作用，而药品靠成分（药理）方式达到这些作用。**选项 D 属于药品的作用。故答案为 D。

65. B　考查医疗器械的分类。国家对医疗器械按照风险程度实行分类管理。第一类风险程度最低，第三类风险程度最高。故答案为 B。

66. C　考查医疗器械产品注册与备案管理要求。其一，香港、澳门、台湾地区医疗器械的注册、备案，参照进口医疗器械办理。选项 A 说法正确，但是要注意这是指注册和备案的政府机构是一样的，而医疗器械注册格式并不一样，注册时**进口医疗器械是"进"字，港澳台医疗器械是"许"字。**其二，第一类医疗器械风险程度最低，备案管理；第二类、第三类医疗器械风险中等、较高，注册管理。选项 B 和 D 说法正确，选项 C 说法错误。故答案为 C。

67. D　考查医疗器械产品注册与备案管理要求。

进口第一类医疗器械备案，境外备案人由其指定的我国境内企业法人向国务院药品监督管理部门提交备案资料和备案人所在国（地区）主管部门准许该医疗器械上市销售的证明文件。选项 D 错在境外备案人直接向国家药品监督管理局提交备案资料。故答案为 D。

68. A　考查医疗器械产品注册与备案管理要求。"准"字适用于境内医疗器械；"进"字适用于进口医疗器械；"许"字适用于香港、澳门、台湾地区的医疗器械。题干中的编号是"进"字，属于进口医疗器械，不是港澳台医疗器械。选项 A 说法错误。故答案为 A。

69. D　考查医疗器械产品注册与备案管理要求、医疗器械的分类。其一，由编号可知该医疗器械是第三类（产品管理类别码"3"）。其二，选项 A 是第一类医疗器械，选项 B 和选项 C 是第二类医疗器械，只有选项 D 是第三类医疗器械。故答案为 D。

70. A　考查医疗器械产品注册与备案管理要求、医疗器械的界定。其一，由编号的格式可以判断是医疗器械，由产品的名称可以判断是体外诊断试剂。排除选项 B 和选项 D。其二，管理类别、产品类别要能够分清楚，管理类别是为了管理方便，人为将医疗器械分为第一类、第二类、第三类，产品类别主要是体外诊断试剂这种类别。故答案为 A。

71. C　考查医疗器械产品注册与备案管理要求、医疗器械的分类。以选项 A 为例，由"闽"和"准"可以判断这是国内第二类医疗器械，而"2015"之后的数字为"1"是第一类医疗器械，产生矛盾。其余选项可以按同类方法判断，只有选项 C 没有产生矛盾。注意医疗器械备案凭证的编号是"×1 械备 ×× ×2 ×××× 3 号"。故答案为 C。

72. C　考查医疗器械产品注册与备案管理要求、医疗器械说明书和标签管理。其一，**血管支架属于第三类医疗器械，由国家药品监督管理部门注册管理。**选项 A 说法正确。其二，第二类医疗器械无论国内，还是国外，都是进行注册管理。选项 B 说法正确。其三，体外诊断试剂分两类管理，一类是按药品管理，一类是按医疗器械管理。选项 C 说法错误。其四，选项 D 是医疗器械说明书和标签内容规定的原话。故答案为 C。

73. A　考查医疗器械的生产管理。选项 A 是医疗器械生产许可证的延续时限，选项 B 是药品经营许可证的延续时限。

二、配伍选择题

[1~3]　B、C、D　考查医疗器械的界定、医疗

器械的分类。其一，医疗器械是靠物理方式起作用，药品是靠药理方式起作用。选项A排除。其二，**医疗器械按风险程度由低到高为第一类、第二类、第三类**。其三，其余三个选项的字面关键词可以看出来风险程度。

[4~6] B、C、D 考查医疗器械的界定、医疗器械的分类。其一，第4题的关键词是"软件"，只有选项B是软件，并且确实是第二类医疗器械。故答案为B。其二，第5题的关键词是"较高风险"，属于第三类医疗器械，答案为C。其三，第6题的根据是"用于血源筛查和采用放射性核素标记的体外诊断试剂按照药品进行管理"，故答案为D。

[7~9] A、B、B 考查医疗器械产品注册与备案管理要求。药品都是由国家药品监督管理局进行注册审评审批，医疗器械则既有注册管理，也有备案管理，监督管理部门也是国家、省、市级药品监督管理部门均有。

[10~12] C、B、A 考查医疗器械产品注册与备案管理要求。**境内医疗器械风险程度越高，管理级别越高，第三类医疗器械由国家药品监督管理局注册，第二类医疗器械由省级药品监督管理局注册，第一类医疗器械由设区的市级药品监督管理部门备案。**

[13~15] A、A、A 考查医疗器械产品注册与备案管理要求。港澳台地区医疗器械注册、备案，参照进口医疗器械办理。进口事项管理，一般是国家相关部门。

[16~18] A、C、D 考查医疗器械产品注册与备案管理要求。其一，**医疗器械注册证编号编排方式为：×1械注×2×××3×4×5×××6。"×1"对于境内第二类是"省的简称"，境内第三类以及港澳台、进口第二和第三类均为"国"；"×2"对于境内是"准"字，对于港澳台是"许"字，对于境外企业是"进"字。**第16题"境内第三类"，应该为"国械注""准"字，答案为A。第17题"香港第二类"，应该为"国械注""许"字，答案为C。选项B为境内第二类医疗器械注册证编号。其二，第一类医疗器械备案凭证编号为：×1械备×××2××××3。其中×1表示：①进口第一类医疗器械："国"字；②境内第一类医疗器械：省的简称+所在地设区的市简称（如无设区的市简称，只用省的简称）。第18题"进口第一类"应该为"国械备"，答案为D。

[19~21] B、C、D 考查医疗器械产品注册与备案管理要求。其一，医疗器械注册证编号年份后面的那位数字是医疗器械的管理分类。备案证书会出现

"备"字。其二，也可以根据批准机构来判断，但是要比上述方法记忆量大。

[22~24] C、A、A 考查医疗器械说明书和标签管理、产品注册与备案管理要求。其一，医疗器械的说明书和标签与医疗器械一起核发，境内第一类医疗器械由设区的市级药品监督管理部门备案，境外第一类医疗器械由国家药品监督管理局备案。故第22题答案为C，第23题答案为A。其二，医疗器械的产品名称应当使用通用名称，通用名称应当符合国家药品监督管理部门制定的医疗器械命名规则。故第24题答案为A。

[25~27] B、A、C 考查医疗器械产品注册与备案管理要求。其一，第一类医疗器械是备案管理，只有选项B有"备"字，第25题答案为B。其二，第三类医疗器械是注册管理，香港、澳门、台湾地区生产的第三类医疗器械文号中有"许"字，第26题答案为A。其三，第二类医疗器械是注册管理，境内生产的第二类医疗器械文号中有"准"字，并且是省级药品监督管理部门注册管理，第27题答案为C。

[28~30] C、C、C 考查医疗器械经营分类管理、医疗器械的分类。如果对医疗器械经营分类管理很熟的话，不用"医疗器械分类"的考点，一样可以准确解答此题。因为医疗器械无论是备案管理，还是许可管理，无论是批发，还是零售，均是设区的市级药品监督管理部门负责。

[31~32] A、D 考查医疗器械经营分类管理、医疗器械的分类。其一，由题干中的关键词"许可""备案"，判断第31题为第三类医疗器械，第32题为第二类医疗器械。其二，根据距离身体的远近，可以判断选项B和C属于第一类医疗器械，选项A进入人体，属于第三类医疗器械，选项D要和皮肤接触，属于第二类医疗器械。

[33~34] B、C 考查医疗器械的生产管理。**开办第一类医疗器械生产企业的，应当向所在地设区的市级药品监督管理部门办理第一类医疗器械生产备案，提交备案企业持有的所生产医疗器械的备案凭证复印件规定的资料。开办第二类、第三类医疗器械生产企业的，应当向所在地省（区、市）药品监督管理部门申请生产许可，并按照提交申请资料。**

[35~36] B、A 考查医疗器械的生产管理、化妆品生产管理。**生产许可的证件有效期大部分为5年。**

[37~38] B、A 考查医疗器械产品注册与备案管理、医疗器械的生产管理、医疗器械经营分类管理。此题从经营入手解答最快、最容易，这提示考生

在考试中可以寻找最容易的点作为突破点。但是，如果一次考虑三个考点，此题会比较难。

[39~41] A、C、B 考查医疗器械产品注册与备案管理要求、经营分类管理。**医疗器械产品注册分为备案、注册两种管理制度，而经营则分为不需许可和备案、备案、许可等管理制度**，还要特别注意涉及的审批机构，也是容易考查的知识点。此题的解题技巧是可以不看前半句，只看后半句答案就可以出来。

[42~44] C、A、C 考查医疗器械经营许可证管理、经营质量管理规范的基本要求。其一，**考试指南中的许可证有效期均为 5 年**。其二，**进货查验记录和销售记录应当保存至医疗器械有效期后 2 年；无有效期的，不得少于 5 年。植入类医疗器械进货查验记录和销售记录应当永久保存。**

[45~46] A、C 考查医疗器械网络销售监督管理要求。根据线上线下一致原则，网络医疗器械经营和实体店医疗器械经营的文件时限要求是一致的。但是，此题要注意选项的设计。

[47~48] A、C 考查医疗器械网络销售监督管理要求、医疗器械使用管理要求。其一，**网络药品经营、网络医疗器械经营的电子商务平台（第三个平台）均是省级药品监督管理部门备案。**故第 47 题答案为 A。其二，大型医用设备属于公立医院的医疗资源，需要进行区域规划，这是由卫生健康管理部门负责的，一般是省级卫生健康部门批准。故第 48 题答案为 C。

[49~50] A、D 考查医疗器械使用管理要求。大型医疗器械相比普通医疗器械管理更为严格，另外还要注意保存期限的起算时间点也是命题点。

[51~52] A、B 考查医疗器械广告发布和内容要求。其一，医疗器械与药品不同，选项 C 是处方药广告忠告语，选项 D 是非处方药忠告语，排除。其二，第 51 题中个人自行使用的医疗器械要么根据说明书用，要么医务人员指导使用，并没有指定药师指导使用。故答案为 A。其二，第 52 题根据字面意思可以推断答案为 B。

[53~55] A、B、C 考查医疗器械不良事件监测。个例医疗器械不良事件报告时限的规律就是越重的、离我国越近的，报告越快。其一，第 53 题报告最快，但是要和药品不良反应报告区分开，药品不良反应报告对于死亡病例是立即报告，而医疗器械是 7 日内报告，故答案为 A。其二，第 54 题针对的是严重的医疗器械不良事件，应该是 20 日内报告，这与境内严重药品不良反应不同，后者报告时限为 15 日内，故答案为 B。其三，第 55 题不在中国境内，时间最

长、30 日报告，这与药品不良反应的情况一样，故答案为 C。

[56~58] C、A、B 考查医疗器械召回管理。一级召回最重，二级召回中间，三级召回最轻。

[59~60] A、D 考查医疗器械召回管理。**医疗器械和药品召回时限的要求不同，通知到有关单位的时间，药品是 1、2、3 天，医疗器械是 1、3、7 天，医疗器械管理较松。**

[61~63] A、B、B 考查医疗器械召回管理。实施一级召回的，医疗器械召回公告应当在国务院药品监督管理部门网站和中央主要媒体上发布；实施二级、三级召回的，医疗器械召回公告应当在省、自治区、直辖市药品监督管理部门网站发布，省、自治区、直辖市药品监督管理部门网站发布的召回公告应当与国家药品监督管理局网站链接。

[64~66] D、D、C 考查医疗器械的分类、医疗器械经营分类管理要求、医疗器械召回管理。对于这种分类要有一个整体的总结。

[67~69] B、A、A 考查医疗器械召回管理、医疗器械的分类、医疗器械经营分类管理。对于分类的根据也要有一个总结。

[70~72] A、C、B 考查医疗器械召回管理、国家重点保护野生药材物种、医疗器械的分类。对于各种分类依据的逻辑变化也要有一个清晰的认识，这会加速解题。

[73~74] D、D 考查化妆品的界定和分类。国家按照风险程度对化妆品、化妆品原料实行分类管理。

[75~76] B、A 考查化妆品的界定和分类。**国家对特殊化妆品实行注册管理，对普通化妆品实行备案管理。**可见，风险越高的，管理越严格。

[77~78] A、A 考查化妆品的界定和分类。**用于染发、烫发、祛斑美白、防晒、防脱发的化妆品以及宣称新功效的化妆品为特殊化妆品。特殊化妆品以外的化妆品为普通化妆品。**

[79~81] B、A、D 考查化妆品的界定和分类。**化妆品原料分为新原料和已使用的原料，国家对风险程度较高的化妆品新原料实行注册管理，对其他化妆品新原料实行备案管理。**尤其注意已使用的原料，企业自律管理。

[82~83] A、B 考查化妆品的界定和分类。其一，注册属于前置许可，选项 C 为使用后注册，概念错误，排除。其二，第 82 题涉及的化妆品新原料比第 83 题的风险程度要高，也就是第 82 题为注册管

理,第83题为备案管理,两者均为使用前要走程序。故第82题答案为A,第83题答案为B。

[84~86] A、B、C 考查化妆品批准文号管理。**特殊化妆品经国务院药品监督管理部门注册后方可生产、进口。国产普通化妆品应当在上市销售前向备案人所在地省、自治区、直辖市人民政府药品监督管理部门备案。进口普通化妆品应当在进口前向国务院药品监督管理部门备案。**

[87~89] C、D、B 考查化妆品批准文号管理。其一,由省级化妆品监督管理部门核发的文号只有选项C,故第87题答案为C。其二,进行备案管理的是选项C和选项D,但是由国家化妆品监督管理部门核发的文号只有选项D。故第88题答案为D。其三,选项A和选项B是批准文号,选项A是国产化妆品,选项B是进口化妆品。故第89题答案为B。

[90~91] D、B 考查化妆品批准文号管理。其一,"粤G妆网备字2020085851"是由广东省发布的,"备"表示备案,故第90题答案为D。其二,"国妆网备进字(沪)2021002035"是由国家化妆品监督管理部门发布的,"备"表示备案,故第91题答案为B。

[92~93] D、D 考查化妆品生产许可证管理。化妆品生产许可证有效期5年。这里没有区分特殊、普通化妆品。

[94~95] B、D 考查医疗器械的分类、保健食品的界定。其一,第94题考查体外诊断试剂的分类,**用于血源筛查的体外诊断试剂按药品管理,发给药品批准文号**,故第94题答案为B。其二,第95题关键词"不以治疗疾病为目的",可以排除选项B;关键词"食用"可以确定答案为D。

[96~98] B、A、C 考查保健食品注册与备案管理。**使用保健食品原料目录以外原料的保健食品和首次进口的保健食品应当经国务院食品安全监督管理部门注册。首次进口的保健食品中属于补充维生素、矿物质等营养物质的,应当报国务院食品安全监督管理部门备案。其他(使用保健食品原料目录以内原料生产保健食品)保健食品应当报省、自治区、直辖市人民政府食品安全监督管理部门备案。**此考点的规律是:进口的是由国家,风险高的注册,风险低的备案。

[99~101] A、C、D 考查医疗器械的界定、特殊医学用途配方食品和婴幼儿配方食品管理的基本要求、保健食品注册与备案管理。此题是将三类类似事项放一块,让考生识别不同命题点。其一,体外诊断

试剂分为药品管理、医疗器械管理,第99题答案为A。其二,第100题前半句话,参照药品管理的可能是A或C,但是A不是全部都按药品管理,C为最佳答案。其三,选项B是省级药品监督管理部门备案,第101题只能选择选项D。

[102~103] D、A 考查保健食品注册与备案管理。其一,第102题属于进口,文号一定会出现"J",补充矿物质风险低,备案管理。故答案为D。其二,第103题属于国产,文号一定会出现"G",原料没有经过控制,风险高,注册管理。故答案为A。

[104~106] B、A、D 考查保健食品注册与备案管理、特殊医学用途配方食品和婴幼儿配方食品管理的基本要求。其一,特殊医学用途配方食品是给病人吃的食品,婴幼儿配方食品是给婴幼儿吃的食品。故第104题答案为B,第105题答案为A。其二,《中华人民共和国食品安全法实施条例》规定,保健食品、特殊医学用途配方食品、婴幼儿配方食品等特殊食品不属于地方特色食品,不得对其制定食品安全地方标准。反向推断第106题答案为D。

[107~109] C、A、A 考查特殊医学用途配方食品和婴幼儿配方食品的管理的基本要求。婴幼儿配方乳粉、特殊医学用途配方食品注册环节,安全性的控制非常重要,由国家食品安全监督管理部门负责。婴幼儿配方食品安全性控制要求较低,由省级食品安全监督管理部门备案即可。

[110~112] C、C、C 考查保健食品注册与备案管理、特殊医学用途配方食品和婴幼儿配方食品管理的基本要求。证件出现"注册"两个字,有效期一般是5年。

[113~115] A、B、C 考查保健食品注册与备案管理、特殊医学用途配方食品和婴幼儿配方食品的管理的基本要求。识别的技巧是"TY"是"特殊医学"中"特"和"医"的拼音的第一个字母,"YP"则是"婴幼儿配方"中"婴"和"配"的拼音的第一个字母,"G"是"国"拼音的第一个字母。

[116~118] A、D、C 考查保健食品、特殊医学用途配方食品广告发布和内容要求。其一,**处方药和特殊医学用途配方食品中的特定全营养配方食品广告只能在国务院卫生行政部门和国务院药品监督管理部门共同指定的医学、药学专业刊物上发布。**故第116题答案为A。其二,**药品、医疗器械、保健食品和特殊医学用途配方食品广告中只宣传产品名称(含药品通用名称和药品商品名称)的,不再对其内容进行审查。**故第117题答案为D。其三,第118题可以

根据字面意思推断出来答案为 C。

[119～120] A、B 考查保健食品、特殊医学用途配方食品广告发布和内容要求。**特殊医学用途配方食品广告应当显著标明适用人群、"不适用于非目标人群使用""请在医生或者临床营养师指导下使用"**。此题根据医疗器械、特殊医学用途配方食品的概念可以推断答案。

[121～122] B、C 考查医疗器械的生产管理、医疗器械的经营分类管理要求。其一，国家药品监督管理局负责指导和检查全国医疗器械生产分级监管工作，制定医疗器械生产重点监管品种目录；**省级药品监督管理部门负责制定本行政区域医疗器械生产重点监管品种目录**，组织实施医疗器械生产分级监管工作；设区的市级负责药品监督管理的部门依法按职责负责本行政区域第一类医疗器械生产分级监管的具体工作。故第 121 题答案为 B。其二，国家药品监督管理局负责指导和检查全国医疗器械经营分级监管工作，并制定医疗器械经营重点监管品种目录；省、自治区、直辖市药品监督管理部门负责指导和检查设区的市级负责药品监督管理的部门实施医疗器械经营分级监管工作；**设区的市级负责药品监督管理的部门负责制定本行政区域医疗器械经营重点监管品种目录**，组织实施医疗器械经营分级监管工作；县级负责药品监督管理的部门负责本行政区域内医疗器械经营分级监管具体工作。故第 122 题答案为 C。

[123～125] D、C、A 考查医疗器械的生产管理。其一，对风险程度高的企业实施四级监管，比如**生产本行政区域重点监管品种目录产品**。故第 123 题答案为 D。其二，对风险程度较高的企业实施三级监管，比如生产除本行政区域重点监管品种目录以外第三类医疗器械。故第 124 题答案为 C。其三，对风险程度较低的企业实施一级监管，主要包括生产第一类医疗器械的企业。故第 125 题答案为 A。另外，还要注意对风险程度一般的企业实施二级监管，主要包括生产除本行政区域重点监管品种目录以外第二类医疗器械的企业。

[126～127] D、C 考查医疗器械的生产管理。其一，对风险程度高的企业实施四级监管，主要包括生产本行政区域重点监管品种目录产品，以及**质量管理体系运行状况差、有严重不良监管信用记录的企业**。故第 126 题答案为 D。其二，对风险程度较高的企业实施三级监管，主要包括生产除本行政区域重点监管品种目录以外第三类医疗器械，以及**质量管理体系运行状况较差、有不良监管信用记录的企业**。故第

127 题答案为 C。

[128～130] A、C、D 考查医疗器械的生产管理。一般情况下，对实施**四级监管的企业，每年全项目检查不少于一次**；对实施**三级监管的，每年检查不少于一次，其中每两年全项目检查不少于一次**；对实施**二级监管的，原则上每两年检查不少于一次**；对实施**一级监管的，原则上每年随机抽取本行政区域 25% 以上的企业进行监督检查**。

[131～133] D、C、B 考查医疗器械经营分类管理要求。对风险程度高的企业实施四级监管，主要包括"为其他医疗器械注册人、备案人和生产经营企业专门提供贮存、运输服务的"经营企业和风险会商确定的重点检查企业；对风险程度较高的企业实施三级监管，主要包括**本行政区域医疗器械经营重点监管品种目录产品涉及的批发企业，上年度存在行政处罚或者存在不良监管信用记录的经营企业**；对风险程度一般的企业实施二级监管，主要包括除三级、四级监管以外的经营第二、三类医疗器械的批发企业，本行政区域医疗器械经营重点监管品种目录产品涉及的零售企业；对风险程度较低的企业实施一级监管，主要包括除二、三、四级监管以外的其他医疗器械经营企业。

[134～136] B、C、D 考查医疗器械经营分类管理要求。实施四级监管的企业，**设区的市级负责药品监督管理的部门每年组织全项目检查不少于一次**；实施三级监管的企业，设区的市级负责药品监督管理的部门每年组织检查不少于一次，其中每两年全项目检查不少于一次；实施二级监管的企业，县级负责药品监督管理的部门每两年组织检查不少于一次，对角膜接触镜类和防护类产品零售企业可以根据监管需要确定检查频次；实施一级监管的企业，县级负责药品监督管理的部门按照有关要求，**每年随机抽取本行政区域 25% 以上的企业进行监督检查，4 年内达到全覆盖**。必要时，对新增经营业态的企业进行现场核查。

[137～138] D、A 考查化妆品生产经营管理方式、特殊医学用途配方食品管理。其一，**儿童化妆品标志颜色为金色**，在销售包装展示面标注。故第 137 题答案为 D。其二，**特医食品的标签应设置标志区域**，位于**销售包装标签主要展示版面左上角或右上角，颜色为蓝色**。故第 138 题答案为 A。

三、综合分析选择题

1. B 考查医疗器械经营分类管理、医疗器械的分类。注意检查手套是第一类医疗器械，体温计是第

二类医疗器械。第二类医疗器械经营由设区的市级药品监督管理部门备案管理。故答案为 B。

2. B　考查医疗器械经营分类管理。其一，从事第三类医疗器械经营的企业还应当具有符合医疗器械经营质量管理要求的计算机信息管理系统，保证经营的产品可追溯。鼓励从事第一类、第二类医疗器械经营的企业建立符合医疗器械经营质量管理要求的计算机信息管理系统。其二，从情景可知该药店只能销售第一类、第二类医疗器械，计算机信息管理系统不是必需条件。故答案为 B。

3. A　考查医疗器械产品注册与备案管理要求。此题可以将情景中医疗器械的管理分类代入选项，可以快速判断答案。不需要《医疗器械注册证》，也就是进行备案管理，应该是第一类医疗器械。故答案为 A。

4. D　考查医疗器械经营质量管理规范的基本要求。由情景可知，该零售药店在经营医疗器械，故答案为 D。

5. A　考查医疗器械经营分类管理、药品经营范围。其一，情景中"未取得医疗器械经营许可证和备案凭证"，说明既不是第一类医疗器械，也不是第二类医疗器械，排除选项 C 和选项 D。其二，药品经营范围没有医疗用毒性药品，排除选项 B。故答案为 A。

6. D　考查医疗器械产品注册与备案管理要求、注册证格式与备案凭证格式。境内第一类医疗器械备案，由备案人向所在地设区的市级人民政府负责药品监督管理的部门提交备案资料。故答案为 D。

7. B　考查第二类精神药品零售管理要求、药品经营范围。其一，第二类精神药品需要设区的市级药品监督管理部门批准经营范围后的零售连锁企业才可以经营。其二，情景所给经营范围没有第二类精神药品。故答案为 B。

8. B　考查医疗器械注册证格式与备案凭证格式。编号年份后面的第一位数字是管理类别，情景中是"2"，故四种医疗器械均为第二类医疗器械。故答案为 B。

9. C　考查医疗器械注册证格式与备案凭证格式。医疗器械注册证编号年份后面的第 2～3 位数字代表医疗器械产品类别，只有选项 C 是"16"，其余均为"46"。故答案为 C。

10. D　考查医疗器械产品注册与备案管理要求、医疗器械经营分类管理。对于医疗器械注册、上市、生产环节的管理方式（第一类备案，其余注册），经营、出售环节的管理方式（第一类自律，第二类备案，第三类许可），一定要区分清楚。

11. A　考查医疗器械广告发布和内容要求。**推荐给个人自用的医疗器械的广告，应当显著标明"请仔细阅读产品说明书或者在医务人员的指导下购买和使用"**。张某正是根据这个显著标明的事项，向药店药师咨询的。故答案为 A。

12. B　考查医疗器械产品注册与备案管理要求。其一，通过情景中所给文号年份后面的数字"2"可以判断是第二类医疗器械。其二，情景中有"省级药品监督管理部门批准了医疗器械注册申请"，根据医疗器械审批事项推断，也可以得到第二类医疗器械。故答案为 B。

13. B　考查医疗器械经营分类管理、经营许可证管理、经营质量管理规范的基本要求。其一，甲企业只经营第二类医疗器械，应该是备案管理；乙企业经营所有类别医疗器械，应该是许可管理；两者均应该是设区的市级药品监督管理部门来进行行政许可。选项 A 说法正确，选项 B 说法错误。其二，医疗器械经营质量管理规范是医疗器械经营质量管理的基本要求，由国家药品监督管理部门制定，适用于所有从事医疗器械经营活动的经营者。选项 C 说法正确。其三，从事第二类、第三类医疗器械批发业务以及第三类医疗器械零售业务的经营企业应当建立销售记录制度。鼓励其他医疗器械经营企业建立销售记录制度。甲零售企业只经营第二类，没有强制建立销售记录，乙批发则既有第二类医疗器械批发，也有第三类医疗器械批发，应该强制建立销售记录。选项 D 说法正确。故答案为 B。

14. B　考查医疗器械产品注册与备案管理要求。进口医疗器械注册证编号中会有"进"字。故答案为 B。

15. D　考查医疗器械产品注册与备案管理要求。此题是纯粹的语文题，选项 D 在情景中对应的是"本备案仅在公共卫生事件一级响应期间适用"，而公共卫生事件一级响应的时间不会超过 1 年，因此是最短的时间。故答案为 D。

16. B　考查医疗器械召回管理。药品和医疗器械召回主体主要是生产企业。故答案为 B。

17. B　考查医疗器械召回管理。其一，情景中"暂时、可逆的健康危害"可以判定是医疗器械二级召回。其二，**医疗器械生产企业做出医疗器械召回决定的，一级召回在 1 日内，二级召回在 3 日内，三级召回在 7 日内，通知到有关医疗器械经营企业、使用单位或者告知使用者**。故答案为 B。

18. C 考查化妆品的界定和分类。用于染发、烫发、祛斑美白、防晒、防脱发的化妆品以及宣称新功效的化妆品为特殊化妆品。故答案为 C。

19. C 考查药品经营质量管理规范的零售主要内容。非药品要专区存放，与药品有明显隔离，并且有醒目标志。故答案为 C。

20. A 考查经营者应履行的义务。此题是语文题，根据情景字面意思，可以推断答案。故答案为 A。

四、多项选择题

1. BC 考查医疗器械的界定。此题是语文题，审题的关键是"直接对人体产生治疗或缓解作用"，选项 A 和选项 D 都属于诊断范围，是间接作用，与题干不符。故答案为 BC。

2. ACD 考查医疗器械的界定。用于血源筛查和采用放射性核素标记的体外诊断试剂按照药品进行管理，其他体外诊断试剂均按照医疗器械进行管理。选项 B 与此规定矛盾，说法错误。故答案为 ACD。

3. ABC 考查医疗器械的分类。医疗器械风险程度是上市前就要评估的，很难提前知道使用结果，选项 D 排除。故答案为 ABC。

4. CD 考查医疗器械注册证格式与备案凭证格式。其一，选项 A 年份之后为"2"，应该是第二类医疗器械；由"准"字可知是国产医疗器械，国产第二类医疗器械审批部门是省级药品监督管理部门，而选项 A 是"国械注"，批准文号不合法。其二，选项 D 是港澳台生产的医疗器械的注册证号，而题干所问为非国产，为答案。其三，选项 B 是国产第一类医疗器械的备案凭证，不是答案，选项 C 是进口第一类医疗器械的备案凭证，为答案。故答案为 CD。

5. ABCD 考查医疗器械产品注册与备案管理。尤其注意选项 A 和 D 中的代号分别是首次注册年份、首次注册流水号，所以延续时不会发生变化。×4 代表的是第一类、第二类、第三类医疗器械，分别以数字 1、2、3 表示。

6. AB 考查医疗器械产品注册与备案管理要求、医疗器械的分类。其一，医疗器械备案凭证编号中年份后面没有"第一类医疗器械"的代号"1"，选项 D 错误。其二，选项 C 属于进口第一类医疗器械。故答案为 AB。

7. AD 考查医疗器械说明书和标签管理。注意"医疗器械说明书和标签不得含有的内容"与"药品广告不得出现的内容"有类似之处，可以对比记忆。

8. ABCD 考查医疗器械经营质量管理规范的基本要求。该规范适用于所有从事医疗器械经营活动的经营者。"所有"包括批发、零售以及第一类、第二类、第三类医疗器械。故答案为 ABCD。

9. BD 考查医疗器械经营质量管理规范的基本要求。从事第二类、第三类医疗器械批发业务以及第三类医疗器械零售业务的经营企业应当建立销售记录制度。可见，风险程度最高的第三类医疗器械不管批发、零售必须建立销售记录，而风险程度中等的第二类医疗器械销售量比较大的批发需要建立销售记录。故答案为 BD。

10. ABCD 考查医疗器械网络销售监督管理要求。从事医疗器械网络销售的企业，是指通过网络销售医疗器械的医疗器械注册人、备案人或者医疗器械经营企业。故答案为 ABCD。

11. AB 考查医疗器械经营质量管理规范的基本要求、医疗器械使用管理、医疗器械的分类。其一，医疗器械经营企业植入类医疗器械进货查验记录和销售记录应当永久保存。其二，医疗器械使用单位则仅仅进货查验记录需要永久保存，没有规定销售记录永久保存。其三，植入类医疗器械的特点是进入人体，也就一定是第三类医疗器械，而选项 C 和 D 是第二类医疗器械。故答案为 AB。

12. ABC 考查医疗器械使用管理要求。和药品一样，有证据存在危害人体健康的证据，企业不能采取退回、销毁等措施，否则有销毁证据的嫌疑。选项 D 说法错误。故答案为 ABC。

13. AB 考查医疗器械广告发布和内容要求。选项 C 可以发布广告，无需审查。选项 D 发布广告没有规定限制。选项 A 和选项 B 属于比较危险的医疗器械，不得发布广告。故答案为 AB。

14. ABCD 考查医疗器械不良事件监测。医疗器械注册人、备案人通过监测发现产品存在可能危及人体健康和生命安全的不合理风险时，应当根据情况立即采取停止生产、销售相关产品；通知经营企业、使用单位暂停销售和使用；发布风险信息、召回产品；对生产质量管理体系自查、整改；修改说明书、标签、操作手册；改进工艺、设计、产品技术要求；开展再评价；按规定进行变更注册或者备案等风险控制措施，并及时向社会公布与用械安全相关的风险及处置情况。故答案为 ABCD。

15. ABC 考查医疗器械再评价和结果处理。医疗器械注册人、备案人应当主动开展再评价，对再评价结果表明产品存在危及人身安全的缺陷，且无法通过技术改进、修改说明书和标签等措施消除或者控制风险，或者风险获益比不可接受的，医疗器械注册人、备案人应当主动申请注销产品注册证或者取消产品备案；医疗器械注册人、备案人未申请的，由负责药品监督管理的部门注销产品注册证或者取消备案。选项 D "性价比"是经济性，不是安全性和有效性，故答案为 ABC。

16. ABCD　考查医疗器械召回管理。要注意选项 B、选项 C 和选项 D 的网站信息公布的相同点和不同点，可能成为命题点。

17. ABCD　考查化妆品的界定和分类、化妆品批准文号管理。

18. ABCD　考查保健食品注册与备案管理、特殊医学用途配方食品和婴幼儿配方食品的管理的基本要求。其一，保健食品广告内容应当真实合法，不得含有虚假内容，不得涉及疾病预防、治疗功能。食品生产经营者对食品广告内容的真实性、合法性负责。应当在广告中声明"本品不能代替药物"；其内容应当经生产企业所在地省、自治区、直辖市人民政府食品安全监督管理部门审查批准，取得保健食品广告批准文件。省、自治区、直辖市人民政府食品安全监督管理部门应当公布并及时更新已经批准的保健食品广告目录以及批准的广告内容。其二，特殊医学用途配方食品广告适用药品广告管理的规定。特定全营养配方食品广告按处方药广告审批管理，其他类别特殊医学用途配方食品广告按非处方药审批管理。

19. ABCD　考查保健食品、特殊医学用途配方食品广告发布和内容要求。这四个选项都有可能成为命题点，需要熟悉。

20. ABCD　考查保健食品、特殊医学用途配方食品广告发布和内容要求。**不得使用与处方药名称或者**特定全营养配方食品名称相同的商标、企业字号在医学、药学专业刊物以外的媒介变相发布广告，也不得利用该商标、企业字号为各种活动冠名进行广告宣传。故答案为 ABCD。

21. ABC　考查医疗器械的生产管理、医疗器械经营分类管理的要求。其一，省级药品监督管理部门负责制定本行政区域医疗器械生产重点监管品种目录，组织实施医疗器械生产分级监管工作；设区的市级负责药品监督管理的部门依法按职责负责本行政区域第一类医疗器械生产分级监管的具体工作。可见，**第一类医疗器械生产分级监管部门是设区的市级负责药品监督管理的部门，第二、三类医疗器械生产分级监管部门是省级药品监督管理部门**。其二，实施四级监管的企业，设区的市级负责药品监督管理的部门每年组织全项目检查不少于一次；实施三级监管的企业，**设区的市级负责药品监督管理的部门每年组织检查不少于一次**，其中每两年全项目检查不少于一次；实施二级监管的企业，**县级负责药品监督管理的部门**每两年组织检查不少于一次，对角膜接触镜类和防护类产品零售企业可以根据监管需要确定检查频次；实施一级监管的企业，**县级负责药品监督管理的部门按照有关要求，每年随机抽取本行政区域 25% 以上的企业进行监督检查，4 年内达到全覆盖**。可见，**医疗器械经营一级、二级监管由县级负责药品监督管理的部门负责，三级、四级监管由设区的市级负责药品监督管理的部门负责**。可见，医疗器械生产和经营分级监管部门不同，选项 D 说法错误。故答案为 ABC。

22. ABC　考查医疗器械经营分类管理的要求。选项 D 是一级监管，而题干产品属于二级监管，和题干不符。故答案为 ABC。

第十章　药品安全法律责任

一、最佳选择题

1. D　考查药品商业贿赂行为的法律责任。商业贿赂的行政处罚由市场监督管理部门负责。故答案为 D。

2. C　考查生产、销售、使用劣药的行政责任。假药、劣药情节严重的相关人员行政处罚，除了终身禁业、人身拘留外，还要注意罚款是所获收入百分之三十以上三倍以下罚款。故答案为 C。

3. B　考查医疗机构向市场销售制剂的法律责任。根据《药品管理法》规定，医疗机构将其配制的制剂在市场上销售的，责令改正，没收违法销售的制剂和违法所得，并处违法销售制剂和违法所得，并处**违法销售制剂货值金额二倍以上五倍以下的罚款；情节严重的**，并处货值金额五倍以上十五倍以下的罚款；货值金额不足五万元的，按五万元计算。而情景中，货值金额为 5.7 万元，并且不构成情节严重，罚款金额应该是 11.4 万至 28.5 万。故答案为 B。

4. C 考查药品零售企业未依法开展药学服务的法律责任。药品零售企业购销药品未按照规定进行记录，零售药品未正确说明用法、用量等事项，或者未按照规定调配处方的，责令改正，给予警告；情节严重的，吊销药品经营许可证。故答案为 C。

5. B 考查违反药品质量管理规范的法律责任。题干属于药品配送环节，这属于 GSP 管理范围。故答案为 B。

6. D 考查无证经营的法律责任、药品上市许可持有人的经营行为管理。题干属于销售环节，这属于经营，并且属于没有药品经营许可证的经营，属于无证经营。故答案为 D。

7. D 考查未依法实施医疗器械许可法律责任、不符合医疗器械生产管理要求的法律责任。选项 D 属于生产管理要求不符合。故答案为 D。

8. A 考查药品安全法律责任的分类。药品安全法律责任与宪法之间的关联比较远，选项 A 不属于药品安全法律责任。故答案为 A。

9. D 考查药品安全法律责任的分类。选项 D 附加刑可附加适用，也可独立适用。但是，主刑只能单独适用。故答案为 D。

10. D 考查药品安全法律责任的分类。选项 D 只有行政处罚，没有涉及刑事责任。故答案为 D。

11. D 考查药品安全法律责任的分类。**因产品存在缺陷造成损害的，被侵权人可向产品生产者请求赔偿，也可向产品销售者请求赔偿，监管者没有直接责任。** 选项 D 与题干不符。故答案为 D。

12. C 考查药品安全法律责任的分类。考查药品安全法律责任的分类。题干所指的是民间关系，另外也有关键词"赔偿"，属于民事责任。故答案为 C。

13. A 考查药品安全法律责任的分类。解析参见第 12 题。

14. A 考查药品安全法律责任的分类。此题本质是语文。**民事赔偿首付责任制就是接到赔偿人赔偿要求的，先偿付，然后再按责任追偿。** 故答案为 A。

15. A 考查药品安全法律责任的分类。此题本质是语文题，再辅之以药品安全法律责任的分类可以解答。其一，**警告、罚款、撤销属于行政处罚。** 其二，**降级、撤职、开除属于行政处分。** 其三，**赔偿属于民事责任。** 没有涉及刑事责任。故答案为 A。

16. A 考查药品安全法律责任的分类。刑事责任主要和司法机关有关，公安机关侦查，法院审判，检察机关监督。刑事案件的一般程序是公安机关对刑事案件立案，报检察院批捕；侦查结束后，移送检察院审查起诉；检察院审查后，向人民法院提起公诉；法院审理后判决。另外，注意政法机关和司法机关不同，政法机关包括审判机关、检察机关、公安机关、司法行政机关、国家安全机关、反邪教机构、武警部队等。我国还有监察机关，主要负责公职人员职务犯罪侦查，纪律检查委员会是党的"两委"（党委、纪委）之一。选项 A 将上述概念混淆了。故答案为 A。

17. B 考查假药的界定。此题题干为案例，显然该中药饮片所示的功能主治超出了省级炮制规范规定的范围，这是解题的关键。根据**"所标明的适应症或功能主治超出规定范围的"**（无论国家药品标准，还是省级药品标准），为假药。故答案为 B。

18. D 考查生产、销售、使用假药的行政责任。生产、销售假药的，没收违法生产、销售的药品和违法所得，责令停产停业整顿，吊销药品批准证明文件，并处违法生产、销售的药品货值金额十五倍以上三十倍以下的罚款；货值金额不足十万元的，按十万元计算；情节严重的，吊销药品生产许可证、药品经营许可证或者医疗机构制剂许可证，十年内不受理其相应申请；药品上市许可持有人为境外企业的，十年内禁止其药品进口。其一，原法条罚款的规定是"并处违法生产、销售的药品货值金额十五倍以上三十倍以下的罚款；货值金额不足十万元的，按十万元计算"，5 万元不足 10 万，按 10 万计算，也就是罚款在 150 万～300 万之间。选项 C 符合要求。其二，原法条从来没有说过"十年内不受理该药品注册申请"，因为这是生产、销售假药行为，不是注册行为，情节严重时，会吊销三个许可证之一。选项 D 后半句话说法错误。其三，对于"为假药"中的"以非药品冒充药品或者以他种药品冒充此种药品"如何"吊销药品批准证明文件"，这里吊销的是正在生产、销售的药品，也就是假药这个界定项中的"冒充"后面的药品的批准证明文件会吊销。选项 D 前半句话没有问题。故答案为 D。

19. C 考查生产、销售、使用假药的行政责任，生产、销售、使用假药的行政责任。新修订《药品管理法》对于**生产、销售假药或生产、销售劣药情节严重的是终身禁业，不是十年资格罚。** 选项 C 说法错误。故答案为 C。

20. D 考查生产、销售、使用假药的行政责任，生产、销售、使用假药的行政责任。其一，**药品使用单位使用假药、劣药的，按照销售假药、零售劣药的**

规定处罚；情节严重的，法定代表人、主要负责人、直接负责的主管人员和其他责任人员有医疗卫生人员执业证书的，还应当吊销执业证书。可见，对于药品使用单位，对于责任范围内的人员并没有终身禁止从事药品生产经营活动，因为这些人在行医，最多就是吊销执业证书。其二，药品使用单位使用药品算不算销售药品？根据上述规定，这属于销售假药或劣药，但是人员的资格罚不同于药品生产企业、药品经营企业。故答案为 D。

21. D 考查生产、销售、使用假药的行政责任。选项 A 属于"以药品类易制毒化学品冒充其他药品"，为假药，且构成从重处罚。选项 B"变质的"，为假药；使用对象为"儿童"构成从重处罚。选项 C 属于"生产、销售的生物制品属于假药"，构成从重处罚。注意社区卫生服务中心的使用疫苗行为构成销售行为。选项 D 不属于"药品所标明的适应症或者功能主治超出规定范围"，也就是医生在用药时，并没有改变药品说明书或标签上面的标注内容，而只是使用行为的改变。一般情况下，超适应症用药是不允许的，但是特殊情况下经政府授权是可以这么用药的。也就是选项 D 构不成假药。故答案为 D。

22. A 考查生产、销售、使用假药的行政责任和刑事责任，生产、销售、使用假药的行政责任和刑事责任。其一，生产、销售、使用假药、劣药的行为具有严重的社会危害性，可能为此承担行政责任乃至刑事责任。因为"生产、销售劣药罪"应该满足一定前提，才构成刑事责任。使用单位也是要构成一定前提，才能构成刑事责任。其二，假药和劣药可以简单地把处罚归类为"双责任，双处罚"，"双责任"刚才已经分析了，"双处罚"是既处罚单位，也处罚个人。选项 B 说法正确。其三，根据《刑法》第 150 条的逻辑，选项 C 和选项 D 说法正确。故答案为 A。

23. D 考查生产、销售、使用假药的刑事责任。对于医疗机构、医疗机构工作人员明知是假药而有偿提供给他人使用，或者为出售而购买、储存的行为，应当认定为"销售"假药。可见，医疗机构、医疗机构工作人员定性为销售假药罪的前提是看动机，选项 D 没有违法动机。故答案为 D。

24. C 考查生产、销售、使用假药的刑事责任。其一，假药是行为犯，只要出现造假行为，就可以定性为假药罪。选项 A 中"足以危害人体健康"是多余的，说法错误。其二，没收财产，只有死亡或其他特别严重情节的，才会进行这个附加刑。选项 B 说法错误。其三，假药罪有死刑，选项 D 遗漏了死刑。故答案为 C。

25. D 考查生产、销售、使用假药的刑事责任，药品安全法律责任的种类。刑罚主刑包括管制、拘役、有期徒刑、无期徒刑和死刑，它们只能单独适用。附加刑有罚金、剥夺政治权利、没收财产，它们可以附加适用，也可以独立适用。选项 D 属于附加刑。故答案为 D。

26. A 考查生产、销售、使用假药的刑事责任。其一，对人体健康造成严重危害或者有其他严重情节的，处三年以上十年以下有期徒刑，并处罚金。其二，选项 A 属于"对人体健康造成严重危害"，其余属于"其他特别严重情节"。其三，从字面意思就可以看出来，选项 A 最轻，其余更重，也可以推断出来答案。故答案为 A。

27. D 考查生产、销售、使用假药的刑事责任。其一，生产、销售假药或劣药为目的，整条供应链除了使用环节（医疗机构）外的所有参与者都是生产、销售假药罪。选项 D 是医疗机构。其二，按语文题解答，题干所问是"生产"行为，只有选项 D 是"销售"行为。故答案为 D。

28. B 考查假药的界定，生产、销售、提供假药的刑事责任。非药品冒充药品为假药。药品使用单位及其工作人员明知是假药而有偿提供给他人使用的，应当认定为刑法第一百四十一条规定的"销售"；无偿提供给他人使用的，应当认定为刑法第一百四十一条规定的"提供"。故答案为 B。

29. D 考查生产、销售、使用假药的刑事责任。选项 A 属于"生产、销售的假药属于麻醉药品、精神药品、医疗用毒性药品、放射性药品、避孕药品、血液制品、疫苗的"，需要酌情从重处罚。选项 B 属于"生产、销售的假药属于注射剂药品、急救药品的"，需要酌情从重处罚。选项 C 属于"医疗机构、医疗机构工作人员生产、销售假药的"，需要酌情从重处罚。选项 D 所涉及的人员是"药品检验机构工作人员"，不涉及酌情从重处罚。故答案为 D。

30. D 考查劣药的界定。近效期药品可以在药店销售，但是要告诉顾客有效期。选项 D 是合法行为。故答案为 D。

31. D 考查生产、销售、使用劣药的行政责任。选项 D 在生产、销售假药时，会对单位进行十年资格罚，但是对于劣药，没有这样的规定。故答案为 D。

32. A 考查生产、销售、使用劣药的行政责任。其一，违法生产、批发的药品货值金额不足十万元的，按十万元计算，违法零售的药品货值金额不足一

答案为 C。

万元的，按一万元计算。选项 A 符合题干，选项 B 和选项 C 不符合题干。其二，药品使用单位使用劣药的，按照零售劣药的规定处罚，也就是不足 1 万的按 1 万计算，超过 1 万的，按实际数字计算。选项 D 不符合题干。故答案为 A。

33. A 考查生产、销售、使用劣药的行政责任。其一，生产、销售的中药饮片不符合药品标准，尚不影响安全性、有效性的，责令限期改正，给予警告；可以处十万元以上五十万元以下的罚款。选项 A 符合题干。其二，"生产、销售的中药饮片不符合药品标准，影响安全性、有效性的"构成劣药界定项的"其他不符合药品标准的药品"，按生产、销售劣药处罚。其三，选项 C 和选项 D 中的中成药成分必须符合国家药品标准，否则为假药，不管对安全性、有效性的影响多大。故答案为 A。

34. B 考查生产、销售、使用劣药的行政责任。药品使用单位使用假药、劣药的，按照销售假药、零售劣药的规定处罚。注意药品使用单位使用假药对应的是按照销售假药的规定处罚，使用劣药对应的是按照零售劣药的规定处罚。选项 B 符合题干。故答案为 B。

35. A 考查生产、销售、使用劣药的行政责任，劣药的界定，假药的界定。选项 A 为假药，与题干不符。故答案为 A。

36. A 考查生产、销售、使用劣药的刑事责任。其一，假药罪是行为犯，劣药罪是结果犯。选项 A 和选项 B 有明确的结果，排除选项 C 和选项 D。其二，题干中的刑罚并不是最重的，也就是犯罪前提也不是最重的，选项 A 比较轻。故答案为 A。

37. A 考查生产、销售、使用劣药的刑事责任。"对人体健康造成严重危害"比"后果特别严重"要轻，选项 A 最轻。故答案为 A。

38. D 考查生产、销售、使用劣药的行政责任。其一，**适用本条款的中药饮片由天然来源的植物、动物、矿物药材经炮制而成。中药配方颗粒及《医疗用毒性药品管理办法》中的相关毒性中药饮片不适用本条款。**选项 A 和 B 的药品不适用题干条款。其二，**适用本条款的前提是生产中药饮片所用中药材的来源（包括基原、药用部位、产地加工等）、饮片炮制工艺等符合规定，且仅限于《药品管理法》第九十八条第三款第七项"其他不符合药品标准的药品"的以下情形：①性状项中如大小、表面色泽等不符合药品标准；②检查项中如水分、灰分、药屑杂质等不符合药品标准。其中，检查项不符合标准时，应当排除其他**

指标不符合标准的情形。选项 D 的药品适用题干条款。其三，**适用本条款的情形不改变中药饮片不符合药品标准的性质。**选项 C 是假药。故答案为 D。

39. C 考查生产、销售、使用劣药的刑事责任。其一，**劣药是结果犯，没有伤害后果，无法定性为劣药罪。**其二，**生产销售假冒、伪劣产品行为的立案标准为：①伪劣产品销售金额五万元以上的；②伪劣产品尚未销售，货值金额十五万元以上的；③伪劣产品销售金额不满五万元，但将已销售金额乘以三倍后，与尚未销售的伪劣产品货值金额合计十五万元以上的。**而题干中的销售金额为 2 万，不到 5 年，计算标准为 $2 \times 3 + 10 = 16$，超过了 15 万元，可以认定为生产、销售伪劣产品罪。故答案为 C。

40. B 考查无证生产、经营药品的法律责任，伪造、变造、买卖、出租、出借许可证或者药品批准证明文件的法律责任。其一，选项 A、C 都是没有《药品经营许可证》经营药品，选项 D 是《药品经营许可证》失效后经营，相当于没有《药品经营许可证》，都属于无证经营。排除法，确定答案为 B。其二，选项 B 有《药品经营许可证》，是将《药品经营许可证》出租、出借，构成出租、出借《药品经营许可证》，构不成无证经营。故答案为 B。

41. A 考查无证生产、经营药品的法律责任。其一，题干所问为"无证经营行为"，而选项 B 属于合法行为，选项 C 是"生产行为"，排除。其二，个人诊所销售规定范围内的常用药品、急救药品是合法的，不属于无证经营。选项 D 排除。只能选择选项 A。但是选项 A 属于超范围经营，有没有构成无证经营，依据是《药品经营监督管理办法》相关规定，超范围经营按无证经营行为进行处罚。故答案为 A。

42. D 考查无证生产、经营药品的法律责任。无证生产、无证经营的行政处罚罚款和假药一样，为药品货值金额的 15～30 倍罚款。选项 D 的罚款是劣药的处罚，说法错误。故答案为 D。

43. D 考查从无证生产、经营企业购入药品的法律责任，无证生产、经营药品的法律责任。这种题本质上是语文题，关键是看供货商是不是药品上市许可持有人或者是否具有《药品生产许可证》或《药品经营许可证》。选项 D 属于无证经营。故答案为 D。

44. D 考查从无证生产、经营企业购入药品的法律责任。题干中的"医疗机构"很关键，选项中的对应证件只有选项 D。药品批准证明文件是药品上市许可持有人的，药品生产许可证是药品生产企业的，药品经营许可证是药品批发、零售企业的。故答案为D。

45. D　考查未经批准进口境外已合法上市药品的法律责任。其一，选项A和选项B属于进口数量比较多的境外已合法上市药品，处罚比较重。其二，未经批准进口少量境外已合法上市的药品，属于违反了药品管理秩序的违法行为，如果情节较轻，可给予依法减轻或者免予处罚，但依然属于违法行为。选项C属于违法行为。其三，个人自带少量亲属用、自用的入境，是法律允许的，但个人自带少量药品入境后再销售就属于违法行为。选项D并未明确入境后销售，该行为合法。故答案为D。

46. D　考查未经批准进口境外已合法上市药品的法律责任。题干是进口药品出现问题，选项D中吊销《药品经营许可证》，这是不合理的，应该吊销的是进口环节的证件，也就是吊销《药品注册证》。故答案为D。

47. D　考查未按规定实施《药品生产质量管理规范》的法律责任。GMP证书已经取消了，但是GMP的要求提高了，是持续符合GMP。选项D无法吊销GMP证书，应该是吊销药品生产许可证。故答案为D。

48. B　考查未按规定实施《药品经营质量管理规范》的法律责任。其一，通过罚款数额，可以排除选项C和选项D（药品货值金额15～30倍罚款），另外，选项D没有药品经营许可证，无法吊销。其二，题干中吊销药品经营许可证，可以判定答案为B。故答案为B。

49. A　考查擅自开展药物临床试验或生物等效性试验的法律责任。其一，临床试验实行一次性批准，不再分期、分批批准，选项D有可能是合法行为。其二，临床试验机构实行备案管理，选项C也可能是合法行为。其三，选项B的处罚是"责令限期改正，给予警告；逾期不改正的，处十万元以上五十万元以下的罚款"，选项A关系到上市，比这个处罚重，选项A符合题干。故答案为A。

50. A　考查未取得批准证明文件生产、进口药品的法律责任。该规定的资格罚比较特别，是一个区间，也就是十年至终身。故答案为A。

51. B　考查药品网络交易第三方平台未依法履行管理义务的法律责任。**药品网络交易第三方平台是由省级药品监督管理部门备案管理，也是由其处罚。**故答案为B。

52. D　考查伪造、变造、买卖、出租、出借许可证或者药品批准证明文件的法律责任，药品上市许

持有人的权利和义务。其一，经国务院药品监督管理部门批准，药品上市许可持有人可以转让药品上市许可。选项D符合此规定。其二，根据《药品管理法》第122条的规定，非法买卖许可证或者药品批准证明文件的，将给予比较严厉的行政处罚。选项A、选项B和选项C三个许可证不可以转让，需要进行变更来实现转让的效果。故答案为D。

53. C　考查伪造、变造、买卖、出租、出借许可证或者药品批准证明文件的法律责任。题干是药品经营许可证违法，选项C吊销的药品批准证明文件属于药品上市许可持有人，不是药品经营企业。故答案为C。

54. D　考查骗取许可证或批准证明文件的法律责任。药品广告不属于许可证，也不属于药品批准证明文件，选项D与题干不符。故答案为D。

55. D　考查违反药品召回管理规定的法律责任。注意不履行召回义务的，没有对责任人员处以十年直至终身禁业。故答案为D。

56. D　考查药品购销活动中暗中给予、收受回扣或者其他利益的法律责任。药品经营许可证由药品监督管理部门核发，也应该由其吊销。选项D的吊销部门错了。故答案为D。

57. D　考查药品检验机构出具虚假检验报告的法律责任、参与药品生产经营活动的法律责任、违法收取检验费用的法律责任。选项D不可能因为收取检验费用就撤销检验机构资格，必须是情节严重的情况下。故答案为D。

58. D　考查违法发放证书、批准证明文件的法律责任。营业执照是由市场监督管理部门主管的，也是由其处罚。选项D说法错误。故答案为D。

59. A　考查药品监督管理等部门和药品监督管理人员不履行药品监督管理职责的法律责任。其一，上一级对药品监督管理部门的处罚是行政处分，行政处罚应该是药品监督管理局对行政相对人的处罚。题干的意思是前者。其二，假劣药失职、渎职，要从重行政处分。故答案为A。

60. D　考查生产、销售的疫苗属于假药、劣药的法律责任。选项D罚款数额不对，应该"并处违法生产、销售疫苗货值金额十五倍以上五十倍以下的罚款，货值金额不足五十万元的，按五十万元计算"，选项D是一般假药的罚款情况，疫苗要从重处罚。故答案为D。

61. C　考查生产、销售的疫苗属于假药、劣药的法律责任。选项C需要情节严重的情况下才发生。故

答案为 C。

62. D 考查生产、销售的疫苗属于假药、劣药的法律责任。选项 D 拘留由公安机关执行。故答案为 D。

63. C 考查疫苗违反质量管理规范的法律责任。选项 C 需要情节严重的情况下才发生。故答案为 C。

64. D 考查违反麻醉药品和精神药品管理定点生产企业的法律责任。此题考查处罚逻辑：①一般情况的处罚是责令限期改正，给予警告，并没收违法所得和违法销售的药品；②逾期不改正情况下的处罚是责令停产，并处 5 万元以上 10 万元以下罚款；③情节严重情况下的处罚是取消其定点生产资格。题干所问是第二种处罚情况，答案为 D。

65. B 考查违反麻醉药品和精神药品管理规定的执业医师的法律责任。此题实质考查第一类精神药品、第二类精神药品处方的异同，两者均需专用处方，但是前者需要医疗机构授予专门的处方资格，而后者只要求是执业医师即可。

66. A 考查违反麻醉药品和精神药品管理规定的医疗机构的法律责任，执业医师的法律责任，处方调配人、核对人的法律责任。其一，此题审题的关键是题干中的处罚机构"设区的市级卫生主管部门"，这个部门管理的事主要和印鉴卡有关，也就是麻醉药品和第一类精神药品采购、使用有关的事。选项 A 正是这种事，故为答案。其二，选项 B 主要是县级以上卫生主管部门处罚，选项 C 由授予麻醉药品和第一类精神药品处方资格的医院处罚，选项 D 由原发证部门吊销其执业证书。故答案为 A。

67. B 考查违反麻醉药品和精神药品管理规定的医疗机构的法律责任，执业医师的法律责任，处方调配人、核对人的法律责任。其一，《麻醉药品和精神药品管理条例》第 73 条第二款规定：**未取得麻醉药品和第一类精神药品处方资格的执业医师擅自开具麻醉药品和第一类精神药品处方，由县级以上人民政府卫生主管部门给予警告，暂停其执业活动；造成严重后果的，吊销其执业证书；构成犯罪的，依法追究刑事责任**。题干提到"造成严重后果"，可以吊销执业医师甲的执业证书，选项 A 说法正确。选项 B 暂停执业活动和处罚规定一致，但是没有麻醉药品和第一类精神药品处方资格，也就是没有经受过医疗机构培训，也就不可能"重新参加"培训和考核，选项 B 说法错误。其二，第 73 条第三款规定：**处方调配人、核对人未对麻醉药品和第一类精神药品处方进行核对，造成严重后果的，由原发证部门吊销其执业证**

书。选项 C 符合该规定。其三，选项 D，执业医师构成犯罪的，追究刑事责任，符合规定。处方调配人构成犯罪的，追究刑事责任，《麻醉药品和精神药品管理条例》没有相关规定。但是，选项 B 错得更明显，故答案为 B。

68. D 考查违反麻醉药品和精神药品管理规定的药品监管部门和卫生主管部门的法律责任。选项 D 是合法行为。故答案为 D。

69. D 考查走私、非法买卖麻黄碱类复方制剂等行为的法律责任。这个考点本质上也是考查语文，目的决定罪行。如果目的是制造毒品，直接定性制造毒品罪。如果目的是制造制毒物品，而根据行为决定罪行。可见，选项 D 属于非法买卖制毒物品罪。故答案为 D。

70. B 考查违反药品类易制毒化学品管理规定的法律责任。警告对象是直接负责的主管人员以及其他直接责任人员，故选项 B 错误。

71. B 考查违反毒性药品管理规定的法律责任。犯罪是刑事责任。故答案为 B。

72. D 考查违反举办中医诊所、炮制中药饮片、委托配制中药制剂备案管理规定的法律责任。特别注意此种情况是五年资格罚，要注意与假药和劣药情节严重的终身资格罚区分开。

73. B 考查违反举办中医诊所、炮制中药饮片、委托配制中药制剂备案管理规定的法律责任，生产假药的行政责任。**医疗机构应用传统工艺配制中药制剂未依照规定备案，或者未按照备案材料载明的要求配制中药制剂的，按生产假药给予处罚**，所以应该是终身资格罚。然后还要区分资格罚限制的是什么，假药限制的是药品生产、经营活动。故答案为 B。

74. A 考查因药品质量问题受到损害的民事责任。根据《民法典》，因药品的缺陷造成患者损害的，患者可以向药品上市许可持有人、生产者请求赔偿，也可以向医疗机构请求赔偿。患者向医疗机构请求赔偿的，医疗机构赔偿后，有权向负有责任的药品上市许可持有人、生产者追偿。故答案为 A。

75. B 考查药品质量首付责任制与惩罚性赔偿。本质上是语文题，通过字面意思的分析寻找题干和选项最接近的意思。故答案为 B。

76. A 考查药品安全法律责任分类。因产品存在缺陷造成损害请求赔偿的诉讼时效为三年，自权利人知道或者应当知道权利受到损害之日起计算。故答案为 A。

77. D 考查假药的界定。《国家药监局综合司关于假劣药认定有关问题的复函》（药监综法函〔2020〕431号）指出，根据《药品管理法》第九十八条第二款第四项"药品所标明的适应症或者功能主治超出规定范围"认定为假药，只需要事实认定，不需要对涉案药品进行检验，处罚决定亦无需载明药品检验机构的质量检验结论。故答案为D。

78. A　考查劣药的界定。《国家药监局综合司关于假劣药认定有关问题的复函》（药监综法函〔2020〕431号）指出，根据《药品管理法》第九十八条第三款第三项至第七项认定为劣药（③未标明或者更改有效期的药品；④未注明或者更改产品批号的药品；⑤超过有效期的药品；⑥擅自添加防腐剂、辅料的药品；⑦其他不符合药品标准的药品），只需要事实认定，不需要对涉案药品进行检验，处罚决定亦无需载明药品检验机构的质量检验结论。故答案为A。

79. D　考查未依法开展药物临床试验和生物等效性试验的法律责任。根据《药品管理法》第一百二十七条第一款第二项和《药品注册管理办法》第一百一十五条的规定，药物临床试验期间，发现存在安全性问题或者其他风险，临床试验申办者未及时调整临床试验方案、暂停或者终止临床试验，或者未向国家药品监督管理局报告的，责令限期改正，给予警告；逾期不改正的，处十万元以上五十万元以下的罚款。故答案为D。

80. A　考查未取得批准证明文件生产、进口药品的法律责任。根据《刑法》第一百四十二条的规定，违反药品管理法规，未取得药品相关批准证明文件生产、进口药品或者明知是上述药品而销售的，足以严重危害人体健康的，处三年以下有期徒刑或者拘役，并处或者单处罚金；对人体健康造成严重危害或者有其他严重情节的，处三年以上七年以下有期徒刑，并处罚金。可见，与假药刑罚不同之处是，"足以严重危害人体健康的"，罚金是"并处或单处"。故答案为A。

81. D　考查未依法实施药品生产管理的法律责任。根据《药品生产监督管理办法》第七十条规定，辅料、直接接触药品的包装材料和容器的生产企业及供应商未遵守国家药品监督管理局制定的质量管理规范等相关要求，不能确保质量保证体系持续合规的，由所在地省（区、市）药品监督管理部门按照《药品管理法》第一百二十六条的规定给予处罚（责令限期改正，给予警告；逾期不改正的，处十万元以上五十万元以下的罚款；情节严重的，处五十万元以上二百

万元以下的罚款，责令停产停业整顿直至吊销药品生产许可证，对法定代表人、主要负责人、直接负责的主管人员和其他责任人员，没收违法行为发生期间自本单位所获收入，并处所获收入百分之十以上百分之五十以下的罚款，十年直至终身禁止从事药品生产经营等活动）。故答案为D。

82. C　考查骗取许可证或批准证明文件的法律责任。根据《疫苗管理法》第八十一条和《药品注册管理办法》第一百一十二条的规定，申请疫苗临床试验、注册、批签发提供虚假数据、资料、样品或者有其他欺骗行为的，由省级以上人民政府药品监督管理部门没收违法所得和违法生产、销售的疫苗以及专门用于违法生产疫苗的原料、辅料、包装材料、设备等物品，责令停产停业整顿，并处违法生产、销售疫苗货值金额十五倍以上五十倍以下的罚款，货值金额不足五十万元的，按五十万元计算；情节严重的，吊销药品相关批准证明文件，直至吊销药品生产许可证等，对法定代表人、主要负责人、直接负责的主管人员和关键岗位人员以及其他责任人员，没收违法行为发生期间自本单位所获收入，并处所获收入百分之五十以上十倍以下的罚款，十年内直至终身禁止从事药品生产经营活动，由公安机关处五日以上十五日以下拘留。故答案为C。

83. C　考查违反执业药师管理的法律责任。其一，以欺骗、贿赂等不正当手段取得《执业药师注册证》的，由发证部门撤销《执业药师注册证》，三年内不予执业药师注册，构成犯罪的，依法追究刑事责任。其二，《执业药师职业资格证书》是与考试有关的证件，《执业药师注册证》是与执业药师注册有关的证件。故答案为C。

84. A　考查违反药品广告管理的法律责任。根据《广告法》第五十七条的规定，有下列行为之一的，由市场监督管理部门责令停止发布广告，对广告主处二十万元以上一百万元以下的罚款，情节严重的，并可以吊销营业执照，由广告审查机关撤销广告审查批准文件、一年内不受理其广告审查申请；对广告经营者、广告发布者，由市场监督管理部门没收广告费用，处二十万元以上一百万元以下的罚款，情节严重的，并可以吊销营业执照、吊销广告发布登记证件：①发布处方药广告、药品类易制毒化学品广告、戒毒治疗的医疗器械和治疗方法广告的；②在针对未成年人的大众传播媒介上发布药品、保健食品、医疗器械、化妆品广告的。故答案为A。

85. D　考查未依法实施医疗器械许可的法律责

任。选项 D 相对选项 A 的处罚已经相对较轻，选项 D 的法律责任是"由负责药品监督管理的部门向社会公告单位和产品名称，责令限期改正；逾期不改正的，没收违法所得、违法生产经营的医疗器械；违法生产经营的医疗器械货值金额不足 1 万元的，并处 1 万元以上 5 万元以下罚款；货值金额 1 万元以上的，并处货值金额 5 倍以上 20 倍以下罚款；情节严重的，对违法单位的法定代表人、主要负责人、直接负责的主管人员和其他责任人员，没收违法行为发生期间自本单位所获收入，并处所获收入 30% 以上 2 倍以下罚款，5 年内禁止其从事医疗器械生产经营活动"。故答案为 D。

86. A 考查未依法实施医疗器械备案的法律责任，不符合医疗器械生产、经营管理要求的法律责任。选项 B、C、D 是情节严重的，对违法单位的法定代表人、主要负责人、直接负责的主管人员和其他责任人员，5 年内禁止其从事医疗器械生产经营活动。故答案为 A。

87. C 考查不符合医疗器械生产、经营管理要求的法律责任。第二类医疗器械零售业务无须建立销售记录制度，第二类医疗器械批发业务才需要建立销售记录制度。选项 C 说法有问题。故答案为 C。

88. D 考查未依法开展化妆品生产经营活动的法律责任。选项 D 对化妆品备案或者受理其提出的化妆品行政许可申请没有进行限制。故答案为 D。

89. D 考查未依法开展化妆品生产经营活动的法律责任、骗取化妆品行政许可的法律责任。在申请化妆品行政许可时提供虚假资料或者采取其他欺骗手段的，不予行政许可，已经取得行政许可的，由作出行政许可决定的部门撤销行政许可，5 年内不受理其提出的化妆品相关许可申请，没收违法所得和已经生产、进口的化妆品；已经生产、进口的化妆品货值金额不足 1 万元的，并处 5 万元以上 15 万元以下罚款；货值金额 1 万元以上的，并处货值金额 15 倍以上 30 倍以下罚款；对违法单位的法定代表人或者主要负责人、直接负责的主管人员和其他直接责任人员处以其上一年度从本单位取得收入的 3 倍以上 5 倍以下罚款，终身禁止其从事化妆品生产经营活动。可见，选项 D 未明确行政许可有没有取得，从而处罚就存在不确定性，同时获得行政许可后的终身禁业没有"情节严重"这个前提。故答案为 D。

90. D 考查伪造、变造、出租、出借或者转让化妆品许可证件的法律责任。刑事责任由公安机关来进行处罚。故答案为 D。

91. A 考查假药的界定，劣药的界定，为生产、销售、提供假、劣药品提供运输、保管、仓储等便利条件的主体应承担的法律责任。选项 A 为假药，其余选项为劣药。选项 A 的依据是共同犯罪论处的"提供虚假药物非临床研究报告、药物临床试验报告及相关材料的"。故答案为 A。

92. C 考查未取得批准证明文件生产、进口药品的法律责任。"足以严重危害人体健康"暂无健康伤害，但是有风险：①未取得药品相关批准证明文件生产药品或者明知是上述药品而销售，涉案药品属于本解释第一条第一项至第三项规定情形（涉案药品以孕产妇、儿童或者危重病人为主要使用对象的；涉案药品属于麻醉药品、精神药品、医疗用毒性药品、放射性药品、生物制品，或者以药品类易制毒化学品冒充其他药品的；涉案药品属于注射剂药品、急救药品的）的；②未取得药品相关批准证明文件生产药品或者明知是上述药品而销售，涉案药品的适应症、功能主治或者成分不明的；③未取得药品相关批准证明文件生产药品或者明知是上述药品而销售，涉案药品没有国家药品标准，且无核准的药品质量标准，但检出化学药成分的；④未取得药品相关批准证明文件进口药品或者明知是上述药品而销售，涉案药品在境外也未合法上市的；⑤其他足以严重危害人体健康的情形。可见，选项 A、B、D 的适应症或功能主治明确，有国家药品标准或核准的药品质量标准，成分明确，风险比较小，不构成"足以严重危害人体健康"。而选项 C 构成"足以严重危害人体健康"。故答案为 C。

93. A 考查未依法实施药品生产管理的法律责任。根据《最高人民法院、最高人民检察院关于办理危害药品安全刑事案件适用法律若干问题的解释》第七条第八项规定，**编造生产、检验记录，影响药品的安全性、有效性和质量可控性的，应当认定为刑法第一百四十二条之一规定的"足以严重危害人体健康"。**对于"足以严重危害人体健康"难以确定的，根据地市级以上药品监督管理部门出具的认定意见，结合其他证据作出认定。故答案为 A。

94. A 考查违反执业药师管理的法律责任。此题可以按语文题来解答，题干中的关键词是"配备"，只有选项 A 有同样的关键词。故答案为 A。

95. D 考查违反执业药师管理的法律责任。犯罪行为由司法机关处理。故答案为 D。

96. D 考查药品安全法律责任的构成要件。**药品安全法律责任应由专门的国家机关在法定职权范围内依法予以追究，其他任何单位或个人都无权行使这项**

职权。此处的"专门机关"包括公安机关（刑事责任）、药品监督管理部门（行政处罚）等。选项D只限于公安机关。故答案为D。

97. C 考查药品安全法律责任的构成要件。《药品管理法》过渡期的法律衔接倾向于有利于企业的规定。故答案为C。

98. B 考查药品安全法律责任的构成要件。此题是语文题，题干的意思是看看过渡期的案件到底适用于新《药品管理法》，还是修订前的《药品管理法》，体现了药品安全法律责任构成要件中的"有法律明文规定"。故答案为B。

99. D 考查法律责任主体和责任人员范围。药品安全法律责任主体包括药品上市许可持有人、药品生产企业、药品经营企业、医疗机构、药物非临床安全性评价研究机构、药物临床试验机构。故答案为D。

100. A 考查法律责任主体和责任人员范围。解析参见第4题。

101. A 考查法律责任主体和责任人员范围。个人的违法行为，单位要不要承担法律责任，关键是看单位是否知情。但是，单位违法行为，要进行双罚，单位和个人都要进行处罚。故答案为A。

102. C 考查法律责任主体和责任人员范围。单位从事药品违法行为的，严重违法行为实行"双罚制"，除对单位进行处罚外，还要依法处罚到人，追究单位直接负责的主管人员和其他直接责任人员责任。故答案为C。

103. A 考查行政处罚裁量情形。其一，从重行政处罚是指在依法可以选择的处罚种类和处罚幅度内，适用较重、较多的处罚种类或者较高的处罚幅度。其二，按照"情节严重"处罚的情形一般指的是同一法条内的从重处罚。故答案为A。

104. A 考查行政处罚裁量情形。从重行政处罚注意区分两种情况：应当给予从重行政处罚（选项A）、可以依法从重行政处罚（选项B、选项C和选项D）。题干是"应当给予从重行政处罚"。故答案为A。

105. A 考查行政处罚裁量情形。其一，违法行为在二年内未被发现的，不再给予行政处罚；涉及公民生命健康安全且有危害后果的，上述期限延长至五年。法律另有规定的除外。其二，选项B、选项C和选项D属于"应当从轻或者减轻行政处罚"。故答案为A。

106. D 考查行政处罚裁量情形。重大违法行为是指涉嫌犯罪或者依法被处以责令停产停业、责令关闭、吊销许可证件、较大数额罚没款等行政处罚的违法行为。地方性法规或者地方政府规章对重大违法行为有具体规定的，从其规定。故答案为D。

107. D 考查医疗机构未按规定履行药品质量管理义务的法律责任。根据《药品经营和使用质量监督管理办法》第七十三条规定，医疗机构未按规定设置专门质量管理部门或者人员、未按规定履行进货查验、药品储存和养护、停止使用、报告等义务的，由药品监督管理部门责令限期改正，并通报卫生健康主管部门；逾期不改正或者情节严重的，处五千元以上五万元以下罚款；造成严重后果的，处五万元以上二十万元以下罚款。故答案为D。

二、配伍选择题

[1～3] B、C、D 考查药品安全法律责任的分类。其一，犯罪由公安机关处理，属于刑事责任，故第1题答案为B。其二，不属于犯罪的行政案件，由药品监督管理部门处罚行政相对人，属于行政处罚，故第2题答案为C。其三，公务员或事业单位内部对工作人员进行处罚，叫行政处分，故第3题答案为D。

[4～6] C、C、A 考查药品安全法律责任的分类。其一，行政处罚的关键字是"罚没停吊撤限警告"，第4题和第5题属于行政处罚，答案为C。其二，赔偿是民事责任，第6题答案为A。

[7～9] A、C、B 考查药品安全法律责任的分类。这组题区分与钱有关的法律责任的归属。罚款是药品监督管理部门处罚的，罚金是公安机关处罚的，赔偿是民事诉讼的法律责任。罚款交纳现金，没收违法所得是将款项强制收归国有。

[10～12] B、C、C 考查药品安全法律责任的分类。没收财产也就是俗话说的"抄家"，所没收的财产不一定和违法行为有关系，一般适用于比较严重的犯罪行为。而没收违法所得、没收非法财物，则仅针对和违法行为有关的财物进行没收。

[13～15] A、C、B 考查药品安全法律责任的分类。其一，拘役是刑罚，是刑事诉讼中的强制措施；行政拘留属于治安行政处罚，民事拘留属于民事诉讼中的强制措施。其二，拘役一般是1个月以上6个月以下，拘留一般不超过15日。其三，留置一般是公安机关批准将当场盘问发现的违法犯罪嫌疑人留在公安机关继续查问的行为，对公务人员的"双规"也改成了"留置"。

[16～17] B、A 考查药品安全法律责任的分类。药品安全法律责任中最严厉的是刑事责任，赔偿

属于民事责任。

[18～19] **D、B** 考查药品安全法律责任的分类。此题解题速度完全取决于审题技巧，如果仔细看完所有内容，反而容易出错。其一，第18题的关键词是"资格"，属于资格罚，资格罚属于行政处罚。故答案为D。其二，第19题的关键词是"赔偿"，属于民事责任。故答案为B。

[20～22] **D、B、C** 考查药品安全法律责任的分类。第20题关键词是"吊销"，故答案为D。第21题关键词是"赔偿"，故答案为B。第22题关键词是"撤职"，故答案为C。

[23～25] **A、D、B** 考查药品安全法律责任的分类。其一，选项C属于民事责任，和三个题干不符，排除。其二，警告既属于行政处罚，也属于行政处分，故第23题答案为A，第25题答案为B。其三，刑罚附加刑有罚金、剥夺政治权利、没收财产，它们可以附加适用，也可以独立适用。故第24题答案为D。

[26～28] **A、A、B** 考查假药的界定、劣药的界定。其一，假药不能治病。第26题以他种药品冒充此种药品，想治疗的疾病无法治疗。第27题，变质的药品，也不能治病，均为假药。故第26、27题答案为A。其二，劣药治不好病，第28题，被污染的药品，可以治病，但是有风险，很可能治不好，为劣药。故第28题答案为B。

[29～30] **C、D** 考查假药的界定、劣药的界定。其一，成分与国家药品标准不符，成分是治疗疾病必需的，也就是选项C不能治病，为假药。故第29题答案为C。其二，含量与国家药品标准不符，可以治病，但是治不好，为劣药。故第30题答案为D。特别注意选项A、选项B已经不再按假药处罚，但是在《药品管理法》中仍然属于和假药行政处罚一样严重的处罚，只是《刑法》不再按假药罪处罚了。

[31～33] **D、B、B** 考查假药的界定、劣药的界定。第31题是以非药品（保健食品）冒充药品，为假药，故答案为D。第32题的关键词是"被污染"，为劣药，故答案为B。第33题的关键词是"含量低于国家药品标准"，为劣药，故答案为B。注意按假药论处、按劣药论处已经没有这种假劣药界定分类。

[34～36] **C、A、D** 考查假药的界定、劣药的界定。本组题是以医疗机构制剂来测试假劣药的判断。其一，第34题属于以他种药品冒充此种药品，为假药；给患者使用等同于零售，故答案为C。其

二，医疗机构制剂说明书或标签的适应症或功能主治也是需要批准的，不一定是国家药品标准载明，超范围标注，为假药；标注行为发生在配制中，属于生产行为，故答案为A。其三，超出有效期，也不一定是国家药品标准载明，为劣药；给患者使用等同于零售，故答案为D。

[37～39] **A、B、C** 考查生产、销售、使用假药的行政责任，生产、销售、使用劣药的行政责任。此题本质是语文题，但是需要适应记忆假药的罚款区间是15～30倍，劣药的罚款区间是10～20倍。可见，上限均为下限的2倍，因为只需要记住下限"假为15，劣为10"。比如，第37题属于生产行为，答案只有A，这样就分析出来了假药的罚款下线是15倍，也就是第38、39题肯定是劣药。第38题是批发（销售）行为，答案为B。第39题是零售行为，故答案为C。

[40～42] **C、C、D** 考查生产、销售、使用假药的行政责任。生产、销售假药中，单位会面临行政许可方面的十年资格罚，而责任人员则面临终身禁业。

[43～45] **A、B、B** 考查生产、销售、使用假药的刑事责任，生产、销售、使用劣药的刑事责任。其一，假药罪刑罚有死刑，劣药罪没有死刑，故第43题答案为A，第44题答案为B。其二，假药罪罚金没有规定区间，而劣药罪有区间，故第45题答案为B。

[46～48] **A、C、B** 考查生产、销售、使用假药的刑事责任，生产、销售、使用劣药的刑事责任。其一，出现"重度"两个字，量刑前提一定会出现"特别"，答案应该是来自选项A和选项D。又因为劣药罪是结果犯，讲后果，故第46题答案为A。其二，"轻伤"属于比较轻的健康危害，不会出现"特别"两个字，也就是答案会来自选项B和选项C。又因为轻伤医院可以开具医学证明，属于直接伤害，故第47题答案为C。其三，"较大突发公共卫生事件"相比"重大突发公共卫生事件"也是比较轻的，不会出现"特别"两个字，也就是答案会来自选项B和选项C。又因为"较大突发公共卫生事件"不能从医院开具医学证明，属于间接伤害。故第48题答案为B。

[49～51] **D、B、D** 考查生产、销售、使用假药的刑事责任，生产、销售、使用劣药的刑事责任。其一，假药是行为犯，不讲后果，排除选项A。其二，假药罪量刑时，生产、销售金额分为三个档次，10万～20万、20万～50万、50万以上，第一个和第三个档次分别对应假药的第一种、第三种刑罚。20万

~50万要看是否构成酌情从重处罚，如果构成了，属于第三种刑罚；如果没有构成，属于第二种刑罚。10万~20万同理。

[52~53] B、A 考查生产、销售、使用假药的刑事责任，生产、销售、使用劣药的刑事责任。10万~20万是假药量刑的第一个档次。第52题已构成酌情从重处罚，上升一个档次，构成了第二种处罚，故答案为B。而第53题没有构成酌情从重处罚，保持第一种处罚，故答案为A。

[54~55] A、C 考查未取得批准证明文件生产、进口药品的法律责任。其一，"足以严重危害人体健康"是暂无健康伤害，但是有风险：①未取得药品相关批准证明文件生产药品或者明知是上述药品而销售，涉案药品属于本解释第一条第一项至第三项规定情形（涉案药品以孕产妇、儿童或者危重病人为主要使用对象的；涉案药品属于麻醉药品、精神药品、医疗用毒性药品、放射性药品、生物制品，或者以药品类易制毒化学品冒充其他药品的；涉案药品属于注射剂药品、急救药品的)的；②未取得药品相关批准证明文件生产药品或者明知是上述药品而销售，涉案药品的适应症、功能主治或者成分不明的；③未取得药品相关批准证明文件生产药品或者明知是上述药品而销售，涉案药品没有国家药品标准，且无核准的药品质量标准，但检出化学药成分的；④未取得药品相关批准证明文件进口药品或者明知是上述药品而销售，涉案药品在境外也未合法上市的；⑤其他足以严重危害人体健康的情形。其二，"对人体健康造成严重危害"有伤害后果：①造成轻伤或者重伤的；②造成轻度残疾或者中度残疾的；③造成器官组织损伤导致一般功能障碍或者严重功能障碍的；④其他对人体健康造成严重危害的情形。其三，"有其他严重情节"主要体现在影响方面：①未取得药品相关批准证明文件生产、进口药品或者明知是上述药品而销售，生产、销售的金额五十万元以上的；②造成恶劣社会影响或者具有其他严重情节的情形。

[56~57] A、C 考查生产、销售、使用假药的刑事责任，生产、销售、使用劣药的刑事责任、药品安全法律责任种类。其一，假劣药无论是行政责任还是刑事责任，只有"从重处罚"，选项B和D肯定不是答案，排除。其二，假药是行为犯，不管有没有伤害，都要按刑罚处罚（构成犯罪），另有关键词"孕产妇、婴幼儿及儿童"，使用对象弱势，构成"从重处罚"，故第56题答案为A。其三，劣药是结果犯，第57题题干没有构成伤害，也就不能量刑为劣药刑

事责任，有可能构成伪劣产品罪，但是伪劣产品罪没有从重处罚的说法，在这种情况下可以认为不构成犯罪，而"拒绝、逃避监督检查"属于劣药行政责任从重处罚中的内容，故第57题答案为C。另外，注意假劣药行政责任的从重处罚的法律依据是2019年版《药品管理法》第137条，精确说法是"在《药品管理法》规定的处罚幅度内从重处罚"。假劣药刑事责任的从重处罚的法律依据是《最高人民法院、最高人民检察院关于办理危害药品安全刑事案件适用法律若干问题的解释》第1条，精确说法是"应当酌情从重处罚"。

[58~60] D、A、C 考查生产、销售、使用劣药的行政责任，假药的界定，劣药的界定。这组题将中药饮片部分事项放在一块，目的是加深对假药和劣药界定的理解。其一，选项A和选项B很相似，选项A的法律依据是《药品管理法》"生产、销售的中药饮片不符合药品标准，尚不影响安全性、有效性的，责令限期改正，给予警告；可以处十万元以上五十万元以下的罚款"，可见没有构成劣药，同时也可以判定"生产、销售的中药饮片不符合药品标准，影响安全性、有效性的"为劣药。故第59题答案为A。其二，选项C中药饮片有的品种，比如陈皮，不进行效期管理，可以不标注有效期。故第60题答案为C。其三，选项D中药饮片变质了，为假药。故第58题答案为D。

[61~62] A、D 考查生产、销售、使用假药的行政责任，生产、销售、使用劣药的行政责任。其一，生产、销售假药或生产、销售劣药情节严重的，才终身禁业。选项B未明确情节严重。故第61题答案为A。其二，药品使用单位使用假药、劣药的，按照销售假药、零售劣药的规定处罚；情节严重的，法定代表人、主要负责人、直接负责的主管人员和其他责任人员有医疗卫生人员执业证书的，还应当吊销执业证书。这里的"情节严重的"涵盖了假药、劣药。故第62题答案为D。

[63~64] B、A 考查生产、销售、使用劣药的行政责任，生产、销售、使用劣药的刑事责任。其一，选项C和选项D已经不按假劣药处罚，排除选项C和选项D。其二，监督检查是药品监督管理部门的职责，属于《药品管理法》范畴，故第63题答案为B，从而得到第64题答案为A。

[65~67] D、B、A 考查从无证生产、经营企业购入药品的法律责任，无证生产、经营药品的法律责任，生产、销售、使用劣药的刑事责任。其一，第

65 题的命题点是"禁止非法收购药品",而这项规定与从无证企业购入药品有关，也就是非法渠道购进药品。第 65 题答案为 D。其二，第 66 题的命题点是"背包药贩"不具有《药品经营许可证》销售药品，属于无证经营。故第 66 题答案为 B。其三，第 67 题的命题点是"药品已超过有效期"，属于劣药，运输方属于共同犯罪。第 67 题答案为 A。

[68～69] C、D 考查未经批准进口药品的法律责任。其一，选项 A 和选项 B 属于比较严重的未经批准进口药品行为，处罚比较重，不会减轻或豁免，排除。其二，第 68 题是出于人道主义考虑而进行的特别规定，所针对的是选项 C 的情况，故第 68 题答案为 C。其三，第 69 题本质上是语文题，题干中的"他用"对应选项 D 中的"自用"，故第 69 题答案为 D。

[70～72] D、A、B 考查未经批准进口药品的法律责任，生产、销售、使用劣药的行政责任，伪造、变造、买卖、出租、出借许可证或者药品批准证明文件的法律责任。其一，假药和劣药情节严重，资格罚是终身禁业，故第 72 题答案为 B。其二，未经批准进口情节严重，相比假劣药要轻，资格罚是十年直至终身禁业，故第 71 题答案为 A。其三，伪造、变造、买卖、出租、出借许可证或者药品批准证明文件的风险更低，资格罚是十年，故第 70 题答案为 D。

[73～75] C、C、A 考查违反药品质量管理规范的法律责任、骗取许可证或批准证明文件的法律责任。另外，还要注意第 75 题相似考点，提供虚假资料骗取药品广告批准文号的，3 年内不受理其申请。

[76～78] A、A、A 考查骗取许可证或批准证明文件的法律责任，生产、销售、使用假药的行政责任。其一，十年内申请受限的事项主要是假药、骗取许可证或批准证明文件。其二，五年内不得开展药物非临床安全性评价研究、药物临床试验的，主要是未实施 GLP、GCP。这个内容考试大纲没有要求，了解一下。其三，一年内、三年内不受理申请的主要是药品广告事项。

[79～81] A、B、C 考查药品生产、经营和使用单位违反药品不良反应报告和监测规定的法律责任。对比三个题干，药品上市许可持有人、药品经营企业、医疗机构在不良反应报告中的作用依次下降，也就是药品上市许可持有人被罚得最重，医疗机构被罚得最轻。

[82～84] C、D、B 考查违反药品召回管理规定的法律责任。这种题目属于冷门，一般要先分析字面意思，再结合对药品召回责任的界定来进一步判断。也就是药品召回责任主体是药品上市许可持有人、药品生产企业，药品经营企业和医疗机构是配合召回。最后，结合对罚款的印象来决定答案。

[85～86] A、C 考查药品购销活动中收受财物或者其他利益的法律责任。注意商业贿赂情节严重的情况下，药品上市许可持有人、药品生产企业、药品经营企业的负责人、采购人员是五年资格罚。而医疗机构的负责人、药品采购人员、医师、药师则没有这种处罚，但是会吊销执业证书。

[87～89] A、B、B 考查药品购销活动中收受财物或者其他利益的法律责任。其一，三个题干的意思，均为受贿，排除选项 C 和选项 D。其二，采购活动关系到医院市场准入，国家工作人员（院长、副院长、书记、副书记及其他人员）按受贿罪处罚，但是非国家工作人员，按非国家工作人员受贿罪处罚。其三，医务人员只在开具处方环节为制药企业谋取利益，不关系到医疗机构的市场准入，则按非国家工作人员受贿罪处罚。

[90～91] A、B 考查药品购销活动中收受财物或者其他利益的法律责任，编造、散布虚假安全信息的法律责任。其一，市场监督管理部门管理市场，商业贿赂属于市场交易行为出现了问题。故第 90 题答案为 A。其一，治安管理的"安"是公安，故第 91 题答案为 B。

[92～94] B、C、D 考查药品监督管理等部门和药品监督管理人员不履行药品监督管理职责的法律责任。其一，警告对于三个题干过轻，选项 A 排除。其二，三个题干问题的严重性依次增加，行政处分也依次加重。故第 92 题答案为 B，第 93 题答案为 C，第 94 题答案为 D。

[95～97] C、B、D 考查违反药品标识管理规定的法律责任，使用未经核准的标签、说明书的法律责任，假药的界定。其一，标签既可以印有，也可以贴有，选项 A 本身说法有问题，排除。其二，第 95 题药品经营许可证为批发、零售所有，只有选项 C 涉及批发。故答案为 C。其三，属于假药的是选项 D，故第 96 题答案为 B，第 97 题答案为 D。

[98～99] D、C 考查违反药品标识管理规定的法律责任、违反进口药品登记备案管理制度的法律责任、医疗机构向市场销售制剂的法律责任。此题可以帮助深入理解假药、劣药的界定。比如选项 C 不是假药，也不是劣药，最严重会吊销药品注册证书。

[100～101] A、B 考查生产、销售的疫苗属于

假药、劣药的法律责任。罚款方面，与普通药品假药、劣药相比，上限倍数要高很多，最低计算基数也要高很多。

[102～103] A、D 考查生产、销售的疫苗属于假药、劣药的法律责任，违反质量管理规范的法律责任，违反疫苗储存、运输要求的法律责任。选项A疫苗假劣药最重，责任人员终身禁业；选项B质量管理规范，选项C冷链违法行为较重，责任人员十年直至终身禁业；选项D属于比较平常的运输和储存违法行为，没有规定资格罚。

[104～106] B、C、B 考查违反麻醉药品和精神药品管理规定的经营企业的法律责任。谁审批，谁处罚。这组题属于表面考处罚，实际考查的是审批事项。

[107～109] C、A、D 考查违反麻醉药品和精神药品管理规定的医疗机构的法律责任、执业医师的法律责任。对于麻醉药品、第一类精神药品所涉及的印鉴卡事项、处方资格事项要把审批事项区分清楚，这属于高频考点。

[110～111] D、A 考查违反麻醉药品和精神药品管理规定的医疗机构的法律责任、执业医师的法律责任。其一，选项D由县级以上卫生主管部门给予警告，暂停执业活动；造成严重后果的，吊销其执业证书。故第110题答案为D。其二，选项A由设区的市级卫生行政部门处罚，情节严重的，吊销印鉴卡。故第111题答案为A。

[112～114] C、C、B 考查走私、非法买卖麻黄碱类复方制剂等行为的法律责任。目的均不是制造毒品，然后根据行为可以从字面意思判定答案。

[115～117] C、A、B 考查中药材种植过程中使用剧毒、高毒农药的法律责任，违反举办中医诊所、炮制中药饮片、委托配制中药制剂备案管理规定的法律责任，生产假药的行政责任。这三个类似事项放在一起对比，可以加深记忆。

[118～120] A、B、D 考查违反举办中医诊所、炮制中药饮片、委托配制中药制剂备案管理规定的法律责任，中药材种植过程中使用剧毒、高毒农药的法律责任。部门分工是考试重点，一定要重点掌握。

[121～123] C、B、B 考查违反举办中医诊所、炮制中药饮片、委托配制中药制剂备案管理规定的法律责任。中药饮片、制剂都属于药品，由药品监督管理部门负责，中药饮片由设区的市级药品监督管理部门负责，委托配制中药制剂、传统工艺配制制剂都是由省级药品监督管理部门负责。谁负责，谁处罚。

[124～125] B、A 考查未依法实施药品生产管理的法律责任，骗取批准证明文件的法律责任。第124题有伤害，但是构不成"特别"，故答案为B。第125题没有伤害的证据，也就是有风险，构成"足以严重危害人体健康"，故答案为A。

[126～127] A、A 考查违反药品广告管理的法律责任。新版考试指南修改后，针对药品广告批准文号的资格受限只有"一年内不受理广告审查申请"，另外要注意广告审查机关指的有可能是省级市场监督管理局，也可能是省级药品监督管理局。

[128～130] A、A、A 考查未依法实施医疗器械许可的法律责任、骗取许可证或批准证明文件的法律责任。医疗器械针对机构申请行政许可的资格罚是十年。

[131～133] A、A、B 考查未依法实施医疗器械许可的法律责任、骗取许可证或批准证明文件的法律责任。未经批准、欺诈批准情节严重时，对相关人员都是终身禁业；未经备案情节严重时，对相关人员5年禁业；备案造假情节严重时，对相关人员10年禁业。

[134～136] A、B、C 考查未依法开展化妆品生产经营活动的法律责任、骗取化妆品行政许可的法律责任、化妆品备案时提供虚假资料的法律责任。注意化妆品对于机构限制受理年限的规定与医疗器械不同，要能够区分开。

[137～139] A、B、C 考查未依法开展化妆品生产经营活动的法律责任。未经批准，终身资格罚；不按标准，十年资格罚；未经备案，五年资格罚。

[140～142] A、B、D 考查行政处罚裁量情形。其一，当事人有下列情形之一的，应当给予从重行政处罚：①以麻醉药品、精神药品、医疗用毒性药品、放射性药品、药品类易制毒化学品冒充其他药品，或者以其他药品冒充上述药品的。②生产、销售、使用假药、劣药、不符合强制性标准或者不符合经注册的产品技术要求的第三类医疗器械，以孕产妇、儿童、危重病人为主要使用对象的。③生产、销售、使用的生物制品、注射剂药品属于假药、劣药的。④生产、销售、使用假药、劣药，不符合强制性标准或者不符合经注册备案的产品技术要求的医疗器械，造成人身伤害后果的。⑤生产、销售、使用假药、劣药，经处理后再犯；生产、销售、使用不符合强制性标准或者经注册的产品技术要求的医疗器械，经处理后三年内再犯的。⑥在自然灾害、事故灾难、公共卫生事件、社会安全事件等突发事件发生时期，生产、销售、使

用用于应对突发事件的药品系**假药、劣药**,或者用于应对突发事件的医疗器械不符合强制性标准或者不符合经注册备案的产品技术要求的。⑦因药品、医疗器械违法行为受过刑事处罚的。⑧法律、法规、规章规定的其他应当从重行政处罚情形。故第140题答案为A。其二,当事人有下列情形之一的,**可以依法从重行政处罚**:①药品有效成分**含量不符合规定**,足以影响疗效的,或者药品检验无菌、热原(如细菌内毒素)、微生物限度、降压物质不符合规定的;涉案医疗器械属于植入类医疗器械的。②生产、销售、使用的急救药品属于**假药、劣药**的。③涉案产品主要使用对象为**孕产妇、儿童或者其他特定人群**的。④生产经营未经注册或者备案的药品、医疗器械、化妆品或者未经许可从事生产经营活动,且涉案产品风险性高的。⑤教唆、胁迫、诱骗他人实施违法行为的。⑥明知属于**违法产品仍销售、使用**的。⑦**一年内因同一性质违法行为受过行政处罚的**。⑧**违法行为持续六个月以上或者在两年内实施违法行为三次以上的**。⑨拒绝、逃避监督检查,伪造、销毁、隐匿有关证据材料的,或者擅自动用查封、扣押、先行登记保存物品的。故第141题答案为B。其三,当事人有下列情形之一的,可以从轻或者减轻行政处罚:①尚未完全丧失辨认或者控制自己行为能力的精神病人、智力残疾人有违法行为的。②积极配合药品监督管理部门调查并主动提供证据材料的。③涉案产品尚未销售或者使用的。④违法行为情节轻微,社会危害后果较小的。⑤在共同违法行为中起次要或者辅助作用的。⑥当事人因残疾或者重大疾病等原因生活确有困难的。⑦其他依法可以从轻或者减轻行政处罚的。故第142题答案为D。

[143~145]　A、B、C　考查行政处罚裁量情形。其一,在自然灾害、事故灾难、公共卫生事件、社会安全事件等突发事件发生时期,生产、销售、使用用于应对突发事件的药品系**假药、劣药**,或者用于应对突发事件的医疗器械不符合强制性标准或者不符合经注册备案的产品技术要求的,属于"**从重行政处罚情形**"。故第143题答案为A。其二,当事人有下列情形之一的,按照药品、医疗器械监管法律、法规、规章规定的"**情节严重**"给予行政处罚:①药品生产中非法添加药物成分或者违法使用原料、辅料,造成严重后果的。②医疗器械生产中非法添加药物成分或者非法添加已明确禁止添加的成分,造成严重后果的。③药品上市许可持有人、医疗器械注册人备案人、生产企业、经营企业、使用单位发现其生产、销售、使

用的产品存在安全隐患,可能对人体健康和生命安全造成损害,不履行通知、告知、召回、停止销售、报告等法定义务,造成严重后果的。④生产、经营企业不建立或者不执行进货检查验收制度,从非法渠道购进不合格产品或原料,或者生产、销售已禁止销售的产品,造成严重后果的。⑤故意隐瞒问题产品来源或者流向,导致无法追溯,造成严重后果的。⑥提供虚假的证明、数据、资料、样品或者采取其他手段骗取药品、医疗器械许可或者备案,社会影响恶劣或者造成人身伤害后果的。⑦在自然灾害、事故灾难、公共卫生事件、社会安全事件等突发事件期间,生产、销售专用于应对突发事件的药品、医疗器械不符合安全性、有效性强制标准的,或者违反相关管理规定实施违法行为且直接影响预防、处置突发事件的。⑧因涉案行为构成犯罪被人民法院作出有罪判决的。⑨其他违法行为,造成人身伤害、重大财产损失或者恶劣社会影响等严重后果的。故第144题答案为B。其三,药品上市许可持有人、医疗器械注册人备案人、化妆品注册人备案人、生产企业生产依法获得批准或者备案的创新产品,并履行上市后研究和上市后评价等法定义务,**当时科学技术水平尚不能发现产品存在质量安全缺陷的,不予行政处罚**。经营、使用上述缺陷产品,不予行政处罚。但是**发现缺陷后未履行依法召回产品义务和采取其他有效风险控制措施**的除外。故第145题答案为C。

三、综合分析选择题

1. D　考查假药的界定、劣药的界定。此题本质上是最佳选择题,不用看情景也可以找出来答案。其一,选项A和选项C为劣药,可以直接判断。其二,选项B略微复杂一点,"多加药用淀粉生产降压药",可以理解为"擅自添加辅料",也可以理解为"药品成分的含量不符合国家药品标准",无论是哪一个,都为劣药。其三,选项D标签上标注的适应症超范围,这种病能不能治疗没有经过审批,为假药。故答案为D。

2. D　考查生产、销售、使用劣药的行政责任。儿童属于容易被伤害的人群,如果涉嫌劣药,要从重处罚。故答案为D。

3. B　考查生产、销售、使用假药的刑事责任。根据规定"生产、销售金额50万元以上的"应该认定为"其他特别严重情节"。生产、销售金额两者之一达到50万以上,就可以认定。情景中,生产金额已经超过50万。故答案为B。

4. B 考查生产、销售、使用假药的行政责任，生产、销售、使用假药的刑事责任。其一，由上一题可知，此种情况属于"其他特别严重情节"，需要追究刑事责任，选项 C 说法正确；应该"处十年以上有期徒刑、无期徒刑或者死刑，并处罚金或者没收财产"，选项 D 说法正确。其二，在行政责任方面，也构成了"情节严重"，应该给予吊销《药品生产许可证》的处罚，选项 A 的说法正确。其三，假药法律责任是双责任，双处罚，既有行政责任，也有刑事责任；对单位和个人都进行处罚。选项 B 说法错误。故答案为 B。

5. C 考查劣药的界定。此题本质是最佳选择题，更改批号的为劣药。故答案为 C。

6. B 考查生产、销售、使用劣药的刑事责任。其一，情景中未涉及假药、无证生产、无证经营，排除选项 A 和选项 D。其二，劣药罪，属于结果犯，而情景中有证据证明"未对人体健康造成严重危害"。排除选项 C，可以确定答案为 B。其三，该批产品销售金额为 10 万，超过 5 万，构成了生产、销售伪劣产品罪，可以进一步确认答案为 B。故答案为 B。

7. D 考查生产、销售、使用劣药的行政责任，生产、销售、使用劣药的刑事责任。其一，由第 6 题答案可以直接确定答案为 D，选项 C 说法错误。其二，情景中所涉及的劣药，有没有构成情节严重，信息不充分，也就是选项 A 可能不会处罚。另外，即使有选项 A 这种资格罚，也需要构成劣药情节严重，资格罚是终身禁止从事药品生产、经营活动，选项 A 仍然有问题。其三，假药和劣药都是双责任，也就是既承担行政责任，也承担刑事责任。选项 B 说法错误。故答案为 D。

8. C 考查生产、销售、使用劣药的行政责任。药品使用单位使用假药、劣药的，按照销售假药、零售劣药的规定处罚。故答案为 C。

9. D 考查生产、销售、使用劣药的行政责任。此题有三种方法解答。其一，从劣药行政责任从重处罚，可以发现选项 A、选项 B 和选项 C 说法没有问题，答案为 D。其二，效价不符合规定，这属于含量不符合国家药品标准，为劣药，选项 D 是假药，与题干相符。其三，假药和劣药均有从重处罚，要满足该药是假药、劣药，还要满足药品比较危险、使用对象比较弱、有严重伤害、重犯、对抗检查等条件之一。选项 D 只满足假药一个条件，无法构成从重处罚。也就是从从重处罚的判定逻辑可以看出选项 D 说法存在问题。故答案为 D。

10. D 考查药品批准文件。国家药品监督管理部门管理药品研制和上市，药品批准证明文件属于上市，故答案为 D。

11. C 考查生产、销售和使用劣药的刑事责任。此题疫苗应认定为劣药，并且有证据证明已造成接种人员健康的严重伤害后果，构成生产、销售劣药罪。故答案为 C。

12. D 考查生产、销售的疫苗属于假药、劣药的法律责任。生产、销售的疫苗属于劣药且情节严重的，由省级以上人民政府药品监督管理部门对法定代表人、主要负责人、直接负责的主管人员和关键岗位人员以及其他责任人员，没收违法行为发生期间自本单位所获收入，并处所获收入一倍以上十倍以下的罚款，终身禁止从事药品生产经营活动，由公安机关处五日以上十五日以下拘留。故答案为 D。

13. C 考查无证生产、经营药品的法律责任，假药的界定。其一，没有药品生产许可证和药品经营许可证，无证生产经营。其二，以非药品冒充药品，为假药。故答案为 C。注意，2019 年新修订的《药品管理法》已经将未经批准生产的药品调整出了假药范围，但是仍然需要对单位进行与假药相似的行政处罚，对责任人员要进行十年直至终身的资格罚。

14. A 考查生产、销售、使用假药的行政责任，生产、销售、使用劣药的刑事责任。其一，对于医疗机构、医疗机构工作人员明知是假药而有偿提供给他人使用，或者为出售而购买、储存的行为，应当认定为"销售"假药罪。选项 A 说法正确。其二，假药是行为犯，不管有没有出现健康危害，都可以定为假药罪，选项 B 说法错误。其三，药品使用单位使用假药、劣药的，按照销售假药、零售劣药的规定处罚；情节严重的，法定代表人、主要负责人、直接负责的主管人员和其他责任人员有医疗卫生人员执业证书的，还应当吊销执业证书。注意医疗机构的责任人员和生产、经营环节的处罚不同。选项 C 和选项 D 这种规定对于医疗机构不存在，但是对于生产、经营企业存在。故答案为 A。

15. B 考查生产、销售、使用假药的行政责任。此题考查个人罚，注意刘某是大众生物科技有限公司法定代表人，生产、销售假药，要终身禁止从事药品生产、经营活动。故答案为 B。

16. C 考查生产、销售、使用假药的刑事责任。共同犯罪主要针对的是生产、销售环节，使用环节也可以定性，但是患者不在定性范围内。患者是受害者，不是犯罪者。故答案为 C。

17. B　考查疫苗分类、疫苗批签发管理要求、假药的界定。其一，情景中提到"乙疫苗要求在供应过程中不得收取疫苗、运输和储存等费用"，也就是免费，可见乙疫苗是国家免疫规划疫苗，需要标注"免疫规划"专有标识。选项 A 和选项 D 说法错误。其二，情景中提到"批签发结果是药品成分与国家药品标准规定的成分不符"，为假药，选项 B 说法正确。其三，批签发属于指定检验，选项 C 说法错误。故答案为 B。

18. D　考查生产、销售的疫苗属于假药、劣药的法律责任。疫苗属于假药，先处罚药品，药品撤市，也就是吊销药品注册证书；再根据情况决定要不要让企业关闭，也就是吊销《药品生产许可证》；并不是二选一。选项 D 说法有误。故答案为 D。

19. D　考查生产、销售、使用假药的行政责任，生产、销售、使用假药的刑事责任。其一，假药是行为犯，情景中的乙疫苗已经定性为假药，故甲企业构成生产、销售假药罪。1 名患者死亡，构成其他特别严重情节。选项 A 说法正确。其二，假药和劣药是双责任、双处罚，选项 B 说法正确。其三，疫苗满足《药品管理法》从重处罚的"生产、销售的生物制品属于假药"，也满足《关于办理危害药品安全刑事案件适用法律若干问题的解释》酌情从重处罚中的"生产、销售的假药属于麻醉药品、精神药品、医疗用毒性药品、放射性药品、避孕药品、血液制品、疫苗的"。选项 C 说法正确。其四，丙省疾病预防控制中心和丁医院不知情的情况下使用乙疫苗，不能构成共同犯罪。选项 D 说法错误。故答案为 D。

20. A　考查首付责任制与惩罚性赔偿。对生产假劣药或者明知假劣药仍销售使用的，受害人可以要求惩罚性赔偿。可见，只有甲企业动机是故意的。故答案为 A。

21. A　考查假药的界定、劣药的界定。情景中的意思是，以他种药品冒充此种药品，为假药。要防止被批号给弄混淆了，因为没有出现更改或未注明批号的相关信息，即使出现，也已经构成了为假药。故答案为 A。

22. D　考查生产、销售、使用假药的刑事责任。上述情景中提到"孟、赵和张明知该药品来路不明，仍然于采购当天分别给两岁幼女王某、四岁幼童夏某以及成年人刘某使用了该药"。根据相关规定，对于医疗机构、医疗机构工作人员明知是假药而有偿提供给他人使用，或者为出售而购买、储存的行为，应当认定为"销售"假药。故答案为 D。

23. C　考查生产、销售、使用假药的刑事责任。重度残疾，认定情况中一定会出现"特别"两个字。范围缩小到选项 C 和选项 D。又因为假药是行为犯，不讲后果，排除选项 D。故答案为 C。

24. A　考查生产、销售、使用假药的行政责任，使用未经核准的标签、说明书的法律责任，零售企业未依法开展药学服务的法律责任，违反药品标识管理规定的法律责任。其一，选项 A 属于以非药品冒充药品，为假药。选项 B 属于适应症超范围标注，为假药。选项 C 和选项 D 肯定不是假药。其二，人血白蛋白属于生物制品，需要从重处罚。选项 A 符合题干。故答案为 A。

25. C　考查生产、销售、使用假药的刑事责任，药品安全信用档案和安全信息统一公布制度。其一，根据共用情景，人血白蛋白注射液、双黄连口服溶液均为假药。而假药是行为犯，该药店构成假药罪，也就是犯罪行为，应该认定为严重失信等级。选项 C 说法错误。其二，共用信息的违法行为发生在 2020 年，由于被认定为严重失信等级的，在随后一年内无违法违规行为的，调升到失信等级。这意味着选项 D 说法正确。故答案为 C。

26. C　考查违反药品标识管理规定的法律责任、"双跨"药品的管理要求。阿司匹林是"双跨"药品，非处方药需要印 OTC 专有标识，处方药不需要印制，因此到底是不是按违反药品标识管理规定的法律责任处罚，还要看情况。故答案为 C。

27. A　考查零售企业未依法开展药学服务的法律责任。后三个选项的处罚过重，只有选项 A 适合。故答案为 A。

28. A　考查假药的界定。变质的，为假药。故答案为 A。

29. D　考查劣药的界定。陈皮一般要陈化 3 年，在一定工艺下储存才能陈化为质量好的陈皮。但是，由于容易霉变、变质，一般情况下也会标注保质期，但是有时也可以不标注有效期。故答案为 D。

30. D　考查从无证生产、经营企业购入药品的法律责任，毒性中药饮片定点生产和经营管理。其一，"从无证生产、经营企业购入药品"的涵义是药品上市许可持有人、药品生产企业、药品经营企业或者医疗机构未从药品上市许可持有人或者具有药品生产、经营资格的企业购进药品。选项 A 和选项 B 符合此规定，是非法采购渠道的证据。其二，具有经营毒性中药资格的企业采购毒性中药饮片，必须从持有毒性药材的饮片定点生产证的中药饮片生产企业和具有经营毒性中药资格的批发企业购进，严禁从非法渠道购进毒性中药饮片。选项 C 属于采购渠道不合法，选项 D 采购渠道合法。故答案为 D。

31. A 考查药品标准分类和效力、不得做广告的药品、药品广告批准文号管理要求。其一，中药饮片可以发布广告，选项 A 说法错误。其二，中药饮片必须满足国家药品标准，国家药品标准没有的才满足省级炮制规范。联系情景，选项 B 说法正确。其三，选项 C 和选项 D 比较麻烦，地方标准的中药饮片能不能在异地销售是存在争议的，但是发布广告又是在全国。这里的选项 C 说法正确，选项 D 说法谨慎，是正确的说法。故答案为 A。

32. C 考查违反举办中医诊所、炮制中药饮片、委托配制中药制剂备案管理规定的法律责任，医疗机构中药制剂管理，生产、销售、使用劣药的行政责任。其一，委托配制中药制剂需要省级药品监督管理部门备案，没有进行批准，不代表没有备案，故选项 C 有可能合法。其二，选项 A 属于药品未经批准，按未经批准生产处罚；选项 B 属于不按省级药品监督管理部门批准的标准配制剂，属于为劣药的"其他不符合药品标准的"，为劣药；选项 D 为假药。故答案为 C。

33. D 考查违反举办中医诊所、炮制中药饮片、委托配制中药制剂备案管理规定的法律责任，医疗机构中药制剂管理，生产、销售、使用劣药的行政责任。参考第 32 题解析。

34. C 考查违反举办中医诊所、炮制中药饮片、委托配制中药制剂备案管理规定的法律责任。其一，选项 A 和选项 B 涉及部分分工，中药制剂由药品监督管理部门管理，选项 A 和选项 B 说法有误。其二，选项 D 应该是五年内。故答案为 C。

35. C 考查劣药的界定。药液内存在玻璃碎屑，说明药品已经被污染了，为劣药。故答案为 C。

36. D 考查药品经营质量管理规范的批发主要内容。其一，药品批发企业只能配合召回，主动召回是药品生产企业的职责，选项 A 错误。其二，此药为劣药，已经超越药品不良反应和药品召回的管理权限，药品不良反应监测机构已经没有权限处理，选项 B 错误。药品召回程序也不适用，再次证明选项 A 错误。其三，问题药品不可自主处理或销毁，如果这样做，有消灭证据的嫌疑，选项 C 错误。故答案为 D。

37. D 考查生产、销售、使用假药的刑事责任。患者是被害人，不属于共同犯罪。故答案为 D。

38. C 考查生产、销售、使用假药的刑事责任。

其一，患者重度残疾，可以认定这属于"其他特别严重情节"，按假药刑罚第三种情况"处十年以上有期徒刑、无期徒刑或死刑，并处罚金或没收财产"，这样可以排除选项 A 和 B。其二，甲氨蝶呤注射液属于注射剂，构成从重处罚，罚金最低是生产、销售金额的 2 倍，故答案为 C。

39. C 考查药品标签上药品有效期的规定。其一，标签有效期标注为"有效期至 2016 年 06 月"，此药可以用到 2016 年 6 月 30 日，可以直接得到答案为 C。其二，注意销售时间是"2015 年 6 月 1 日至 25 日期间"，距离有效期还有一年，没有超过有效期，范围缩小到选项 C 和选项 D，仍然需要用上面的逻辑来确定答案。故答案为 C。

40. D 考查药品经营质量管理规范的零售主要内容。有问题药品，不得自行销毁。故答案为 D。

41. D 考查未取得批准证明文件生产、进口药品的法律责任。此题本质是语文题，字面意思可以判断选项 D 最接近，但是要小心误选选项 B，因为原来的《药品管理法》是这么规定的。故答案为 D。

42. A 考查假药的界定。所标明的适应症超出规定范围的，为假药。这里的规定范围没有规定一定只能是国家药品标准。故答案为 A。

43. C 考查生产、销售、使用假药的行政责任。根据《药品管理法》第 119 条的规定，药品使用单位使用假药、劣药的，按照销售假药、零售劣药的规定处罚。故答案为 C。

44. B 考查医院制剂室管理。此题审题的关键是看后半句话，因为医疗机构制剂不允许在市场销售，只有选项 B 符合这个意思。故答案为 B。

45. D 考查药品分类与质量特性。我国《药品管理法》所指药品为人用药，不包括兽药和农药。故答案为 D。

46. A 考查无证生产、经营药品的法律责任。"无证经营"即未取得药品经营许可证销售药品的，只有选项 A 符合要求。故答案为 A。

47. D 考查无证生产、经营药品的法律责任。案情中诊所甲属于"个人设置的门诊部、诊所等医疗机构向患者提供的药品超出规定的范围和品种"，构成无证经营药品。无证经营，也就无证可吊销，故答案为 D。

48. C 考查伪造、变造、买卖、出租、出借许可证或者药品批准证明文件的法律责任。此题本质是语文题，根据共用情景中的关键信息"诊所甲租赁药店乙的柜台冒充坐堂医生"，可以推断答案为 C。

49. B 考查经营者应履行的义务。其一，租赁他人柜台或者场地的经营者，应当标明其真实名称和标记，这属于真实标记的义务。诊所甲显然违法了这一义务。其二，经营者提供商品或者服务，应当按照国家有关规定或者商业惯例向消费者出具发票等购货凭证或者服务单据，这是出具凭证的义务。而诊所甲出具的是药店乙的发票，相当于没有出具发票，违反了这一义务。其三，患者购买这些药品后，身体健康受到伤害，违反了保证安全的义务。另外，没有证据证明诊所提供信息义务有问题。故答案为 B。

50. A 考查临床急需少量药品批准进口要求。一般药品进口，需要国家药品监督管理局核发药品注册证。医疗机构临床急需少量药品，不需要办理证件，但是仍然需要国务院药品监督管理部门或者国务院授权的省、自治区、直辖市人民政府批准。故答案为 A。

51. B 考查未经批准进口药品的法律责任。个人自带少量亲属用、自用的入境，是法律允许的，但个人自带少量药品入境后再销售就属于违法行为。故答案为 B。

52. A 考查未经批准进口药品的法律责任。此题隐藏关键信息在共同情景中，也就是"网络海外代购这种药品金额庞大，情节严重"。故答案为 A。

53. C 考查药品零售企业购销含麻黄碱类复方制剂的管理规定。其一，选项 A、B 和 D 均指的是其作为 OTC 时的管理事项，因为是只有一个答案，只能选择 C。其二，因为单位剂量麻黄碱类药物含量为 40mg，大于 30mg，必须凭处方销售，故答案为 C。

54. A 考查违反药品标识管理规定的法律责任、药品批准文件。只是专有标识不合法，无法认定按劣药论处。故答案为 A。

55. C 考查走私、非法买卖麻黄碱类复方制剂等行为的法律责任。其一，由案例情景，可以判断患者构成了制造毒品罪。其二，制造毒品罪当然要以可能制造出来的毒品数量为量刑依据。故答案为 C。

56. A 考查假药的界定。情景中的关键信息是"该药品系麻黄碱冒充的药品"，这属于以他种药品冒充此种药品的，为假药。故答案为 A。

57. D 考查生产、销售、使用假药的刑事责任。医院在知情的情况下，按销售假药罪处罚。故答案为 D。

58. A 考查行政强制措施。查封、扣押属于药品监督管理局有权限的处罚。故答案为 A。

59. A 考查生产、销售假药的行政责任和刑事责任。其一，"擅自动用查封、扣押物品的"在行政处

罚从重处罚范围内，不在刑事处罚从重处罚范围内，选项 A 说法正确，选项 B 和 C 说法错误。其二，应该是终身资格罚，选项 D 说法错误。故答案为 A。

60. C 考查违反举办中医诊所、炮制中药饮片、委托配制中药制剂备案管理规定的法律责任。其一，传统工艺配制中药制剂进行备案管理，选项 A 和选项 D 的意思是审批管理，说法错误。其二，选项 B 多了刑事责任。其三，选项 C 中的"中医药主管部门"就是各级中医药管理局，违法行为是未经备案开展中医执业行为，此种情况资格罚是"5 年内不得从事中医药相关活动"，该说法正确。故答案为 C。

61. A 考查违反举办中医诊所、炮制中药饮片、委托配制中药制剂备案管理规定的法律责任。医疗机构应用传统工艺配制中药制剂未依照规定备案，或者未按照备案材料载明的要求配制中药制剂的，按生产假药给予处罚。故答案为 A。

四、多项选择题

1. ABCD 考查药品安全法律责任的构成要件。新修订《药品管理法》构建"地方政府负总责、监管部门各负其责、企业是第一责任人"的药品安全责任体系。在法律责任设定上，强化药品安全企业是第一责任人的责任，加大对药品违法行为的执法力度和对违法行为的处罚力度，明确规定了首负责任制和惩罚性赔偿，体现了"最严厉的处罚和最严肃的问责"，体现了药品从严管理的态度，体现了重典治乱的决心。故答案为 ABCD。

2. ABCD 考查法律责任主体和责任人员范围。法律责任人员包括法定代表人、主要负责人、直接负责的主管人员和其他责任人员。故答案为 ABCD。

3. ABCD 考查药品安全法律责任的分类。这四个选项的民事责任，都要熟悉，也有可能出综合分析选择题。

4. ABCD 考查药品安全法律责任的分类。这四个选项属于《药品管理法》处罚比较厉害的违法行为，注意没有无证经营。

5. ABCD 考查资格罚的相关规定。最好将后续相应内容总结到一块来学习，这样容易区分和记准。

6. ABC 考查假药的界定、劣药的界定。其一，假药和劣药界定的规律是"假药不能治病，劣药治不好病"。其二，选项 A 和选项 C 属于药品成分出现问题了，治疗疾病的主要是成分，因此这两种情况不能治病，为假药。选项 B 属于计划治的病没有批准，也就是这个病法律上没有批准治疗，为假药。选项 D 成

分没有问题，但是被稀释了，含量会下降，可以治病，但是治不好，为劣药。故答案为ABC。

7. BC　考查假药的界定，生产、销售、使用假药的行政责任。其一，选项A中的命题点是非药品冒充药品，为假药，但未构成从重处罚。因为复方甘草片不是特殊管理药品。其二，选项B属于以非药品冒充药品，为假药，并且冒充的是生物制品白蛋白，应该从重处罚。其三，选项C属于变质的药品，为假药，突击焚毁部分变质原料药材，这属于对抗检查，应从重处罚。其四，未经批准生产药品，已经不再定性为假药。故答案为BC。

8. AB　考查未取得批准证明文件生产、进口药品的法律责任，未依法实施药品生产管理的法律责任，骗取批准证明文件的法律责任。选项C有伤害，选项D金额高影响大，选项A和B没有伤害但是有风险。故答案为AB。

9. ABCD　考查生产、销售、使用劣药的行政责任。除了这四个选项，还有：应当检验而未经检验即销售药品，生产、销售国务院药品监督管理部门禁止使用的药品。

10. BCD　考查生产、销售、使用劣药的行政责任，生产、销售、使用劣药的行政责任，假药的界定。《药品管理法》第137条更为清晰地展示了此题的命题逻辑。此题也可以直接判断选项A为假药，排除选项A。故答案为BCD。

11. ABCD　考查生产、销售、使用劣药的刑事责任。只要一个物质被定性假药、劣药，整个供应链中的所有行为（除了使用行为需要前提外）全是生产、销售假药、劣药。故答案为ABCD。

12. CD　考查无证生产、经营药品的法律责任，从无证生产、经营企业购入药品的法律责任，擅自开展药物临床试验或生物等效性试验的法律责任，未取得批准证明文件生产、进口药品的法律责任。**终身禁业的主要是假药、劣药情节严重，十年直至终身禁业的比较多，大部分事项关系到上市药品的安全、有效性。** 选项A和选项B只是流通环节出问题，和上市药品的安全、有效性有一定距离，不需要进行责任人员资格罚。故答案为CD。

13. ABC　考查从无证生产、经营企业购入药品的法律责任。这个考点是语文题。选项D城乡集市贸易市场不允许销售中药饮片，这属于非法渠道购进药品。故答案为ABC。

14. ABC　考查未依法开展生产活动的法律责任。符合题干的药品大部分是原来按假药论处的药品，除

了前三个选项外，还有应当检验而未经检验即销售药品、生产、销售国务院药品监督管理部门禁止使用的药品，这些药品虽然不再按假药管理了，但是行政处罚和假药很接近。选项D的危险性相对较小，不按题干处罚。故答案为ABC。

15. ABCD　考查未依法开展生产活动的法律责任，使用未经核准的标签、说明书的法律责任。直接接触药品包装材料或者容器、标签、说明书对于药品上市非常重要，这些属于外在质量管理，处罚条款一样。故答案为ABCD。

16. ABCD　考查未履行报告义务的法律责任、未按照规定建立并实施药品追溯制度的法律责任。这个内容了解一下即可。

17. ABC　考查经营企业购销药品未按照规定记录，零售企业未依法开展药学服务的法律责任。选项D属于合法行为。故答案为ABC。

18. AB　考查未制定上市后风险管理计划的法律责任，未按照规定开展上市后研究或上市后评价的法律责任，药品生产、经营和使用单位违反药品不良反应报告和监测规定的法律责任。这些规定需要了解。

19. AC　考查违反药品标识管理规定的法律责任，未取得批准证明文件生产、进口药品的法律责任，假药的界定，劣药的界定。其一，根据新版《药品管理法》，未取得批准证明文件生产药品不再按假药处罚，但是仍然属于和假药处罚类似的违法行为。选项A为答案。其二，根据《药品管理法》第128条的规定，**除依法应当按照假药、劣药处罚的外，药品包装未按照规定印有、贴有标签或者附有说明书，标签、说明书未按照规定注明相关信息或者印有规定标志的，责令改正，给予警告；情节严重的，吊销药品注册证书。** 选项C不按假劣药处罚，为答案。其三，选项B和选项D为劣药。故答案为AC。

20. BCD　考查生产、销售的疫苗属于假药、劣药的法律责任，违反质量管理规范的法律责任，违反疫苗储存、运输要求的法律责任。生产、销售的疫苗属于假药，或者生产、销售的疫苗属于劣药且情节严重的，才会有公安机关进行人身罚。选项A与题干不符。故答案为BCD。

21. BCD　考查生产、销售的疫苗属于假药、劣药的法律责任，违反质量管理规范的法律责任，违反疫苗储存、运输要求的法律责任。选项B、选项C、选项D中的责令改正，给予警告，罚款这种基本处罚可以由县级药品监督管理部门处罚，但是吊销药品批准证明文件需要移交国家药品监督管理部门处罚，吊

销药品生产许可证则需要移交省级药品监督管理部门处罚。选项 A 主要由省级以上药品监督管理部门处罚。故答案为 BCD。

22. AD 考查麻醉药品和精神药品零售管理、违反麻醉药品和精神药品管理规定的法律责任。此题题干第一句话是迷惑内容，可以忽略不计，但是此题题干如修改成"某药品零售连锁企业未按照相关规定销售药品安定片，使得一些群众未经医师处方购得该药品，导致个别未成年人因超剂量服用而中毒。关于该药品零售企业销售该药品的说法，正确的有"，选项再将"第二类精神药品"字眼隐去，此题难度就会增加很多。其一，零售第二类精神药品只能由药品零售连锁企业经市级药品监督管理部门批准才可以经营，选项 C 说法错误，选项 D 说法正确。其二，第二类精神药品零售企业不得向未成年人销售第二类精神药品，选项 A 说法正确。其三，题干情景以假药罪论处，有点严重，这只是未按规定销售第二类精神药品，属于违反麻醉药品和精神药品管理规定的法律责任。此选项如果将具体处罚放进来考查，难度会进一步提升。故答案为 AD。

23. ABCD 考查走私、非法买卖麻黄碱类复方制剂等行为的法律责任。先看目的，再看行为，可以从字面意思确定答案。

24. ABC 考查走私、非法买卖麻黄碱类复方制剂等行为的法律责任。重点解析选项 D 不是答案。选项 D 只能从字面意思分析出来"麻黄碱类复方制剂"是制毒物品，"非法买卖"没有提供证据支持，故最后的犯罪行为判定缺少依据。故答案为 ABC。

25. ABCD 考查首付责任制与惩罚性赔偿。对生产假劣药或者明知假劣药仍销售使用的，受害人可以要求惩罚性赔偿。故答案为 ABCD。

26. BCD 考查生产、销售、使用假药的刑事责任，生产、销售、使用劣药的刑事责任，未取得批准证明文件生产、进口药品的法律责任，未依法实施药品生产管理的法律责任。选项 A 的刑事责任应该是

"三年以上十年以下有期徒刑，并处罚金"。故答案为 BCD。

27. ACD 考查违反药品广告管理的法律责任。选项 B 不属于情节严重时的罚款。故答案为 ACD。

28. ABCD 考查生产、销售、提供假药的刑事责任。根据《最高人民法院、最高人民检察院关于办理危害药品安全刑事案件适用法律若干问题的解释》第一条规定，**生产、销售、提供假药，具有下列情形之一的，应当酌情从重处罚**：①涉案药品以孕产妇、儿童或者危重病人为主要使用对象的；②涉案药品属于麻醉药品、精神药品、医疗用毒性药品、放射性药品、生物制品，或者以药品类易制毒化学品冒充其他药品的；③涉案药品属于注射剂药品、急救药品的；④涉案药品系用于应对自然灾害、事故灾难、公共卫生事件、社会安全事件等突发事件的；⑤药品使用单位及其工作人员生产、销售假药的；⑥其他应当酌情从重处罚的情形。故答案为 ABCD。

29. ABD 考查生产、销售、提供假药的刑事责任。选项 C 为假药。故答案为 ABD。

30. BCD 考查生产、销售、提供假药的刑事责任，生产、销售、提供劣药的刑事责任，未取得批准证明文件生产、进口药品的法律责任，未依法实施药品生产管理的法律责任，骗取批准证明文件的法律责任。选项 B、C、D 证据相对明确。故答案为 BCD。

31. ABCD 考查违反执业药师管理的法律责任。执业药师挂靠本质上就是以欺骗手段取得执业药师注册证。故答案为 ABCD。

32. ABCD 考查行政处罚裁量情形。2024 年 2 月 23 日，国家药品监督管理局发布《关于印发药品监督管理行政处罚裁量适用规则的通知》（国药监法〔2024〕11 号），从裁量情形、裁量程序、裁量基准制定原则、裁量监督四个方面对药品监督管理行政处罚裁量工作进行了完善。其中，针对**从重、从轻、不予、免予处罚和情节严重的情形**进行了细化和完善。故答案为 ABCD。